Schattauer

Martin Sack | Ulrich Sachsse | Julia Schellong

Komplexe Traumafolgestörungen

Diagnostik und Behandlung von Folgen schwerer Gewalt und Vernachlässigung

2., aktualisierte und ergänzte Neuauflage

Unter Mitarbeit von
Barbara Abdallah-Steinkopff
Maria Belz
Melanie Büttner
Anne Dyer
Ruth Ebbinghaus
Lisa Fahrig
Claudia Fliß
Maria Monica Fuhrmann
Silke Birgitta Gahleitner
Stella Guldner
Thomas Hensel
Saskia Heyden
Eva Irle
Archontula Karameros
David Kindermann
Matthias Knefel
Leonhard Kratzer
Ilka Kraugmann
Claudia Lange
Christel Lüdecke
Helga Mattheß
Britta Menne
Gregor Mennicken
Jenny Mika
Christoph Nikendei
Bettina Overkamp
Ibrahim Özkan
Katharina Parisius
Günter Reich
Anja-Maria Reichel
Helmut Rießbeck
Kerstin Rießbeck
Ingo Schäfer
Rahel Schüepp
Alex Stern
Sybille Teunißen
Wibke Voigt
Godehard Weniger
Hjoerdis E. Wirth
Gustav Wirtz
Karen Wise
Florian Ziegler

Schattauer

Besonderer Hinweis:
Die Medizin unterliegt einem fortwährenden Entwicklungsprozess, sodass alle Angaben, insbesondere zu diagnostischen und therapeutischen Verfahren, immer nur dem Wissensstand zum Zeitpunkt der Drucklegung des Buches entsprechen können. Hinsichtlich der angegebenen Empfehlungen zur Therapie und der Auswahl sowie Dosierung von Medikamenten wurde die größtmögliche Sorgfalt beachtet. Gleichwohl werden die Benutzer aufgefordert, die Beipackzettel und Fachinformationen der Hersteller zur Kontrolle heranzuziehen und im Zweifelsfall einen Spezialisten zu konsultieren. Fragliche Unstimmigkeiten sollten bitte im allgemeinen Interesse dem Verlag mitgeteilt werden. Der Benutzer selbst bleibt verantwortlich für jede diagnostische oder therapeutische Applikation, Medikation und Dosierung.
In diesem Buch sind eingetragene Warenzeichen (geschützte Warennamen) nicht besonders kenntlich gemacht. Es kann also aus dem Fehlen eines entsprechenden Hinweises nicht geschlossen werden, dass es sich um einen freien Warennamen handelt.

Schattauer
www.schattauer.de

Cover: Jutta Herden, Stuttgart
unter Verwendung einer Abbildung von Adobe Stock/Анатолий Еремин
Gesetzt von Eberl & Koesel Studio GmbH, Krugzell
Gedruckt und gebunden von Friedrich Pustet GmbH & Co. KG, Regensburg
ISBN 978-3-608-40141-7
E-Book ISBN 978-3-608-11885-8
PDF-E-Book ISBN 978-3-608-20571-8

Bibliografische Information der Deutschen Nationalbibliothek
Die Deutsche Nationalbibliothek verzeichnet diese Publikation in der Deutschen Nationalbibliografie; detaillierte bibliografische Daten sind im Internet über http://dnb.d-nb.de abrufbar.

Anschriften

Herausgeberin und Herausgeber

Prof. Dr. med. Martin Sack
Klinik für Psychosomatische Medizin und Psychotherapie
Klinikum rechts der Isar der TU München
Langerstraße 3
81675 München
m.sack@tum.de

Prof. Dr. med. Ulrich Sachsse
Asklepios Fachklinikum Göttingen
Rosdorfer Weg 70
37081 Göttingen
ulrich.sachsse@t-online.de

Dr. med. Julia Schellong
Klinik und Poliklinik für Psychotherapie und Psychosomatik
Universitätsklinikum Carl Gustav Carus Dresden an der TU Dresden
Fetscherstraße 74
01307 Dresden
julia.schellong@uniklinikum-dresden.de

Autorinnen und Autoren

Dipl.-Psych. Barbara Abdallah-Steinkopff
REFUGIO München
Rosenheimer Straße 38
81669 München
barbara.abdallah-steinkopff@refugio-muenchen.de

Dr. rer. nat. Dipl.-Psych. Maria Belz
Kurze Straße 13A
37073 Göttingen
maria.belz@outlook.de

Dr. med. Melanie Büttner
Praxis für Sexual-, Psycho- und Traumatherapie
Clemensstraße 32
80803 München
www.melanie-buettner.de
office@melanie-buettner.de

Prof. Dr. rer. medic. Dipl.-Psych. Anne Dyer
Zentralinstitut für Seelische Gesundheit
J 5
68159 Mannheim
anne.dyer@zi-mannheim.de

Ruth Ebbinghaus
Fachärztin für Psychiatrie und Psychotherapie
Kaiserstraße 8
97070 Würzburg
ruthebbinghaus@mac.com

Lisa Fahrig
c/o Geschäftsstelle des Betroffenenrats
Büro der Unabhängigen Beauftragten für Fragen des sexuellen Kindesmissbrauchs
Glinkastraße 24
10117 Berlin

Dipl.-Psych. Claudia Fliß
Kirchhuchtinger Landstraße 172
28259 Bremen
claudia.fliss@nord-com.net

Maria Monica Fuhrmann
m.m.fuhrmann@gmx.de

Prof. Dr. phil. Silke Birgitta Gahleitner
Professur für Klinische Psychologie und Sozialarbeit
Arbeitsbereich Psychosoziale Diagnostik und Intervention
Alice Salomon Hochschule Berlin
Hochschule für Angewandte Wissenschaften
Alice-Salomon-Platz 5
12627 Berlin
sb@gahleitner.net

Dr. rer. soc. Stella Guldner
Zentralinstitut für Seelische Gesundheit
J 5
68159 Mannheim
stella.guldner@zi-mannheim.de

Dipl.-Psych. Thomas Hensel
Kinder Trauma Institut
Augustastraße 1
77654 Offenburg
info@kindertraumainstitut.de

Dipl.-Psych. Saskia Heyden
Psychologische Psychotherapeutin
Grimmstraße 1
80336 München
www.saskiaheyden.de
mail@saskiaheyden.de

Prof. Dr. rer. nat. Dipl.-Psych. Eva Irle
Klinik für Psychiatrie und Psychotherapie
Schwerpunkt Psychopathologie und Neuropsychologie
Universitätsmedizin Göttingen
Von-Siebold-Straße 5
37075 Göttingen
eirle@gwdg.de

Dipl.-Psych. Archontula Karameros
Praxis für Psychotraumatologie und Supervision
Fasanenstraße 48
10719 Berlin
AKarameros@t-online.de

Dr. med. David Kindermann
Universitätsklinik für Allgemeine Innere Medizin und Psychosomatik
Thibautstrasse 4
69115 Heidelberg
david.kindermann@med.uni-heidelberg.de

Mag. phil. Dr. phil. Matthias Knefel, MSc
c/o Arbeitsgruppe Psychotraumatologie,
Fakultät für Psychologie, Universität Wien
Wächtergasse 1
1010 Wien
matthias.knefel@univie.ac.at

Mag. rer. nat. Dr. rer. biol. hum. Leonhard Kratzer
c/o Klinik für Psychotraumatologie
Klinik St. Irmingard
Osternacher Straße 103
83209 Prien am Chiemsee
l.kratzer@st-irmingard.de

Ilka Kraugmann
c/o Geschäftsstelle des Betroffenenrats
Büro der Unabhängigen Beauftragten für Fragen des sexuellen Kindesmissbrauchs
Glinkastraße 24
10117 Berlin

Dr. rer. nat. Dipl.-Psych. Claudia Lange
Klinik für Psychiatrie und Psychotherapie
Schwerpunkt Psychopathologie und Neuropsychologie
Universitätsmedizin Göttingen
Von-Siebold-Straße 5
37075 Göttingen
clange@gwdg.de

Christel Lüdecke
Asklepios Fachklinikum Göttingen
Rosdorfer Weg 70N
37081 Göttingen
c.luedecke@asklepios.com

Dr. med. Dipl.-Phys. Helga Mattheß
Fachärztin für Psychosomatische Medizin
und Psychotherapie
Psychotraumatology Institute Europe (PIE)
Großenbaumer Allee 35a
47269 Duisburg
helga.matthess@t-online.de

Dr. med. Britta Menne
Rehaklinik Glotterbad
Zentrum für ambulante psychosomatische
Rehabilitation (ZAPR)
Gehrenstraße 10
79286 Glottertal
b.menne@rehaklinik-glotterbad.de

Dr. med. Gregor Mennicken
Facharzt für Psychosomatische Medizin
und Psychotherapie
Silberweg 2
01324 Dresden
Dr.Mennicken@web.de

Jenny Mika
REFUGIO München
Rosenheimer Straße 38
81669 München
jenny.mika@refugio-muenchen.de

Prof. Dr. med. Christoph Nikendei, MME
Universitätsklinik für Allgemeine Innere
Medizin und Psychosomatik
Thibautstrasse 4
69115 Heidelberg
christoph.nikendei@med.uni-heidelberg.de

Dr. phil. Dipl.-Psych. Bettina Overkamp
Abteilung Psychotraumatologie
Unfallkrankenhaus Berlin
Warener Straße 7
12683 Berlin
bettina.overkamp@ukb.de

Dr. disc. pol. Dipl.-Psych. Ibrahim Özkan
Maßregelvollzugszentrum Niedersachsen
Fachkrankenhäuser für Forensische
Psychiatrie und Psychotherapie
Ulrich Venzlaff Straße 2
37081 Göttingen
ibrahim@ibrahim.info

Dipl. Psych. Dipl. Theol. Katharina Parisius
Eichenhang 16
34277 Fuldabrück bei Kassel
info@Praxis-Parisius.de

Prof. Dr. phil. Günter Reich
Klinik für Psychosomatische Medizin
und Psychotherapie
Universitätsmedizin Göttingen
Humboldtallee 38
37073 Göttingen
greich@gwdg.de

Anja-Maria Reichel
Asklepios Fachklinikum Tiefenbrunn
Tiefenbrunn
37124 Rosdorf
an.reichel@asklepios.com

Dr. med. Helmut Rießbeck
Psychotherapeutische Praxis
Häfnersgässchen 2
91126 Schwabach
info@praxis-riessbeck.de

Dipl.-Psych. Kerstin Rießbeck
Psychotherapeutische Praxis
Häfnersgässchen 2
91126 Schwabach
kerstin@praxis-riessbeck.de

Prof. Dr. med. Ulrich Sachsse
Asklepios Fachklinikum Göttingen
Rosdorfer Weg 70
37081 Göttingen
ulrich.sachsse@t-online.de

Prof. Dr. med. Martin Sack
Klinik für Psychosomatische Medizin
und Psychotherapie
Klinikum rechts der Isar der TU München
Langerstraße 3
81675 München
m.sack@tum.de

Prof. Dr. med. Ingo Schäfer, MPH
Klinik für Psychiatrie and Psychotherapie
Universitätsklinikum Hamburg-Eppendorf
Martinistraße 52
20246 Hamburg
i.schaefer@uke.de

Dr. med. Julia Schellong
Klinik und Poliklinik für Psychotherapie
und Psychosomatik
Universitätsklinikum Carl Gustav Carus
Dresden an der TU Dresden
Fetscherstraße 74
01307 Dresden
julia.schellong@uniklinikum-dresden.de

Dipl.-Psych. Rahel Schüepp
Praxis für Psychotherapie
Lange Straße 94
27711 Osterholz-Scharmbeck
schueepp@bremen-psychotraumatologie.de

Alex Stern
c/o Geschäftsstelle des Betroffenenrats
Büro der Unabhängigen Beauftragten für
Fragen des sexuellen Kindesmissbrauchs
Glinkastraße 24
10117 Berlin

Sybille Teunißen
Praxis für Psychotherapie und Supervision
Albertstr. 49a
42289 Wuppertal
kontakt@sybille-teunissen.de

Dr. med. Wibke Voigt
Fachklinik St. Vitus
Ahlhorner Straße 32
49429 Visbek
wibke.voigt@vitus-fachklinik.de

PD Dr. med. Dipl.-Psych. Godehard Weniger
Psychiatrische Universitätsklinik Zürich
Lenggstrasse 31
Postfach 1931
8032 Zürich
Schweiz
godehard.weniger@puk.zh.ch

Hjoerdis E. Wirth
c/o Geschäftsstelle des Betroffenenrats
Büro der Unabhängigen Beauftragten für
Fragen des sexuellen Kindesmissbrauchs
Glinkastraße 24
10117 Berlin

Dr. med. Gustav Wirtz
Abteilung für Psychiatrie und Psychotherapie
SRH Klinikum Karlsbad-Langensteinbach
GmbH
Guttmannstraße 1
76307 Karlsbad
gustav.wirtz@kkl.srh.de

Dipl.-Psych. Karen Wise
Osternachstraße 69
83209 Prien am Chiemsee
karen.wise@gmx.de

Dr. med. Florian Ziegler
Psychosomatische Klinik
Krankenhaus Ginsterhof
Metzendorfer Weg 21
21224 Rosengarten
ziegler@ginsterhof.de

Inhalt

I DIAGNOSTIK

MARTIN SACK, JULIA SCHELLONG, ULRICH SACHSSE

Einleitung zur 2. Auflage 2022

Die Diagnose *Traumatisierung* bzw. *Traumafolgestörung* wurde noch vor 20 Jahren mit Skepsis aufgenommen. Damals wurde prophezeit, es handele sich um eine Mode-Diagnose, die nicht lange Bestand haben werde. Heute gibt es wenige Tage, an denen in den Medien nicht von »Traumata« die Rede ist. Forschungsergebnisse und Behandlungsmethoden der Traumatherapie haben die Psychotherapie und nicht zuletzt den gesellschaftlichen Diskurs über die Folgen von Gewalt und sexuellen Traumatisierungen nachhaltig belebt und geprägt. Die neurowissenschaftliche Forschung hat die Folgen von traumatischen Erfahrungen bis in die genetische und epigenetische Regulation untersucht. Inzwischen besteht Konsens darüber, dass kindliche Traumatisierungen, einschließlich schwerer Vernachlässigung der Hauptrisikofaktor für die Entstehung psychischer und psychosomatischer Erkrankungen sind, und auch mit erheblichen körperlichen Gesundheitsstörungen einhergehen können. Die 1. Auflage dieses Buches 2013 liegt noch keine 10 Jahre zurück. Wir haben bewusst auch die Einleitung zur 1. Auflage belassen, um zu verdeutlichen, wie die geschichtliche Entwicklung des Konzeptes und der Diskussionsstand noch vor wenigen Jahren waren. Seitdem hat sich viel entwickelt. Fast alle Beiträge wurden deshalb grundlegend aktualisiert.

Aktueller Anlass für diese 2. Auflage ist das Erscheinen der neuen Version der Internationalen Diagnoseklassifikation der Weltgesundheitsorganisation, ICD-11. Bezüglich der Diagnostik von Traumafolgestörungen stellt diese einen echten Fortschritt dar. Den spezifischen stressbezogenen Störungen wurde ein eigenes Kapitel zugewiesen und die Diagnose komplexe Posttraumatische Belastungsstörung (KPTBS) neu in das Klassifikationssystem aufgenommen (Maercker et al. 2013). Traumafolgestörungen können hiermit angemessener diagnostiziert werden und demzufolge auch fundierter und entsprechend den Bedürfnissen des Störungsbilds behandelt werden. Zusätzlich befördert die Einführung der Diagnose KPTBS die Forschung zu komplexen Traumafolgestörungen ganz erheblich. Dies macht sich aktuell bereits deutlich bemerkbar. Die Anzahl der publizierten Studien zu KPTBS nimmt gegenwärtig erheblich zu. Die neue Diagnose Komplexe Posttraumatische Belastungsstörung KPTBS erfasst gut Patienten und Patientinnen mit traumabedingten Bindungsstörungen/Persönlichkeitsstörungen/Selbst- und Beziehungsregulationsstörungen als auch jene mit einer chronifizierten Posttraumatischen Belastungsstörung. Die Überschneidung mit Persönlichkeitsstörungen ist erheblich und wirft die Frage auf, welche Diagnose künftig sinnvoller ist. KPTBS ist bei Erwachsenen, Adoleszenten und Kindern gleichermaßen ein stabiles Konstrukt. Zusammenhänge mit Dissoziativen Störungen und KPTBS sind nachgewiesen, genauso wie der erhöhte Behandlungsbedarf mit multimethodalem Ansatz. Das Konstrukt ist interkulturell bestätigt in verschiedensten Ländern und Kulturen, und zeigt sich auch bei Veteranen, und bei Geflüchteten als valide diagnostische Kategorie. Das alles ist im Sinne des Anliegens unseres Handbuchs eine sehr erfreuliche Entwicklung, die sicherlich in den nächsten Jahren auch ihren Niederschlag in der Weiterentwicklung und Validierung therapeutischer Behandlungskonzepte und nicht zuletzt familienbezogener und präventiver Konzepte finden wird. Wir wünschen uns, dass das nun in der 2. Auflage vorliegende, den komplexen Traumafolgestörungen gewidmete Buch therapeutisch tätigen Kollegen und Kolleginnen Überblick und Orientierung zum aktuellen Stand des Wissens bietet und darüber hinaus auch Anregung für weitere Entwicklungen im Verständnis und vor allem der Behandlung chronischer traumaassoziierter Erkrankungen geben kann.

Dass ein Beitrag Bestandteil dieses Buches ist, bedeutet nicht, dass alle Herausgebenden seinem Inhalt in allen Aspekten zustimmen. Das wäre bei unserer beruflichen Individualität und den jeweiligen unterschiedlichen Erfahrungsbereichen auch erstaunlich. Es bedeutet, dass wir übereinstimmend vertreten, dass dieses Kapitel ein Diskussionsbeitrag ist, der aus unserer Sicht für den Gesamtkontext relevant ist.

Das richtige Gendern der deutschen Sprache ist ein gesellschaftspolitischer Prozess, der unabgeschlossen ist. Sie werden im Buch mehrere Formen finden. In dieser Einleitung haben wir mit verschiedenen Möglichkeiten des Genderns gespielt. Hinzugefügt haben wir einige Kapitel aus dem Bereich Gesellschaft. Dennoch ist das Buch natürlich unvollständig. Es lassen sich leicht wichtige, eigentlich unverzichtbare Problembereiche finden, die fehlen. Wir erheben weder einen Anspruch auf Vollständigkeit noch auf überdauernde Richtigkeit. Dieses Buch ist eine Positionierung im aktuellen Diskurs, nicht mehr und nicht weniger.

Wie wird sich die Diskussion weiterentwickeln? Da schließen wir uns weiterhin Karl Valentin an: *»Prognosen sind immer schwierig. Besonders dann, wenn sie sich auf die Zukunft beziehen.«*

Literatur

Maercker, A., Brewin, C. R., Bryant, R. A. et al. (2013). Proposals for mental disorders specifically associated with stress in the International Classification of Diseases-11. The Lancet 381(9878), 1683–1685.

Einleitung zur 1. Auflage 2013

»Komplexe Traumafolgestörungen«. Noch ein Konzept! Brauchen wir das?

Das vorliegende Buch ist das Ergebnis intensiver Diskussionen einer Arbeitsgruppe der Deutschsprachigen Gesellschaft für Psychotraumatologie zu Konzeptualisierung, Diagnostik und Behandlung von komplexen Traumafolgestörungen. Von Beginn an war deutlich, dass es nicht leicht sein würde, in Fragen wie etwa der diagnostischen Klassifikation oder von Behandlungsstandards Konsens zu erzielen. Entsprechend lag uns daran, die mit besonders schweren Traumatisierungen oder schwerer Vernachlässigung in der Kindheit einhergehenden klinischen Phänomene zu beschreiben und den aktuellen Wissensstand zur Behandlung möglichst umfassend darzustellen. Die Ergebnisse des konstruktiven und fruchtbaren Austausches sind nun in dieses Buch eingeflossen. Allen beteiligten Diskutanten, Autoren und Reviewern der Artikelentwürfe gilt unser herzlicher Dank für ihre engagierte Mitarbeit!

Psychiatrie, Psychosomatik und Psychotherapie arbeiten nach wie vor mit Konzepten, nicht mit naturwissenschaftlich belegten Tatsachen. Die Diagnose Fußpilz gehört zu einer anderen wissenschaftstheoretischen Kategorie als die Diagnose Amotivationales Syndrom. Daran haben auch immer validere Diagnose-Kriterien in ICD *(International Classification of Diseases)* oder DSM (*Diagnostic and Statistical Manual of Mental Disorders*) nichts geändert. Ein konkreter Patient wird trotz SKID in dem einen amerikanischen Behandlungs- und Forschungszentrum als Patient mit einer Borderline-Persönlichkeitsstörung, im zweiten als Patient mit einer Bipolaren Störung diagnostiziert. In Deutschland wäre eine Patientin vor 50 Jahren mit dem Konzept der Grundstörung nach Michael Balint behandelt worden, vor 40 Jahren mit dem der Narzisstischen Störung nach Heinz Kohut. Vor 30 Jahren wäre das Konzept Borderline-Persönlichkeitsstörung nach Otto F. Kernberg und Christa Rohde-Dachser richtig gewesen, gefolgt vor 20 Jahren vom Konzept der Komplexen Posttraumatischen Belastungsstörung (KPTBS) nach Judith Herman und Bessel van der Kolk. Vor zehn Jahren wäre das Konzept ADHS im Erwachsenenalter unverzichtbar gewesen, heute ist mit dem Konzept Hochbegabung mit leichtem Asperger-Syndrom zu arbeiten. Psychotherapeuten behandeln mit Entstehungs- und Wirksamkeitsmythen (Frank 1987; Hermer & Röhrle 2008). Wenn ihr Wirksamkeitsmythos therapeutisch hilfreich war, schließen sie daraus, dass er auch im naturwissenschaftlichen Sinne richtig war. Wer heilt, hat recht.

Die kontinuierliche Neuschöpfung von Konzepten und Theorien ist geboten, solange sich ein Konstrukt nicht langfristig als besonders aussagefähig und ausreichend herausgestellt hat. Depression ist ein solches Konzept. Doch halt – heute heißt das Burnout. Burnout darf man haben, Depression nicht. Auch hier: neue Konzepte! Ein Entwicklungsanreiz für neue Konzepte besteht darin, dass das alte inzwischen zu kränkend, zu abwertend konnotiert ist. Hysterie etwa geht gar nicht mehr.

Neue Konzepte bilden sich insbesondere, wenn die alten therapeutisch nicht genug helfen, wenn also die Therapiefortschritte auf der Grundlage des alten Konzeptes unbefriedigend sind, »noch Luft nach oben« lassen, wie es aktuell gerne formuliert wird. Unsere aktuelle politische und gesellschaftliche Sprache beinhaltet eine kontinuierliche Kreation von Euphemismen.

Das Konzept Trauma ist so gesehen schon recht betagt. Die Auswirkungen von Kriegstraumata wurden schon von Homer in der Ilias genau beschrieben, wenn es um die »Mänis« des schwer traumatisierten achäischen Eliteoffiziers Achill geht. Shakespeare hat mehrere Gestalten mit klarer Posttraumatischer Belastungsstörung (PTBS) geschaffen: das Ehepaar Macbeth, Richard III. und Hamlet jr. etwa. Folgen traumatisierender Arbeitsunfälle durch die Industrialisierung wurden schon im 19. Jahrhundert unter den Begriffen »Railway Spine« und »Railway Brain« konzeptualisiert. Den französischen und österreichischen Forschern Jean-Martin Charcot, Pierre Janet und Sigmund Freud war die Traumagenese vieler »hysterischer« – heute würden wir sagen: psychosomatischer und psychoneurotischer – Symptombildungen durch sexuellen Kindesmissbrauch bekannt. Die Auseinandersetzungen mit den Kriegsneurosen des Ersten Weltkrieges blieben für die allgemeine Psychotherapie und Psychiatrie relativ konsequenzenlos.

In den 1960er Jahren musste die damals gültige psychiatrische Lehrmeinung, ein gesunder Mensch sei *jeder* seelischen Traumatisierung gewachsen, ohne einen bleibenden Schaden davonzutragen, mühsam widerlegt werden, um den Holocaust-Überlebenden gerecht zu werden (Venzlaff 1958). Im Rahmen dieser Diskussion wurde auch deutlich, dass es Menschen gibt, die als Kinder oder Erwachsene nie Opfer einer schweren Traumatisierung im engeren Sinne geworden waren, aber vergleichbare Symptombilder entwickelt hatten. Denen ging es sehr schlecht und sie berichteten von langjährig unguten Entwicklungsbedingungen in ihrer Kindheit. Die Londoner Schule der Psychoanalyse widmete sich der Behandlung solcher Bindungstraumata und Masud Khan formulierte den Begriff der »kumulativen Traumatisierung« durch schädigende Bindungserfahrungen. Dieses Konzept kann als ein Vorläufer des Konzeptes der Komplexen Posttraumatischen Belastungsstörung (KPTBS) verstanden werden (Furst 1967).

In den 1980er und 1990er Jahren wurden Studien veröffentlicht, die einen empirischen Zusammenhang zwischen psychotherapeutisch oder psychiatrisch behandlungsbedürftigen Störungen im Erwachsenenalter und Kindheitstraumata belegten. Obwohl diese Ergebnisse uneinheitlich sind, zeigen sie doch einen Trend auf: einen Anstieg der Häufigkeit von psychiatrischen Störungsbildern im Vergleich zu den nichtklinischen Kollektiven, was in einigen Studien mit ambulanten und stationären Gruppen von Patientinnen bzw. Patienten bis zu einer Verdoppelung der Zahl der Missbrauchsopfer führt (Sachsse et al. 1997). Von Anfang an galt neben der Gruppe der Suchtkrankheiten (Lüdecke et al. 2010) und der Psychosomatosen ein besonderes Interesse den Persönlichkeitsstörungen und hier vor allem der Borderline-Persönlichkeitsstörung (Dulz et al. 2011). Die Prävalenz steigt, ausgehend von derjenigen in der Allgemeinbevölkerung, mit zunehmender Schwere der klinischen Störung graduell an. Außerdem wurde bald deutlich, dass es ein Unterschied ist, ob jemand einmal im Alter von 22 Jahren vergewaltigt wurde oder ob es im Alter zwischen acht und 14 Jahren zweimal pro Woche zu Vergewaltigungen durch einen nahen Familienangehörigen gekommen war. So unterschied die amerikanische Trauma- und Gedächtnisforscherin Lenore Terr (1994) das Typ-I-Trauma (Monotrauma) vom Typ-II-

Trauma (wiederholte Traumatisierung im Rahmen eines nahen Beziehungsgefüges).

Im Jahr 1976 veröffentlichte die amerikanische Traumaforscherin Judith Herman ein für die Behandlung schwerer traumainduzierter Störungsbilder wegweisendes Buch mit dem deutschen Titel *Die Narben der Gewalt* (Herman 1994). Herman entwickelte in ihrem Buch eine Systematisierung der Folgen von Traumatisierungen durch sexuellen Missbrauch, Vernachlässigung und Misshandlung in der Kindheit. Sie schlug die Bezeichnung »Komplexe Posttraumatische Belastungsstörung« (KPTBS; Herman 1992) für ein charakteristisches Syndrom nach chronischen Traumatisierungen vor:

- Störungen der Affektregulation
- dissoziative Symptome
- Störungen der Selbstwahrnehmung
- Störungen der Sexualität und Beziehungsgestaltung
- somatoforme Körperbeschwerden
- Veränderungen persönlicher Glaubens- und Wertvorstellungen

Bemerkenswerterweise, aber klinisch richtig, gehört zu den Kriterien der Komplexen Posttraumatischen Belastungsstörung nicht die für die Posttraumatische Belastungsstörung typische intrusive Symptomatik, da sie hier durchaus nicht immer festzustellen ist. Vielmehr sind viele Symptome der Komplexen Posttraumatischen Belastungsstörung geeignet, Intrusionen und Übererregung suffizient zu verhindern. Sie bildet sich aus, um die belastende Symptomatik einer Posttraumatischen Belastungsstörung mit Intrusionen, Flashbacks, Übererregung und Realitätsverlust möglichst weitgehend einzuschränken oder sogar zu verhindern. Dies kann sich bei der Behandlung einer Suchterkrankung bemerkbar machen, wenn im Entzug intrusive Symptome einer Posttraumatischen Belastungsstörung manifest werden und einen Behandlungsabbruch bedingen können. Bei der Behandlung einer Agoraphobie bessert sich diese vielleicht zunächst, es tauchen dann aber intrusive Symptome einer Posttraumatischen Belastungsstörung auf, die nunmehr suffizient behandelt werden müssen.

Die Vielfalt der Beschwerden, an denen Patienten mit Komplexer Posttraumatischer Belastungsstörung leiden, erschließt sich dem Verständnis erst dann, wenn man die Symptomatik als Anpassungsstrategie und kompensatorische Bewältigung von zugrunde liegenden Regulationsdefiziten begreift, die Folge sowohl einzelner Traumatisierungen als auch traumatischer Beziehungserfahrungen sind (van der Kolk et al. 1996). Aus der Perspektive von Betroffenen erscheint die Umwelt aufgrund von traumatischen Erfahrungen oft als unsicher und durch nicht vorhersehbare Gefahren gekennzeichnet. Hinzu kommt ein fehlendes Gefühl von Kompetenz und Selbstsicherheit, vermittelt durch die Erfahrung, dass nicht nur die Umwelt unberechenbar ist, sondern auch die eigenen Impulse und Affekte schwer steuerbar und beherrschbar sind. Meist erleben sich Patienten den Intrusionen und Albträumen in einer sehr quälenden Weise ausgeliefert. In Anpassung an diese selbstregulatorischen Defizite aufgrund wiederholter negativer Beziehungserfahrungen entwickeln sich in zunehmendem Maße Misstrauen, Ängste, Rückzugsverhalten sowie Kontakt- und Beziehungsschwierigkeiten. Diese Symptomatik erreicht schließlich ein so großes Ausmaß und betrifft so viele Lebensbereiche, dass sie als schwere psychische Erkrankung mit dem Rang einer Persönlichkeitsstörung in Erscheinung treten kann, z.B. einer Borderline-Persönlichkeitsstörung (BPS).

Herman (1992) stellte zeitweise zur Diskussion, dass jede Borderline-Persönlichkeitsstörung im Grunde eine Komplexe Posttraumatische Belastungsstörung sei. Das

Konzept der Komplexen Posttraumatischen Belastungsstörung wurde in Vorbereitung der DSM-IV-Klassifikation durch eine Expertengruppe um Herman und van der Kolk weiter ausgearbeitet. Die Arbeitsgruppe empfahl unter Berufung auf Ergebnisse einer Feldstudie mit über 500 Patienten mit traumabedingten Störungen (van der Kolk et al. 1996), die Komplexe Posttraumatische Belastungsstörung unter dem Akronym DESNOS *(Disorders of Extreme Stress Not Otherwise Specified)* als diagnostische Kategorie anstelle der KategorieBorderline-Persönlichkeitsstörung ins DSM-IV aufzunehmen. Die Kategorie DESNOS erhielt schließlich für Forschungszwecke den Rang eines zusätzlichen klinischen Beschreibungsmerkmals der Posttraumatischen Belastungsstörung. Die Bezeichnung DESNOS wird im amerikanischen Sprachraum synonym mit dem Begriff Komplexe Posttraumatische Belastungsstörung verwandt (Sack 2004).

Patienten mit einer Borderline-Persönlichkeitsstörung schildern häufig eine Vorgeschichte körperlicher, psychischer oder sexueller Traumatisierungen. Inzwischen häufen sich Befunde, die von Prävalenzraten von über 50 % bis hin zu 80 % für schwere kindliche Traumatisierungen bei Borderline-Patienten berichten (Sachsse et al. 1997; Zanarini et al. 2002). Gleichzeitig wird von kompetenter Seite betont, dass die Rolle von Traumatisierungen in der Genese von Borderline-Persönlichkeitsstörungen wichtig ist, aber weder eine notwendige noch hinreichende ätiologische Bedingung darstellt (Dulz et al. 2011). Die Diskussion darüber, ob Borderline-Störungen komplexe Traumafolgestörungen sind, hängt ganz davon ab, wie der Begriff Trauma definiert und verstanden wird. Zweifelsfrei ist nicht jede Borderline-Persönlichkeitsstörung eine Traumafolgestörung, wenn die Traumadefinitionen des DSM und der ICD zugrunde gelegt werden. Ein Mensch kann eine klinisch gravierende Borderline-Persönlichkeitsstörung entwickeln, ohne als Kind oder Jugendlicher ein einziges Mal vergewaltigt oder durch körperliche Gewalt traumatisiert worden zu sein. Wenn allerdings die schweren Bindungs- und Beziehungsschädigungen einbezogen werden, ist jede Borderline-Persönlichkeitsstörung eine Traumafolgestörung. Entwicklungstraumatisierungen (engl.: *relational traumata*) in Form von schwerer Vernachlässigung (Schore 2001) oder wiederholter psychischer Gewalt – etwa durch massive Abwertungen und Morddrohungen –, die an Kindern begangen werden, sind in den Traumakriterien nach DSM-IV und ICD-10 nicht explizit enthalten, obwohl Patienten mit den entsprechenden Folgen einen großen Teil der hilfesuchenden Patienten in der psychotherapeutischen Praxis ausmachen. Dies legt nahe, die Definition von Traumatisierungen um kindliche Erfahrungen von psychischer Gewalt und Vernachlässigung zu erweitern, wie vor einigen Jahrzehnten schon in der Psychoanalyse beispielsweise der Londoner Schule (Furst 1967), die bei repetitiven Bindungsschädigungen von »kumulativem Trauma« gesprochen hat. Das erhebliche Schädigungspotenzial von physischer Gewalt, Vernachlässigung und konstanter emotionaler Invalidierung wird durch eine Vielzahl neurobiologischer Befunde bestätigt, die belegen, welche umfangreichen Schäden Traumatisierungen durch Beziehungspersonen im Gehirn des Kindes hinterlassen; solche frühen Schädigungen sind auch auf der neurobiologischen Untersuchungsebene bis ins Erwachsenenalter nachweisbar (Schore 2001).

Andererseits wird der Begriff Trauma durch diese Ausweitung kaum noch operationalisierbar; er wird zu einem Synonym für »unverarbeitet, nicht zu bewältigen, nicht integrierbar, besonders schlimm, besonders leidvoll«. Der Mangel an Trennschärfe und die Probleme bei der Begriffsverwendung werden dadurch verstärkt, dass es inzwischen neben dem Begriff der »Entwicklungstraumatisierung« noch den des »Beziehungstraumas« gibt, etwa für Mobbing oder sehr belastende Partnerschaften, sowie den Begriff der »Entwicklungstraumastörung«, der für komplexe traumatisierende Einflüsse besonders in der Pubertät und Adoleszenz Anwendung findet.

Empirisch und von der Klinik der Symptombildungen her liegt es also nahe, bei einer Persönlichkeitsstörung, insbesondere einer Borderline-Persönlichkeitsstörung, aber auch bei einer Suchtkrankheit, einer schweren Depression, einer schweren Somatisierungsstörung oder einem Schmerzsyndrom sowie bei allen dissoziativen Störungen zu überprüfen, ob es sich um eine Komplexe Posttraumatische Belastungsstörung handeln könnte.

Die Wiederentdeckung des Traumas als psychodynamisch wirksames Ereignis war ein wichtiger Impuls für Forschung und Therapie (Sachsse 2004; Sack 2010). Wenn der Überschneidungsbereich der Störungsbilder Borderline-Persönlichkeitsstörung und Komplexe Posttraumatische Belastungsstörung – einschließlich komplexer dissoziativer Störungen – so groß ist, liegt es nahe, beide Diagnosen als Ausprägungen einer gemeinsamen, durch Entwicklungstraumatisierungen ausgelösten Grundproblematik zu fassen. Diesen Vorschlag machen Miller und Resick (2007), die bei sexuell traumatisierten Frauen und bei Kriegsveteranen zwei Typen posttraumatischer Symptomatik in Form externalisierender und internalisierender Symptome fanden. Externalisierende Symptome sind durch Impulsivität, Substanzmissbrauch und Züge einer Cluster-B-Persönlichkeitsstörung charakterisiert. Internalisierende Symptome entsprechen depressiven Reaktionen, Selbstverletzungen, dissoziativen Symptomen sowie ängstlichem Vermeidungsverhalten und sozialem Rückzug. Die Borderline-Persönlichkeitsstörung wäre demnach als externalisierender Typus einer komplexen Traumafolgestörung zu verstehen, während die von Herman (1994) vorgeschlagene Diagnose Komplexe Posttraumatische Belastungsstörung der internalisierenden Ausprägung einer Traumafolgestörung entspricht. Das Konzept einer komplexen Traumafolgestörung mit externalisierenden und internalisierenden Ausprägungen deckt sich gut mit der klinischen Beobachtung, dass es Mischformen zwischen den beiden Extrempolen der Symptomausprägung gibt und dass sich internalisierende und externalisierende Symptomatik beim gleichen Patienten zeitlich abwechseln können. Dies ist typischerweise dann zu beobachten, wenn auch erhebliche dissoziative Symptome vorliegen. Konsequenterweise wird derzeit die Strategie verfolgt, die Diagnose einer Entwicklungstraumafolgestörung *(Developmental Trauma Disorder)*, die sowohl externalisierende als auch internalisierende und dissoziative Symptome umfasst, in das Kinder-Jugend-Kapitel des DSM-5 einzuführen.

Machen wir hier mal eine Zwischenbilanz:

Neben der klar definierten akuten Posttraumatischen Belastungsstörung nach Typ-I- und Typ-II-Trauma haben wir die chronifizierte Posttraumatische Belastungsstörung mit persistierender intrusiver Symptomatik, aber oft auch mit Depressionen als konstriktiver Leit-Symptomatik (Kessler et al. 1995). Darum empfiehlt sich das Konzept der Komplexen Posttraumatischen Belastungsstörung, das gerade auch jene Symptombildungen umfasst, die als Bewältigungs- und Anpassungsstrategien gegen die permanenten Intrusionen der Posttraumatischen Belastungsstörung zu verstehen sind. Das Konzept Komplexe Posttraumatische Belastungsstörung steht in Konkurrenz zum Konzept Borderline-Persönlichkeitsstörung. Borderline-Persönlichkeitsstörung ist nur dann eine Komplexe Posttraumatische Belastungsstörung, wenn Bindungs- und Entwicklungstraumata ebenfalls als Traumatisierungen verstanden werden. Das leitet über zur Entwicklungstraumafolgestörung *(Developmental Trauma Disorder)* als Nachfolgekonzept der DESNOS *(Disorders of Extreme Stress Not Otherwise Specified)*, aber auch zur Beziehungstraumatisierung etwa durch Mobbing oder Scheidungskrieg. Vor diesem Hintergrund wäre auch möglich zu formulieren, ein Patient hätte in Kindheit und Jugend eine erhebliche Verwöhnungs-Traumatisierung erlitten. Nun ja. Alles Trauma – oder was?

In diesem Buch stellen wir uns dieser verwirrenden Begriffs- und Konzept-Vielfalt. Wir haben nicht die Hoffnung, alle Widersprüche aufzulösen, aber wir wollen sie zur Diskussion stellen und den Leserinnen und Lesern ermöglichen, sich selbst fundiert zu positionieren. Insofern ist »Komplexe Traumafolgestörungen« kein neues Konzept, sondern eher ein vorläufiger Begriff, der die Offenheit der aktuellen Diskussion beinhaltet.

Wie wird sich diese Diskussion weiterentwickeln? Da schließen wir uns Karl Valentin an: *»Prognosen sind immer schwierig. Besonders dann, wenn sie sich auf die Zukunft beziehen.«*

Literatur

Dulz, B. S., Herpertz, S. C., Kernberg, O. F., Sachsse, U. (2011). Handbuch der Borderline-Störungen. 2. Aufl. Stuttgart: Schattauer.

Frank, J. D. (1987). Die Heiler. München: dtv.

Furst, S. S. (1967). Psychic Trauma. New York, London: Basic Books.

Herman, J. L. (1992). Complex PTSD: a syndrome in survivors of prolonged and repeated trauma. J Trauma Stress; 5: 377–91.

Herman, J. L. (1994). Die Narben der Gewalt. Traumatische Erfahrungen verstehen und überwinden. München: Kindler.

Hermer, M., Röhrle, B. (2008). Therapeutische Beziehungen: Geschichte, Entwicklungen und Befunde. Handbuch der therapeutischen Beziehung. Band 1: Allg. Teil. Tübingen: dgvt; 15–105.

Kessler, R. C, Sonnega, A., Bromet, E., Hughes, M., Nelson, C. B. (1995). Posttraumatic stress disorder in the National Comorbidity Survey. Arch Gen Psychiatry; 52(12): 1048–60.

Lüdecke, C., Sachsse, U., Faure, H. (2010). Sucht – Bindung – Trauma. Psychotherapie von Sucht und Traumafolgen im neurobiologischen Kontext. Stuttgart: Schattauer.

Miller, M. W, Resick, P. A. (2007). Internalizing and externalizing subtypes in female sexual assault survivors: implications for the understanding of complex PTSD. Behav Ther; 38(1): 58–71.

Sachsse, U. (2004). Traumazentierte Psychotherapie. Stuttgart: Schattauer.

Sachsse, U., Eßlinger, K., Schilling, L. (1997). Vom Kindheitstrauma zur schweren Persönlichkeitsstörung. Fundamenta Psychiatrica; 11(1): 12–20.

Sack, M. (2004). Diagnostische und klinische Aspekte der komplexen Posttraumatischen Belastungsstörung. Nervenarzt; 75: 451–9.

Sack, M. (2010). Schonende Traumatherapie – Ressourcenorientierte Behandlung von Traumafolgestörungen. Stuttgart: Schattauer.

Schore, A. N. (2001). The effects of early relational trauma on right brain development, affect regulation, and infant mental health. Inf Ment Health J; 22: 201–69.

Terr, L. (1994). Unchained Memories. New York: Basic Books/Harper Collins.

van der Kolk, B. A, Pelcovitz, D., Roth, S., Mandel, F. S, McFarlane, A., Herman, J. L. (1996). Dissociation, somatization, and affect dysregulation: the complexity of adaptation to trauma. Am J Psychiatry; 153: 83–93.

Venzlaff, U. (1958). Die psychoreaktiven Störungen nach entschädigungspflichtigen Ereignissen. Berlin: Springer.

Zanarini, M. C, Yong, L., Frankenburg, F. R, Hennen, J., Reich, D. B, Marino, M. F, Vujanovic, A. (2002). Severity of reported childhood sexual abuse and its relationship to severity of Borderline psychopathology and psychosocial impairment among Borderline inpatients. J Nerv Ment Dis; 190: 381–7.

I

Diagnostik

EVA IRLE, CLAUDIA LANGE, ULRICH SACHSSE, GODEHARD WENIGER

1 Neurobiologie komplexer Traumafolgestörungen

1.1 Einleitung

Seit mehr als einer Dekade ist der schädliche Einfluss stressbezogener menschlicher Interaktionen sowie von Traumata auf Struktur und Funktion des menschlichen Gehirns bekannt – sowohl bei den Fachleuten für Psychotraumatologie als auch in Teilen der interessierten Allgemeinbevölkerung. Bei genauerer Betrachtung aus neurowissenschaftlicher und psychologischer Perspektive mutet dieser Zeitpunkt jedoch ziemlich verspätet an. Das mag daran liegen, dass der Gedanke »Gehirn einerseits und Verhalten bzw. Umwelt andererseits beeinflussen sich wechselseitig« mit einem Weltbild kollidiert, das sich aus Descartes' Lehre der Dualität von Körper und Geist (und damit deren Unabhängigkeit voneinander) herleitet.

In der Tat wurden etwa die schädlichen Effekte einer frühkindlichen sozialen Deprivation, beispielsweise in Waisenhäusern, von Psychiatern und Entwicklungspsychologen schon Mitte des letzen Jahrhunderts sehr akribisch beschrieben (»Hospitalismus«; z.B. Spitz 1945). Auch das »Battered Child Syndrome« ist lange bekannt. Der amerikanische Psychologe Harry Harlow führte Verhaltensexperimente an Rhesusaffen durch (Harlow et al. 1965). Die Affen wurden nach ihrer Geburt für bis zu ein Jahr in völliger sozialer Isolation gehalten, ohne jeglichen Kontakt zu Menschen bzw. anderen Affen oder Tieren, was zu einem praktisch kompletten Verlust aller sozialen Verhaltensweisen bei erstaunlich normaler intellektueller Entwicklung führte. Nach der Geburt isolierte Affenweibchen, die im Erwachsenenalter inseminiert wurden *(motherless mothers)*, ignorierten, quälten oder töteten ihre Babys (Harlow & Suomi 1971).

Harlows Experimente waren ein bedeutender Wegweiser für das in der Folge zur Blüte gelangende Forschungsgebiet der sogenannten *environmental plasticity*. Neurowissenschaftler untersuchten tierexperimentell, welche Konsequenzen eine ärmliche oder aber eine reichhaltige Umwelt (sog. *enriched environment*) auf Verhalten und Gehirn von Tieren hat (Renner & Rosenzweig 1987). Generell ist unter neuronaler Plastizität alles zu verstehen, was sich im Gehirn als Reaktion auf Umwelt- oder internale Reize (beispielsweise während der Reifung) ändern kann und muss. Umweltreize können für den Organismus gut oder schlecht sein, das gleiche trifft auch auf die Reaktionen des Gehirns zu. Für den Organismus gute Einflüsse können günstige (a), aber auch schädliche (b) Reaktionen des Gehirns hervorrufen. Für den Organismus schlechte Einflüsse können schädliche (c), aber auch günstige (d) Reaktionen des Gehirns auslösen.

Hier jeweils ein Beispiel für die vier Alternativen:

(a) und (b). Intensives und ausdauerndes Üben eines Musikinstrumentes führt zu einer enormen Ausdifferenzierung und Befähigung der beteiligten motorischen und somatosensorischen Kortexareale, weit über das normale Maß hinausgehend. Dies hatten Fachleute schon früher aufgrund tierexperimenteller Befunde zu motorischem Lernen vermutet. Vielen imponierte auch die deutlich größere Greifhand des virtuosen Jahrhundert-Geigers Yehudi Menuhin: Das musste doch seine Entsprechung im Gehirn haben! Leider aber verursacht intensives und ausdauerndes Üben eines Musikinstrumentes vornehmlich bei Berufsmusikern gar nicht so selten auch schädliche Reaktionen dieser Kortexareale, nämlich sogenannte Dystonien (Bewegungsstörungen), die im Extremfall sogar bis zur Berufsunfähigkeit führen können (Spahn et al. 2010).

(c) und (d). Schwere Hirntraumata beispielsweise zerstören natürlich unwiderruflich Nervengewebe. Das Gehirn versucht sich dann selbst zu helfen, manchmal mit Erfolg: Nicht von der Schädigung betroffene Hirnareale können bis zu einem gewissen Maß lernen, die Funktion von zerstörten Hirnarealen zu übernehmen, oder durch Aussprossen von Synapsen neue Kontakte zu schaffen. Leider ist die Aussprossung von Synapsen häufig aber auch kontraproduktiv und führt zu zusätzlichen Symptomen, die sich nicht allein aus der primären Schädigung ableiten lassen (z. B. zu einer Spastik, also einer erhöhten Eigenspannung der Skelettmuskulatur).

Das heißt, dass nichts selbstverständlich und fast alles möglich ist und präzise erforscht werden muss. Dies ist umso wichtiger in den Bereichen, in denen es um die Anwendung von Forschung geht, also auch für den Bereich der Therapie von Patientinnen und Patienten mit komplexen Traumafolgestörungen.

Im Folgenden soll erläutert werden, wie sich traumatische Ereignisse auf Gehirn und Verhalten von Menschen auswirken können.

1.2 Posttraumatische Belastungsstörung

Hippocampus

Vor etwa 20 Jahren veröffentlichten Bremner et al. Befunde zu Veränderungen im Gehirn von Vietnam-Veteranen mit chronifizierter Posttraumatischer Belastungsstörung (PTBS; Bremner et al. 1995). Der Hippocampus, eine für Gedächtnis und Emotion wichtige Hirnregion im Schläfenlappen (→ Abb. 1-1), war bei diesen Patienten im Vergleich zu gesunden Kontrollprobanden signifikant verkleinert. Ein ähnlicher Befund ergab sich bei Frauen, welche in der Kindheit sexualisierter Gewalt ausgesetzt waren und ebenfalls eine langjährige Symptomatik einer Posttraumatischen Belastungsstörung aufwiesen (Bremner et al. 1997). In der Folge erschien eine Vielzahl von weiteren Studien, welche die Ergebnisse der Gruppe um Bremner weitgehend bestätigten (für eine Zusammenfassung s. Karl et al. 2006). Darüber hinaus konnte gezeigt werden, dass das Ausmaß der hippocampalen Volumenreduktion mit Stärke und zeitlicher Dauer der Symptome

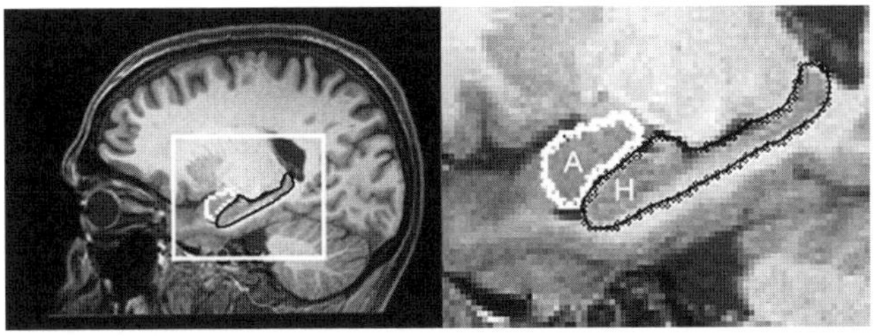

Abb. 1-1: T1-gewichtete sagittale magnetresonanztomografische Aufnahme einer gesunden Person. **a** Sagittaler Schnitt auf der Ebene der Amygdala und des Hippocampus. **b** Vergrößerte Darstellung des in Bild a weiß umrahmten Bereichs. Die Amygdala ist mittels einer weißen Umrandung und der Hippocampus mittels einer schwarzen Umrandung hervorgehoben. A = Amygdala; H = Hippocampus

einer Posttraumatischen Belastungsstörung korreliert (Bremner et al. 1995, 1997; Gilbertson et al. 2002; Gurvits et al. 1996; Irle et al. 2005; Weniger et al. 2008; für einen Überblick s. Karl et al. 2006). Personen mit chronifizierter Posttraumatischer Belastungsstörung leiden auch unter deutlichen Gedächtnisproblemen (Bremner et al. 1995, 1997; Gurvits et al. 1996; Irle et al. 2005; Weniger et al. 2008; Winter & Irle 2004). Auch hier ist das Ausmaß der Hippocampus-Volumenreduktion mit dem der Gedächtnisprobleme assoziiert (Irle et al. 2005; Weniger et al. 2008).

Zahlreiche Forschungsgruppen interpretieren diese Daten dahingehend, dass der chronische Stress der Symptomatik einer Posttraumatischen Belastungsstörung den Hippocampus schädigt (Glukokortikoid-Kaskaden-Hypothese; Sapolsky et al. 1986; →Abb. 1-2). Möglich ist, dass der chronische Stress einer Posttraumatischen Belastungsstörung zu einer dauerhaft erhöhten Glukokortikoid-Ausschüttung führt, welche insbesondere im Hippocampus mit seinen zahlreichen Rezeptoren neurotoxisch wirkt. Tierexperimentelle Studien konnten zeigen, dass extremer und lang anhaltender Stress durch ranghöhere Individuen, denen ein unterlegenes Tier nicht ausweichen kann, zu reduzierten Hippocampus-Volumina führt

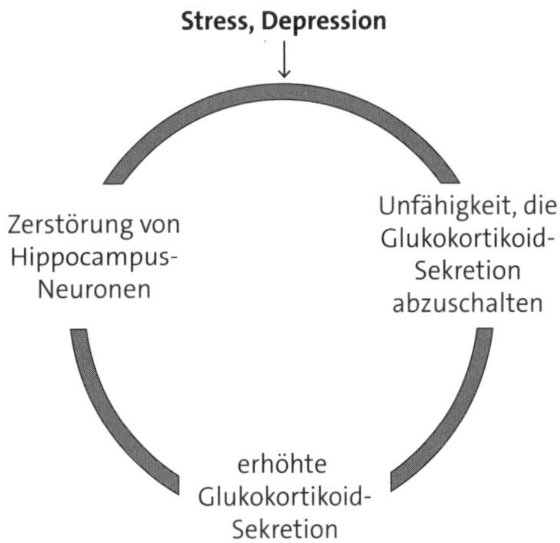

Abb. 1-2: Vereinfachte Darstellung der Glukokortikoid-Kaskaden-Hypothese nach Sapolsky et al. (1986). Chronischer und unbewältigter Stress sowie schwere Depressionen führen zu einer Unfähigkeit, die stressbezogene Glukokortikoid-Sekretion wieder abzuschalten. Die daraus resultierende dauerhaft erhöhte Glukokortikoid-Sekretion schädigt den Hippocampus. Diese kausale Verkettung wirkt bei chronifizierten Störungen im Sinne eines Circulus vitiosus immer weiter (in der Abbildung im Uhrzeigersinn), wodurch auch eine weitere Verstärkung des posttraumatischen Stresses und der Symptomatik einer Posttraumatischen Belastungsstörung eintreten kann.

(Sapolsky et al. 1990). Dies legt nahe, dass die Möglichkeit, die Stressreaktion irgendwann wieder zu regulieren (also den Stress effektiv abwehren zu können), eine wichtige Rolle dafür spielt, ob Psyche und Gehirn schädlich beeinflusst werden oder eventuell sogar gestärkt und »verbessert« aus der Bedrohung hervorgehen. Eine tierexperimentelle Studie (Oomen et al. 2010) kommt zu dem Ergebnis, dass moderater früher Stress durch Isolation von der Mutter *(maternal deprivation)* dazu führt, dass der Hippocampus im Erwachsenenalter unter Stress lernfähiger ist als ohne die Erfahrung dieser moderaten *maternal deprivation*.

Jedoch gibt es auch andere Erklärungen: Verschiedene Studien haben gezeigt, dass wir Menschen unterschiedlich große Hippocampi haben, unabhängig vom Geschlecht und der Körpergröße. Dies mag unter anderem genetisch bedingt sein (Sullivan et al. 2001). Es könnte nun sein, dass Menschen mit großen Hippocampi resilienter bezüglich verschiedenster psychischer Störungen, inklusive der Posttraumatischen Belastungsstörung, sind als solche mit kleineren Hippocampi. Somit wären kleine Hippocampi unter anderem als Risikofaktor für die Entwicklung und Chronifizierung einer Posttraumatischen Belastungsstörung einzuschätzen. Für diese Hypothese gibt es wesentliche Befunde aus Zwillingsstudien. Die Gruppe um Pitman (Gilbertson et al. 2002) konnte zeigen, dass die eineiigen Zwillingsbrüder von kriegstraumatisierten Vietnam-Veteranen genauso kleine Hippocampi hatten wie ihre traumatisierten Brüder, obwohl sie selbst gar nicht im Krieg gewesen waren. Neuere Studien mit Affen haben bestätigt, dass früher Stress durch Isolation durch die Mutter keine Volumenreduktionen des Hippocampus nach sich zog, dass aber die Hippocampusgröße eine deutliche Erblichkeit zeigte (Lyons et al. 2001; Spinelli et al. 2009). Somit ist es wahrscheinlich, dass mehrere Faktoren Hippocampusgröße und Stressresilienz beeinflussen: Anlagefaktoren bestimmen, ob wir einen größeren Hippocampus haben und stressresilienter sind oder nicht. Umweltfaktoren können einen durchaus positiven Einfluss auf unser Gehirn und unsere zukünftige Stressresilienz haben, nämlich dann, wenn wir mit dem Stress konstruktiv umgehen. Aber schädigende Umwelteinflüsse können auch einen extrem negativen Einfluss ausüben im Falle der Ausbildung einer chronifizierten Posttraumatischen Belastungsstörung oder aufgrund mehrerer aufeinanderfolgender Traumata.

Weiterhin muss natürlich bedacht werden, dass das Trauma für sich schon in der Lage sein kann, eine Hirnschädigung hervorzurufen, entweder durch körperliche Einwirkung oder aber durch den unmittelbaren psychischen Stress in der traumatischen Situation. Gurvits et al. (1996) wiesen nach, dass die Schwere der im Gefecht erlittenen Traumatisierungen von Vietnam-Veteranen mit dem Ausmaß der später gefundenen Hippocampus-Reduktion korrelierte. Nun wäre es möglich, dass Soldaten aus sozial niedrigen Schichten mit kleinen oder vorgeschädigten Hippocampi bevorzugt in besonders schwere Kampfhandlungen (Bodentruppen!) geschickt wurden (Pitman 2001). Jedoch konnten Winter und Irle (2004) zeigen, dass bei Männern, die aufgrund von Unfällen mit schwerster Brandverletzung eine Posttraumatische Belastungsstörung entwickelt hatten, das Ausmaß der Brandverletzung auch mit dem Ausmaß der Hippocampus-Volumenreduktion korrelierte. Da es sich weitgehend um Berufsunfälle handelte und männliche Kontrollprobanden mit ähnlichen Berufen ausgewählt wurden, können die nachgewiesenen Unterschiede im Hippocampus-Volumen sicher auf den Einfluss des Unfalls zurückgeführt werden.

Amygdala und andere Hirnregionen

Bald wurde der Fokus der Aufmerksamkeit auch auf die Amygdala (direkt vor dem Hippocampus im Schläfenlappen gelegen; →Abb. 1-1) gerichtet, da die Amygdala ein wichtiges Zentrum für Angst und Aggressionen und damit auch für Kampf- und Fluchtverhalten ist. Die Amygdala interagiert sehr eng mit dem Hippocampus in Bezug auf Lernen und Gedächtnisbildung emotional salienter Reize. Auch der cinguläre Kortex, welcher phylogenetisch alt ist und bekanntermaßen eine wichtige Rolle bei der Verarbeitung von Schmerz und Emotionen spielt, rückte in den Mittelpunkt. Amygdala sowie cingulärer Kortex sind bei Personen mit chronifizierter Posttraumatischer Belastungsstörung verkleinert (Rauch et al. 2003; Schmahl et al. 2003b; Weniger et al. 2008, 2009; Woodward et al. 2006), jedoch ist momentan noch nicht sicher zu sagen, ob eine verkleinerte bzw. geschädigte Amygdala bei allen Patienten mit einer chronifizierten Posttraumatischen Belastungsstörung oder nur bei solchen mit komorbider Borderline-Persönlichkeitsstörung zu finden ist (Schmahl & Bremner 2006).

Veränderungen neuronaler Aktivitätsmuster

Die Möglichkeit, mit funktioneller Magnetresonanztomografie (fMRT) einzelne Funktionsabläufe im Gehirn erforschen zu können, hat neue Denkmodelle hervorgebracht. Bei der fMRT wird auf indirekte Weise erfasst, welche Aktivitätsmuster das Gehirn in einer gegebenen Situation bzw. Stimulation zeigt. Im Blickpunkt der Forschung stehen gegenwärtig neuronale Schleifen, *neurocircuits*, die sich gegenseitig ausbalancieren, verstärken oder abschwächen.

Korrespondierend zur oben genannten Glukokortikoid-Kaskaden-Hypothese konzentrieren sich die konzeptuellen Überlegungen im Bereich der funktionellen Bildgebung unter Verwendung von sogenannten Provokationsstudien auf kortiko-limbische Dysfunktionen. Hierbei wird angenommen, dass bei Personen mit Posttraumatischer Belastungsstörung eine Übererregbarkeit der Amygdala (welche für die Furchtreaktion verantwortlich ist) besteht bei gleichzeitig verminderter Aktivität frontaler und cingulärer kortikaler Regulationszentren.

Bei Provokationsstudien müssen Probanden, im Magnetresonanztomograf liegend, beispielsweise skriptorientiert traumabezogene Inhalte imaginieren, während ihre Gehirnaktivität gemessen wird. In solchen Studien wurden bei Patienten mit einer Posttraumatischen Belastungsstörung weitgehend übereinstimmend eine Überaktivierung der Amygdala sowie eine verminderte Aktivierung medial-präfrontaler und cingulärer Regionen sowie der Broca-Region beschrieben (Francati et al. 2007; Hull 2002; Lanius et al. 2006; Liberzon & Martis 2006; Rauch et al. 2006; Shin et al. 2006). Es könnte sein, dass eine verminderte Aktivierung der Broca-Region (ein wesentliches Element bei der Generierung von Sprache) die Unfähigkeit von Patienten mit einer Posttraumatischen Belastungsstörung widerspiegelt, ihre traumatischen Erinnerungen in ein verbal vermitteltes Langzeitgedächtnis zu integrieren. Ähnlich dysfunktionale Aktivierungsmuster wie für diese Probanden lassen sich auch bei Patientinnen mit einer Borderline-Persönlichkeitsstörung nachweisen (Schmahl & Bremner 2006).

Traumabezogene Symptom-Module und deren Einfluss auf das Gehirn

Die überwiegende Mehrzahl der Studien zu Auswirkungen von Traumata auf das Gehirn wurde an Patienten durchgeführt, welche den Kriterien des Diagnostischen und Statistischen Manuals Psychischer Störungen (noch nicht nach DSM-5, sondern noch nach DSM-IV; American Psychiatric Association 2003) für eine Posttraumatische Belastungsstörung entsprechen. Dies ist sicherlich richtig so; schließlich ist wissenschaftlicher Fortschritt nur möglich, wenn man die Ergebnisse vergleichbarer Patientengruppen beurteilen und daraus Schlussfolgerungen ziehen kann. Auch muss eine Diagnose valide (also inhaltlich gültig) und auch reliabel (also replizierbar) sein. Die im DSM-IV formulierten Kriterien der Posttraumatischen Belastungsstörung genügen diesen Anforderungen. Dies hat allerdings seinen Preis: Die Diagnose Posttraumatische Belastungsstörung deckt nur einen (kleinen?) Teil der Traumafolgestörungen ab. Dies liegt hauptsächlich an den Anforderungen an die Objektivierbarkeit, die an die Definition eines Traumas geknüpft sind (Kriterien A1 und A2 der Posttraumatischen Belastungsstörung), sowie an der Erfordernis, dass die Symptome der Posttraumatischen Belastungsstörung (Kriterien B–D: Intrusionen, Vermeidung, Hyperarousal) zwingend auf das Trauma zu beziehen sind. Eine Objektivierbarkeit des Traumas ist in vielen Fällen nicht möglich (z. B. Fehlen von Zeugen, Amnesien traumatischer Erinnerungen, Trauma in einem frühkindlichen Lebensabschnitt, in dem noch keine verbal vermittelte Gedächtnisspeicherung erfolgt). Aus der fehlenden Objektivierbarkeit folgt dann fast regelmäßig, dass die psychopathologischen Symptome nicht zwingend auf das Trauma zu beziehen sind.

Ein zweites Problem besteht darin, dass die Menschen mit ihren unterschiedlichen Anlagen und Erfahrungen und in sehr verschiedenen Lebensumwelten auf extremen Stress oder auf ein Trauma sehr unterschiedlich reagieren können. Viele Szenarien sind denkbar: So können außer der Entwicklung einer Posttraumatischen Belastungsstörung beispielsweise Depressionen, Sucht- und Risikoverhalten und vor allem bei früh im Leben stattfindenden kontinuierlichen interpersonellen Traumatisierungen dissoziative Störungen und Persönlichkeitsstörungen im Sinne einer Borderline-Persönlichkeitsstörung die Folge sein. Es gibt Patientinnen und Patienten, bei denen all diese Störungen gemeinsam auftreten. Und schließlich ist es auch möglich, dass gar keine spezifischen oder so moderate Symptome resultieren, dass die Diagnose einer jedweden psychischen Störung nicht gerechtfertigt erscheint.

Auch die – manchmal Diagnose-unabhängigen – Abwehrstile von traumatisierten Patienten werden zu wenig beachtet. Lanius et al. (2006, 2010) konzeptualisierten zwei verschiedene Abwehrstile bei traumatisierten Patienten, einen für die Posttraumatische Belastungsstörung typischen Stil, der vorwiegend durch Hyperarousal gekennzeichnet ist, und einen dissoziativen Stil, welcher durch Depersonalisation, Derealisation und ein »Ausklinken«, aber nicht durch Hyperarousal gekennzeichnet ist.

1.3 Dissoziative Störungen

Dissoziative Reaktionen (Gast 2011) beinhalten eine Unterbrechung der normalerweise integrativen Funktionen des Bewusstseins, des Gedächtnisses, der Identität oder der Wahrnehmung der Umwelt. Je nach Schweregrad der dissoziativen Reaktion kann es zu einem völligen Verlust der normalen Integration von Erinnerungen, Identitätsbewusstsein, unmittelbaren Empfindungen sowie der Kontrolle von Körperbewegungen kommen. Dissoziative Reaktionen ermöglichen es dem Individuum in einer traumatischen Situation, das Trauma nicht in voller Wucht wahrnehmen zu müssen, allerdings zu dem Preis, komplett hilflos und handlungsunfähig zu werden. Dissoziative Reaktionen erleichtern es, das Trauma akut zu ertragen, erschweren aber die Verarbeitung und bedingen damit eine Chronifizierung.

Dissoziative Reaktionen können nach einem Trauma weiterbestehen und sozusagen »zur Gewohnheit« werden. Nach DSM-IV können traumatisierte Menschen beispielsweise wesentliche Teile des Traumas nicht erinnern (Dissoziative Amnesie), aus dem traumatisierenden Umfeld weglaufen und dabei ihre eigene Identität vergessen (Dissoziative Fugue) oder sie können sogar ihre gesamte Persönlichkeit, so wie sie dem Trauma gegenübertrat, abspalten (Dissoziative Identitätsstörung). Offensichtlich trägt das dissoziative Verhalten auch langfristig dazu bei, unerträgliche Erinnerungen an das Trauma aus dem Bewusstsein fernzuhalten. Epidemiologisch konnte gezeigt werden, dass dissoziative Störungen häufig in der Folge eines frühkindlichen zwischenmenschlichen Traumas auftreten, wobei sexueller und physischer Missbrauch in der Kindheit, Vernachlässigung, emotionaler Missbrauch und emotionale Vernachlässigung signifikante Prädiktoren für die Entwicklung einer dissoziativen Störung zu sein scheinen (Foote et al. 2006). Anders als noch im DSM-III-R sind dissoziative Symptome im DSM-IV als charakteristische Symptome der Borderline-Persönlichkeitsstörung beschrieben (Kriterium 9). Im DSM-5 gibt es eine Unterkategorie PTBS-D.

Amygdala und Hippocampus

Über die neurobiologischen Effekte dissoziativer Störungen ist wenig bekannt. Aktuelle Studien (Irle et al. 2009, 2010; Weniger et al. 2008, 2009) fanden extrem reduzierte Amygdala- und Hippocampus-Volumina und defizitäre Gedächtnisfunktionen bei Borderline-Patientinnen mit einer Posttraumatischen Belastungsstörung, aber nicht bei gleicherart traumatisierten Borderline-Patientinnen mit Dissoziativer Amnesie oder Dissoziativer Identitätsstörung (→Abb. 1-3, →Abb. 1-4). Jedoch scheint die Doppel-Diagnose von Posttraumatischer Belastungsstörung und dissoziativer Störung fatal: Solche Patientinnen weisen extrem schwere mesial-temporale Volumenreduktionen und kognitive Defizite auf (Chalavi et al. 2015a; Irle et al. 2009; Vermetten et al. 2006). Diese Befunde scheinen aber für die Behandlung und den klinischen Verlauf von traumatisierten Patienten von enormer Wichtigkeit zu sein. Dissoziative Störungen stehen in den seltensten Fällen im Blickpunkt der Aufmerksamkeit und werden klinisch und diagnostisch regelmäßig übersehen (Foote et al. 2006).

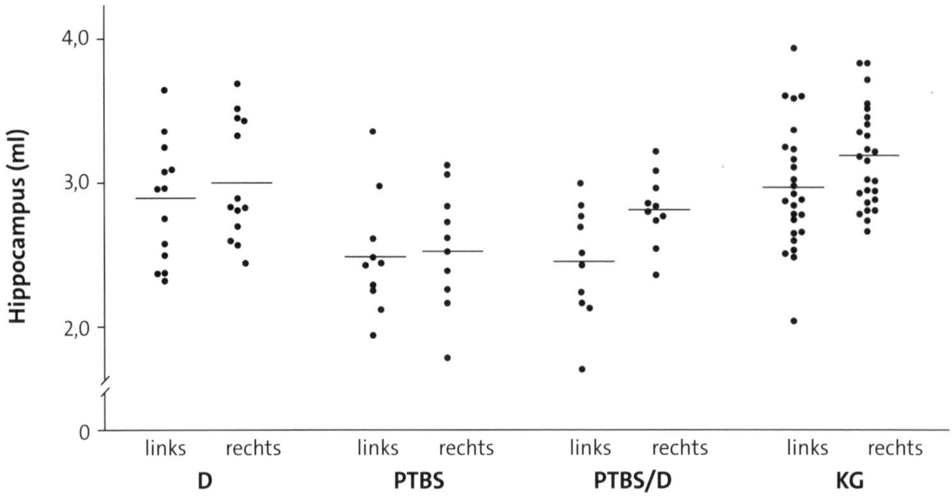

Abb. 1-3: Hippocampus-Volumina von Borderline-Patientinnen mit frühkindlichen sexuellen und/oder physischen Traumata. Die Volumina einzelner Personen sind als schwarze Punkte dargestellt (nach Irle et al. 2010).
D = Patientinnen mit Borderline-Persönlichkeitsstörung und Dissoziativer Amnesie oder Dissoziativer Identitätsstörung; KG = nach Alter und Bildung parallelisierte weibliche gesunde Kontrollgruppe; links = linke Hemisphäre; PTBS = Patientinnen mit Borderline-Persönlichkeitsstörung und Posttraumatischer Belastungsstörung; PTBS/D = Patientinnen mit Borderline-Persönlichkeitsstörung und Posttraumatischer Belastungsstörung und Dissoziativer Amnesie oder Dissoziativer Identitätsstörung; rechts = rechte Hemisphäre

Möglich ist, dass Patienten mit dissoziativen Störungen, im Gegensatz zu Patienten mit Posttraumatischer Belastungsstörung, keine stressbezogenen erhöhten Glukokortikoid-Ausschüttungen im Sinne der Glukokortikoid-Kaskaden-Hypothese haben (→Abb. 1-1). Schwere dissoziative Störungen wie Dissoziative Amnesie oder Dissoziative Identitätsstörung haben vielleicht den Vorteil, es der betroffenen Person zu ermöglichen, traumabezogenen Stress wirklich effektiv abzuwehren. Als Konsequenz würde keine stressinduzierte neurale Toxizität entstehen, was sich dann in normalen Hippocampus- und Amygdala-Volumina ausdrücken würde. In dieser Hinsicht wäre eine dissoziative Störung für einige zentrale Hirnareale protektiv. Andererseits könnte es aber auch sein, dass, wie oben beschrieben, Menschen mit von Geburt an kleinen Hippocampi eine Vulnerabilität aufweisen, bei Traumatisierung eine Posttraumatische Belastungsstörung zu entwickeln. Dies würde bedeuten, dass traumatisierte Patienten mit dissoziativen Störungen einfach nur einen Teil der traumatisierten Menschen repräsentieren, welche einen großen Hippocampus und eben keine Posttraumatische Belastungsstörung aufweisen.

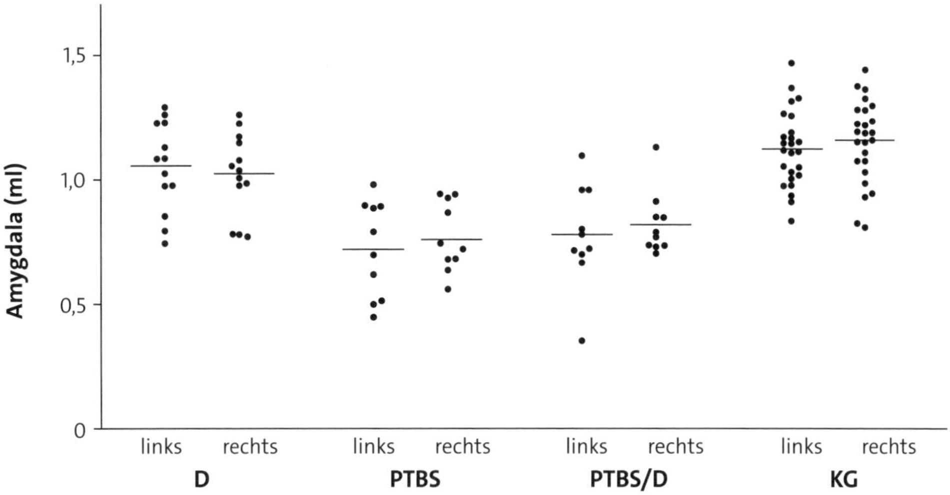

Abb. 1-4: Amygdala-Volumina von Borderline-Patientinnen mit frühkindlichen sexuellen und/oder physischen Traumata. Die Volumina einzelner Personen sind als schwarze Punkte dargestellt (nach Irle et al. 2010).
D = Patientinnen mit Borderline-Persönlichkeitsstörung und Dissoziativer Amnesie oder Dissoziativer Identitätsstörung; KG = nach Alter und Bildung parallelisierte weibliche gesunde Kontrollgruppe; links = linke Hemisphäre; PTBS = Patientinnen mit Borderline-Persönlichkeitsstörung und Posttraumatischer Belastungsstörung; PTBS/D = Patientinnen mit Borderline-Persönlichkeitsstörung und Posttraumatischer Belastungsstörung und Dissoziativer Amnesie oder Dissoziativer Identitätsstörung; rechts = rechte Hemisphäre

Neuronale Korrelate dissoziativer Reaktionen

Metaanalysen über funktionell bildgebende (Positronenemissionstomografie-)Studien (Gusnard & Raichle 2001) konnten zeigen, dass ein Bereich im superioren Parietallappen, der Praecuneus, die höchste Perfusionsrate (also den höchsten Blutdurchfluss) dann aufweist, wenn wir nichts tun. Die Autoren vermuteten, dass der Praecuneus sozusagen tonisch aktiv sei, permanent Informationen über uns selbst und unsere Umwelt sammelt und verarbeitet, um so ein kontinuierliches und stabiles Selbst in Bezug zur Umwelt herzustellen. Hochaktiviert ist der Praecuneus auch dann, wenn wir uns selbst imaginieren und uns über uns selbst Gedanken machen (Buckner et al. 2008; Cavanna & Trimble 2006). Umgekehrt führt Meditation und Hypnose zu einer verminderten Aktivierung des Precuneus (Lou et al. 1999; Maquet et al. 1999; Newberg et al. 2003; Rainville et al. 1999). Ähnliche Befunde haben sich übrigens auch für den postzentralen Gyrus (eine weitere Region im superioren Parietallappen, welche für unsere somatosensorische Körperrepräsentation zuständig ist) ergeben (Iacoboni et al. 1999; Ruby & Decety 2001, 2004).

Eine Meta-Analyse über Patientinnen mit Borderline-Persönlichkeitsstörung oder Posttraumatischer Belastungsstörung ergab bei beiden Gruppen eine zu niedrige Aktivierung des Precuneus im Ruhezustand (also beim nichts tun, siehe oben) im Vergleich zu gesunden Kontrollprobanden (Amad et al.

2019). Funktionell bildgebende Studien bei Patienten mit Posttraumatischer Belastungsstörung oder Depersonalisationsstörung ergaben, dass die dissoziative Symptomschwere mit einer erhöhten Aktivität im Praecuneus korreliert (Lanius et al. 2002, 2005; Simeon et al. 2000). Patientinnen mit Dissoziativer Identitätsstörung zeigten in ihrer »normalen« Grundpersönlichkeit nur geringe Aktivierungen des superioren Parietallappens, insbesondere des Precuneus, bei einem Wechsel in eine traumabezogene Persönlichkeit jedoch erhöhte Aktivierungen dieser Regionen (Reinders et al. 2006). Das Ausmaß dissoziativer Symptome ist bei Patientinnen mit Borderline-Persönlichkeitsstörung sowie bei Patientinnen mit Dissoziativer Identitätsstörung mit versus ohne Posttraumatische Belastungsstörung auch mit dem Volumen parietaler Cortices korreliert (Chalavi et al. 2015b; Irle et al. 2007). Wir denken, dass klinisch dissoziative Zustände als ein pathologischer Zustand des Selbst oder des Bewusstseins beschrieben werden können. Beides, der normale Ruhezustand *(default state of the brain)* sowie der dissoziative Zustand, rekrutiert den Praecuneus und den Gyrus postcentralis eventuell in gleichem Maße. Ein durchschnittlich großer superior-parietaler Kortex mag im Rahmen von Aktivitätssteigerungen für normale oder pathologisch geänderte Bewusstseinszustände sorgen. Ein zu großes Kortexareal, wie hier für den Gyrus postcentralis gefunden, erhöht aber eventuell die Wahrscheinlichkeit, dass es zu (pathologisch) dissoziativen Zuständen kommt.

Patientinnen und Patienten mit Posttraumatischer Belastungsstörung, Borderline-Persönlichkeitsstörung oder dissoziativen Störungen haben häufig eine erniedrigte Schmerzempfindlichkeit. Dies kann auch als ein dissoziatives Symptom gesehen werden. Neuere fMRT-Studien haben gezeigt, dass Patienten mit Posttraumatischer Belastungsstörung und/oder Borderline-Persönlichkeitsstörung und erhöhter Schmerzschwelle eine veränderte Aktivität superiorparietaler Kortizes und der temporal-limbischen Areale zeigen (Geuze et al. 2007; Kraus et al. 2009; Ludäscher et al. 2010; Schmahl et al. 2006). Das Ausmaß der Erhöhung der Schmerzschwelle und der limbischen Deaktivierung solcher Patienten scheint mit dem Ausmaß der dissoziativen Symptomatik korreliert (Ludäscher et al. 2007, 2010; Mickleborough et al. 2011). Diese Befunde passen auch zu Einzelfallstudien von Patienten mit Dissoziativer Amnesie oder Dissoziativer Fugue, bei denen die Dissoziative Amnesie von einer Unteraktivierung temporal-limbischer Regionen begleitet war (*mnestic block syndrome*; Markowitsch 2003; Reinhold & Markowitsch 2009).

Zusammenfassend spricht vieles dafür, von zwei wesentlichen traumabezogenen Abwehrstilen zu sprechen (Lanius et al. 2010) (→Abb. 1-5). Der typische Stil einer Posttraumatischen Belastungsstörung mit Intrusionen und Hyperarousal scheint von einer fehlenden Kontrolle limbischer Regionen gekennzeichnet zu sein (Etkin & Wager 2007). Intensive und chronische Untermodulation limbischer Aktivität geht offenbar regelmäßig mit Schäden (d.h. Volumenminderungen) temporal-limbischer Regionen einher. Der prädominant dissoziative Abwehrstil ist eher von einer Überkontrolle limbischer Aktivität gekennzeichnet (→Abb. 1-5). Eine solche emotionale Übermodulation führt zu Funktionsbeeinträchtigungen limbischer Regionen sowie der für Selbstaufmerksamkeitsprozesse relevanten parietalen Kortexareale. Jedoch scheint dieser Stil – eventuell durch die effizientere Abwehr von traumabezogenem Stress – eine Protektion für stressbezogene Degenerationen von Amygdala und Hippocampus darzustellen (Weniger et al. 2008). Das seit 2013 geltende Diagnostische und Statistische Manual Psychischer Störungen DSM-5 (American Psychiatric Association: 2013; Deutsche Ausgabe: 2018) trägt dieser Situation Rechnung, indem die Klassifikation einer Posttraumatischen Belastungsstörung bei Vorhandensein dissoziativer Symptome als dissoziativer Subtyp nun möglich ist. In der Forschung spielt ICD bisher eine untergeordnete Rolle, weil DSM stets wesentlich präzisere Kategorien aufwies. Es wird abzuwarten sein, wie sich das präzisere ICD-11 auf die künftige Forschung auswirkt.

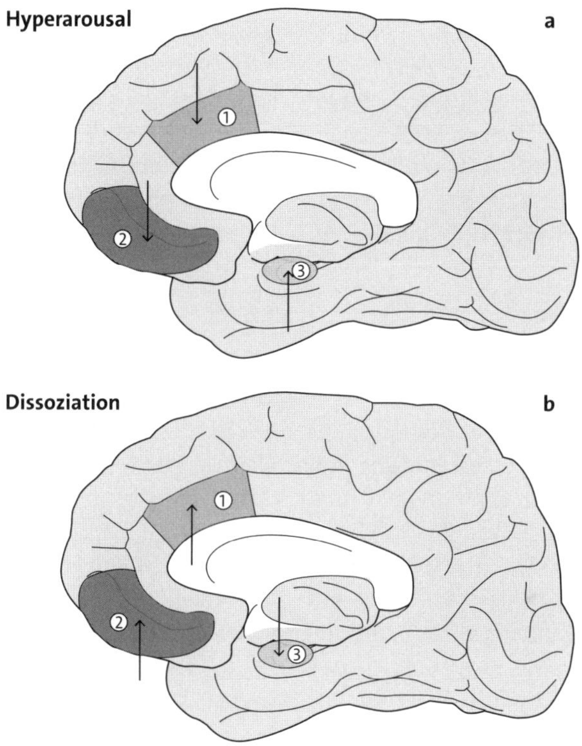

Abb. 1-5: Darstellung von zwei funktionell und neuronal konträren Abwehrstilen bei posttraumatischem Stress (nach Etkin & Wager 2007; Lanius et al. 2010). Der typische Stil bei Posttraumatischer Belastungsstörung ist auf der Verhaltensebene durch Hyperarousal und Wiedererleben gekennzeichnet, was seine neuronale Entsprechung in einer Untermodulation (= Unteraktivierung) anterior-cingulärer (1) und medial-frontaler (2) Regionen hat, sowie daraus resultierend in einer Übermodulation (= Überaktivierung) der Region der Amygdala (3) **(a)**.
Im Gegensatz hierzu ist der dissoziative Abwehrstil durch ein Abspalten traumabezogener Inhalte gekennzeichnet, was seine neuronale Entsprechung in einer Übermodulation anterior-cingulärer und medial-frontaler Regionen hat, sowie daraus resultierend in einer Untermodulation der Region der Amygdala **(b)**.
↑ = Übermodulation; ↓ = Untermodulation

1.4 Borderline-Persönlichkeitsstörung

Bisher gibt es erstaunlich wenige Studien, die sich mit dem Einfluss der Borderline-Persönlichkeitsstörung auf Struktur und Funktion von Hirnregionen befasst haben. Dies mag hauptsächlich daran liegen, dass es sich um eine sehr komplexe Störung mit zahlreichen, teils heterogenen Symptomen und vor allem mit sehr vielen Komorbiditäten handelt (Dulz et al. 2011; Sack et al. 2012; Zanarini et al. 1998). Stressbezogene dissoziative Symptome treten bei ca. 75 % der Personen mit einer Borderline-Persönlichkeitsstörung auf (Skodol et al. 2002). Es wird vermutet, dass 60–80 % aller Borderline-Patientinnen und -Patienten eine Traumahistorie aufweisen. Dementsprechend wird eine Posttraumatische Belastungsstörung als komorbide Diagnose bei Borderline-Persönlichkeitsstörung ebenfalls sehr häufig gestellt (> 50 %), ähnliches trifft für Depression (> 80 %) und Suchterkrankungen (> 60 %) zu (Zanarini 2005; Zanarini et al. 1998). Bei einer solcherart komplexen und schweren Störung wie der Borderline-Persönlichkeitsstörung ist es natürlich schwierig, die erhobenen Befunde einem spezifischen Symptomcluster oder sogar einer spezifischen Ätiologie zuzuordnen.

Hippocampus

Bisherige Studien, die den Hippocampus bei Borderline-Persönlichkeitsstörung untersucht haben, verwendeten dementsprechend keine homogenen Patientenstichproben. Regelmäßig wurden Mischstichproben dahingehend gebildet, dass Patienten mit und ohne Traumageschichte sowie mit und ohne Posttraumatische Belastungsstörung eingeschlossen wurden. Die überwiegende Mehrzahl dieser Studien (Brambilla et al. 2004; Driessen et al. 2000; Irle et al. 2005; Schmahl et al. 2003b; Tebartz van Elst et al. 2003; Zetzsche et al. 2007) fand reduzierte Hippocampus-Volumina bei ihren Borderline-Patienten, wobei aber nicht gesagt werden kann, ob dieser Befund auf Trauma und Posttraumatische Belastungsstörung, auf Borderline-Persönlichkeitsstörung oder auf alles zusammen zurückzuführen ist. Zwei Studien (Schmahl et al. 2009; Weniger et al. 2009) konnten die Lage zumindest dahingehend präzisieren, dass traumatisierte Borderline-Patientinnen mit einer Posttraumatischen Belastungsstörung reduzierte Hippocampus-Volumina aufweisen. Bei Borderline-Patientinnen ohne Posttraumatische Belastungsstörung treten deutlich schwächere (Weniger et al. 2009) oder keine (Schmahl et al. 2009) hippocampalen Volumenreduktionen auf.

Amygdala

Bezüglich der Studien, welche die Amygdala bei einer Borderline-Persönlichkeitsstörung untersucht haben, sieht die Lage nicht besser aus. Es wurden fast immer Mischstichproben verwendet. Manche Studien fanden reduzierte Amygdala-Volumina (Driessen et al. 2000; Zetzsche et al. 2006), andere nicht (Brambilla et al. 2004; Schmahl et al.

2003b, 2009; Tebartz van Elst et al. 2003). In unserer Studie (Weniger et al. 2009) hatten Borderline-Patientinnen mit Posttraumatischer Belastungsstörung sehr starke und Patientinnen ohne Posttraumatische Belastungsstörung eher mildere Amygdala-Reduktionen. Es muss jedoch festgestellt werden, dass es insgesamt wenige Studien gibt, die bei Traumafolgestörungen das Amygdala-Volumen untersucht haben. Auch bei Patienten mit einer Posttraumatischen Belastungsstörung ohne Borderline-Persönlichkeitsstörung gibt es vergleichsweise wenige Studien. Jedoch ergibt sich metaanalytisch eine Reduktion des Amygdala-Volumens bei Posttraumatischer Belastungsstörung, nicht aber bei traumatisierten Personen ohne Posttraumatische Belastungsstörung (Karl et al. 2006). Zukünftige Studien mit diagnostisch hochgradig homogenen Stichproben (auch solchen mit Borderline-Patienten ohne Traumageschichte) müssen entscheiden, mit welchen Störungs- und Symptomclustern eine Reduktion des Amygdala-Volumens einhergeht.

Veränderungen neuronaler Aktivitätsmuster

Korrespondierend zur Glukokortikoid-Kaskaden-Hypothese konzentrieren sich die konzeptuellen Überlegungen im Bereich der funktionellen Bildgebung – ähnlich wie bei Studien zur Posttraumatischen Belastungsstörung – unter Verwendung von sogenannten Provokationsstudien auf kortiko-limbische Dysfunktionen. Zusammenfassend wurden in verschiedenen Provokationsstudien (z. B. Skript-orientierte Imagination von traumabezogenen Inhalten) eine Überaktivierung der Amygdala sowie eine verminderte Aktivierung medial-präfrontaler und cingulärer Regionen beschrieben (Donegan et al. 2003; Driessen et al. 2004; Herpertz et al. 2001; Schmahl et al. 2003a; Silbersweig et al. 2007; Soloff et al. 2000, 2003). Eine Studie unserer Arbeitsgruppe (Lange et al. 2005) ergab hierzu korrespondierend eine Minderdurchblutung (PET) der mesial-temporalen Regionen bei Borderline-Patientinnen. Jüngere fMRI-Studien konzentrieren sich auch auf die Schwierigkeiten von Borderline-Patienten, negative Emotionen willentlich zu reduzieren bzw. sich davon zu distanzieren (z. B. Koenigsberg et al. 2009; Schulze et al. 2011). Es bestehen also weitgehend ähnliche funktionelle Auffälligkeiten in den Gehirnen von Patienten mit einer Posttraumatischen Belastungsstörung und Borderline-Patienten. Nicht zuletzt auch dieses Faktum führt häufig zu der Annahme, dass die Borderline-Persönlichkeitsstörung als chronische Posttraumatische Belastungsstörung infolge chronischer frühkindlicher Traumata zu bewerten ist (z. B. Driessen et al. 2002).

Parietale Kortizes

Die besonders beeinträchtigten rechtshemisphärisch lokalisierten kognitiven Funktionen der in unserer Arbeitsgruppe untersuchten Borderline-Patientinnen mit frühkindlichem, chronischem, physischem/sexuellem Trauma haben uns bereits vor Jahren dahingehend inspiriert, mögliche morphologische Abweichungen im posterioren Assoziationskortex zu untersuchen (Irle et al. 2005, 2006). Wir fanden ein reduziertes Volumen des rechten Parietallappens, verglichen mit gesunden Kontrollprobandinnen (→Abb. 1-6). Die Volumenminderungen des rechten Parietallappens der Borderline-Patientinnen waren mit defizitären Aufmerksamkeits- und Gedächtnisleistungen korreliert.

Heute werden die im Vergleich zu exogenen Hirnschädigungen eher subtilen morphologischen Veränderungen bei vielen psychischen Störungen gern auf Entwicklungsstörungen im prä-, neo- und postnatalen Zeitraum zurückgeführt. Dies trifft insbesondere für Veränderungen im Bereich des zerebralen Kortex zu. Aufgrund unserer Ergebnisse könnte man für die Borderline-Persönlichkeitsstörung ein Entwicklungsdefizit der rechten Hemisphäre postulieren. Es ist bekannt, dass Personen mit einer Borderline-Persönlichkeitsstörung eine erhöhte Prävalenz für subtile neurologische Beeinträchtigungen (sog. *soft signs*) haben (Gurvits et al. 2000; van Reekum et al. 1996). Weintraub und Mesulam (1983) charakterisierten ein Verhaltenssyndrom, welches durch emotionale und verbale kommunikative Schwierigkeiten, Scheuheit, visuell-räumliche Beeinträchtigungen und inadäquate nonverbale Kommunikation gekennzeichnet ist und mit subtilen neurologischen Symptomen der rechten Hemisphäre einhergeht.

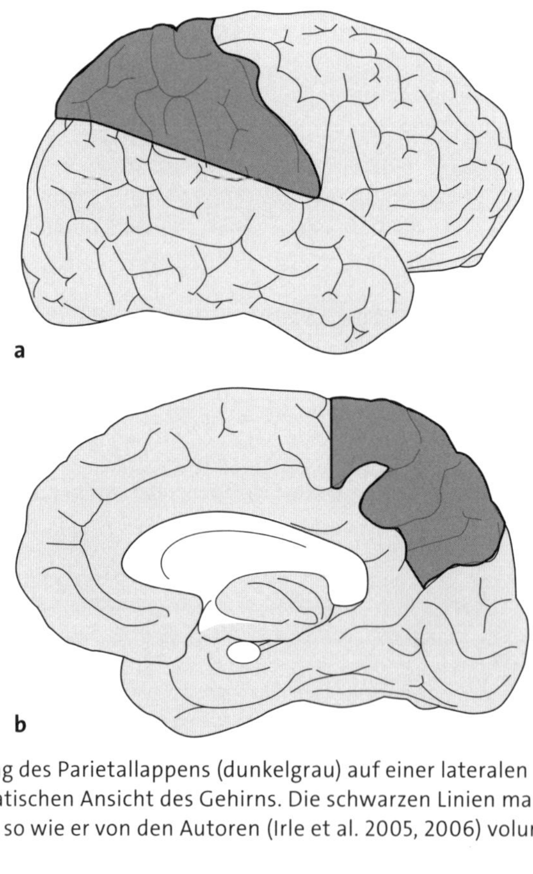

Abb. 1-6: Darstellung des Parietallappens (dunkelgrau) auf einer lateralen **(a)** und einer medialen **(b)** schematischen Ansicht des Gehirns. Die schwarzen Linien markieren die Grenzen des Parietallappens, so wie er von den Autoren (Irle et al. 2005, 2006) volumetriert wurde.

Die Anormalitäten rechts parietaler Kortizes könnten auch auf die traumatische Entwicklungsgeschichte unserer Borderline-Patientinnen zurückgeführt werden. Möglich wäre, dass frühe und sich immer wiederholende interpersonelle Traumatisierungen zu einem Verhaltensmuster führen, welches durch extremen sozialen Rückzug und Vermeidung sozialer Kontakte gekennzeichnet ist. Viele unserer Patientinnen zeigten auch ausgeprägte »schizoide« Symptome, die eventuell aber hauptsächlich eine Reaktion auf die Traumatisierung darstellen. Ein solches Verhalten würde dann zu einer chronischen Unterstimulierung des rechten parietalen Kortex führen. Es scheint heute gesichert, dass die Ausreifung vor allem parietaler und frontaler Kortizes bis ins Erwachsenenalter hineinreicht (Sowell et al. 2003). Das macht diese Kortex-Regionen zu *den* Kandidaten für eine entwicklungsbedingte Plastizität, im Guten wie im Schlechten. So gedacht wären viele der kognitiven und klinischen Auffälligkeiten unserer Patientinnen und Patienten, und vielleicht auch zahlreiche parietale Volumenänderungen, ein Resultat ihrer frühen Umweltbedingungen. Noch weiter gedacht könnten diese parietalen Anomalitäten dann im Sinne eines Circulus vitiosus zu einer Verstärkung der dissoziativen Symptomatik traumatisierter Patienten führen.

Es ist zu berücksichtigen, dass die parietalen Auffälligkeiten bei unseren Patientinnen auch zur Entwicklung von Zügen ihrer Borderline-Störung beigetragen haben könnten. So sind chronische dissoziative und psychotische Symptome nach DSM-IV Bestandteil der Störung. Aber auch Störungen der Identität (Instabilität des Selbstbildes und der Selbstwahrnehmung, chronisches Gefühl der Leere) und der zwischenmenschlichen Beziehungen (instabile Beziehungen) könnten durch pathologische parietale Kortizes befördert werden.

1.5 Depression

Ein bisher noch nicht angesprochenes Problem bei der Erforschung neuronaler Korrelate von Traumafolgestörungen ist, dass die gefundenen strukturellen und funktionellen neuronalen Auffälligkeiten traumatisierter Patienten nicht unbedingt störungsspezifisch sein müssen. Es ist beispielsweise bekannt, dass nicht nur bei einer Posttraumatischen Belastungsstörung eine Hippocampus-Verkleinerung festzustellen ist, sondern beispielsweise auch bei Depressionen, Schizophrenie, Alkoholismus, Zwangsstörungen, Cortison-Therapie sowie bei einer Vielzahl neurologischer Erkrankungen (für einen Überblick s. Geuze et al. 2005). Eine Verkleinerung des Hippocampus ist also keinesfalls spezifisch für ein Trauma oder eine Posttraumatische Belastungsstörung.

Depressionen sind eine sehr häufige Traumafolgestörung. Nun könnte angenommen werden, dass Patientinnen und Patienten mit Mehrfach-Diagnosen (z. B. Posttraumatische Belastungsstörung und Major Depression oder Borderline-Persönlichkeitsstörung und Major Depression oder Posttraumatische Belastungsstörung und Borderline-Persönlichkeitsstörung und Major Depression) nicht zuletzt aufgrund ihrer Krankheitsschwere besonders ausgeprägte hippocampale Volumenminderungen haben. Aber auch dies ist nicht der Fall. In einer Metaanalyse (Karl et al. 2006) konnte festgestellt werden, dass sich komorbide Störungen wie Depressionen, Essstörungen und selbst Alkoholabhängigkeit offenbar nicht als Moderator-Variablen bei Posttraumatischer Belastungsstörung auswirken.

Bei traumatisierten Patienten mit einer Borderline-Persönlichkeitsstörung gibt es jedoch Hinweise, dass Patienten mit komorbider Posttraumatischer Belastungsstörung stärkere hippocampale Volumenminderungen aufweisen als Patienten ohne komorbide Posttraumatische Belastungsstörung (Weniger et al. 2009). Sogar schwere und chronifizierte (häufig auch nicht remittierende) Depressionen scheinen in fast allen bisher zur Borderline-Persönlichkeitsstörung publizierten Studien (s. o.) keinen Effekt auf das Ausmaß der gefundenen Hippocampus-Volumenreduktion zu haben. Dies mag jedoch gerade an der Häufigkeit und der Schwere der Depressionen bei Borderline-Patienten liegen. In den gegenwärtig verfügbaren Stichproben von Borderline-Patienten weist die überwiegende Mehrheit mehrere zurückliegende und häufig auch gegenwärtige Episoden einer Major Depression auf. Nun ist es aber statistisch kaum möglich, den Einfluss von Depressionen auf das Merkmal Hippocampus-Volumen zu bestimmen, wenn die Depressionshäufigkeit und -schwere innerhalb der jeweiligen traumatisierten Patientenstichproben kaum oder gar nicht variiert.

Der Vollständigkeit halber muss auch erwähnt werden, dass die Ergebnisse der Forschung bezüglich Hippocampus- und Amygdala-Volumen bei Major Depression sehr inhomogen sind, d. h. manche Studien finden reduzierte hippocampale oder Amygdala-Volumina bei depressiven Patienten, manche nicht. Das ist erstaunlich, denn eigentlich wurde die Glukokortikoid-Kaskaden-Hypothese (→ Abb. 1-1) schon vor Beginn der neurobiologischen Traumaforschung vornehmlich als biologisches Modell der Major Depression postuliert, da Patienten mit Major Depression häufig (wie im Übrigen auch traumatisierte Personen) eine dysregulierte Hypothalamus-Hypophysen-Nebennierenrinden-Achse (HPA-Achse) und in der Folge einen pathologischen Dexamethason-Suppressionstest haben (für einen aktuellen Überblick s. Vreeburg et al. 2009). Neuere Metaanalysen tendieren zu dem Ergebnis, dass hippocampale Volumenminderungen vor allem bei solchen Patienten zu finden sind, welche eine längere Krankheitsdauer und schon mehrere Episoden durchlebt haben und schlechtere Remissionen zeigen (MacQueen 2009; McKinnon et al. 2009). Das Amygdala-Volumen von jungen und behandelten Patienten mit Major Depression scheint im Vergleich zu Kontrollprobanden erhöht, während das Amygdala-Volumen von nicht behandelten Patienten reduziert ist (für eine Metaanalyse s. Hamilton et al. 2008). Die Autoren interpretieren diese Ergebnisse dahingehend, dass antidepressive Medikation eventuell gegen stressbezogene Neurotoxizität in der Amygdala wirksam ist.

Leider hat es sich bei Weitem noch nicht etabliert, Patienten, sogar wenn diese Eingang in Forschungsstudien finden, im Sinne einer Traumahistorie oder einer Posttraumatischen Belastungsstörung sorgfältig zu explorieren und zu klassifizieren. Dementsprechend wissen wir nicht, ob traumabezogene Symptomatik oder ein stattgehabtes Trauma für sich nicht schon einen Teil der gefundenen strukturellen und funktionellen neuronalen Auffälligkeiten bei depressiven Patienten erklären. Die Studie von Vythilingam et al. (2002) ist hier eine positive Ausnahme. Die Autoren untersuchten depressive Patientinnen mit und ohne schweren und chronischen Kindheitsmissbrauch und fanden hippocampale Volumenreduktionen nur bei Patientinnen mit einer

Traumahistorie. Es ist somit möglich, dass Reduktionen von Hippocampus- und auch Amygdala-Volumina vornehmlich durch traumatischen Stress erklärt werden können.

1.6 Bindungs- und Beziehungstraumatisierung

Die gegenwärtige neurowissenschaftliche Forschung ist, wie bereits erläutert, durch die Vorgabe des DSM-IV bezüglich der Definition eines Traumas geprägt. Untersucht werden so in der Regel Patienten mit objektivierbaren Traumata, die in einem Lebensalter (meistens > 6 Jahre) stattgefunden haben, welches eine Objektivierung durch Eigenbericht oder Fremdbeobachtung erleichtert. Eine negative Konsequenz ist jedoch, dass Stress und Traumatisierung in den ersten Lebensjahren meist unberücksichtigt bleiben.

Der Ansatz des Psychoanalytikers Allan N. Schore (2001) fußt im Wesentlichen auf der Bindungsforschung. Im Gegensatz zum Traumabegriff des DSM-IV verwendet Schore den Terminus Trauma, um schwere Irritationen in Beziehungen und im Bindungssystem zu charakterisieren. Er spricht von *attachment trauma* bzw. von einem *relational trauma*. Diese Beziehungstraumatisierungen können als Missbrauch, aber auch als Vernachlässigung imponieren. Die psychobiologische Antwort des Kindes auf ein Beziehungstrauma ist entweder Übererregung (*hyperarousal*) oder Dissoziation. Dissoziation ist eine Notfallreaktion aus der Übererregung heraus, falls keine Beruhigung von außen stattfinden kann. Dissoziation bedeutet Rückzug von der Außenwelt, von den Außenweltreizen, ist Reizvermeidung, also Ent-Bindung *(de-attachment)*.

Die erwachsene Psyche des zivilisierten Menschen entwickelt sich fast vollständig aus Bindungserfahrungen heraus. Bindungen *(attachment)* sind erst einmal primär soziale Bindungen. Sie werden im Gehirn über mesokortiko-limbische dopaminerge Aktivität, vor allem assoziiert mit dem Nucleus accumbens, vermittelt (Insel & Young 2001). Diese mesokortiko-limbische dopaminerge Aktivität ist auch generell für Belohnung sowie damit zusammenhängend für den Aufbau von Motiven (die dann über Zielhandlungen wiederum zu Belohnungen führen) zuständig. Tierexperimentelle Studien haben gezeigt, dass im Nucleus accumbens applizierte Dopamin-Agonisten die Etablierung sozialer Bindungen befördern und Dopamin-Antagonisten dieses behindern (Aragona et al. 2003). Neuere fMRI-Studien mit Menschen, welche als Kleinkinder sozialer Deprivation ausgesetzt waren, konnten überdies zeigen, dass die für das Belohnungslernen zuständigen Regionen des *Striatums* (in dem auch der Nucleus accumbens beheimatet ist) bei diesen Menschen hypoaktiv sind (Dillon et al. 2009; Mehta et al. 2010).

Das Neuropeptid Oxytocin ist ein wichtiger Mediator komplexer sozialer Verhaltensweisen. Empirische Studien zeigen, dass der Oxytocin-Plasmaspiegel bei Müttern und deren Kindern mit dem Ausmaß von sozialem Bindungsverhalten korreliert (Feldman et al. 2007). Funktionell bildgebende Studien wiesen nach, dass die Applikation von Oxytocin die mit Angstreaktionen und dem Kampf-Flucht-System assoziierte Aktivierung der Amygdala reduziert (Kirsch et al. 2005).

Läsionsexperimente mit Affen kurz nach deren Geburt konnten zeigen, dass der orbitofrontale Kortex, nicht jedoch die Amygdala, für die Fähigkeit, soziale Bindungen aufzubauen, notwendig ist (Bauman et al. 2004; Goursaud & Bachevalier 2007). Bei Menschen scheint sich soziales Bindungsverhalten vor allem in einer Aktivierung von orbitofrontalen kortikalen Arealen zu manifestieren (Minagawa-Kawai et al. 2009). Bisher verfügbare Studien beschreiben, dass Menschen mit frühkindlichem emotionalem Missbrauch oder früher sozialer Deprivation auch einige strukturelle Auffälligkeiten des Gehirns aufweisen: So scheinen die Faserverbindungen, vor allem auch bezüglich limbischer und paralimbischer Regionen, bei diesen Menschen auffällig (Govindan et al. 2010) und der mediale präfrontale Kortex, welcher für emotionale Prozesse und Lernen wichtig ist, zeigte sich bei diesen Personen im Volumen reduziert (van Harmelen et al. 2010).

Leider sind bis heute neurowissenschaftliche Studien zu Trauma und Stress bei Menschen mit definierten frühen Bindungs-Traumata extrem selten. Die bisherige empirische Lage zeigt, dass sozial deprivierte Kinder (aus Waisenhäusern) auch lange nach der Adoption eine pathologische Cortisolregulation aufweisen (Fries et al. 2008), was auf habituell geschädigte Stressbewältigungssysteme hinweist. Borderline-Patientinnen zeigen während der Schilderung früher Bindungsszenarios ähnlich dysfunktionale neurale Aktivierungen, wie sie auch für Patienten mit einer Posttraumatischen Belastungsstörung bekannt sind (Buchheim et al. 2008). Jugendliche, welche als Kleinkinder sozial depriviert und emotional vernachlässigt wurden, zeigen ebenfalls die für eine Posttraumatische Belastungsstörung typischen neuralen Aktivierungen, nämlich eine Hyperaktivierung von Amygdala und Hippocampus während der Präsentation bedrohlicher Stimuli (Maheu et al. 2010).

Unserer Meinung nach kann ein grundlegendes neurowissenschaftliches Verständnis von Traumafolgestörungen wie der Borderline-Persönlichkeitsstörung nicht ohne eine Untersuchung von Patienten mit definierten Beziehungstraumata entwickelt werden. Hierbei sollte beachtet werden, dass in wohlhabenden Gesellschaften ein Beziehungstrauma auch durch das Fehlen von sinnvoller und überdauernder sozialer Bindung bei gleichzeitiger Reizüberflutung und wahlloser Zuführung von Belohnungen entstehen kann. Die Untersuchung von erwachsenen Personen mit schwachen versus starken Bindungssystemen könnte dazu beitragen, die Entstehung der typischen Borderline-Symptomatik, insbesondere auch der Identitätsproblematik, erklären zu helfen. Klar ist schon heute, dass die Untersuchung von Patienten aus einem bestimmten Cluster der Traumafolgestörungen, ohne sehr differenzierte Differenzialdiagnostik aller relevanter Komorbiditäten, keine präzisen Forschungsergebnisse generieren kann.

Literatur

Amad, A., Radua, J., Vaiva, G., Williams, S. Cr., Fovet, T. (2019). Similarities between Borderline personality disorder and post traumatic stress disorder: Evidence from reting-state meta-analysis. Neurosci Buibehav Rev. ; 105:52–59.

American Psychiatric Association. (2003). Diagnostisches und Statistisches Manual Psychischer Störungen DSM-IV. Deutsche Übersetzung: Saß H (Hg.). Göttingen: Hogrefe.

American Psychiatric Association (2018). Diagnostisches und Statistisches Manual Psychischer Störungen DSM-5. Deutsche Ausgabe herausgegeben von, P. Falkai und H.-U. Wittchen. Göttingen: Hogrefe.

Aragona, B. J., Liu, Y., Curtis, T., Stephan, F. K., Wang, Z. (2003). A critical role for nucleus accumbens dopamine in partner-preference formation in male prairie voles. J Neurosci; 23: 3483–90.

Bauman, M. D., Lavenex, P., Mason, W. A., Capitanio, J. P., Amaral, D. G. (2004). The development of mother-infant interactions after neonatal amygdala lesions in rhesus monkeys. J Neurosci; 24: 711–21.

Brambilla, P., Soloff, P. H., Sala, M., Nicoletti, M. A., Keshavan, M. S., Soares, J. C. (2004). Anatomical MRI study of Borderline personality disorder patients. Psychiatry Res; 131: 125–33.

Bremner, J. D., Randall, P. R., Scott, T. M., Bronen, R. A., Seibyl, J. P., Southwick, S. M., Delaney, R. C., McCarthy, G., Charney, D. S., Innis, R. B. (1995). MRI-based measurement of hippocampal volume in patients with combat-related post-traumatic stress disorder. Am J Psychiatry; 152: 973–81.

Bremner, J. D., Randall, P. R., Vermetten, E., Staib, L., Bronen, R. A., Mazure, C., Capelli, S., McCarthy, G., Innis, R. B., Charney, D. S. (1997). Magnetic resonance imaging-based measurement of hippocampal volume in posttraumatic stress disorder related to childhood physical and sexual abuse – a preliminary report. Biol Psychiatry; 41: 23–32.

Buchheim, A., Erk, S., George, C., Kächele, H., Kircher, T., Martius, P., Pokorny, D., Ruchsow, M., Spitzer, M., Walter, H. (2008). Neural correlates of attachment trauma in Borderline personality disorder: functional magnetic resonance imaging study. Psychiatry Res; 163: 223–35.

Buckner, R. L., Andrews-Hanna, J. R., Schacter, D. L. (2008). The brain's default network. Anatomy, function, and relevance to disease. Ann NY Acad Sci; 1124: 1–38.

Cavanna, A. E., Trimble, M. R. (2006). The precuneus: a review of its functional anatomy and behavioral correlates. Brain; 129: 564–83.

Chalavi, S., Vissia, E. M., Giesen, M. E., Nijenhuis, E. R. S., Draijer, N., Cole, J. H., Dazzan, P., Pariante, C. M., Madsen, S. K., Rajagopalan, P., Thompson, P. M., Toga, A. W., Veltman, D. J., Reinders, A. A. T. S. (2015a). Abnormal hippocampal morphology in dissociative identity disorder and post-traumatic stress disorder correlates with childhood trauma and dissociative symptoms. Human Brain Mapping; 36: 1692–1704.

Chalavi, S., Vissia, E. M., Giesen, M. E., Nijenhuis, E. R. S., Draijer, N., Barker, G. J., Veltman, D. J., Reinders, A. A. T. S. (2015b). Similar cortical but not subcortical gray matter abnormalities in women with posttraumatic stress disorder with versus without dissociative identity disorder. Psychiatry Research: Neuroimaging; 231: 308–319.

Dillon, D. G., Holmes, A. J., Birk, J. L., Brooks, N., Lyons-Ruth, K., Pizzagalli, D. A. (2009). Childhood adversity is associated with left basal ganglia dysfunction during reward anticipation in adulthood. Biol Psychiatry; 66: 206–13.

Donegan, N. H., Sanislow, C. A., Blumberg, H. P., Fulbright, R. K., Lacadie, C., Skudlarski, P., Gore, J. C., Olson, I. R., McGlashan, T. H., Wexler, B. E. (2003). Amygdala hyperreactivity in Borderline personality disorder: implications for emotional dysregulation. Biol Psychiatry; 54: 1284–93.

Driessen, M., Herrmann, J., Stahl, K., Zwaan, M., Meier, S., Hill, A., Osterheider, M., Petersen, D. (2000). Magnetic resonance imaging volumes of the hippocampus and the amygdala in women with Borderline personality disorder and early traumatization. Arch Gen Psychiatry; 57: 1115–22.

Driessen, M., Beblo, T., Reddemann, L., Rau, H., Lange, W., Silva, A., Berea, R. C., Wulff, H., Ratzka, S. (2002). Ist die Borderline-Persönlichkeitsstörung eine komplexe posttraumatische Störung? Nervenarzt; 73: 820–9.

Driessen, M., Beblo, T., Mertens, M., Piefke, M., Rullkoetter, N., Silva-Saavedra, A., Reddemann, L., Rau, H., Markowitsch, H. J., Wulff, H., Lange, W., Woermann, F. G. (2004). Posttraumatic stress disorder and fMRI activation patterns o traumatic memory in patients with Borderline personality disorder. Biol Psychiatry; 55: 603–11.

Dulz, B., Herpertz, S., Kernberg, O. F., Sachsse U. (Hg.). (2011). Handbuch der Borderline-Störungen. 2. Aufl. Stuttgart: Schattauer.

Etkin, A., Wager, T. D. (2007). Functional neuroimaging of anxiety: a meta-analysis of emotional processing in PTSD, social anxiety disorder, and specific phobia. Am J Psychiatry; 164: 1476–88.

Feldman, R., Weller, A., Zagoory-Sharon, O., Levine, A. (2007). Evidence for a neuroendocrinological foundation of human affiliation: plasma oxytocin levels across pregnancy and the postpartum period predict mother-infant bonding. Psychol Sci; 18: 965–70.

Foote, B., Smolin, Y., Kaplan, M., Legatt, M. E., Lipschitz, D. (2006). Prevalence of dissociative disorders in psychiatric outpatients. Am J Psychiatry; 163: 623–9.
Francati, V., Vermetten, E., Bremner, J. D. (2007). Functional neuroimaging studies in posttraumatic stress disorder: review of current methods and findings. Depress Anxiety; 24: 202–18.
Fries, A. B., Shirtcliff, E. A., Pollak, S. D. (2008). Neuroendocrine dysregulation following early social deprivation in children. Dev Psychobiol; 50: 588–99.
Gast, U. (2011). Dissoziation, Dissoziative Identitätsstörung und Borderline-Persönlichkeitsstörung. In: Dulz, B., Herpertz, S., Kernberg, O. F., Sachsse U. (Hg.). Handbuch der Borderline-Persönlichkeitsstörungen. Stuttgart: Schattauer; 412–428.
Geuze, E., Vermetten, E., Bremner, J. D. (2005). MR-based in vivo hippocampal volumetrics: 2. Findings in neuropsychiatric disorders. Mol Psychiatry; 10: 160–84.
Geuze, E., Westenberg, H. G., Jochims, A., de Kloet, C. S., Bohus, M., Vermetten, E., Schmahl, C. (2007). Altered pain processing in veterans with posttraumatic stress disorder. Arch Gen Psychiatry; 64: 76–85.
Gilbertson, M. W., Shenton, M. E., Ciszewski, A., Kasai, K., Lasko, N. B., Orr, S. P., Pitman, R. K. (2002). Smaller hippocampal volume predicts pathologic vulnerability to psychological trauma. Nat Neurosci; 5: 1242–7.
Goursaud, A. P., Bachevalier, J. (2007). Social attachment in juvenile monkeys with neonatal lesions of the hippocampus, amygdala and orbital frontal cortex. Behav Brain Res; 176: 75–93.
Govinden, R. M., Behen, M. E., Helder, E., Makki, M. I., Chugani, H. T. (2010). Altered water diffusivity in cortical association tracts in children with early deprivation identified with tract-bases spatial statistics (TBSS). Cereb Cortex; 20: 561–9.
Gurvits, T. V., Shenton, M. E., Hokama, H., Ohta, H., Lasko, N. B., Gilbertson, M. W., Orr, S. P., Kikinis, R., Jolesz, F. A., McCarley, R. W., Pitman, R. K. (1996). Magnetic resonance imaging study of hippocampal volume in chronic, combat-related posttraumatic stress disorder. Biol Psychiatry; 40: 1091–9.
Gurvits, T. V., Gilbertson, M. W., Lasko, N. B., Tarhan, A. S., Simeon, D., Macklin, M. L., Orr, S. P., Pitman, R. K. (2000). Neurological soft signs in chronic posttraumatic stress disorder. Arch Gen Psychiatry; 57: 181–6.
Gusnard, D. A., Raichle, M. E. (2001). Searching for a baseline: functional imaging and the resting human brain. Nat Rev Neurosci; 2: 685–94.
Hamilton, J. P., Siemer, M., Gotlib, I. H. (2008). Amygdala volume in major depressive disorder: a meta-analysis of magnetic resonance imaging studies. Mol Psychiatry; 13: 993–1000.
Harlow, H. F., Suomi, S. J. (1971). Social recovery by isolation-reared monkeys. Proc Natl Acad Sci USA; 68: 1534–8.
Harlow, H. F., Dodsworth, R. O., Harlow, M. K. (1965). Total social isolation in monkeys. Proc Natl Acad Sci USA; 54: 90–7.
Herpertz, S. C., Dietrich, T. M., Wenning, B., Krings, T., Erberich, S. G., Willmes, K., Thron, A., Sass, H. (2001). Evidence of abnormal amygdala functioning in Borderline personality disorder: a functional MRI study. Biol Psychiatry; 50: 292–8.
Hull, A. (2002). Neuroimaging findings in posttraumatic stress disorder. Br J Psychiatry; 181: 102–10.
Iacoboni, M., Woods, R. P., Brass, M., Bekkering, H., Mazziotta, J. C., Rizzolatti, G. (1999). Cortical mechanisms of human imitation. Science; 286: 2526–8.
Insel, T. R., Young, L. J. (2001). The neurobiology of attachment. Nat Rev Neurosci; 2: 129–36.
Irle, E., Lange, C., Sachsse, U. (2005). Reduced size and abnormal asymmetry of parietal cortex in women with Borderline personality disorder. Biol Psychiatry; 57: 173–82.
Irle, E., Lange, C., Sachsse, U. (2006). Veränderungen des temporalen und parietalen Kortex bei Frauen mit Borderline-Persönlichkeitsstörung. Persönlichkeitsstörungen; 10: 175–87.
Irle, E., Lange, C., Weniger, G., Sachsse, U. (2007). Size abnormalities of the superior parietal cortices are related to dissociation in Borderline personality disorder. Psychiatry Res; 156: 139–49.
Irle, E., Lange, C., Sachsse, U., Weniger, G. (2009). Further evidence that post-traumatic stress disorder but not dissociative disorders are related to amygdala and hippocampal size reduction in trauma-exposed individuals. Acta Psychiatr Scand; 119: 330–1.
Irle, E., Lange, C., Sachsse, U., Weniger, G. (2010). Neurale und neuropsychologische Veränderungen bei traumatisierten Patientinnen mit dissoziativen Störungen und Borderline-Persönlich-

keitsstörung. Persönlichkeitsstörungen; 14: 79–90.
Karl, A., Schaefer, M., Malta, L. S., Dörfel, D., Rohleder, N., Werner, A. (2006). A meta-analysis of structural brain abnormalities in PTSD. Neurosci Biobehav Rev; 30: 1004–31.
Kirsch, P., Esslinger, C., Chen, Q., Mier, D., Lis, S., Siddhanti, S., Gruppe, H., Mattay, V. S., Gallhofer, B., Meyer-Lindenberg, A. (2005). Oxytocin modulates neural circuitry for social cognition and fear in humans. J Neurosci; 25: 11489–93.
Koenigsberg, H. W., Fan, J., Ochsner, K. N., Liu, X., Guise, K. G., Pizzarello, S., Dorantes, C., Guerreri, S., Tecuta, L., Goodman, M., New, A., Siever, L. J. (2009). Neural correlates of the use of psychological distancing to regulate response to negative social cues: a study of patients with Borderline personality disorder. Biol Psychiatry; 66: 854–63.
Kraus, A., Esposito, F., Seifritz, E., Di Salle, F., Ruf, M., Valerius, G., Ludaescher, P., Bohus, M., Schmahl, C. (2009). Amygdala deactivation as a neural correlate of pain processing in patients with Borderline personalit disorder and cooccurrent posttraumatic stress disorder. Biol Psychiatry; 65: 819–22.
Lange, C., Kracht, L., Herholz, K., Sachsse, U., Irle, E. (2005). Reduced glucose metabolism in temporo-parietal cortices of women with Borderline personality disorder. Psychiatry Res; 139: 115–26.
Lanius, R. A., Williamson, P. C., Boksman, K., Densmore, M., Gupta, M., Neufeld, R. W., Gati, J. S., Menon, R. S. (2002). Brain activation during script-driven imagery induced dissociative responses in PTSD: a functional magnetic resonance imaging investigation. Biol Psychiatry; 52: 305–11.
Lanius, R. A., Williamson, P. C., Bluhm, R. L., Densmore, M., Boksman, K., Neufeld, R. W., Gati, J. S., Menon, R. S. (2005). Functional connectivity of dissociative responses in posttraumatic stress disorder: a functional magnetic resonance imaging investigation. Biol Psychiatry; 57: 873–84.
Lanius, R. A., Bluhm, R., Lanius, U., Pain, C. (2006). A review of neuroimaging studies in PTSD: heterogeneity of response to symptom provocation. J Psychiat Res; 40: 709–29.
Lanius, R. A., Vermetten, E., Loewenstein, R. J., Brand, B., Schmahl, C., Bremner, J. D., Spiegel, D. (2010). Emotion modulation in PTSD: clinical and neurobiological evidence for a dissociative subtype. Am J Psychiatry; 167: 640–7.
Liberzon, I., Martis, B. (2006). Neuroimaging studies of emotional responses in PTSD. Ann NY Acad Sci; 1071: 87–109.
Lou, H. C., Kjaer, T. W., Friberg, L., Wildschiodtz, G., Holm, S., Nowak, M. (1999). A 15O-H_2O PET study of meditation and the resting state of normal consciousness. Hum Brain Mapp; 7: 98–105.
Ludäscher, P., Bohus, M., Lieb, K., Philipsen, A., Jochims, A., Schmahl, C. (2007). Elevated pain thresholds correlate with dissociation and aversive arousal in patients with Borderline personality disorder. Psychiatry Res; 149: 291–6.
Ludäscher, P., Valerius, G., Stiglmayr, C., Mauchnik, J., Lanius, R. A., Bohus, M., Schmahl, C. (2010). Pain sensitivity and neural processing during dissociative states in patients with Borderline personality disorder with and without comorbid posttraumatic stress disorder: a pilot study. J Psychiatry Neurosci; 35: 177–84.
Lyons, D. M., Yang, C., Sawyer-Glover, A. M., Moseley, M. E., Schatzberg, A. F. (2001). Early life stress and inherited variation in monkey hippocampal volumes. Arch Gen Psychiatry; 58: 1145–51.
MacQueen, G. M. (2009). Magnitic resonance imaging and prediction of outcome in patients with major depressive disorder. J Psychiatry Neurosci; 34: 343–9.
Maheu, F. S., Dozier, M., Guyer, A. E., Mandell, D., Peloso, E., Poeth, K., Jenness, J., Lau, J. Y., Ackerman, J. P., Pine, D. S., Ernst, M. (2010). A preliminary study of medial temporal lobe function in youths with a history of caregiver deprivation and emotional neglect. Cogn Affect Behav Neurosci; 10: 34–49.
Maquet, P., Faymonville, M. E., Degueldre, C., Delfiore, G., Franck, G., Luxen, A., Lamy, M. (1999). Functional neuroanatomy of hypnotic state. Biol Psychiatry; 45: 327–33.
Markowitsch, H. J. (2003). Psychogenic amnesia. NeuroImage; 20 (Suppl 1): S132–S138.
McKinnon, M. C., Yucel, K., Nazarov, A., MacQueen, G. M. (2009). A meta-analysis examining clinical predictors of hippocampal volume in patients with major depressive disorder. J Psychiatry Neurosci; 34: 41–54.
Mehta, M. A., Gore-Langton, E., Golembo, N., Colvert, E., Williams, S. C., Sonuga-Barke, E. (2010). Hyporesponsive reward anticipation in the basal ganglia following severe institutional deprivation early in life. J Cogn Neurosci; 22: 2316–25.
Mickleborough, M. J., Daniels, J. K., Coupland, N. J., Kao, R., Williamson, P. C., Lanius, U. F., Hegadoren, K., Schore, A., Densmore, M., Ste-

vens, T., Lanius, R. A. (2011). Effects of trauma-related cues on pain processing in posttraumatic stress disorder: an fMRI investigation. J Psychiatry Neurosci; 36: 6–14.
Minagawa-Kawai, Y., Matsuoka, S., Dan, I., Naoi, N., Nakamura, K., Kojima, S. (2009). Prefrontal activation associated with social attachment: facial-emotion recognition in mothers and infants. Cereb Cortex; 19: 284–92.
Newberg, A., Pourdehnad, M., Alavi, A., D'Aquili, E. G. (2003). Cerebral blood flow during meditative prayer: preliminary findings and methodological issues. Percept Mot Skills; 97: 625–30.
Oomen, C. A., Soeters, H., Audureau, N., Vermunt, L., van Hasselt, F. N., Manders, E. M., Joëls, M., Lucassen, P. J., Krugers, H. (2010). Severe early life stress hampers spatial learning and neurogenesis, but improves hippocampal synaptic plasticity and emotional learning under high-stress conditions in adulthood. J Neurosci; 30: 6635–45.
Pitman, R. K. (2001). Hippocampal diminution in PTSD: more (or less?) than meets the eye. Hippocampus; 11: 73–4.
Rainville, P., Hofbauer, R. K., Paus, T., Duncan, G. H., Bushnell, M. C., Price, D. D. (1999). Cerebral mechanisms of hypnotic induction and suggestion. J Cogn Neurosci; 11: 110–25.
Rauch, S. L., Shin, L. M., Segal, E., Pitman, R. K., Carson, M. A., McMullin, K., Whalen, P. J., Makris, N. (2003). Selectively reduced regional cortical volumes in post-traumatic stress disorder. Neuroreport; 14: 913–6.
Rauch, S. L., Shin, L. M., Phelps, E. A. (2006). Neurocircuitry models of posttraumatic stress disorder and extinction: human neuroimaging research – past, present, and future. Biol Psychiatry; 60: 376–82.
Reinders, A. A., Nijenhuis, E. R., Quak, J., Korf, J., Haaksma, J., Paans, A. M., Willemsen, A. T., den Boer, J. A. (2006). Psychobiological characteristics of dissociative identity disorder: a symptom provocation study. Biol Psychiatry; 60: 730–40.
Reinhold, N., Markowitsch, H. J. (2009). Retrograde episodic memory and emotion: a perspective from patients with dissociative amnesia. Neuropsychol; 47: 2197–206.
Renner, M. J., Rosenzweig, M. R. (1987). Enriched and Impoverished Environments: Effects on Brain and Behavior. New York: Springer.
Ruby, P., Decety, J. (2001). Effect of subjective perspective taking during simulation of action: a PET investigation of agency. Nat Neurosci; 4: 546–550.
Ruby, P., Decety, J. (2004). How would you feel versus how do you think she would feel? A neuroimaging study of perspective-taking with social emotions. J Cogn Neurosci; 16: 988–99.
Sack, M., Sachsse, U., Overkamp, B., Dulz, B. (2012). Traumafolgestörungen bei Patienten mit Borderline-Persönlichkeitsstörung. Ergebnisse einer Multicenterstudie. Nervenarzt;
Sapolsky, R. M., Krey, L. C., McEwen, B. S. (1986). The neuroendocrinology of stress and aging: the glucocorticoid cascade hypothesis. Endocrinol Rev; 7: 284–301.
Sapolsky, R. M., Uno, H., Rebert, C. S., Finch, C. E. (1990). Hippocampal damage associated with prolonged glucocorticoid exposure in primates. J Neurosci; 10: 2897–902.
Schmahl, C., Bremner, J. D. (2006). Neuroimaging in Borderline personality disorder. J Psychiat Res; 40: 419–27.
Schmahl, C. G., Elzinga, B. M., Vermetten, E., Sanislow, C., McGlashan, T. H., Bremner, J. D. (2003a). Neural correlates of memories of abandonment in women with and without Borderline personality disorder. Biol Psychiatry; 54: 142–51.
Schmahl, C. G., Vermetten, E., Elzinga, B. M., Bremner, J. D. (2003b). Magnetic resonance imaging of hippocampal and amygdala volume in women with childhood abuse and Borderline personality disorder. Psychiatry Res; 122: 193–8.
Schmahl, C., Bohus, M., Esposito, F., Treede, R. D., Di Salle, F., Greffrath, W., Ludaescher, P., Jochims, A., Lieb, K., Scheffler, K., Hennig, J., Seifritz, E. (2006). Neural correlates of antinociception in Borderline personality disorder. Arch Gen Psychiatry; 63: 659–67.
Schmahl, C., Berne, K., Krause, A., Kleindienst, N., Valerius, G., Vermetten, E., Bohus, M. (2009). Hippocampus and amygdala volumes in patients with Borderline personality disorder with or without posttraumatic stress disorder. J Psychiatry Neurosci; 34: 289–95.
Schore, A. N. (2001). The effects of early relational trauma on right brain development, affect regulation, and infant mental health. Infant Mental Health J; 22: 201–69.
Schulze, L., Domes, G., Krüger, A., Berger, C., Fleischer, M., Prehn, K., Schmahl, C., Grossmann, A., Hauenstein, K., Herpertz, S. C. (2011). Neuronal

correlates of cognitive reappraisal in Borderline patients with affective instability. Biol Psychiatry; 69: 564–73.
Shin, L. M., Rauch, S. L., Pitman, R. K. (2006). Amygdala, medial prefrontal cortex, and hippocampal function in PTSD. Ann NY Acad Sci; 1071: 67–79.
Silbersweig, D., Clarkin, J. F., Goldstein, M., Kernberg, O. F., Tuescher, O., Levy, K. N., Brendel, G., Pan, H., Beutel, M., Pavony, M. T., Epstein, J., Lenzenweger, M. F., Thomas, K. M., Posner, M. I., Stern, E. (2007). Failure of frontolimbic inhibitory function in the context of negative emotion in Borderline personality disorder. Am J Psychiatry; 164: 1832–41.
Simeon, D., Guralnik, O., Hazlett, E. A., Spiegel-Cohen, J., Hollander, E., Buchsbaum, M. S. (2000). Feeling unreal: a PET study of depersonalization disorder. Am J Psychiatry; 157: 1782–8.
Skodol, A. E., Gunderson, J. G., Pfohl, B., Widiger, T. A., Livesley, W. J., Siever, L. J. (2002). The Borderline diagnosis I: psychopathology, comorbidity, and personality structure. Biol Psychiatry; 51: 936–50.
Soloff, P. H., Meltzer, C. C., Greer, P. J., Constantine, D., Kelly, T. M. (2000). A fenfluramine-activated FDG-PET study of Borderline personality disorder. Biol Psychiatry; 47: 540–7.
Soloff, P. H., Meltzer, C. C., Becker, C., Greer, P. J., Kelly, T. M., Constantine, D. (2003). Impulsivity and prefrontal hypometabolism in Borderline personality disorder. Psychiatry Res; 123: 153–63.
Sowell, E. R., Peterson, B. S., Thompson, P. M., Welcome, S. E., Henkenius, A. L., Toga, A. W. (2003). Mapping cortical change across the human life span. Nat Neurosci; 6: 309–15.
Spahn, C., Richter, B., Altenmüller, E. (2010). MusikerMedizin: Diagnostik, Therapie und Prävention von musikerspezifischen Erkrankungen. Stuttgart: Schattauer.
Spinelli, S., Chefer, S., Suomi, S. J., Higley, J. D., Barr, C. S., Stein, E. (2009). Early-life stress induces long-term morphologic changes in primate brain. Arch Gen Psychiatry; 66: 658–65.
Spitz, R. A. (1945). Hospitalism: an inquiry into the genesis of psychiatric conditions in early childhood. Psychoanal Study Child; 1: 53–74.
Sullivan, E. V., Pfefferbaum, A., Swan, G. E., Carmelli, D. (2001). Heritability of hippocampal size in elderly twin men: equivalent influence from genes and environment. Hippocampus; 11: 754–62.
Tebartz van Elst, L., Hesslinger, B., Thiel, T., Geiger, E., Haegele, K., Lemieux, L., Lieb, K., Bohus, M., Hennig, J., Ebert, D. (2003). Frontolimbic brain abnormalities in patients with Borderline personality disorder: a volumetric magnetic resonance imaging study. Biol Psychiatry; 54: 163–71.
van Harmelen, A. L., van Tol, M. J., van der Wee, N. J., Veltman, D. J., Aleman, A., Spinhoven, P., van Buchem, M. A., Zitman, F. G., Penninx, B. W., Elzinga, B. M. (2010). Reduced medial prefrontal cortex volume in adults reporting childhood emotional maltreatment. Biol Psychiatry; 68: 832–8.
van Reekum, R., Links, P. S., Finlayson, A. J., Boyle, M., Boiago, I., Ostrander, L. A., Moustacalis, E. (1996). Repeat neurobehavioral study of Borderline personality disorder. J Psychiatry Neurosci; 21: 13–20.
Vermetten, E., Schmahl, C., Lindner, S., Loewenstein, R. J., Bremner, J. D. (2006). Hippocampal and amygdalar volumes in dissociative identity disorder. Am J Psychiatry; 163: 630–6.
Vreeburg, S. A., Hoogendijk, W. J., van Pelt, J., Derijk, R. H., Verhagen, J. C., van Dyck, R., Smit, J. H., Zitman, F. G., Penninx, B. W. (2009). Major depressive disorder and hypothalamic-pituitary-adrenal axis activity. Arch Gen Psychiatry; 66: 617–26.
Vythilingam, M., Heim, C., Newport, J., Miller, A. H., Anderson, E., Bronen, R., Brummer, M., Staib, L., Vermetten, E., Charney, D. S., Nemeroff, C. B., Bremner, J. D. (2002). Childhood trauma associated with smaller hippocampal volume in women with major depression. Am J Psychiatry; 159: 2072–80.
Weintraub, S., Mesulam, M. M. (1983). Developmental learning disabilities of the right hemisphere. Arch Neurol; 40: 463–8.
Weniger, G., Lange, C., Sachsse, U., Irle, E. (2008). Amygdala and hippocampal volumes and cognition in adult survivors of childhood abuse with dissociative disorders. Acta Psychiatr Scand; 118: 281–90.
Weniger, G., Lange, C., Sachsse, U., Irle, E. (2009). Reduced amygdala and hippocampal size in trauma-exposed women with Borderline personality disorder and without posttraumatic stress disorder. J Psychiatry Neurosci; 34: 383–8.
Winter, H., Irle, E. (2004). Hippocampal volume in adult burn patients with and without posttraumatic stress disorder. Am J Psychiatry; 161: 2194–200.

Woodward, S. H., Kaloupek, D. G., Streeter, C. C., Martinez, C., Schaer, M., Eliez, S. (2006). Decreased anterior cingulate volume in combat-related PTSD. Biol Psychiatry; 59: 582–7.
Zanarini, M. C. (2005). Borderline personality disorder. Boca Raton, FL, USA: Taylor & Francis.
Zanarini, M. C., Frankenburg, F. R., Dubo, E. D., Sickel, A. E., Trikha, A., Levin, A., Reynolds, V. (1998). Axis I comorbidity of Borderline personality disorder. Am J Psychiatry; 155: 1733–9.
Zetzsche, T., Frodl, T., Preuss, U. W., Schmitt, G., Seifert, D., Leinsinger, G., Born, C., Reiser, M., Möller, H. J., Meisenzahl, E. M. (2006). Amygdala volume and depressive symptoms in patients with Borderline personality disorder. Biol Psychiatry; 60: 302–10.
Zetzsche, T., Preuss, U. W., Frodl, T., Schmitt, G., Seifert, D., Münchhausen, E., Tabrizi, S., Leinsinger, G., Born, C., Reiser, M., Möller, H. J., Meisenzahl, E. M. (2007). Hippocampal volume reduction and history of aggressive behaviour in patients with Borderline personality disorder. Psychiatry Res; 154: 157–70.

MARTIN SACK, RUTH EBBINGHAUS

2 Grundlagen der Diagnostik

2.1 Einleitung

Diagnostik steht vor der Behandlung. Dieser Grundsatz ist in der Psychotraumatologie von besonderer Bedeutung, da bei traumatisierten Patientinnen und Patienten häufig eine Vielzahl von Symptomen gleichzeitig vorliegt. Dies trifft besonders dann zu, wenn sie an den Folgen von kindlichen Traumatisierungen leiden und eine komplexe Traumafolgestörung besteht. Daher sollte es selbstverständlich sein, dass vor Beginn einer Behandlung eine sorgfältige diagnostische Klärung erfolgt. Auf Grundlage der erhobenen Befunde kann dann entschieden werden, welche Symptome oder Symptombereiche vorrangig behandlungsbedürftig sind. Das Ergebnis der diagnostischen Klärung muss – auch aus ethischen Gründen – mit den Patienten besprochen werden und in eine gemeinsame Vereinbarung von Therapiezielen münden.

Welche behandlungsbedürftigen Beschwerden im Vordergrund stehen und welchen grundlegenden Problembereichen die aktuell vorhandenen Symptome zugeordnet werden können, ist daher vor Behandlungsbeginn zu klären. Dabei sollte auch untersucht werden, ob überhaupt eine spezifische Traumafolgesymptomatik vorliegt. Am besten geschieht dies durch die Anwendung eines diagnostischen Interviews (z.B. SKID-PTSD; s. Kap. 5). Weiterhin ist wichtig festzustellen, welche sekundären, durch traumatische Belastungen ausgelösten Anpassungssymptome vorliegen und ob vorbestehende psychische Erkrankungen oder Entwicklungsdefizite das aktuell vorherrschende Problembild erklären können. Erst wenn eine derartige umfassende Einschätzung und diagnostische Einordnung der Symptomatik erfolgt ist, wird eine zielgerichtete und bedürfnisorientierte Planung der Behandlung möglich (Pielmaier & Maercker 2012).

Für die Planung der psychotherapeutischen Behandlung ist es erforderlich, das Ausmaß und die Dringlichkeit der vorliegenden Beschwerden aus den jeweiligen Problembereichen zu bewerten. Es ist sinnvoll, eine Rangfolge der zu behandelnden Themen festzulegen und mit dem Patienten die Notwendigkeit eines schrittweisen und geplanten Vorgehens zu erörtern. Es sollte selbstverständlich sein, dass die Ergebnisse der Diagnostik und der sich daraus ergebenden Behandlungsschritte ausführlich besprochen werden. Die Offenlegung der diagnostischen Einschätzung ist im Sinne der Aufklärungspflicht auch aus juristischen Gründen notwendig. Es geht darum, ein informiertes Einverständnis *(informed consent)* für die Behandlungsplanung einzuholen. Eine transparente und verständliche Erklärung der erhobenen Diagnosen und die Begründung der Arbeitshypothesen sowie der notwendigen Behandlungsschritte für eine Besserung der Symptomatik sind gleichzeitig eine gute Grundlage für eine vertrauensvolle therapeutische Arbeitsbeziehung.

Über die Erhebung der Diagnose hinaus dienen die ersten Gespräche natürlich auch der Beziehungsaufnahme und der Klärung, ob sich Therapeut und Patient auf ein Arbeitsbündnis einigen können. Hierbei ist zu beachten, dass durch Menschen traumatisierte Patienten häufig misstrauisch oder unsicher in ihrer Einschätzung von Beziehungen sind. Zu Beginn der Behandlung ist es deshalb hilfreich, mit dem Patienten eine Vereinbarung dahingehend zu treffen, dass eine verbindliche Zusage bezüglich der Therapie erst nach einer Anzahl von Probesitzungen erfolgen kann und er bis dahin die Gelegenheit hat, genau zu überprüfen, ob er sich gesehen, verstanden und während des Kontaktes mit dem Therapeuten wohlfühlt. Außerdem sollte auch eine Verständigung über die notwendigen Rahmenbedingungen, also den Umgang mit potenziell schwierigen Situationen, wie Verspätungen (von beiden Seiten), Unterbrechung der Therapie wegen Urlaub, Absagefristen und Ausfallhonorare, frühzeitig erfolgen. Gerade beim Aushandeln von Grenzen und Bedingungen der Therapie lässt sich feststellen, inwieweit bereits ein belastbares erstes Arbeitsbündnis besteht oder ob es erst im Laufe der Behandlung aufgebaut und dann vertieft werden muss.

Natürlich kann auch während der laufenden Behandlung eine erneute diagnostische Klärung erforderlich werden, etwa dann, wenn sich ätiologische Hypothesen im Verlauf als nicht zutreffend herausgestellt haben oder neue wichtige Aspekte hinzutreten. Es ist sinnvoll, diagnostische Fragen, die sich im Behandlungsverlauf ergeben, beispielsweise durch eine Interviewdiagnostik eindeutig zu klären. Auch die Konsultation von Experten, etwa wenn sich Fragen bezüglich des Vorliegens einer dissoziativen Störung ergeben, kann für die weitere Therapieplanung sehr hilfreich sein. Häufig können intermittierende diagnostische Ergebnisse auch zur Validierung des bisher Erreichten genutzt werden.

Gute Diagnostik braucht einen geschützten Rahmen und genügend Zeit. Abhängig vom Behandlungsauftrag und von der Komplexität der Symptomatik ist es gegebenenfalls notwendig, vor Beginn der eigentlichen Therapie mehrere Termine für die Diagnostik einzuplanen. Die akuten Symptome und der Leidensdruck, unter dem viele Patientinnen und Patienten in die Therapie kommen, verleiten dazu, sofort mit der Behandlung beginnen zu wollen und sich mit Details der Problematik zu beschäftigen, bevor ein Überblick gewonnen wurde. Einer der häufigsten Behandlungsfehler ist ein Therapiebeginn ohne ausreichende Klärung aller vorliegenden Problembereiche und ohne eine das gesamte Störungsspektrum berücksichtigende Therapieplanung (Sack & Gromes 2020).

2.2 Wichtige diagnostische Bereiche

Zur Basisdiagnostik bei traumatisierten Patienten gehört die Klärung, ob überhaupt traumaspezifische Symptome vorliegen, damit eine Differenzialindikation zum Einsatz konfrontativer Therapieverfahren getroffen werden kann (→Tab. 2-1). Die Symptomkriterien einer Posttraumatischen Belastungsstörung sollten bei Verdacht exakt erfragt werden. Ein strukturiertes Interview, wie z. B. das Modul zur Posttraumatischen Belastungsstörung aus dem Strukturierten Klinischen Interview zur Diagnostik von Psychischen Störungen nach DSM-IV (SKID-PTBS; Wittchen et al. 1997), erbringt eine sichere Diagnostik nach dem besten verfügbaren Standard.

Spezifische Traumafolgesymptomatik
▪ Posttraumatische Belastungsstörung
▪ Komplexe Posttraumatische Belastungsstörung
▪ dissoziative Störungen
Komorbide Krankheitsbilder
▪ Angststörungen
▪ depressive Störungen
▪ somatoforme Störungen
▪ Abhängigkeitserkrankungen
Andere therapierelevante Problembereiche
▪ Suizidalität
▪ selbstverletzendes Verhalten
▪ Bindungsstörungen
Störungen der Affekt- und Selbstregulation
▪ Fähigkeit, mit belastenden Affekten umzugehen
▪ Kontrolle von Ärger und Wut
▪ Konflikt- und Beziehungsfähigkeit
Persönliche Ressourcen
▪ soziale Kontakte
▪ Interessen, Hobbys, Berufstätigkeit
▪ positive Erfahrungen im Alltag
▪ spirituelle Ressourcen

Tab. 2-1: Wichtige diagnostische Bereiche

Die Neigung, in Stresssituationen mit Dissoziation zu reagieren, oder eine manifeste dissoziative Störung machen eine Anpassung des therapeutischen Vorgehens notwendig. Da dissoziative Symptome oft nicht spontan berichtet werden, müssen sie aktiv erfragt werden. Die entsprechenden diagnostischen Interviews (z. B. SKID-D [Strukturiertes Klinisches Interview für Dissoziative Störungen]) ermöglichen eine reliable Diagnosestellung, sind aber relativ aufwendig. Es sollten daher zumindest Screeningfragen im diagnostischen Gespräch oder Fragebogeninstrumente zum Screening dissoziativer Symptome eingesetzt werden (Dammann & Overkamp 2011).

Neben der Klärung, inwieweit spezifische Traumafolgesymptome vorliegen, muss im Rahmen der Diagnostik auch ein Überblick über andere, gleichzeitig bestehende psychosomatische und psychiatrische Krankheitsbilder gewonnen werden. Komorbide psychische Erkrankungen können bei entsprechender Symptomschwere vordringlich zu behandeln sein. Aufgrund der Häufigkeit des Auftretens ist besonders auf das Vorliegen von Angststörungen und depressiven Störungen sowie von Abhängigkeitserkrankungen zu achten. Somatoforme Störungen in Form anhaltender Schmerzstörungen finden sich sehr häufig bei Patientinnen und Patienten mit komplexen Traumafolgestörungen. Die somatoforme Störung kann ein Ausmaß erreichen, welches eine vorrangige Behandlung der Schmerzproblematik notwendig macht.

Zu den für die Behandlungsplanung besonders relevanten Problembereichen zählen weiterhin Selbstverletzungen und andere selbstschädigende oder selbstgefährdende Verhaltensweisen. Auch hier gilt: Es muss gezielt gefragt werden, da aus Scham oder aus Angst – bezüglich potenzieller negativer Konsequenzen für die Therapie – oft nicht spontan über selbstschädigendes

Verhalten berichtet wird. Selbstschädigende Symptome haben regelhaft eine zumindest kurzfristige selbstregulative und entlastende Funktion. Daher ist eine unvoreingenommene und die selbstschädigenden Handlungen nicht verurteilende Haltung beim Erfragen angebracht. Chronische oder akute Suizidalität müssen ebenfalls direkt erfragt werden. Gegebenenfalls ist zu klären, inwieweit Steuerungsfähigkeit hinsichtlich suizidaler Impulse besteht und welche Unterstützungs- und Hilfsmöglichkeiten außerhalb der Therapie bei Bedarf genutzt werden können.

Eine diagnostische Einschätzung von Störungen der Affekt- und Selbstregulation ist wertvoll, um im Behandlungsverlauf potenziell auftretende Probleme antizipieren zu können. Dies betrifft besonders den Umgang mit belastenden Affekten wie Trauer, Scham, Schuldgefühlen, aber auch Ärger und Wut. Für die Behandlung wünschenswert ist, dass Patienten über ausreichende regulative Funktionen verfügen, um ihre Fähigkeit zur Mentalisierung aufrechtzuerhalten, auch wenn belastende und emotional aufwühlende Themen angerührt werden. Gleiches gilt für die Fähigkeit, die therapeutische Beziehung ebenfalls dann fortzusetzen, wenn Irritationen oder andere Schwierigkeiten auftauchen. Gegebenenfalls müssen diese Voraussetzungen im Rahmen der Therapie erst erarbeitet werden.

Selbstregulative Kompetenzen sind notwendige Bedingungen für die psychotherapeutische Behandlung, können aber auch ein wichtiges und gegebenenfalls vordringliches Therapieziel darstellen. Dies trifft ganz allgemein genauso für regulative Fähigkeiten und persönliche Ressourcen zu. Eine Erweiterung der Diagnostik, auch auf den Bereich der persönlichen Ressourcen, ist für die Therapieplanung diesbezüglicher Behandlungsmaßnahmen und für die Einschätzung der individuellen Belastbarkeit von wesentlicher Bedeutung. Die Möglichkeit zur Aktualisierung von Problemen in der psychotherapeutischen Behandlung hängt in wesentlichem Maße von der Verfügbarkeit persönlicher Ressourcen ab. Auch für die Einschätzung, inwieweit Krisensituationen bewältigt werden können und ob genügend Möglichkeiten zur Selbsthilfe bestehen, ist die Ressourcendiagnostik eine wertvolle Hilfe.

2.3 Erheben der Traumaanamnese

Bei Patientinnen und Patienten mit komplexen Traumafolgestörungen empfiehlt es sich, abweichend von der üblichen psychotherapeutischen Vorgehensweise, die biografische Anamnese erst nach und nach zu explorieren, da durch die Anamneseerhebung immer auch traumatisches Material zutage gefördert wird. In der Diagnostikphase vor Behandlungsbeginn reicht es in der Regel aus, wenn ein erster Überblick über die Lebensgeschichte gewonnen werden kann. Hinsichtlich der Belastung durch traumatische Lebenserfahrungen ist eine orientierende Exploration notwendig, ohne dass dabei bereits detaillierte Informationen über traumatische Erfahrungen mitgeteilt werden müssen. Die Exploration traumatischer Belastungen sollte auf eine Weise durchgeführt werden, die es dem Patienten ermöglicht, eine emotionale Distanz zu den traumatischen Erlebnissen aufrechtzuerhalten. Dabei kann die Belastung durch die

Schilderung des Erlebten in abstrahierter Form wie Zeitungsüberschriften oder Kurzberichten dosiert und minimiert werden. Das Arbeiten mit Überschriften und Schlagzeilen ist sehr geeignet, um Informationen zu erhalten, ohne dass der Patient in detaillierte Schilderungen der belastenden Situationen gerät. Es ist meist ausreichend, zum besseren Verständnis der resultierenden Belastungen über die Art, das Alter bei Beginn und Ende der Traumatisierung und gegebenenfalls über wichtige Begleitumstände informiert zu sein. Traumatherapeuten sollten lernen, nicht aus Anteilnahme oder Neugierde weitere Details zu erfragen, wenn dies für die Therapieplanung nicht erforderlich ist.

2.4 Rahmenbedingungen der Diagnostik

Die Vielschichtigkeit der Symptomatik komplexer Traumafolgestörungen auf biologischer, psychischer und sozialer Ebene und die daraus resultierenden Folgen für das gesamte Leben der Betroffenen stellen an Diagnostik, Gutachten, Beratung und Therapie besondere Anforderungen. Aus der Art und der Schwere der traumatischen Ereignisse, dem Alter und dem sozialen Kontext des Betroffenen zum Zeitpunkt des Ereignisses, den individuellen Bewältigungsmöglichkeiten und der Unterstützung in der Situation und in der Folgezeit ergeben sich jeweils störungsspezifische, kulturspezifische und personenabhängige Besonderheiten, die in der Diagnostik, Begutachtung und der Therapie komplex traumatisierter Patienten berücksichtigt werden müssen.

Die **Vertrauensfähigkeit** komplex traumatisierter Patienten ist krankheitsbedingt meist erheblich gestört. Das Misstrauen, die Ängste sowie das hohe Kontroll- und Sicherheitsbedürfnis der Betroffenen stellen deshalb besondere Anforderungen sowohl an die äußeren Rahmenbedingungen einer Untersuchung als auch an das Verhalten des Untersuchers während der Diagnostik oder Begutachtung. Eine Konfrontation der Patienten mit traumatischen Inhalten kann aufgrund der Anamneseerhebung und Befundung nicht verhindert werden. Grundsätzlich sollte der Untersucher jedoch eine zusätzliche und unnötige Reaktivierung der traumatischen Erfahrungen des Patienten durch die Untersuchungsbedingungen vermeiden.

Die Untersuchung sollte in einer **Atmosphäre** stattfinden, die dem Patienten ein Gefühl von Sicherheit, Vertrauen und Kontrolle über die Situation vermittelt. Die persönliche Vorstellung zu Beginn und eine empathische und neutrale Haltung des Untersuchers fördern den Aufbau einer vertrauensfähigen Beziehung. Besonders Patienten, die durch Menschen traumatisiert wurden (z. B. Missbrauchs- oder Folteropfer), reagieren auf ein direktives Auftreten des Untersuchers sehr empfindlich und können sich erneut ausgeliefert, hilflos und rechtlos fühlen. In der Folge zieht sich der Patient zurück, verschließt sich und verstärkt sein Vermeidungsverhalten, wodurch die erforderliche Mitteilungsbereitschaft blockiert wird. Des Weiteren ist darauf zu achten, bereits zu Beginn der Untersuchung eine ausreichende Transparenz der Situation herzustellen. Der Patient sollte deshalb durch den Untersucher über die vorliegenden Interessen und den Inhalt des Auftrages sowie über den Ablauf der Untersuchung informiert werden.

Von großer Bedeutung für das Sicherheitsgefühl der Patienten ist auch die Wahl des **Untersuchungsraums**. Dieser sollte eine möglichst reizarme Atmosphäre bieten, nicht zu klein, zu eng oder zu dunkel sein. Es ist zu berücksichtigen, dass viele Traumatisierte unter Phobien oder Angst vor Nähe leiden sowie sehr angespannt und schnell ablenkbar sind. Es ist deshalb meist hilfreich, den Patienten selbst, soweit möglich, die Wahl des Sitzplatzes wie auch des Abstandes zum Untersucher bestimmen zu lassen. Auch auf den Standort ist zu achten, da eine Untersuchung z. B. in einer forensischen Klinik bei Haftopfern zu einer Reaktivierung ihrer Hafterlebnisse führen würde.

Da die Patienten schon im Vorfeld einer Untersuchung meist hohe Erwartungsängste entwickeln, sollten keine langen **Wartezeiten** entstehen und das Warten nicht in einem überfüllten oder engen Raum stattfinden. Solche Bedingungen würden die Ängste steigern und sich negativ auf die Untersuchung auswirken.

Um dem meist ausgeprägten **Kontrollbedürfnis** der Patienten gerecht zu werden, ist diesen die Möglichkeit einzuräumen, die Untersuchung jederzeit zu unterbrechen, z. B. mittels eines vorher vereinbarten Stoppzeichens, und bei Bedarf Pausen einzulegen. Die Patienten sollten außerdem darauf hingewiesen werden, dass sie bestimmen können, was und wie viel sie berichten möchten, und dass eine detailreiche Schilderung der traumatischen Erlebnisse besonders in der Erstuntersuchung nicht ratsam ist.

Während und auch nach Abschluss der Untersuchung müssen die Reaktionen des Patienten beobachtet werden, da eine Reaktivierung der traumabedingten Symptomatik durch die Konfrontation mit den belastenden Erinnerungen entstehen kann. Möglichkeiten zur **Intervention während der Untersuchung** sollten deshalb gegeben sein und entsprechende Hilfsmittel (z. B. Liege, Decke, Getränke) vorher bereitgestellt werden, um auf eine solche Dekompensation reagieren zu können. Es ist auch sinnvoll, vorweg zu eruieren, ob der Patient bereits Techniken zur Distanzierung vom traumatischen Erleben erlernt hat, damit diese bei Bedarf angewendet werden können. Um Spätreaktionen auch nach Abschluss der Untersuchung auffangen zu können, sind mögliche Ansprechpartner des Patienten zu erfragen oder entsprechende Kontaktmöglichkeiten zu benennen.

Vor einer Untersuchung sind die **Kommunikationsfähigkeiten** des Patienten zu prüfen. Bei der Untersuchung von Immigranten, Geflüchteten oder Menschen mit Behinderungen (z. B. Hörgeschädigten) ist es in der Regel sinnvoll, entsprechend qualifizierte Dolmetscher hinzuzuziehen. Dem Wunsch mancher Patienten nach Anwesenheit einer Vertrauensperson während der Untersuchung oder die Untersuchung durch eine weibliche Person durchführen zu lassen (z. B. bei weiblichen Missbrauchsopfern) ist nach Möglichkeit zu entsprechen, um das Sicherheitsgefühl und damit die Mitteilungsbereitschaft zu gewährleisten.

Zusammenfassend ist festzuhalten, dass vor allem die Bereitschaft des Untersuchers, entsprechende Rahmenbedingungen zu schaffen und sich auf den Patienten individuell einzustellen, neben der ausreichenden Motivation des Patienten, an der Untersuchung teilzunehmen, sich zu öffnen und sich mitzuteilen, entscheidende Voraussetzungen für die Durchführung einer erfolgreichen Diagnostik sind.

2.5 Anforderungen an den Diagnostiker

Die Vielschichtigkeit der Symptomatik von Patientinnen und Patienten mit komplexen Traumafolgestörungen stellt den Untersucher vor erhebliche Herausforderungen. Eine wichtige Voraussetzung für eine erfolgreiche Diagnostik ist deshalb die ausreichende Kompetenz des Untersuchers. Er sollte über ausreichende Kenntnisse auf dem Gebiet der Psychotraumatologie, der aktuellen wissenschaftlichen Literatur auf diesem Gebiet, Erfahrungen in der Untersuchung und Behandlung komplexer Traumafolgestörungen und über Selbsterfahrung verfügen.

Komplex traumatisierte Menschen nehmen aufgrund ihrer vielfältigen gesundheitlichen Probleme und den daraus resultierenden Funktionsbeeinträchtigungen im sozialen und beruflichen Leben häufig Kontakte zu verschiedenen Einrichtungen im sozialen Sektor und im Gesundheitswesen auf. So werden häufig auch Beratungsstellen, Allgemeinärzte und Kolleginnen und Kollegen verschiedener Fachbereiche in Anspruch genommen, bevor eine Konsultation bei einem entsprechend ausgebildeten Facharzt oder Fachpsychotherapeuten erfolgt. Es kann in der Regel nicht vorausgesetzt werden, dass niedergelassene Allgemeinärzte oder Mitarbeiterinnen und Kollegen in Allgemeinkrankenhäusern, in Beratungsstellen oder psychiatrischen Kliniken der Erstversorgung über ausreichende Kenntnisse der Diagnostik komplex Traumatisierter verfügen. Es wird hier deshalb meist nur eine orientierende Erstdiagnostik durchgeführt werden können. Bei Verdacht auf das Vorliegen einer komplexen Traumafolgestörung ist dann eine Weiterleitung an entsprechend qualifizierte Untersucher zur genaueren diagnostischen Abklärung sinnvoll und notwendig.

Zur Durchführung einer ausreichend qualifizierten Diagnostik komplexer Traumafolgestörungen sollte ein Mindeststandard an spezifischen Fachkenntnissen beim entsprechenden Facharzt oder Fachpsychotherapeuten vorliegen. Untersucher sollten über eine möglichst (weit) fortgeschrittene psychotherapeutische Ausbildung verfügen, die Fähigkeit besitzen, akute Dissoziation zu erkennen und zu behandeln, über Kenntnisse in der Diagnostik dissoziativer Störungen sowie traumaspezifischer ressourcenaktivierender Therapiemaßnahmen verfügen und an einer kontinuierlichen Supervision bzw. Intervision teilnehmen. Der anzustrebende optimale Ausbildungsstandard umfasst eine umfangreiche traumatherapeutische Qualifikation, beispielsweise in Form einer abgeschlossenen Weiterbildung in »Spezieller Psychotraumatherapie« (DeGPT), oder die Teilnahme an den ersten Bausteinen des Curriculums sowie die Supervision oder Zweitsicht durch einen DeGPT-qualifizierten Traumatherapeuten.

Neben der benannten Qualifikation des Untersuchers sind ausreichende klinische Erfahrungen in der Gesprächsführung und der Verhaltensbeobachtung eines komplex traumatisierten Patienten wichtige Voraussetzungen, um einerseits die eingeschränkten Aussagemöglichkeiten des Patienten (aufgrund der traumabedingten physiologischen Gehirnprozesse und der Symptomatik) während der Untersuchung zu erkennen, andererseits eine zu starke Reaktivierung der traumabezogenen Inhalte zu vermeiden und gegebenenfalls entsprechend darauf reagieren zu können.

Der Untersucher sollte die eigenen Grenzen seines Wissens und seiner Erfahrung vor der Annahme eines Untersuchungsauftrages prüfen und beachten, denn nur bei ausreichenden Kenntnissen kann er die komplexe Symptomatik der Patienten eruieren und folgerichtig einordnen. Beispielsweise werden durch die traumabedingt veränderten Gehirnprozesse die Gedächtnisleistungen der Patienten und somit auch deren Erinnerungsleistungen beeinflusst. Die Erinnerungsleistung des Patienten ist deshalb immer zustandsabhängig. Sie wird z.B. durch eine Reaktivierung traumabezogener Inhalte während der Untersuchung verändert. Die Kommunikationsleistung der Betroffenen wird durch diese Störung der Gedächtnisleistung oder durch Symptome wie z.B. die Vermeidung, über das Erlebte zu sprechen, oder eine dissoziative Reaktion beeinträchtigt. Dies muss dem Untersucher bekannt sein. Der Untersucher kann dann durch entsprechende Fragetechniken und die Beachtung der genannten Rahmenbedingungen die Mitteilungsbereitschaft des Patienten verbessern, ohne starke Reaktivierungen des traumatischen Erlebens auszulösen. Am Ende sollte der Untersucher immer einen Bezug zur positiven Realität herstellen, um ein Verharren des Patienten in der belastenden Vergangenheit zu vermeiden.

2.6 Durchführung der Diagnostik

Der Untersucher kann eine anzustrebende neutrale Haltung nur einnehmen, wenn er während der Untersuchung sowohl die aufkommenden Übertragungs- als auch die Gegenübertragungsphänomene erkennt und reflektiert. Beim Patienten führen die vorliegenden traumabedingt veränderten Einstellungen und Werte zu Übertragungsphänomenen auf den Untersucher, indem der Patient diesen beispielsweise mit dem Täter identifiziert, Ablehnung erwartet oder aber ihn als letzten Retter ansieht. Der Untersucher reagiert darauf mit Gegenübertragungsphänomenen und z.B. mit Abwehrmechanismen wie Verleugnung, Rationalisierung oder Überidentifikation. Unbewusste Scham- und Schuldgefühle des Untersuchers, eigene politische Vorstellungen, Werte und Erfahrungen beeinflussen seine Haltung. So kann er unbewusst ablehnend auf den Betroffenen reagieren oder sich mit diesem übermäßig identifizieren und in eine unpassende Helferrolle gelangen (Pearlman & Saakvitne 1995). Beides führt zu einer einseitigen Durchführung und Beurteilung einer Untersuchung. Eine kontrollierte, aber ausreichend einfühlsame Haltung mit Selbstreflexion wäre angemessen und wünschenswert.

Eine weitere wichtige Voraussetzung für die Durchführung einer qualifizierten Diagnostik ist ein klientenzentriertes und kultursensibles Vorgehen des Untersuchers. Er sollte über das notwendige Hintergrundwissen verfügen, also ausreichende Informationen z.B. über die politische und gesellschaftliche Lage im Herkunftsland des Patienten oder über die besonderen Bedingungen der traumatischen Erfahrungen, z.B. der politischen Verfolgung oder Haft, besitzen und kulturspezifische Besonderheiten bei der Untersuchung und der Beurteilung der Symptomatik beachten (→auch Kap. 8).

Vor Beginn der Untersuchung bzw. der Diagnostik ist der Patient ausführlich über die möglichen Konsequenzen einer Schweigepflichtentbindung des Untersuchers aufzuklären. Häufig werden von den überweisenden Stellen (Hausarzt, Facharzt, Unfallkasse, Gericht usw.) abschließende Befunde oder Berichte angefordert. Diesem

Wunsch wäre nach dem Gesetz nachzukommen, wenn der Patient nicht ausdrücklich der Weitergabe widerspricht oder diese auf bestimmte Empfänger beschränkt. Es ist auch zu bedenken, dass Kollegen oder öffentliche Stellen die Berichte wiederum an andere weiterleiten, wenn keine Einschränkung benannt wurde.

Die Weiterleitung der Befunde ohne Absprache mit den Patienten kann zu erheblichen persönlichen oder sozialen Konsequenzen für diese führen. Beispielsweise wollen Opfer sexueller Übergriffe aufgrund der nachvollziehbaren erheblichen Schamgefühle oder politisch Verfolgte aus Angst vor weiterer Diskriminierung eine Weitergabe der Informationen über die traumatischen Ereignisse an die Familie, das soziale oder berufliche Umfeld häufig vermeiden. Die generelle Bedeutung der Entbindung von der Schweigepflicht sollte also immer abgeklärt und die Entscheidung des Patienten schriftlich dokumentiert werden.

Literatur

Dammann, G., Overkamp, B. (2011). Diagnose, Differentialdiagnose und Komorbidität dissoziativer Störungen des Bewusstseins. In: Reddemann, L., Hofmann, A., Gast U (Hg.). Psychotherapie Dissoziativer Störungen. Stuttgart: Thieme; 2–23.

Pearlman, L. A., Saakvitne, K. W. (1995). Trauma and the Therapist: Countertransference and Vicarious Traumatization in Psychotherapy with Incest Survivors. New York: WW Norton.

Pielmaier, L., Maercker, A. (2012). Diagnostik in der Traumatherapie. Psychother Dial; 13: 30–5.

Sack, M., Gromes, B. (2020). Schonende Traumatherapie. Stuttgart: Schattauer.

Wittchen, H. U., Wunderlich, U., Gruschwitz, S., Zaudig, M. (1997). Strukturiertes Klinisches Interview für DSM-IV, Achse I: Psychische Störungen. Göttingen: Hogrefe.

JULIA SCHELLONG

3 Diagnostische Klassifikation von Traumafolgestörungen

Nicht jede schwerwiegende menschliche Belastung muss »traumatisch« verarbeitet werden. Zu einem psychischen Trauma, einer »seelischen Wunde«, wird ein Erlebnis erst durch die sehr persönliche Reaktion darauf.

Als potenziell traumatisierend gelten Erlebnisse, die plötzlich auftreten, von katastrophalem Ausmaß sind und eine Gefahr für Leib und Leben bedeuten. Beispiele für traumatische Erlebnisse sind unter anderem Naturkatastrophen, schwere Unfälle, Raubüberfälle, Kriegshandlungen, Vergewaltigung und sexueller Missbrauch. In Literatur, Kranken- und Kriegsberichten finden sich vielfältige Beschreibungen einer ganz spezifischen Symptomkombination als Folge traumatischer Erlebnisse bereits vor Einführung der Diagnose der Posttraumatischen Belastungsstörung im Jahr 1980 in das diagnostische Klassifikationssystem DSM *(Diagnostic and Statistical Manual of Mental Disorders)* und im Jahr 1991 in das des ICD *(International Statistical Classification of Diseases and Related Health Problems)* (Saß et al. 1998; Lankapfel 2000; Maercker 2003). Diese besondere Krankheitsentität ist gekennzeichnet durch unkontrolliertes Wiedererleben der traumatischen Situation, Alpträume, Vermeidung traumanaher Reize, Gefühl des Betäubtseins im Wechsel mit Übererregtheit, also durch Symptome aus den drei Hauptgruppen Intrusionen, Vermeidung und Hyperarousal.

Mittlerweile bestätigt eine Vielzahl wissenschaftlicher Arbeiten die Handhabbarkeit der diagnostischen Einordnung in trauma- und stressbezogene Erkrankungen, die auch eine gute Grundlage dafür bietet, spezifische Behandlungskonzepte zu evaluieren. Die Posttraumatische Belastungsstörung gilt als eine gut abgrenzbare diagnostische Einheit, die bei Behandlung nach evidenzbasierten Leitlinien einer guten Prognose unterliegt (Bradley et al. 2005; Schäfer et al. 2019). In der ICD-10 wird jedoch noch nicht zwischen von (evtl. nahestehenden) Menschen verursachten Traumatisierungen und »schicksalhaften« Ereignissen (Naturkatastrophen, Unfällen etc.) unterschieden. Die Wahrscheinlichkeit einer psychischen Folgestörung steigt allerdings, abhängig von der Art des traumatischen Erlebnisses, der Häufigkeit solcher Erlebnisse und den Umständen um das Erlebte erheblich an (Terr 1991; Kessler et al. 1995; Perkornigg et al. 2000; Brewin et al. 2000; Ozer et al. 2003; Santiago et al. 2013; Geoffrion et al. 2020). Auch die Komplexität der Symptomatik nimmt infolge schwerer, anhaltender Traumatisierungen deutlich zu. Von Menschen zugefügte Traumatisierungen ziehen weit häufiger eine Posttraumatische Belastungsstörung nach sich als Naturkatastrophen oder Unfälle (Kessler et al. 1995). Die Weltgesundheitsorganisation (WHO) betrachtet Gewalt in Partnerschaften und Gewalt innerhalb der Familie als eines der größten Gesundheitsrisiken für Frauen und Kinder.

Psychische Reaktionen auf eine Traumatisierung können zwischen Abwehrreaktion und Bindungsaktivierung oszillieren. Gerade im psychiatrisch-psychosomatischen Kontext finden sich oft Menschen, deren Symptomatik im Zusammenhang mit Gewalt in der Kindheit oder sexueller Gewalt durch wichtige Bezugspersonen steht (Kazlauskas et al. 2020). Bei komplexen Traumafolgestörungen erschweren dissoziative Phänomene die therapeutische Beziehungsgestaltung zusätzlich (Murphy et al. 2021). Bereits diese Symptomatik der klassischen Posttraumatischen Belastungsstörung stellt an die therapeutische Einschätzung von und an die therapeutische Beziehung mit Menschen mit Traumafolgestörungen vielfältige Anforderungen. War das traumatische Erlebnis mit zwischenmenschlicher oder gar sexueller Gewalt verbunden, beeinflussen nicht selten nachhaltige Veränderungen in Körper- und Selbstwahrnehmung die Beziehungsgestaltung. Missbrauch und Misshandlung in der Kindheit, Gewalt in der Partnerschaft und sexualisierte Gewalt beinhalten zusätzlich zur unmittelbaren körperlichen Bedrohung eine hohe Gefahr der seelischen Verletzung. Sexualisierte Gewalt verletzt Intimgrenzen in besonderem Maße. Weniger fassbar ist ausgeübte »psychische Gewalt« wie soziale Isolation, Kontrolle der Kontakte, Drohungen, geliebten Menschen etwas anzutun, Beleidigungen, Demütigungen, Erzeugen von Schuldgefühlen, Essensentzug, Einschüchterungen, Für-Verrückt-Erklären oder auch Arbeitsverbote bzw. Zwang zur Arbeit oder die alleinige Verfügungsmacht über finanzielle Ressourcen mit Schaffung einer finanziellen Abhängigkeit.

Reaktionen auf diese Grenzverletzungen können von akuten Stressreaktionen bis zu nachhaltigen Veränderungen in Körper- und Selbstwahrnehmung reichen. Folgen sind neben sichtbaren körperlichen Verletzungen häufig auch psychosomatische Beschwerden und chronische psychische Störungen (Garcia-Moreno et al. 2015). Frauen, die mindestens einmal im Leben von häuslicher Gewalt betroffen waren, litten signifikant häufiger an psychischen Problemen sowie unter Suizidgedanken bzw. hatten öfter Suizidversuche unternommen (Ellsberg et al. 2008).

Folgeerscheinungen zeigen eine hohe Komorbidität mit weiteren psychischen und körperlichen Erkrankungen und neigen zur Chronifizierung (Felitti et al. 1998; Schröttle & Müller 2004; Herman 2003; Pikarinen et al. 2007; Ellsberg et al. 2008; Bellis et al. 2014; Ho et al. 2021). Manchmal kommt es erst Jahre nach den ursächlichen Ereignissen zum Ausbruch von Krankheitssymptomen.

Der Begriff »Komplexe PTBS (KPTBS)« wurde für dieses durch wiederholte oder langdauernde interpersonelle Traumatisierungen ausgelöste Syndrom erst 1992 durch Judith Herman eingeführt und ist zwar mittlerweile auch im deutschen Sprachraum viel verwendet, dennoch noch nicht vollständig etabliert. Dies mag auch damit zusammenhängen, dass die vorhergehenden Klassifikationssysteme dieses Störungsbild noch nicht so bezeichneten. Im ICD-10 ließ sich die Diagnose nicht eindeutig erfassen. Die Arbeitsgruppe um DSM-5 benannte für eine ähnliche Syndromkonstellation die dissoziative Unterkategorie der PTBS (APA 2013). Erst mit der Einführung des ICD-11 ist die Diagnosebeschreibung »Komplexe PTBS« offiziell geworden (Maercker et al. 2013; Folke et al. 2019; Felding et al. 2021).

3.1 Problemfeld der Klassifizierung der komplexen Traumafolgestörungen

Eine diagnostische Zuordnung komplexer Traumafolgestörungen wurde durch die bisherigen diagnostischen Klassifizierungsmöglichkeiten nur unzureichend ermöglicht. Die Klassifikationssysteme wie ICD-10 (Dilling & Freyberger 2006) und DSM-5 (APA 2013) beschreiben die Posttraumatische Belastungsstörung als Folge einer Traumatisierung existenziellen Ausmaßes, sie unterscheiden jedoch nicht zwischen den Folgen singulärer und den Folgen wiederholter, sequenzieller Traumatisierung. Die Kriterien differenzieren lediglich zwischen akuter und verzögert aufgetretener Symptomatik. Die Art des krankheitsauslösenden Ereignisses wird in die Beurteilung nicht einbezogen.

In der klinischen Praxis sind komplexe Krankheitsbilder keine Seltenheit und eigentlich nicht zu übersehen, sofern der Blick dafür geschärft ist. Meist haben Betroffene eine lange Krankheitsgeschichte mit Konsultation unterschiedlichster medizinischer Berufsgruppen hinter sich, ehe sie in psychotherapeutische Behandlung gelangen. Doch auch hier führt die Behandlung mit herkömmlichen Therapiemodellen nur selten zum gewünschten Erfolg. Oft scheitert bereits die diagnostische Einordnung als Traumafolgestörung an der Vielzahl der Symptome und Problembereiche und dem Nebeneinander unterschiedlichster Syndromkonstellationen.

Eine klare diagnostische Definition komplexer Traumafolgestörungen ist für Forschungszwecke unabdingbar, damit evidenzbasierte Diagnostik- und Therapieempfehlungen abgeleitet werden und bereits entwickelte spezifische Präventions- und Therapiekonzepte wissenschaftlich evaluiert werden können (Cloitre 2021). Nicht zuletzt gewährleistet die Beschreibung der besonderen Symptomkonstellation eine Konsensfindung in der medizinischen Diskussion, aber auch in der öffentlichen Auseinandersetzung mit den Folgen komplexer Traumatisierungen (Haselgruber et al. 2020). Dies kann von hoher Bedeutung zum Beispiel für die Vertretung vor Gericht oder die Sicherstellung einer adäquaten Therapiefinanzierung sein. Gut vermittelbare Konzepte als Grundlage von Präventionsmaßnahmen und zeitnaher und spezialisierter Behandlung bedarf es auch im interdisziplinären Dialog (Hyland et al. 2018; Kazlauskas et al. 2020).

Stressbezogene Erkrankungen in der Klassifikationseinordnung

Die stärkere Wahrnehmung stressbezogener Folgestörungen in Gesellschaft und Forschung wurde in der Überarbeitung des DSM-5 und der Neukonzeption von ICD-11 berücksichtigt. Mit der Neuanordnung wurde die Beschreibung von Störungen im Zusammenhang mit Traumata und Belastungen präzisiert, aus dem Bereich der Angststörungen herausgelöst und im DSM-5 sowie im ICD-11 nun als separate Kapitel geführt. Auch innerhalb dieses Kapitels wurde strukturell umgestaltet und einzelne Störungen wurden anders konzeptioniert.

Im DSM-5 entfiel für die PTBS das subjektive Erleben als Kriterium für das auslösende Ereignis. Ein potenziell traumatisches Erlebnis (Kriterium A) muss direkt, indirekt oder in Zeugenschaft erlebt werden als »Konfrontation mit tatsächlichem oder drohendem Tod, ernsthafter Verletzung oder sexueller Gewalt durch (1) das persönliche Erleben eines traumatischen Ereignisses, (2) das Miterleben (Zeugenschaft) eines traumatischen Ereignisses bei einer anderen Person, (3) den Bericht erhalten, dass einer sehr nahestehenden Person ein traumatisches Ereignis zugestoßen ist sowie (4) wiederholte oder extreme Konfrontation mit aversiven Details derartiger traumatischer Ereignisse im ehrenamtlichen oder beruflichen Kontext, wie es beispielweise bei Ersthelfern häufig vorkommt« (APA 2013). Die Anzahl qualifizierender Symptome wurde im DSM-5 von 17 (DSM-IV) auf 20 erhöht und diese werden nun in vier (Kriterium B: Wiedererleben des traumatischen Ereignisses; Kriterium C: anhaltende Vermeidung von Reizen, die mit dem traumatischen Ereignis verbunden sind; Kriterium D: negative Veränderungen der Kognitionen und Stimmung; Kriterium E: anhaltende Symptome erhöhter Erregung) statt wie bisher in drei Symptomclustern (Intrusionen, Vermeidung, Übererregung) zusammengefasst (APA 2013; Armour et al. 2016). Neu ist auch, dass nun für Folgen von besonders schweren, langandauernden und sich wiederholenden traumatischen Erlebnissen ein dissoziativer Subtyp eingeführt wurde, bei dem zusätzlich zu den wiederkehrenden Symptomen das Erleben von Depersonalisation (andauernde oder wiederkehrende Erfahrung, sich von eigenen geistigen Prozessen oder vom eigenen Körper losgelöst oder sich wie ein außenstehender Beobachter der eigenen geistigen Prozesse oder des Körpers zu fühlen) oder Derealisation (andauernde oder wiederkehrende Erfahrung der Unwirklichkeit der Umwelt) beschrieben wird. Die Beschreibung dieses Subtyps beruht auf neurobiologischen, klinischen und psychometrischen Befunden (z. B. Lanius et al. 2012; Stein et al. 2013; Wolf et al. 2012). Insbesondere zeigten einige Studien, dass Menschen, die zusätzlich zu den PTBS-Kernsymptomen an Depersonalisation und/oder Derealisation litten, ein höheres Beschwerdeausmaß und ein ungünstigeres Therapieergebnis aufwiesen (z. B. Dalenberg & Carlson 2012; Cloitre et al. 2012; Resick et al. 2012; Bae et al. 2015; Murphy et al. 2021).

Auch die Kriterien für Kinder im Alter unter sechs Jahren wurden gesondert gefasst. Zudem wird zwischen reaktiver Bindungsstörung und Beziehungsstörung mit Enthemmung unterschieden. Die anhaltende komplexe Trauerreaktion gilt weiterhin nur als Forschungsdiagnose, andererseits wurde Trauer für die Depressionsdiagnose nicht mehr ausgeschlossen (APA 2013; Falkai et al. 2015).

Für die ICD-11 wurde hingegen ein reduziertes Set an spezifischen PTBS-Kernsymptomen (Intrusionen, Vermeidung und Übererregung) entschieden, mit der Intention die Abgrenzung zu anderen Störungsbildern und die klinische Nützlichkeit zu verbessern (Brewin et al. 2017; Keeley et al. 2016; Maercker et al. 2013). Die stringentere Formulierung des Symptomclusters »Wiedererleben« und das fehlende Symptomcluster »Negative Kognitionen und Affekte« in der ICD-11 könnten zu Veränderungen für Prävalenzschätzungen und die Vergleichbarkeit der diagnostischen Klassifikation der PTBS führen (Schellong et al. 2019; Heecke et al. 2020).

Anders als im DSM-5 wurde die akute Belastungsreaktion nicht mehr als Diagnose geführt, sondern nur als Faktor, der den Gesundheitszustand beeinflussen kann. Gleichermaßen wurde die unkomplizierte Trauerreaktion eingeordnet. Stattdessen wurde die andauernde Trauerstörung als neue Diagnose hinzugefügt.

ICD-10		ICD-11		DSM-5		
Stress als Teil der Angststörungen		**Spezifisch mit Stress bezogene Erkrankungen Kapitel 7B**		**Trauma- und belastungsbezogene Störungen**		
F43.0	Akute Stressreaktion	*(QE84)*	*Akute Stressreaktion*	308.3	Akute Stresserkrankung	
F 43.1	Posttraumatische Belastungsstörung	6B40	Posttraumatische Belastungsstörung	309.81	Posttraumatische Belastungsstörung	Dissoziativer Subtyp PTBS
		6B41	**Komplexe Posttraumatische Belastungsstörung**			
Z63.4	*Tod eines Familienmitglieds*	6B42	Anhaltende Trauerstörung *Prolonged grief disorder*		*anhaltende komplexe Trauerreaktion als Forschungsdiagnose*	
		(QE62)	*Unkomplizierte Trauer*		*Aufhebung des Ausschlusskriteriums von Trauer bei der Depressionsdiagnose*	
F43.2	Anpassungsstörung	6B43	Anpassungsstörung (7 Untertypen)	309	Anpassungsstörung (7 Untertypen)	
F94.1	Reaktive Bindungsstörung des Kindesalters	6B44	Reaktive Bindungsstörung (Kinder)	313.89	Reaktive Bindungsstörung	
F94.2	Bindungsstörung des Kindesalters mit Enthemmung	6B45	Beziehungsstörung mit Enthemmung (Kinder)	313.89	Beziehungsstörung mit Enthemmung	
F43.8	Andere schwere Belastungsreaktionen	6B4Y	Andere spezifische Belastungsreaktionen	309.89	Andere schwere Belastungsreaktionen	
		6B4Z	Andere unspezifische Belastungsreaktionen			
F62.0	Andauernde Persönlichkeitsstörung nach Extrembelastung	6D10	Persönlichkeitsstörungen nach Schweregrad	301	*Persönlichkeitsstörungen und bezogene Merkmale – Eigenes Kapitel*	

Tab. 3-1: Traumafolgestörungen und stressbezogene Erkrankungen in den Klassifikationssystemen psychischer Erkrankungen

Der bedeutsamste Unterschied aber ist die Neueinführung einer eigenen Diagnosekategorie »komplexe Traumafolgestörung« für Folgen von sich wiederholenden oder langandauernden traumatischen Ereignissen (Hecker & Maercker 2015; Karatzias et al. 2017).

3.2 Komplexe Traumafolgestörung nach ICD-11

Das Konzept der komplexen PTBS (KPTBS) basiert auf den Arbeiten von Judith Herman, die beobachtet hatte, dass die Definition der PTBS nicht ausreichte, um die komplexe Symptomatologie von Überlebenden von sich wiederholenden oder langandauernden traumatischen und oft bereits in der Kindheit erlebten Ereignissen zu charakterisieren (Herman 1993). Im DSM-IV war für diese Gruppe die Diagnoseeinheit *Disorder of extreme stress not otherwise specified* (DESNOS) als Forschungsdiagnose konzipiert worden. Im aktuellen DSM-5 wurde von dieser Konzeptionierung noch weiter abgerückt (APA 2013; Falkai et al. 2015), insbesondere mit der Begründung, dass es an konsistenter Definition und damit reliablen Untersuchungsinstrumenten mangele, und dass das DSM-5 insgesamt sehr strikte Kriterien an die Einführung einer neuen Diagnose anlege (Friedmann 2013).

Im ICD-11 wird der KPTBS jedoch ein eigener Platz in der Diagnose stressbezogener Störungen eingeräumt (Maercker et al. 2013). PTBS und KPTBS sind beides Traumafolgestörungen doch mit unterschiedlicher Symptomkonstellation. Die PTBS ist eine angstbesetzte Störung, in der die Kernsymptome auf traumatische Stimuli bezogen sind. (Cloitre et al. 2014). Das spezifische Symptombild der KPTBS verweist auf die Komplexität von Symptomatik und auslösenden Stimuli im Bereich der Selbstorganisation, die nicht notwendigerweise traumabezogene Stimuli sein müssen. Hier sind zusätzlich zu den Kernsymptomen der PTBS auch Probleme der Emotionsregulation, eines negativen Selbstbildes und der Beziehungsfähigkeit prominent. Zu betonen ist allerdings auch, dass auch diese Diagnose auf das komplexe Symptombild und nicht auf die Komplexität der auslösenden Ereignisse verweist (Maercker et al. 2013; Hecker & Maercker 2014).

Das Krankheitsbild der KPTBS ist somit gekennzeichnet durch:

- die Kernsymptome der PTBS (Wiedererinnerung, Vermeidung, Übererregung)
- anhaltende und tiefgreifenden Probleme der Emotionsregulation (verstärkte emotionale Reaktivität, Affektverflachung, gewalttätige Durchbrüche)
- negatives Selbstkonzept (Überzeugung, minderwertig, unterlegen oder wertlos zu sein, Schuldgefühle, Schamgefühle)
- Probleme in zwischenmenschlichen Beziehungen (Schwierigkeiten, Beziehungen aufzubauen und aufrecht zu erhalten)

Für die Validität der neuen Diagnose der KPTBS, wie sie die ICD-11 vorschlägt, liefern aktuelle empirische Studien eindeutige Hinweise. Die Mehrzahl der Studien bestätigte die Differenzierung zwischen PTBS und KPTBS (Karatzias et al. 2017; Knefel et al. 2015; Perkonigg et al. 2016; Folke et al. 2019; Barbieri et al. 2019; Cloitre 2021). Meist wurden drei Gruppen beschrieben: die PTBS, die KPTBS und eine Gruppe mit nur geringer Symptomlast (Cloitre et al. 2013; Hyland et al. 2014; Hyland et al. 2018; Haselgruber et al. 2020). Andere Studien fanden eher Hinweise auf vier Gruppen (Karatzias et al. 2017; Knefel et al. 2015; Kazlauskas et al. 2020). Eine besonders häufig geäußerte Kritik ist die mögliche Nähe der KPTBS zur Borderline-Persönlichkeitsstörung (BPS) (Resick et al. 2012). Eine Studie schloss daher in die Gruppenanalyse die BPS ein und definierte insgesamt vier Gruppen, nämlich die PTBS, die KPTBS, eine Gruppe mit sehr geringen Symptomen und eine distinkt von allen abgrenzbare Gruppe mit BPS (Cloitre et al. 2014; Brewin et al. 2017). Auch ein aktuelles Review verweist auf BPS, PTBS und KPTBS als drei zwar häufig komorbide, aber distinkte Störungsbilder (Ford & Courtois 2021).

3.3 Vorhergehende Einordnungsversuche des Phänomens komplexe Traumafolgestörungen

Die Problematik, die klinische Realität der komplexen Traumafolgestörung in den diagnostischen Kriterien abzubilden, wird seit Einführung der Diagnose Posttraumatische Belastungsstörung im Jahr 1980 lebhaft diskutiert. Einige Vorschläge aus der bisherigen Diskussion seien daher trotz der nunmehr im ICD-11 vorhandenen Diagnose KPTBS hier angeführt.

Andauernde Persönlichkeitsveränderung nach Extrembelastung ICD-10 F62

Anders als das DSM gab der ICD-10 über die Kategorie F62 die Möglichkeit, anstelle einer PTBS alternativ eine Persönlichkeitsstörung infolge traumatischer Erlebnisse zu kodieren, wenn mindestens seit zwei Jahren Persönlichkeitsveränderungen bestünden, die nicht auf eine andere Persönlichkeitsstörung oder eine andere psychische Störung zurückzuführen seien. *Enduring personality change after catastrophic experience* (EPCACE) als diagnostische Kategorie wurde eingeführt, um eine Grundlage für die gutachterliche Anerkennung der psychischen Folgen von Haft und Verfolgung zu schaffen. Ausgeschlossen wurden einfache Traumata als Grundlage dieser Entwicklung. »Die Belastung muss extrem sein, dass die Vulnerabilität der betreffenden Person als Erklärung für die tief greifende Auswirkung auf die Persönlichkeit nicht in Erwägung gezogen werden muss« (DIMD 2010, S. 202). Als Beispiel werden andauerndes Ausgesetztsein lebensbedrohlicher Situationen, etwa als Opfer von Terrorismus, andauernde Gefangenschaft mit unmittelbarer Todesgefahr, Folter, Katastrophen und Konzentrationslagererfahrungen angeführt.

Die Symptomatik umfasste feindliche oder misstrauische Haltung, sozialen Rückzug, andauerndes Gefühl von Leere und Hoffnungslosigkeit (das ggf. mit einer gesteigerten Abhängigkeit von anderen, der

Unfähigkeit, negative oder aggressive Gefühle zu äußern, oder anhaltenden depressiven Symptomen einhergehen kann) sowie andauerndes Gefühl von Nervosität oder von Bedrohung ohne äußere Ursache (das ggf. zu Gereiztheit oder Substanzmissbrauch führen kann) und ein andauerndes Gefühl der Entfremdung (anders als die anderen zu sein), ggf. verbunden mit dem Gefühl emotionaler Betäubung. Die beschriebene Symptomatik durfte jedoch vor dem traumatischen Ereignis nicht vorhanden gewesen sein, und nicht durch eine andere psychische Störung (z.B. Depression) bedingt gewesen sein (Beltran et al. 2009).

Diese Kriterien weisen zwar in Richtung »komplexe« Erlebnisse und Problematik, implizieren aber eine vorher intakte Persönlichkeit. Entwicklungsstörungen durch bereits in der Kindheit erlebte Traumata werden genauso wenig erfasst, wie typische Symptombildungen in Form von chronischer Affektdysregulationsstörung, Somatisierung oder dissoziative Phänomene. Wohl aus diesem Grund hat sich diese Kategorie in der Praxis nur wenig durchgesetzt. Zudem fehlen auch für sie Studien zur Prävalenz und zur Validierung einzelner Symptomkriterien (Sack 2004; Beltran & Silove 1999; Beltran et al. 2009). Für die andauernde Persönlichkeitsänderung nach Extremtraumatisierung gibt es keine Entsprechung im DSM-5 und im ICD-11.

Typ I und Typ II Traumatisierung

Viel deutlicher durchgesetzt hat sich der Vorschlag von Lenore Terr (1991), eine Einteilung nach Art und Anzahl der Traumata vorzunehmen. Typ-I-Traumatisierungen sind einem einmaligen Ereignis zuzuordnen, als Typ-II-Traumatisierungen werden mehrfache und/oder lang andauernde Gewalterlebnisse bezeichnet (Terr 1991; Maercker 2003; Sack 2004). Auch wird auf den Unterschied zwischen Folgen interpersoneller Gewalt *(man made disaster)* und/oder technischen Ursachen bzw. Naturkatastrophen hingewiesen. Diese Einteilung beschreibt die Art des bzw. der auslösenden Ereignisse, der Syndromkomplex der Folgestörungen ist damit allerdings noch nicht erfasst.

Anführen mehrerer Diagnosen aus ICD-10

Verbreitet ist auch die Praxis, das zwar spezifische, aber derzeit nicht klassifizierbare Syndrom der komplexen Posttraumatischen Belastungsstörung dadurch zu erfassen, dass mehrere Diagnosen angeführt werden: »Das Fehlen der Kategorie der Komplexen Posttraumatischen Belastungsstörung in den großen Klassifikationssystemen zwingt uns weiterhin, die zugehörigen Einzelsymptome unabhängig voneinander wie komorbide Störungsbilder zu kodieren« (Wöller 2006). Für Forschungszwecke und daraus abgeleiteten evidenzbasierten Diagnostik- und Therapieempfehlungen ist jedoch eine klare Beschreibung von Syndromkonstellationen und damit Konsensfähigkeit dieses Krankheitsbildes unabdingbar.

Borderline-Persönlichkeitsstörung »plus« PTBS

Die Arbeitsgruppe um Steil und Bohus (Steil et al. 2011) versuchte die Problematik durch die Erweiterung der Kategorie Borderline-Persönlichkeitsstörung (BPS) um BPS »plus« PTBS, »plus« Suchterkrankung oder »plus« dissoziative Störung zu lösen. Nicht immer sind jedoch bei einer komplex traumatischen Störung die Kriterien der Borderline-Persönlichkeitsstörung erfüllt. Manchmal erscheint die Symptomatik einer komplexen Traumafolgestörung mit sozialem Rückzug und sozial überangepasstem Verhalten geradezu konträr zu dieser diagnostischen Kategorie. Eine Abgrenzung erscheint sinnvoll, zumal sich Befunde zum Unterschied von Borderline-Persönlichkeitsstörung mit PTBS und ohne PTBS mehren (Schmahl et al. 2009; Ford & Courtois 2021).

Entwicklungsstörung im Erwachsenenalter

In DSM-5 wie auch im ICD-11 wurde im Bereich Kinder und Jugendliche eine Kategorie »Entwicklungsstörung als Folge von Traumata« mit der reaktivem Bindungsstörung oder der Beziehungsstörung mit Enthemmung eingeführt (→Tab. 3-1). Hier wäre für den Erwachsenenbereich in Anlehnung an ADHS im Erwachsenenalter eine konsekutive Kategorie denkbar. Allerdings kann sich die Symptomatik einer komplexen Traumafolgestörung nicht selten auch erst im Erwachsenenalter manifestieren. Außerdem zeigte eine aktuelle Studie, dass PTBS und Entwicklungsstörungen mit unterschiedlichen Komorbiditäten einhergehen und unterschiedliches Vorgehen erfordern (Ford et al. 2021).

Subtypisierung der PTBS nach Persönlichkeitsstörung mit Internalisierungs-/Externalisierungsmodell

In Untersuchungen von Vietnam-Veteranen (Miller et al. 2004) und bei Vergewaltigungsopfern (Miller & Resick 2007) hatten Miller et al. mit Hilfe von Persönlichkeitseinschätzungen versucht, drei Subtypen der Posttraumatischen Belastungsstörung zu fassen, indem sie die einfache Symptomatik von der mehr internalisierenden und der mehr externalisierenden unterschieden. Die einfache PTBS ist durch die Symptomtrias von Intrusionen, Vermeidungsverhalten und vegetativer Übererregung und durch eine geringe Komorbidität mit anderen Achse-I-Störungen gekennzeichnet, bei dem Subtyp mit komplexer externalisierenden Symptomatik stehen stark negativ gefärbte Affekte wie Wut, Aggression und Impulsivität, Enthemmung sowie Alkoholprobleme im Vordergrund. Die PTBS mit komplexer internalisierender Symptomatik ist bestimmt durch hochgradige Angst, depressive Symptomatik sowie schizoide und vermeidende Persönlichkeitszüge (Miller et al. 2004). Dieses Modell der persönlichkeitsbasierten (latenten) Clustereinteilung der Posttraumatischen Psychopathologie nach Internalisierungs-/Externalisierungs-Kriterien (Wolf et al. 2012) könnte eine hilfreiche Basis für Behandlungsansätze bieten. Die Zuordnung einer spezifischen Ätiologie zu den Gruppen konnte allerdings noch nicht verifiziert werden (Miller & Resick 2007).

Disorders of Extreme Stress Not Otherwise Specified DESNOS nach DSM-IV

Als Konsequenz prolongierter Traumatisierungen in der Kindheit beschrieb Judith Herman im Jahr 1992 die Komplexe PTBS als *Disorders of Extreme Stress Not Otherwise Specified* (DESNOS; deutsch: Störung durch Extrembelastung nicht anderweitig bezeichnet) (Herman 1993, 2003; Courtois & Ford 2011).

Die Definition der komplexen Posttraumatischen Belastungsstörung nach Herman fasst die spezifischen Folgesymptome in sechs Kategorien zusammen:

I. Veränderungen in der Regulation von Affekten und Impulsen (Affektregulation, Umgang mit Ärger, autodestruktives Verhalten, Suizidalität, Störungen der Sexualität, exzessives Risikoverhalten)
II. Veränderungen in Aufmerksamkeit und Bewusstsein (Amnesien, zeitlich begrenzte dissoziative Episoden und Depersonalisationserleben)
III. Veränderungen der Selbstwahrnehmung (Ineffektivität, Stigmatisierung, Schuldgefühle, Schamhaftigkeit, Isolation und Bagatellisierung, Verlust des Selbstwertgefühls)
IV. Veränderungen in Beziehungen zu anderen (Unfähigkeit anderen Personen zu vertrauen, Reviktimisierung, Viktimisierung anderer Personen)
V. Somatisierung (Gastrointestinale Symptome, chronische Schmerzen, kardiopulmonale Symptome, Konversionssymptome, sexuelle Symptome)
VI. Veränderungen von Lebenseinstellungen (Verzweiflung und Hoffnungslosigkeit, Verlust früherer stützender Grundüberzeugungen)

Die Arbeitsgruppe um Judith Herman und Bessel van der Kolk bemühte sich im Vorfeld der Erarbeitung von DSM-IV, die neue Diagnose DESNOS in das DSM-IV einzuführen. Dieser Vorschlag wurde jedoch leider nicht übernommen, da es Unstimmigkeiten bezüglich der Einordnung in die Kategorie der Angststörungen gab (Herman 1993, 2003; Courtois & Ford 2011). Im DSM-IV wurde lediglich ein zusätzliches klinisches Beschreibungsmerkmal *Problems Related to Abuse and Neglect* in den Appendix D des DSM-IV eingeführt (Sack 2004; APA 1995).

Komplexe dissoziative Störung (dissoziative Störung mit Fragmentierungssymptomen)

Im deutschen Sprachraum hat sich Ursula Gast unter anderem durch eine validierte Übersetzung des strukturierten Interviews SKID-D um das Wissen von der dissoziativen Identitätsstörung verdient gemacht. Phänomene der dissoziativen Identitätsstörung seien nicht selten, sondern in 0,5 bis 1% der Allgemeinbevölkerung (Waller & Ross 1997) und in bis zu 5% in stationären psychiatrischen Stichproben (Gast et al. 2001) zu finden. In Anlehnung an Dell schlägt sie vor, Schweregrade der Identitäts-Dissoziation zu beachten und die dissoziativen Störungen in »einfache dissoziative Störungen« (Dissoziative Amnesie, Fugue, Depersonalisation, Somatoforme Dissoziation) und »Komplexe Dissoziative Störungen« (Nicht näher bezeichnete Dissoziative Störung, Dissoziative Identitätsstörung und Multiple Persönlichkeitsstörung) zu unterteilen (Dell 2006). Die Dell-Klassifikation unterscheidet sogenannte A-Symptome als umschriebene dissoziative Symptome (z.B. Amnesie, Depersonalisation, Derealisation, Flashbacks oder Trancezustände) ohne Beeinträchtigung des Identitätserlebens; B-Symptome als Anzeichen für teil-dissoziierte Aktivitäten dissoziierter Persönlichkeitsanteile (z.B. innere Stimmen, als ich-fremd erlebte Gedanken, Gefühle, Handlungen, Identitätsunsicherheit etc.) und C-Symptome mit voll dissoziierten Handlungen dissoziierter Persönlichkeitsanteile (Amnesien im Alltagserleben). Eine definierte Anzahl von Symptomen, insbesondere B- und C-Symptomen weisen auf das Vorliegen einer Komplexen Dissoziativen Störung hin. Der Zusammenhang zwischen Trauma bzw. Traumafolgestörungen und Dissoziation sind durch retrospektive und prospektive Studien gut belegt (Hyland et al. 2020; Møller et al. 2021). In retrospektiven Studien bei Patient:innen mit Dissoziativer Identitätsstörung (DIS) werden in über 90% der Fälle traumatische Erfahrungen in der Kindheit in Form von schwerer Vernachlässigung, seelischer, körperlicher und sexueller Misshandlung angegeben (Dell 2002). Diskutiert wird ätiopathogenetisch ein Diathese-Stress-Modell (Gast et al. 2006).

3.4 Unser Vorschlag zu einer erweiterten Klassifikation von Traumafolgestörungen und klinische Implikationen

In lebhafter Diskussion der bereits ausgeführten Klassifikations- und Einordnungskonzepte erarbeitete die Arbeitsgruppe »Komplexe Traumafolgestörungen« der Deutschsprachigen Gesellschaft für Psychotraumatologie (DeGPT) in den Jahren von 2009 bis 2011 eine erweiterte Klassifikation von Traumafolgestörungen, die im Folgenden vorgestellt werden soll. Sie orientiert sich an den klinisch relevanten Herausforderungen und lässt sich auch gut mit der Neukonzeption der komplexen Posttraumatischen Belastungsstörung KPTBS aus dem ICD-11 kombinieren.

Die Kategorie F43 »Reaktionen auf schwere Belastungen und Anpassungsstörungen« in der damals gültigen Version der internationalen diagnostischen Kriterien (ICD-10) zeichnet sich durch eine bereits im Namen ausgedrückte Besonderheit aus. Sie unterscheidet sich von anderen Kategorien »nicht nur aufgrund der Symptomatologie und des Verlaufs, sondern auch durch die Angabe von ein oder zwei ursächlichen Faktoren: Das belastende Ereignis oder die andauernden, unangenehmen Umstände sind primäre und ausschlaggebende Kausalfaktoren, und die Störung wäre ohne ihre Einwirkung nicht entstanden« (Dilling et al. 1995).

Werden die Voraussetzungen für die Entwicklung von Traumafolgestörungen (Kausalitätsfaktoren) ernst genommen und in Beziehung zu den Krankheitserscheinungen (Syndromkonstellation) gesetzt, so entwickelt sich eine Unterkategorisierung der Posttraumatischen Belastungsstörung, in der mit ansteigender Komplexität der Symptomatik auch der Schweregrad zunimmt. Voraussetzung für eine Posttraumatische Belastungsstörung wie für eine komplexe Traumafolgestörung ist das Vorliegen eines traumatischen Ereignisses. Wir schlagen vor, die Beziehung zur Traumafolgestörung als Grundstörung bewusst beizubehalten und innerhalb dieser weiter zu differenzieren.

Im Falle der komplexen Traumafolgestörung KPTBS sind die »Kausalfaktoren« definiert als schwere Vernachlässigung, massive Misshandlung und/oder sexuelle Gewalt in der Kindheit oder im Erwachsenenalter ebenso wie sequenzielle Traumatisierung. Auch hier braucht es zur Diagnosestellung den deutlichen Zusammenhang dieser Faktoren mit der Krankheitssymptomatik. Bereits die geringe Erweiterung der Annahme eines ursächlichen Zusammenhangs um die Art der Kausalfaktoren und die Ausformung der Symptomatik erlaubt es, einerseits die klinische Realität einer komplexen Symptomatik abzubilden und andererseits eine solide Forschungsgrundlage für die Entwicklung von Behandlungskonzepten zu bieten.

In der klinischen Realität bestimmt die Art der Symptomatik den Verlauf und damit die Therapieoptionen. Gerade bei den verwirrenden und stark individuell gefärbten Erscheinungen einer komplexen Traumafolgestörung bestimmt nicht selten die »Komorbidität« die angewendete Behandlungsart. Trotz einer notwendigen Anpassung von Behandlungskonzepten an die jeweilige Begleiterkrankung bleibt es wichtig, weiterhin den Zusammenhang zu Kausalitätsfaktoren zu berücksichtigen (Sachsse et al. 2006; Spermon et al. 2010; Hyland et al. 2020). Soll eine dauerhafte Veränderung angestrebt werden, gilt es z.B. trotz aller »Ablenkung« traumakonfrontative Elemente in der Behandlung nicht zu vernachlässigen (Cloitre et al. 2010; Rosner et al. 2010). Nicht immer ist trotz eindeutigem Zusammenhang zu kausalen Faktoren das Vollbild einer Posttraumatischen Belastungsstörung entwickelt. Häufig sind gerade bei komplexen Störungsbildern lediglich subsyndromale Beschwerden vorhanden (Schützwohl 1999; Rosner & Powell 2007).

In Anlehnung an den Vorschlag der Subtypisierung nach Miller (Miller et al. 2004; Miller & Resick 2007), aber auch nach Terr (1991) schlagen wir als Grad I die »klassische« Traumafolgestörung vor, bei der meist ein einzelnes potenzielles traumatisches Ereignis eine Folgestörung nach sich zieht. Hier bestimmt die klassische Symptomtrias der Posttraumatischen Belastungsstörung von intrusiver Symptomatik (Flashback-Erlebnisse), Vermeidungsverhalten und/oder Numbing (Gefühl des Betäubtseins) und Hyperarousal (vegetative Symptomatik, Albträume, Schreckhaftigkeit) das Störungsbild.

Die weitere Gradeinteilung folgt dem »Add-on«-System, im Sinne einer »Plus«-Symptomatik. Tritt eine weitere psychische Erkrankung hinzu, wie z.B. Angst, Depression oder eine Suchterkrankung, so liegt der Grad II vor.

Grad III und Grad IV sind meist klar einer KPTBS nach ICD-11 zuzuordnen.

Das Störungsbild von Grad III wird bestimmt durch zusätzliche persönlichkeitsprägende Symptomatik mit vorwiegend expansiven Reaktionsmustern, die impulsivem Verhalten bei einer Borderline-Persönlichkeitsstörung nahekommen, oder auch durch internalisierende Persönlichkeitsmerkmale mit negativer, sozialphobischer und dissoziativer Symptomatik, die häufig von somatoformen Körperbeschwerden begleitet wird.

Traumafolgestörung	Bezeichnung	Symptomatik
Grad I	»klassische« PTBS	Intrusionen, Vermeidungsverhalten und/oder Numbing, Hyperarousal ohne Komorbidität psychischer Erkrankungen
Grad II	PTBS, (KPTBS) oder partielle PTBS »plus« traumakompensatorische Symptomatik	»plus« Komorbidität, z. B. Angst, Depression, Somatisierung, Abhängigkeitserkrankungen, Depersonalisation/Derealisation, Phobien, Zwangssymptome, sonstige kompensatorische Symptome
Grad III	PTBS, KPTBS oder partielle PTBS »plus« persönlichkeitsprägende Symptomatik	»plus« Schwere emotionale Instabilität, dissoziative Symptomatik, Bindungs-/Beziehungsstörungen, verändertes Selbst- und Weltbild
Grad IV	KPTBS, PTBS oder partielle PTBS »plus« komplexe dissoziative Symptomatik	»plus« Amnesien, Teilidentitätsstörungen, Identitätswechsel

Tab. 3-2: Klinische Einordnung von Traumafolgestörungen nach Komplexitätsgraden

Überwiegt die dissoziative Symptomatik und umfassen die Störungen auch die Identitätswahrnehmung, sodass es zu Amnesien, Teilidentitätsstörungen und Identitätswechsel kommt, liegt der schwerste Ausprägungsgrad, der Grad IV, vor (→Tab. 3-2).

Diese Form der Einteilung entwickelte sich aus einem intensiven Dialog von Kolleg:innen, die ihre Erfahrungen aus der Behandlungspraxis Betroffener berichteten, sowie mit Kolleg:innen, denen die Notwendigkeit von wissenschaftlicher Begleitung entwickelter Behandlungskonzepte vor Augen stand. Diese syndromorientierte Einteilung ist an den für den jeweiligen Schweregrad der Traumafolgestörung erforderlichen Behandlungsbedürfnissen orientiert, diese sind in der folgenden Tabelle beispielhaft zusammengestellt (→Tab. 3-3).

Im Folgenden sollen die einzelnen Grad-Einteilungen von Traumafolgestörungen durch Fallbeispiele anschaulich gemacht werden.

Grad I – Klassische Traumafolgestörung ohne Komorbidität mit einer anderen psychischen Erkrankung

Diese Störung entspricht der Posttraumatischen Belastungsstörung nach ICD-10 und ICD-11 und DSM-5 als Folgereaktion auf ein oder mehrere potenziell traumatische Ereignisse, die an der eigenen Person, aber auch an fremden Personen erlebt werden können (Dilling 2006; APA 2013; Maercker et al. 2013). Diese Störung ist nach DSM-5 durch vier und nach ICD-11 durch drei Symptomgruppen gekennzeichnet:

1. Wiedererleben des traumatischen Ereignisses in Form von unkontrollierten Gedanken und Bildern, aufdringlichen Nachhallerinnerungen und Albträumen, den sogenannten Intrusionen oder »Flashbacks«.
2. Vermeiden von traumanahen Reizen im Handeln und im Denken. Dieses Vermeidungsverhalten neigt zu Generalisierung und Ausbreitung auf Reize, die bisher noch nicht mit dem Trauma verknüpft waren.
3. Gefühl des Betäubtseins (Numbing), Unfähigkeit, einige wichtige Aspekte der Belastung zu erinnern (ICD-10). Negative Überzeugungen oder verzerrte Kognitionen über die Ursache oder Konsequenzen des traumatischen Ereignisses (DSM-5). Nicht in ICD-11.
4. Übererregung wie Schlafstörungen, Reizbarkeit, Hypervigilanz oder Konzentrationsschwierigkeiten. Körperliche Symptome von Übererregung (Zittern, Schwitzen, Herzrasen).

Komorbidität mit einer weiteren psychischen Erkrankung besteht hier nicht. Bei einer Dauer von mindestens einem Monat kann die Störung direkt nach dem Ereignis oder in der verzögerten Reaktion auch erst nach sechs Monaten auftreten.

FALLBEISPIEL ROBERT

Robert ist ein 32-jähriger Bankmitarbeiter, er fährt vormittags wie immer mit seinem Auto zur Arbeit. In einer unübersichtlichen Kurve rutscht ihm ein Motorradfahrer frontal ins Auto. Robert hat keinerlei Reaktionsmöglichkeit und keinerlei juristische Mitschuld am Unfallgeschehen. Es entwickelt sich das Vollbild der PTBS und es droht eine Generalisierung von Vermeidungsverhalten (Weg zur Arbeit, Autofahren). Eine Sitzung mit Informationen zur PTBS und zur geplanten Therapie, eine Sitzung mit Ressourcenanamnese, zwei Doppel-Sitzungen EMDR, eine Sitzung im Abstand von zwei Wochen: Beschwerdefreiheit. Katamnese 6 Monate: restitutio ad integrum.

Die AWMF-Leitlinien bieten einen guten Überblick über die therapeutischen Möglichkeiten evidenzbasierter Behandlungsverfahren (Schäfer et al. 2019).

Grad II – Traumafolgestörung (incl. partielle) »plus« traumakompensatorischer Symptomatik

Komorbide Diagnosen der oben genannten PTBS finden sich bei 85–88 % der Männer und 78–80 % der Frauen (Kessler et al. 1995). Bei 87,5 % wird zusätzlich zur PTBS mindestens eine weitere psychische Störung diagnostiziert (Perkonigg et al. 2000; Schäfer et al. 2020). Die wichtigsten komorbiden Krankheitsbilder sind Angststörungen, depressive Störungen, Agoraphobie, somatoforme Störungen, dissoziative Störungen und Suchterkrankungen. Dabei kann die PTBS primär (v. a. bei Depressionen und Substanzmissbrauch) als auch sekundär (z. B. bei Angststörungen) auftreten (Zlotnik et al. 2008; Flatten et al. 2011; Nichter et al. 2019). Einige Autor:innen gehen davon aus, dass bei etwa einem Drittel der Betroffenen von PTBS eine psychopathologische Prädisposition zur Entwicklung der PTBS durch eine bereits bestehende psychische Störung (v.a. Depression) vorliegt (Perkonigg et al. 2000; Schäfer et al. 2019).

Wir schlagen hier vor, die spezielle zusätzliche psychische Symptomatik auch zusätzlich zu kodieren, wie zum Beispiel:

- Angst (F40 bzw. 6B0)
- Depression (F3 bzw. 6A7)
- Somatisierung (F45 bzw. 6C20)
- Sucht, Abhängigkeitserkrankungen (F1 bzw. 6C4)
- Depersonalisation/Derealisation (F48 bzw. 6B66)
- Sonstige kompensatorische Symptome

FALLBEISPIEL MARION

Marion ist 43 Jahre alt, Verkäuferin, arbeitsunfähig seit vier Monaten, lebt in zweiter Ehe, hat drei Kinder. Sehr strenge, aber weitgehend stabile Verhältnisse in der Primärfamilie.

Sie leidet unter starken Ängsten, Panikattacken, Albträumen und Bildern aus der Vergangenheit, Bluthochdruck, zahlreichen hypochondrischen Ängsten. Es besteht abhängiges Interaktionsverhalten mit sozialem Rückzug sowie depressive Symptomatik mit Appetitminderung und Grübelzwang.

Als Kassiererin in einem Lebensmittelgroßmarkt war sie bereits das zweite Mal überfallen worden. Seit einem Jahr besteht ein Anstieg der Beschwerden. Sie selbst kam durch Internetrecherchen auf die Idee, dass die Symptomatik mit den Überfällen zu tun haben könnte.

Diagnostik ICD-10 bzw. ICD-11: SKID I: PTBS F43.1 bzw. 6B40, depressives Syndrom F32.1 bzw. 6A70.1, Angststörung mit Agoraphobie F40.0 bzw. 6B02.

Behandlungskonzeption: Zunächst Behandlung der Depression mit Psychoedukation, stützenden Gesprächen, kurzfristig durch antidepressive Medikation, dann Angstkonfrontationsbehandlung, zunehmend verschränkt mit traumakonfrontativer Behandlung.

Behandlungsergebnis: Wiedereingliederung in den Arbeitsprozess, Katamnese nach sechs Monaten: beschwerdefrei.

Grad III – Traumafolgestörung »plus« persönlichkeitsprägende Symptomatik

Diese Kategorie wird überwiegend geprägt durch eine Störung der Beziehungsfähigkeit, wie sie bei der Borderline-Persönlichkeitsorganisation häufig anzutreffen ist (Ball & Links 2009; Ford et al. 2021). Selbstverständlich wäre hier die bisher angewandte Strategie von Borderline-Persönlichkeitsstörung »plus« Posttraumatischer Belastungsstörung gut beheimatet. Eingeschlossen sollen jedoch auch diejenigen Störungsbilder sein, die durch die Kriterien einer Borderline-Persönlichkeitsstörung nicht ausreichend beschrieben sind, aber gleichwohl Affektregulationsstörungen, Bindungsstörungen und Selbstwertproblematik als Folge von Vernachlässigung und Misshandlungen in der Kindheit oder durch andere sequenzielle und chronische Traumatisierung zeigen (Felding et al. 2021). Es handelt sich hier um ein Störungsbild, das in Anlehnung an das Konzept von Externalisierung/Internalisierung (Miller et al. 2004; Miller & Resick 2007; Wolf et al. 2012) entweder stärker durch negativ gefärbte Affekte wie Wut, Aggression, Impulsivität und Enthemmung geprägt ist oder durch mehr vermeidende Persönlichkeitszüge wie hochgradige Angst, depressive oder schizoide Symptomatik. Auch im Dissoziationskonzept von Janet (1889), aufgegriffen von Ellert Nijenhuis als strukturelle Dissoziation mit »positiver« oder »negativer dissoziativer Symptomatik« (Nijenhuis 2006; Møller et al. 2021), finden sich ähnliche Ansätze. Wir zählen hierzu Syndrome von Traumafolgestörungen mit zusätzlicher schwerer emotionaler Instabilität, dissoziativer Symptomatik, Bindungs- und Beziehungsstörungen, Selbstwertproblematik mit verändertem Selbst- und Weltbild mit ausgeprägten Scham- und Schuldkognitionen, häufig gepaart mit Selbstverletzung und chronischer Suizidalität.

Hier stehen die Behandlung der Bindungsstörung, die Förderung der Beziehungsfähigkeit sowie die Förderung der interpersonellen Kompetenz lange Zeit ganz im Vordergrund. Eine zusätzliche Berücksichtigung der entweder mehr externalisierenden bzw. mehr internalisierenden Verhaltensauffälligkeit erleichtert es, Strategien für Krisensituationen zu entwickeln. Der Aufbau selbstfürsorglicher Verhaltensweisen und die Förderung von Alltagsressourcen sind letztendlich Grundlage der Bearbeitung traumaassoziierter Emotionen und dysfunktionaler Kognitionen. Die AWMF-Leitlinien empfehlen hier durchaus »den Einsatz traumakonfrontativer Techniken, bei denen die Schwerpunkte auf der Verarbeitung der Erinnerung und/oder ihrer Bedeutung liegen«, aber auch auf »Techniken zur Emotionsregulation und zur Verbesserung von Beziehungsstörungen im Sinne der Bearbeitung dysfunktionaler zwischenmenschlicher Muster« (Schäfer et al. 2019).

FALLBEISPIEL SYLVIA

Sylvia ist eine 35 Jahre alte Werkzeugmechanikerin, abgebrochenes Maschinenbaustudium, kinderlos, lebt in einer Partnerschaft. In die Behandlung kommt sie wegen starker Gefühlsausbrüche, Verlust- und Trennungsängsten, unkontrollierten Traurigkeitsanfällen mit hoher Unzufriedenheit, Impulsdurchbrüchen ihrem Partner gegenüber, Antriebsschwäche und Durchschlafstörungen. Sie leide unter Selbstmordgedanken. In ihrem sechsten Lebensjahr war sie durch einen Fremden zu sexuellen Handlungen gezwungen worden. Eine Anzeige war erfolgt, aber die Eltern hatten nie mehr mit ihr darüber gesprochen. Gelegentlich Streit zwischen den Eltern. Vor fünf Jahren war sie in eine gewalttätige Partnerschaft geraten. In der Trennungssituation war der Ex-Partner in die Wohnung eingedrungen und hatte sie gewürgt und ihr dadurch schwere Verletzungen am Hals zugefügt. Über Letzteres sprach die Patientin nur beiläufig.

Diagnostik ICD-10 bzw. ICD-11: SKID I: PTBS F43.1 bzw. 6B40, rezidivierende depressive Störung F33.2 bzw. 6A71.3; IPDE: Kriterien erfüllt, emotional instabile Persönlichkeitsstörung F60.31 bzw. 6D10.

Behandlungskonzeption: Absprachen bezüglich Suizidalität, Ernstnehmen gefährlicher bzw. gefährdender Situationen, um zunächst mit Hilfe von Skillstraining, Mentalisierungsförderung und Beziehungsklärung Ressourcen zu aktivieren und dann erst dosiert traumakonfrontative Behandlungselemente einflechten zu können.

Behandlungsergebnis nach drei Jahren Therapie, Katamnese 6 Monate: beschwerdefrei, Kriterien einer Borderline-Persönlichkeitsstörung nicht mehr erfüllt.

FALLBEISPIEL ANDREAS

Andreas ist 34 Jahre alt, Bauzeichner, verheiratet, hat drei Kinder. Durch Alkohol geprägte Verhältnisse in der Kindheit. Seit vielen Jahren leidet er unter ausgeprägten Schlafstörungen, massiven Ängsten mit Zitteranfällen. Er ziehe sich seit drei Jahren zunehmend von der Umwelt zurück. Mehrere Suizidversuche und selbstverletzendes

Verhalten durch Schneiden am Unterarm, Zwangssymptomatik. Den Haushalt versorge er noch. In dem von Alkoholkonsum geprägten Elternhaus sei Gewalt an der Tagesordnung gewesen. Mit zwölf Jahren sei sexuelle Gewalt hinzugetreten, in der Familie und durch Fremde. Dennoch habe er einen Beruf gelernt, mehrere Jahre darin gearbeitet. Die Dekompensation fällt zeitlich mit dem Eintreten der Tochter in die Pubertät und damit mit Auseinandersetzungen mit ihr zusammen.

Diagnostik ICD-10 bzw. ICD-11: SKID I: PTBS F43.1 bzw. KPTBS 6B41, rezidivierende depressive Störung F33.2 bzw. 6A71.3.

Behandlungskonzeption: Stationäre Behandlung von vier Monaten; Behandlungsbündnis erarbeiten, Absprachen bezüglich Suizidalität, Skillstraining bei selbstverletzendem Verhalten, Aufbau selbstfürsorglicher Verhaltensweisen, ressourcenorientierte Förderung der Alltagskompetenz. Beziehungsklärung inklusive Förderung des Umgangs mit aggressiven Gedanken und Regungen und Verschränkung dieser Techniken mit der traumakonfrontativen Behandlung.

Behandlungsergebnis der ersten stationären Behandlungsphase: Verminderung des selbstverletzenden Verhaltens, keine suizidale Gefährdung mehr, bessere Abgrenzung gegenüber der Familie, dadurch weniger Konflikte mit der Tochter, Übergang in eine ambulante Therapie zur Fortsetzung angstkonfrontativer Behandlung. Planung von Intervalltherapie in Absprache mit den ambulanten Behandlern.

Grad IV – Traumafolgestörung »plus« komplexer dissoziativer Symptomatik

Prädiktoren für die Entwicklung psychotraumatischer Komplikationen während einer traumatischen Erfahrung sind einerseits das Erleben völliger Ohnmacht und Hilflosigkeit, andererseits das Vorhandensein einer »peritraumatischen Dissoziation«. In der peritraumatischen Dissoziation werden unerträgliche Erlebnisinhalte nicht bewusst wahrgenommen, sondern vom persönlichen Erinnerungserleben abgespalten. Dissoziation ist außerdem ein psychisches Phänomen, das von geringfügigem Abschalten im Alltagsleben, wie z. B. Tagträumen, bis zu ausgeprägten dissoziativen Störungen, wie der dissoziativen Identitätsstörung (DIS) reichen kann. In der Literatur ist eine präzise Definition der Dissoziation selten. Die konzeptionelle Unterscheidung zwischen Dissoziation als Prozess, Organisation, Defizit, psychologischem Abwehrmechanismus und Symptom trägt viel zur Verwirrung bei (Nijenhuis & van der Hart 2011). Nach ICD-10 ist die dissoziative Störung gekennzeichnet durch den Verlust der Integrität des Bewusstseins und des Handelns. Es kann hierbei zu einer kurzen oder längerfristigen Unterbrechung der Wahrnehmung der eigenen Bewusstheit, des Gedächtnisses, der Wahrnehmung der Umwelt bis hin zur Unterbrechung des Identitätserlebens kommen (Dilling 2006; Falkai et al. 2015; Maercker et al. 2013). Im ICD-11 erhielten die dissoziativen Störungen ein eigenes Kapitel in direktem Anschluss an die stressbezogenen Erkrankungen. Der Begriff der Konversionsstörung fiel weg, dafür wurden die spezifischen funktionellen sensorischen und motorischen neurologischen Störungen genauer definiert und die dissoziative Identitätsstörung als eigene diagnostische Einheit formuliert.

Dissoziative Störungen (6B6) im ICD-11 (→Kap. 24)

- Dissoziativ-neurologische Symptomstörungen (6B60)
- Dissoziative Amnesien (6B61)
- Trance Störung (6B62)
- Trance Besessenheitsstörung (6B63)
- Dissoziative Identitätsstörung (6B64)
- Partielle Identitätsstörung (6B65)
- Depersonalisations-Derealisationsstörung (6B66)

Daran angelehnt gelten als komplexe dissoziative Symptomatik in unserem Sinne Störungen, die in die Kontinuität des Identitätserlebens einer Person eingreifen (Dell 2006; van der Hart 2005; van der Hart et al. 2008; Nijenhuis & van der Hart 2011). Hinweise auf ein mögliches Vorliegen dissoziierter Persönlichkeitsanteile sind z. B. Gedächtnislücken im Alltag (Amnesien), das Sich-Wiederfinden an anderen Orten, ohne zu wissen, wie man dahin geraten ist (Fugue), Berichte anderer Personen über eigene Handlungen, für die keine Erinnerung besteht, oder dass sich Dinge im eigenen Besitz finden, für deren Beschaffung keine bewusste Handlung erinnert wird. Außenstehende können auffallende Wechsel in Kenntnissen und Fähigkeiten, auch in emotionalen Reaktionen betroffener Personen beobachten. Im ICD-11 ist diese schwere Form der Dissoziation, die dissoziative Identitätsstörung als eigene Störung kategorisierbar (Gast et al. 2017).

Bei der komplexen dissoziativen Störung bestimmen »negative dissoziative Symptomatik« und strukturelle Reaktionen im Sinne von Phobien hinsichtlich mentaler Handlungen, dissoziierter Persönlichkeitsanteile, Bindungsvermeidung und Angst vor Bindungsverlust ebenso wie Phobien hinsichtlich traumatischer Erinnerungen und hinsichtlich Veränderung und gesunder Risikobereitschaft die Lebensführung.

Die Behandlungskonzeption muss daher auf einer gezielten Förderung der Gegenwartsorientierung und der Wahrnehmung aufgebaut werden. Vielerlei ist zu bedenken, nicht zuletzt die hohe Suggestibilität der Betroffenen und die oft intensiven psychodynamischen Verflechtungen, die die Gefahr einer therapeutischen Grenzüberschreitung einschließen. Ausgewogene Psychoedukation und der Einsatz antidissoziativer Skills dienen dazu, die Kontrolle und Steuerungsfähigkeit wiederherzustellen, damit zuvor dissoziierte Bereiche des Erlebens wieder zugänglich gemacht werden können. Oberstes Ziel ist für die Alltagsbewältigung, alle vorhandenen Ressourcen zu bündeln und der Gesamtpersönlichkeit verfügbar zu machen.

FALLBEISPIEL ELVIRA

Elvira ist 50 Jahre alt, Lageristin, bezieht EU-Rente, hat eine Tochter, lebt mit einer Partnerin zusammen.

Es bestünden Spannungskopfschmerzen und Migräne seit der Kindheit, Antriebsschwäche, Freudlosigkeit, Flashbacks, sozialer Rückzug. Auf Nachfragen berichtet sie, dass sie sich gelegentlich an anderem Ort wiederfinde. Manchmal fehlten ihr Ausschnitte des Tages. Im Gespräch, das klar und geordnet verlief, kauert sie sich plötzlich am Boden hin, wimmert mit kindlicher Stimme und wiegt den Körper vor und zurück. Der Zustand dauert ungefähr 10 Minuten an. Danach kann das Gespräch wie selbstverständlich weitergeführt werden.

In der Kindheit seit dem vierten Lebensjahr sexueller Missbrauch durch den Vater und die Brüder. Sie habe in der Familie eine untergeordnete Position mit starker Abwertung durch den Familienverbund innegehabt. Die Mutter war chronisch krank und verstarb im 12. Lebensjahr der Patientin. Weder Lehrer und Lehrerinnen noch Verwandte hatten die Not des Mädchens erkannt. Hohe Loyalität zur Familie, da der Vater sich um sie gekümmert habe.

Traumafolge-störung	Symptomatik	Diagnostik	Behandlungs-empfehlung
Grad I »klassische« PTBS	Intrusionen, Vermeidungsverhalten und/oder Numbing, Hyperarousal ohne Komorbidität psychischer Erkrankungen	CAPS PCL-5 PDS IES-R ITQ	Behandlung nach evidenzbasierten Methoden
Grad II PTBS (KPTBS) oder partielle PTBS »plus« traumakompensatorische Symptomatik	»plus« Komorbidität, z. B. Angst, Depression, Somatisierung, Abhängigkeitserkrankungen, Depersonalisation/Derealisation, sonstige kompensatorische Symptome	Speziell auf Komorbide Störung abgestimmt: z. B. BDI, PHQ-9, HAMD	Spezielle Therapieplanung: Hierarchisierung von Therapiezielen, z. B. zunächst Behandlung mit Modulen aus der Angstkonfrontation, eventuell antidepressive Medikation
Grad III KPTBS, PTBS oder partielle PTBS »plus« persönlichkeitsprägende Symptomatik	»plus« Schwere emotionale Instabilität, dissoziative Symptomatik, Bindungs-/Beziehungsstörungen, verändertes Selbst- und Weltbild	ITQ IPDE SCID-5-CV SCID-5-PD SCID-D SIDES sKPTBS	Förderung der Beziehungsfähigkeit und der Fähigkeit zur interpersonellen Kompetenz; Aufbau selbstfürsorglicher Verhaltensweisen; Förderung von Alltagsressourcen; Vermittlung von Strategien zum Umgang mit Krisensituationen; Bearbeitung traumaassoziierter Emotionen und dysfunktionaler Kognitionen
Grad IV KPTBS, PTBS oder partielle PTBS »plus« komplexe dissoziative Symptomatik	»plus« Amnesien, Teilidentitätsstörungen Identitätswechsel	SCID-I SCID-D ITQ FDS DSS DDIS	Förderung der Gegenwartsorientierung Einsatz antidissoziativer Skills; Wahrnehmungsförderung; Förderung der Binnen-Kommunikation; Kontrolle und Steuerungsfähigkeit zuvor dissoziierter Bereiche des Erlebens

CAPS = Clinician-Administered PTSD Scale; PCL-5 = PTSD Checklist for DSM-5; PDS = Posttraumatic Diagnostic Scale; IES-R = Impact of Event Scale, revised; BDI = Beck-Depressions-Inventar; PHQ-9 = Brief Patient Health Questionnaire; HAMD = Hamilton-Depressions-Inventar; ITQ = International Trauma Questionnaire; IPDE = International Personality Disorder Examination; SCID-5-CV = Strukturiertes Klinisches Interview für DSM-5-Störungen – Klinische Version; SCID-5-PD = Strukturiertes Klinisches Interview für DSM-5 – Persönlichkeitsstörungen; SCID-D = Strukturiertes Klinisches Interview für Dissoziative Störungen; SIDES = Structured Clinical Interview for Disorders of Extreme Stress; sKPTBS = Screening zur komplexen PTBS; FDS = Fragebogen zu Dissoziativen Symptomen; DSS = Dissoziations-Spannungs-Skala; DDIS = Dissociative Disorders Interview Schedule.

Tab. 3-3: Diagnostik und Behandlungsempfehlungen von Traumafolgestörungen

Diagnostik ICD-10 bzw. ICD-11: SKID-IPTBS F43.1 bzw. KPTBS 6B41, rezidivierende depressive Störung F33.2 bzw. 6A71.3, gemischte dissoziative Störung F44.7 bzw. 6B60.Y mit Amnesie F44.0 bzw. 6B61, Fugue und Teilidentitätsstörung F44.8 bzw. 6B65, somatoforme Schmerzstörung F45.4 bzw. 6C20 bestätigt durch SKID-D.

Behandlungskonzeption: Behandlungsbündnis wiederholt bestärken, auch mit unterschiedlichen Persönlichkeitsanteilen, Förderung der Wahrnehmungsfunktionen und der Alltagsfunktionen, ressourcenorientierte Erinnerungsarbeit, Einsatz antidissoziativer Skills, kontrollierte Begleitung bei Konfrontation mit zuvor dissoziierten Persönlichkeitsanteilen. Langfristig haltgebende ambulante Psychotherapie, die Struktur fördernde Elemente mit Ego-State-Therapie-Elementen verbindet. Ambulante Therapie im Wechsel mit kurzen stationären Aufenthalten in Krisen, eng abgestimmt zwischen den Behandelnden. Auch nach Ende der ambulanten Richtlinien-Psychotherapie weitere ambulante Kontakte auf der Grundlage von Ziffern außerhalb der Richtlinien-Psychotherapie. Zeitweise sozialpsychiatrische Unterstützung und Betreuung, Netzwerk-Arbeit der Behandelnden und Betreuenden.

3.5 Zusammenfassung

Diagnostische Überlegungen haben gerade im Feld der Traumafolgestörungen zur Präzisierung der Krankheitsbilder und damit zu intensivierter Forschung beigetragen. Dies hat letztlich dazu geführt, den stressbezogenen Erkrankungen wie auch den dissoziativen Störungen eigene Kapitel in den Klassifikationssystemen zu sichern. Für die klinische Praxis lässt sich mit einer an differenziellen Behandlungsbedürfnissen ausgerichteten Systematik ein praxisgerechtes Vorgehen bei komplexen Traumafolgestörungen erreichen.

Ausgehend von bisherigen (DSM-5 und ICD-10) und zukünftigen klassifikatorischen Modellen (ICD-11) entwickelte die Arbeitsgruppe der DeGPT (Deutschsprachige Gesellschaft für Psychotraumatologie) eine syndrom- und behandlungsbezogene Einteilung der Traumafolgestörungen in vier Typen, (1) die klassische Traumafolgestörung, die (2) Traumafolgestörung mit Komorbidität mit einer weiteren psychischen Erkrankung, die (3) Traumafolgestörung mit persönlichkeitsprägender Symptomatik und die (4) Traumafolgestörung mit komplexer dissoziativer Symptomatik. Dies erlaubt eine phänomenologisch-syndromale Kategorisierung ebenso wie eine Graduierung, da mit jedem Typ die Komplexität und damit der Schweregrad der Störung zunimmt. Die praxisorientierte Systematisierung der Posttraumatischen Folgestörungen soll die Indikationsstellung, die Hierarchisierung von Therapiezielen und die Therapieplanung erleichtern.

Literatur

American Psychiatric Association (APA) (1995). Diagnostic and statistical manual of mental disorders, 4th Edition. Washington DC: APA.

American Psychiatric Association (APA) (2013). DSM 5. Washington DC: APA, 70.

Armour, C., Műllerová, J. & Elhai, J. D. (2016). A systematic literature review of PTSD's latent structure in the Diagnostic and Statistical Manual of Mental Disorders. DSM-IV to DSM-5. Clin Psychol Rev 44, 60–74.

Bae, H., Kim, D. & Park, Y. C. (2015). Dissociation predicts treatment response in eye-movement desensitization and reprocessing for posttraumatic stress disorder. J Trauma Dissociation 17(1), 112–130.

Ball, J. S. & Links, P. S. (2009). Borderline personality disorder and childhood trauma: evidence for a causal relationship. Curr Psychiatry Rep 11(1), 63–68.

Barbieri, A., Visco-Comandini, F., Alunni Fegatelli, D., Schepisi, C., Russo, V., Calò, F., Dessì, A., Cannella, G. & Stellacci, A. (2019). Complex trauma, PTSD and complex PTSD in African refugees. European Journal of Psychotraumatology, 10(1), 1700621.

Beck, A. T., Steer, R. A. & Brown, G. K. (1996). Beck Depression Inventory, 2nd edn. Manual. The Psychological Corporation, San Antonio.

Beesdo-Baum, K., Zaudig, M., Wittchen, H. U. (2019). Strukturiertes Klinisches Interview für DSM-5-Persönlichkeitsstörungen (SCID-5-PD). Deutsche Bearbeitung des Structured Clinical Interview for DSM-5-Personality Disorders von Michael B. First, Janet B. W. Williams, Lorna Smith Benjamin, Robert L. Spitzer.

Beesdo-Baum, K., Zaudig, M., Wittchen, H. U. (2019). Strukturiertes Klinisches Interview für DSM-5 – Störungen – Klinische Version (SCID-5-CV). Deutsche Bearbeitung des Structured Clinical Interview for DSM-5 Disorders – Clinician Version von Michael B. First, Janet B. W. Williams, Rhonda S. Karg, Robert L. Spitzer.

Beltran, R. O. & Silove, D. (1999). Expert opinions about the ICD-10 category of enduring personality change after catastrophic experience. Compr Psychiatry 40(5), 396–403.

Beltran, R. O., Silove, D. & Llewellyn, G. M. (2009). Comparison of ICD-10 diagnostic guidelines and research criteria for enduring personality change after catastrophic experience. Psychopathol 42(2), 113–118.

Bradley, R., Greene, J., Russ, E., Dutra, L. & Westen, D. (2005). A multidimensional meta-analysis of psychotherapy for PTSD. Am J Psychiatry 162(2), 214–227.

Brewin, C. R., Andrews, B. & Valentine, J. D. (2000). Meta-analysis of risk factors for posttraumatic stress disorder in trauma-exposed adults. J Consult Clin Psychol 68, 748–766.

Brewin, C. R., Cloitre, M., Hyland, P., Shevlin, M., Maercker, A., Bryant, R. A., Humayun, A., Jones, L. M., Kagee, A., Rousseau, C., Somasundaram, D., Suzuki, Y., Wessely, S., van Ommeren, M. & Reed, G. M. (2017). A review of current evidence regarding the ICD-11 proposals for diagnosing PTSD and complex PTSD. Clin Psychol Rev 58, 1–15.

Cloitre, M. (2021). Complex PTSD: Assessment and treatment. European Journal of Psychotraumatology, 12(sup1), 1866423.

Cloitre, M., Garvert, D. W., Brewin, C. R., Bryant, R. A. & Maercker, A. (2013). Evidence for proposed ICD-11 PTSD and complex PTSD: A latent profile analysis. Europ J Psychotraumatol 4(1), 20706.

Cloitre, M., Garvert, D. W., Weiss, B., Carlson, E. B. & Bryant, R. A. (2014). Distinguishing PTSD, Complex PTSD, and Borderline Personality Disorder: A latent class analysis. Europ J Psychotraumatology, 5.

Cloitre, M., Hyland, P., Prins, A. & Shevlin, M. (2021). The international trauma questionnaire (ITQ) measures reliable and clinically significant treatment-related change in PTSD and complex PTSD. European Journal of Psychotraumatology, 12(1), 1930961.

Cloitre, M., Petkova, E., Wang, J. & Lu Lassell, F. (2012). An examination of the influence of a sequential treatment on the course and impact of dissociation among women with PTSD related to childhood abuse. Depress Anxiety 29(8), 709–717.

Cloitre, M., Shevlin, M., Brewin, C. R., Bisson, J. I., Roberts, N. P., Maercker, A., Kratzias, T. & Hyland, P. (2018). The International Trauma Questionnaire: Development of a self-report

measure of ICD-11 PTSD and complex PTSD. Acta Psychiatrica Scand 138(6), 536–546.
Cloitre, M., Stovall-McClough, K. C., Nooner, K., Zorbas, P., Cherry, S., Jackson, C. L., Gan, W. & Petkova, E. (2010). Treatment for PTSD related to childhood abuse: a randomized controlled trial. Am J Psychiatry 167(8), 915–924.
Courtois, C. A. & Ford, J. D. (2011). Komplexe traumatische Belastungsstörungen und ihre Behandlung. Paderborn: Junfermann.
Dalenberg, C. & Carlson, E. B. (2012). Dissociation in posttraumatic stress disorder part II: how theoretical models fit the empirical evidence and recommendations for modifying the diagnostic criteria for PTSD. Psychol Trauma Theory Res Pract. 4(6), 551.
De Bellis, M. D. & Zisk, A. (2014). The biological effects of childhood trauma. Child Adolesc Psychiatric Clin 23(2), 185–222.
Dell, P. F. (2002). Dissociative phenomenology of dissociative identity disorder. J Nerv Ment Dis 190, 10–15.
Dell, P. F. (2006). A new model of dissociative identity disorder. Psychiatr Clin North Am 29(1), 1–26.
Dilling, H. & Freyberger, H. J. (Hg.) (2006). Taschenführer zur ICD-10 Klassifikation psychischer Störungen (3. vollständig überarbeitete und erweiterte Auflage). Bern, Göttingen, Toronto, Seattle: Hans Huber.
Dilling, H., Mombur, W., Schmidt, M. H. & Schulte-Markwort, E. (1995). Internationale Klassifikation psychischer Störungen. ICD-10 Kapitel V (F). Forschungskriterien. Bern: Huber.
Deutsches Institut für Medizinische Dokumentation und Information (DIMD) (Hg.) (2010). ICD-10-GM. Systematisches Verzeichnis. Internationale statistische Klassifikation der Krankheiten und verwandter Gesundheitsprobleme. 10. Revision – German Modification. Köln: Deutscher Ärzte Verlag.
Dorr, F., Sack, M. & Bengel, J. (2018). Validierung des Screenings zur komplexen Posttraumatischen Belastungsstörung (SkPTBS) – Revision. Psychother Psychosom Med Psychol 68(12), 525–533.
Ellsberg, M., Jansen, H., Heise, L., Watts, C. H. & García-Moreno, C. (2008). Intimate partner violence and women's physical and mental health in the WHO multi-country study on women's health and domestic violence: an observational study. Lancet 371, 1165–1172.
Falkai, P., Wittchen, H., Döpfner, M. et al. (2015). Diagnostische Kriterien DSM-5: Deutsche Ausgabe. Göttingen: Hogrefe Verlag.
Felding, S. U., Mikkelsen, L. B. & Bach, B. (2021). Complex PTSD and personality disorder in ICD-11: When to assign one or two diagnoses? Australasian Psychiatry, 10398562211014212.
Felitti, V. J., Anda, R. F., Nordenberg, D., Williamson, D. F., Spitz, A. M., Edwards, V., Koss, M. P. & Marks, J. S. (1998). Relationship of childhood abuse and household dysfunction to many of the leading causes of death in adults. The Adverse Childhood Experiences (ACE) Study. Am J Prev Med 14(4), 245–258.
Flatten, G., Gast, U., Hofmann, A., Knaevelsrud, Ch., Lampe, A., Liebermann, P., Maercker, A., Reddemann, L. & Wöller, W. (2011). S3 – Leitlinie Posttraumatische Belastungsstörung. Trauma und Gewalt 3, 202–210.
Foa, E. B., McLean, C. P., Zang, Y., Zhong, J., Powers, M. B., Kauffman, B. Y., ... & Knowles, K. (2016). Psychometric properties of the Posttraumatic Diagnostic Scale for DSM-5 (PDS-5). Psychological assessment, 28(10), 1166.
Folke, S., Nielsen, A. B. S., Andersen, S. B., Karatzias, T. & Karstoft, K.-I. (2019). ICD-11 PTSD and complex PTSD in treatment-seeking Danish veterans: A latent profile analysis. European Journal of Psychotraumatology, 10(1).
Ford, J. D. & Courtois, C. A. (2021). Complex PTSD and Borderline personality disorder. Borderline Personality Disorder and Emotion Dysregulation, 8(1), 16.
Ford, J. D., Spinazzola, J. & van der Kolk, B. (2021). Psychiatric comorbidity of developmental trauma disorder and posttraumatic Stress disorder: findings from the DTD field trial replication (DTDFT-R).
Freyberger, H. J., Spitzer, C., Stieglitz, R. D., Kuhn, G., Magdeburg, N. & Bernstein-Carlson, E. (1998). Fragebogen zu dissoziativen Symptomen (FDS). Deutsche Adaptation, Reliabilität und Validität der amerikanischen Dissociative Experience Scale (DES). PPmP: Psychotherapie Psychosomatik Medizinische Psychologie.
Friedman, M. J. (2013). Finalizing PTSD in DSM-5: Getting here from there and where to go next. J Traumatic Stress 26(5), 548–556.
Gast, U. (2017). Dissoziation und Trauma. PiD – Psychotherapie im Dialog 18(03), 44–48.
Gast, U., Rodewald, F., Nickel, V., Emrich, H. M. (2001). Prevalence of dissociative disorders

among psychiatric inpatients in a German university clinic. J Nerv Ment Dis 189, 249–256.

Gast, U., Rodewald, F., Hofmann, A., Mattheß, H., Nijenhuis, E., Reddemann, L. & Emrich, H. M. (2006). Die dissoziative Identitätsstörung – häufig fehldiagnostiziert. Dtsch Arztebl 103(47), A3193–200.

Geoffrion, S., Goncalves, J., Robichaud, I., Sader, J., Giguère, C. É., Fortin, M., Lamothe, J., Bernard, P. & Guay, S. (2020). Systematic Review and Meta-Analysis on Acute Stress Disorder: Rates Following Different Types of Traumatic Events. Trauma, Violence & Abuse.

Haselgruber, A., Sölva, K. & Lueger-Schuster, B. (2020). Validation of ICD-11 PTSD and complex PTSD in foster children using the International Trauma Questionnaire. Acta Psychiatrica Scandinavica, 141(1), 60–73.

Hecker, T. & Maercker, A. (2015). Komplexe posttraumatische Belastungsstörung nach ICD-11. Psychotherapeut 60(6), 547–562.

Heeke, C., O'Donald, A., Stammel, N. & Böttche, M. (2020). Same same but different? DSM-5 versus ICD-11 PTSD among traumatized refugees in Germany. J Psychosom Res 134, 110129.

Herman, J. L. (1993). Sequelae of prolonged and repeated trauma: evidence for a complex posttraumatic syndrome (DESNOS). In: Davidson, J. R. T. & Foa, E. B. (Hg.). Posttraumatic stress disorder: DSM-IV and beyond. Washington DC: American Psychiatric Press, 213–228.

Herman, J. L. (2003). Die Narben der Gewalt. Traumatische Erfahrungen verstehen und überwinden. Paderborn: Junfermann.

Ho, G. W. K., Karatzias, T., Vallières, F., Bondjers, K., Shevlin, M., Cloitre, M., Ben-Ezra, M., Bisson, J. I., Roberts, N. P., Astill Wright, L. & Hyland, P. (2021). Complex PTSD symptoms mediate the association between childhood trauma and physical health problems. Journal of Psychosomatic Research, 142, 110358.

Hyland, P., Ceannt, R., Daccache, F., Abou Daher, R., Sleiman, J., Gilmore, B., Byrne, S., Shevlin, M., Murphy, J. & Vallières, F. (2018). Are posttraumatic stress disorder (PTSD) and complex-PTSD distinguishable within a treatment-seeking sample of Syrian refugees living in Lebanon? Global Mental Health, 5, e14.

Hyland, P., Shevlin, M., Fyvie, C., Cloitre, M. & Karatzias, T. (2020). The relationship between ICD-11 PTSD, complex PTSD and dissociative experiences. Journal of Trauma & Dissociation, 21(1), 62–72.

Hyland, P., Shevlin, M., McNally, S., Murphy, J., Hansen, M. & Elklit, A. (2016). Exploring differences between the ICD-11 and DSM-5 models of PTSD. Does it matter which model is used? J Anx Disord 37, 48–53.

Janet, P. (1889). L'Automatisme Psychologique. Essai de psychologie expérimentale sur les formes inférieures de l'activité humaine. Paris (France): Felix Alcan.

Karatzias, T., Shevlin, M., Fyvie, C., Hyland, P., Efthymiadou, E., Wilson, D., Roberts, N., Bisson, J. I., Brewin, C. R. & Cloirte, M. (2016). An initial psychometric assessment of an ICD-11 based measure of PTSD and complex PTSD (ICD-TQ). Evidence of construct validity. J Anx Disord 44, 73–79.

Karatzias, T., Cloitre, M., Maercker, A., Kazlauskas, E., Shevlin, M., Hyland, P., Bisson, J. I., Roberts, N. P. & Brewin, C. R. (2017). PTSD and Complex PTSD: ICD-11 updates on concept and measurement in the UK, USA, Germany and Lithuania. Europ J Psychotraumatol 8(sup7), 1418103.

Kazlauskas, E., Zelviene, P., Daniunaite, I., Hyland, P., Kvedaraite, M., Shevlin, M. & Cloitre, M. (2020). The structure of ICD-11 PTSD and Complex PTSD in adolescents exposed to potentially traumatic experiences. Journal of Affective Disorders, 265, 169–174.

Keeley, J. W., Reed, G. M., Roberts, M. C., Evans, S. C., Medina-Mora, M. E., Robles, R., Rebello, T., Sharan, P., Gureje, O., First, M. B., Andrews, H. F., Ayuso-Mateos, J. L., Gaebel, W., Zielasek, J. & Saxena, S. (2016). Developing a science of clinical utility in diagnostic classification systems field study strategies for ICD-11 mental and behavioral disorders. Am Psychol 71(1), 3–16.

Kessler, R. C., Sonnega, A., Bromet, E., Hughes, M. & Nelson, C. B. (1995). Posttraumatic stress disorder in the National Comorbidity Survey. Arch Gen Psychiatry 52, 1048–1060.

Knefel, M., Garvert, D. W., Cloitre, M. & Lueger-Schuster, B. (2013). Update to an evaluation of ICD-11 PTSD and complex PTSD criteria in a sample of adult survivors of childhood institutional abuse by Knefel & Lueger-Schuster (2013): a latent profile analysis. Eur J Psychotraumatol 6, 25290.

Knefel, M., Garvert, D. W., Cloitre, M. & Lueger-Schuster, B. (2015). Update to an evaluation of ICD-11 PTSD and complex PTSD criteria in a sample of adult survivors of childhood institutional abuse by Knefel & Lueger-Schuster (2013):

A latent profile analysis. Europ J Psychotraumatol 6(1), 25290.
Kroenke, K., Spitzer, R. L., Williams, J. B. (2001). The PHQ-9: validity of a brief depression severity measure. Journal of general internal medicine 16:606-613.
Krüger-Gottschalk, A., Knaevelsrud, C., Rau, H., Dyer, A., Schäfer, I., Schellong, J. & Ehring, T. (2017). The German version of the Posttraumatic Stress Disorder Checklist for DSM-5 (PCL-5): psychometric properties and diagnostic utility. BMC Psychiatry 17(1), 1–9.
Langkafel, M. (2000). Die Posttraumatische Belastungsstörung. PiD-Psychotherapie im Dialog, 1(01), 3-12.
Lanius, R. A., Brand, B., Vermetten, E., Frewen, P. A. & Spiegel, D. (2012). The dissociative subtype of posttraumatic stress disorder: Rationale, clinical and neurobiological evidence, and implications. Depress Anx 29, 701–708.
Loranger, A. W., Janca, A. & Sartorius, N. (Eds.). (1997). Assessment and diagnosis of personality disorders: The ICD-10 international personality disorder examination (IPDE). Cambridge University Press.
Maercker, A. (2003). Erscheinungsbild, Erklärungsansätze und Therapieforschung. In: Maercker, A. (Hg.). Therapie der Posttraumatischen Belastungsstörungen. (2., überarbeitete und ergänzte Auflage). Berlin, Heidelberg: Springer 3–36.
Maercker, A., Brewin, C. R., Bryant, R. A. et al. (2013). Proposals for mental disorders specifically associated with stress in the International Classification of Diseases-11. The Lancet 381(9878), 1683–1685.
Maercker, A., Brewin, C. R., Bryant, R. A. et al. (2013). Proposals for mental disorders specifically associated with stress in the International Classification of Diseases-11. Lancet 381(9878), 1683–1685.
Miller, I. W., Bishop, S., Norman, W. H. & Maddever, H. (1985). The modified Hamilton rating scale for depression: reliability and validity. Psychiatry research, 14(2), 131–142.
Miller, M. W., Kaloupek, D. G., Dillon, A. L. & Keane, T. M. (2004). Externalizing and internalizing subtypes of combat-related PTSD: a replication and extension using the PSY-5 scales. Abnorm Psychol 113(4), 636–645.
Miller, M. W. & Resick, P. A. (2007). Internalizing and externalizing subtypes in female sexual assault survivors: implications for the understanding of complex PTSD. Behav Ther 38(1), 58–71.
Møller, L., Bach, B., Augsburger, M., Elklit, A., Søgaard, U. & Simonsen, E. (2021). Structure of ICD-11 complex PTSD and relationship with psychoform and somatoform dissociation. European Journal of Trauma & Dissociation, 5(3), 100233.
Murphy, D., Karatzias, T., Busuttil, W., Greenberg, N. & Shevlin, M. (2021). ICD-11 posttraumatic stress disorder (PTSD) and complex PTSD (CPTSD) in treatment seeking veterans: Risk factors and comorbidity. Social Psychiatry and Psychiatric Epidemiology, 56(7), 1289–1298.
Nichter, B., Norman, S., Haller, M. & Pietrzak, R. H. (2019). Psychological burden of PTSD, depression, and their comorbidity in the, U. S. veteran population: Suicidality, functioning, and service utilization. Journal of Affective Disorders, 256, 633–640.
Nijenhuis, E. (2006). Somatoforme Dissoziation. Berlin: Junfermann.
Nijenhuis, E. & van der Hart, O. J. (2011). Dissociation in trauma: a new definition and comparison with previous formulations. J Trauma Dissoc 12(4), 416–445.
Ozer, E. J., Best, S. R., Lipsey, T. L. & Weiss, D. S. (2003). Predictors of post-traumatic stress disorder and symptoms in adults: a meta-analysis. Psychol Bull 129(1), 52–73.
Pelcovitz, D., Van der Kolk, B., Roth, S., Mandel, F., Kaplan, S. & Resick, P. (1997). Development of a criteria set and a structured interview for disorders of extreme stress (SIDES). Journal of traumatic Stress, 10(1), 3–16.
Perkonigg, A., Kessler, R. C., Storz, S. & Wittchen, H. U. (2000). Traumatic events and post-traumatic stress disorder in the community: prevalence, risk factors and comorbidity. Acta Psychiatr Scand 101(1), 46–59.
Perkonigg, A., Höfler, M., Cloitre, M., Wittchen, H. U., Trautmann, S. & Maercker, A. (2016). Evidence for two different ICD-11 posttraumatic stress disorders in a community sample of adolescents and young adults. Europ Arch Psychiat Neurosci 266(4), 317–328.
Pikarinen, U., Saisto, T., Schei, B., Swahnberg, K. & Halmesmaki, E. (2007). Experiences of physical and sexual abuse and their implications for current health. Obstet Gynecol 109(5), 1116–1122.
Resick, P. A., Bovin, M. J., Calloway, A. L., Dick, A. M., King, M. W., Mitchell, K. S., Suvak, M. K.,

Wells, S. Y., Wiltsey Stirman, S. & Wolf, E. J. (2012). A critical evaluation of the complex PTSD literature: Implications for DSM-5. J Traumatic Stress, 25(3), 241–251.
Resick, P. A., Suvak, M. K., Johnides, B. D., Mitchell, K. S. & Iverson, K. M. (2012). The impact of dissociation on PTSD treatment with cognitive processing therapy. Depress Anxiety 29(8), 718–730.
Rosner, R., Henkel, C., Ginkel, K. & Mestel, R. (2010). Was passiert nach der stationären Stabilisierung mit komplextraumatisierten PTB-Patientinnen? Die Bedeutung von Stabilisierung und Konfrontation für die Behandlung traumatisierter Frauen. ZPPP 58(2), 127–135.
Rosner, R. & Powell, S. (2007). Überschätzt die ICD-10 die PTBS-Prävalenz? Auswirkungen unterschiedlicher Diagnosekriterien auf Diagnoseraten der Posttraumatischen Belastungsstörung nach Kriegstraumatisierung. Trauma und Gewalt 1, 46–57.
Sachsse, U., Vogel, C. & Leichsenring, F. (2006). Results of psychodynamically oriented trauma-focused inpatient treatment for women with complex posttraumatic stress disorder (PTSD) and Borderline personality disorder (BPD). Bull Menninger Clin Spring 70(2), 125–144.
Sack, M. (2004). Diagnostische und klinische Aspekte der komplexen Posttraumatischen Belastungsstörung. Nervenarzt 75(5), 451–459.
Santiago, P. N., Ursano, R. J., Gray, C. L., Pynoos, R. S., Spiegel, D., Lewis-Fernandez, R., Friedman, M. J. & Fullerton, C. S.(2013). A Systematic Review of PTSD Prevalence and Trajectories in DSM-5 Defined Trauma Exposed Populations: Intentional and Non-Intentional Traumatic Events. PLoS ONE 8(4), e59236.
Saß, H., Wittchen, H. U., Zaudig, M. & Houben, I. (2003). Diagnostisches und Statistisches Manual Psychischer Störungen – Textrevision. Übersetzt nach der vierten Auflage des Diagnostic and statistical manual of mental disorders der American Psychiatric Association. Göttingen: Hogrefe.
Schäfer, I., Gast, U., Hofmann, A., Knaevelsrud, C., Lampe, A., Liebermann, P., Lotzin, A., Maercker, A., Rosner, R. & Wöller, W. (Hg.) (2019). S3-Leitlinie Posttraumatische Belastungsstörung. Berlin, Heidelberg, New York: Springer.
Schäfer, I., Ehring, T., Knaevelsrud, C., Michael, T. & Schellong, J. (2020). Diagnostik und Behandlung der posttraumatischen Belastungsstörung. Psychotherapeut 65(6), 521–532.
Schellong, J., Hanschmidt, F., Ehring, T., Knaevelsrud, C., Schäfer, I., Rau, H., Dyer, A. & Krüger-Gottschalk, A. (2019). Diagnostik der PTBS im Spannungsfeld von DSM-5 und ICD-11. Der Nervenarzt 90(7), 733–739.
Schmahl, C., Berne, K., Krause, A., Kleindienst, N., Valerius, G., Vermetten, E. & Bohus, M. (2009). Hippocampus and amygdala volumes in patients with Borderline personality disorder with or without posttraumatic stress disorder. J Psychiatry Neurosci 34(4), 289–295.
Schröttle, M. & Müller, U. (2004). Lebenssituation, Sicherheit und Gesundheit von Frauen in Deutschland. Eine repräsentative Untersuchung zu Gewalt gegen Frauen in Deutschland. BMFSFJ 2004.
Schützwohl, M. & Maercker, A. (1999). Effects of varying diagnostic criteria for posttraumatic stress disorder are endorsing the concept of partial PTSD. J Trauma Stress 12, 155–165.
Spermon, D., Darlington, Y. & Gibney, P. (2010). Psychodynamic psychotherapy for complex trauma: targets, focus, applications, and outcomes Psychol Res Behav Management 3, 119–127.
Steil, R., Dyer, A., Priebe, K., Kleindienst, N. & Bohus, M. (2011). Dialectical behavior therapy for posttraumatic stress disorder related to childhood sexual abuse: a pilot study of an intensive residential treatment program. J Trauma Stress 24(1), 102–106.
Steinberg, M., Cicchetti, D., Buchanan, J. & Hall, P. (1993). Clinical assessment of dissociative symptoms and disorders: The Structured Clinical Interview for DSM-IV Dissociative Disorders (SCID-D). Dissociation: Progress in the Dissociative Disorders.
Stein, D. J., Koenen, K. C., Friedman, M. J., Hill, E., McLaughlin, K. A., Petukhova, M., Ruscio, A. M., Shahly, V., Spiegel, D., Borges, G., Bunting, B., Caldas-de-Almeida, J. M., de Girolamo, G., Demyttenaere, K., Florescu, S., Haro, J. M., Karam, E. G., Kovess-Masfety, V., Lee, S., Matschinger, H., Mladenova, M., Posada-Villa, J., Tachimori, H., Viana, M. C. & Kessler, R. C. (2012). Dissociation in posttraumatic stress disorder: evidence from the world mental health surveys. Biol Psychiatry 73(4), 302–312.
Stiglmayr, C. E., Braakmann, D., Haaf, B., Stieglitz, R. D. & Bohus, M. (2003). Entwicklung und psychometrische Charakteristika der Dissoziations-Spannungs-Skala akut (DSS-akut). Psychother Psychosom Med Psychol 53(07), 287–294.

Terr, L. C. (1991). Childhood traumas: an outline and an overview. Am J Psychiatry 148(1), 10–20.
van der Hart, O., Nijenhuis, E. & Steele, K. (2008). Das verfolgte Selbst. Strukturelle Dissoziation und die Behandlung chronischer Traumatisierung. Paderborn: Junfermann.
van der Hart, O., Nijenhuis, E. R. & Steele, K. (2005). Dissociation: An insufficiently recognized major feature of complex posttraumatic stress disorder. J Trauma Stress 18(5), 413–423.
Vencio, S., Caiado-Vencio, R. & Caixeta, L. (2019). Differential diagnosis between anomalous experiences and dissociation disorder using the dissociative disorders interview schedule (DDIS). Journal of Trauma & Dissociation, 20(2), 165–178.
Waller, N. G. & Ross, C. A. (1997). The prevalence and biometric structure of pathological dissociation in the general population: taxometric and behavior genetic findings. J Abnorm Psychol 106, 499–510.
Weathers, F. W., Blake, D. D., Schnurr, P. P., Kaloupek, D. G., Marx, B. P. & Keane, T. M. (2013a). The clinician-administered PTSD scale for DSM-5 (CAPS-5). Interview available from the National Center for PTSD. http://www.ptsd.va.gov.
Wolf, E. J., Miller, M. W., Harrington, K. M. & Reardon, A. (2012). Personality-based latent classes of posttraumatic psychopathology: personality disorders and the internalizing/externalizing model. J Abnorm Psychol 212(1), 256–262.
Wolf, E. J., Miller, M. W., Reardon, A. F., Ryabchenko, K. A., Castillo, D. & Freund, R. (2012). A latent class analysis of dissociation and posttraumatic stress disorder: evidence for a dissociative subtype. Arch Gen Psychiatry 69(7), 698–705.
Wöller, W. (2006). Trauma und Persönlichkeitsstörungen. Psychodynamisch-integrative Therapie. Stuttgart: Schattauer.
Zlotnick, C., Johnson, J., Kohn, R., Vicente, B., Rioseco, P. & Saldivia, S. (2008). Childhood trauma, trauma in adulthood, and psychiatric diagnoses: results from a community sample. Compr Psychiatry 49(2), 163–169.

BRITTA MENNE, RUTH EBBINGHAUS

4 Befund und Diagnosestellung

4.1 Einleitung

Eine gute Diagnostik ist immer mit einer sorgfältigen Erstellung und Dokumentation des Untersuchungsbefundes zu verbinden. Erst aus der Zusammenschau des aktuellen Zustandsbildes und der Symptome, der subjektiven Anamnese einerseits und der intersubjektiven Verhaltensbeobachtung andererseits kann ein Befund erhoben werden, der dann in eine Diagnose und die Beschreibung einer Krankheitsentität mündet. Vor diesem Hintergrund ist klar, dass sich der Befund als Folge komplexer Traumatisierungen und individuell differenter Bewältigungswege ebenfalls komplex darstellen kann und die Diagnosestellung nicht immer einfach ist.

Wichtig ist, zwischen einzelnen Symptomen, die für sich genommen unspezifisch sein können, und dem Befund selbst zu differenzieren. Der klinische Befund und die daraus resultierende Diagnose basieren daher nie auf dem einfachen Abzählen einzelner Symptomkriterien, sondern immer auf der **Zusammenschau von diagnostischem Gespräch, Anamneseerhebung, Verhaltensbeobachtung und der erweiterten operationalisierten Diagnostik** in Form von Fragebögen und Interviews, wie in Kap. 3 dargestellt. Der Befund sollte neben spezifischen, unmittelbar traumaassoziierten Symptomen und Problemfeldern auch sekundär entstandene interaktionelle Schwierigkeiten, mögliche vorbestehende psychische Störungen und strukturelle Entwicklungsdefizite, aber auch die aktuelle Lebenssituation sowie die spezifischen prä- und posttraumatischen Ressourcen und salutogenetischen Faktoren (Flatten et al. 2004) einbeziehen.

Die Rekonstruktion von Biografie und Traumanarrativ ist initial oft nur fragmentarisch möglich, sodass der Befund weiter ergänzt und fortlaufend aktualisiert werden muss. Symptome müssen aktiv erfragt bzw. aus der Beobachtung von unspezifischen Verhaltensweisen hergeleitet werden.

4.2 Anamnese und Verhaltensbeobachtung

Bei der Befunderhebung im Kontext von Traumafolgestörungen ist zu beachten, dass die Anamnese und Verhaltensbeobachtung durchweg subjektiv bzw. intersubjektiv sind. Durch die Forschung ist inzwischen hinreichend belegt, dass schwere seelische Traumatisierungen zu typischen neurobiologischen Folgeerscheinungen führen, die über frühere psychodynamische oder lerntheoretische Erklärungsmodelle hinausgehen (Belsky & de Haan 2011; Benedek 2011; Fonzo et al. 2010; Palic & Elklit 2011; Peichel 2007; Ursano et al. 2008; van der Kolk et al. 2000).

Häufig werden Symptome durch Ereignisse aktiviert, die sowohl für den Betroffenen als auch für den Untersucher nicht direkt als triggernd oder bedrohlich erkennbar sein müssen. Hinzu kommt, dass dissoziative Phänomene und Vermeidung den aktiven **mnestischen Zugriff** auf das Erlebte erschweren, sodass die Rekonstruktion von Biografie und Traumanarrativ initial oft nur fragmentarisch möglich sind. Außerdem ist anzunehmen, dass die Fähigkeit, das traumatische Geschehen zu erinnern und zu berichten, je nach Ausmaß der dissoziativen Symptomatik und abhängig vom subjektiven Stress während der Exploration sehr differieren kann. Dissoziative Symptome müssen somit meist, ebenso wie selbstverletzendes Verhalten (auch aufgrund der Schamkomponente), aktiv erfragt bzw. aus der Beobachtung von unspezifischen Verhaltensweisen hergeleitet werden. Oft fällt es den Betroffenen schwer, dissoziative Phänomene in Worte zu fassen, auch aus Furcht, »für verrückt« gehalten zu werden (de Zwaan 2009).

Die hohe **Vulnerabilität** und das meist tief erschütterte Vertrauen der Betroffenen in die Verlässlichkeit und Sicherheit der Welt verlangen bei der Erhebung von Anamnese, körperlichem und psychopathologischem Befund ein schonendes, **wertschätzendes und stressreduzierendes Vorgehen**, bei dem den Patient:innen ein Maximum an Kontrolle zugesprochen wird. Dies setzt voraus, dass jeder Erhebungsschritt sorgfältig angekündigt und vorbesprochen wird und sie aktiv in den Befunderhebungsprozess eingebunden werden. Wegen dieser Schwierigkeiten sollte die Durchführung der Befunderhebung besonders sorgfältig erfolgen, da das Übersehen wichtiger **störungsspezifischer Bewältigungsstrategien** oder dissoziativer Symptome zu Fehlentscheidungen in der Therapieplanung führen kann. Man wird daher für die Untersuchung mehr Zeit einplanen und den Befund später weiter ergänzen und aktualisieren müssen.

Körperlicher Befund

Betroffene benötigen Zeit und die Möglichkeit, zunächst ein gewisses Maß an Vertrauen und Sicherheitsempfinden aufbauen zu können. Wichtig ist, ihre Angst vor **Aktualisierung** traumatischer Erinnerungen und vor Beschämung, aber auch vor erneuter **Grenzverletzung**, zu berücksichtigen und, sofern die Patient:innen dies wünschen, auch die Anwesenheit einer weiteren Vertrauensperson zu ermöglichen. In manchen Fällen kann die körperliche Untersuchung erst nach einer Phase des Kennenlernens durchgeführt werden. Dabei ist es wichtig, Hinweisen auf Gewalt und Misshandlung, Selbstverletzung und Vernachlässigung, Suchtproblematik und Fehlernährung besondere Beachtung zu schenken (Herrmann 2008; Motzkau 2005).

Psychischer Befund

Über den klassischen psychopathologischen Befund hinaus sollte in jedem Fall auf die von Judith Herman (2003) beschrieben **typischen Symptomfelder** der komplexen Traumafolgestörung bzw. auf die in den letzten Jahren auch als Entwicklungstraumastörung *(developmental trauma disorder)* für das Kindes- und Jugendalter konzeptualisierten Symptomfelder (van der Kolk 2009) eingegangen werden (→Tab. 4-1).

Möglicherweise kann die Konzeptualisierung der Entwicklungstraumastörung zukünftig eine sinnvolle diagnostische Weiterentwicklung für die komplexe Traumafolgestörung des Erwachsenenalters sein, ähnlich der Diagnose »Aufmerksamkeitsdefizit-Hyperaktivitätsstörung« (ADHS) im Erwachsenenalter, da durch diese Definition die Entstehungsproblematik und die Symptomatik der komplexen Traumafolgestörung auch im Erwachsenenalter eigentlich sehr treffend erfasst werden. Die Diagnose **»Entwicklungstraumastörung im Erwachsenenalter«** würde auch berücksichtigen, dass die Wurzeln der komplexen posttraumatischen Belastungsstörung in den meisten Fällen in der Kindheit liegen (→Tab. 4-1).

Außerdem sollte die **komorbide Symptomatik** differenziert beschrieben werden. Neben den spezifischen Symptomen einer posttraumatischen Belastungsstörung liegen häufig folgende komorbide Symptome und Störungen bei Menschen mit komplexen Traumafolgestörungen vor:

- schwere Depressionen (Joraschky et al. 2005b)
- Angst- und Zwangsstörungen (Csef 1997; Joraschky et al. 2005a)
- dissoziative Störungen (Eckhardt-Henn & Hoffmann 2005)
- Somatisierungs- bzw. Konversionsstörungen (Hessel & Geyer 2005; Scheidt & Hoffmann 2005)
- sexuelle Funktionsstörungen (Strauß et al. 2005)
- Schmerzsyndrome (Egle & Nickel 2005; Egle et al. 2005; Lampe & Söllner 2005)
- Essstörungen (Thiels 2005)
- Persönlichkeitsstörungen und Störungen der Aufmerksamkeit und der Impulskontrolle (Dulz & Jensen 2011; Gast 2005; Johnson et al. 2005; Paris 2011)
- Suizidalität bzw. Suizidversuche (Joraschky et al. 2005b)
- selbstverletzendes Verhalten (Eckhardt-Henn & Hoffmann 2005; Sachsse 1996)
- Substanzmissbrauch (Krausz et al. 2005)

Verhaltensanalyse (maladaptive Schemata)

Neben der Beschreibung o.g. Symptomfelder kommt der Analyse typischer **trauma-assoziierter Schemata** und dysfunktionaler **maladaptiver Verhaltensweisen** insofern eine besondere Bedeutung zu, als diese das Trauma aktiv halten und eine Hinwendung zum Überleben, zu realistischer Einschätzung der Welt im Hier und Jetzt und zur Zukunftsorientierung erschweren (Young et al. 2003). Diese Schemata zu kennen und mit den Patient:innen hinsichtlich ihrer heutigen Funktionalität zu überprüfen, wird immer wieder Teil der Therapie sein. »Die Art der vorherrschenden **Emotionen** liefert nach Ehlers (1999) Hinweise auf die zugrunde liegenden Interpretationen«: Schuldgefühle lassen auf eine Interpretation des Traumas als »in der eigenen Verantwortung liegend«

Typische Symptomfelder der komplexen posttraumatischen Belastungsstörung nach Herman (2003)	Typische Symptomfelder der Entwicklungstraumastörung nach van der Kolk (2009)
A. Störungen der Regulation von Affekten und Impulsen	**A. Exposition**
▪ anhaltende Dysphorie ▪ chronische Suizidgedanken ▪ selbstverletzendes Verhalten ▪ aufbrausende oder extrem unterdrückte Wut (evtl. alternierend) ▪ zwanghafte oder extrem gehemmte Sexualität	▪ häufige oder chronische Exposition gegenüber einem oder verschiedenen entwicklungshemmenden zwischenmenschlichen Traumatisierungen (Verlassenwerden, Vertrauensbruch, körperliche Übergriffe, sexuelle Übergriffe, Bedrohungen der körperlichen Unversehrtheit, Zwangspraktiken, emotionale Misshandlung, Zeuge von Gewalt und Tod) ▪ subjektive Erfahrungen (Wut, Vertrauensbruch, Angst, Resignation, Demütigung, Beschämung)
B. Störungen der Wahrnehmung oder des Bewusstseins	**B. Getriggertes Muster wiederholter Dysregulation als Reaktion auf chronische Traumareize**
▪ Amnesie oder Hyperamnesie, was die traumatischen Ereignisse anbelangt ▪ zeitweilig dissoziative Phasen ▪ Depersonalisation/Derealisation ▪ Wiederholungen des traumatischen Geschehens, entweder als intrusive Symptome der posttraumatischen Belastungsstörung oder als ständige grüblerische Beschäftigung	▪ Dysregulation (hohe oder niedrige) in Anwesenheit von Reizen, Veränderungen halten an, kehren nicht zur Baseline zurück und werden durch Bewusstmachen nicht in ihrer Intensität reduziert ▪ affektiv ▪ somatisch (physiologisch, motorisch, psychosomatisch) ▪ im Verhalten (z. B. Reinszenierung, Selbstverletzung) ▪ kognitiv (denken, dass es wieder passiert, Verwirrtheit, Dissoziation, Depersonalisierung) ▪ in Beziehungen (Klammern, aufsässiges Verhalten, misstrauisch, fügsam) ▪ Selbstattribution (Selbsthass und Selbstbeschuldigung)
C. Gestörte Selbstwahrnehmung	**C. Anhaltende veränderte Attributionen und Erwartungen**
▪ Ohnmachtsgefühle, Lähmung jeglicher Initiative ▪ Scham- und Schuldgefühle, Selbstbezichtigung ▪ Gefühl der Beschmutzung und Stigmatisierung	▪ negative Selbstattributionen ▪ Misstrauen gegenüber beschützenden Bezugspersonen ▪ Verlust der Erwartung, durch andere geschützt zu werden

Typische Symptomfelder der komplexen posttraumatischen Belastungsstörung nach Herman (2003)	Typische Symptomfelder der Entwicklungstraumastörung nach van der Kolk (2009)
• Gefühl, sich von anderen grundlegend zu unterscheiden	• Verlust von Vertrauen, durch soziale Institutionen geschützt zu werden • mangelnder Rückgriff auf soziale Gerechtigkeit/Vergeltung • Unvermeidbarkeit der Opferrolle
D. Gestörte Wahrnehmung des Täters	**D. Funktionelle Beeinträchtigungen**
• ständiges Nachdenken über die Beziehung zum Täter • unrealistische Einschätzung des Täters, der für allmächtig gehalten wird • Idealisierung oder paradoxe Dankbarkeit • Gefühl einer besonderen oder übernatürlichen Beziehung • Übernahme des Überzeugungssystems oder der Rationalisierungen des Täters	• Erziehung/Bildung • Familie • Gleichaltrige • rechtlich • beruflich
E. Beziehungsprobleme	
• Isolation und Rückzug • gestörte Intimbeziehungen • wiederholte Suche nach einem Retter • anhaltendes Misstrauen • wiederholt erfahrene Unfähigkeit zum Selbstschutz	
F. Veränderung des Wertesystems	
• Verlust fester Glaubensinhalte • Gefühl der Hoffnungslosigkeit und Verzweiflung	

Tab. 4-1: Befunderhebung anhand von Symptomfeldern

schließen, Wut auf Ungerechtigkeitserleben, Scham auf Verletzung von Grenzen, Trauer auf Verlust und Furcht auf Übergeneralisierung von Gefahr (Ehlers 1999, S. 25).

Beziehungsebene (Übertragung und Gegenübertragung)

Die Beziehungsmuster und Interaktionsphänomene, die im analytischen Bezugssystem als Übertragung und Gegenübertragung bezeichnet werden, können bei Menschen mit komplexen Traumafolgestörungen vielfältig sein (Pearlman & Saakvitne 1995). Zudem können Übertragung und Gegenübertragung bei wechselnden Ich-Zuständen im

Rahmen einer dissoziativen Persönlichkeitsorganisation wechseln (Kluft 1994; Peichel 2007; Putnam 2003). Besonders häufig spiegelt sich die Beziehungstrias Täter – Opfer – Retter in der traumaspezifischen Übertragungsdynamik wider (Hirsch 2005; Kluft 1994; Peichel 2007; Putnam 2003; Schneider & Lohmer 2011; Wurmser 1997). Das heißt, dass im Therapeuten fast gleichzeitig neben Gefühlen von Hilflosigkeit und Ohnmacht Fürsorgeimpulse, Retterphantasien und Idealisierung mobilisiert werden können. Auch Gegenübertragungsphänomene wie die Zuschreibung der Zeugenrolle und Schuldgefühle bezüglich des eigenen Überlebens, können auftreten. Solche Übertragungskonstellationen bereiten in der Folge Überforderungserleben und Burnout aufseiten der Therapeuten sowie Regression, Vernachlässigung von Selbstmanagement und Selbstwirksamkeit seitens der Patient:innen den Boden. Stark wechselndes oder widersprüchliches Verhalten der Patient:innen kann im Therapeuten den Eindruck erwecken, in der Therapie selbst Opfer zu sein oder zu werden. Therapeutischer Nihilismus, fehlende Empathie für die emotionale Situation der Betroffenen oder Abspaltung eigener Emotionalität können die Folge sein und in Überforderung münden; die therapeutische Arbeit geht somit an den Bedürfnissen des Patienten vorbei (Kluft 1994; Pearlman & Saakvitne 1995; Putnam 2003; Schneider & Lohmer 2011).

Aufgrund der vielen Übertragungsmuster ist im Rahmen einer tiefenpsychologisch orientierten Traumatherapie die Gegenübertragung keine sichere Basis für die Steuerung der Therapie (Sack 2010).

Dies macht deutlich, dass an die Arbeit mit Betroffenen früher und lang dauernder Gewalt und Vernachlässigung besondere Anforderungen hinsichtlich Flexibilität, Beziehungsbalance und Reflexionsbereitschaft gestellt werden müssen und die Patient:innen ggf. auch aktiv auf ihre gegenwärtige emotionale Verfassung anzusprechen sind. Das bedeutet, dass die Gegenübertragung stets im Sinne einer **technischen Neutralität** aktiv analysiert und hinterfragt sowie die therapeutische Beziehung entsprechend aktiv gestaltet werden muss (Dulz & Ramb 2011). Empfohlen wird im tiefenpsychologischen Sinn einerseits eine spezielle therapeutische Grundhaltung, geprägt von empathischer, von **Sympathie** getragener Neutralität gegenüber dem Opfer und seinem Wertesystem. Arnezeder (2001) spricht auch von erlaubter Parteilichkeit für das Opfer, gleichzeitig außerdem Abstinenz bezüglich eigener Bedürfnisse und Impulse in der nicht immer leichten Beziehung zum Opfer und seiner Themen. Die erfordert anhaltende **Reflexion und Lenkung eigener Abwehrprozesse** wie Opferbeschuldigung (das Opfer hat sicher etwas falsch gemacht), Egozentrismus (was mir hilfreich erscheint, muss auch dir helfen), wenig einfühlende, übertriebene Neutralitätshaltung (wenn sich zwei streiten, haben beide Schuld) oder Identifikation (z. B. Schonung der Eltern im Sinne einer Solidarisierung mit den Tätern) (Arnezeder 2001; Dulz & Ramb 2011; Schneider & Lohmer 2011). Dulz und Ramb zitieren dazu Kernberg: »Um ein optimales Maß an innerer Freiheit zur Erforschung seiner eigenen emotionalen Reaktionen und Phantasiebildungen im Zusammenhang mit dem Material des Patienten zu erhalten, muss der Therapeut, der Borderline-Patienten behandelt, besonders darauf achten, dass er nur interveniert, wenn er wieder zu einer technisch neutralen Haltung zurückgefunden hat« (Dulz & Ramb 2011, S. 594). Selbiges gilt gleichermaßen für Patient:innen mit komplexer posttraumatischer Belastungsstörung.

Vor diesem Hintergrund wird deutlich, dass es ausreichender **Selbsterfahrung** und regelmäßiger **Supervision** bedarf, um diese reflexive Distanz und Haltung kontinuierlich und stabil einnehmen zu können. Letzteres gilt sowohl für tiefenpsychologisch alsauch verhaltenstherapeutisch orientierte Therapeuten und Therapien. Darüber hinaus sollte im verhaltenstherapeutischen Sinn die Beziehungsgestaltung vor allem von der Bereitschaft zu kontingenter und validierender Haltung geprägt sein (Boos 2005; Dyer et al. 2009; Steil et al. 2010), um eine Balance zwischen den Polen Fördern und Fordern zu finden.

4.3 Abfassung von Befunden bzw. Attesten

Ein großer Anteil traumatisierter Patient:innen hat Anspruch auf eine Entschädigung nach den sozialen Entschädigungsrechten (z.B. Gesetz über die Entschädigung der Opfer von Gewalttaten [OEG]; s. Kap. 38; Gesetz über Hilfsmaßnahmen für Personen, die aus politischen Gründen außerhalb der Bundesrepublik Deutschland in Gewahrsam genommen oder verfolgt wurden, wie Häftlingshilfegesetz [HHG] oder SED-Unrechtsbereinigungsgesetze, seitens einer Unfallkasse oder Berufsgenossenschaft. In den anstehenden Entschädigungsverfahren werden von den Kliniken/behandelnden Ärzten/Psychologen/Therapeuten in der Regel Befunde/Atteste über die ambulanten oder stationären Behandlungen angefordert. Der Inhalt dieser Befunde spielt für die Entscheidung der jeweiligen Kostenträger, Versorgungsämter oder auch Gerichte über den kausalen Zusammenhang zwischen den vorliegenden psychischen Störungen und dem erlebten, zu entschädigenden Trauma eine wichtige Rolle. Sie sollten deshalb sorgfältig abgefasst werden.

Schweigepflicht und Weitergabe der Befunde an Dritte

Zu Beginn einer Behandlung sind Patient:innen über eine mögliche Weitergabe der Befunde an Dritte aufzuklären, wenn z.B. bei einem Amt/Gericht eine entsprechende **Schweigepflichtsentbindung** unterschrieben wird. Dies wird bei Entschädigungsverfahren meist verlangt.

Auch lassen Psychotherapeuten der Hausärztin oder dem überweisenden Arzt auf Anforderung Befunde zukommen, eine regelmäßige Verpflichtung besteht dazu nicht mehr. Kliniken erstellen grundsätzlich einen Entlassungsbericht. So sind häufig Befunde/Atteste im Umlauf, die nicht auf eine bestimmte Fragestellung hin ausgestellt wurden und unvollständige oder missverständliche Informationen enthalten können.

Gerichte oder Behörden verlangen von Behandler:innen/Therapeut:innen auch die Überlassung sämtlicher Unterlagen der **Patientendokumentation**. So finden sich dann handgeschriebene Protokolle und Notizen über die Behandlung in den Akten wieder, die teils schwer nachvollziehbar sind, Vermutungen enthalten, aber trotzdem zur Beurteilung in Entschädigungsverfahren herangezogen werden. Der Therapeut sollte im

Fall einer solchen Anforderung von Unterlagen auf die Unbrauchbarkeit für Dritte hinweisen und einen gesonderten, auf die Fragestellung bezogenen Befundbericht abliefern.

Diagnostische Einordnung der Befunde

Es ist sinnvoll, die diagnostische Einordnung der erhobenen Befunde nach den gängigen Klassifikationssystemen, also der ICD oder dem DSM, vorzunehmen. Dabei sollten immer die aktuellen wissenschaftlichen Erkenntnisse berücksichtigt werden, und es kann deshalb auch nach den Vorgaben des Bundesamtes für das soziale Entschädigungsrecht auf ICD-11 verwiesen werden. Die Diagnose einer posttraumatischen Belastungsstörung oder einer komplexen posttraumatischen Belastungsstörung sollte nur gestellt werden, wenn alle erforderlichen Kriterien – sowohl die Eingangskriterien A1 als auch der Symptomcluster nach B- bis G-Kriterium – erfüllt sind. Besteht nicht das Vollbild der Störung, kann eine partielle posttraumatische Belastungsstörung oder eine andere Reaktion auf eine schwere Belastung, nach ICD-11 auch eine Anpassungsstörung, als Diagnose gestellt werden.

Sind mehrere psychiatrische Diagnosen erfüllt, aber nicht das Vollbild einer komplexen posttraumatischen Belastungsstörung, wenn der Nachweis der notwendigen PTBS-Symptome nicht erfolgen kann im Verlauf, oder bei komorbiden Störungsbildern, sollte darauf hingewiesen werden, dass alle diese Diagnosen als Traumafolgen anzusehen sind.

BEISPIELE

Komplexe Traumafolgestörungen: zusammengesetzt aus partieller posttraumatischer Belastungsstörung, Agoraphobie, dissoziativer Identitätsstörung, depressiver Störung.

Traumafolgestörung: posttraumatische Belastungsstörung und komorbide (im Sinne der missglückten Bewältigung) Entwicklung einer Suchtstörung, Zwangsstörung etc.

Besonders sorgfältig ist die Diagnose einer Persönlichkeitsstörung zu prüfen. Diese setzt eine Entwicklung in Kindheit und Jugend voraus (Ausnahme: andauernde Persönlichkeitsänderung nach Extrembelastung) und wird dann von Ämtern und Gerichten oft als Vorschaden, unabhängig von einem später eingetretenen Trauma, bewertet. Die Diagnose darf deshalb nicht auf Vermutungen oder bloße therapeutische Interpretationen gestützt werden, sondern ist nur bei sicherem Vorliegen zu stellen.

Bei der Nennung besonderer Charakter- bzw. Persönlichkeitsmerkmale der Patient:innen wird beispielsweise oft der Ausdruck einer »ängstlich-vermeidenden« Persönlichkeitsstruktur gewählt. Fälschlicherweise wird aber auch für eine Charakterdarstellung der Begriff einer Persönlichkeitsstörung benutzt oder der Begriff »Struktur« als Persönlichkeitsstörung ausgelegt. Der Hinweis auf Charaktermerkmale oder Strukturen ist deshalb unbedingt so zu kennzeichnen, auch dass diese keinen Krankheitswert haben, sondern nur eine Beschreibung darstellen.

BEISPIEL

Bei dem Patienten besteht eine ängstlich-vermeidende Persönlichkeitsstruktur; diese beschreibt aber nur besondere Charakteranteile und stellt keinen Krankheitswert dar.

Benennung der Ursachen für die stationäre Aufnahme und ambulante Behandlung

Bei der Abfassung von Berichten ist es üblich, den Aufnahme- oder Behandlungsgrund zu benennen. So werden als Ursachen für die **Symptomentstehung** häufig aktuelle belastende Ereignisse wie Trennungen, Verluste von Partnern, Arbeit oder Überlastungs- und Überforderungssituationen aufgeführt. Eine schon vorher bestehende Traumatisierung wird gar nicht oder nur am Rande erwähnt. Die aktuellen Belastungen werden von den Ämtern oder Gerichten dann als eigentliche Ursache für die Symptomatik herangezogen, ein Zusammenhang zum Trauma wird abgelehnt. Eine Erhebung möglicher Traumata in der Vorgeschichte ist deshalb zur **Differenzialdiagnostik** immer erforderlich. Gleiches gilt für die sorgfältige Erhebung eines **Längsschnittbefundes**. Im Bericht ist deshalb der gesamte **Verlauf des Störungsbildes** zu beschreiben. Dabei ist zu berücksichtigen, ob die aktuellen Belastungen zu eigenen Störungsbildern geführt haben oder aber das Trauma die eigentliche Ursache ist. Häufig schränkt die aktuelle Belastung nur die Kompensationsfähigkeit der Betroffenen zusätzlich ein oder überfordert diese. Dies ist der Fall, wenn z.B. die soziale Unterstützung bei Tod eines Partners oder die Ablenkungsmöglichkeit bei Arbeitsplatzverlust wegfällt, sodass die eigentlich auf das Trauma bezogene Symptomatik dekompensiert oder gar erstmals klinisch manifest auftritt.

Der Grund für die Aufnahme bzw. Behandlung ist also im Bericht deutlich von den eigentlichen möglichen Ursachen der Entstehung der Symptomatik zu unterscheiden und auch kenntlich zu machen.

Literatur

Arnezeder, K. (2001). Der Beziehungsaspekt in der EMDR-Behandlung. Salzburg: Institut für Traumatherapie. EMDR Retreat Malta.

Belsky, J., de Haan, M. (2011). Annual Research Review: Parenting and children's brain development: the end of the beginning. J Child Psychol Psychiatry; 52(4): 409–28.

Benedek, D. M. (2011). Posttraumatic Stress Disorder from Vietnam to today: The evolution of understanding during Eugene Brody's tenure at the Journal of Nervous and Mental Disease. J Nerv Ment Dis; 199(8): 544–52.

Boos, A. (2005).Kognitive Verhaltenstherapie nach chronischer Traumatisierung. Ein Therapiemanual. Göttingen: Hogrefe.

Csef, H. (1997). Krankheitsbilder in der Folge von sexuellem Mißbrauch, Mißhandlung und Vernachlässigung: Zwang. In: Egle, U. T., Hoffmann, S. O., Joraschky P (Hg.). Sexueller Mißbrauch, Mißhandlung, Vernachlässigung. Stuttgart: Schattauer; 172–83.

De Zwaan, M. (2009).Psychosomatik in der Neurologie. Skript zur Hauptvorlesung Psychosomatik, Universitätsklinikum Erlangen. Wintersemester 2009/2010/2011; 99: 31.

Dulz, B., Jensen, M. (2011). Aspekte einer Traumaätiologie der Borderline-Persönlichkeitsstörung: psychoanalytisch-psychodynamische Überlegungen und empirische Daten. In: Dulz, B., Herpertz, S. C., Kernberg, O. F., Sachsse, U. (Hg.). Handbuch der Borderline-Störungen. 2. Aufl. Stuttgart: Schattauer; 203–24.

Dulz, B., Ramb, C. (2011). Haltende Funktion, technische Neutralität und persönliche Sympathie in der Beziehungszentrierten Psychodynamischen Psychotherapie. In: Dulz, B., Herpertz, S. C., Kernberg, O. F., Sachsse, U. (Hg.). Handbuch der Borderline-Störungen. 2. Aufl. Stuttgart: Schattauer; 584–92.

Dyer, A., Priebe, K., Steil, R., Krüger, A., Bohus, M. (2009). Dialektisch-Behaviorale Therapie zur Behandlung der Posttraumatischen Belastungsstörung mit Störungen der Emotionsregulation. Verhaltensther Psychosoz Prax; 40(1): 35–40.

Eckhardt-Henn, A. (2005). Krankheitsbilder in der Folge von sexuellem Missbrauch, Misshandlung und Vernachlässigung: Offene und heimliche Selbstbeschädigung. In: Egle, U. T., Hoffmann, S. O., Joraschky P (Hg.). Sexueller Missbrauch, Misshandlung, Vernachlässigung. 3. Aufl. Stuttgart: Schattauer; 431–44.

Eckhardt-Henn, A., Hoffmann, S. O. (2005). Krankheitsbilder in der Folge von sexuellem Missbrauch, Misshandlung und Vernachlässigung: Dissoziative Störungen. In: Egle, U. T., Hoffmann, S. O., Joraschky P (Hg.). Sexueller Missbrauch, Misshandlung, Vernachlässigung. 3. Aufl. Stuttgart: Schattauer; 393–408.

Egle, U. T., Nickel, R. (2005). Krankheitsbilder in der Folge von sexuellem Missbrauch, Misshandlung und Vernachlässigung: Anhaltende Somatoforme Schmerzstörungen. In: Egle, U. T., Hoffmann, S. O., Joraschky P (Hg.). Sexueller Missbrauch, Misshandlung, Vernachlässigung. 3. Aufl. Stuttgart: Schattauer; 326–43.

Egle, U. T., Ecker-Egle, M. L., Nickel, R., van Houdenhove, B. (2005). Krankheitsbilder in der Folge von sexuellem Missbrauch, Misshandlung und Vernachlässigung: Fibromyalgie. In: Egle, U. T., Hoffmann, S. O., Joraschky P (Hg.). Sexueller Missbrauch, Misshandlung, Vernachlässigung. 3. Aufl. Stuttgart: Schattauer; 356–66.

Ehlers, A. (1999). Posttraumatische Belastungsstörung. Göttingen: Hogrefe.

Flatten, G., Gast, U., Hofmann, A., Liebermann, P., Reddemann, L., Siol, T., Wöller, W., Petzold, E. R. (2004). Posttraumatische Belastungsstörung, Leitlinie und Quellentext. Stuttgart: Schattauer.

Fonzo, G. A., Simmons, A. N., Thorp, R. N., Sonya, B. P., Martin, P., Stein, M. B. (2010). Exaggerated and disconnected insular-amygdalar blood oxygenation level-dependent response to threat-related emotional faces in women with intimate-partner violence posttraumatic stress disorder. Biol Psychiatry; 68(5): 433–41.

Gast, U. (2005). Krankheitsbilder in der Folge von sexuellem Missbrauch, Misshandlung und Vernachlässigung: Borderline-Persönlichkeitsstörungen. In: Egle, U. T., Hoffmann, S. O., Joraschky P (Hg.). Sexueller Missbrauch, Misshandlung, Vernachlässigung. 3. Aufl. Stuttgart: Schattauer; 409–30.

Herman, J. L. (2003). Die Narben der Gewalt. Traumatische Erfahrungen verstehen und überwinden. Paderborn: Junfermann.

Herrmann, B. (2008). Erste deutschlandweite Studie zum Schütteltrauma-Syndrom. Vorläufige Daten der ESPED Erhebung 2006–2008. Kindesmisshandlung und -vernachlässigung; 11(2): 41–50.

Hessel, A., Geyer, M. (2005). Krankheitsbilder in der Folge von sexuellem Missbrauch, Misshandlung und Vernachlässigung: Somatisierung und Somatisierungsstörung. In: Egle, U. T., Hoffmann, S. O., Joraschky P (Hg.). Sexueller Missbrauch, Misshandlung, Vernachlässigung. 3. Aufl. Stuttgart: Schattauer; 367–80.

Hirsch, M. (2005). Vernachlässigung, Misshandlung, Missbrauch im Rahmen einer psychoanalytischen Traumatologie. In: Egle, U. T., Hoffmann, S. O., Joraschky P (Hg.). Sexueller Missbrauch, Misshandlung, Vernachlässigung. 3. Aufl. Stuttgart: Schattauer; 180–93.

Johnson, J. G., McGeoch, P. G., Caskey, V., Abhary Sotoodeh, G. (2005). Krankheitsbilder in der Folge von sexuellem Missbrauch, Misshandlung und Vernachlässigung: Persönlichkeit und frühe Stresserfahrungen. In: Egle, U. T., Hoffmann, S. O., Joraschky P (Hg.). Sexueller Missbrauch, Misshandlung, Vernachlässigung. 3. Aufl. Stuttgart: Schattauer; 445–69.

Joraschky, P., Arnold, S., Petrowski, K. (2005a). Krankheitsbilder in der Folge von sexuellem Missbrauch, Misshandlung und Vernachlässigung: Angsterkrankungen. In: Egle, U. T., Hoffmann, S. O., Joraschky P (Hg.). Sexueller Missbrauch, Misshandlung, Vernachlässigung. 3. Aufl. Stuttgart: Schattauer; 267–81.

Joraschky, P., Egle, U., Pöhlmann, K. (2005b). Krankheitsbilder in der Folge von sexuellem Missbrauch, Misshandlung und Vernachlässigung: Depressive Störungen und Suizidalität. In: Egle, U. T., Hoffmann, S. O., Joraschky P (Hg.). Sexueller Missbrauch, Misshandlung, Vernachlässigung. 3. Aufl. Stuttgart: Schattauer; 282–96.

Kluft, R. P. (1994). Countertransference in the treatment of multiple personality disorder. In: Wilson, J. P., Lindy, J. D. (eds). Countertransference in the Treatment of PTSD. New York: Guilford; 122–50.

Krausz, M., Freyberger, H. J. (2005). Krankheitsbilder in der Folge von sexuellem Missbrauch, Misshandlung und Vernachlässigung: Suchterkrankungen. In: Egle, U. T., Hoffmann, S. O., Joraschky P (Hg.). Sexueller Missbrauch, Misshandlung, Vernachlässigung. 3. Aufl. Stuttgart: Schattauer; 483–89.

Lampe, A., Söllner, W. (2005). Krankheitsbilder in der Folge von sexuellem Missbrauch, Misshandlung und Vernachlässigung: Pelipathie. In: Egle, U. T., Hoffmann, S. O., Joraschky P (Hg.). Sexueller Missbrauch, Misshandlung, Vernachlässigung. 3. Aufl. Stuttgart: Schattauer; 344–55.
Motzkau, E. (2005). Hinweise auf und diagnostisches Vorgehen bei Misshandlung und Missbrauch. In: Egle, U. T., Hoffmann, S. O., Joraschky P (Hg.). Sexueller Missbrauch, Misshandlung, Vernachlässigung. 3. Aufl. Stuttgart: Schattauer; 143–53.
Palic, S., Elklit, A. (2011). Psychosocial treatment of posttraumatic stress disorder in adult refugees: a systematic review of prospective treatment outcome studies and a critique. J Affect Disord; 131(1–3): 8–23.
Paris, J. (2011). Aversive Kindheitserlebnisse und Borderline-Persönlichkeitsstörung. In: Dulz, B., Herpertz, S. C., Kernberg, O. F., Sachsse, U. (Hg.). Handbuch der Borderline-Störungen. 2. Aufl. Stuttgart: Schattauer; 192–6.
Pearlman, L. A., Saakvitne, K. W. (1995). Trauma and the Therapist: Countertransference and Vicarious Traumatization in Psychotherapy with Incest Survivors. New York: Norton.
Peichel, J. (2007). Die inneren Trauma-Landschaften. Stuttgart: Schattauer.
Putnam, F. W. (2003). DIS. Diagnose und Behandlung der dissoziativen Identitätsstörung. Ein Handbuch. Paderborn: Junfermann.
Sachsse, U. (1996). Selbstverletzendes Verhalten. Psychodynamik-Psychotherapie. Das Trauma, die Dissoziation und ihre Behandlung. Göttingen: Vandenhoeck & Ruprecht.
Sack, M. (2010). Schonende Traumatherapie. Stuttgart: Schattauer.
Scheidt, C. E., Hoffmannn, S. O. (2005). Krankheitsbilder in der Folge von sexuellem Missbrauch, Misshandlung und Vernachlässigung: Konversionsstörungen. In: Egle, U. T., Hoffmann, S. O., Joraschky P (Hg.). Sexueller Missbrauch, Misshandlung, Vernachlässigung. 3. Aufl. Stuttgart: Schattauer; 315–24.
Schneider, H., Lohmer, M. (2011). Abwehr und Gegenübertragung. In: Dulz, B., Herpertz, S. C., Kernberg, O. F., Sachsse, U. (Hg.). Handbuch der Borderline-Störungen. 2. Aufl. Stuttgart: Schattauer; 559–65.
Steil, R., Krüger, I., Dyer, A., Priebe, K., Feldmann, R. E., Bohus, M. (2010). DBT-PTSD: Dialektisch Behaviorale Therapie zur Behandlung der Posttraumatischen Belastungsstörung mit schwerer Störung der Emotionsregulation nach sexualisierter Gewalt in der Kindheit und Jugend. Trauma und Gewalt. Stuttgart: Klett-Cotta; 106–17.
Strauß, B., Heim, D., Mette-Zillessen, M. (2005). Krankheitsbilder in der Folge von sexuellem Missbrauch, Misshandlung und Vernachlässigung: Sexuelle Störungen und Verhaltensauffälligkeiten. In: Egle, U. T., Hoffmann, S. O., Joraschky P (Hg.). Sexueller Missbrauch, Misshandlung, Vernachlässigung. 3. Aufl. Stuttgart: Schattauer; 381–92.
Thiels, C. (2005). Krankheitsbilder in der Folge von sexuellem Missbrauch, Misshandlung und Vernachlässigung: Essstörungen. In: Egle, U. T., Hoffmann, S. O., Joraschky P (Hg.). Sexueller Missbrauch, Misshandlung, Vernachlässigung. 3. Aufl. Stuttgart: Schattauer; 470–81.
Ursano, R. J., Li, H., Zhang, L., Hough, C. J., Fullerton, C. S., Benedek, D. M., Grieger, T. A., Holloway, H. C. (2008). Models of PTSD and traumatic stress: the importance of research »from bedside to bench to bedside«. Prog Brain Res; 167: 203–15.
Van der Kolk, B. A. (2009). Entwicklungstrauma-Störung: Auf dem Weg zu einer sinnvollen Diagnostik für chronisch Traumatisierte Kinder. Prax Kinderpsychol Kinderpsychiatr; 58: 572–86.
Van der Kolk, B. A., McFarlane, A. C., Weisaeth, L. (Hg.) (2000). Traumatic Stress: Grundlagen und Behandlungsansätze. Theorie, Praxis, Forschung zu posttraumatischem Stress und Traumatherapie. Paderborn: Junfermann.
Wurmser, L. (2005). Psychoanalytische Behandlung – Trauma, Konflikt und »Teufelskreis«. In: Egle, U. T., Hoffmann, S. O., Joraschky P (Hg.). Sexueller Missbrauch, Misshandlung, Vernachlässigung. 3. Aufl. Stuttgart: Schattauer; 517–29.
Young, E. Y., Klosko, J., Weishaar, M. E. (2003). Schematherapie. Ein praxisorientiertes Handbuch. Paderborn: Junfermann.

BETTINA OVERKAMP, JULIA SCHELLONG, GUSTAV WIRTZ

5 Instrumente zur strukturierten Diagnostik

Zusätzlich zur differenzierten Anamneseerhebung helfen strukturierte Fragebögen mit Selbsteinschätzung oder standardisierte Interviews, die im Gespräch erhaltenen Informationen besser einzuordnen und die Diagnosen den zugrunde liegenden Modellvorstellungen zuzuordnen (Flatten et al. 2004; Schellong et al. 2019). Viele dieser diagnostischen Instrumente beziehen sich auf internationale Klassifikationssysteme wie *International Statistical Classification of Diseases and Related Health Problems* der WHO (ICD) und *Diagnostic and Statistical Manual of Mental Disorders* (DSM). Sie werden kontinuierlich deren jeweils gültiger Fassung angepasst (ICD-10, Dilling et al. 2004; ICD-11, Reed et al. 2018; DSM-5, Falkai et al. 2015). Der Einsatz operationalisierter Diagnostik mit expliziten Vorgaben zu Ein- und Ausschlusskriterien (Symptomkriterien ergänzt durch Zeit- und/oder Verlaufsangaben) sowie diagnostischen Entscheidungs- und Verknüpfungsregeln ist zur Überprüfung entsprechender Kriterien im klinischen und insbesondere im wissenschaftlichen Dialog notwendig und sinnvoll.

Über die Überprüfung operationalisierter Diagnosekriterien hinaus unterstützt strukturierte Diagnostik aber auch in der klinischen Praxis, um komplexe psychopathologische Phänomene sicher, differenziert, einheitlich und somit auch vergleichbar zu erfassen. Auch dieser Schritt ist ohne allgemein zugängliche valide Messinstrumente nicht möglich.

Im Bereich der Traumafolgestörungen sind bereits die ersten wegweisenden Fragen nach dem potentiell traumatischen Ereignis, und ob die geschilderten Symptome einem solchen zugeordnet werden können, diagnostischer Natur (Sack 2010; Keeley et al. 2016). Oft wird an der Diagnostik der PTBS kritisiert, dass die Diagnose teilweise immer noch zu wenig (Schützwohl & Haase 2009; Taubmann-Ben-Ari et al. 2001; Lecrubier 2004), teilweise aber auch inflationär gestellt wird (McHugh & Treisman 2007; Breslau et al. 2004; Fabra et al. 2009). In beiden Fällen besteht die Gefahr, dass die Betroffenen nicht fachgerecht behandelt werden. Das Verständnis und die Abgrenzung von Traumafolgestörungen beruhen ebenso wie der Zugang zu störungsspezifischen Therapieverfahren auf einer zuverlässigen diagnostischen Einschätzung (Keane et al. 2000; Beals et al. 2004). Ein leitliniengerechtes Vorgehen sollte neben der Diagnosesicherung eine Erfassung von Symptomhäufigkeit und -intensität ebenso beinhalten wie die Erfassung der Dauer der Symptombelastung und die daraus resultierenden Beeinträchtigungen aus der Sicht der Betroffenen. Geklärt werden müssen außerdem differenzialdiagnostische Fragen, Symptom aufrechterhaltende Bedingungen und sekundäre Folgen im Sinne von Funktionsbeeinträchtigungen oder Beeinträchtigungen der Lebensqualität (Schäfer et al. 2019). Darüber hinaus ist eine Ressourcendiagnostik wichtig für die Planung spezifischer therapeuti-

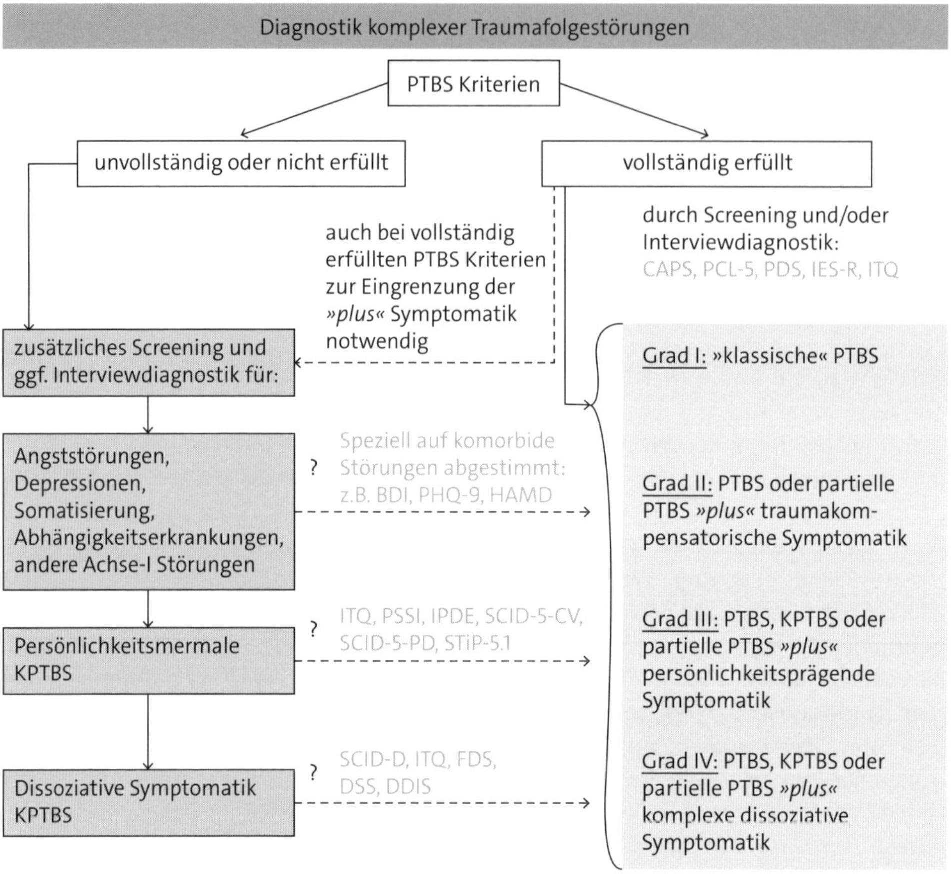

Abb. 5.1: Diagnostik komplexer Traumafolgestörungen. CAPS = Clinician-Administered PTSD Scale; PCL-5 = PTSD Checklist for DSM-5; PDS = Posttraumatic Diagnostic Scale; IES-R = Impact of Event Scale, revised; BDI = Beck-Depressions-Inventar; PHQ-9 = Brief Patient Health Questionnaire; HAMD = Hamilton-Depressions-Inventar; ITQ = International Trauma Questionnaire; IPDE = International Personality Disorder Examination; SCID-5-CV = Strukturiertes Klinisches Interview für DSM-5-Störungen – Klinische Version; (SCID-5-PD) = Strukturiertes Klinisches Interview für DSM-5 – Persönlichkeitsstörungen; SCID-D = Strukturiertes Klinisches Interview für Dissoziative Störungen; STiP-5.1 = Semistrukturiertes Interview Persönlichkeitsfunktionen; FDS = Fragebogen zu Dissoziativen Symptomen; DSS = Dissoziations-Spannungs-Skala; DDIS = Dissociative Disorders Interview Schedule

scher Interventionen. Auch die Überprüfung des therapeutischen Prozesses durch entsprechende Instrumente gehört in den Bereich diagnostischer Maßnahmen.

Mehr noch als bei der »klassischen« Posttraumatischen Belastungsstörung (PTBS), meist als Folgestörung eines monotraumatischen Ereignisses, ist der diagnostische Prozess bei der Komplexen Traumafolgestörungen (KPTBS) herausfordernd, zumal die Klassifikationssysteme von unterschiedlichen konzeptuellen Modellen ausgehen. In diesem Buch wird im Rahmen der Darstellung der diagnostischen Klassifikation von

Traumafolgestörungen (→Kap. 3) auf die Problematik in der Klassifizierung der Komplexen Traumafolgestörung eingegangen. Zwar wird durch die Einführung einer eigenen Diagnose »Komplexe Traumafolgestörung« im Kapitel *Spezifisch mit Stress bezogene Erkrankungen* der ICD-11 viel Klarheit geschaffen werden (Maercker et al. 2013; Karatzias et al. 2017), da es aber erfahrungsgemäß eine Übergangszeit in dem Wechsel von klassifikatorischen Zuordnungen gibt und zudem nicht überall nur ICD-11 verwendet werden wird, schlagen wir nach wie vor eine erweiterte Klassifikation von Traumafolgestörungen vor (→Kap. 3.4; Sack 2010), auf die wir uns hier beziehen. In dieser stark an klinischen Belangen orientierten Einteilung werden vier Grade von Traumafolgestörungen unterschieden: die klassische PTBS (Grad I), PTBS mit Komorbidität als traumakompensatorische Symptomatik (Grad II), die PTBS oder KPTBS mit mehr persönlichkeitsprägender Symptomatik (Grad III) und die PTBS oder KPTBS mit einem hohen Anteil an dissoziativer Symptomatik (Grad IV).

Dieser Systematik folgend werden nun Erhebungsverfahren den beschriebenen Graden zugeordnet, wobei jeweils zwischen Selbstbeurteilungsverfahren (Fragebögen) und strukturierten Interviews unterschieden wird. Da diese diagnostische Einteilung zur besseren Abgrenzung Komplexer Traumafolgestörungen führen soll, bauen die durchzuführenden diagnostischen Schritte aufeinander auf: So stellen die diagnostischen Instrumente zur Abgrenzung der klassischen PTBS (Grad I) Basisinstrumente dar, die bei der Einschätzung aller vier Grade zur grundsätzlichen Überprüfung, ob eine PTBS vorliegt, einzusetzen sind. Die unter Grad II bis IV genannten Instrumente ergänzen diese Basisdiagnostik spezifisch im Hinblick auf die Abgrenzung der jeweiligen Grade, so dass eine klare Klassifikation der Grade II bis IV möglich wird (→Abb. 5-1).

Darüber hinaus werden Instrumente zur differenzialdiagnostischen Abgrenzung, zu Symptom aufrechterhaltenden Bedingungen und sekundären Folgen im Sinne von Funktionsbeeinträchtigungen oder Beeinträchtigungen der Lebensqualität ebenso wie Instrumente zur Ressourcendiagnostik und Überprüfung des therapeutischen Prozesses vorgeschlagen, ohne Anspruch, alle zu dem jeweiligen Zweck vorhandenen Instrumente vollständig zu beschreiben.

Aufgrund der Fülle der in den letzten Jahren publizierten Erhebungsinstrumente beschränken wir uns auf die Screening-Instrumente (in aller Regel Selbstbeurteilungsverfahren) und strukturierte, standardisierte Interviews, deren Einsatz sich in der klinischen Praxis bewährt hat.

5.1 Traumafolgestörung Grad I (»klassische« Posttraumatische Belastungsstörung (PTBS))

Screening-Instrumente

Screening-Instrumente dienen vor allem der Erfassung von Symptomhäufigkeit und -intensität sowie der subjektiven Belastung. In den letzten Jahren wurde eine Vielzahl an Instrumenten publiziert und in deutschen Versionen validiert. Die hier dargestellten

Instrumente sind in der klinischen Praxis standardisiert, mit geringem Zeitaufwand durchführbar und für die Betroffenen gut verständlich und rasch auszuwerten.

Life Events Checklist for DSM-5 (LEC-5)

Meist ist der PTBS-Symptomliste das Abfragen einer Liste potentieller traumatischer Erlebnisse vorangestellt, die in den Fragebogen integriert ist. Einige können aber auch eigenständig davon eingesetzt werden. Beispielhaft sei dafür die häufig eingesetzte *Life Events Checklist for DSM-5* (LEC-5; Weathers et al. 2013; deutsch: Krüger-Gottschalk 2017) erwähnt. Sie erfragt anhand von 17 potenziell traumatisierenden Ereignissen zusätzlich, unter welchen Umständen sie erlebt wurden (also persönlich oder als Zeuge, während der Arbeit etc.).

Fragebögen zur Erfassung von Kindheitstraumatisierungen werden gesondert aufgeführt (→ Kap. 5.5).

Posttraumatic Diagnostic Scale (PDS-5)

Die *Posttraumatic Diagnostic Scale* (PDS; Foa et al. 1995, 1997; dt. Ehlers et al. 1996; Foa et al. 2016) PDS-5 liegt mittlerweile auch als deutschsprachige Validierung in einer an das DSM-5 angepassten Fassung vor (Wittmann et al. 2021). Die Durchführungsdauer beträgt etwa 10–15 Minuten, der Fragebogen besteht aus 26 Items in vier Abschnitten.

Teil 1 der PDS-5 erfragt belastende Ereignisse in der Vorgeschichte. Als »Index-Ereignis« für die Symptomatik wird das Ereignis mit der stärksten subjektiven Belastung ausgewählt. Die PTBS-Symptomatik (Teil 2) wird über 20 Items in einer 5-stufigen Skalierung von Häufigkeit und Schweregrad erfasst. Hierüber ergibt sich (über Addition der Einzelitems) sowohl ein Gesamtwert als auch eine Zuordnung zu den Symptom-Clustern Intrusion, Vermeidung, Veränderungen in Stimmung und Kognition sowie Übererregung/Hyperreaktivität (Item 15–20). Erfasst werden auch das Ausmaß der Beeinträchtigung durch die Symptomatik im (sozialen und beruflichen) Alltag (Teil 3) sowie der Zeitpunkt des ersten Auftretens und die Dauer der Beschwerden (Teil 4).

Wittmann et al. (2021) empfehlen als Cut-Off Wert für das Vorliegen einer PTBS einen Gesamtwert von ≥ 36.

Posttraumatic Stress Disorder Checklist for DSM-5 (PCL-5)

Die PCL-5 (Weathers et al. 2013; Blevins et al. 2015; dt: Krüger-Gottschalk et al. 2017) ist ein 20 Items umfassendes Selbstberichtsinstrument, das in der Forschung zur PTBS-Diagnostik (nach DSM-5) ebenfalls häufig eingesetzt wird. Die deutsche Übersetzung verfügt über eine gute teststatistische Validierung. Die Items beziehen sich retrospektiv auf den letzten Monat, die Symptomstärke wird fünfstufig kodiert. Ein Item gilt als erfüllt, wenn es als 2 oder höher eingestuft wurde. Orientiert an DSM-5 liegen deutliche Hinweise auf eine PTBS vor, wenn je ein Item aus Symptomcluster B (Fragen 1–5) und C (Fragen 6–7) und je zwei Items aus den Clustern D (Fragen 8–14) und E (Fragen 15–20) erfüllt sind. Alternativ wird auch ein Summenscore (Range 0–80) von 33 oder mehr als Verdacht auf das Vorliegen einer PTBS bewertet.

Die PCL-5 steht kostenfrei zur Verfügung. Bezugsquelle: https://zep-hh.de/wp-content/uploads/2020/06/PCL-5-with-LEC_German.pdf

Impact of Event Skala revidiert (IES-R)

Die IES-R ist eines der am häufigsten eingesetzten Selbstbeurteilungsverfahren zur Messung Posttraumatischer Belastungsreaktionen, u. a. ist sie auch der bisherige Standard im berufsgenossenschaftlichen Psychotherapie-Verfahren. Sie erfasst in 22 Items das Auftreten psychischer Reaktionen in den letzten sieben Tagen nach einem spezifischen traumatischen Ereignis anhand der Subskalen Wiedererleben/Intrusionen, Vermeidung und (in der revidierten Form) Übererregung/Hyperarousal. Die Formulierung der Item-Antworten ist unabhängig von der jeweiligen Fassung des DSM oder der ICD. Reliabilität und Validität der Originalversion und der deutschen Adaptation sind belegt (Maercker & Schützwohl 1998; Weiss & Marmar 1997; Adkins et al. 2008).

Der Fragbogen ist in 7–15 Minuten auszufüllen. Aufgrund doppelter Verneinungen sind nicht alle Items einfach zu verstehen. Die 4-stufige Antwortskala wird mit den Werten 0 (»überhaupt nicht«), 1 (»selten«), 3 (»manchmal«) und 5 (»oft«) kodiert. Die Berechnung der Subskalenwerte erfolgt durch die Addition der entsprechenden Item-Antworten. Eine PTBS-Diagnose erfolgt gemäß der Formel: $X = -0{,}02 * \text{Intrusion} + 0{,}07 * \text{Vermeidung} + 0{,}15 * \text{Übererregung} - 4{,}36$, wobei ein positiver Wert in X den Verdacht auf eine PTBS nahelegt. Eine gesicherte individualdiagnostische PTBS-Diagnose kann mit der IES-R nicht gestellt werden. Damit eignet sich die IES-R vielmehr zu Schweregraderfassung der Symptomatik und zur Verlaufsmessung.

Bezugsquelle: http://www.psychologie.uzh.ch/fachrichtungen/psypath/ForschungTools/Fragebogen.html.

Essener Trauma-Inventar (ETI)

Das ETI (Tagay et al. 2007) kombiniert die Erfassung eines breiten Spektrums traumatischer Erfahrungen mit den diagnostischen Kriterien der Akuten und der Posttraumatischen Belastungsstörung bisher noch nach DSM-IV. Es erfasst in 58 Items in 4-facher Skalierung (0 = gar nicht bis 3 = sehr oft) auf klare, gut verständliche Art die Symptomatik in den vier Faktoren Intrusion, Vermeidung, Hyperarousal und Dissoziation und bezieht die aktuelle Relevanz der Symptomatik für den Alltag ein. Es liegt sowohl als Fragebogen als auch in Interview-Form vor. Der Zeitaufwand wird mit 10–20 Minuten angesetzt. Die psychometrischen Gütekriterien haben sich als mindestens gut erwiesen (Hauffa et al. 2010; Tagay et al. 2007). Über die kategoriale Diagnostik hinaus erlaubt ein Gesamtscore die Einschätzung des Schweregrades, womit das ETI sich auch zur Verlaufsdiagnostik eignet.

Als besonders hilfreich ist zu beachten, dass das ETI in unterschiedlichen Sprachen zur Verfügung steht. Bezugsquelle: http://www.uni-due.de/rke-pp/EssenerTraumaInventarETI.shtml.

Internationaler Trauma Questionnaire (ITQ)

Der **ITQ** ist ein von der WHO entwickeltes Diagnose- und Forschungsinstrument (Hyland et al. 2017) und steht in Übereinkunft mit den organisierenden Prinzipien der ICD-11, entsprechend der Vorgaben der WHO zur Maximierung des klinischen Nutzens und Sicherung der internationalen Anwendbarkeit durch Fokussieren auf die Kernsymptome einer vorhandenen Störung. Er erfragt kurz und prägnant in insgesamt 18 Fragen in einer 5-stufigen Skalierung die ICD-11-Kriterien (Reed et al. 2019) für PTBS und Komplexe PTBS (KPTBS) und unterscheidet die beiden Störungsbilder gut (Karatzias et al. 2017; Cloitre et al. 2021; Redican et al. 2021). Der Fokus liegt auf der jeweiligen Kernsymptomatik, ergänzt um eine Frage nach psychosozialen Einschränkungen aufgrund der Symptomatik sowie einer zeitlichen Einordnung der traumatischen Erfahrung. Für die Diagnosestellung werden Werte ≥ 2 (»mittelmäßige Belastung«) relevant. Das Vorliegen einer PTBS ist die Voraussetzung für die Diagnose einer KPTBS, die ihrerseits die Unterdiagnose einer PTBS ausschließt. Damit sind die beiden Störungsbilder PTBS und KPTBS gut voneinander abgrenzbar und können entsprechend der ICD-11-Kriterien zugeordnet werden.

Das Instrument inkl. der Auswertungsrichtlinie steht frei zur Verfügung. Bezugsquelle: https://www.traumameasuresglobal.com/itq

5.1.2 Strukturierte und standardisierte Interviews

Mit strukturierten Interviews werden die diagnostischen Kriterien einer Störung durch vorformulierte Fragen erfasst. Diese können während des Interviews umformuliert, erklärt oder ergänzt werden, um eine möglichst exakte Antwort zu erhalten. Häufig ist es nützlich, Angaben durch Beispiele erläutern zu lassen.

Clinician-Administered PTSD Scale (CAPS)

Der CAPS (Blake et al. 1990; Nyberg & Frommberger 2001; Schnyder & Moergeli 2002; Weathers et al. 2018; dt: Müller-Engelmann et al. 2020) gehört seit der Expert:innen-Empfehlung von 1998 in Forschung und Gutachten zu den häufig eingesetzten diagnostischen Instrumenten, die allerdings klinische Erfahrung (oder Schulung) im Traumabereich voraussetzt. Die aktuelle CAPS-Fassung von 2018 ist ein eng an das DSM-5 angelehntes, halbstrukturiertes Interview zur Messung der Häufigkeit und Intensität von 17 PTBS-Symptomen mit – auch in der deutschen Fassung nachgewiesener – guter Reliabilität und Validität (Müller-Engelmann et al. 2020). Der CAPS eignet sich zur Diagnosestellung und Schweregradbeurteilung der PTBS und der akuten Belastungsstörung unter Berücksichtigung relevanter Zusatzinformationen.

Die Durchführung erfolgt in vier Schritten:

1. Ausfüllen einer Checkliste mit sieben schwerwiegenden Lebensereignissen (Erfahrungen im Kriegseinsatz, körperliche Bedrohung oder Verletzung, Vergewaltigung, sexueller Missbrauch in der Kindheit, Erleben von Naturkatastrophen, schwerwiegenden Unfällen und Gefangenschaft) in eigener Betroffenheit oder als Zeuge.
2. Anhand des aktuell am meisten beeinträchtigenden Ereignisses werden Häufigkeit und Intensität der auftretenden Symptome auf einer fünfstufigen, verhaltensverankerten Skala beurteilt.
3. Erfassung von Beginn und Dauer der Symptomatik zusammen mit dem Grad der subjektiven Beeinträchtigung in wichtigen Lebensbereichen und Begleitsymptome.
4. Im Anschluss an das Interview werden die Validität der Aussagen, die Gesamtschwere der Symptomatik und die Veränderungen bei wiederholter Einschätzung beurteilt.

5.2 Traumafolgestörung Grad II (PTBS oder partielle PTBS »plus« traumakompensatorische Symptomatik)

Screening-Instrumente

Neben Einschätzung der PTBS ist für die strukturierte, exakte Erfassung und Abgrenzung einer traumakompensatorischen Symptomatik der Einsatz von Instrumenten notwendig, die eine Einordnung bzgl. Symptomhäufigkeit und Intensität zulassen. Hier können Instrumente zur Erfassung der allgemeinen psychischen Belastung wie der *Brief Symptom Inventory* (BSI; Franke 2000) und die Kurzversion der *Symptom-Checkliste* (SCL-90-R; Franke 2002) ebenso eingesetzt werden wie symptom- oder störungsbezogene Selbstbeurteilungs-Instrumente.

Der *Patient Health Questionnaire* (PHQ; dt.: Gesundheitsfragebogen für Patienten; Löwe et al. 2004) ergänzt BSI bzw. SCL-90-R durch die diagnostische Überprüfung somatoformer und depressiver Störungen sowie von Angststörungen, Essstörungen, Alkoholmissbrauch oder -abhängigkeit, der hypochondrischen Störung und auch der Posttraumatischen Belastungsstörung.

Bezugsquelle: http://www.klinikum.uni-heidelberg.de/fileadmin/Psychosomatische_Klinik/pdf_Material/PHQ_Komplett_Fragebogen1.pdf.

Weiter eignen sich zur Erfassung der folgenden Erkrankungen:

- Angststörungen: das *State-Trait-Angstinventar* (STAI; Laux et al. 1981), die *Hamilton Anxienty Rating Scale* (HAM-A; Hamilton 1996) oder die *Panik- und Agoraphobie-Skala* (PAS; Bandelow 1997).
- Depressive Syndrome: das *Beck-Depressions-Inventar* (BDI-II; Hautzinger et al. 2000).
- Somatoforme Störungen: z. B. das *Screening für Somatoforme Störungen* (SOMS; Rief & Hiller 2008)
- Abhängigkeitserkrankungen: z. B. die *Skala zur Erfassung der Schwere der Alkoholabhängigkeit* (SESA; John et al. 2001).

Je nach Ausgestaltung der traumakompensatorischen Symptomatik sind weitere symptom- oder störungsorientierte Instrumente hinzuzuziehen. Da dissoziative Symptome über die Diagnostik von Grad-I-Traumafolgestörungen hinausgehen, ihre Abgrenzung häufig schwierig ist oder sie gar übersehen werden, wird das entsprechende Screening im Einzelnen dargestellt.

Fragebogen zu dissoziativen Symptomen (FDS)

Der *Fragebogen zu dissoziativen Symptomen* (FDS; Freyberger et al. 1999) ist das wohl am häufigsten eingesetzte Screening-Instrument auf dissoziative Symptome. Der FDS ist die deutsche Adaptation der *Dissociative Experiences Scale* (DES; Bernstein & Putnam 1986). In der deutschen Fassung wurde die DES um die Symptome der Konversionsstörung erweitert (Spitzer et al. 1998). Sie erfasst damit sowohl psychische wie auch Teile somatoformer Dissoziation. Der FDS besteht aus 44 Items, deren Bearbeitung ca. 20 Minuten dauert. Auf einer Skala von 0 bis 100 % ist anzugeben, wie häufig die vorgegebenen Beispiele dissoziativer Erfahrungen aus dem alltäglichen Leben bekannt sind. Die Items werden den Subskalen Absorption, Derealisation/Depersonalisation, Amnesie und Konversion zugeordnet. Ausgewertet wird der FDS über Mittelwertbildung. Klinisch relevant sind Gesamtwerte (Gesamtmittelwerte) über 12 als Hinweise auf leichte dissoziative Symptomatik, bei Gesamtwerten über 25 ist der Verdacht auf das Vorliegen einer dissoziativen Störung durch ein strukturiertes Interview zu klären.

Als Kurzversion kann auf die sogenannten DES-Taxon-Items (Waller et al. 1996) zurückgegriffen werden. Es handelt sich hierbei um die 8 Items aus der DES, die die pathologische Dissoziation (als deutlichen Hinweis auf das Vorliegen einer schweren dissoziativen Störung) nach empirischer Validierung am besten erfassen. Im FDS entsprechen diese den Fragen: 3, 6, 11, 21, 27, 30, 32 und 42, die zur Taxon-Zuordnung jeweils über einem entsprechenden Cut-Off-Wert liegen müssen. Aus klinischer Erfahrung hat es sich bewährt zu prüfen, ob der Mittelwert dieser Items deutlich vom FDS-Gesamtwert abweicht.

Wenn man zur Diagnostik auf die aus der deutschen Validierung entwickelte Kurzform FDS-20 von Spitzer et al. (2004) zurückgreift, verliert man die spezifischen Informationen zum dissoziativen Taxon bzw. die Aussage zum Vorliegen einer pathologischen Dissoziation.

Somatoform Dissociation Questionnaire (SDQ-20 und SDQ-5)

In Ergänzung zur Erfassung von Symptomen einer psychoformen Dissoziation befasst sich der von Nijenhuis et al. (1996) entwickelte *Somatoform Dissociation Questionnaire* (SDQ-20; dt.: Müller-Pfeiffer et al. 2010) speziell mit den körperlichen Aspekten der Dissoziation. Es werden sowohl Negativsymptome (körperliche Ausfälle) als auch traumabezogene intrusive Erfahrungen (»Körpererinnerungen« wie z.B. anfallartiger Schmerz ohne körperliche Ursache) erfasst. Die psychometrischen Eigenschaften der SDQ-20 (Skalierung, Reliabilität und Validität) erwiesen sich als sehr befriedigend, die Korrelation mit SCID-D und DES als hoch (Nijenhuis 2010).

Aus dem SDQ-20 wurde teststatistisch eine Kurzform (SDQ-5) aus den fünf Items abgeleitet, die am besten zwischen Patient:innen mit einer dissoziativen Störung und mit anderen psychiatrischen Diagnosen unterscheiden (Item 4, 8, 13, 15 und 18). Der empfohlene Cut-Off-Wert für ein ausführliches diagnostisches Interview zur Abklärung des Vorliegens einer dissoziativen Störung liegt für den SDQ-20 bei 29, für den SDQ-5 bei 8. Seit 2010 liegt eine validierte deutsche Übersetzung des SDQ-20 vor (Müller-Pfeiffer et al. 2010).

Dissoziations-Spannungs-Skala (Dissociation Tension Scale; DSS) und Dissoziations-Spannungs-Skala akut (DSS-akut)

Die DSS (Stiglmayr et al. 2010) und die DSS-akut (Stiglmayr et al. 2003) sind Selbstberichts-Instrumente in 21 Items, die entweder für das Zeitfenster der letzten 7 Tage bzw. für den aktuellen Moment zum einen psychische und somatoforme Anzeichen für Dissoziation (in der Bandbreite von normal bis pathologisch) erfassen und zum anderen (in einem weiteren Item) das dadurch verursachte Ausmaß aversiver innerer Spannungszustände mit guter Validität und (Veränderungs-)Sensitivität. Die Antworten werden auf einer zeitbasierten Prozentangabe (0–100 % der Zeit, 0 = nie; 100 = immer/durchgängig) angegeben und ausgewertet.

Die Fragebögen sind über den Autor beziehbar.

Strukturierte und standardisierte Interviews

Auch zur Erfassung und Abgrenzung der komorbiden Symptomatik von der traumakompensatorischen Symptomatik empfiehlt sich die Durchführung strukturierter Interviews. Am häufigsten wird das *Strukturierte Klinische Interview für DSM-5* angewendet.

Strukturiertes Klinisches Interview für DSM-5-Störungen – Klinische Version (SCID-5-CV)

Das SCID-5-CV (First et al. 2014; dt: Beesdo-Baum et al. 2019) ist ein halbstrukturiertes Interview zur Diagnostik psychischer Störungen nach DSM-5, das anhand illustrierender Kommentare und Beispiele nutzerfreundlich durch den diagnostischen Prozess leitet (First et al. 2016). Gleichzeitig erhebt das Interview den Anspruch, in den drei verschiedenen Interview-Versionen (für Klinik, Persönlichkeitsstörung und Forschung) in stetiger Anpassung an (diagnostische) Neuerungen und Entwicklungen sowohl in Bezug auf die Diagnostik als auch in Hinblick auf die Forschungslage immer zeitnah »up to date« zu sein. Jedem DSM-5-Kriterium sind entsprechende Interviewfragen (mit hilfreichen Erklärungen und Anmerkungen) zugeordnet. Das Interview umfasst die häufigsten klinisch relevanten DSM-5-Diagnosen. Dafür ist es in zehn relativ eigenständige diagnostische Module (A–J) unterteilt. Diese umfassen Affektive Episoden, Psychotische und assoziierte Symptome, Differenzialdiagnose psychotischer Störungen, Differenzialdiagnose affektiver Störungen, Störungen durch Substanzkonsum, Angststörungen, Zwangsstörung und Posttraumatische Belastungsstörung, Aufmerksamkeitsdefizit-/Hyperaktivitätsstörung (Erwachsene), Screening für andere aktuelle Störungen sowie Anpassungsstörung (sie entsprechen damit größtenteils der ehemaligen Achse I: Psychische Störungen). Im Schnitt dauert das Interview 45–90 Minuten, im Einzelfall kann es auch auf mehrere Sitzungen verteilt werden. Es liegt auch in einer computersassistierten Form vor (Hoyer et al. 2020).

Diagnostisches Interview bei psychischen Störungen (DIPS)

Das *Diagnostische Interview bei psychischen Störungen* (Schneider & Margraf 2006; Margraf et al. 2017, 2021) liegt in einer die Störungskriterien nach DSM-5 erfassenden Version als 5. überarbeitete Auflage frei verfügbar vor. Das DIPS kombiniert die Zielsetzung der kategorialen Diagnostik mit der Erhebung therapierelevanter Information. Die Durchführungsdauer zur Erfassung der wichtigsten Störungskategorien beträgt etwa 90 bis 120 Minuten. Der Interviewleitfaden enthält neben den Interviewfragen und Anweisungen für die interviewende Person auch die Störungskriterien nach DSM-5 im Checklistenformat. Sprungregeln erlauben es, Interviewfragen, die nicht relevant erscheinen, auszulassen. Die Antworten werden in einem separaten Protokollbogen aufgenommen.

Das DIPS ist frei zu beziehen als *DIPS Open Access 1.2* **unter:** https://omp.ub.rub.de/index.php/RUB/catalog/book/172.

5.3 Traumafolgestörung Grad III (PTBS oder partielle PTBS »plus« persönlichkeitsprägende Symptomatik)

Screening-Instrumente/Selbstbeurteilungs-Instrumente

Traumatisierungen führen zu an die Erfahrung angepasste Entwicklungslinien, die sich neben einer posttraumatischen und/oder dissoziativen Symptomatik in weiteren persönlichkeitsprägenden Eigenschaften ausdrücken können. Daher ist es sinnvoll, neben dem Screening auf PTBS und traumakompensatorische Symptomatik auch Instrumente einzusetzen, die Veränderungen in der Affektregulation, der Selbst- und Weltwahrnehmung, dem Selbsterleben und der zwischenmenschlichen Interaktionen, der Somatisierung (s.a. Wright et al. 2021) sowie den Persönlichkeitsstil erfassen. Die ICD-11 trägt dieser Entwicklung mit der Aufnahme der Komplexen Posttraumatischen Belastungsstörung (KPTBS) als eigenständige Diagnosekategorie Rechnung, ohne allerdings die bis ca. 2019 verwendete Zusatzbeschreibung »Disorders of Extreme Stress« (DESNOS) vollständig abzubilden. Letztere besteht in der deutschen Fassung des I-KPTBS aus den sechs Kategorien: 1. Störungen in der Regulation von Affekten und Impulsen (Affektregulation, Umgang mit Ärger, autodestruktives Verhalten, Suizidalität, Störungen der Sexualität, Risikoverhalten), 2. Störungen der Wahrnehmung oder des Bewusstseins (Amnesien, dissoziative Episoden und Depersonalisation), 3. Störungen der Selbstwahrnehmung (Stigmatisierung, chronische Schuldgefühle, Scham), 4. Störungen in der Beziehung zu anderen Menschen (Unfähigkeit zu vertrauen, mangelnde Fähigkeit sich zu schützen, Viktimisierung anderer Menschen), 5. Somatisierung (somatoforme Körperbeschwerden, hypochondrische Ängste) und 6. Veränderungen in der Lebenseinstellung (fehlende Zukunftsperspektive, Verlust von persönlichen Grundüberzeugungen).

Bisherige darauf beruhende Screening-Instrumente wie z.B. das *Self-Report Inventory for Disorders of Extreme Stress* (SIDES-SR; Luxenberg et al. 2001) bzw. das *Interview zur Komplexen PTBS* (I-KPTBS; Boroske-Leiner et al. 2008, Sack 2010) werden nur noch zur Erfassung von Zusatzinformationen für differenzierte klinische Verläufe empfohlen, da sie der aktuellen Diagnosefassung (einer KPTBS) nicht mehr entsprechen.

Für das Screening wird auf den unter Grad I: klassische PTBS bereits vorgestellten *International Trauma Questionnaire* (ITQ) zur Diagnose einer PTBS sowie auf den SDQ-20 zur Abklärung dissoziativer Somatisierung (unter Grad II PTBS plus traumakompensatorische Symptomatik) hingewiesen.

Internationaler Trauma Questionnaire (ITQ)

Voraussetzung für die Diagnose der KPTBS ist das Vorliegen einer PTBS (mit der Kernsymptomatik Wiedererleben im Hier und Jetzt, Vermeidung, Gefühl einer aktuellen Bedrohung), so dass der ITQ die Kernsymptomatik beider Störungsbilder erfasst. Zusätzlich muss die Kernsymptomatik der KPTBS mindestens im Ausmaß einer mittelmäßigen Belastung (Wert: 2) in den drei Bereichen Affektive Dysregulation, Negatives Selbstkonzept und Problematische Beziehungen hinzukommen (Cloitre et al. 2021; Christen et al. 2021) (auch: Cloitre et al. 2018; 1. dt. Übersetzung Knefel et al. 2013) Ein Individuum kann entweder die Diagnose der PTBS oder der KPTBS erhalten, aber nicht beide.

Das Instrument inkl. der Auswertungsrichtlinie steht frei zur Verfügung unter: https://www.traumameasuresglobal.com/itq.

Screening für Komplexe Posttraumatische Belastungsstörungen (S-KPTBS)

Das *Screening für Komplexe Posttraumatische Belastungsstörungen* (Dorr et al. 2018) wurde als kurzer zeitökonomisch anwendbarer Fragebogen in Hinblick auf die in der ICD-11 neu eingeführte Diagnose Komplexe PTBS entwickelt. Der S-KPTBS erfragt die drei Kernsymptombereiche der Komplexen PTBS sowie zusätzlich weitere für die Behandlungsplanung wichtige Symptome, wie z.B. Reviktimisierung, Störungen der Sexualität, Hoffnungslosigkeit, Schamgefühle, Risikoverhalten, Selbstverletzen und Neigung zu Dissoziation. Häufig ergibt sich bereits als »Blickdiagnose« auf die angekreuzten Items ein Verdacht auf das Vorliegen einer Komplexen Traumafolgestörung, der dann weiter diagnostisch geklärt werden kann, z.B. durch zusätzliche Interviewdiagnostik mit dem sehr zeitökonomisch einsetzbaren *Internationalen Trauma Interview* (ITI; Cloitre et al. 2018).

Der Einsatz beider Instrumente (S-KPTBS und ITI) ist eine günstige Kombination einerseits zur orientierenden therapiebezogenen Diagnostik bezüglich lebenszeitlicher Traumata sowie aktuell vorliegender Traumafolgesymptome per Fragebogen und anderseits zur klassifikatorischen Diagnostik der Traumafolgestörung mit einem validierten Interview.

Das S-KPTBS ist kostenfrei verfügbar unter: https://www.psychologie.uni-freiburg.de/abteilungen/Rehabilitationspsychologie/downloads/skptbs.pdf/download.

Persönlichkeitsstil- und Störungsinventar (PSSI)

Das *Persönlichkeitsstil- und Störungsinventar* (PSSI; Kuhl & Kazén 2009) erfasst die relative Ausprägung von 14 Persönlichkeitsstilen, die als nicht pathologische Entsprechungen der in den vorherigen psychiatrisch-diagnostischen Manualen beschriebenen Persönlichkeitsstörungen konzipiert sind (140 Items, Skalenwerte 0–3). Es differenziert Persönlichkeitsunterschiede besonders im Bereich nicht-pathologischer Stile und dient vornehmlich der Identifikation des für eine Person typischen individuellen Stils oder der Stile, zwischen denen sie (situationsabhängig) wechseln kann. Extrem hohe Werte erhöhen die Wahrscheinlichkeit für das Vorliegen einer Persönlichkeitsstörung, reichen jedoch nicht zur Diagnosestellung. Bei vorliegender Diagnose zeigt die Extremausprägung die spezifische Art der Störung an. Grundsätzlich kann davon ausgegangen werden, dass ein ausgewogenes Verhältnis von Akzeptanz und Erweiterung des individuellen Persönlichkeitsprofils die Wirksamkeit psychologischer Intervention verbessert. Das PSSI eignet sich für Menschen ab 14 Jahren.

Strukturierte und standardisierte Interviews

Persönlichkeitsstörungen wurden bisher nach DSM-IV auf Achse II eingeordnet. Gängiges Instrument auf Deutsch zur Diagnostik war das SKID-II (Fydrich et al. 1997), das in einem zweistufigen validen Fremdrating-Verfahren alle 10 auf Achse-II vorkommenden Persönlichkeitsstörungen in Form eines Screenings abfragt. Im zweiten Schritt werden in einem strukturierten Interview alle Kriterien einer Persönlichkeitsstörung genauer abgefragt, die im Screening mit »ja« angekreuzt wurden.

Mit den Veränderungen in den diagnostischen Kriterien der Persönlichkeitsstörungen in dem diagnostischen Manual DSM-5 (Aufgabe der Achsen) und in der Neufassung der ICD-11 (mit Ausnahme der Borderline-Persönlichkeitsstörung BPS) liegt der Schwerpunkt der Diagnostik nun auf einer dimensionalen Beschreibung des Schweregrades funktionaler Beeinträchtigungen (mit einer Mindestdauer von 2 Jahren) sowie der Beschreibung übergeordneter Persönlichkeitsmerkmale in den Bereichen negative Affektivität, Distanziertheit, Dissozialität, Enthemmung und Anankasmus (Jeung-Maarse & Herpertz 2020).

Eine DSM-5-Version des *Semistrukturierten Interviews zur Erfassung der Persönlichkeitsfunktionen* (STiP-5.1) wurde auf Deutsch evaluiert (Zettl et al. 2019) und kürzlich auch das Persönlichkeitsinventar für ICD-11 (Damovsky et al. 2021). Relevant bleibt die Abgrenzung einer Traumafolgesymptomatik, einer KPTBS bzw. einer BPS von anderen persönlichkeitsprägenden Symptomatiken für die entsprechende Therapieplanung. Die differenzierte Diagnostik von Persönlichkeitsstörungen an sich ist natürlich zur KPTBS ein benachbartes, sich ergänzendes und sich oft überschneidendes Feld. Wir verweisen hier auf die Diagnostik-Kapitel in dem Buch *Persönlichkeitsstörungen* von Renneberg und Herpertz (2021).

5.4 Traumafolgestörung Grad IV (PTBS oder partielle PTBS »plus« komplexe dissoziative Symptomatik – meist KPTBS)

Screening-Instrumente

Dissoziative Symptome werden als mögliche vorübergehende Symptome einer klassischen PTBS (dissoziativer Subtypus) oder als traumakompensatorische Symptome einer Traumafolgestörung Grad II auch im Zusammenhang mit diesen Erkrankungstypen beschrieben. Entsprechend wurde auf die Darstellung der bedeutendsten Screening-Instrumente für dissoziative Symptome (wie FDS und SDQ-20) bereits eingegangen. Die hier dargestellten Instrumente gehen in ihrem Umfang über ein Screening hinaus und erlauben die Erfassung der gesamten Komplexität dissoziativer Störungen, die als komplexe dissoziative Symptomatik bei Traumafolgestörungen Grad IV beschrieben wird. In Anbetracht der Tatsache, dass im klinischen Alltag dissoziative Störungen faktisch kaum diagnostiziert werden (Wirtz et al. 2007), dennoch aber erhebliches Leid bei den Betroffenen auslösen, ist der strukturierten diagnostischen Erfassung dieser komplexen Erkrankungen besondere Bedeutung beizumessen. Eine ausführliche Beschreibung findet sich auch in Gysis Ausführungen zum multiaxialen Trauma-Dissoziations-Modell (Gysi 2021).

Multidimensionales Inventar dissoziativer Symptome (MID; MID-d)

2000 entwickelten Dell et al. das *Multidimensionale Inventar dissoziativer Symptome* (MID; Dell 2000), das als MID-d von Gast et al. (2002) für Deutschland validiert wurde. Das MID ist ein Selbstbeurteilungsfragebogen mit 218 Items, der in 14 Skalen die Auftretenshäufigkeit aller möglicher dissoziativer Erlebnisweisen auf einer Skala von 0 bis 10 erfasst: Gedächtnisprobleme, Depersonalisation, Derealisation, Flashbacks, somatoforme Dissoziation, Trance-Zustände/veränderte Persönlichkeitszustände, direkte und indirekte Anzeichen für Identitätswechsel, lückenhaftes Zeiterleben und nicht erinnerbares Verhalten. Eine Zusatzskala erfasst das Auftreten von Erstrangsymptomen, 5 Skalen untersuchen eine Ergebnisverzerrung aufgrund von Antworttendenzen im Sinne defensiver Abwehr/Dissimilation, Ja-Sage-Tendenz, Simulation, aufmerksamkeitssuchendem Verhalten und neurotischem Leiden.

Strukturierte und standardisierte Interviews

Das *Strukturierte Klinische Interview für dissoziative Störungen* (SKID-D) stellt in der validierten deutschen Übersetzung (Gast et al. 2000) noch immer den Goldstandard für die Diagnostik dissoziativer Störungen dar. Weitere strukturierte Interviews können bei spezifischen klinischen Fragestellungen von Nutzen sein.

Strukturiertes Interview für Dissoziative Störungen (SCID-D)

Das SKID-D (Steinberg 1994) erfragt in 200 Items die DSM-IV-Diagnose-Kriterien der fünf dissoziativen Störungen (Amnesie, Depersonalisation, Derealisation, Identitätskonfusion und Identitätsveränderungen) und differenziert deren Schweregrad. Um Suggestionen zu vermeiden, sind Patient:innen aufgefordert, die Art ihrer Symptome in eigenen Worten zu beschreiben. Diese detaillierte Erfassung dissoziativer Symptome ermöglicht die Diagnose einer dissoziativen Störung sowohl für Jugendliche als auch für Erwachsene mit einer exzellenten Reliabilität und Validität. Der SKID-D erlaubt nicht nur eine Differenzialdiagnose der Dissoziativen Identitätsstörung von anderen Störungsbildern, sondern auch die Unterscheidung zu vorgetäuschten, neurologischen oder substanzinduzierten dissoziativen Symptomen auch im forensischen Kontext. Aufgrund seiner Komplexität ist die Anwendung sehr zeitintensiv (ca. 60–120 Minuten) und erfordert ein gründliches Rater-Training.

Der SKID-D wurde mit guten Ergebnissen für Deutschland validiert (Gast et al. 2000). Die Anpassung an die ICD-11-Kriterien mit Einführung der Diagnose einer partiellen Dissoziativen Identitätsstörung ist in Arbeit.

Strukturierter Interviewleitfaden zur Diagnose dissoziativer Störungen (SIDDS) bzw. Dissociative Disorders Interview Schedule (DDIS)

Das DDIS (Ross 1996, dt. Overkamp 2005) ist ein aus der klinischen Erfahrung zusammengestelltes Interview mit guter Reliabilität und Validität, das speziell auf die Diagnostik und Differenzialdiagnostik der dissoziativen Identitätsstörung (DIS) und anderer komplexer dissoziativer Störungen abzielt. Es erweitert den diagnostischen Blick auf die dissoziativen Störungen um häufige

Komorbiditäten und »Alltagsfähigkeiten«, die von Patient:innen mit komplexen dissoziativen Störungen häufig berichtet worden waren, wie z. B. Schneider'sche Erstrangsymptome, das Erleben von Trance-Zuständen im Alltag, sekundäre Anzeichen einer DIS, imaginative Begleiter in der Kindheit oder häufiges Schlafwandeln. Zusätzlich erfasst werden Kopfschmerzen, außersinnliche Wahrnehmung und die Trauma-Anamnese. Der strukturierte Interviewleitfaden orientiert sich in der aktuellen Fassung an den DSM-5-Kriterien und umfasst 131 Items im Ja-/Nein-Antwortformat sowie eine abschließende Zusatzfrage zur Beantwortung durch die Interviewer:in. Die Durchführung dauert in der Regel zwischen 45 und 90 Minuten.

Das englischsprachige Interview liegt auf der Website https://www.rossinst.com/ddis als Interview sowie als Selbstberichts-Fragebogen-Version vor, zusammen mit den aktuellen Auswertungsrichtlinien.

Der DDIS wurde als strukturierter Interviewleitfaden zur Diagnose dissoziativer Störungen (SIDDS) von Overkamp (2005) für Deutschland übersetzt und (auf die DSM-IV-Kriterien bezogen) validiert. Eine Auswertung erfolgt über die 16 Einzelbereiche, es gibt keinen Gesamtwert. Es empfiehlt sich, in jedem Fall das dichotome Antwortformat zu verlassen und sich von Patient:innen deren Erfahrungen in eigenen Worten beschreiben zu lassen.

Er ist zu beziehen unter http://edoc.ub.uni-muenchen.de/4409/1/Overkamp_Bettina.pdf.

Trauma And Dissoziative Symptome Interview (TADS-I).

Der TADS-I (Boon & Mattheß 2015) ist ein halbstrukturierter Interviewleitfaden zur Diagnose dissoziativer Störungen sowie dissoziativer und traumabezogener Symptome nach DSM-5 und ICD-11. Anhand der fünf Strukturierungsbereiche (Allgemeine Informationen, Posttraumatische Symptome, Veränderungen des Bewusstseins, Körperliche Beschwerden und somatoforme Dissoziation sowie Psychoforme Dissoziation) bietet er eine umfassende und differenzierte multimodale Diagnostik traumabedingter dissoziativer Störungen. Er erlaubt die differenzialdiagnostische Abgrenzung relevanter komorbider Störungen (wie KPTBS, Persönlichkeitsstörungen/BPS, affektive und schizophrene Störungen), gibt Einblick in eine (eventuell vorliegende) strukturelle Dissoziation der Persönlichkeit und eignet sich auch als Hilfsmittel zur Unterscheidung zwischen »echter« und imitierter dissoziativer Identitätsstörung. Die deutsche Übersetzung erfolgte 2018 durch den Schweizer Psychiater Jan Gysi (Gysi 2021, S. 121); die entsprechende Validierung des Instrumentes ist in Arbeit.

5.5 Instrumente zur Erfassung von Traumatisierungen in Kindheit und Jugend

Die Erfassung von Traumatisierungen oder schwerwiegender Vernachlässigung in Kindheit und Jugend bei Erwachsenen ist aus der Betroffenen-Perspektive notwendigerweise immer retrospektiv. Gerade in Bezug auf Traumatisierung kann der Selbstbericht gefärbt sein durch kognitive Verzerrungen sowohl im Sinne von Normalisierung und Bagatellisierung als auch von Dissoziation (Schlagwort Amnesie für die Amnesie).

Fremdanamnestische Angaben von Bezugspersonen bergen das Risiko der Wahrnehmungsverzerrung durch die seinerzeit Erwachsenen, da in diesem Zusammenhang unklar bleibt, ob und in welcher Art und Weise diese Personen in mögliche Traumatisierungen oder Vernachlässigung verstrickt waren. Liebschutz et al. (2018) haben prospektiv anhand einer Langzeit-Kohortenstudie (zu Auswirkungen von Substanzmissbrauch der Eltern auf die Kinder) einen moderaten linearen Zusammenhang zwischen den im jungen Erwachsenenalter erhobenen Traumatisierungen (mittels CTQ-Selbstberichtsinstrument) mit tatsächlichen Berichten zu Traumatisierungen im Kindesalter nachweisen können. In der Anamnese-Erhebung können bei Bedarf auch objektive Indikatoren zur Validierung gefunden werden, die auf Traumatisierungen hindeuten können, wie z.B. auffällige Informationen in Vorsorgeheften zu Schwangerschaftsverlauf, Geburt und U-Vorsorgeuntersuchungen, Kindergarten-Unterlagen, den Befunden der Einschulungsuntersuchung, in Jugendamtsakten, medizinischen Berichte auch aus Kinder- und Jugendpsychiatrie etc.

Auch wenn die Beurteilung zurückliegender Ereignisse größtenteils notwendigerweise subjektiv bleibt, ist die Erfassung von Gewalt-, Vernachlässigungs- oder Missbrauchserfahrungen in Kindheit und Jugend dennoch eine der relevantesten Informationen zur Genese psychischer (Schäfer & Fischer 2011; Schimmenti 2018) und körperlicher Störungen (s. ACE-Studie: Felitti et al. 1998). Da sich aus frühen Gewalterfahrungen unterschiedliche Traumafolgestörungen entwickeln können, sind die Instrumente zur Erfassung dieser Erfahrungen konsequenterweise nicht einzelnen Graden von Traumafolgestörungen zuzuordnen. Die beiden für den deutschsprachigen Raum bedeutsamsten Instrumente sind der *Childhood Trauma Questionnaire* (Bader et al. 2009) und die *Trauma Experiences Checklist* (Nijenhuis et al. 2002; dt. Schuhmacher et al. 2011). Zusätzlich erwähnt wird hier die Frageliste der *Adverse Childhood Experiences*.

Childhood Trauma Questionnaire (CTQ)

Der CTQ (Bernstein & Fink 1998; Bader et al. 2009) ist ein reliables und valides Screening-Instrument auf Selbsteinschätzungs-Basis. Er erfasst retrospektiv in 5 Subskalen Missbrauch und Vernachlässigung in der Kindheit in Form von emotionalem, körperlichem Missbrauch und/oder sexuellem Missbrauch sowie von emotionaler und/oder körperlicher Vernachlässigung. Alle Items beginnen mit der Formulierung »Als ich aufwuchs ...« und erfragen verschiedene Aspekte zurückliegender Erfahrungen. Die Items sind 5-stufig skaliert (»Trifft auf mich überhaupt nicht (1), sehr selten (2), einige Male (3), häufig (4) oder sehr häufig (5) zu«), höhere Werte spiegeln ein größeres Ausmaß der Traumatisierung wider. Durch Mittelwertbildung über jede einzelne Subskala sowie den Gesamtwert des Fragebogens lässt sich ein 4-gestufter Schweregrad der Traumatisierung von unauffällig/leicht bis extrem schwer ermitteln. Außerdem wird in einer in den Fragebogen integrierten Offenheitsskala die Tendenz zur sozialen Erwünschtheit erhoben, mit der in diesem Fall die Tendenz zur Verleugnung und Verharmlosung gemeint ist. Im klinischen Alltag empfiehlt es sich, den Fragebogen nachzuexplorieren, da Items von Betroffenen teilweise schwer einzuschätzen sind oder auch fehlinterpretiert werden.

Traumatic Experiences Questionnaire (TEC)

Der TEC (Nijenhuis et al. 2002) ist ein im Ja-/Nein-Antwort-Format konzipiertes Selbstberichtsinstrument in 29 Fragen zu möglichen traumatischen Erfahrungen in der Lebensspanne mit Schwerpunkt auf Belastungen in der Kindheit. Erfragt werden zusätzlich das jeweilige Alter zum Zeitpunkt der Erfahrung sowie der subjektiv wahrgenommene Einfluss auf das eigene Leben. Neben weiteren Spezifizierungen fragt der letzte Punkt explizit nach der Qualität der in der Folge der Traumatisierung erhaltenen Unterstützung. Vorläufige Ergebnisse zeigen gute Testgütekriterien, der TEC ist sowohl für den klinischen Einsatz als auch für Forschungszwecke geeignet. Die Auswertung erfolgt über einen Gesamtwert, bzw. über Skalenscores für emotionale Vernachlässigung, emotionale Misshandlung, körperliche Misshandlung sowie sexuelle Belästigung und sexuelle Gewalt. Es existiert eine validierte deutsche Übersetzung (Schuhmacher et al. 2011). Der Fragebogen ist kostenfrei in verschiedenen Sprachen zu beziehen: https://www.enijenhuis.nl/tec.

Adverse Childhood Experiences (ACE)

Der Fragebogen ACE zu belastenden Erfahrungen in der Kindheit wurde von Felitti et al. (1998) entwickelt und von Wingenfeld et al. (2010) als autorisierte deutsche Version vorgelegt. Er erfasst in 10 Fragen Formen früher Traumatisierungen (sexuelle Gewalt, körperliche und/oder emotionale Misshandlung und Vernachlässigung) und berücksichtigt in den anderen vier Fragen darüber hinausgehende weitere belastende Erfahrungen in Kindheit und Jugend (frühe Trennungserfahrungen, häusliche Gewalt, Suchtprobleme oder psychische Erkrankung in der Familie, Gefängnisaufenthalt eines Familienmitgliedes). Er wurde ursprünglich im Rahmen einer Nachfrage einer US-amerikanischen Versicherung bei ihren Mitgliedern entwickelt, um Zusammenhänge zwischen frühen Belastungen und Gesundheitsproblemen im Erwachsenenalter bei Personen aus der Allgemeinbevölkerung zu untersuchen.

Der ACE-D eignet sich als klinisches Screening auf frühe Belastungen. Die aktuelle klinische Forschung zeigt weitreichende Auswirkungen früher Traumatisierungen auf gesellschaftliche, individuelle und transgenerationale Folgen auf (Hughes et al. 2021; Cooke et al. 2021; England-Mason et al. 2021; Rigles 2021).

Der ACE-D Fragebogen ist kostenfrei zu beziehen z. B. unter: http://entwicklung.zephh.de/wp-content/uploads/2015/05/ACE_Bogen.pdf.

5.6 Instrumente zur differenzialdiagnostischen Abgrenzung

Der differenzialdiagnostische Prozess zur Abgrenzung von Traumafolgestörungen und weiteren komorbiden Störungen ist aufgrund der hohen Komorbidität mit anderen Störungen von zentraler Bedeutung, da zu unterschiedlichen Zeitpunkten im Erkrankungs- und Behandlungsverlauf unterschiedliche psychopathologische Syndrome und damit auch unterschiedliche diagnostische Einschätzungen in den Vordergrund treten und eine Rolle spielen können. Dabei ist zu klären, ob eine Erkrankung in der oben dargestellten Systematik im Sinne einer Traumafolgestörung zu verstehen ist oder ob von einer eigenständigen komorbiden Störung ausgegangen werden muss, die unter Umständen bereits vor einer Traumatisierung bestanden hat (z. B. affektive oder Zwangsstörung, etc.) oder sich ohne inhaltlichen oder kausalen Zusammenhang in zeitlicher Nähe oder auch nach einer Traumatisierung entwickelt hat (z. B. manisches oder depressives Syndrom vor dem Hintergrund einer Schilddrüsenerkrankung, andere organische Erkrankungen, etc.). Auch somatische Komorbiditäten, die entweder in Zusammenhang mit oder unabhängig von Traumatisierung stattgefunden haben, sind hier zu bedenken.

Alle bereits dargestellten Screening-Instrumente und standardisierte bzw. strukturierte Interviews unterstützen die differenzialdiagnostische Klärung. Allerdings wird im klinischen Kontext unter Gesichtspunkten der Effizienz häufig auf eine weitergehende differenzialdiagnostische Abklärung verzichtet. Für eine konsequente Behandlungsplanung der häufig komplexen Störungsbilder bei häufig langfristigen Behandlungsverläufen im ambulanten und stationären Kontext sollte allerdings die Bedeutung einer initialen und immer wieder im Behandlungsverlauf zu überprüfenden Diagnostik für den Behandlungserfolg nicht unterschätzt werden. Zentrale Instrumente zur Klärung von Achse I und Achse II Störungen sind die oben (→ Kap. 5.2.2.1 und Kap. 5.3.2.2) dargestellten strukturierten Interviews nach DSM-IV, die auch dann eingesetzt werden sollten, wenn nicht im engeren Sinne traumakompensatorische oder persönlichkeitsprägende Symptome, sondern tatsächliche komorbide Störungen gesucht werden. Auch die im Folgenden dargestellten allgemeinen und nicht primär auf Traumafolgestörungen ausgerichteten Instrumente können zur weiteren differenzialdiagnostischen Einordnung hilfreich sein.

5.7 Instrumente zu Symptom aufrechterhaltenden Bedingungen und sekundären Folgen im Sinne von Funktionsbeeinträchtigungen oder Beeinträchtigungen der Lebensqualität

Psychische Erkrankungen, welchen Ursprungs auch immer, gehen häufig mit Beeinträchtigungen des allgemeinen Funktionsniveaus oder der Lebensqualität einher, häufig werden sie auch durch bestimmte intra- und/oder interpersonelle Faktoren aufrechterhalten. Hier sollen nicht diese komplexen Wechselwirkungen Thema sein, sondern vier Instrumente, die interpersonelle Probleme als Symptom aufrechterhaltend abgrenzen, Funktionsbeeinträchtigungen global einschätzen und eine Angabe zur Lebensqualität und zur gesundheitsbezogenen Lebensqualität machen können. Diese Instrumente stellen lediglich eine Auswahl aus einer Vielzahl von ähnlichen Instrumenten dar.

Inventar zur Erfassung Interpersonaler Probleme – deutsche Version (IIP-D)

Das *Inventar zur Erfassung interpersonaler Probleme* (IIP-D), das nun in der 2., überarbeiteten und neu normierten Auflage vorliegt (Horowitz et al. 2000), ist ein Fragebogen zur Selbsteinschätzung interpersonaler Probleme, d. h. zu Problemen im Umgang mit anderen Menschen. Erfragt werden interpersonale Verhaltensweisen, (a) die dem Probanden/der Probandin schwer fallen und (b) die ein Proband/eine Probandin im Übermaß zeigt. Der Fragebogen erlaubt eine differenzierte Diagnostik interpersonaler Probleme primär im klinischen Kontext. Er liegt in einer Lang- und einer Kurzform vor. Die Auswertung kann über acht faktorenanalytisch gebildete Skalen erfolgen, die den Oktanten des interpersonalen Kreismodells entsprechen. Daneben wird ein Gesamtwert gebildet, der das Ausmaß an interpersonaler Problematik charakterisiert.

World Health Organization Quality of Life (WHOQOL)

Der WHOQOL-100 und der WHOQOL-BREF (Angermeyer et al. 2000) sind Instrumente zur Erfassung der subjektiven Lebensqualität. Grundlage der Instrumente ist die Definition von Lebensqualität als die individuelle Wahrnehmung der eigenen Lebenssituation im Kontext der jeweiligen Kultur und des jeweiligen Wertesystems sowie in Bezug auf persönliche Ziele, Erwartungen, Beurteilungsmaßstäbe und Interessen. Der WHOQOL-100 umfasst insgesamt 100 Items, die den Dimensionen Physisches Wohlbefinden, Psychisches Wohlbefinden, Unabhängigkeit, Soziale Beziehungen, Umwelt und Religion/Spiritualität zugeordnet sind. Er sollte vor allem dort eingesetzt werden, wo eine tiefgreifende Erfassung aller Aspekte von Lebensqualität das primäre Ziel darstellt. Für Anwendungsbereiche vor allem im klinischen Kontext, in denen die Erfassung der Lebensqualität nur eine von mehreren Zieldimensionen bildet, eignet sich die aus 26 Items bestehende Kurzversion WHOQOL-BREF, welche die Dimensionen Physisches Wohlbefinden, Psychisches Wohlbefinden, Soziale Beziehungen und Umwelt erfasst.

Beide Instrumente liegen mittlerweile in mehr als 30 Sprachen vor, so dass eine weltweite Vergleichbarkeit von Lebensqualitätsdaten möglich ist. Eine Ergänzung zu diesen beiden Instrumenten bilden die WHOQOL-Wichtigkeitsfragen, die insgesamt 24 Fragen zur subjektiven Wichtigkeit der Facetten des WHOQOL-100 umfassen.

Global Assessment of Functioning (GAF)

Die Erfassung des allgemeinen Funktionsniveaus auf Achse V des DSM erfolgt anhand der *GAF-Skala* (Sass et al. 2003). Die Skala kann insbesondere dazu dienen, die Angaben über den Fortschritt eines Patienten/einer Patientin anhand eines einzigen Maßes zu verfolgen. Auf der GAF-Skala werden nur die psychischen, sozialen oder beruflichen Funktionsbereiche beurteilt. Funktionsbeeinträchtigung aufgrund von körperlichen Einschränkungen sollen nicht einbezogen werden. In den meisten Fällen sollte sich die Bewertung auf den aktuellen Zeitraum (Funktionsniveau zum Zeitpunkt der Beurteilung) beziehen. In bestimmten Situationen kann es hilfreich sein, den GAF-Skalenwert zu unterschiedlichen Behandlungszeitpunkten (z. B. Anfang und Ende der Behandlung) zu erheben, um das Behandlungsergebnis mit zu überprüfen. Die GAF-Skala kann auch für weitere Zeitabschnitte (z. B. das höchste Funktionsniveau über mindestens zwei Monate während des letzten Jahres) bewertet werden. Die GAF-Skala wird folgendermaßen wiedergegeben: »GAF = ...«. Es folgt ein GAF-Wert zwischen 1 und 100, anschließend in Klammern der Zeitraum, auf den sich die Bewertung bezieht.

In manchen Situationen kann es hilfreich sein, die soziale und berufliche Beeinträchtigung einzuschätzen, um den Fortschritt z. B. bei der Rehabilitation unabhängig von der Schwere der psychopathologischen Symptome zu beurteilen. Hierzu wird eine Skala zur Erfassung der sozialen und beruflichen Funktionen vorgeschlagen (*Social and occupational functioning scale*, SOFAS, Sass et al. 2003).

Fragebogen zum Gesundheitszustand (SF-36)

Der SF-36 (Bullinger & Kirchberger 1998) ist ein krankheitsübergreifendes Messinstrument zur Erfassung der gesundheitsbezogenen Lebensqualität von Patient:innen. Der SF-36 erfasst 8 Dimensionen, die sich konzeptuell in die Bereiche »Körperliche Gesundheit« und »Psychische Gesundheit« einordnen lassen: Körperliche Funktionsfähigkeit, Körperliche Rollenfunktion, Körperliche Schmerzen, Allgemeine Gesundheitswahrnehmung, Vitalität, Soziale Funktionsfähigkeit, Emotionale Rollenfunktion und Psychisches Wohlbefinden. Mit dem SF-12 steht eine noch ökonomischere Kurzform zur Verfügung.

Die Dimension Körperliche Funktionsfähigkeit erfasst das Ausmaß der Beeinträchtigung körperlicher Aktivitäten wie Selbstversorgung, Gehen, Treppensteigen, Bücken, Heben und mittelschwere oder anstrengende Tätigkeiten durch den Gesundheitszustand. Mit der Dimension Körperliche Rollenfunktion wird das Ausmaß erfasst, in dem der körperliche Gesundheitszustand die Arbeit oder andere tägliche Aktivitäten beeinträchtigt, z. B. weniger schaffen als gewöhnlich, Einschränkungen in der Art der Aktivitäten oder Schwierigkeiten, bestimmte Aktivitäten auszuführen. Das Ausmaß an Schmerzen und der Einfluss von Schmerzen auf die normale Arbeit, sowohl im Haus als auch außerhalb des Hauses, wird durch die Dimension Körperliche Schmerzen erfasst. Unter Allgemeine Gesundheitswahrnehmung wird die Persönliche Beurteilung der Gesundheit, einschließlich des aktuellen Gesundheitszustandes, der zukünftigen Erwartungen und der Widerstandsfähigkeit gegenüber Erkrankungen, verstanden. Mit der Dimension Vitalität wird erfasst, ob sich die Person energiegeladen und voller Schwung fühlt oder ob sie eher müde und erschöpft ist. Die Dimension Soziale Funktionsfähigkeit erfasst das Ausmaß, in dem die körperliche Gesundheit oder emotionale Probleme die normalen sozialen Aktivitäten beeinträchtigen. Die Dimension Emotionale Rollenfunktion beschreibt das Ausmaß, in dem emotionale Probleme die Arbeit oder andere tägliche Aktivitäten beeinträchtigen; u.a. weniger Zeit für Aktivitäten aufbringen, weniger schaffen und nicht so sorgfältig wie üblich arbeiten. Mit der Dimension Psychisches Wohlbefinden wird die allgemeine psychische Gesundheit, einschließlich Depression, Angst, emotionale und verhaltensbezogene Kontrolle und allgemeine positive Gestimmtheit, erfasst.

Mit dem Zusatz-Item Veränderung der Gesundheit kann die Beurteilung des aktuellen Gesundheitszustandes im Vergleich zum vergangenen Jahr erfolgen.

5.8 Instrumente zur Ressourcendiagnostik

Ressourcenaktivierung stellt einen, wenn nicht den wichtigsten Wirkfaktor nahezu jedes psychotherapeutischen Vorgehens dar (Grawe 1998), dies gilt besonders auch für die Behandlung von Traumafolgestörungen (Sack 2010). Um Ressourcen aktivieren zu können, ist eine differenzierte Kenntnis der individuellen Ressourcen eines Menschen unerlässlich, bei denen grob zwischen internalen (persönlichen) und externalen (äußeren) Ressourcen unterschieden wird (Sack 2010; Willutzki 2008). Neben der Erfassung von Ressourcen im offenen Gespräch, können auch hier strukturierte Erhebungs-Instrumente hilfreich sein. Bei Fragebögen zur Diagnostik von Ressourcen lässt sich differenzieren zwischen Instrumenten, die auf die mehrdimensionale Erhebung von Ressourcen ausgerichtet sind, und Skalen, die einzelne Konstrukte erfassen. Zwei Instrumente zur mehrdimensionalen Erhebung von Ressourcen werden aufgrund ihres klinischen Nutzens hier vorgestellt, eine Übersicht zu Fragebögen zur Erfassung einzelner personaler Ressourcen findet sich bei Willutzki (2008). Außerdem sei hier auf den Fragebogen zum Kohärenzgefühl (*Sense of Coherence*, SOC) von Antonovsky (Antonovsky & Sourani 1990) hingewiesen, der zur Identifikation inhaltlich spezifischer Defizite und Potentiale beim Umgang mit belastenden Situationen und Ereignissen dienen kann und somit zwar Potentiale bei der Bewältigung von Traumatisierungen erfassen kann, nicht aber Ressourcen einer Person im Allgemeinen erfasst.

Bochumer Ressourcenfragebogen (RESO-B)

Der RESO-B (Willutzki & Stelkens 2006) ist ein Patientenfragebogen mit 58 Items, die auf einer sechsstufigen Likert-Skala (»trifft gar nicht zu« bis »trifft völlig zu«) für die drei Bereiche »allgemeine Lebensbewältigung«, »erfolgreich bewältigte Krisen« und »aktuelle Problematik« jeweils positive Aspekte zur Handlungssteuerung, zum Selbstwert, zur Erholung/Entspannung und zur sozialen Unterstützung (mit zwischen 3 und 6 Items) erfasst. Für den Bereich der aktuellen Problematik wurde zur Erfassung objektiver Ressourcen eine Parallelform für die Therapeutenbefragung entwickelt.

Berner Ressourceninventar zur Erfassung von Patientenressourcen aus der Fremdbeurteilungsperspektive (REF)

Die *Berner Ressourceninventare zur Erfassung von Patientenressourcen* (Trösken & Grawe 2003; Willutzki 2008) sind im engen theoretischen Zusammenhang mit der Konsistenztheorie psychischen Funktionierens von Grawe (1998) zu sehen. Ressourcenpotentiale werden hier definiert als »Fähigkeiten, die Menschen zur Verfügung haben, um ihre Ziele zu verfolgen und ihre Grundbedürfnisse zu verfolgen« (Grawe 1998); sie werden durch Therapeut:innen oder Angehörige als objektive Ressourcen mittels des REF erfasst. Der REF enthält 16 Skalen mit insgesamt 78 Items: Soziale Kompetenz; soziale Einbettung; familiäre Einbettung; emotionale Offenheit; Optimismus, Glück, Sinnerleben; Handlungskompetenz; Fähigkeit zur Bewältigung alltäglicher Belastungen; Fähigkeit zu autonomem Denken und Handeln; Selbstwerterleben; Motivation zur Selbstreflexion; Motivation zu lernen; Offenheit in der Kommunikation; Phantasie und Kreativität; intellektuelle Begabung; Hobbies und Interessen; Akzeptanz eigener Bedürfnisse, Veränderungsmotivation. Die Skalen können zu den drei Sekundärfaktoren »Ressourcen im Bereich der Handlungskompetenz und Autonomie«, »Ressourcen im Bereich der Kommunikation und Emotionalität« und »Ressourcen im Bereich der Selbstentfaltung« zusammengefasst werden; diese Sekundärfaktoren können ihrerseits zu einem Gesamtressourcenindex aggregiert werden.

5.9 Instrumente zur Überprüfung des therapeutischen Prozesses

Eine Überprüfung des therapeutischen Prozesses kann sich in unterschiedlichen Dimensionen ausdrücken. In Bezug auf die psychotherapeutische Behandlung von Traumafolgestörungen kann eine unmittelbare Rückmeldung zur erfolgten Therapiestunde Auskunft über den Patientennutzen der jeweiligen Stunde geben. Strukturierte Instrumente zu diesem Vorgehen sind bisher nicht publiziert, als Beispiel kann der *Berner Stundenbogen* (Grawe & Regli 2000) dienen. In Bezug auf den Therapiestunden übergreifenden Effekt im Sinne einer messbaren Veränderung kann der *Veränderungsfragebogen des Erlebens und Verhaltens* (Zielke & Kopf-Mehnert 1978) Veränderungen im positiven oder negativen Ausmaß, d. h. im Sinne einer Verbesserung oder Verschlechterung darstellen.

Berner Stundenbogen

Der *Berner Stundenbogen* (Stubo et al. 2000) umfasst 22 Items, die unmittelbar im Anschluss an jede Therapiestunde vom Patienten/von der Patientin beantwortet werden. Der Fragebogen dient dazu, auf der Basis des Modells der Allgemeinen Psychotherapie nach Grawe die zentralen Beziehungs- und Wirkfaktoren im Therapieprozess zu erfassen. Auf der Beziehungsebene wird nach der Zufriedenheit, der Qualität der Therapiebeziehung, den Kontrollerfahrungen und dem Basisverhalten gefragt. Für die Wirkfaktoren gibt es Skalen zur Klärung, Bewältigung, Problemaktualisierung und allgemein zum Therapiefortschritt.

Der *Berner Stundenbogen* liegt nicht in publizierter Version vor, kann aber über die Psychotherapeutische Praxisstelle der Universität Bern angefragt werden: ptp@ptp.unibe.ch.

Veränderungsfragebogen des Erlebens und Verhaltens (VEV)

Der VEV (Zielke & Kopf-Mehnert 1978) ist ein Selbstbeurteilungsinstrument mit 42 Items, vom Patienten/von der Patientin mittels einer 7-Punkt-Likert-Skala (0–3 Verschlechterung, 4 keine Verbesserung, 5–7 Verbesserung) einzuschätzen. Alle Items beziehen sich auf die Veränderung seit dem Beginn der Therapie und fließen in den Gesamtscore ein, Subscores werden im Manual nicht angegeben. Für den VEV liegt ein validiertes Manual mit Normwerten für klinische Populationen vor. Der Fragebogen hat den Vorteil, direkt die Veränderung zu messen. Der VEV ist als klinischer Fragebogen und als Forschungsfragebogen entwickelt worden. Er ermöglicht eine Auswertung einzelner Therapieverläufe sowie die Erfassung von Gruppenverläufen. Gemäß dem Manual des VEV entspricht eine Veränderung von 19 Punkten gegenüber dem zu erwartenden Wert (Nullveränderung) eine signifikante Verbesserung bzw. Verschlechterung innerhalb eines Therapieverlaufes, wobei der VEV zu definierten Zeitpunkten eingesetzt werden kann z.B. nach 15 Behandlungsstunden, nach drei Monaten Behandlung oder zum Ende der Behandlung.

FAZIT

Der Überblick zeigt die Bedeutung und die vielfältigen Möglichkeiten der differenzierten Diagnostik für den therapeutischen und gutachterlichen Prozess.

Literatur

Angermeyer, M. C., Kilian, R., Matschinger, H. (2000). World Health Organization Quality of Life (WHOQOL). Göttingen: Hogrefe.

Antonovsky, A., Sourani, T. (1990). Family sense of coherence and family adaptation. In: Antonovsy A (Hg.). The sociology of health and health-care in Israel. Studies of Israeli Society Volume, V.; 167–180.

Bader, K., Hänny, C., Schäfer, V., Neuckel, A., Kuhl, C. (2009). Childhood Trauma Questionnaire – Psychometrische Eigenschaften einer deutschsprachigen Version. Zeitschrift für Klinische Psychologie und Psychotherapie; 38(4): 223–230.

Bandelow, B. (1997). Panik und Agoraphobie-Skala (PAS). Handanweisung. Göttingen: Hogrefe.

Beals, J., Novins, D. K., Spicer, P., Orton, H. D., Mitchell, C. M., Barón, A. E., Manson, S. M., Big Crow, C. K., Buchwald, D., Chambers, B., Christensen, M. L., Dillard, D. A., DuBray, K., Espinoza, P. A., Flemming, C. M., Frederick, A. W., Gurley, D., Jervis, L. L., Jim, S. M., Kaufman, C. E., Keane, E. M., Klein, S. A., Lee, D., McNutly, M. C., Middlebrook, D. L., Moore, L. A., Nez, T. D., Norton, I. M., Randall, C. J., Sam, A., Shore, J. H., Simpson, S. G., Yazzie, L. L. (2004). AI-SUPERPFP Team. Challenges in operationalizing the DSM-IV clinical significance criterion. Arch Gen Psychiatry; 61(12):1197–1207.

Bernstein, E. M., Putnam, F. W. (1986). Development, reliability, and validity of a dissociation scale. J Nerv & Ment Dis; 174(12): 727–735.

Bernstein, D. P., Fink, L. (1998). Childhood Trauma Questionnaire. A retrospective self-report. Manual. Orlando: The Psychological Corporation.

Beesdo-Baum, K., Zaudig, M. & Wittchen, H. U. (Eds.) (2019). SCID-5-CV Strukturiertes Klinisches Interview für DSM-5-Störungen – Klinische Version: Deutsche Bearbeitung des Structured Clinical Interview for DSM-5 Disorders – Clinician Version von Michael, B. First, Janet, B. W. Williams, Rhonda, S. Karg, Robert, L. Spitzer. Hogrefe.

Blevins, C. A., Weathers, F. W., Davis, M. T., Witte, T. K., Domino, J. L. (2015). The Posttraumatic Stress Disorder Checklist for DSM-5 (PCL-5): Development and Initial Psychometric Evaluation. J Trauma Stress. Dec; 28(6):489–98.

Boon S; Mattheß, H. (2015). Trauma and Dissociation Symptom Interview. Maarssen. NL

Boroske-Leiner, K., Hofmann, A., Sack, M. (2008). Ergebnisse zur internen und externen Validität des Interviews zur komplexen Posttraumatischen Belastungsstörung (I-kPTBS). Psychother Psychosom Med Psychol; 58(5): 192–199.

Breslau, N., Peterson, E. L., Poisson, L. M., Schultz, L. R., Lucia, V. C. (2004). Estimating post-traumatic stress disorder in the community: lifetime perspective and the impact of typical traumatic events. Psychol Med; 34(5):889–898.

Bullinger, M., Kirchberger, I. (1998). SF-36. Fragebogen zum Gesundheitszustand. Handanweisung. Göttingen: Hogrefe.

Christen, D., Killikelly, C., Maercker, A. & Augsburger, M. (2021). Item Response Model Validation of the German ICD-11 International Trauma Questionnaire for PTSD and CPTSD. Clinical Psychology in Europe, 3(4), 1–19.

Cloitre, M., Hyland, P., Prins, A. & Shevlin, M. (2021). The international trauma questionnaire (ITQ) measures reliable and clinically significant treatment-related change in PTSD and complex PTSD. European Journal of Psychotraumatology, 12(1), 1930961.

Damovsky, F., Zettl, M., Zimmermann, J., Herbold, W., Curtius, T., Buecker, S., … & Volkert, J. (2021). Das Persönlichkeitsinventar für ICD-11: Reliabilität und Validität der deutschen Version in einer klinischen und nicht-klinischen Stichprobe.

Dell, P. F. (2000). The Multidimensional Assessment of Dissociation (MAD): A new measurement of dissociation. Paper presented at the 17th annual fall conference of the International Society for the Study of Dissociation, San Antonio, Texas.

Dilling, H., Mombour, W., Schmidt, M. H., Schulte-Markwort, E. (2004). Internationale Klassifikation psychischer Störungen – ICD-10, Kapitel V (F), Klinisch-diagnostische Leitlinien, Weltgesundheitsorganisation (WHO), 3. korrigierte Aufl. Bern: Huber.

Dorr, F., Sack, M. & Bengel, J. (2018). Validierung des Screenings zur komplexen Posttraumatischen Belastungsstörung (SkPTBS) – Revision. *PPmP-Psychotherapie · Psychosomatik · Medizinische Psychologie, 68*(12), 525–533.

Ehlers, A., Steil, R., Winter, H., Foa, E. B. (1996). Deutsche Übersetzung der Posttraumatic Stress Diagnostic Scale (PDS). Oxford: University, Warneford Hospital, Department of Psychiatry.

Fabra, M., Stevens, A., Merten, T. (2009). Empfehlungen für die Begutachtung von PTBS-Opfern. Versicherungsmedizin; 61(3):111–117.

Falkai, P., Wittchen, H., Döpfner, M. et al. (2015). Diagnostische Kriterien DSM-5: Deutsche Ausgabe. Göttingen: Hogrefe.

Felitti, V. J., Anda, R. F., Nordenberg, D., Williamson, D. F., Spitz, A. M., Edwards, V., Koss, M. P., Marks, J. S. (1998). Relationship of childhood abuse and household dysfunction to many of the leading causes of death in adults. The Adverse Childhood Experiences (ACE) Study. Am J Prev Med. May; 14(4):245–58.

First, M. B. (2014). Structured clinical interview for the DSM (SCID). The encyclopedia of clinical psychology, 1–6.

First, M. B., Williams, J. B., Karg, R. S. & Spitzer, R. L. (2016). User's guide for the SCID-5-CV Structured Clinical Interview for DSM-5 disorders: Clinical version. American Psychiatric Publishing, Inc..

Fischer, G. (2000). KÖDOPS – Kölner Dokumentationssystem für Psychotherapie und Traumabehandlung. Köln/Much: Verlag Deutsches Institut für Psychotraumatologie.

Flatten, G., Gast, U., Hofmann, A., Liebermann, P., Reddemann, L., Siol, T., Wöller, W., Petzold, E. R. (2004). Posttraumatische Belastungsstörung – Leitlinie und Quellentext, 2. Aufl. Stuttgart, New York: Schattauer.

Foa, E. B., Cashman, L., Jaycox, L., Perry, K. (1997). The validation of a self-report measure of PTSD: The posttraumatic diagnostic scale (PDS). Psychological Assessment; 9: 445–451.

Foa, E. B., McLean, C. P., Zang, Y., Zhong, J., Powers, M. B., Kauffman, B. Y., Rauch, S., Porter, K., Knowles, K. (2016). Psychometric properties of the Posttraumatic Diagnostic Scale for DSM-5 (PDS-5). Psychol Assess. Oct; 28(10):1166–1171.

Franke, G. (2002). Die Symptomcheckliste von Derogatis – deutsche Version – 2. Auflg., Göttingen: Beltz Test GmbH.

Franke, G. H. (2000). Brief Symptom Inventory (BSI) von Derogatis. 1. Aufl. Göttingen: Hogrefe.

Freyberger, H. J., Spitzer, C., Stieglitz, R. D. (1999). Fragebogen zu dissoziativen Symptomen (FDS). Göttingen: Hogrefe.

Fydrich, T., Renneberg, B., Schmitz, B., Wittchen, H. U. (1997). Strukturiertes Klinisches Interview für DSM-IV, Achse II: Persönlichkeitsstörungen (SKID-II). Göttingen: Hogrefe.

Gast, U., Oswald, T., Zündorf, F., Hofmann, A. (2000). SKID-D – Strukturiertes Klinisches Interview für dissoziative Störungen. Göttingen: Hogrefe.

Gast, U. (2002). Komplexe Dissoziative Störungen. Konzeptionelle Untersuchung zur Diagnostik und Behandlung der Dissoziativen Identitätsstörung und ähnlicher Erkrankungen. Habilitationsschrift, Medizinische Hochschule Hannover.

Grawe, K. (1998). Psychologische Therapie. Göttingen: Hogrefe.

Grawe, K., Regli, D. (2000). Berner Stundenbogen 2000. Unveröffentlichtes Instrument.

Gysi, J. (2021). Diagnostik von Traumafolgestörungen. Multiaxiales Trauma-dissoziations-Modell nach ICD-11. Bern: Hogrefe.

Hamilton, M. (1996). Hamilton Anxiety Scale (HAMA). In: CIPS (Hg.). Internationale Skalen für Psychiatrie. Göttingen: Beltz Test GmbH; 19–21.

Hautzinger, M., Keller, F., Kühner, C. H. (2006). Beck-Depressionsinventar (BDI-II). Bern: Huber.

Hofman, A., Fischer, G., Koehn, F. (1999). Traumatic Antecedents Questionnaire (TAQ). Köln: Deutsche Institut für Psychotraumatologie.

Horowitz, L. M., Strauß, B., Kordy, H. (2000). Inventar zur Erfassung Interpersonaler Probleme – deutsche Version (IIP-D). Göttingen: Hogrefe.

Hoyer, J., Voss, C., Strehle, J., Venz, J., Pieper, L., Wittchen, H. U. & Beesdo-Baum, K. (2020). Test-retest reliability of the computer-assisted DIA-X-5 interview for mental disorders. BMC psychiatry, 20, 1–16.

Hyland, P., Shevlin, M., Brewin, C. R., Cloitre, M., Downes, A. J., Jumbe, S. & Roberts, N. P. (2017). Validation of post-traumatic stress disorder (PTSD) and complex PTSD using the International Trauma Questionnaire. Acta Psychiatrica Scandinavica, 136(3), 313–322.

Jeung-Maarse, H. & Herpertz, S. C. (2020). Neues zur Diagnostik und Therapie von Persönlichkeitsstörungen–Änderungen in ICD11. Der Nervenarzt, 91(9), 863–871.

John, U., Hapke, U., Rumpf, H. J. (2001). Skala zur Erfassung der Schwere der Alkoholabhängigkeit (SESA). Manual. Göttingen: Hogrefe.

Karatzias, T., Cloitre, M., Maercker, A., Kazlauskas, E., Shevlin, M., Hyland, P., … & Brewin, C. R. (2017). PTSD and Complex PTSD: ICD-11 updates on concept and measurement in the UK, USA, Germany and Lithuania. European journal of psychotraumatology, 8(sup7), 1418103.

Keane, T. M., Weathers, F. M., Foa, E. B. (2000). Diagnosis and assessment. In: Foa, E. B., Keane, T. M., Friedman, M., Matthews J (eds). Effective Treatments for PTSD: Practice Guidelines from the International Society of Traumatic Stress Studies. New York: Guilford; 18–36.

Keeley, J. W., Reed, G. M., Roberts, M. C., Evans, S. C., Robles, R., Matsumoto, C., … & Maercker, A. (2016). Disorders specifically associated with stress: A case-controlled field study for ICD-11 mental and behavioural disorders. International Journal of Clinical and Health Psychology, 16(2), 109–127.

Krüger-Gottschalk, A., Knaevelsrud, C., Rau, H., Dyer, A., Schäfer, I., Schellong, J. & Ehring, T. (2017). The German version of the Posttraumatic Stress Disorder Checklist for DSM-5 (PCL-5): psychometric properties and diagnostic utility. BMC psychiatry, 17(1), 1–9.

Kuhl, J., Kazén, M. (2009). PSSI – Persönlichkeits-Stil und Störungsinventar. Göttingen: Hogrefe.

Laux, L., Glanzmann, P., Schaffner, P., Spielberger, C. (1981). STAI, State-Trait-Angstinventar. Göttingen: Hogrefe.

Lecrubier, Y. (2004). Posttraumatic stress disorder in primary care: a hidden diagnosis. J Clin Psychiatry; 65(1): 49–54.

Liebschutz, J. M., Buchanan-Howland, K., Chen, C. A., Frank, D. A., Richardson, M. A., Heeren, T. C., Cabral, H. J., Rose-Jacobs, R. (2018). Childhood Trauma Questionnaire (CTQ) correlations with prospective violence assessment in a longitudinal cohort. Psychol Assess. Jun; 30(6):841–845.

Löwe, B., Gräfe, K., Zipfel, S., Witte, S., Loerch, B., Herzog, W. (2004). Diagnosing ICD-10 depressive episodes: superior criterion validity of the Patient Health Questionnaire. Psychother Psychosom; 73(6):386–390.

Luxenberg, T., Spinazzola, J., van der Kolk, B. A. (2001). Complex trauma and disorder of extreme stress (DESNOS) diagnosis, Part1: Assessment. Directions in Psychiatry; 21: 373–415.

Maercker, A., Schützwohl, M. (1998). Erfassung von psychischen Belastungsfolgen: Die Impact of Event Skala-revidierte Version (IES-R). Diagnostica; 44(3): 130–141.

Maercker, A. (2003). Posttraumatische-Stress-Skala-10 (PTSS-10). In: Hoyer, J., Margraf J (Hg.). Angstdiagnostik – Grundlagen und Testverfahren. Berlin: Springer; 401–403

Maercker, A. (Hg.) (2009). Posttraumatische Belastungsstörungen. 3. vollst. veränderte & erw. Auflage. Berlin: Springer.

Margraf, J., Cwik, J. C., Pflug, V. & Schneider, S. (2017). Strukturierte klinische Interviews zur Erfassung psychischer Störungen über die Lebensspanne. Zeitschrift für Klinische Psychologie und Psychotherapie.

Margraf, J. (2017). Microsoft Word – DIPS Open Access.docx (ruhr-uni-bochum.de).

Margraf, J., Cwik, J. C., von Brachel, R., Suppiger, A. & Schneider, S. (2021). DIPS Open Access 1.2: Diagnostic Interview for Mental Disorders. [DIPS Open Access 1.2: Diagnostisches Interview bei psychischen Störungen.] Bochum: Mental Health Research and Treament Center, Ruhr-Universität Bochum.

McHugh, P. R., Treisman, G. (2007). PTSD: A problematic diagnostic category. J Anxiety Disord; 21: 211–222.

Müller-Engelmann, M., Schnyder, U., Dittmann, C., Priebe, K., Bohus, M., Thome, J., Fydrich, T., Pfaltz, M. C., Steil, R. (2020). Psychometric Properties and Factor Structure of the German Version of the Clinician-Administered PTSD Scale for DSM-5. Assessment. Sep; 27(6):1128–1138.

Müller-Pfeiffer, C., Schumacher, S., Martin-Soelch, C., Pazhenkottil, A., Wirtz, G., Fuhrhans, C., Hindermann, E., Assaloni, H., Briner, D. P., Rufer, M. (2010). The Validity and Reliability of the German Version of the Somatoform Dissociation Questionnaire (SDQ-20). 3.

Nijenhuis, E. R. S., Spinhoven, P., Van Dyck, R., Van der Hart, O., Vanderlinden, J. (1996). The development and the psychometric characteristics of the Somatoform Dissociation Questionnaire (SDQ-20). J Nerv Ment Dis; 184(11): 688–694.

Nijenhuis, E. R. S., Van der Hart, O., Kruger, K. (2002). The psychometric characteristics of the Traumatic Experiences Questionnaire (TEC): First findings among psychiatric outpatients. Clinical Psychology and Psychotherapy; 9(3): 200–210.

Nijenhuis, E. R. (2010). The scoring and interpretation of the SDQ-20 and SDQ-5. Activitas Nervosa Superior, 52(1), 24–28.

Nyberg, E., Frommberger, U. (2001). Clinician Administered PTSD Scale (CAPS). Unveröffentlichte Übersetzung. Abteilung für Psychiatrie und Psychotherapie der Universität Freiburg.

Overkamp, B. (2005). Differentialdiagnostik der dissoziativen Identitätsstörung (DIS) in Deutschland – Validierung der Dissociative Disorders Invertiew Schedule (DDIS). Dissertation an der Ludwig-Maximilians Universität München.

Pelcovitz, D., van der Kolk, B. A., Roth, S., Mandel, F., Kaplan, S., Resick, P. (1997). Development of a criteria set and a structured interview for disorders of extreme stress (SIDES). J Trauma Stress; 10(1) 3–16.

Redican, E., Nolan, E., Hyland, P., Cloitre, M., McBride, O., Karatzias, T., ... & Shevlin, M. (2021). A systematic literature review of factor analytic and mixture models of ICD-11 PTSD and CPTSD using the International Trauma Questionnaire. Journal of anxiety disorders, 102381.

Reed, G. M., Keeley, J. W., Rebello, T. J., First, M. B., Gureje, O., Ayuso-Mateos, J. L., ... & Medina-Mora, M. E. (2018). Clinical utility of ICD-11 diagnostic guidelines for high-burden mental disorders: results from mental health settings in 13 countries. World Psychiatry, 17(3), 306–315.

Reed, G. M., First, M. B., Kogan, C. S., Hyman, S. E., Gureje, O., Gaebel, W., ... & Saxena, S. (2019). Innovations and changes in the ICD-11 classifica-

tion of mental, behavioural and neurodevelopmental disorders. World Psychiatry, 18(1), 3–19.
Renneberg, B., Herpertz, C. (2021). Persönlichkeitsstörungen. Göttingen: Hogrefe.
Rief, W., Hiller, W. (2008). SOMS – Screening für Somatoforme Störungen. Göttingen: Hogrefe.
Ross, C. A. (1996). Dissociative Identity Disorder: Diagnosis, clinical features, and treatment of multiple personalities. 2nd. Ed. New York: Wiley.
Sack, M. (2010). Schonende Traumatherapie. Stuttgart: Schattauer.
Schäfer, I., Fisher, H. L. (2011). Childhood trauma and psychosis – what is the evidence? Dialogues Clin Neurosci; 13(3): 360–365.
Schellong, J., Schützwohl, M., Lorenz, P. & Trautmann, S. (2019). Diagnostik und Differenzialdiagnostik. In Traumafolgestörungen (pp. 129–156). Springer, Berlin, Heidelberg.
Schimmenti, A. (2018). The trauma factor: Examining the relationships among different types of trauma, dissociation, and psychopathology. Journal of Trauma & Dissociation, 19(5), 552–571.
Schneider, S., Margraf, J. (2006). DIPS für DSM-IV. Diagnostisches Interview bei psychischen Störungen. Berlin: Springer.
Schnyder, U., Moergeli, H. (2002). German Version of Clinician-Administered PTSD Scale. J Trauma Stress; 15(6): 487–492.
Schützwohl, M., Haase, A. (2009). Diagnostik und Differentialdiagnostik. In: Maercker A (Hg.). Posttraumatische Belastungsstörung. 3. Aufl. Heidelberg: Springer.
Schumacher, S., Martin-Soelch, C., Rufer, M., Pazhenkottil, A. P., Wirtz, G., Fuhrhans, C., Hindermann, E. & Mueller-Pfeiffer, C. (2012). Psychometric characteristics of the German adaptation of the traumatic experiences checklist (TEC). Psychological Trauma: Theory, Research, Practice, and Policy, 4(3):338–346.
Spitzer, C., Freyberger, H. J., Stieglitz, R. D., Carlson, E. B., Kuhn, G., Magdeburg, N. & Kessler, C. (1998). Adaptation and psychometric properties of the German version of the Dissociative Experience Scale. Journal of Traumatic Stress, 11(4), 799–809.
Spitzer, C., Mestel, R., Klingelhöfer, J., Gänsicke, M. & Freyberger, H. J. (2004). Screening und Veränderungsmessung dissoziativer Psychopathologie: Psychometrische Charakteristika der Kurzform des Fragebogens zu dissoziativen Symptomen (FDS-20). PPmP-Psychotherapie· Psychosomatik· Medizinische Psychologie, 54(03/04), 165–172.
Steinberg, M. (1994). Structured Clinical Interview for DSM-IV-Dissociative Disorders – Revised (SCID-D). Washington DC: American Psychiatric Press.
Stiglmayr, C., Schimke, P., Wagner, T., Braakmann, D., Schweiger, U., Sipos, V. & Kienast, T. (2010). Development and psychometric characteristics of the Dissociation Tension Scale. Journal of Personality Assessment, 92(3), 269–277.
Stiglmayr, C. E., Braakmann, D., Haaf, B., Stieglitz, R. D. & Bohus, M. (2003). Entwicklung und psychometrische Charakteristika der Dissoziations-Spannungs-Skala akut (DSS-akut). PPmP-Psychotherapie· Psychosomatik· Medizinische Psychologie, 53(07), 287–294.
Tagay, S., Erim, Y., Stoelk, B., Möllering, A., Mewes, R., Senf, W. (2007). Das Essener Trauma-Inventar (ETI) – Ein Screeninginstrument zur Identifikation traumatischer Ereignisse und posttraumatischer Störungen. Zeitschrift für Psychotraumatologie, Psychotherapiewissenschaft, Psychologische Medizin; 5(1): 75–89.
Taubmann-Ben-Ari, O., Rabinowitz, J., Feldman, D., Vaturi, R. (2001). Post-traumatic stress disorders in primary care settings: Prevalence and Physicians detection. Psychol Med; 31(3): 555–560.
Teegen, F., Schriefer, J., Vogt, S. (2001). Beschwerdeliste kPTBS – Selbstbeurteilungsskala zu Symptomen der komplexen PTBS. Hamburg: Universität Hamburg.
Trösken, A. K., Grawe, K. (2003). Das Berner Ressourcen Inventar – Instrumente zur Erfassung von Patientenressourcen aus der Selbst- und Fremdbeurteilungsperspektive. In: Schemmel, H., Schaller J (Hg.). Ressourcen – Ein Hand- und Lesebuch zur therapeutischen Arbeit. Tübingen: DGVT; 195–215.
Vanderlinden, F., Van Dyck, R., Vandereycken, W., Vertommen, T., Verkes, R. J. (1993). The Dissociation Questionnaire (DIS-Q). Development and characteristics of a new self-report questionnaire. Clin Psychol Psychother; 1: 21–27.
Waller, N. G., Putnam, F. W., Carlson, E. B. (1996). Types of dissociation and dissociative types: A taxometric analysis of dissociative experiences. Psychological Methods; 1: 300–321.
Weathers, F. W., Blake, D. D., Schnurr, P. P., Kaloupek, D. G., Marx, B. P. & Keane, T. M. (2013). The Life Events Checklist for DSM-5 (LEC-5).

Instrument available from the National Center for PTSD at www.ptsd.va.go.
Weathers, F. W., Bovin, M. J., Lee, D. J., Sloan, D. M., Schnurr, P. P., Kaloupek, D. G., Keane, T. M., Marx, B. P. (2018). The Clinician-Administered PTSD Scale for DSM-5 (CAPS-5): Development and initial psychometric evaluation in military veterans. Psychol Assess. Mar;30(3):383–395.
Willutzki, U., Stelkens, G. (2006). Diagnostik von Ressourcen: Bochumer Ressourcenfragebogen (RESO-B) zur kontextspezifischen Erfassung der Potentiale von Patientinnen. Vortrag auf der Tagung der Fachgruppe Klinische Psychologie und Psychotherapie der Deutschen Gesellschaft für Psychologie, Würzburg.
Willutzki, U. (2008). Ressourcendiagnostik in der Klinischen Psychologie und Psychotherapie. Diagnostik und Evaluation; 5 (1): 126–145.
Wingenfeld, K., Schäfer, I., Terfehr, K., Grabski, H., Driessen, M., Grabe, H., ... & Spitzer, C. (2010). The reliable, valid and economic assessment of early traumatization: first psychometric characteristics of the German version of the Adverse Childhood Experiences Questionnaire (ACE). Psychotherapie, Psychosomatik, Medizinische Psychologie, 61(1), e10–4.
Wirtz, G., Helfricht, S., Frommberger, U. (2007). Werden Dissoziative Störungen als Komorbidität oder Erstdiagnose häufig unterschätzt? Erste Ergebnisse strukturierter Diagnostik bei unselektierten Patienten in der Psychiatrischen Institutsambulanz. Der Nervenarzt; 2: 2–5.
Wittchen, H. U., Zaudig, M., Fydrich, T. (1997). Strukturiertes Klinisches Interview für DSM-IV. Göttingen: Hogrefe.
Wittmann, L., Dimitrijevic, A., Ehlers, A., Foa, E. B., Kessler, H., Schellong, J. & Burgmer, M. (2021). Psychometric properties and validity of the German version of the Post-Traumatic Diagnostic Scale for DSM-5 (PDS-5). European journal of psychotraumatology, 12(1).
Wright, L. A., Roberts, N. P., Lewis, C., Simon, N., Hyland, P., Ho, G. W., ... & Bisson, J. I. (2021). High prevalence of somatisation in ICD-11 complex PTSD: A cross sectional cohort study. Journal of Psychosomatic Research.
Zettl, M., Taubner, S., Hutsebaut, J. & Volkert, J. (2019). Psychometrische evaluation der deutschen Version des Semistrukturierten Interviews zur Erfassung der DSM-5 Persönlichkeitsfunktionen (STiP-5.1). PPmP-Psychotherapie· Psychosomatik· Medizinische Psychologie, 69(12), 499–504.
Zielke, M., Kopf-Mehnert, C. (1978). Veränderungsfragebogen des Erlebens und Verhaltens (VEV). Göttingen: Hogrefe.

LEONHARD KRATZER, MATTHIAS KNEFEL, MELANIE BÜTTNER

6 Differenzialdiagnostik und Komorbidität komplexer Traumafolgestörungen

6.1 Einleitung

Die Folgen traumatischer und belastender Erfahrungen in der Kindheit sind vielfältig und finden ihren Ausdruck in einem breiten Spektrum an körperlichen und psychischen Symptomen und Störungsbildern (Kessler et al. 2010). Vor diesem Hintergrund erscheint es naheliegend, die Exploration traumatischer und belastender Erfahrungen in der Kindheit grundsätzlich in jede psychotherapeutische Diagnostik einzubeziehen und die Frage »Was fehlt Ihnen denn?« stets um die Frage zu ergänzen: »Was haben Sie erlebt?« (Harper & Cromby 2020). Das Wissen um die Bedeutung traumatischer Erfahrungen für die Ätiopathogenese multipler Formen der Psychopathologie wird in Lehrbüchern jedoch bis heute häufig vernachlässigt (Brand et al. 2019). Gleichzeitig ist nicht alles »Trauma« (Rudolf 2012), und die Differenzialdiagnostik komplexer Traumafolgestörungen erfordert große Sorgfalt.

Psychische Störungen, für die das Kriterium einer Exposition mit einem belastenden Ereignis oder einem traumatischen Ereignis eine diagnostische Voraussetzung darstellt, sind in der ICD-11 in dem neu geschaffenen Kapitel der »spezifisch belastungsbezogenen Störungen« zusammengefasst (Maercker et al. 2013; WHO 2021). Von besonderer Bedeutung innerhalb dieses Kapitels erscheint im Kontext schwerer und komplexer traumatischer Erfahrungen in der Kindheit die neu geschaffene Diagnose der komplexen posttraumatischen Belastungsstörung (Karatzias et al. 2017). Mit der Schaffung dieser Diagnose in der ICD-11 kulminieren etwa 30 Jahre oft erbittert geführter wissenschaftlicher Diskussion um die Frage, wie insbesondere die Folgen schwerer zwischenmenschlicher Gewalt diagnostisch optimal gefasst werden können (Cloitre et al. 2020; Herman 1992; Resick et al. 2012). Ungeachtet des immensen Fortschritts, den die Schaffung des Störungsbildes der komplexen posttraumatischen Belastungsstörung (KPTBS) hinsichtlich der Beschreibung der psychischen Folgen schwerer Gewalt mit sich bringt, ist zu konstatieren, dass die Diagnostik im Bereich komplexer Traumafolgestörungen weiterhin herausfordernd bleiben wird.

Die Gründe hierfür sind mannigfaltig. So handelt es sich bei der PTBS grundsätzlich um ein heterogenes Störungsbild, wobei diverse Einflussfaktoren zu dieser Heterogenität beitragen (Campbell-Sills et al. 2021). Auch in Zukunft muss zudem von der Notwendigkeit präziser differenzialdiagnostischer Abwägungen sowie hohen Komorbiditätsraten insbesondere der KPTBS mit anderen psychischen Störungen ausgegangen werden (Fox et al. 2020; Karatzias et al. 2019). Vor diesem Hintergrund erscheint es besonders wichtig, sowohl Gemeinsamkeiten als auch Unterschiede der genannten Störungsbilder zu angrenzenden Störungsbildern wie der Borderline-Persönlichkeitsstörung (BPS) zu kennen, um sie valide voneinander abgrenzen zu können (Frost et al. 2020).

Allen Bemühungen einer Entstigmatisierung psychischer Störungen zum Trotz werden Misstrauen und Scham der Betroffenen die klinische Exploration auch weiterhin erschweren. Da Betroffene häufig zu Beginn einer Behandlung nur bestimmte Aspekte ihrer Beschwerden wie eine Substanzabhängigkeit oder körperliche Beschwerden berichten, ist es zudem wichtig zu wissen, wie mögliche Symptome einer Traumafolgestörung aktiv erfragt werden können (Lotzin et al. 2018; →Kap. 4). Nur auf Grundlage valider Behandlungsdiagnosen kann in der Folge im Rahmen der Behandlung auch auf das relevante spezifische Störungswissen des Feldes zurückgegriffen werden: 80 % der Fehler in Therapien sind diagnostische Fehler (Linehan 2016). Der häufigste diagnostische Fehler hinsichtlich komplexer Traumafolgestörungen ist weiterhin, dass sie oft über Jahre nicht erkannt werden (Bachmann et al. 2021; Havens et al. 2012; Reinders et al. 2019). Auf Fehldiagnose folgt dann Fehlbehandlung.

Gerade bei sehr komplexen und komorbiden Störungsbildern hat die Frage, ob auch eine (komplexe) PTBS vorliegt, weitreichende Konsequenzen für die Behandlungsplanung. In diesem Fall können häufig das Gesamtstörungsbild als Traumafolgestörung und etwaige komorbide psychische Störungen als generalisierte dysfunktionale Bewältigungsversuche eines traumatischen Wiedererlebens und Bedrohungserlebens verstanden werden (Ehlers & Clark 2000). Beispielsweise finden sich bei der KPTBS nach sexuellem Missbrauch in der Kindheit häufig Ekel und ein Gefühl des Beschmutztseins (Jung & Steil 2012). Verzweifelte Versuche der Betroffenen, sich »reinzuwaschen«, können zu einer Zwangsstörung generalisieren. Derartige Generalisierungsprozesse dysfunktionaler Bewältigungsmuster können womöglich auch die hohen Prävalenzen komorbider Störungen in der Kindheit körperlich oder sexuell traumatisierter Patientinnen und Patienten mit PTBS in naturalistischen Behandlungssettings von 93 % affektiven Störungen, 45 % Angststörungen, 31 % Zwangsstörungen, 41 % somatoformen Störungen und 21 % Essstörungen (Kratzer et al. 2019) erklären. Gemäß einem modernen psychotraumatologischen Verständnis bahnt eine Konzeptualisierung derart komorbider und komplexer Störungsbilder als Traumafolgestörungen eine Behandlung, die einerseits personalisiert, flexibel, modular und dynamisch auf spezifische Störungsbereiche eingeht, dabei jedoch im Kern traumafokussiert ist und eine Verarbeitung traumatischer Erinnerungen anstrebt (Bohus et al. 2013; Karatzias & Cloitre 2019). Ein derartiges Vorgehen erschiene gleichwohl nicht angezeigt, wenn trotz der Schilderung belastender Erfahrungen keine (komplexe) PTBS vorliegt, sondern beispielsweise eine Persönlichkeitsstörung mit Dissozialität oder eine artifizielle Störung. Nicht nur das Übersehen einer Traumafolgestörung, sondern auch die fehlende valide Abgrenzung von anderen Störungsbildern kann Fehlbehandlungen begünstigen.

Im Folgenden soll ein Überblick über die spezifisch belastungsbezogenen Störungen der ICD-11 gegeben werden, um im Weiteren mit der PTBS und der KPTBS auf die spezifischen Traumafolgestörungen einzugehen. Daraufhin soll auf differenzialdiagnostisch bedeutsame und häufig komorbide Störungsbilder wie die BPS und die dissoziativen Störungen eingegangen werden. Mit der Netzwerkperspektive wird ein moderner Blick auf psychische Symptome, ihre Zusammenhänge und wichtige Kriterien einer Unterscheidung psychischer Störungen vorgestellt, der helfen kann, das Verständnis des Zusammenspiels einer Vielzahl von Symptomen bei komplexen Traumafolgestörungen zu verbessern.

6.2 Was sind Traumafolgestörungen?

Spezifisch belastungsbezogene Störungen sind direkt auf die Einwirkung eines oder mehrerer belastender oder traumatischer Ereignisse zurückzuführen. Um die Diagnose einer der Störungen aus dieser Gruppe von Störungsbildern stellen zu können, ist daher die Feststellung eines solchen Ereignisses ein notwendiges, wenn auch kein hinreichendes Kriterium. Welche der belastungsbezogenen Störungen im Einzelfall vorliegt, ergibt sich anhand der Art des belastenden Ereignisses, der konkret vorliegenden Psychopathologie, der Dauer der Symptome sowie des Ausmaßes an Funktionsbeeinträchtigung der Betroffenen. Die spezifisch belastungsbezogenen Störungen sind gemäß ICD-11 (WHO 2021):

- die posttraumatische Belastungsstörung (6B40),
- die komplexe posttraumatische Belastungsstörung (6B41),
- die anhaltende Trauerstörung (6B42),
- die Anpassungsstörung (6B43),
- die reaktive Bindungsstörung (6B44),
- die Beziehungsstörung mit Enthemmung (6B45) sowie die Restkategorie der
- anderen spezifisch belastungsbezogenen Störungen (6B4Y)

Die Anpassungsstörung stellt typischerweise eine Reaktion auf psychosoziale Belastungen wie eine Scheidung, eine Kündigung oder arbeitsplatzbezogene Konflikte dar. Verbesserte Kriterien sollen in der ICD-11 eine größere klinische Nützlichkeit der Diagnose sicherstellen (Maercker & Lorenz 2018). Die anhaltende Trauerstörung als eine mögliche psychische Reaktion auf den Tod eines geliebten Menschen ist durch ein starkes Verlangen nach dem Verstorbenen und eine schmerzhafte, ständige Beschäftigung mit dem Verstorbenen charakterisiert. Sie äußert sich beispielsweise durch Schwierigkeiten, den Verlust zu akzeptieren, emotionale Taubheit sowie das Gefühl, einen Teil von sich selbst verloren zu haben (Prigerson et al. 2021). Die anhaltende Trauerstörung weist eine erhebliche Komorbidität zur posttraumatischen Belastungsstörung auf (Smith & Ehlers 2021). Da die ICD-11 in ihrer Kapitelstruktur nicht mehr zwischen Kindern, Jugendlichen und Erwachsenen unterscheidet (Reed et al. 2019), finden sich im Kapitel der spezifisch belastungsbezogenen Störungen auch die reaktive Bindungsstörung sowie die Beziehungsstörung mit Enthemmung wieder. »Normale« Reaktionen auf kürzlich zurückliegende belastende Erfahrungen können zudem nach ICD-11 als »Akute Stressreaktion« (QF74) codiert werden. Die akute Stressreaktion ist Teil des Kapitels der ICD-11, in dem Anlässe für die Inanspruchnahme von Leistungen des Gesundheitswesens beschrieben sind, die explizit keine Krankheiten oder Störungen darstellen (Maercker et al. 2013).

Eine Felduntersuchung zum Kapitel der spezifisch belastungsbezogenen Störungen konnte eine Überlegenheit der neuen Störungsbilder und ihrer Kriterien gegenüber jenen der ICD-10 zeigen (Keeley et al. 2016).

Um Traumafolgestörungen im engeren Sinne handelt es sich in der ICD-11 bei der PTBS sowie bei der neu geschaffenen Diagnose der KPTBS. Pathognomonisch für diese Störungsbilder ist das intrusive Wiedererleben traumatischer Erfahrungen durch Flashbacks oder Albträume (Bar-Haim et al. 2021). Nicht nur durch die Unterscheidung von PTBS und KPTBS wählt die WHO ein Vorgehen, das dem Vorgehen der American Psychiatric Association bei der Konzeptualisierung der fünften Auflage des Diagnostic and Statistical Manual of Mental Disorders (DSM-5; American Psychiatric Association 2013) in wesentlichen Punkten diametral gegenübersteht. Während die PTBS nach DSM-5 mittels eines hochkomplexen Satzes diagnostischer Kriterien wissenschaftlich sehr präzise auf 636120 unterschiedliche Arten und Weisen diagnostiziert werden kann (Galatzer-Levy & Bryant 2013), orientiert die Klassifikation spezifisch belastungsbezogener Störungen in der ICD-11 sich ganz am Kriterium der klinischen Nützlichkeit (Reed et al. 2018). Für die PTBS bedeutet dies etwa, dass alle unspezifischen Kriterien wie Schlafstörungen, Reizbarkeit oder Konzentrationsstörungen, die die PTBS mit affektiven Störungen und Angststörungen teilt, als Kriterien ausgespart wurden. Dies gilt auch für intrusive Erinnerungen an belastende Erfahrungen, die auch bei der Depression häufig auftreten (Reynolds & Brewin 1999). Neben der klinischen Nützlichkeit möglichst einfacher und »griffiger« Kriterien soll diese Reduktion von Kriterien auch Komorbidität reduzieren und die Differenzialdiagnostik erleichtern (Brewin 2013). Nicht zuletzt betont der Fokus auf den pathognomonischen Aspekt des Wiedererlebens »im Hier und Jetzt« auch den dissoziativen Charakter des Störungsbildes der (komplexen) PTBS (Bar-Haim et al. 2021; Brewin et al. 2010). Auf die Definition eines dissoziativen Subtyps der PTBS wie im DSM-5 wurde hingegen verzichtet. Die engere diagnostische Fassung der PTBS nach ICD-11 hat nicht zuletzt auch Auswirkungen auf die Prävalenz (Barbano et al. 2019; Schellong et al. 2019; Shevlin et al. 2018). So findet sich bei Verwendung der Kriterien der ICD-11 konsistent eine niedrigere Prävalenz der PTBS. Durch diesen Selektionseffekt wird das Ziel einer Reduktion von Komorbiditäten in der ICD-11 naturgemäß konterkariert. Die PTBS nach ICD-11 ist durch eine höhere Belastung der Betroffenen und mehr Komorbidität charakterisiert (Shevlin et al. 2018).

6.3 Diagnostik der spezifischen Traumafolgestörungen

Um spezifische Traumafolgestörungen handelt es sich in der ICD-11 wie beschrieben bei der PTBS sowie bei der KPTBS. Letztere kann nur diagnostiziert werden, wenn zusätzlich zu den Kriterien der PTBS auch die Kriterien affektiver Dysregulation, eines negativen Selbstkonzepts sowie spezifischer Schwierigkeiten in Beziehungen erfüllt sind.

Posttraumatische Belastungsstörung (ICD-11: 6B40)

Die ICD-11 unterscheidet hinsichtlich der PTBS essenzielle und zusätzliche Aspekte. Essenziell ist zunächst die Exposition mit einem potenziell traumatischen Ereignis, d. h. einem Ereignis, das extrem bedrohlich und schrecklich ist. Als Beispiele, die diesem Ereigniskriterium entsprechen können, werden unter anderem Kampfhandlungen, sexualisierte Gewalt oder die Zeugenschaft des gewaltsamen Todes eines Menschen beschrieben. Mit dem International Trauma Exposure Measure (ITEM) (Hyland et al. 2021) liegt eine frei und kostenlos, bislang jedoch noch nicht auf Deutsch verfügbare Checkliste vor, die Behandelnde bei der Beantwortung der Frage unterstützen kann, ob eine Exposition mit einem potenziell traumatischen Ereignis vorliegt. Alternativ kann auch das Screening für komplexe posttraumatische Belastungsstörung (SKPTBS; Dorr et al. 2016), das eine Ereignisliste enthält, verwendet werden. Gleichzeitig muss in diesem Kontext betont werden, dass die ICD-11 bewusst auf eine starre Definition potenziell traumatischer Ereignisse verzichtet und es bei dem relativ offenen Kriterium eines »extrem bedrohlichen und schrecklichen« Ereignisses sowie Beispielen belässt. Hintergrund dieser Entscheidung ist, dass die auch im klinischen Alltag häufig zu beobachtenden ideologisch gefärbten Diskussionen um die Frage, ob das Ereigniskriterium erfüllt ist, sich aus empirischer Sicht als wenig sinnvoll erweisen. So sind beispielsweise Erfahrungen von emotionalem Missbrauch, Vernachlässigung oder Bullying, die üblicherweise nicht als traumatisch angesehen werden, nicht nur deutlich mit der Symptomatik der (komplexen) PTBS assoziiert (Hyland et al. 2021), sondern sie sind es womöglich sogar stärker als die in der Vergangenheit oftmals als prototypisches traumatisches Ereignis angesehenen Verkehrsunfälle (Birkeland et al. 2021). Die Frage, ob eine PTBS vorliegt, entscheidet sich bei den Folgen emotionalen Missbrauchs, der trotz seiner Prävalenz und seiner drastischen Auswirkungen im Vergleich zu (sexualisierter) Gewalt weiterhin vernachlässigt wird (Gama et al. 2021), demnach in Zukunft weniger anhand des Ereigniskriteriums, sondern analog zu allen anderen psychischen Störungen anhand der konkret vorliegenden Psychopathologie. Im Einklang mit dieser atheoretischen, phänomenologischen Sichtweise betont die ICD-11 zudem, dass die PTBS ebenso wenig nur aufgrund eines potenziell traumatischen Ereignisses in der biografischen Anamnese codiert werden darf.

Zweiter essenzieller Aspekt einer PTBS ist das Vorliegen eines spezifischen Syndroms aus Phänomenen des Wiedererlebens, der Vermeidung und des Bedrohungserlebens, das über mehrere Wochen andauert. Hinsichtlich des Kriteriums des Wiedererlebens wird wie bereits beschrieben gefordert, dass das traumatische Ereignis erlebt wird, als würde es »hier und jetzt« wieder passieren. Dies geschieht typischerweise in Albträumen, leichten Flashbacks mit vorübergehend getrübter Realitätskontrolle oder schweren Flashbacks mit vollständig aufgehobener Realitätskontrolle. Explizit wird betont, dass das typisch depressive gedankliche Verhaftetsein und Grübeln über negative biografische Erfahrungen und begleitende Gefühle zum Zeitpunkt des belastenden Ereignisses (»Ich war so hilflos, und niemand war da für mich …«) das Kriterium eines Wiedererlebens nicht erfüllen. Hinsichtlich der Vermeidung von Auslösern eines Wiedererlebens werden Formen »innerer« Vermeidung wie Gedankenunterdrückung von Formen »äußerer« Vermeidung wie der Vermeidung von Personen, Aktivitäten und Orten unterschieden. In Abgrenzung von dem eher unspezifisch gehaltenen Kriterium der Übererregung in der ICD-10 beschreibt die ICD-11 ein Kriterium des anhaltenden Bedrohungserlebens, das durch Wachsamkeit und Schreckhaftigkeit geprägt ist. Auch Sicherheitsverhaltensweisen wie das pathognomonische »Ich kann es nicht ertragen, wenn jemand hinter mir steht.« werden in diesem Kontext beschrieben.

Dritter und letzter essenzieller Aspekt einer PTBS ist eine Funktionsbeeinträchtigung in sozialen, beruflichen oder anderen wichtigen Lebensbereichen. Wenn Betroffene noch funktionieren sollten, dann nur durch erhebliche zusätzliche Anstrengung. Andernfalls darf keine PTBS diagnostiziert werden, und es muss beispielsweise an eine akute Stressreaktion (QF74) gedacht werden.

Als zusätzliche Aspekte einer PTBS werden Reizbarkeit, dissoziative Symptome, somatische Beschwerden, Suizidalität, sozialer Rückzug, Substanzmittelgebrauch zur Vermeidung eines Wiedererlebens und zur Regulation starker Gefühle, Angst und Panik, sowie Zwangssymptome als Reaktion auf traumatische Erinnerungen beschrieben. Zudem wird betont, dass häufig Wut, Scham, Trauer, ein Gefühl der Erniedrigung, Schuldgefühle sowie eine Überlebensschuld auftreten.

Hinsichtlich des Verlaufs der PTBS wird betont, dass die Symptomatik typischerweise innerhalb von drei Monaten auftritt, es aber keinen definierten Zeitraum gibt, in dem Symptome aufgetreten sein müssen. Eine PTBS kann mit jahrelanger Verzögerung auftreten und damit auch in dem häufigen Fall diagnostiziert werden, dass Betroffene beispielsweise einen sexuellen Missbrauch zum Zeitpunkt der Tat nicht als solchen erlebt haben (Schröder et al., 2021) und erst nach einer Reinterpretation des Erlebten (mitunter fälschlich als »Wiederentdecken« von Erinnerungen bezeichnet) spezifische Symptome entwickeln (McNally & Geraerts 2009).

Komplexe posttraumatische Belastungsstörung (ICD-11: 6B41)

Die KPTBS ist in der Regel die Folge wiederkehrender traumatischer Erfahrungen, aus denen Flucht schwer möglich ist. Dazu zählen insbesondere emotionale, körperliche, sexuelle Gewalt und/oder Vernachlässigung im Kindesalter, wiederholte häusliche Gewalt sowie Kriegserfahrungen und Folter. Traumatisierungen dieser Art führen zu einer weitreichenden Anpassung an die schädigenden Lebensumstände und hinterlassen so tiefe Spuren in der Persönlichkeit und im Erleben der Betroffenen.

Die KPTBS wird in der ICD-11 (WHO 2021) erstmals als eigenständige psychische Störung erfasst. Vorläufer dieser Diagnose sind die Persönlichkeitsänderung nach Extrembelastung in der ICD-10 (F62.0) sowie die Störung durch Extrembelastung, nicht anderweitig bezeichnet (»DESNOS«) im DSM-IV. Beide Diagnosen konnten sich jedoch nicht als eigenständige Störungsbilder durchsetzen und werden in der ICD-11 durch die KPTBS abgelöst.

Zur Diagnosestellung im klinischen Kontext müssen alle Symptomkriterien für eine PTBS-Diagnose erfüllt sein. Zusätzlich müssen Symptome aus jedem der drei weiteren Störungsbereiche in klinisch relevantem Ausmaß vorhanden sein. Eine KPTBS kann zu jedem Zeitpunkt über die Lebensspanne erstmalig auftreten. Das traumatische Ereignis muss zwar dem Traumakriterium entsprechen, es erfolgt jedoch keine Unterscheidung in »einmalige« und »komplexe« traumatische Ereignisse. Auch wenn ein einmaliges Ereignis der Auslöser einer KPTBS sein kann, werden sich meist mehrere traumatische Ereignisse insbesondere in frühen Entwicklungsperioden finden. Die Feststellung einer KPTBS erfolgt somit nur anhand der zusätzlichen Kriterien der KPTBS, sofern diese eine relevante Beeinträchtigung der Alltagsfunktionsfähigkeit bewirken. Diese zusätzlichen Symptombereiche neben jenen der PTBS umfassen Probleme in der Affektregulation, ein negatives Selbstkonzept sowie Probleme in der Beziehungsgestaltung. Um diagnostische Unsicherheiten auszuräumen, empfiehlt es sich, auf standardisierte diagnostische Verfahren wie den International Trauma Questionnaire (Cloitre et al. 2018; deutsche Übersetzung Lueger-Schuster et al. 2018) zurückzugreifen.

Probleme in der Affektregulation

Schwierigkeiten in der Steuerung von Emotionen sind ein Kernsymptom der KPTBS. Dabei können Regulationsstörungen in zwei Richtungen auftreten: Hyperregulation und Hyporegulation. Bei Hyporegulation, also einer nicht ausreichenden Regulationsfähigkeit starker Emotionen, wühlen bestimmte, meist unangenehme, Gefühle die Betroffenen unverhältnismäßig stark auf und bringen sie in Bedrängnis. Selbst geringe Anlässe können ausgeprägte Stimmungsschwankungen und Anspannungszustände auslösen. Es gelingt den Betroffenen nicht, sich ausreichend von ihrem inneren Erleben zu distanzieren und sich wieder zu beruhigen. So kommt es zu starken emotionalen Ausbrüchen oder Abreaktionen beispielsweise in Form von aggressiven Impulsdurchbrüchen oder auch selbstverletzendem Verhalten. Bei einer Hyperregulation, also einer Überregulation von Emotionen, werden Gefühle kaum noch wahrgenommen. Die betroffenen Personen fühlen sich innerlich taub, emotional abgestumpft und nicht in der Lage, auf emotionale Reize mit einem entsprechenden Affekt zu reagieren. Unter Stress treten häufig dissoziative Symptome auf, die als völlige Überregulation innerer Zustände verstanden werden können.

Differenzialdiagnostisch fällt in diesem Symptombereich die große Überschneidung mit der Borderline-Persönlichkeitsstörung (BPS) auf, die sich ebenfalls durch eine ausgeprägte affektive Instabilität und Impulsivität auszeichnet. Aber auch Patienten mit einer Aufmerksamkeitsdefizit-Hyperaktivitätsstörung (ADHS) haben ganz ähnliche Probleme. Auch eine Bipolare Störung zeichnet sich naturgemäß durch wechselnde Stimmungsqualitäten aus. Darüber hinaus sollte bedacht werden, dass auch im Rahmen einer entzündlichen Schilddrüsenerkrankung (Thyreoiditis) ausgeprägte Stimmungsschwankungen auftreten können. Eine detaillierte Abgrenzung zu den genannten Störungsbildern findet weiter unten in den jeweiligen Kapiteln statt.

Negatives Selbstkonzept

Patienten mit KPTBS leiden häufig an einem negativen Selbstkonzept in Form von Empfindungen der Wertlosigkeit, Unterlegenheit und Minderwertigkeit. Typischerweise werden diese Empfindungen begleitet von Gefühlen wie Scham und Schuld oder des Versagens. Die Gefühle und Selbstempfindungen sind tiefgreifend verankert und haben oft direkten Bezug zu traumatischen Situationen. Beispielsweise können Betroffene sich selbst schuldig dafür fühlen, dem Täter nicht entkommen zu sein, oder anderen nicht besser geholfen zu haben. Sie können sich als Versager wahrnehmen, da es ihnen nicht gelungen ist, die traumatische Situation selbständig und schon früher zu verlassen. Patienten schildern zudem häufig, sie fühlten sich durch die traumatischen Erfahrungen nachhaltig beschädigt oder zerstört. Damit einhergehend haben Patienten mit KPTBS häufig Schwierigkeiten, selbstfürsorglich mit sich umzugehen. Dies liegt einerseits darin begründet, dass es Betroffenen unter Umständen schwerfällt, ihre Bedürfnisse überhaupt wahrzunehmen. Andererseits haben sie häufig Probleme, eigene Bedürfnisse ernst zu nehmen und handlungsleitend werden zu lassen. Viele Betroffene glauben, es nicht verdient zu haben, dass es ihnen gut geht. Auch eine geringe Selbstwirksamkeitsüberzeugung kann eine Rolle spielen. Andere psychische Erkrankungen, die mit Defiziten in der Selbstfürsorge einhergehen können, sind z.B. depressive, psychotische oder hirnorganische Störungen.

Viele Patienten mit KPTBS sind neben ständigen Schuldgefühlen auch in ihrem Selbstwerterleben so beeinträchtigt, dass sie sich für sich selbst schämen und sich niemandem gegenüber wirklich öffnen. Aus differenzialdiagnostischer Sicht sind übermäßige Scham- und Schuldgefühle auch häufige Begleiterscheinungen vieler psychischer Störungen. Im Rahmen depressiver Erkrankungen sind sie Bestandteil der Diagnosekriterien nach ICD-11 und DSM-5, sie treten aber auch regelhaft im Rahmen verschiedener Persönlichkeitsstörungen in Erscheinung. Eine Gemeinsamkeit mit den Substanzkonsumstörungen sowie der Borderline- und dissozialen Persönlichkeitsstörung besteht in Bezug auf eine mögliche Neigung, Risiken und offenkundige Gefahren, denen sie sich aussetzen, zu bagatellisieren oder zu leugnen.

Probleme in der Beziehungsgestaltung

Anhaltende Probleme in der Beziehungsgestaltung und beim Aufrechterhalten von Beziehungen sind der dritte Kernsymptombereich der KPTBS. Zieht man in Betracht, dass Patienten mit KPTBS in der Regel bereits in den frühen Phasen ihrer Entwicklung viele schmerzhafte, verletzende und enttäuschende Beziehungserfahrungen erlebt haben, wird verständlich, weshalb sie häufig so große Schwierigkeiten damit haben, anderen Menschen zu vertrauen. Viele Betroffene sind äußerst wachsam und lassen große Vorsicht walten, wenn es darum geht, mit anderen Menschen in Kontakt zu treten. Sehr schnell wird im Umgang mit diesen Patienten ihr großes Bedürfnis spürbar, die Situation zu kontrollieren. Im Extremfall wird der Kontakt zu anderen Menschen weitgehend oder ganz gemieden. Es fällt Betroffenen oft schwer, sich anderen Menschen nahe zu fühlen, und sie empfinden sich deshalb häufig wie isoliert. Auch in ihrer Konfliktfähigkeit zeigen sich Patienten mit KPTBS in der Regel sehr beeinträchtigt. Konflikte werden möglichst vermieden, mitunter wird eher ein Kontaktabbruch in Kauf genommen, als sich der Klärung der interpersonellen Schwierigkeiten zu stellen. Alternativ zur Beziehungsvermeidung kann es auch zu zeitweisen intensiven Beziehungen kommen, die aber nicht langfristig aufrechterhalten werden können. Das Gefühl der Nähe ist nur von kurzer Dauer und wird schnell wieder vom Gefühl der Distanziertheit und Entfremdung abgelöst. Weiterhin geraten Personen mit KPTBS sehr leicht und oft auch wiederholt in Situationen, in denen sie sich ausgenutzt fühlen oder missbraucht werden (Reviktimisierung), was unter anderem daran liegt, dass es ihnen schwerfällt, ihre eigenen Grenzen wahrzunehmen und nach außen zu vertreten.

Ähnliche Schwierigkeiten sehen wir differenzialdiagnostisch auch bei Persönlichkeitsstörungen sowie bei der sozialen Phobie und der paranoiden Psychose. Personen mit depressiven Störungen meiden ebenfalls häufig den Kontakt zu anderen Menschen. Konfliktvermeidungsverhalten findet sich gleichermaßen bei Patienten mit depressiven Störungen und im Rahmen diverser Persönlichkeitsstörungen. Die Gefahr der Reviktimisierung findet sich auch bei Menschen mit emotional-instabilen, dependenten oder histrionischen Persönlichkeitszügen, die sich durch Zurückstellung eigener Bedürfnisse Zugehörigkeit sichern, wodurch sie aber Gefahr laufen, in Beziehungen traumatische Erfahrungen zu machen. Andererseits kommt es nicht selten vor, dass Betroffene hin und wieder selbst in die Täterrolle fallen und andere Menschen seelisch oder sogar körperlich verletzen (Viktimisierung). Typischerweise findet man ein solches Verhalten auch bei der emotional-instabilen und, häufig noch ausgeprägter, bei der dissozialen Persönlichkeitsstörung.

Typische weitere Merkmale der KPTBS

Während die oben genannten Bereiche diejenigen sind, die bei einer KPTBS nach ICD-11 im Symptombild vorhanden sein müssen, um eine entsprechende Diagnose zu vergeben, gibt es noch weitere Bereiche, die typischerweise bei Betroffenen mit KPTBS auftreten. Der Großteil der Patienten mit sexuellen Missbrauchserfahrungen und KPTBS berichtet auch von sexuellen Störungen, wobei hyposexuelle Störungen fünf Mal so häufig und eher bei Frauen vorkommen als hypersexuelle Störungen, die eher bei Männern anzutreffen sind (Büttner et al. 2014). Spezifische Probleme betreffen häufig sexuelle Aversion, Schmerzen beim Sex oder geringe sexuelle Befriedigung (Bornefeld-Ettmann et al. 2018). Es kommt aber auch zu masochistischen Vergewaltigungsfantasien, sexuellem Risikoverhalten und zwanghaftem Sexualverhalten (Kratzer et al. 2020). Ungewollte Fantasien sind dabei häufig mit großem Leidensdruck verbunden. Personen mit sexueller Gewalterfahrung empfinden körperliche Nähe häufig als schwer aushaltbar und gehen mitunter jeder Form sexueller Betätigung aus dem Weg. Umgekehrt berichten manche komplex Traumatisierte, vorwiegend Männer, auch über hypersexuelle Verhaltensweisen in Form zwanghafter oder riskanter Sexualität (→Kap. 30).

Scham, Schuld und Ärger sind typische posttraumatische Gefühle. Ein spezielles Kennzeichen dieser Gefühle ist, dass sie als Ausdruck des traumatischen Gedächtnisses als situativ zugängliche Erinnerung abgespeichert und mit der traumatischen Szene verknüpft sind (McHugh et al. 2012). Solche situativ-sensorischen Repräsentationen sind äußerst erlebnisnah, gering abstrahiert und raum-zeitlich desintegriert abgespeichert (Brewin et al. 1996), wodurch der mit posttraumatischen negativen Emotionen einhergehende hohe Leidensdruck erklärt werden kann.

Während Schamgefühle in der Klassifikation der KPTBS nur als begleitende Gefühle zu einem negativen Selbstbild für die Diagnose relevant sind, erweisen sie sich vor allem bei Betroffenen sexueller Gewalt als sehr persistent und scheinen PTBS-Symptome aufrechtzuerhalten (Fiering & Taska 2005). Scham ist ein negatives, selbst-evaluatives Gefühl, das im Gegensatz zu Erniedrigung das Subjekt als Ausgangspunkt und Ziel hat. Man schämt sich für sich selbst, während man von jemand anderem erniedrigt wird (Dorahy 2018). Aufgrund von Scham fühlen sich Betroffene als Versager oder defekt und daher von anderen abgeschnitten. Die Scham betrifft dabei das gesamte Selbst, weshalb es auch zur Generalisierung auf das gesamte Leben kommt. Schuldgefühle hingegen beschreiben eine selbstkritische Evaluation bezüglich einer bestimmten Situation oder Handlung. Eine spezielle Form posttraumatischer Schuldgefühle ist die sogenannte Überlebensschuld, die vor allem, aber nicht nur, bei Überlebenden traumatischer Ereignisse auftritt, bei denen andere zu Tode kamen. Betroffene fragen sich, warum sie überlebten, während andere sterben mussten, ob es nicht eher hätte sie selbst treffen sollen, ob sie überhaupt verdient haben, zu überleben oder ob sie in der Situation nicht anders hätten handeln können, um ein weniger schlimmes Ergebnis zu begünstigen. Überlebensschuld scheint stark mit der PTBS-Symptomschwere zusammenzuhängen (Murray 2018).

Ärger kommt bei Überlebenden traumatischer Situationen und Patienten mit PTBS überdurchschnittlich stark ausgeprägt vor (Orth & Wieland 2006). Insbesondere Trait-Ärger und Ärger-Rumination scheinen eine Rolle in der Aufrechterhaltung der PTBS-Symptomatik zu spielen, wobei Ärger-Rumination als Verbindungselement zwischen Symptomatik und verschiedenen Ärger-Formen (»verschobener« Ärger, Rachefantasien, Ärgerregulation etc.) dienen kann (Glück et al. 2017). Dabei ist posttraumatische Ärger-Rumination nicht nur ein kognitives Phänomen, sondern auch durch Ruminieren bildhafter Szenen gekennzeichnet, wodurch der Inhalt eine verstärkte emotionale Färbung bekommt und eine Regulation erschwert wird (McHugh et al. 2012). Dies kann auch als Abgrenzung zum eher kognitiven Ruminieren bei Depression gesehen werden.

Neben typischen posttraumatischen Gefühlen zeigen sich insbesondere bei Patienten mit interpersonellen Traumatisierungen häufig weitere Schwierigkeiten im Umgang mit Emotionen. So finden sich unter anderem Zusammenhänge von Traumatisierung und (komplexer) PTBS mit Alexithymie, Verwirrung über die eigenen Gefühle und Achtsamkeitsdefiziten (Ehring & Quack 2010; Frewen et al. 2008; Kratzer et al. 2018; Kratzer et al. 2019a).

Komorbidität und Differenzialdiagnostik komplexer Traumafolgestörungen

Im Rahmen komplexer Traumafolgestörungen treten neben den spezifischen Traumafolgestörungen oft zahlreiche komorbide Beschwerden auf, die sich manchmal nur durch einige typische Begleitsymptome äußern, oftmals aber auch die Kriterien einer eigenständigen Störung erfüllen. So fand sich in einer US-amerikanischen epidemiologischen Studie bei 88 % der Männer und 79 % der Frauen mit der Lebenszeitdiagnose einer PTBS mindestens eine weitere psychiatrische Lebenszeitdiagnose (Kessler et al. 1995). In einer repräsentativen Stichprobe deutscher Jugendlicher und junger Erwachsener erfüllten 87,5 % derjenigen mit PTBS die Kriterien zumindest einer weiteren Diagnose, und 77,5 % erfüllten die Kriterien mindestens zweier weiterer Diagnosen (Perkonigg et al. 2000). Dabei zeigte sich, dass manche Störungen bereits vor dem Trauma und der PTBS berichtet wurden (spezifische Phobien, Essstörungen), während andere etwa zeitgleich (Panikattacken, Panikstörung) oder erst später auftraten (affektive Störungen, substanzbezogene Störungen). Komorbide Störungen können somit Risikofaktor der PTBS sein, eine gleichzeitige unmittelbare Reaktion auf ein traumatisches Ereignis darstellen oder Ausdruck dysfunktionaler Bewältigungsversuche der PTBS sein. In einer systematischen Überblicksarbeit zeigte sich zudem, dass Personen mit PTBS im Schnitt in 35 % der Fälle die Kriterien einer Persönlichkeitsstörung erfüllten. Die höchsten Komorbiditätsraten spezifischer Persönlichkeitsstörung zeigten sich für die paranoide, die ängstlich-vermeidende sowie die die Borderline-Persönlichkeitsstörung (Friborg et al. 2013).

Allgemein kann man sagen, dass komplexere traumatische Erfahrungen, also insbesondere Gewalt, Missbrauch und Vernachlässigung in Kindheit und Jugend mit immer komplexer werdenden Symptombildern einhergehen (Briere et al. 2008; Cloitre et al. 2009). Aus psychopathologischer Perspektive dürften das Ausmaß der Traumatisierung (Häufigkeit, Dauer) und die Art der traumatischen Situation (Gewalt, Vernachlässigung, Bullying etc.) in Wechselwirkung mit der Entwicklungsphase der betroffenen Kinder stehen. Sensitive Phasen in der Entwicklung machen Kinder besonders vulnerabel für spätere psychopathologische Folgen bestimmter traumatischer Erfahrungen (Schalinski et al. 2016).

Im Folgenden werden wir zuerst den Netzwerkansatz in der Psychopathologie vorstellen, der eine integrative Perspektive auf das Thema Komorbidität ermöglicht. In weiterer Folge fassen wir die wichtigsten psychischen Störungen zusammen, die neben den spezifischen Traumafolgestörungen einerseits komorbid zu diesen auftreten können, andererseits aber als traumaassoziierte Störungen auch unabhängig von den spezifischen Traumafolgestörungen häufig bei Patienten mit Traumaerfahrungen auftreten. Wir unterscheiden also die bereits beschriebenen spezifischen Traumafolgestörungen, die ein traumatisches Ereignis als Diagnosekriterium beinhalten, von traumaassoziierten Störungen, für die traumatische Erfahrungen wichtige Risikofaktoren sind, die häufig zum ätiopathogenetischen Verständnis beitragen, die aber kein Traumakriterium zur Störungsdiagnostik vorschreiben.

Komorbidität aus Perspektive psychopathologischer Symptomnetzwerke

Der Netzwerkansatz der Psychopathologie (Borsboom 2017) hat in den vergangen Jahren an Popularität gewonnen. Die grundlegende Idee des Ansatzes ist simpel und gerade deshalb so reizvoll: Psychische Störungen entstehen durch Wechselwirkung zwischen Symptomen, und es gibt keine latente, den Symptomen zugrunde liegende Störung (Borsboom & Cramer 2013). Symptome sind direkt und kausal mit anderen Symptomen verbunden, beispielsweise trägt anhaltendes Vermeidungsverhalten kausal zur Verursachung von Wiedererlebenssymptomen bei. Durch solche Kausalketten können Kreise entstehen, in denen sich die Symptome einer psychischen Störung letztlich selbständig aufrechterhalten. Vermeidung führt zu Wiedererleben, was wiederum zu Bedrohungsgefühlen führt, weshalb das Vermeidungsverhalten aufrechterhalten wird. Natürlich entstehen Symptome aber nicht im luftleeren Raum, sondern sie sind eng verwoben mit verschiedenen biopsycho-sozialen Einflussfaktoren. Dementsprechend sind Symptomnetzwerke in ein komplexes Umweltgefüge eingebettet und vor dem Hintergrund individueller Vulnerabilität zu betrachten (→ Abb. 6-1).

Eine der Stärken dieses Ansatzes ist der Fokus auf Symptome und nicht auf Störungen. Psychopathologische Forschung auf Störungsebene ist starken Einschränkungen unterworfen. Beispielsweise trägt die Erforschung psychischer Probleme auf Störungsebene nicht der phänomenologischen Vielfalt Rechnung, mit der sich psychische Störungen ausdrücken. Man denke nur an die weiter oben beschriebenen 636 120 Möglichkeiten, eine PTBS nach DSM-5 zu diagnostizieren. Aber auch die schlankere ICD-11-Definition der PTBS lässt viel Spielraum. Wenn eine Person nach Traumaerfahrung an Albträumen, innerem Vermeidungsverhalten (Gedanken, Gefühle etc.) und Hypervigilanz leidet, erfüllt sie alle PTBS-Symptom-Kriterien nach ICD-11. Eine andere Person könnte nach dem Erleben einer traumatischen Situation an Flashbacks, äußerem Vermeidungsverhalten (Situationen, Orte etc.) und Schreckhaftigkeit leiden und würde ebenfalls alle PTBS-Kriterien erfüllen. Die zwei Personen hätten aber kein einziges Symptom gemein. Alle diese Varianten werden jedoch unter dem Begriff PTBS als scheinbar einheitliches Konstrukt subsumiert, und Forschende bemühen sich, Ätiologiemodelle und Behandlungskonzepte dafür zu entwickeln. Dieses Bemühen kann nur limitierten Erfolg bringen (Fried 2015). Die Ursprünge dieses Verständnisses sind in der Entwicklung der Psychiatrie zu finden, die psychische Störungen dem klassischen medizinischen Krankheitsmodell folgend betrachtete (Hofmann et al. 2016): Ebenso, wie jemand aufgrund eines malignen Lungentumors an Husten, blutigem Auswurf und Brustschmerzen leiden kann, verursacht die zugrunde liegende Depression die Symptome Antriebslosigkeit, Schlafstörungen, Appetitverlust und Schuldgefühle. Würde man im ersten Fall den Lungentumor erfolgreich behandeln, würden auch die davon verursachten Symptome verschwinden. Diesem Verständnis folgend, wurde auch im Bereich der psychischen Störungen versucht, die zugrunde liegende Störung zu behandeln. Das Vorhandensein so einer latenten, zugrundeliegenden Störung, die erst durch die Beobachtung der manifesten Symptome messbar wird, passt jedoch nicht zum gegenwärtigen Wissensstand der psychopathologischen Forschung (McNally 2016).

Dem gegenüber steht der Netzwerkansatz, der Psychopathologie auf Symptomebene untersucht. Durch diese Perspektive wird es möglich, der Komplexität psychopathologischer Phänomene besser gerecht zu werden. Gerade bei den komplexen Traumafolgestörungen haben wir es mit einer Vielzahl komorbid auftretender Beschwerden zu tun, die oftmals diagnostische Kategorien sprengen und schwer einordenbar sind. Während der Netzwerkansatz zwar keine Alternative zur diagnostischen Kategorienbildung anbietet, ermöglicht er den klinisch Tätigen und den Betroffenen ein individuelles Verständnis spezifischer Symptombilder, das sich nicht an den Grenzen von Diagnosen orientieren muss.

Abbildung 6-1 veranschaulicht schematisch ein Netzwerk von Symptomen drei verschiedener Störungen: KPTBS, Borderline-Persönlichkeitsstörung (BPS) und Depression. Jeder Kreis stellt dabei ein Symptom dar, und die Linien stellen Verbindungen zwischen Symptomen dar. Man erkennt, dass Symptome einer Störung vielfach miteinander verbunden sind: P1-Flashbacks weist Verbindungen auf zu P3-inneres Vermeidungsverhalten, P4-äußeres Vermeidungsverhalten und P6-Schreckhaftigkeit. P1-Flashbacks ist auch mit K3-negatives Selbstkonzept/Gefühl ein Versager zu sein verbunden, was den Zusammenhang von PTBS-Symptomen und den zusätzlichen KPTBS-Symptomen veranschaulicht. Diese Symptome stehen also in unmittelbarer Interaktion miteinander, wobei die Grafik keine Information über die Direktionalität der Interaktion beinhaltet. Es wäre auch ein direktionales Netzwerk möglich, bei dem die Richtung der kausalen Verursachung mit Pfeilen dargestellt wird. Verursachungen sind grundsätzlich in jede Richtung denkbar, so könnten Flashbacks zu mehr Vermeidungsverhalten führen. Umgekehrt kann aber auch Vermeidungsverhalten zu vermehrten Flashbacks führen. Sowohl Vermeidungsverhalten als auch Wiedererlebenssymptomatik könnten wiederum zu ver-

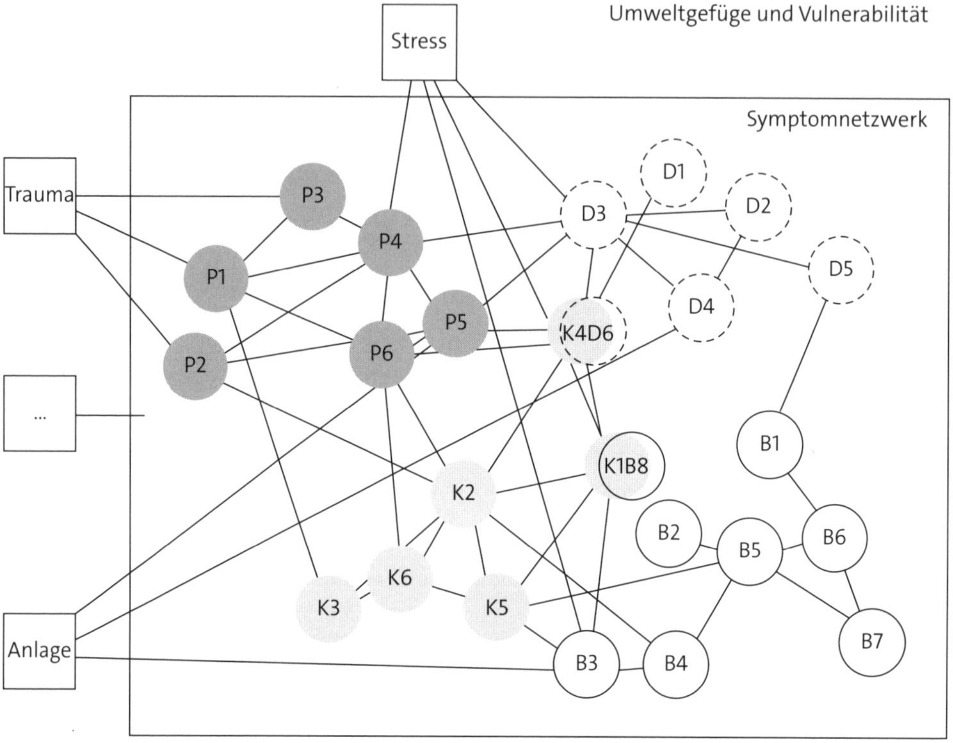

Abb. 6-1: Netzwerk von Symptomen drei verschiedener Störungen: KPTBS, Borderline-Persönlichkeitsstörung (BPS) und Depression.

stärkter Hypervigilanz und Schreckhaftigkeit führen. Zusammenhänge zwischen Symptomen können also uni- oder bidirektional sein.

Eine weitere Stärke des Netzwerkansatzes ist die Erklärung des Auftretens von Komorbidität. Wenn das klassische Modell psychischer Störungen, das auf latente und distinkte Störungskonzepte zurückgreift, unter Komorbidität versteht, dass mehrere der latenten Störungen gleichzeitig vorhanden sind, gibt es wenig bis gar keine Information über das Zustandekommen dieses gemeinsamen Auftretens. Forschung kann dann untersuchen, welche Störung zuerst da war und welche erst später folgte, liefert aber kaum Aufschluss über die Verursachung, also wie die eine Störung zur anderen führt. Auf Symptomebene scheint der Zusammenhang auf zwei Wegen schlüssiger beschreibbar: Erstens endet die kausale Interaktion von Symptomen nicht an der Grenze einer definierten psychischen Störung. Ein Symptom der PTBS kann natürlich auch Symptome anderer psychischer Störungen verursachen. Im klinischen Alltag wissen wir das selbstverständlich schon lange – oft erklären wir einem Patienten im Zuge der Psychoedukation, wie das permanente Hyperarousal als Traumafolge zu Verspannungen führen kann und diese wiederum zu Schmerzen. Schmerzen sind kein Symptom der PTBS, werden aber unmittelbar durch PTBS-Symptome beeinflusst.

In Abbildung 6-1 weist das Symptom P4-äußeres Vermeidungsverhalten nicht nur Verbindungen zu anderen Symptomen der PTBS auf, sondern auch zu D3-Antriebslosigkeit. Hier handelt es sich um ein Symptom der Depression, das in unmittelbarem Zusammenhang mit einem PTBS-Symptom steht. Ähnlich hängen auch K5-Sich von Menschen abgeschnitten fühlen mit B3-Chronische innere Leere zusammen, also ein KPTBS-Symptom mit einem BPS-Symptom. Zweitens gibt es Symptome, die laut Klassifikations-Manual nicht nur Kriterium einer, sondern mehrerer psychischer Störungen sind. In der Netzwerk-Terminologie werden diese Symptome als Brückensymptome bezeichnet (Cramer et al. 2010). Beispielsweise ist das KPTBS-Symptom K4-Schuldgefühl identisch mit dem Depressionssymptom D6-Schuldgefühle, oder das KPTBS-Symptom K1-Affektive Hyporegulation ist de facto deckungsgleich mit dem BPS-Symptom B8-Probleme beim Regulieren unangemessener und heftiger Wut.

Symptome interagieren aber nicht nur mit anderen Symptomen, sondern auch mit Umgebungsfaktoren, in Abbildung 6-1 als Rahmen des Umweltgefüges und der Vulnerabilität dargestellt. Bei Traumafolgestörungen ist ein traumatisches Ereignis sogar Kriterium für eine mögliche Diagnose. Natürlich haben sowohl traumatische Ereignisse wie auch Stressoren des täglichen Lebens oder *life-events* starken Einfluss auf psychisches Befinden und können psychische Störungen auslösen und aufrechterhalten. Oftmals stehen die Symptome in komplexer Interaktion mit Umgebungsfaktoren, so könnte das Vermeidungsverhalten bei PTBS dazu führen, dass der Arbeitsweg nicht mehr bewerkstelligt werden kann, was wiederum zu Arbeitsplatzverlust führen kann. Der Arbeitsplatzverlust stellt nun einen großen Risikofaktor für zahlreiche andere psychopathologische Symptome dar, wie Schlafstörungen oder anhaltende Sorgen. Eine Kaskade von »aktivierten« Symptomen, die sich gegenseitig aufrechterhalten und in Wechselwirkung mit der Umwelt stehen, können die Folge sein, wobei natürlich nicht nur definierte Symptome bestimmter Störungsbilder Teil des Symptomnetzwerks sein können, sondern auch alle weiter oben beschriebenen typischen weiteren Merkmale der KPTBS.

Neben aktuellen Stressoren und Bedingungen sind auch lebensgeschichtliche und neuro-biologische Faktoren zu berücksichtigen, die auf das Symptomnetzwerk wirken. Patienten mit frühkindlichen Gewalterfahrungen haben auch aufgrund von Entwicklungsdefiziten in der Emotionsregulation einen anderen Umgang (Coping) mit herausfordernden Situation und reagieren möglicherweise eher mit dysfunktionalen Emotionsregulationsmechanismen, die wieder verstärkt zu Symptomen der KPTBS führen können (Knefel et al. 2018). Gewalt und Missbrauch in der Kindheit wirken sich auch auf die Hirnentwicklung aus. Strukturelle und funktionelle Änderungen des Gehirns und Nervensystems bei Kindern und Jugendlichen können als Anpassungsleistung, im Sinne einer Überlebensstrategie an eine aversive Umwelt, verstanden werden (Teicher & Sampson 2016; van der Kolk 2016). In einer späteren, nicht mehr aversiven Umwelt sind diese Anpassungen häufig nicht mehr funktional, sondern können zu psychischen Symptomen führen. In der schematischen Darstellung in Abbildung 6-1 könnte man noch eine weitere Ebene einziehen, die verschiedene neurobiologische Komponenten beinhaltet und die neuronale Ebene der Symptome darstellt. Jede Emotion, jedes Verhalten und jede Wahrnehmung hat neben der Qualia auch eine biologische Repräsentation. Dabei liegt jedoch keine der Ebenen der anderen »zugrunde«.

Karatzias und Kollegen (under review) haben das Symptomnetzwerk der vier spezifischen belastungsbezogenen Störungen der ICD-11 untersucht und können zeigen, dass alle vier Störungen klar voneinander abgrenzbare Gruppen von Symptomen bilden. Allerdings zeigte sich auch, dass Symptome der PTBS, KPTBS und Anpassungsstörung störungsübergreifend positiv miteinander assoziiert waren. Im Gegensatz dazu waren die Symptome der anhaltenden Trauerstörung weniger stark und teilweise leicht negativ mit den Symptomen der anderen Störungsbilder verbunden. Patienten mit anhaltender Trauerstörung zeigen eine außergewöhnlich starke und persistierende Sehnsucht nach und eine anhaltende Beschäftigung mit dem Verstorbenen. Das steht im Kontrast zum typischen Vermeidungsverhalten bei den spezifischen Traumafolgestörungen, wodurch die geringen bis negativen Zusammenhänge erklärt werden. Bezüglich der Komorbidität zwischen KPTBS und Depressions- sowie Angstsymptomen zeigte sich in einer anderen Studie, dass die klassischen PTBS-Symptome eher eine eigenständige Gruppierung bilden, während die Symptome der KPTBS stärkeren Zusammenhang mit Depressions- und Angstsymptomen aufwiesen. Symptome aus dem Bereich des negativen Selbstkonzepts wiesen die stärksten Verbindungen mit dem depressiven Symptom des Gefühls der Wertlosigkeit auf, emotionale Hyporegulation zeigte stärkere Verbindungen mit dem Angstsymptom leicht reizbar oder verärgert zu sein, und depressive Interesselosigkeit gruppierte sich mit emotionaler Hyperregulation und Problemen in der Beziehungsgestaltung (Gilbar 2020). Es zeigt sich also ein eng verwobenes Netzwerk miteinander über Störungsgrenzen hinweg interagierender Symptome. In einem Netzwerk von KPTBS-Symptomen und Symptomen der BPS sowie Dissoziation fanden Knefel und Kollegen (2016), dass das Gefühl der Wertlosigkeit als Ausdruck eines negativen Selbstkonzepts eine zentrale Rolle hinsichtlich der Symptomkonnektivität einnahm und dass Borderline-Symptome sich stark um das Symptom der Selbstverletzung gruppierten. Immer wieder wurde Wertlosigkeit als zentrales Symptom in KPTBS-Netzwerken identifiziert (Knefel et al. 2019; Knefel et al. 2020). Dieses Symptom findet sich sowohl bei der KPTBS als auch bei der Depression, es handelt sich also um ein Brückensymptom, wodurch die hohe Komorbidität mit Depression teilweise erklärt werden kann. Ebenso wurden Schlafprobleme als Verbindung zwischen PTBS-Symptomen und Depression identifiziert (Choi et al. 2017). Während Schlafprobleme kein PTBS-Symptom nach ICD-11 sind, sind sie im DSM-5 unter den PTBS-Symptomen gelistet. Dem ICD-11-Ansatz folgend handelt es sich bei Schlafproblemen also um kein Kernsymptom, aber um ein häufig auftretendes Merkmal, was den Zusammenhang mit Depression noch ein wenig mehr erklärt. Die Idee des Netzwerkansatzes ist es, nicht nur Symptome, sondern auch typische Merkmale sowie Umweltbedingungen und Vulnerabilitäten zu berücksichtigen. So untersuchten Glück und Kollegen (2017), welche Formen von Gewalt in der Kindheit am stärksten mit Symptomen der PTBS sowie Ärger und Aggression zusammenhängen. Sie fanden, dass emotionale Gewalt in der Kindheit, im Vergleich zu Vernachlässigung und anderen Formen der Gewalt (körperlich, sexuell) in Kindheit und im Erwachsenenalter, den stärksten Zusammenhang mit PTBS-Symptomen und Aggression bzw. Ärger aufweist. Eine Studie von Haselgruber und Kollegen (2021), die Pflegekinder untersuchte, weist darauf hin, dass psychopathologische Symptome sich gegenseitig aufrechterhalten können. Wurden traumatische Erfahrungen im Netzwerk-Modell berücksichtigt, veränderte sich der Zusammenhang zwischen Emotionsregulationsproblemen und Symptomen der KPTBS, Depression und Dissoziation nicht.

Komorbidität und Differenzialdiagnostik: Traumaassoziierte Störungen

Neben den spezifischen Traumafolgestörungen, die sich dadurch auszeichnen, dass in der Diagnostik ein Traumakriterium erfüllt sein muss, gibt es zahlreiche weitere Störungen, die häufig nach traumatischen Erfahrungen auftreten. Diese Störungen bezeichnen wir im weiteren als traumaassoziierte Störungen. Traumaassoziierte Störungen können nach traumatischen Erfahrungen komorbid zu spezifischen Traumafolgestörungen auftreten oder unabhängig als primäre Psychopathologie. Traumaassoziierte Störungen können selbstredend mit weiteren traumaassoziierten Störungen komorbid auftreten.

Dissoziative Störungen (ICD-11 6B6)

Dissoziative Symptome und Störungen weisen einen engen Zusammenhang mit traumatischen Erfahrungen und der (komplexen) PTBS auf, ohne dass sie grundsätzlich als Traumafolgesymptome beziehungsweise -störungen konzeptualisiert würden (Hyland et al. 2020; Vonderlin et al. 2018). Dissoziation ist gekennzeichnet durch unwillkürliche Unterbrechungen der normalen Integration des Identitätserlebens, der Wahrnehmung, des Bewusstseins, der Emotionen, des Gedächtnisses, des Körpererlebens, der Motorik und nicht zuletzt des Verhaltens und kann bei einer Vielzahl psychischer Störungen auftreten (APA 2013; Şar 2014). Diese Vielgestaltigkeit erschwert die Kommunikation über dissoziative Phänomene und hemmt Forschungsbemühungen, so dass bis heute diverse Klassifikationsversuche dissoziativer Symptome nebeneinander bestehen (Lynn et al. 2019). Das Klassifikationsmodell von Nijenhuis (2009) etwa erlaubt eine Differenzierung dissoziativer Symptome anhand der Unterscheidungen zwischen Positivsymptomatik und Negativsymptomatik sowie zwischen psychoformer und somatoformer Dissoziation. Mit Hilfe dieses Modells kann ein weiter Bereich dissoziativer Symptome von Stimmenhören über Krampfanfälle bis hin zu emotionaler Taubheit festgestellt und eingeordnet werden. Als klinisch sinnvoll erweist sich auch das Modell traumaassoziierter veränderter Bewusstseinszustände (Frewen & Lanius 2015). Dieses Modell geht davon aus, dass traumaassoziierte Psychopathologie auf einem Kontinuum zwischen normalem Wachbewusstsein (z. B. negative Gedanken) und traumaassoziiert verändertem Bewusstseinszustand (z. B. Stimmenhören) beschrieben werden kann. Das Modell betont so die fließenden Übergänge von normalen und veränderten Bewusstseinszuständen. Als klinisch sinnvoll erweist sich aber auch die Unterscheidung von Phänomenen eines *detachment* von einer *compartmentalization* (Holmes et al. 2005).

Dissoziative Symptome müssen aktiv erfragt werden, da sie häufig aus Scham oder Angst, für »verrückt« gehalten zu werden, verborgen werden. Zudem sollte bei Verdacht auf eine Traumafolgestörung dringend auch eine strukturierte Diagnostik dissoziativer Symptome erfolgen. Im klinischen Alltag erweist sich dabei eine Kombination aus Screening mittels des Selbstratings für pathologische Dissoziation DES-T (Spitzer et al. 2015) sowie des strukturierten Interviews SKID-D (Gast et al. 2000) als gute Grundlage.

Die ICD-11 unterscheidet hinsichtlich dissoziativer Störungen

- die dissoziative neurologische Symptomstörung (6B60),
- die dissoziative Amnesie (6B61),
- die Trancestörung (6B62),
- die Besessenheitstrancestörung (6B63),
- die dissoziative Identitätsstörung (6B64),

- die partielle dissoziative Identitätsstörung (6B65) sowie
- die Depersonalisations- und Derealisationsstörung (6B66).

Den engsten Bezug zu traumatischen Erfahrungen weisen dabei die dissoziative Identitätsstörung (DIS) sowie die partielle dissoziative Identitätsstörung (früher als »DDNOS« oder »OSDD« bezeichnet) auf, die zudem als die beiden schwersten dissoziativen Störungen konzeptualisiert werden können (Lyssenko et al. 2018; Vonderlin et al. 2018). Während die ICD-11 in der Beschreibung der DIS weiterhin stark auf das Vorliegen abgegrenzter Persönlichkeitszustände mit deutlichen Brüchen im Erleben und Verhalten und darauf folgenden Amnesien fokussiert, stellt sich das Störungsbild phänomenologisch sehr viel komplexer dar (Dell 2006). So zeigt sich, dass die dissoziative Identitätsstörung weniger durch dramatische Wechsel ausgestalteter Identitäten, sondern vielmehr durch eine vielgestaltige schwere dissoziative Symptomatik einschließlich eines Mangels an Integration des Identitätserlebens geprägt ist. Typischerweise leiden Betroffene insbesondere an Amnesien, pseudoneurologischen Symptomen, Stimmenhören, Derealisations- und Depersonalisationserleben, dissoziativen Trancezuständen, Flashbacks und Schneider'schen Erstrangsymptomen wie gemachten Gefühlen, Gedankenentzug oder Gedankeneingebung. Auch visuelle Halluzinationen können auftreten (Dell 2006; →Tab. 6-1). Differenzialdiagnostisch muss die dissoziative Identitätsstörung daher insbesondere von psychotischen Störungsbildern abgegrenzt werden (→Kap. 31). Ähnlich wie andere, häufig komorbid vorliegende traumaassoziierte Störungen ist die dissoziative Identitätsstörung durch rasche Brüche im Erleben und Verhalten sowie eine Neigung zu übergeneralisierten Erinnerungen bei gleichzeitiger Vermeidung spezifischer traumatischer Erinnerungen gekennzeichnet (Huntjens et al. 2019; Huntjens et al. 2014; Rodewald et al. 2011). Häufig finden sich Überzeugungen, dass Dissoziation und Amnesie einen Schutz darstellen, und Betroffene äußern nicht selten die Sorge, »verrückt« zu werden, wenn sie sich an alles erinnern könnten. Sowohl Amnesien als auch das Erleben, mehrere Persönlichkeitsanteile mit eigenen Zielen, Motiven oder Gedächtnisinhalten zu haben, sind dabei rein subjektiver Natur (Huntjens et al. 2016; Marsh et al. 2021). Die dissoziative Identitätsstörung kann vor diesem Hintergrund als besonders schwere Traumafolgestörung verstanden werden, bei der biologisch vulnerable Betroffene schwerster Gewalt eine unwillkürliche autohypnotische Flucht in eine Welt der Trance-Logik und des magischen Denkens vornehmen (Dell 2021). Zudem müssen hinsichtlich der Ätiologie und Aufrechterhaltung der dissoziativen Identitätsstörung im Sinne des soziokognitiven Modells Prozesse sozialer Verstärkung – schlimmstenfalls bis hin zur iatrogenen Fixierung Betroffener durch Behandelnde, die immer neue dissoziative Anteile »entdecken« – berücksichtigt werden (Lilienfeld et al. 1999; Lynn et al. 2019). Nicht zuletzt sollten sich Behandelnde bewusst sein, dass die dissoziative Identitätsstörung mitunter vorgetäuscht wird (→Kap. Artifizielle Störung (ICD-11 6D5)). Von einer Imitation von (vermeintlichen) DIS-Symptomen ist insbesondere dann auszugehen, wenn Betroffene eine hohe Identifikation mit der Diagnose aufweisen, Anteile zur Rechtfertigung herangezogen werden, die klinische Präsentation durch Informationsvermittlung beeinflussbar ist, keine komorbide PTBS festzustellen ist, Betroffene oft und gerne über ihre »Fragmentierung« sprechen und der Ausschluss der Diagnose Enttäuschung und Ärger evoziert (Pietkiewicz et al. 2021; Thomas 2001). Es empfiehlt sich, die Diagnose einer DIS nicht nur anhand der ICD-11 zu stellen, sondern auch zu prüfen, ob die spezifischeren Kriterien nach Dell (2006) erfüllt sind.

Die partielle dissoziative Identitätsstörung unterscheidet sich von der DIS dadurch, dass nicht-dominante Persönlichkeitszustände hier nur in Ausnahmen und bezüglich eng umgrenzter Handlungen (Reinszenierungen traumatischer Erinnerungen, Selbstverletzung) exekutive Kontrolle übernehmen. Dell (2006) betont im Rahmen seines phänomenologischen Ansatzes ebenfalls diesen Punkt, wenn er auf die differenzialdiagnostische Bedeutung von ausgeprägten Alltagsamnesien verweist, die nur bei der DIS vorkommen (Fugues, auf nicht erinnerliche Handlungen hingewiesen werden, Gegenstände vorfinden, an deren Kauf man sich nicht erinnert, »Zeitverlieren« etc.).

Die dissoziativen neurologischen Symptomstörungen umfassen alle dissoziativen Störungen mit pseudoneurologischer Symptomatik. Von besonderer Bedeutung dabei sind im klinischen Alltag dissoziative Krampfanfälle, dissoziative Wahrnehmungsstörungen sowie dissoziative Bewegungsstörungen. Die Diagnostik ist hier typischerweise zunächst geprägt durch einen Ausschluss pathophysiologischer Ursachen (Dickinson & Looper 2012), wobei zu beachten ist, dass diese Unterscheidung in der Praxis häufig schwerfällt, auch da dissoziative Krampfanfälle beispielsweise nicht selten komorbid mit Epilepsie auftreten (Bompaire et al. 2021). Zudem ist das Ausschlusskriterium zu beachten, dass entsprechende pseudoneurologische Symptome nicht ausschließlich während des Vorliegens einer anderen dissoziativen Störung wie der (partiellen) dissoziativen Identitätsstörung auftreten dürfen.

Bei der dissoziativen Amnesie handelt es sich um ein Störungsbild, das durch eine Unfähigkeit zur Erinnerung wichtiger autobiografischer, typischerweise belastender Erinnerungen geprägt ist, die nicht durch gewöhnliches Vergessen erklärt werden kann. Die Forschungslage zur dissoziativen Amnesie ist so begrenzt, dass nicht wenige Autoren die Existenz des Störungsbildes gänzlich anzweifeln (Mangiulli et al. 2021). Da traumatische Erinnerungen besonders gut erinnert würden, stecke hinter Berichten von Amnesie vielmehr ein Widerwillen Betroffener, über extrem belastende Erinnerungen nachzudenken (McNally 2003). Auch die Bedeutung der dissoziativen Amnesie für die PTBS ist sehr viel unklarer als häufig angenommen wird (Berntsen & Rubin 2014). Von besonderer Bedeutung ist die Frage, ob es eine dissoziative Amnesie im Sinne einer objektiven Unfähigkeit der Erinnerung gibt, augenscheinlich auch im Kontext »wiederentdeckter Erinnerungen«, die bei allen Traumafolgestörungen eine Rolle spielen können und zugleich oftmals vorschnell als falsche Erinnerungen abgetan werden. Einiges spricht dafür, dass es sich bei »wiederentdeckten Erinnerungen« weder um Erinnerungen, für die vorübergehend eine objektive Amnesie bestand, noch notwendigerweise um falsche Erinnerungen handelt. Vielmehr könnte es sich dabei auch um Erinnerungen von Menschen handeln, die beispielsweise einen sexuellen Missbrauch aufgrund eines fehlenden kognitiven Referenzrahmens nicht als traumatisch erlebten, sondern als verwirrend und überfordernd. Die unangenehme Erinnerung daran wird dann über einen gewissen Zeitraum hinweg vermieden und/oder vergessen. Manchmal erst sehr viel später kann dann die Konfrontation mit einem spezifischen Hinweisreiz ein spontanes Erinnern verbunden mit einer Reinterpretation des Erlebten als Missbrauch bewirken (McNally & Geraerts 2009). Darüber hinaus sollte eine normale infantile Amnesie (Hayne 2004) keinesfalls pathologisiert werden. Schildern Betroffene ausgedehnte Amnesien für Zeiträume nach der frühen Kindheit, so muss sorgsam darauf geachtet werden, nicht durch suggestive Exploration falsche Erinnerungen zu konstruieren (Brewin & Andrews 2017; Volbert 2014). Empfohlen wird in diesem Kontext eine therapeutische Haltung des »skeptischen Glaubens und empathischen Zweifelns« (Sonnenmoser 2004).

Die Depersonalisations-Derealisationsstörung ist gekennzeichnet durch ein durchgängiges oder wiederkehrendes Erleben der Derealisation und/oder der Depersonalisation. Im Rahmen von Depersonalisation wird das Selbst als »merkwürdig« und »fremd« erlebt, oder Betroffene erleben sich als Beobachter ihrer Gedanken, Gefühle, ihres Körpers oder ihrer Handlungen. Derealisation bezeichnet das Erleben anderer Menschen, Objekte oder der Welt als »neblig«, »leblos«, »farblos«, »wie in einem Traum« oder als »fremd«. Bei beiden Phänomenen bleibt die Realitätstestung erhalten. Eine Erklärung durch Substanzen, eine Kopfverletzung oder eine Erkrankung des zentralen Nervensystems muss als Ursache ausgeschlossen werden, und die Beschwerden dürfen nicht besser durch eine dissoziative Störung wie die (partielle) dissoziative Identitätsstörung oder andere psychische Störung erklärbar sein. Ein engerer Bezug der Derealisations-Depersonalisationsstörung zu traumatischen Erfahrungen scheint nicht zu bestehen, stattdessen scheint das Störungsbild unter anderem mit männlichem Geschlecht sowie einer positiven Familienanamnese für Angststörungen assoziiert (Michal et al. 2016).

A)	Allgemeine dissoziative Symptome wie Gedächtnisprobleme, Trancezustände, somatoforme dissoziative Phänomene, Derealisation oder Depersonalisation
B)	Anzeichen für partiell dissoziierte Intrusionen eines anderen Selbstzustandes durch klinische Beobachtung veränderter Selbstzustände oder durch Symptome wie Stimmenhören, Identitätsdiffusion, Gedankeneingabe oder »gemachte« Gefühle
C)	Anzeichen für voll dissoziierte Intrusionen eines anderen Selbstzustandes durch klinische Beobachtung veränderter Selbstzustände mit darauf folgender Amnesie oder durch Fugues und Amnesien

Tab. 6-1: Das phänomenologische Modell der dissoziativen Identitätsstörung nach Dell (2006)

Persönlichkeitsstörungen (ICD-11 6D10)

Missbrauch und Vernachlässigung in der Kindheit stellen bedeutsame Risikofaktoren für ein breites Spektrum späterer dysfunktionaler Persönlichkeitsmerkmale und -störungen dar (Lobbestael et al. 2010; Tyrka et al. 2009; Waxman et al. 2014). Als Konsequenz aus der Heterogenität, Komorbidität und fehlenden Validität der traditionellen Kategorien von Persönlichkeitsstörungen wurde in der ICD-11 ein dimensionaler Ansatz gewählt, der sich sehr viel stärker an dem empirisch fundierten Wissen über Persönlichkeit orientiert als noch die ICD-10 (Reed 2018). Neben einer Schweregradeinteilung (mäßig/mittelgradig/schwer) erfolgt die Beschreibung von Persönlichkeitsstörungen in der ICD-11 anhand der fünf Domänen »negative Affektivität«, »Verschlossenheit«, »Dissozialität«, »Disinhibition« und »Anankasmus«. Diese radikalen Veränderungen bedingen, dass noch kaum Aussagen zum Verhältnis von traumatischen Erfahrungen, (komplexer) PTBS und Persönlichkeitsstörungen getroffen werden können. Eine Persönlichkeitsstörung soll künftig nur dann komorbid zu einer KPTBS codiert werden, wenn dadurch eine klinisch bedeutsame Information über die Diagnose der KPTBS hinaus transportiert wird (Felding et al. 2021). Die konkrete Umsetzung ist hier noch nicht abschließend geklärt. Erste Studien deuten jedoch darauf hin, dass die KPTBS auch hinsichtlich maladaptiver Persönlichkeitseigenschaften eine schwerere Störung darstellt als die PTBS und häufig mit Persönlichkeitsstörungen einhergeht. Insbesondere finden sich bei der KPTBS eine deutlicher ausgeprägte negative Affektivität sowie ein ausgeprägterer Psychotizismus als bei der PTBS (Møller et al. 2021).

Borderline-Persönlichkeitsstörung (ICD-11 6D11.5)

Als einzige umschriebene Persönlichkeitsstörung bleibt aufgrund etablierter spezifischer Therapieprogramme für dieses Störungsbild die Borderline-Persönlichkeitsstörung (BPS) erhalten, deren Kriterien sich an jene des DSM-5 angleichen (Bach & First 2018). Die BPS weist eine multifaktorielle Ätiologie mit genetischen und psychosozialen Einflüssen auf (Leichsenring et al. 2011). Neben psychologischen Faktoren (z. B. schwierige Eltern-Kind-Interaktion, negative Peer-Gruppen Erfahrungen) und biologischen Faktoren (z. B. genetische Vulnerabilität) tragen auch Umweltfaktoren (z. B. niedriger sozio-ökonomischer Status) zur Ätiopathogenese bei (Luyten et al. 2020). Auch wenn die BPS keine Traumafolgestörung im engeren Sinne ist, besteht doch eine bedeutende Rolle traumatischer Erfahrungen in der Kindheit und insbesondere sogenannter Entwicklungs- oder Bindungstraumata (Jowett et al. 2020; Stepp et al. 2016). So legen meta-analytische Befunde nahe, dass sich belastende Kindheitserfahrungen bei der BPS 14-fach erhöht finden, wobei emotionaler Missbrauch (43 %) und körperliche Vernachlässigung (49 %) häufiger sind als körperliche Misshandlung (36 %), sexueller Missbrauch (32 %) und emotionale Vernachlässigung (25 %) (Porter et al. 2020). Daher besteht ein ausgeprägtes Näheverhältnis zur (komplexen) PTBS und in Folge auch eine hohe Komorbidität (Pagura et al. 2010).

Phänomenologisch ist die BPS gekennzeichnet durch ein anhaltendes und tiefgreifendes Muster von Instabilität in den Bereichen zwischenmenschliche Beziehungen, Selbstbild und Affekt mit erheblicher Impulsivität (Leichsenring et al. 2011). Vergleicht man diese allgemeinen Kriterien mit denen der KPTBS (PTBS-Kriterien, Affektdysregulation, negatives Selbstbild, Probleme in der Beziehungsgestaltung), so fällt auf, dass beide Störungen Symptome in sehr ähnlichen Bereichen abdecken. Die Ausnahme sind Symptome der PTBS und somit auch das bereits genannte Traumakriterium, die für eine KPTBS-Diagnose notwendig sind. Die Komorbidität zwischen der PTBS und der BPS ist allerdings so hoch, dass immer wieder die Vermutung geäußert wird, dass KPTBS gleichzusetzen wäre mit klassischer PTBS und komorbider BPS. In der Tat zeigen Studien, dass in klinischen Stichproben von Patienten mit BPS 33–79 % auch eine PTBS und 22–24 % der Patienten mit PTBS auch eine BPS aufweisen (Frias & Palma 2014). Traumatische Erfahrungen in der Kindheit sind die Regel bei Patienten mit BPS, wobei es hier unterschiedliche Angaben über die Häufigkeit gibt (Afifi et al. 2011; Sack et al. 2013). Treten BPS und PTBS komorbid auf, ist mit einer geringeren Wirksamkeit der dialektisch-behavioralen Therapie der BPS zu rechnen (Harned et al. 2008).

Diese Überlappungen bei der Symptomatik und den gemeinsamen Risikofaktoren sowie die Auswirkungen auf den Behandlungserfolg bedürfen eines Blicks ins Detail. Während die Symptomdimensionen der KPTBS und der BPS überraschend ähnlich erscheinen, zeigt sich bei näherem

Hinsehen, dass durchaus Unterschiede bestehen. Die Affektregulationsprobleme bei KPTBS sind dadurch gekennzeichnet, dass eine Über- oder Unterregulation von Affekten vorherrscht, also ein emotionales Abstumpfen oder Probleme beim Beruhigen bei starken Affekten. Ähnlichkeit zur BPS zeigt sich hier nur in der zweiten Ausprägung (Unterregulation), wobei die BPS zusätzlich durch Impulsdurchbrüche, Selbstschädigung, Selbstverletzung und Suizidalität gekennzeichnet ist. All diese Symptome sind keine Kriterien der KPTBS. Forschung hat dazu passend gezeigt, dass Personen mit KPTBS keine erhöhte Suizidalität im Vergleich zu Personen mit klassischer PTBS aufweisen (Karatzias et al. 2019). Im Bereich des Selbstbilds kommt es bei Personen mit KPTBS zu einer durchgängig negativen Bewertung des Selbst (Wertlosigkeit, Schuld, Minderwertigkeit, Versagen, Scham), während Patienten mit BPS ein schwankendes Selbstbild aufweisen, gepaart mit einer Störung der eigenen Identität. Bei BPS-Patienten ist bei den selbstbildbezogenen Problemen also die Instabilität im Vordergrund. Ähnlich verhält es sich bei den Problemen in der Beziehungsgestaltung. Während die KPTBS eher durch anhaltende Schwierigkeiten, Nähe zuzulassen und sich jemandem verbunden zu fühlen, gekennzeichnet ist, kommt es bei der BPS zu einem Muster von instabilen Beziehungen, die kurzfristig intensiv und von einer Idealisierungs-Entwertungsdynamik gekennzeichnet sein können. Bei allen Ähnlichkeiten der Störungsbilder bestehen jedoch auch deutliche Unterschiede sowie Hinweise darauf, dass es sich bei der KPTBS und der BPS um polare Ausprägungen auf einer gemeinsamen Störungsdimension handeln könnte (Zehl et al. 2013).

Um diese Unterschiede nicht nur theoretisch zu erörtern, sondern auch empirisch zu überprüfen, wurden einige Studie durchgeführt. Die Frage ist hier, ob es eine Gruppe von Personen gibt, die zwar die Kriterien einer KPTBS erfüllen, aber nicht die einer BPS. Sollte es diese Gruppe empirisch nicht geben, würde die Unterscheidung in Patienten mit KPTBS vs. Patienten mit BPS nicht sinnvoll sein. Tatsächlich konnten Cloitre und Kollegen (2014) bei Patientinnen mit Kindheitstraumata vier Gruppen identifizieren, die dieser theoretischen Annahme entsprechen: Eine Gruppe mit Frauen, die KPTBS- und BPS-Symptome zeigten, eine zweite Gruppe die KPTBS-Symptome zeigte (aber keine BPS-Symptome), eine dritte Gruppe mit klassischen PTBS-Symptomen und geringeren KPTBS-Symptomen (auch keine BPS-Symptome) und eine vierte Gruppe mit geringen Symptomen in allen Bereichen. In einer anderen Studie wurden Personen mit Gewalterfahrung untersucht, und auch hier fanden sich mehrere Symptomprofil-Gruppen, wobei wieder eine KPTBS-mit-BPS-Gruppe und eine KPTBS-ohne-BPS-Gruppe identifiziert werden konnten (Frost et al. 2020). Während sich in beiden Studien das BPS-Symptom des chronischen Gefühls innere Leere als schlechtester Prädiktor für die Unterscheidung zwischen KPTBS und BPS herausstellte, waren die Symptome Instabilität in Beziehungen, Instabilität im Selbstbild und Impulsivität die besten Prädiktoren für die komorbide Gruppe im Vergleich zur »Nur-KPTBS«-Gruppe (Cloitre et al. 2014).

Trotz der hier berichteten Unterschiede bleiben die Störungsbilder der (komplexen) PTBS und der BPS eng miteinander verbunden. In einem empirischen Störungsmodell konnte ein Generalfaktor identifiziert werden, der neben drei spezifischen Faktoren für PTBS, KPTBS und BPS den Hauptanteil der gemeinsamen Varianz erklärte (Frost et al. 2020). Eine netzwerkanalytische Studie zeigte, dass neben störungsspezifischen Verbindungen auf Symptomebene auch störungsübergreifende Verbindungen existieren (Knefel et al. 2016). Vor dem Hintergrund der oben vorgestellten Netzwerkperspektive ist leicht nachvollziehbar, dass die Beschwerden einer Person nicht an der Störungsgrenze enden und daher auch trotz der neuen Möglichkeit, eine KPTBS zu diagnostizieren, Komorbidität häufig anzutreffen ist. Eine klassifikatorische Einordnungen und Abgrenzung wird durch eine standardisierte Diagnostik gefördert, weshalb es gerade bei so verwandten und ähnlichen Störungsbildern wie der KPTBS und der BPS sinnvoll ist, auf solche Verfahren zurückzugreifen und das klinische Interview um eine systematische Erhebung zu erweitern.

Die Neuerung in der ICD-11, neben der klassischen PTBS auch eine KPTBS diagnostizieren zu können, ermöglicht es, bei Patienten, die bisher mit PTBS und einer komorbiden BPS diagnostiziert wurden und vermutlich auch bei Patienten, die traumatische Erfahrungen gemacht haben, aber bisher nur mit einer BPS diagnostiziert wurden, den therapeutischen Fokus verstärkt auf die Bearbeitung traumatischer Erinnerungen sowie deren zugeschriebene Bedeutung zu richten und Betroffenen so einen Zugang zu einer traumaspezifischen Behandlung zu ermöglichen (Jowett et al. 2020; Sack et al. 2012).

Affektive Störungen (ICD-11 6A6, 6A7, 6A8)

Depressive Störungen stellen eine typische Folge traumatischer Erfahrungen dar und gelten als häufigste komorbide Störung der PTBS (Mandell et al. 2015; Rytwinski et al. 2013). Auch die Wahl spezifischerer, sich weniger mit der depressiven Störung überlappender Kriterien der PTBS in der ICD-11 führte nicht zu einer Reduktion der Komorbidität mit der PTBS (Barbano et al. 2019). Zu eng erscheinen die Verbindungen depressiver Symptome mit den Symptomen der (komplexen) PTBS (Gilbar 2020; Kratzer et al. 2020). Insbesondere für die Ätiopathogenese chronischer Formen der Depression scheint traumatischen Erfahrungen in der Kindheit hohe Bedeutung zuzukommen. Meist geht es dabei um Erfahrungen emotionaler Vernachlässigung und emotionalen Missbrauchs (Jobst et al. 2016). Trotz der Existenz eines Subtyps der Depression, der durch eine höhere Zahl von Suizidversuchen, zwischenmenschlichen Schwierigkeiten, komorbiden Störungsbildern und traumatischen Erfahrungen in der Kindheit gekennzeichnet ist (Vitriol et al. 2021), findet sich diese »komplexe Depression« nicht in der ICD-11 wieder. Durch die oben beschriebene engere Definition der PTBS in der ICD-11 ist davon auszugehen, dass künftig ein Teil der Patientinnen und Patienten mit sehr belastenden Erfahrungen in der Kindheit, bei denen nach ICD-10 noch eine PTBS diagnostiziert worden wäre, nun die Diagnose einer depressiven Störung erhalten wird. Die wissenschaftlichen Auseinandersetzungen in der Frage der Auslegung der Kriterien der ICD-11 in dieser Hinsicht dauern jedoch an (Schellong et al. 2019).

Eine valide Differenzialdiagnostik von PTBS und Depression beruht darauf, dass in der klinischen Exploration ausreichend »in die Tiefe« gefragt wird. Auf den ersten Blick sehr ähnliche Symptomatiken wie Rückzug, Übererregung und Schlafstörungen können sowohl im Rahmen einer Depression als auch einer PTBS auftreten. Erst die Klärung der Hintergründe symptomatischen Verhaltens erlaubt oftmals eine differenzialdiagnostische Zuordnung. So treten intrusive Erinnerungen im Rahmen der Depression häufig auf (Reynolds & Brewin 1999), und es muss anhand spezifischer Merkmale abgewogen werden, ob die intrusiven Erinnerungen als Ausdruck einer PTBS oder einer Depression verstanden werden können

(→Tab. 6-2). In diesem Kontext erscheint zudem bedeutsam, dass die »Spontanregressionen« oder »Schemaaktivierungen« chronisch Depressiver in zwischenmenschlichen Konfliktsituationen unterschieden werden müssen von einem durch einen klassisch konditionierten Hinweisreiz ausgelösten Wiedererleben traumatischer Erinnerungen. Bezüglich des Vermeidungsverhaltens muss geprüft werden, ob ein allgemeiner Rückzug aus einem Eindruck der Überforderung heraus geschieht, oder ob spezifische Hinweisreize gemieden werden, weil sie mit einer erhöhten Wahrscheinlichkeit eines Wiedererlebens traumatischer Erinnerungen »im Hier und Jetzt« einhergehen. Zudem kann das neue PTBS-Kriterium eines Bedrohungserlebens sehr viel besser von der unspezifischen Anspannung und Unruhe der Depression abgegrenzt werden als das alte Kriterium eines Hyperarousals.

Bedeutsame Zusammenhänge von traumatischen Erfahrungen in der Kindheit und späterer Psychopathologie zeigen sich nicht nur bei der unipolaren Depression, sondern auch bei der bipolaren Störung. So sind traumatische Erfahrungen in der Kindheit mit der Schwere der bipolaren Störung assoziiert und prädizieren einen früheren Störungsbeginn. Sexueller Missbrauch in der Kind-

	PTBS	Depression
Inhalt der Erinnerung	traumatisches Ereignis mit »hot spot«	weniger umgrenzte negative Erfahrungen und zwischenmenschliche Konflikte
Erleben	»hier und jetzt«, teilweise bis vollständig aufgehobene Realitätskontrolle	»damals«, Realitätskontrolle intakt
Ausmaß von Hilflosigkeit	sehr hoch	hoch
Ausmaß von Dissoziation	hoch	kaum
Integration ins autobiographische Gedächtnis und Verfügbarkeit von Kontextinformationen	Kontextinformation eingeschränkt verfügbar, traumatische Erinnerungen kaum integriert, übergeneralisiertes Erinnern, willentlicher Abruf von Erinnerungen erschwert	Kontextinformationen üblicherweise verfügbar, verstärkter Abruf negativer Lebensereignisse, negative Erinnerungen als »self-defining moments«, übergeneralisiertes Erinnern, Erinnerungen willentlich abrufbar
Subjektive Belastung	hoch	hoch
Umgang mit belastenden Erinnerungen	Grübeln und Gedankenunterdrückung als dysfunktionale kognitive Vermeidungsstrategien	Grübeln zu unterschiedlichen Zwecken wie »Verstehenwollen« und Problemlösen, »Verhaftetsein«, »sich nicht lösen können«

Tab. 6-2: Intrusive Erinnerungen bei PTBS und Depression (Berntsen & Rubin 2014; Birrer et al. 2007; Brewin et al. 2010; Connolly & Alloy 2018; Ehlers & Clark 2000; Kleim et al. 2008; Liu et al. 2013; Michael et al. 2005; Ono et al. 2016; Patel et al. 2007; Rosebrock et al. 2019)

heit ist zudem ein Risikofaktor für Rapid Cycling (OR = 2,04) (Etain et al. 2013).

Angststörungen (ICD-11 6B0)

Erfahrungen von Misshandlung und insbesondere auch emotionaler Gewalt in der Kindheit weisen einen engen Zusammenhang mit der Ätiopathogenese von Angststörungen auf (Fernandes & Osório 2015; Gardner et al. 2019). Eine vermittelnde Rolle dabei spielt Bindungsunsicherheit, die einen Risikofaktor bei der Konsolidierung von Furchterinnerungen darstellt (Toumbelekis et al. 2021). Darüber hinaus weisen PTBS-Symptome und Angstsymptome enge Verbindungen auf (Friedman et al. 2011; Gilbar 2020). Erste Daten zu komorbiden Störungen der PTBS nach ICD-11 legen nahe, dass der generalisierten Angststörung als Komorbidität hohe Bedeutung zukommt (Fox et al. 2020). Als differenzialdiagnostische Herausforderungen können sich insbesondere die Abgrenzung der PTBS von der spezifischen Phobie sowie von der Panikstörung erweisen. Spezifische Phobien sind üblicherweise durch die klassische Konditionierung einer Furchtreaktion erklärbar, die über instrumentelles Lernen aufrechterhalten wird. Auslöser einer derartigen Konditionierung kann beispielsweise ein potenziell traumatisches Ereignis wie ein schwerer Unfall sein. Die spezifische Phobie ist im Gegensatz zur PTBS jedoch nicht durch ein Bedrohungserleben sowie ein Wiedererleben dieses Ereignisses geprägt, sondern durch eine überschießende Furchtreaktion auf eine Exposition mit einem Hinweisreiz. Panikattacken können bei einer Vielzahl psychischer Störungen wie beispielsweise der Depression oder der Panikstörung auftreten. Panikattacken können von Flashbacks und Intrusionen darüber abgegrenzt werden, dass es nicht zu einem Wiedererleben einer traumatischen Erinnerung kommt, sondern typischerweise Ängste bestehen, »verrückt« zu werden, ohnmächtig zu werden oder zu sterben (Ottaviani & Beck 1987).

Zwang (ICD-11 6B2)

Traumatische Kindheitserfahrungen sind bei Zwangsstörungen hochprävalent (Boger et al. 2020). Doch auch aufgrund sich überlappender Kriterien und Zusammenhänge mit Depression weisen Zwangsspektrumstörungen und die PTBS eine enge Verbindung auf (Franklin & Raines 2019; Huppert et al. 2005). Eine hohe Bedeutung haben traumatische Erfahrungen vor allem in einer Subgruppe mit behandlungsresistenten Zwängen. Hier finden sich in über 80 % der Fälle traumatische Erlebnisse, wobei von diesen Fällen wiederum 50 % auch die Kriterien der PTBS erfüllen (Gershuny et al. 2008). Teilweise kann der Zusammenhang von Kindheitstraumatisierungen und Zwang durch Bindungsstörungen und Schwierigkeiten im Umgang mit Emotionen erklärt werden (Carpenter & Chung 2011). Darüber hinaus scheint insbesondere bei Kontrollzwängen auch Dissoziation eine größere Rolle zu spielen (Rufer et al. 2006).

Da sich zwangstypische Ideen und Impulse trotz aller Überschneidungen üblicherweise valide von intrusiven traumatischen Erinnerungen abgrenzen lassen, fällt die Abgrenzung spezifischer Traumafolgestörungen gegen eine Zwangsstörung erfahrungsgemäß eher leicht. Größere Gefahr besteht jedoch dahingehend, dass ein komorbider Zwang übersehen oder falsch eingeschätzt wird, wie es insbesondere in der Grundversorgung je nach Art der Zwangsstörung nahezu regelhaft geschieht (Glazier et al. 2015). Zwänge gehören gemäß klinischer Erfahrung wie auch sexuelle Funktionsstörungen oder Stimmenhören zu jenen Symptomen, die besonders häufig verschwiegen werden und daher aktiv erfragt werden müssen. Von besonderer Bedeutung sind bei sexuell traumatisierten Menschen häufig Waschzwänge, die im Kontext des Erlebens, beschmutzt zu sein, entstehen können (Jung & Steil 2012). Zwänge im Rahmen komplexer Traumafolgestörungen können häufig als generalisiertes Sicherheits- und Vermeidungsverhalten verstanden werden, das die Funktion hat, intrusives Wiedererleben oder Bedrohungserleben zu verhindern beziehungsweise zu begrenzen.

Körperliche Belastungsstörung (ICD-11 6C20)

Die Bedeutung traumatischer Erfahrungen in der Kindheit für die körperliche Gesundheit ist lange bekannt (Nelson et al. 2020). Dennoch findet das komplexe Wechselspiel »funktioneller« somatischer Symptome und Störungen mit traumatischen Erfahrungen in der Kindheit und der (komplexen) PTBS erst in der jüngeren Vergangenheit zunehmende Aufmerksamkeit (Afari et al. 2014; Ho et al. 2021). In naturalistischen Behandlungssettings finden sich bei in der Kindheit physisch oder sexuell traumatisierten Patientinnen und Patienten hohe Prävalenzraten von 37 % für somatoforme Störungen (nach ICD-10), wobei dabei 64 % auf Schmerzstörungen entfallen und insgesamt über 60 % der Stichprobe regelmäßig Schmerzmittel einnehmen (Kratzer et al. 2021). Die ICD-11 strebt an, den Dualismus von »Körper und Geist« mit der neuen Diagnose einer körperlichen Belastungsstörung, die die somatoformen Störungen der ICD-10 ersetzt, zu überwinden (Gureje & Reed 2016). Bewusst wird auf Begriffe wie »funktionell« oder »somatoform« verzichtet (Nilges et al. 2021). In der Formulierung der körperlichen Belastungsstörung stehen zudem weniger Spekulationen zur Ätiopathogenese von körperlichen Symptomen im Vordergrund, sondern vielmehr ein pragmatischer Fokus auf behandlungsrelevante Aspekte wie die Bedeutung von Stress, pathologischen Aufmerksamkeitsprozessen und dysfunktionalen kognitiven und behavioralen Coping-Strategien der Betroffenen (Reed et al. 2019).

Artifizielle Störung (ICD-11 6D5)

Bei der artifiziellen Störung täuschen Betroffene Symptome vor, induzieren diese selbst oder aggravieren bestehende Symptome, um dann die Krankenrolle in Form zahlreicher diagnostischer Maßnahmen und Behandlungen zu suchen. In Abgrenzung von einer Simulation von Symptomen liegt die Motivation für dieses Verhalten nicht alleine in äußeren Anreizen wie einer Frühberentung oder einer Schuldunfähigkeit begründet. Bei einer Unterform der artifiziellen Störung induzieren Betroffene Symptome bei einer anderen Person, typischerweise einem Schutzbefohlenen oder einer Schutzbefohlenen. Dieses Störungsbild ist auch als »Münchhausen-Syndrom by proxy« bekannt (Sachsse 2015). Zur artifiziellen Störung liegen kaum hochwertige Studien vor. Dennoch kann von einer Prävalenz von 1,8 % in der Allgemeinbevölkerung, bis zu 5 % in Krankenhäusern und bis zu 8 % in psychiatrischen Krankenhäusern ausgegangen werden (Catalina et al. 2008; Kocalevent et al. 2005). Die Prävalenzangaben schwanken zudem erheblich in Abhängigkeit vom betriebenen diagnostischen Aufwand (Fliege et al. 2002). Da die artifizielle Störung einen starken Zusammenhang mit schweren traumatischen Erfahrungen in der Kindheit aufweist, schlagen manche Behandelnde vor, sie als spezifische Traumafolgestörung zu verstehen. Zugleich gehören Traumafolgestörungen und dissoziative Störungen zu den psychiatrischen Störungsbildern, die mitunter im Rahmen artifizieller Störungen vorgetäuscht werden (Eckhardt-Henn 2014). Vorgetäuschte Traumafolgestörungen und traumaassoziierte Störungen können anhand einiger Kriterien identifiziert werden, wie sie im Kapitel zu Dissoziativen Störungen beschrieben sind (→Kap. 24). Besonders eindrücklich ist zudem die häufig mit der artifiziellen Störung einhergehende Pseudologia fantastica, d.h. der Umstand, dass die Betroffenen »ohne Not« pathologisch lügen und unglaubwürdige Geschichten schrecklichster Traumatisierung berichten. Von realen Erfahrungen, aber auch vom paranoiden Wahn können diese Schilderungen insbesondere durch die meist fehlende oder unecht wirkende affektive Beteiligung abgegrenzt werden. Im Kontext des Verdachts auf eine artifizielle Störung muss dringend von einer »detektivischen« Haltung und Versuchen, Betroffene zu »überführen«, abgeraten werden (Eckhardt-Henn 2014). Betroffene einer artifiziellen Störung verdienen Klarheit, Offenheit und Empathie.

Substanzabhängigkeit (ICD-11 6C4)

Traumatische Erfahrungen in der Kindheit sind ein zentraler Risikofaktor für die Entwicklung einer Substanzabhängigkeit. In der Allgemeinbevölkerung findet sich bei bis zu einem Drittel der Menschen mit PTBS auch die Diagnose mindestens einer Substanzabhängigkeit (Capusan et al. 2021; Fox et al. 2020; Mills 2006). Substanzmittelkonsum bei PTBS kann als Selbstmedikation verstanden werden und stellt einen Risikofaktor für neuerliche traumatische Erfahrungen dar (Leeies et al. 2010). Nicht zuletzt durch die in Deutschland übliche sektoriale Trennung von rehabilitativen Maßnahmen zur Entwöhnungsbehandlung und kurativen Maßnahmen zur Behandlung akuter psychischer Störungen bestehen hinsichtlich des häufigen klinischen Phänomens einer »Doppeldiagnose« PTBS und Sucht mitunter Berührungsängste. So besteht die Gefahr, dass Substanzmissbrauch in psychotherapeutischen Settings und Traumafolgesymptome in Entwöhnungsbehandlungen übersehen werden (Lotzin et al. 2018; Schäfer et al. 2008).

Essstörungen (ICD-11 6B8)

Traumatische und belastende Erfahrungen stellen einen unspezifischen Risikofaktor für Anorexia Nervosa (AN), Bulimia Nerviosa (BN), atypische Essstörungen und Binge Eating dar und sollten bei diesen Störungsbildern und insbesondere bei schweren Fällen aktiv erfragt werden (Backholm et al. 2013; Mitchell et al. 2012; Scharff et al. 2021). Die Gründe für den Zusammenhang von traumatischen Erfahrungen und Essstörungen sind unklar (Trottier & MacDonald 2017). Es liegen jedoch Hinweise für eine vermittelnde Rolle von Depression, Veränderungen in der Stressverarbeitung sowie Symptomen einer (partiellen) PTBS vor (Brewerton 2007; Kong & Bernstein 2009; Monteleone et al. 2018). Eine Netzwerkanalyse legt nahe, dass spezifische Verbindungen von Reizbarkeit und Binge Eating sowie von Unzufriedenheit mit dem eigenen Körper und intrusiven Erinnerungen bestehen (Vanzhula et al. 2019). Zudem kommt dissoziativen Symptomen eine bis heute vernachlässigte Bedeutung für Essstörungen zu. So finden sich bei AN und BN im Mittel mehr dissoziative Symptome als etwa bei der Psychose (Lyssenko et al. 2018). Diese sind zudem sowohl mit der Schwere der Essstörung als auch mit schlechteren Behandlungsergebnissen assoziiert (Nilsson et al. 2020; Paola et al. 2020; Serra et al. 2020). Unter anderem erklären dissoziative Mechanismen den Zusammenhang von emotionalem Missbrauch in der Kindheit und der von vielen Betroffenen geschilderten »Stimme der Essstörung« (Pugh et al. 2018). Die Neukonzeptualisierung der Essstörungen für die ICD-11 scheint sich klinisch zu bewähren

(Claudino et al. 2019). Zum Verhältnis der Essstörungen mit der (komplexen) PTBS nach ICD-11 können heute noch keine Aussagen getroffen werden.

Psychose (ICD-11 6A2)

Psychotische Symptome wie Stimmenhören, visuelle Halluzinationen oder Wahn können sowohl bei der PTBS (Bosson et al. 2011), der BPS (Schroeder et al. 2018), als auch bei der dissoziativen Identitätsstörung (Dell 2006) beobachtet werden. Die Rolle von Stress hinsichtlich der Ätiopathogenese psychotischer Symptome und Störungen ist spätestens als »Vulnerabilitäts-Stress-Modell« (Nuechterlein & Dawson 1984) seit Jahrzehnten bekannt. Auch die zentrale Rolle dissoziativer Mechanismen für psychotische Störungen war bereits Kraepelin (»Zersplitterung des Bewusstseins«, 1913, S. 668) und Bleuler (»Zersplitterung und Aufspaltung des Denkens, Fühlens und Wollens und des subjektiven Gefühles der Persönlichkeit«, 1983, S. 411) vertraut. Doch statt psychotische Störungen als eine mögliche Folge belastender und traumatischer Erfahrungen zu konzeptualisieren (Seikkula 2019), favorisierte die Psychiatrie in den zurückliegenden Jahrzehnten Modelle und Behandlungen, die weniger bio-psycho-sozial waren denn »bio-bio-bio« (Schäfer 2009). Diese Medikalisierung psychotischer Störungen förderte die Verbreitung von Vorurteilen und Pessimismus die Prognose betreffend (Kvaale et al. 2013; Read 2007). Statt als »Menschen mit Problemen« wurden Betroffene oft als »Schizophrene« oder »Kranke« wahrgenommen (Longden & Read 2017), die man nur medikamentös behandeln könne.

Der Zusammenhang von Trauma und Psychose konnte in den letzten Jahren mittels qualitativ hochwertiger Meta-Analysen eindrucksvoll belegt werden (Matheson et al. 2013; Varese et al. 2012). Darüber hinaus liegen erste Befunde zu der Frage vor, durch welche spezifischen Assoziationen und Mechanismen sich die Zusammenhänge von traumatischen Kindheitserfahrungen und psychotischer Psychopathologie erklären (Alameda et al. 2021; Bloomfield et al. 2021). So erscheint Vernachlässigung in der Kindheit spezifisch mit Negativsymptomatik assoziiert (Alameda et al. 2021), wobei Mentalisierungsdefizite eine mediierende Rolle spielen könnten (Weijers et al. 2018). Der Zusammenhang von Trauma und Paranoia erscheint unter anderem über Bindungs- und Emotionsregulationsstörungen vermittelt (Bloomfield et al. 2021; Liotti & Gumley 2008). Auch traumabezogenen Überzeugungen kommt hohe Bedeutung für den Zusammenhang von posttraumatischen und psychotischen Symptomen zu (Hardy et al. 2020). Nicht zuletzt findet sich konsistent eine zentrale Bedeutung dissoziativer Symptome, die unter anderem auch den Zusammenhang von traumatischen Erfahrungen und halluzinatorischen Phänomenen mediieren (Bloomfield et al. 2021; Černis et al. 2020; Longden et al. 2020; Wearne et al. 2020).

Behandelnde, die einer psychotherapeutischen Behandlung von Menschen mit Psychose skeptisch gegenüberstehen, vollziehen häufig eine Unterscheidung von »echter« halluzinatorischer Symptomatik bei der Psychose und »Pseudohalluzinationen« bei dissoziativen Störungsbildern, etwa anhand von Kriterien wie der Lokalisation von Stimmen. Phänomenologisch ist eine derartige Unterscheidung nicht haltbar (Beatson et al. 2019; Moskowitz et al. 2017; Tschoeke et al. 2014). Andere Forschungsbefunde legen jedoch nahe, dass psychotische Störungen von komplexen dissoziativen Störungen oder der BPS durch das Vorliegen formaler Denkstörungen oder eines bizarren Wahns abgegrenzt werden können (Beatson et al. 2019; Tschöke & Steinert 2010). Letztlich bleibt auch dabei jedoch häufig unklar, wie im klinischen Einzelfall zu verfahren ist: Ist das differenzialdiagnostische Kriterium formaler Denkstörungen bereits bei Vorbeireden erfüllt oder erst bei Paragrammatismus und Schizophasie? Wann wird ein paranoider Wahn bizarr? Legen einzelne unübliche Wortverwendungen und Neologismen oder Auffassungsstörungen bereits eine Psychose nahe? Behandelnde sind gut beraten, sich angesichts dieser ungelösten bis unlösbaren Fragen nicht in theoretischen Abstraktionen zu verlieren, sondern in Kenntnis der starken Überlappung von psychotischen und dissoziativen Störungen (Renard et al. 2017; Tschöke et al. 2017) psychopathologisch präzise zu beschreiben und auf dieser Grundlage pragmatisch zu handeln. Andernfalls drohte zugunsten differenzialdiagnostischer Spitzfindigkeiten aus dem Blick zu geraten, dass chronisches Stimmenhören ungeachtet einer kategorialen Zuordnung zu einem Störungsbild das Ergebnis dissoziativer Prozesse in Folge von Trauma, Einsamkeit, Verlust oder zwischenmenschlichen Konflikten ist (Longden et al. 2012). Daraus ergibt sich, dass im Kontakt mit Menschen, die Stimmen hören, stets eine respektvolle Auseinandersetzung mit diesen Stimmen angezeigt ist, in deren Rahmen die Beziehung der Betroffenen zu ihren Stimmen verändert und die Funktionalität der Stimmen erkundet wird (Longden et al. 2021; Moskowitz et al. 2017). Nicht zuletzt verliert die Frage nach einer präzisen Abgrenzung von Dissoziation und Psychose zunehmend an Brisanz, da die Implikationen für die Behandlungsplanung weniger drastisch sind als in der Vergangenheit angenommen. Eine Vielzahl von Studien zeigt heute etwa, dass traumafokussierte Behandlungsmethoden wie EMDR oder prolongierte Exposition entgegen häufiger Vorurteile in der Behandlung von Menschen mit PTBS und Psychose nicht nur sicher anwendbar, sondern auch wirksam sind – wohlgemerkt bezüglich sowohl posttraumatischer als auch psychotischer Symptome (Brand et al. 2018; Van Den Berg et al. 2016). Die erzielten Behandlungseffekte sind zudem zeitlich stabil, was traumafokussierte Therapie bei Psychose auch kosteneffektiv macht (de Bont et al. 2019; Van Den Berg et al. 2018). Nicht zuletzt ist mit weniger schweren Nebenwirkungen als bei einer psychopharmakologischen Behandlung zu rechnen und ein psychotherapeutisches Vorgehen wird von den meisten Betroffenen vorgezogen (Bergström et al. 2020; Bergström et al. 2018; Morrison 2019).

Organische Erkrankungen

Personen mit frühen traumatischen Erfahrungen und/oder PTBS tragen ein erhöhtes Risiko, körperlich zu erkranken und früher zu sterben (Felitti et al. 1998; Jacob et al. 2018; Riedl et al. 2020). Unter anderem bestehen Zusammenhänge von PTBS und Herzerkrankungen (Edmondson et al. 2013) und Autoimmunerkrankungen (Song et al. 2018). Der Zusammenhang von PTBS und organischen Erkrankungen kann durch biologische und behaviorale Modelle erklärt werden (Sowder et al. 2018). So sind bei Traumatisierten sowohl Verhaltensveränderungen etwa im Sinne eines erhöhten Risikoverhaltens als auch posttraumatisch veränderte endokrinologische Stressreaktionen zu beobachten (Daskalakis et al. 2013). Auch bestimmte immunologische Veränderungen (Rooks et al. 2012) scheinen mit traumatischen Erfahrungen in der Kindheit assoziiert zu sein. Darüber hinaus finden sich bei Betroffenen unter Umständen auch körperliche Folgeerscheinungen traumatischer Erfahrungen in Form von Spuren direkter Gewalteinwirkung wie Knochenbrüche, Verletzungen des Genitalbereichs oder sexuell übertragbare Krankheiten. Daher gehört eine sorgfältige Anamnese und Diagnostik körperlicher Beschwerden zu den unverzichtbaren Voraussetzungen für eine Behandlungsplanung bei Patientinnen und Patienten mit KPTBS. So kann auch verhindert werden, dass körperliche Beschwerden fälschlicherweise psychogen attribuiert werden.

Literatur

Afari, N., Ahumada, S. M., Wright, L. J., Mostoufi, S., Golnari, G., Reis, V. & Cuneo, J. G. (2014). Psychological Trauma and Functional Somatic Syndromes. Psychosomatic Medicine, 76(1), 2–11.

Alameda, L., Christy, A., Rodriguez, V., Salazar de Pablo, G., Thrush, M., Shen, Y., Alameda, B., Spinazzola, E., Iacoponi, E., Trotta, G., Carr, E., Ruiz Veguilla, M., Aas, M., Morgan, C. & Murray, R. M. (2021). Association Between Specific Childhood Adversities and Symptom Dimensions in People With Psychosis: Systematic Review and Meta-Analysis. Schizophrenia Bulletin.

American Psychiatric Association. (2013). Diagnostic and statistical manual of mental disorders. Arlington, V. A.: American Psychiatric Association.

Bach, B. & First, M. B. (2018). Application of the ICD-11 classification of personality disorders. BMC Psychiatry, 18(1).

Bachmann, C. J., Czwikla, J., Jacobs, H., Fegert, J. M., Hoffmann, F. (2021). Prävalenz und Versorgung der Posttraumatischen Belastungsstörung in Deutschland: Eine bundesweite Auswertung von Krankenkassendaten aus den Jahren 2008 und 2017. Psychiatr. Prax.

Backholm, K., Isomaa, R. & Birgegård, A. (2013). The prevalence and impact of trauma history in eating disorder patients. European Journal of Psychotraumatology, 4(1), 22482.

Barbano, A. C., van der Mei, W. F., Bryant, R. A., Delahanty, D. L., DeRoon-Cassini, T. A., Matsuoka, Y. J., … Shalev, A. Y. (2019). Clinical implications of the proposed ICD-11 PTSD diagnostic criteria. Psychological Medicine, 49(3), 483–490.

Barbano, A. C., van der Mei, W. F., deRoon-Cassini, T. A., Grauer, E., Lowe, S. R., Matsuoka, Y. J., … Shalev, A. Y. (2019). Differentiating PTSD from anxiety and depression: Lessons from the ICD-11 PTSD diagnostic criteria. Depression and Anxiety, (January), 1–9.

Bar-Haim, Y., Stein, M. B., Bryant, R. A., Bliese, P. D., Ben Yehuda, A., Kringelbach, M. L., … Pine, D. S. (2021). Intrusive Traumatic Reexperiencing: Pathognomonic of the Psychological Response to Traumatic Stress. American Journal of Psychiatry, 178(2), 119–122.

Beatson, J. A., Broadbear, J. H., Duncan, C., Bourton, D. & Rao, S. (2019). Avoiding Misdiagnosis When Auditory Verbal Hallucinations Are Present in Borderline Personality Disorder. Journal of Nervous and Mental Disease, 207(12), 1048–1055.

Bergström, T., Seikkula, J., Alakare, B., Mäki, P., Köngäs-Saviaro, P., Taskila, J. J., … Aaltonen, J. (2018). The family-oriented open dialogue approach in the treatment of first-episode psychosis: Nineteen–year outcomes. Psychiatry Research, 270(December 2017), 168–175.

Bergström, T., Taskila, J. J., Alakare, B., Köngäs-Saviaro, P., Miettunen, J. & Seikkula, J. (2020). Five-Year Cumulative Exposure to Antipsychotic Medication After First-Episode Psychosis and its Association With 19-Year Outcomes. Schizophrenia Bulletin Open, 1(1), 1–8.

Berntsen, D. & Rubin, D. C. (2014). Involuntary Memories and Dissociative Amnesia. Clinical Psychological Science, 2(2), 174–186.

Birkeland, M. S., Skar, A. M. S. & Jensen, T. K. (2021). Do different traumatic events invoke different kinds of post-traumatic stress symptoms? European Journal of Psychotraumatology, 12(sup1), 1866399.

Birrer, E., Michael, T. & Munsch, S. (2007). Intrusive images in PTSD and in traumatised and non-traumatised depressed patients: A cross-sectional clinical study. Behaviour Research and Therapy, 45(9), 2053–2065.

Bleuler, E. (1983). Lehrbuch der Psychiatrie, 15. Aufl., bearbeitet v. M. Bleuler, Berlin.

Bloomfield, M. A. P., Chang, T., Woodl, M. J., Lyons, L. M., Cheng, Z., Bauer-Staeb, C., Lewis, G. (2021).

Psychological processes mediating the association between developmental trauma and specific psychotic symptoms in adults: a systematic review and meta-analysis. World Psychiatry, 20(1), 107–123.
Boger, S., Ehring, T., Berberich, G. & Werner, G. G. (2020). Impact of childhood maltreatment on obsessive-compulsive disorder symptom severity and treatment outcome. European Journal of Psychotraumatology, 11(1), 1753942.
Bohus, M., Dyer, A., Priebe, K., Krüger, A., Kleindienst, N., Schmahl, C., Niedtfeld, I., Steil, R., 2013. Dialectical Behaviour Therapy for Posttraumatic Stress Disorder after Childhood Sexual Abuse in Patients with and without Borderline Personality Disorder: A Randomised Controlled Trial. Psychother. Psychosom. 82, 221–233.
Bompaire, F., Barthelemy, S., Monin, J., Quirins, M., Marion, L., Smith, C., … Auxemery, Y. (2021). PNES Epidemiology: What is known, what is new? European Journal of Trauma & Dissociation, 5(1), 100136.
Bornefeld-Ettmann, P., Steil, R., Lieberz, K. A., Bohus, M., Rausch, S., Herzog, J., Priebe, K., Fydrich, T. & Müller-Engelmann, M. (2018). Sexual Functioning After Childhood Abuse: The Influence of Post-Traumatic Stress Disorder and Trauma Exposure. The Journal of Sexual Medicine, 15(4), 529–538.
Borsboom, D. (2017). A network theory of mental disorders. World Psychiatry, 16(1), 5–13.
Borsboom, D. & Cramer, A. O. J. (2013). Network analysis: An integrative approach to the structure of psychopathology. Annual Review of Clinical Psychology, 9, 91–121.
Bosson, J., Reuther, E. & Cohen, A. (2011). The Comorbidity of Psychotic Symptoms and Posttraumatic Stress Disorder: Evidence for a Specifier in DSM-5. Clinical Schizophrenia & Related Psychoses, 5(3), 147–154.
Brand, B. L., Kumar, S. A. & McEwen, L. E. (2019). Coverage of child maltreatment and adult trauma in graduate psychopathology textbooks. Psychological Trauma: Theory, Research, Practice, and Policy, 11(8), 919–926.
Brand, R. M., McEnery, C., Rossell, S., Bendall, S. & Thomas, N. (2018). Do trauma-focussed psychological interventions have an effect on psychotic symptoms? A systematic review and meta-analysis. Schizophrenia Research, 195(August), 13–22.
Brewerton, T. D. (2007). Eating Disorders, Trauma, and Comorbidity: Focus on PTSD. Eating Disorders, 15(4), 285–304.
Brewin, C. R. (2013). »I Wouldn't Start From Here« – An Alternative Perspective on PTSD From the ICD-11 : Comment on Friedman (2013). Journal of Traumatic Stress, 26(5), 557–559.
Brewin, C. R. & Andrews, B. (2017). Creating Memories for False Autobiographical Events in Childhood: A Systematic Review. Applied Cognitive Psychology, 31(1), 2–23.
Brewin, C. R., Dalgleish, T. & Joseph, S. (1996). A dual representation theory of posttraumatic stress disorder. Psychological Review, 103(4), 670–686.
Brewin, C. R., Gregory, J. D., Lipton, M. & Burgess, N. (2010). Intrusive images in psychological disorders: Characteristics, neural mechanisms, and treatment implications. Psychological Review, 117(1), 210–232.
Briere, J., Kaltman, S. & Green, B. L. (2008). Accumulated childhood trauma and symptom complexity. Journal of Traumatic Stress, 21(2), 223–226.
Büttner, M., Dulz, B., Sachsse, U., Overkamp, B. & Sack, M. (2014). Trauma und sexuelle Störungen. Psychotherapeut, 59(5), 385–391.
Campbell-Sills, L., Sun, X., Choi, K. W., He, F., Ursano, R. J., Kessler, R. C., … Stein, M. B. (2021). Dissecting the heterogeneity of posttraumatic stress disorder: differences in polygenic risk, stress exposures, and course of PTSD subtypes. Psychological Medicine, 1–9.
Capusan, A. J., Gustafsson, P. A., Kuja-Halkola, R., Igelström, K., Mayo, L., Heilig, M. (2021). Re-examining the link between childhood maltreatment and substance use disorder: a prospective, genetically informative study. Mol. Psychiatry.
Carpenter, L. & Chung, M. C. (2011). Childhood trauma in obsessive compulsive disorder: The roles of alexithymia and attachment. Psychology and Psychotherapy: Theory, Research and Practice, 84(4), 367–388.
Catalina, M. L., Gómez Macias, V. & de Cos, A. (2008). Prevalence of factitious disorder with psychological symptoms in hospitalized patients. Actas Espanolas de Psiquiatria, 36(6), 345–349.
Černis, E., Evans, R., Ehlers, A. & Freeman, D. (2020). Dissociation in relation to other mental health conditions: An exploration using net-

work analysis: Dissociation across mental health. Journal of Psychiatric Research, July.

Claudino, A. M., Pike, K. M., Hay, P., Keeley, J. W., Evans, S. C., Rebello, T. J., Reed, G. M. (2019). The classification of feeding and eating disorders in the ICD-11: results of a field study comparing proposed ICD-11 guidelines with existing ICD-10 guidelines. BMC Medicine, 17(1), 93.

Cloitre, M., Brewin, C. R., Bisson, J. I., Hyland, P., Karatzias, T., Lueger-Schuster, B., Maercker, A., Roberts, N. P., Shevlin, M. (2020). Evidence for the coherence and integrity of the complex PTSD (CPTSD) diagnosis: response to Achterhof et al. (2019). and Ford (2020). Eur. J. Psychotraumatol. 11.

Cloitre, M., Shevlin, M., Brewin, C. R., Bisson, J. I., Roberts, N. P., Maercker, A., … Hyland, P. (2018). The International Trauma Questionnaire: development of a self-report measure of ICD-11 PTSD and complex PTSD. *Acta Psychiatrica Scandinavica*.

Cloitre, M., Garvert, D. W., Weiss, B., Carlson, E. B. & Bryant, R. A. (2014). Distinguishing PTSD, Complex PTSD, and Borderline Personality Disorder: A latent class analysis. European Journal of Psychotraumatology, 5, 1–10.

Cloitre, M., Stolbach, B. C., Herman, J. L., van der Kolk, B., Pynoos, R., Wang, J. & Petkova, E. (2009). A developmental approach to complex PTSD: Childhood and adult cumulative trauma as predictors of symptom complexity. Journal of Traumatic Stress, 22(5), 399–408.

Connolly, S. L. & Alloy, L. B. (2018). Negative Event Recall as a Vulnerability for Depression: Relationship Between Momentary Stress-Reactive Rumination and Memory for Daily Life Stress. Clinical Psychological Science, 6(1), 32–47.

Cramer, A. O. J., Waldorp, L. J., van der Maas, H. L. J. & Borsboom, D. (2010). Comorbidity: A network perspective. Behavioral and Brain Sciences, 33(2–3), 137–150.

Daskalakis, N. P., Lehrner, A. & Yehuda, R. (2013). Endocrine Aspects of Post-traumatic Stress Disorder and Implications for Diagnosis and Treatment. Endocrinology and Metabolism Clinics of North America, 42(3), 503–513.

de Bont, P. A. J. M., van der Vleugel, B. M., van den Berg, D. P. G., de Roos, C., Lokkerbol, J., Smit, F., de Jongh, A., van der Gaag, M. & van Minnen, A. (2019). Health-economic benefits of treating trauma in psychosis. European Journal of Psychotraumatology, 10(1), 1565032.

Dell, P. F. (2006). A New Model of Dissociative Identity Disorder. Psychiatric Clinics of North America, 29, 1–26.

Dell, P. F. (2021). Hypnotizability and the Natural Human Ability to Alter Experience. International Journal of Clinical and Experimental Hypnosis, 69(1), 7–26.

Dickinson, P. & Looper, K. J. (2012). Psychogenic nonepileptic seizures: A current overview. Epilepsia, 53(10), 1679–1689.

Dorahy, M. J. (2017). Shame as a compromise for humiliation and rage in the internal representation of abuse by loved ones: Processes, motivations, and the role of dissociation. Journal of Trauma & Dissociation, 18(3), 383–396.

Dorr, F., Firus, C., Kramer, R. & Bengel, J. (2016). Entwicklung und Prüfung eines Screenings zur komplexen Posttraumatischen Belastungsstörung (SkPTBS). PPmP – Psychotherapie · Psychosomatik · Medizinische Psychologie, 66(11), 441–448.

Eckhardt-Henn, A. (2014). Artifizielle Störungen: Heimliche Selbstbeschädigung. Psychotherapeut.

Edmondson, D., Kronish, I. M., Shaffer, J. A., Falzon, L. & Burg, M. M. (2013). Posttraumatic stress disorder and risk for coronary heart disease: A meta-analytic review. American Heart Journal, 166(5), 806–814.

Ehlers, A. & Clark, D. M. (2000). A cognitive model of posttraumatic stress disorder. Behaviour Research and Therapy, 38(4), 319–345.

Ehring, T., Welboren, R., Morina, N., Wicherts, J. M., Freitag, J. & Emmelkamp, P. M. G. (2014). Meta-analysis of psychological treatments for posttraumatic stress disorder in adult survivors of childhood abuse. Clinical Psychology Review, 34(8), 645–657.

Etain, B., Aas, M., Andreassen, O. A., Lorentzen, S., Dieset, I., Gard, S., Henry, C. (2013). Childhood Trauma Is Associated With Severe Clinical Characteristics of Bipolar Disorders. The Journal of Clinical Psychiatry, 74(10), 991–998.

Feiring, C. & Taska, L. S. (2005). The persistence of shame following sexual abuse: A longitudinal look at risk and recovery. Child Maltreatment, 10(4), 337–349.

Felding, S. U., Mikkelsen, L. B. & Bach, B. (2021). Complex PTSD and personality disorder in ICD-11: when to assign one or two diagnoses? Australasian Psychiatry, 103985622110142.

Felitti, V. J., Anda, R. F., Nordenberg, D., Williamson, D. F., Spitz, A. M., Edwards, V., Koss, M. P. &

Marks, J. S. (1998). Relationship of childhood abuse and household dysfunction to many of the leading causes of death in adults: The adverse childhood experiences (ACE). American Journal of Preventive Medicine, 14(4), 245–258.

Fernandes, V. & Osório, F. L. (2015). Are There Associations Between Early Emotional Trauma and Anxiety Disorders? Evidence from a Systematic Literature Review and Meta-Analysis. European Psychiatry, 30(6), 756–764.

Fliege, H., Scholler, G., Rose, M., Willenberg, H. & Klapp, B. F. (2002). Factitious disorders and pathological self-harm in a hospital population: an interdisciplinary challenge. General Hospital Psychiatry, 24(3), 164–171.

Fox, R., Hyland, P., McHugh Power, J. & Coogan, A. N. (2020). Patterns of comorbidity associated with ICD-11 PTSD among older adults in the United States. Psychiatry Research, 290(June), 113171.

Franklin, C. L. & Raines, A. M. (2019). The overlap between OCD and PTSD: Examining self-reported symptom differentiation. Psychiatry Research, 280, 112508.

Frewen, P. A., Dozois, D. J. A., Neufeld, R. W. J. & Lanius, R. A. (2008). Meta-analysis of alexithymia in posttraumatic stress disorder. Journal of Traumatic Stress, 21(2), 243–246.

Frewen, P. & Lanius, R. (2015). Healing the Traumatized Self: Consciousness, Neuroscience, Treatment (Norton Series on Interpersonal Neurobiology). New York, NY: W. W. Norton & Company.

Frías, Á. & Palma, C. (2015). Comorbidity between Post-Traumatic Stress Disorder and Borderline Personality Disorder: A Review. Psychopathology, 48(1), 1–10.

Friborg, O., Martinussen, M., Kaiser, S., Overgård, K. T. & Rosenvinge, J. H. (2013). Comorbidity of personality disorders in anxiety disorders: A meta-analysis of 30 years of research. Journal of Affective Disorders, 145(2), 143–155.

Fried, E. I. (2015). Problematic assumptions have slowed down depression research: Why symptoms, not syndromes are the way forward. Frontiers in Psychology, 6, 309.

Friedman, M. J., Resick, P. A., Bryant, R. A., Strain, J., Horowitz, M. & Spiegel, D. (2011). Classification of trauma and stressor-related disorders in DSM-5. Depression and Anxiety, 28, 737–749.

Frost, R., Hyland, P., Shevlin, M. & Murphy, J. (2020). Distinguishing Complex PTSD from Borderline Personality Disorder among individuals with a history of sexual trauma: A latent class analysis. European Journal of Trauma & Dissociation, 4(1), 100080.

Frost, R., Murphy, J., Hyland, P., Shevlin, M., Ben-Ezra, M., Hansen, M., Armour, C., McCarthy, A., Cunningham, T. & McDonagh, T. (2020). Revealing what is distinct by recognising what is common: Distinguishing between complex PTSD and Borderline Personality Disorder symptoms using bifactor modelling. European Journal of Psychotraumatology, 11(1), 1836864.

Galatzer-Levy, I. R. & Bryant, R. A. (2013). 636,120 Ways to Have Posttraumatic Stress Disorder. Perspectives on Psychological Science, 8(6), 651–662.

Gama, C. M. F., Portugal, L. C. L., Gonçalves, R. M., de Souza Junior, S., Vilete, L. M. P., Mendlowicz, M. V., … Pereira, M. G. (2021). The invisible scars of emotional abuse: a common and highly harmful form of childhood maltreatment. BMC Psychiatry, 21(1), 156.

Gardner, M. J., Thomas, H. J. & Erskine, H. E. (2019). The association between five forms of child maltreatment and depressive and anxiety disorders: A systematic review and meta-analysis. Child Abuse & Neglect, 96, 104082.

Gast, U., Oswald, P., Zündorf, F., Hofmann, A. (2000). Das Strukturierte Klinische Interview für DSM-IV – Dissoziative Störungen. Interview und Manual. Göttingen: Hogrefe.

Gershuny, B. S., Baer, L., Parker, H., Gentes, E. L., Infield, A. L. & Jenike, M. A. (2008). Trauma and posttraumatic stress disorder in treatment-resistant obsessive-compulsive disorder. Depression and Anxiety, 25(1), 69–71.

Gilbar, O. (2020). Examining the boundaries between ICD-11 PTSD/CPTSD and depression and anxiety symptoms: A network analysis perspective. Journal of Affective Disorders, 262, 429–439.

Glazier, K., Swing, M. & McGinn, L. K. (2015). Half of Obsessive-Compulsive Disorder Cases Misdiagnosed. The Journal of Clinical Psychiatry, 76(06), e761–e767.

Glück, T. M., Knefel, M. & Lueger-Schuster, B. (2017). A network analysis of anger, shame, proposed ICD-11 post-traumatic stress disorder, and different types of childhood trauma in foster care settings in a sample of adult survivors. European Journal of Psychotraumatology, 8(sup3), 1372543.

Gureje, O. & Reed, G. M. (2016). Bodily distress disorder in ICD-11: problems and prospects. World Psychiatry, 15(3), 291–292.
Hardy, A., O'Driscoll, C., Steel, C., Van Der Gaag, M. & Van Den Berg, D. (2020). A network analysis of post-traumatic stress and psychosis symptoms. Psychological Medicine, (May).
Harned, M. S., Chapman, A. L., Dexter-Mazza, E. T., Murray, A., Comtois, K. A. & Linehan, M. M. (2008). Treating co-occurring Axis I disorders in recurrently suicidal women with Borderline personality disorder: A 2-year randomized trial of dialectical behavior therapy versus community treatment by experts. Journal of Consulting and Clinical Psychology, 76(6), 1068–1075.
Harper, D. J., Cromby, J. (2020). From ›What's Wrong with You?‹ to ›What's Happened to You?‹: an Introduction to the Special Issue on the Power Threat Meaning Framework. J. Constr. Psychol. 1–6.
Haselgruber, A., Knefel, M., Sölva, K. & Lueger-Schuster, B. (2021). Foster children's complex psychopathology in the context of cumulative childhood trauma: The interplay of ICD-11 complex PTSD, dissociation, depression, and emotion regulation. Journal of Affective Disorders, 282, 372–380.
Havens, J. F., Gudiño, O. G., Biggs, E. A., Diamond, U. N., Weis, J. R., Cloitre, M. (2012). Identification of trauma exposure and PTSD in adolescent psychiatric inpatients: An exploratory study. J. Trauma. Stress 25, 171–178.
Hayne, H. (2004). Infant memory development: Implications for childhood amnesia. Developmental Review, 24(1), 33–73.
Herman, J. L. (1992). Complex PTSD: A syndrome in survivors of prolonged and repeated trauma. J. Trauma. Stress 5, 377–391.
Ho, G. W. K., Karatzias, T., Vallières, F., Bondjers, K., Shevlin, M., Cloitre, M., ... Hyland, P. (2021). Complex PTSD symptoms mediate the association between childhood trauma and physical health problems. Journal of Psychosomatic Research, 142, 110358.
Hofmann, S. G., Curtiss, J. & McNally, R. J. (2016). A complex network perspective on clinical science. Perspectives on Psychological Science, 11(5), 597–605.
Holmes, E. A., Brown, R. J., Mansell, W., Fearon, R. P., Hunter, E. C. M., Frasquilho, F. & Oakley, D. A. (2005). Are there two qualitatively distinct forms of dissociation? A review and some clinical implications. Clinical Psychology Review, 25, 1–23.
Huang, Y. L., Fonagy, P., Feigenbaum, J., Montague, P. R. & Nolte, T. (2020). Multidirectional Pathways between Attachment, Mentalizing, and Posttraumatic Stress Symptomatology in the Context of Childhood Trauma. Psychopathology, 53(1), 48–58.
Huntjens, R. J. C., Rijkeboer, M. M. & Arntz, A. (2019). Schema therapy for Dissociative Identity Disorder (DID): rationale and study protocol. European Journal of Psychotraumatology, 10(1), 1571377.
Huntjens, R. J., Wessel, I., Hermans, D. & van Minnen, A. (2014). Autobiographical memory specificity in dissociative identity disorder. Journal of Abnormal Psychology, 123(2), 419.
Huntjens, R. J. C., Wessel, I., Ostafin, B. D., Boelen, P. A., Behrens, F. & van Minnen, A. (2016). Trauma-related self-defining memories and future goals in Dissociative Identity Disorder. Behaviour Research and Therapy, 87 (October), 216–224.
Huppert, J. D., Moser, J. S., Gershuny, B. S., Riggs, D. S., Spokas, M., Filip, J., ... Foa, E. B. (2005). The relationship between obsessive-compulsive and posttraumatic stress symptoms in clinical and non-clinical samples. Journal of Anxiety Disorders, 19(1), 127–136.
Hyland, P., Karatzias, T., Shevlin, M., McElroy, E., Ben-Ezra, M., Cloitre, M. & Brewin, C. R. (2021). Does requiring trauma exposure affect rates of ICD-11 PTSD and complex PTSD? Implications for DSM-5. Psychological Trauma: Theory, Research, Practice, and Policy, 13(2), 133–141.
Hyland, P., Shevlin, M., Fyvie, C., Cloitre, M. & Karatzias, T. (2020). The relationship between ICD-11 PTSD, complex PTSD and dissociative experiences. Journal of Trauma & Dissociation, 21(1), 62–72.
Jacob, L., Haro, J. M. & Koyanagi, A. (2018). Post-traumatic stress symptoms are associated with physical multimorbidity: Findings from the Adult Psychiatric Morbidity Survey 2007. Journal of Affective Disorders, 232, 385–392.
Jobst, A., Brakemeier, E.-L., Buchheim, A., Caspar, F., Cuijpers, P., Ebmeier, K. P., ... others (2016). European Psychiatric Association Guidance on psychotherapy in chronic depression across Europe. European Psychiatry, 33, 18–36.
Jowett, S., Karatzias, T. & Albert, I. (2020). Multiple and interpersonal trauma are risk factors

for both post-traumatic stress disorder and Borderline personality disorder: A systematic review on the traumatic backgrounds and clinical characteristics of comorbid post-traumatic stress disorder/Borderline personality disorder groups versus single-disorder groups. Psychology and Psychotherapy, 93(3), 621–638.

Jung, K. & Steil, R. (2012). The Feeling of Being Contaminated in Adult Survivors of Childhood Sexual Abuse and Its Treatment Via a Two-Session Program of Cognitive Restructuring and Imagery Modification. Behavior Modification, 36(1), 67–86.

Karatzias, T., Cloitre, M. (2019). Treating Adults With Complex Posttraumatic Stress Disorder Using a Modular Approach to Treatment: Rationale, Evidence, and Directions for Future Research. J. Trauma. Stress jts.22457.

Karatzias, T., Hyland, P., Bradley, A., Cloitre, M., Roberts, N. P., Bisson, J. I. & Shevlin, M. (2019). Risk factors and comorbidity of ICD-11 PTSD and complex PTSD: Findings from a trauma-exposed population based sample of adults in the United Kingdom. Depression and Anxiety, 36(9), 887–894.

Karatzias, T., Knefel, M., Maercker, A., Cloitre, M., Reed, G., Bryant, R. A., Ben-Ezra, M., Kazlauskas, E., Jowett, S., Shevlin, M. & Hyland, P. (2022). The Network Structure of ICD-11 Disorders Specifically Associated with Stress: Adjustment Disorder, Prolonged Grief Disorder, Posttraumatic Stress Disorder, and Complex Posttraumatic Stress Disorder. Psychopathology, 1–9.

Karatzias, T., Shevlin, M., Fyvie, C., Hyland, P., Efthymiadou, E., Wilson, D., Roberts, N., Bisson, J. I., Brewin, C. R., Cloitre, M. (2017). Evidence of distinct profiles of Posttraumatic Stress Disorder (PTSD) and Complex Posttraumatic Stress Disorder (CPTSD) based on the new ICD-11 Trauma Questionnaire (ICD-TQ). J. Affect. Disord. 207, 181–187.

Keeley, J. W., Reed, G. M., Roberts, M. C., Evans, S. C., Robles, R., Matsumoto, C., Brewin, C. R., Cloitre, M., Perkonigg, A., Rousseau, C., Gureje, O., Lovell, A. M., Sharan, P., Maercker, A. (2016). Disorders specifically associated with stress: A case-controlled field study for ICD-11 mental and behavioural disorders. Int. J. Clin. Heal. Psychol. 16, 109–127.

Kessler, R. C., Sonnega, A., Bromet, E., Hughes, M. & Nelson, C. B. (1995). Posttraumatic stress disorder in the National Comorbidity Survey. Archives of General Psychiatry, 52(12), 1048.

Kessler, R. C., McLaughlin, K. A., Green, J. G., Gruber, M. J., Sampson, N. A., Zaslavsky, A. M., Aguilar-Gaxiola, S., Alhamzawi, A. O., Alonso, J., Angermeyer, M., Benjet, C., Bromet, E., Chatterji, S., de Girolamo, G., Demyttenaere, K., Fayyad, J., Florescu, S., Gal, G., Gureje, O., Haro, J. M., Hu, C., Karam, E. G., Kawakami, N., Lee, S., Lépine, J.-P., Ormel, J., Posada-Villa, J., Sagar, R., Tsang, A., Üstün, T. B., Vassilev, S., Viana, M. C., Williams, D. R. (2010). Childhood adversities and adult psychopathology in the WHO World Mental Health Surveys. Br. J. Psychiatry 197, 378–385.

Kleim, B., Wallott, F. & Ehlers, A. (2008). Are Trauma Memories Disjointed from other Autobiographical Memories in Posttraumatic Stress Disorder? An Experimental Investigation. Behavioural and Cognitive Psychotherapy, 36(2), 221–234.

Knefel, M., Karatzias, T., Ben-Ezra, M., Cloitre, M., Lueger-Schuster, B. & Maercker, A. (2019). The replicability of ICD-11 complex post-traumatic stress disorder symptom networks in adults. The British Journal of Psychiatry(214), 361–368.

Knefel, M., Lueger-Schuster, B., Bisson, J., Karatzias, T., Kazlauskas, E. & Roberts, N. P. (2020). A Cross-Cultural Comparison of ICD-11 Complex Posttraumatic Stress Disorder Symptom Networks in Austria, the United Kingdom, and Lithuania. Journal of Traumatic Stress, 33(33), 41–51.

Knefel, M., Lueger-Schuster, B., Karatzias, T., Shevlin, M. & Hyland, P. (2018). From child maltreatment to ICD-11 complex post-traumatic stress symptoms: The role of emotion regulation and re-victimisation. Journal of Clinical Psychology, 25(2), 128.

Knefel, M., Tran, U. S. & Lueger-Schuster, B. (2016). The association of posttraumatic stress disorder, complex posttraumatic stress disorder, and Borderline personality disorder from a network analytical perspective. Journal of Anxiety Disorders, 43, 70–78.

Kocalevent, R. D., Fliege, H., Rose, M., Walter, M., Danzer, G. & Klapp, B. F. (2005). Autodestructive syndromes: A literature review. Psychotherapy and Psychosomatics, 74(4), 202–211.

Kong, S. & Bernstein, K. (2009). Childhood trauma as a predictor of eating psychopathology and its mediating variables in patients with eating disorders. Journal of Clinical Nursing, 18(13), 1897–1907.

Kraepelin, E. (1913). Klinische Psychiatrie, Teil 2, 8. Aufl., Leipzig.

Kratzer, L., Heinz, P., Ehrig, C., Schiepek, G. & Schennach, R. (2019a). Evidence of a Continuum of Trait Mindfulness Deficits in Psychiatric Disorders. Psychotherapy and Psychosomatics, 88(1), 43–44.

Kratzer, L., Heinz, P., Pfitzer, F., Padberg, F., Jobst, A. & Schennach, R. (2018). Mindfulness and pathological dissociation fully mediate the association of childhood abuse and PTSD symptomatology. European Journal of Trauma & Dissociation, 2(1), 5–10.

Kratzer, L., Heinz, P., Schennach, R., Knefel, M., Schiepek, G., Biedermann, S. V. & Büttner, M. (2020). Sexual symptoms in post-traumatic stress disorder following childhood sexual abuse: a network analysis. Psychological Medicine, 1–12.

Kratzer, L., Heinz, P., Schennach, R., Schiepek, G. K., Padberg, F. & Jobst, A. (2019). Stationäre Therapie der komplexen PTBS in Folge körperlicher oder sexualisierter Gewalt in der Kindheit: Wirksamkeit und Prädiktoren des Behandlungsverlaufs. *PPmP: Psychotherapie Psychosomatik Medizinische Psychologie, 69*(03/04): 114–122.

Kratzer, L., Knefel, M., Haselgruber, A., Heinz, P., Schennach, R. & Karatzias, T. (2021). Co-occurrence of severe PTSD, Somatic Symptoms and Dissociation in a large sample of childhood trauma inpatients: A Network Analysis. European Archives of Psychiatry and Clinical Neuroscience.

Kvaale, E. P., Haslam, N. & Gottdiener, W. H. (2013). The ›side effects' of medicalization: A meta-analytic review of how biogenetic explanations affect stigma. Clinical Psychology Review, 33(6), 782–794.

Leeies, M., Pagura, J., Sareen, J. & Bolton, J. M. (2010). The use of alcohol and drugs to self-medicate symptoms of posttraumatic stress disorder. Depression and Anxiety, 27(8), 731–736.

Leichsenring, F., Leibing, E., Kruse, J., New, A. S. & Leweke, F. (2011). Borderline personality disorder. The Lancet, 377(9759), 74–84.

Lilienfeld, S. O., Lynn, S. J., Kirsch, I., Chaves, J. F., Sarbin, T. R., Ganaway, G. K. & Powell, R. A. (1999). Dissociative Identity Disorder and the Sociocognitive Model: Recalling the lessons of the past. Psychological Bulletin, 125(5), 507–523.

Linehan, M. M. (2016). Behavior Therapy: Where We Were, Where We Are and Where We Need to Be Going. Cogn. Behav. Pract. 23, 451–453.

Liotti, G. & Gumley, A. (2008). An Attachment Perspective on Schizophrenia: The Role of Disorganized Attachment, Dissociation and Mentalization. In, A. Moskowitz, I. Schäfer & M. J. Dorahy (Eds.), *Psychosis, trauma and dissociation: Emerging perspectives on severe psychopathology* (pp. 117–133).

Liu, X., Li, L., Xiao, J., Yang, J. & Jiang, X. (2013). Abnormalities of autobiographical memory of patients with depressive disorders: A meta-analysis. Psychology and Psychotherapy: Theory, Research and Practice, 86(4), 353–373.

Lobbestael, J., Arntz, A. & Bernstein, D. P. (2010). Disentangling the Relationship Between Different Types of Childhood Maltreatment and Personality Disorders. Journal of Personality Disorders, 24(3), 285–295.

Longden, E. & Read, J. (2017). »People with Problems, Not Patients with Illnesses«: Using Psychosocial Frameworks to Reduce the Stigma of Psychosis. The Israel Journal of Psychiatry and Related Sciences, 54(1), 24–28.

Longden, E., Branitsky, A., Moskowitz, A., Berry, K., Bucci, S. & Varese, F. (2020). The Relationship Between Dissociation and Symptoms of Psychosis: A Meta-analysis. Schizophrenia Bulletin, 1–10.

Longden, E., Corstens, D., Morrison, A. P., Larkin, A., Murphy, E., Holden, N., … Bowe, S. (2021). A treatment protocol to guide the delivery of dialogical engagement with auditory hallucinations: Experience from the Talking With Voices pilot trial.

Longden, E., Madill, A. & Waterman, M. G. (2012). Dissociation, trauma, and the role of lived experience: Toward a new conceptualization of voice hearing. Psychological Bulletin, 138(1), 28–76.

Lotzin, A., Buth, S., Sehner, S., Hiller, P., Martens, M. S., Pawils, S., … Schäfer, I. (2018). »Learning How to Ask«: Effectiveness of a training for trauma inquiry and response in substance use disorder healthcare professionals. Psychological Trauma: Theory, Research, Practice, and Policy, 10(2), 229–238.

Lueger-Schuster, B., Knefel, M. & Maercker, A. (2018). International Trauma Questionnaire (Deutsche Übersetzung). Abgerufen am 10. 06. 2021. https://www.traumameasures global.com/itq

Luyten, P., Campbell, C. & Fonagy, P. (2020). Borderline personality disorder, complex trauma, and problems with self and identity:

A social-communicative approach. Journal of Personality, 88(1), 88–105.
Lynn, S. J., Maxwell, R., Merckelbach, H., Lilienfeld, S. O., Kloet, D. van, H. der & Miskovic, V. (2019). Dissociation and its disorders: Competing models, future directions, and a way forward. Clinical Psychology Review, 73, 101755.
Lyssenko, L., Schmahl, C., Bockhacker, L., Vonderlin, R., Bohus, M. & Kleindienst, N. (2018). Dissociation in psychiatric disorders: A meta-analysis of studies using the dissociative experiences scale. American Journal of Psychiatry, 175(1), 37–46.
Maercker, A. & Lorenz, L. (2018). Adjustment disorder diagnosis: Improving clinical utility. The World Journal of Biological Psychiatry, 19(sup1), S3–S13.
Maercker, A., Brewin, C. R., Bryant, R. A., Cloitre, M., Van Ommeren, M., Jones, L. M., Humayan, A., Kagee, A., Llosa, A. E., Rousseau, C., Somasundaram, D. J., Souza, R., Suzuki, Y., Weissbecker, I., Wessely, S. C., First, M. B., Reed, G. M. (2013). Diagnosis and classification of disorders specifically associated with stress: Proposals for ICD-11. World Psychiatry 12, 198–206.
Mandelli, L., Petrelli, C. & Serretti, A. (2015). The role of specific early trauma in adult depression: A meta-analysis of published literature. Childhood trauma and adult depression. European Psychiatry, 30(6), 665–680.
Mangiulli, I., Otgaar, H., Jelicic, M. & Merckelbach, H. (2021). A Critical Review of Case Studies on Dissociative Amnesia. Clinical Psychological Science.
Marsh, R. J., Dorahy, M. J., Butler, C., Middleton, W., de Jong, P. J., Kemp, S. & Huntjens, R. (2021). Inter-identity amnesia for neutral episodic self-referential and autobiographical memory in Dissociative Identity Disorder: An assessment of recall and recognition. Plos One, 16(2), e0245849.
Matheson, S. L., Shepherd, A. M., Pinchbeck, R. M., Laurens, K. R. & Carr, V. J. (2013). Childhood adversity in schizophrenia: a systematic meta-analysis. Psychological Medicine, 43(2), 225–238.
McNally, R. J. (2003). Recovering Memories of Trauma. Current Directions in Psychological Science, 12(1), 32–35.
McNally, R. J. (2016). Can network analysis transform psychopathology? Behaviour Research and Therapy, 86, 95–104.
McNally, R. J. & Geraerts, E. (2009). A New Solution to the Recovered Memory Debate. Perspectives on Psychological Science, 4(2), 126–134.
Michael, T., Ehlers, A., Halligan, S. L. & Clark, D. M. (2005). Unwanted memories of assault: what intrusion characteristics are associated with PTSD? Behaviour Research and Therapy, 43(5), 613–628.
Michal, M., Adler, J., Wiltink, J., Reiner, I., Tschan, R., Wölfling, K., … Zwerenz, R. (2016). A case series of 223 patients with depersonalization-derealization syndrome. BMC Psychiatry, 16(1), 203.
Mills, K. (2006). Trauma, PTSD, and Substance Use Disorders: Findings From the Australian National Survey of Mental Health and Well-Being. American Journal of Psychiatry, 163(4), 652.
Mitchell, K. S., Mazzeo, S. E., Schlesinger, M. R., Brewerton, T. D. & Smith, B. N. (2012). Comorbidity of partial and subthreshold ptsd among men and women with eating disorders in the national comorbidity survey-replication study. International Journal of Eating Disorders, 45(3), 307–315.
Møller, L., Søgaard, U., Elklit, A. & Simonsen, E. (2021). Differences between ICD-11 PTSD and complex PTSD on DSM-5 section III personality traits. European Journal of Psychotraumatology, 12(1), 1894805.
Monteleone, A. M., Monteleone, P., Volpe, U., De Riso, F., Fico, G., Giugliano, R., Maj, M. (2018). Impaired cortisol awakening response in eating disorder women with childhood trauma exposure: evidence for a dose-dependent effect of the traumatic load. Psychological Medicine, 48(6), 952–960.
Morrison, A. P. (2019). Should people with psychosis be supported in choosing cognitive therapy as an alternative to antipsychotic medication: A commentary on current evidence. Schizophrenia Research, 203, 94–98.
Moskowitz, A., Mosquera, D. & Longden, E. (2017). Auditory verbal hallucinations and the differential diagnosis of schizophrenia and dissociative disorders: Historical, empirical and clinical perspectives. European Journal of Trauma & Dissociation, 1(1), 37–46.
Murray, H. (2018). Survivor Guilt in a Post-Traumatic Stress Disorder clinic sample. Journal of Loss and Trauma, 23(7), 600–607.
Nelson, C. A., Bhutta, Z. A., Burke Harris, N., Danese, A. & Samara, M. (2020). Adversity in childhood is linked to mental and physical health throughout life. BMJ, 371.
Nijenhuis, E. R. S. (2009). Somatoform dissociation and somatoform dissociative disorders.

In: P. Dell & J. A. O'Neil (Eds.), Dissociation and the dissociative disorders: DSM-V and beyond (pp. 259–275). New York, NY: Routledge.

Nilges, P., Rief, W., Treede, R.-D. & Zenz, M. (2021). Chronischer Schmerz ist weder eine psychische noch eine funktionelle Störung, sondern in der ICD-11 (endlich) eine eigenständige Diagnose. Der Nervenarzt.

Nilsson, D., Lejonclou, A. & Holmqvist, R. (2020). Psychoform and somatoform dissociation among individuals with eating disorders. Nordic Journal of Psychiatry, 74(1), 1–8.

Nuechterlein, K. H. & Dawson, M. E. (1984). A heuristic vulnerability/stress model of schizophrenic episodes. Schizophrenia Bulletin, 10, 300–312.

Ono, M., Devilly, G. J. & Shum, D. H. K. (2016). A meta-analytic review of overgeneral memory: The role of trauma history, mood, and the presence of posttraumatic stress disorder. Psychological Trauma: Theory, Research, Practice, and Policy, 8(2), 157–164.

Orth, U. & Wieland, E. (2006). Anger, hostility, and posttraumatic stress disorder in trauma-exposed adults: A meta-analysis. Journal of Consulting and Clinical Psychology, 74(4), 698–706.

Ottaviani, R. & Beck, A. T. (1987). Cognitive aspects of panic disorders. Journal of Anxiety Disorders, 1(1), 15–28.

Paola, L., Matteo, P., Laura, A., Matilde, D., Giovanni, A. & Enrica, M. (2020). Psychoform and somatoform dissociation in anorexia nervosa: a systematic review. In Clinical Psychology & Psychotherapy.

Pagura, J., Stein, M. B., Bolton, J. M., Cox, B. J., Grant, B. & Sareen, J. (2010). Comorbidity of Borderline personality disorder and posttraumatic stress disorder in the US population. Journal of Psychiatric Research, 44(16), 1190–1198.

Patel, T., Brewin, C. R., Wheatley, J., Wells, A., Fisher, P. & Myers, S. (2007). Intrusive images and memories in major depression. Behaviour Research and Therapy, 45(11), 2573–2580.

Perkonigg, A., Kessler, R. C., Storz, S. & Wittchen, H. U. (2000). Traumatic events and posttraumatic stress disorder in the community: Prevalence, risk factors and comorbidity. Acta Psychiatrica Scandinavica, 101, 46–59.

Pietkiewicz, I. J., Banbura-Nowak, A., Tomalski, R. & Boon, S. (2021). Revisiting False-Positive and Imitated Dissociative Identity Disorder. Frontiers in Psychology, 12(May), 637929.

Porter, C., Palmier-Claus, J., Branitsky, A., Mansell, W., Warwick, H. & Varese, F. (2020). Childhood adversity and Borderline personality disorder: a meta-analysis. Acta Psychiatrica Scandinavica, 141(1), 6–20.

Prigerson, H. G., Kakarala, S., Gang, J. & Maciejewski, P. K. (2021). History and Status of Prolonged Grief Disorder as a Psychiatric Diagnosis. Annual Review of Clinical Psychology, 17(1), annurev-clinpsy-081219-093600.

Pugh, M., Waller, G. & Esposito, M. (2018). Childhood trauma, dissociation, and the internal eating disorder ›voice.‹ Child Abuse & Neglect, 86, 197–205.

Read, J. (2007). Why promoting biological ideology increases prejudice against people labelled »schizophrenic«. Australian Psychologist, 42(2), 118–128.

Reed, G. M. (2018). Progress in developing a classification of personality disorders for ICD-11. World Psychiatry, 17(2), 227–229.

Reed, G. M., First, M. B., Kogan, C. S., Hyman, S. E., Gureje, O., Gaebel, W., Maj, M., Stein, D. J., Maercker, A., Tyrer, P., Claudino, A., Garralda, E., Salvador-Carulla, L., Ray, R., Saunders, J. B., Dua, T., Poznyak, V., Medina-Mora, M. E., Pike, K. M., Saxena, S. (2019). Innovations and changes in the ICD-11 classification of mental, behavioural and neurodevelopmental disorders. World Psychiatry, 18(1), 3–19.

Reed, G. M., Keeley, J. W., Rebello, T. J., First, M. B., Gureje, O., Ayuso-Mateos, J. L., … Medina-Mora, M. E. (2018). Clinical utility of ICD-11 diagnostic guidelines for high-burden mental disorders: results from mental health settings in 13 countries. World Psychiatry, 17(3), 306–315.

Reinders, A. A. T. S., Marquand, A. F., Schlumpf, Y. R., Chalavi, S., Vissia, E. M., Nijenhuis, E. R. S., Dazzan, P., Jäncke, L., Veltman, D. J. (2019). Aiding the diagnosis of dissociative identity disorder: pattern recognition study of brain biomarkers. Br. J. Psychiatry 215, 536–544.

Renard, S. B., Huntjens, R. J. C., Lysaker, P. H., Moskowitz, A., Aleman, A. & Pijnenborg, G. H. M. (2017). Unique and overlapping symptoms in schizophrenia spectrum and dissociative disorders in relation to models of psychopathology: A systematic review. Schizophrenia Bulletin, 43(1), 108–121.

Resick, P. A., Bovin, M. J., Calloway, A. L., Dick, A. M., King, M. W., Mitchell, K. S., Suvak, M. K.,

Wells, S. Y., Stirman, S. W., Wolf, E. J. (2012). A critical evaluation of the complex PTSD literature: Implications for DSM-5. J. Trauma. Stress 25, 241–251.
Reynolds, M. & Brewin, C. R. (1999). Intrusive memories in depression and posttraumatic stress disorder. Behaviour Research and Therapy, 37(3), 201–215.
Riedl, D., Lampe, A., Exenberger, S., Nolte, T., Trawöger, I. & Beck, T. (2020). Prevalence of adverse childhood experiences (ACEs) and associated physical and mental health problems amongst hospital patients: Results from a cross-sectional study. General Hospital Psychiatry, 64, 80–86.
Rodewald, F., Wilhelm-Gößling, C., Emrich, H. M., Reddemann, L. & Gast, U. (2011). Axis-I comorbidity in female patients with dissociative identity disorder and dissociative identity disorder not otherwise specified. The Journal of Nervous and Mental Disease, 199(2), 122–131.
Rooks, C., Veledar, E., Goldberg, J., Bremner, J. D., Vaccarino, V. (2012). Early trauma and inflammation: role of familial factors in a study of twins. Psychosom Med; 74(2): 146–52.
Rosebrock, L. E., Arditte Hall, K. A., Rando, A., Pineles, S. L. & Liverant, G. I. (2019). Rumination and Its Relationship with Thought Suppression in Unipolar Depression and Comorbid PTSD. Cognitive Therapy and Research, 43(1), 226–235.
Rudolf, G. (2012). Opfer-Überzeugungen: Die »neuen« Störungsbilder – Faszination und Schwierigkeiten. Forum der Psychoanalyse, 28(4), 359–372.
Rufer, M., Fricke, S., Held, D., Cremer, J. & Hand, I. (2006). Dissociation and symptom dimensions of obsessive–compulsive disorder. European Archives of Psychiatry and Clinical Neuroscience, 256(3), 146–150.
Rytwinski, N. K., Scur, M. D., Feeny, N. C. & Youngstrom, E. A. (2013). The Co-Occurrence of Major Depressive Disorder Among Individuals With Posttraumatic Stress Disorder: A Meta-Analysis. Journal of Traumatic Stress, 26(3), 299–309.
Sachsse, U. (2015). Proxy – Die dunkle Seite der Mütterlichkeit. Stuttgart: Schattauer Verlag.
Sack, M., Sachsse, U., Overkamp, B. & Dulz, B. (2013). Traumafolgestörungen bei Patienten mit Borderline-Persönlichkeitsstörung: Ergebnisse einer Multicenterstudie. Der Nervenarzt, 84(5), 608–614.
Şar, V. (2014). The many faces of dissociation: Opportunities for innovative research in psychiatry. Clinical Psychopharmacology and Neuroscience, 12(3), 171–179.
Schäfer, I., Stubenvoll, M., Dilling, A., Najavits, L. (2008). Traumatisierungen bei Suchtkranken – eine Herausforderung für das deutsche Hilfesystem. In: Najavits, L. (Hg.). Posttraumatische Belastungsstörung und Substanzmissbrauch – Das Therapieprogramm »Sicherheit finden«. Göttingen: Hogrefe; 15–8.
Schäfer, I. (2009). Traumatisierungen bei Psychosepatienten: Weitere Argumente gegen das »bio-bio-bio Modell«? Psychiatrische Praxis, 36(5), 205–207.
Schalinski, I., Teicher, M. H., Nischk, D., Hinderer, E., Müller, O. & Rockstroh, B. (2016). Type and timing of adverse childhood experiences differentially affect severity of PTSD, dissociative and depressive symptoms in adult inpatients. BMC Psychiatry, 16, 295.
Scharff, A., Ortiz, S. N., Forrest, L. N. & Smith, A. R. (2021). Comparing the clinical presentation of eating disorder patients with and without trauma history and/or comorbid PTSD. Eating Disorders, 29(1), 88–102.
Schellong, J., Hanschmidt, F., Ehring, T., Knaevelsrud, C., Schäfer, I., Rau, H., … Krüger-Gottschalk, A. (2019). Diagnostik der PTBS im Spannungsfeld von DSM-5 und ICD-11. Der Nervenarzt, 90(7), 733–739.
Schröder, J., Kratzer, L., Yamak, Y., Briken, P. & Tozdan, S. (2021). The role of stigmatization in developing post-traumatic symptoms after experiencing child sexual abuse by a female perpetrator. European Journal of Psychotraumatology, 12(1).
Schroeder, K., Schätzle, A., Kowohl, P., Leske, L., Huber, C. & Schäfer, I. (2018). Prävalenz und Phänomenologie fraglich psychotischer Symptome bei Borderline Persönlichkeitsstörungen. PPmP – Psychotherapie · Psychosomatik · Medizinische Psychologie, 68(12), 516–524.
Seikkula, J. (2019). Psychosis Is Not Illness but a Survival Strategy in Severe Stress: A Proposal for an Addition to a Phenomenological Point of View. Psychopathology, (July).
Serra, R., Kiekens, G., Tarsitani, L., Vrieze, E., Bruffaerts, R., Loriedo, C., Vanderlinden, J. (2020). The effect of trauma and dissociation on the outcome of cognitive behavioural therapy for binge eating disorder: A 6-month prospective study. European Eating Disorders Review, 28(3), 309–317.

Shevlin, M., Hyland, P., Vallières, F., Bisson, J., Makhashvili, N., Javakhishvili, J., Shpiker, M., Roberts, B. (2018). A comparison of DSM-5 and ICD-11 PTSD prevalence, comorbidity and disability: an analysis of the Ukrainian Internally Displaced Person's Mental Health Survey. Acta Psychiatr. Scand.

Smith, K. V. & Ehlers, A. (2021). Prolonged grief and posttraumatic stress disorder following the loss of a significant other: An investigation of cognitive and behavioural differences. PLoS ONE, 16(4 April), 1–18.

Song, H., Fang, F., Tomasson, G., Arnberg, F. K., Mataix-Cols, D., La Fernández de Cruz, L., Almqvist, C., Fall, K. & Valdimarsdóttir, U. A. (2018). Association of Stress-Related Disorders With Subsequent Autoimmune Disease. JAMA, 319(23), 2388–2400.

Sonnenmoser, M. (2004). Dissoziative Störungen: Häufig fehlgedeutet. Deutsches Ärzteblatt PP, 8, 372–373.

Sowder, K. L., Knight, L. A. & Fishalow, J. (2018). Trauma Exposure and Health: A Review of Outcomes and Pathways. Journal of Aggression, Maltreatment & Trauma, 27(10), 1041–1059.

Stepp, S. D., Lazarus, S. A. & Byrd, A. L. (2016). A systematic review of risk factors prospectively associated with Borderline personality disorder: Taking stock and moving forward. Personality Disorders, 7(4), 316–323.

Teicher, M. H. & Samson, J. A. (2016). Annual Research Review: Enduring neurobiological effects of childhood abuse and neglect. Journal of Child Psychology and Psychiatry(3), 241–266.

Thomas, A. (2001). Factitious and Malingered Dissociative Identity Disorder. Journal of Trauma & Dissociation, 2(4), 59–77.

Toumbelekis, M., Liddell, B. J. & Bryant, R. A. (2021). Secure attachment primes reduce fear consolidation. Depression and Anxiety, da.23166.

Trottier, K. & MacDonald, D. E. (2017). Update on Psychological Trauma, Other Severe Adverse Experiences and Eating Disorders: State of the Research and Future Research Directions. Current Psychiatry Reports, 19(8), 45.

Tschöke, S., Steinert, T., Flammer, E. & Uhlmann, C. (2014). Similarities and Differences in Borderline Personality Disorder and Schizophrenia With Voice Hearing. The Journal of Nervous and Mental Disease, 202(7), 544–549.

Tschöke, S. & Steinert, T. (2010). Dissoziative Identitätsstörung oder Schizophrenie? Fortschritte Der Neurologie · Psychiatrie, 78(01), 33–37.

Tschöke, S., Grieb, B. & Steinert, T. (2017). Traumata und psychotische Psychopathologie. Trauma Und Gewalt, 11(03), 180–194.

Tyrka, A. R., Wyche, M. C., Kelly, M. M., Price, L. H. & Carpenter, L. L. (2009). Childhood maltreatment and adult personality disorder symptoms: Influence of maltreatment type. Psychiatry Research, 165(3), 281–287.

Van Den Berg, D. P. G., De Bont, P. A. J. M., Van Der Vleugel, B. M., De Roos, C., De Jongh, A., Van Minnen, A. & Van Der Gaag, M. (2016). Trauma-focused treatment in PTSD patients with psychosis: Symptom exacerbation, adverse events, and revictimization. Schizophrenia Bulletin, 42(3), 693–702.

Van Den Berg, D., De Bont, P. A. J. M., Van Der Vleugel, B. M., De Roos, C., De Jongh, A., Van Minnen, A. & Van Der Gaag, M. (2018). Long-term outcomes of trauma-focused treatment in psychosis. British Journal of Psychiatry, 212(3), 180–182.

van der Hart, O., Nijenhuis, E. R., Steele, K. (2008). Das verfolgte Selbst. Strukturelle Dissoziation und die Behandlung chronischer Traumatisierung. Paderborn: Junfermann.

van der Kolk, B. (2016). Commentary: The devastating effects of ignoring child maltreatment in psychiatry – a commentary on Teicher and Samson 2016. Journal of Child Psychology and Psychiatry, 57(3), 267–270.

Vanzhula, I. A., Calebs, B., Fewell, L. & Levinson, C. A. (2019). Illness pathways between eating disorder and post-traumatic stress disorder symptoms: Understanding comorbidity with network analysis. European Eating Disorders Review, 27(2), 147–160.

Varese, F., Smeets, F., Drukker, M., Lieverse, R., Lataster, T., Viechtbauer, W., ... Bentall, R. P. (2012). Childhood adversities increase the risk of psychosis: A meta-analysis of patient-control, prospective-and cross-sectional cohort studies. Schizophrenia Bulletin, 38(4), 661–671.

Vitriol, V., Cancino, A., Serrano, C., Ballesteros, S., Ormazábal, M., Leiva-Bianchi, M., ... Asenjo, A. (2021). Latent Class Analysis in Depression, Including Clinical and Functional Variables: Evidence of a Complex Depressive Subtype in Primary Care in Chile. Depression Research and Treatment, 2021, 1–9.

Volbert, R. (2014). Sexueller Missbrauch: Wie Pseudoerinnerungen entstehen können. PiD – Psychotherapie Im Dialog, 15(01), 82–85.

Vonderlin, R., Kleindienst, N., Alpers, G. W., Bohus, M., Lyssenko, L. & Schmahl, C. (2018). Dissociation in victims of childhood abuse or neglect: a meta-analytic review. Psychological Medicine, 48(15), 2467–2476.

Waxman, R., Fenton, M. C., Skodol, A. E., Grant, B. F. & Hasin, D. (2014). Childhood maltreatment and personality disorders in the USA: Specificity of effects and the impact of gender. Personality and Mental Health, 8(1), 30–41.

Wearne, D., Curtis, G. J., Melvill-Smith, P., Orr, K. G., Mackereth, A., Rajanthiran, L., Hood, S., Choy, W. & Waters, F. (2020). Exploring the relationship between auditory hallucinations, trauma and dissociation. BJPsych Open, 6(3), 1–6.

Weijers, J., Fonagy, P., Eurelings-Bontekoe, E., Termorshuizen, F., Viechtbauer, W. & Selten, J. P. (2018). Mentalizing impairment as a mediator between reported childhood abuse and outcome in nonaffective psychotic disorder. Psychiatry Research, 259(March 2017), 463–469.

World Health Organization (WHO) (2021). ICD-11 Beta Draft (Mortality and Morbidity Statistics). https://icd.who.int/browse11/l-m/en. Zugegriffen am 10. 02. 2022.

Zehl, S., Sachsse, U., Dulz, B., Overkamp, B. & Sack, M. (2013). Internalisierung und Externalisierung als Ausprägungen einer gemeinsamen Störungsdimension bei traumatisierten Patienten. PPmP – Psychotherapie Psychosomatik Medizinische Psychologie, 63(11), 429–438.

RUTH EBBINGHAUS

7 Gutachterliche Diagnostik

7.1 Probleme in der aktuellen Begutachtungspraxis komplex Traumatisierter

Die Möglichkeit zur Qualifikation von Gutachtern in der Begutachtungspraxis psychischer Störungen hat sich im Jahr 2014 mit der Einführung der strukturierten curricularen Fortbildung »Medizinische Begutachtung« durch die Bundesärztekammer, Aktualisierung 2019, verbessert. Einige Fachgesellschaften (DGNB, DGN, DGNC, DGPPN) haben auf dieser Grundlage ein gemeinsames Konzept für eine Fortbildung zum »Zertifizierten Gutachter der Deutschen Gesellschaft für Neurowissenschaftliche Begutachtung/Psychiatrie und Psychotherapie« gültig ab 01.02.2018 erarbeitet. Der Bereich der Komplexen Traumfolgestörungen wird aber nach wie vor nach Ansicht der Deutschsprachigen Gesellschaft für Psychotraumatologie (DeGPT) dort nicht ausreichend behandelt, und eine besondere Qualifikation und Fortbildung der Gutachter in der Begutachtungspraxis Traumatisierter, sowohl im sozialen Entschädigungsrecht als auch z.B. in Asylverfahren, deshalb für dringend notwendig erachtet.

In der überarbeiteten AWMF-Leitlinie (Widder & Schneider 2020) zur Begutachtung psychischer und psychosomatischer Störungen, an der die DeGPT erstmals teilnahm, wurden die Besonderheiten in der Diagnostik und Begutachtung der Komplexen Traumfolgestörungen nunmehr ausführlich diskutiert und stärker berücksichtigt. In einigen Bereichen, wie z.B. zum Einsatz von Testverfahren zur Simulationsprüfung, konnte keine endgültige Einigung erzielt werden, wurden aber die Mindestanforderungen an die immer notwendige Beschwerdevalidierung formuliert, die in den meisten Fällen als ausreichend erachtet werden. Diese Leitlinie bietet den Gutachtern deshalb nunmehr eine gute Grundlage auch in der Begutachtung der komplexen Traumafolgestörungen.

Nach wie vor lehnen Gerichte oder Behörden, z.B. in Asylverfahren, die Begutachtung durch psychologische Kolleginnen und Kollegen noch häufig ab und fordern prinzipiell als Voraussetzung eine ärztliche Qualifikation. Hierzu hat die DeGPT und die Psychotherapeutenkammer schon mehrfach Stellung bezogen und begründet, warum die Kompetenz der Psychologinnen und Psychologen für die Begutachtung von Traumfolgestörungen durchaus ausreichend ist, wenn eine entsprechende klinische Approbation vorliegt.

Üblicherweise werden die Gutachter von den Versorgungsämtern, Behörden oder Gerichten ausgewählt, der Proband hat keinen Anspruch auf diese Auswahl, eine besondere Qualifikation der Gutachter ist derzeit weiterhin nicht vorgeschrieben. Es wird vom Bundesministerium für Arbeit und Soziales (BMAS), z.B. bei der Beurteilung der Schäden aus der politischen Verfolgungszeit in der DDR, zwar eine besondere Erfahrung der Gutachter in diesem Bereich empfohlen, aber nur einige der Ämter (z.B. in vorbildlicher Weise Thüringen, Niedersachsen, neu auch Brandenburg, zum Teil Sachsen) halten sich im bundesweiten Vergleich an diese Vorgaben.

Es wird aber zunehmend nach besonders qualifizierten Gutachtern gefragt, insbesondere durch die Möglichkeit der Betroffenen, im Widerspruchsverfahren nach §109 SGG ein Zusatzgutachten bei einem Gutachter ihrer Wahl erstellen zu lassen. Allerdings müssen sie die voraussichtlich entstehenden Kosten vorher bei Gericht einzahlen, was ohne Rechtschutzversicherung für viele nicht tragbar ist. Dieser vermehrte Bedarf an qualifizierten Gutachtern kann derzeit bundesweit nicht abgedeckt werden, sodass lange Wartezeiten für die Probanden bis zur Begutachtung entstehen.

Die somit weiter bestehende uneinheitliche Begutachtungspraxis führt immer wieder zu beträchtlichen Unterschieden in der Qualität der Gutachten, immer noch zu Gutachten mit erheblichen Mängeln und zu sehr gegenteiligen Beurteilungen. Daraus ergeben sich häufig lange Gerichtsverfahren mit immer neuen Begutachtungen und hohen Kosten sowie erhebliche psychische Belastungen für die Betroffenen. Im Rahmen dieses Kapitels können nur einige der Probleme in der Begutachtungspraxis dargestellt werden.

7.2 Diagnostische Probleme in der Begutachtung komplexer Traumafolgestörungen

Beurteilung des Eingangskriteriums nach den Klassifikationssystemen (ICD, DSM)

In sozialen Entschädigungsverfahren (Strafrechtliches Rehabilitierungsgesetz [StrRehag], SED-Unrechtsbereinigungsgesetz [SED-UnBerG], Häftlingshilfegesetz [HHG], Opferentschädigungsgesetz [OEG]), für Berufsgenossenschaften, Unfallkassen, in Asylverfahren oder bei forensischer Fragestellung muss eine ausführliche Diagnostik durch den Gutachter bei oft auch komplex traumatisierten Probanden erhoben werden. Diese Prüfung erfolgt auf der Grundlage der gängigen und jeweils gültigen Klassifikationssysteme. Bis zum geplanten Erscheinen der ICD-11 im Jahr 2022 gilt noch die ICD-10. Obwohl die Inhalte in der ICD-10 völlig überaltert sind, nutzen nur einige Gutachter bereits die Kenntnisse der ICD-11 oder richten sich nach dem DSM-5, da dieses bereits revidiert wurde und dort die Diagnoseanforderungen klarer definiert werden. Nach dem Rundschreiben des zuständigen BMAS vom 23.06.2020 soll aber für die Begutachtung im Schwerbehindertenrecht und im sozialen Entschädigungsrecht bereits die noch nicht veröffentlichte Version des ICD-11 beachtet werden, da immer der aktuelle Stand der Wissenschaft in der Begutachtung zugrunde gelegt werden soll. Da sich die Diagnose der Komplexen PTBS (KPTBS) in der klinischen Psychiatrie durchgesetzt habe, lägen nun mit der ICD-11 international anerkannte Diagnosekriterien vor, die in der Begutachtung auch angewendet werden sollen. Das sogenannte A-2-Kriterium, die persönliche Reaktion unmittelbar während oder nach einem Ereignis ist nach allen Klassifikationssystemen und auch nach den Vorgaben des BMAS nicht mehr erforderlich und deshalb kein Diagnosekriterium mehr. Einige Gutachter wenden unsachgerecht, die zum Zeitpunkt des Eintritts des traumatischen Ereignisses jeweils gültige Fassung der Klassifikationssysteme an, und ignorieren damit völlig die aktuellen wissenschaftlichen Kenntnisse.

Diese unterschiedliche Nutzung der Klassifikationssysteme durch die Gutachter führt zu Verwirrungen mit teils sehr unterschiedlichen Bewertungen, was auch die Auswertung der Aktenlage mit den Vorgutachten erschwert, deshalb ist es notwendig in den folgenden Ausführungen noch alle drei genannten Systeme, die ICD-10, ICD-11 und das DSM-5, zu behandeln.

Ein Problem in der Diagnostik ergibt sich schon aus der zu Beginn notwendigen Einschätzung der Gutachter, ob bei dem Probanden eine ausreichende Traumatisierung als Ursache für seine Gesundheitsstörungen vorliegt. In der ICD-10 werden für das Eingangskriterium als Vorbedingung für die Entstehung einer möglichen Posttraumatischen Belastungsstörung eher vage Formulierungen gewählt, bei der Persönlichkeitsänderung nach Extrembelastung muss eine lang andauernde Lebensbedrohung oder drohende Todesgefahr vorliegen. In der ICD-11 wird für die PTBS ein extrem bedrohliches oder entsetzliches Ereignis oder für die KPTBS eine Reihe von Ereignissen, meistens längerdauernde oder wiederholte Ereignisse, bei denen Flucht schwierig oder unmöglich war, verlangt, es werden auch einige Beispiele dazu aufgelistet. Ein wesentlicher neuer Aspekt ist, dass auch Menschen, die nicht unmittelbar selbst bedroht worden sind, in ihrem beruflichen Kontext auch posttraumatische Störungen erleiden können. Auch im DSM-5 werden mögliche traumatische Ereignisse benannt.

Alle angeführten Beispiele beziehen sich aber im Wesentlichen auf eine körperliche Bedrohung oder Verletzung. Psychische Folter (z. B. Isolierung, Schlafentzug, Zersetzungsmaßnahmen mit Drohungen, Demütigungen, ständiger Entwürdigung) mit dem Ziel, die persönliche Integrität der Betroffenen zu zerstören, werden in allen Systemen weiterhin nicht explizit angeführt, obwohl diese nach der gängigen Lehrmeinung oft ausreichen, um eine Traumatisierung auszulösen. Bei sexuellem Missbrauch ohne Gewaltanwendung wird von einigen Gutachtern das Eingangskriterium für eine mögliche PTBS oder KPTBS als nicht erfüllt betrachtet, mit dem Argument, dass keine Lebensbedrohung vorgelegen habe, und deshalb auch entsprechend nur eine Anpassungsstörung diagnostiziert werden könne. Es handelt sich aber bei der Aufzählung von Beispielen für mögliche Traumata in den Systemen nur um sogenannte Ankerbeispiele, die keinen Anspruch auf Vollständigkeit aller Möglichkeiten darstellen, so dass der Gutachter diese ergänzen kann, wenn die traumatische Qualität ausreichend begründbar ist.

Nach wie vor kommt es auch immer wieder zu sehr unterschiedlichen Bewertungen durch die Gutachter, was genau unter einem »extrem bedrohlichen oder entsetzlichen« Ereignis zu verstehen ist. Ein großes Problem besteht darin, dass die Gefahr für Gesundheit und Leben der Betroffenen durch das Ereignis retrospektiv bewertet werden muss und die Ereignisse oft lange zurückliegen. Ein weiteres Problem stellt die Beurteilung besonders bei der Begutachtung von komplex Traumatisierten dar, durch die oft vorliegenden Voll- oder Teilamnesien bezogen auf die traumatischen Erlebnisse, sodass eine genaue Traumaanamnese in diesen Fällen oft nicht erhoben werden kann.

Nach Ansicht vieler Juristen darf in der Bewertung durch den Gutachter auch nur die tatsächlich bestandene Lebensbedrohung während des Ereignisses berücksichtigt werden und nicht die subjektiv empfundene Gefahr durch die Betroffenen. So kann z. B. ein Autounfall durch den Probanden als lebensbedrohlich empfunden worden sein, wenn aber kein heftiger Aufprall mit Auslösung der Airbags stattfand, keine Einklemmung oder schwere körperliche Verletzung erfolgte, wird dies nicht als schwerer Unfall und nicht als ausreichend bedrohlich gewertet, um das Eingangskriterium für eine Traumatisierung zu erfüllen. Dies ist für die Behandler und die Betroffenen oft nicht nachvollziehbar und führt immer wieder bei Ablehnung von Ansprüchen zu Gerichtsprozessen. Es sollte von Gutachtern, auch wenn das Eingangskriterium einer Traumfolgestörung in diesen Fällen nicht erfüllt ist aber immer beachtet werden, dass sich auch andere psychische Störungen unabhängig von den typischen Traumafolgestörungen, z. B. mit Vermeiden von Autofahren im Sinne einer Angststörung, entwickeln können, die dann durchaus als schädigungsbedingte Folgestörungen klassifiziert werden müssen.

Von einigen Gutachtern und besonders von Behandlern werden Ereignisse, die zwar Belastungen im Leben der Betroffenen darstellen, aber nach der Definition nicht traumatisierend gewirkt haben, wie z. B. Mobbing, Sehen von Fernsehberichten über Katastrophen oder Arbeitsplatzverlust, als ausreichend für die Diagnosestellung einer PTBS oder KPTBS bewertet, oder die Diagnose wird vergeben, ohne dass die notwendige Anzahl der Symptome nach den Kriterien vorliegt. Diese zu leichtfertige und unwissenschaftliche Diagnosestellung festigt die zum Teil immer noch bestehende Meinung, dass die Diagnose Posttraumatische Belastungsstörung in den letzten Jahren inflationär verwendet wurde. Auch erzeugt dies bei den Probanden die Einstellung, von Gutachtern und Gerichten falsch beurteilt zu werden, und führt wiederum zu unnötigen und belastenden Prozessen.

Gutachter sollten deshalb aus Sicht der Autorin das Eingangskriterium weder zu eingeengt auslegen, noch auf nicht traumatisierende Ereignisse ausweiten, und auch auf eine ausreichende Erfüllung der Symptomkriterien der PTBS und der KPTBS achten. Die Besonderheiten der Gedächtnisstörungen von komplex Traumatisierten müssen dabei aber berücksichtigt werden.

Als wissenschaftlich begründete Grundlage zur Beurteilung des Eingangskriteriums ist dem Gutachter die **Definition der Komplexen Posttraumatischen Belastungsstörung** nach der S3-Leitlinie für die Posttraumatische Belastungsstörung (Schäfer et al. 2019) zu empfehlen. Hier heißt es: Die Komplexe Posttraumatische Belastungsstörung (KPTBS) umfasst ein Symptombild, welches in der Regel durch besonders schwere, langandauernde und sich wiederholende traumatische Erlebnisse (sog. Typ-II-Traumata) hervorgerufen wird. Häufige Beispiele sind sexueller Missbrauch oder körperliche Misshandlung in der Kindheit. Andere schwerwiegende traumatische Ereignisse, nach denen Menschen ebenfalls häufig eine KPTBS entwickeln, sind Menschenhandel und sexuelle Ausbeutung, kriegerische Auseinandersetzungen, Folter oder andere Formen schwerer politischer oder organisierter Gewalt. Bei der KPTBS wurde berücksichtigt, dass insbesondere nach Typ-II-Traumata häufig komplizierte Symptommuster entstehen, die in der Regel einen höheren therapeutischen Aufwand nach sich ziehen.

Beurteilung des Verlaufes der Traumafolgestörungen, Latenzzeiten

Eine weitere Problematik in der Begutachtung komplexer Traumafolgestörungen ergibt sich aus den zum Teil auftretenden langen Latenzzeiten zwischen dem traumatischen Ereignis und dem Auftreten oder auch der ersten dokumentierten Feststellung der Symptome.

Da die KPTBS erst mit dem ICD-11 kodierbar wird, kann bezüglich Dauer und typischer Verläufe aus der wissenschaftlichen Literatur bislang wenig abgeleitet werden, da sich diese vorrangig auf eine Validierung der Diagnose bzw. des Konstruktes der KPTBS konzentrierte. Nach der überarbeiteten SK2-Leitlinie zur Begutachtung heißt es dazu: Nach Auswertung der Studienlage werde generell heute eine zeitliche Verzögerung von sechs Monaten oder mehr bis zur Entwicklung des Vollbildes einer PTBS für möglich erachtet und konzeptionell anerkannt (McFarlane 2010; Fikretoglu & Liu 2012), ein spätes Auftreten ohne bereits im Vorfeld nachweisbare einzelne (»sub-threshold«) Symptome ist nach den genannten Metaanalysen jedoch selten. Nach einmaligen Erlebnissen wären »asymptomatische Perioden« über mehr als 3–6 Monate hinaus äußerst selten. Zu bedenken wären solche Konstellationen, wenn in dieser Zeit schwere körperliche Schäden die psychischen Störungen überdeckten. Nach schweren, lang andauernden traumatischen Erlebnissen (z. B. Kriegserlebnisse, Konzentrationslager, Missbrauchserlebnisse in der Kindheit) sei die Manifestation klinisch relevanter Symptome auch mehrere Jahre bis Jahrzehnte später in dann eingehend zu begründenden Einzelfällen möglich.

Der Gutachter muss prüfen, ob mögliche s.g. Brückensymptome im Verlauf einer Traumafolgestörung vorgelegen haben, entsprechend die Aktenlage mit den Vorbefunden sichten und durch die Befragung der Probanden die Entstehung und den Verlauf der Symptomatik gründlich eruieren. Einige Ämter und Gutachter lehnen einen kausalen Zusammenhang ab, wenn in den Akten keine Beweise für das Vorliegen von Brückensymptomen enthalten sind, und erachten die Angaben der Probanden als subjektiv und damit als nicht beweiskräftig. Häufig werden dabei aber mögliche nachvollziehbare Gründe für das Fehlen zeitnaher Befunde in den Akten nicht ausreichend beachtet, diese sind aber vom Gutachter immer ausreichend zu würdigen. Nicht selten werden die Entschädigungsansprüche mit diesen Argumenten abgelehnt. Auch wird die Ansicht vertreten, ein Auftreten der Symptome nach Jahren/Jahrzehnten könne nicht mehr im Zusammenhang zum eigentlichen Trauma stehen.

Dieses Fehlen zeitnaher Befunde kann aber nachvollziehbare Gründe haben. Komplex Traumatisierte haben z. B. aus Schamgefühl oder aufgrund ihres krankheitsbedingten Vermeidungsverhaltens häufig lange keine Behandlung aufgesucht, sodass keine zeitnahen Befunde vorliegen, oder aber es standen keine spezifischen Behandlungsmöglichkeiten zur Verfügung. Die Traumata liegen teilweise lange zurück, z. B. bei Missbrauchs- oder Haftopfern, und werden erst im späteren Erwachsenenalter angezeigt und eine Entschädigung beantragt. Viele Betroffene haben lange Jahre den Zusammenhang zwischen ihren psychischen Problemen und den traumatischen Erlebnissen nicht herstellen können. Auch hat sich das Wissen über Traumafolgestörungen erst seit Mitte der 1990er Jahre in Deutschland verbreitet und weiterentwickelt, sodass von den Behandlern vorliegende Symptome nicht folgerichtig eingeordnet werden konnten.

Eine komplexe Traumafolgestörung ist eine Prozessstörung und kein statisches Störungsbild, sie verändert sich im Verlauf. Die Symptomatik ist nicht nur von den Ereigniskriterien abhängig, sondern auch von den persönlichen Voraussetzungen des Betroffenen und den Schutzfaktoren wie z. B. der sozialen Unterstützung durch das Umfeld. Reaktivierungen, Retraumatisierungen und Änderungen der Kompensationsfähigkeit der Betroffenen im Krankheitsverlauf können sowohl zur Verschlimmerung als auch zur klinischen Erstmanifestation mit langer Latenz von psychischen Traumafolgestörungen führen.

Auch im Übergang vom mittleren zum hohen Lebensalter kann, bedingt durch verstärkte Rückschau, Bilanzierung, weniger Ablenkungs- und Kompensationsfähigkeit, eine Verstärkung eintreten. Dass im höheren Lebensalter unbehandelte posttraumatische Symptome in Häufigkeit und Belastungsgrad zunehmen, wird zwar von einigen Autoren beschrieben (Kruse & Schmitt 1999), ist aber noch nicht eindeutig erwiesen (Maercker 2002, 2003). Die Älteren berichten aus ihrer Selbstbeobachtung häufig, dass die Symptome nach Jahrzehnten der Störungsfreiheit auftreten. In einigen retrospektiven Untersuchungen konnte gezeigt werden, dass die Symptome im Rahmen des Alternsprozesses vermehrt auftraten (Kruse & Schmitt 1999; Solomon & Ginzburg 1999).

Das Konzept der Traumareaktivierung (Heuft 2004) spricht ebenfalls für eine Verschlechterung des psychischen Befindens im Alter. Eine amerikanische Arbeitsgruppe hat ein breit angelegtes Konzept für einen derartigen Verlauf vorgestellt, in dem normative Faktoren des Alterns sowie individuelle Risiko- und Schutzfaktoren die Symptomatik lang zurückliegender Traumatisierungen modulieren (*Late Onset Stress Symptomatology*, LOSS; Davison et al. 2006).

Auch in einer Studie der Universität Dresden von Ira Gaebler weisen erste Ergebnisse auf das Auftreten einer Posttraumatischen Belastungsstörung nach sehr langen Latenzzeiten in relativ großer Zahl hin (Gaebler & Maercker 2011, Frommberger & Maercker 2019): Es wurden ehemalige politische Haftopfer der DDR untersucht, erstmals 1995. Hier litten im Verlauf nach dem traumatischen Ereignis bis zum Messzeitpunkt ca. 60 % irgendwann unter einer Posttraumatischen Belastungsstörung. In der Nachuntersuchung 2008 war diese Anzahl auf ca. 72 %. gestiegen. Es traten also ca. 10 % Neuerkrankungen einer Posttraumatischen Belastungsstörung mit einer Verzögerung von 35–40 Jahren seit der ursprünglichen Traumatisierung auf.

Angesichts der Kenntnisse über den prozesshaften Verlauf von Traumafolgestörungen, insbesondere bei komplex Traumatisierten, ist die Behauptung, lange Latenzzeiten würden nur sehr selten auftreten, heute nicht mehr haltbar.

Der Gutachter muss deshalb einen sehr ausführlichen Längsschnittbefund über die Zeit erheben, mögliche Reaktivierungen und Veränderungen der Kompensationsfähigkeit wie z. B. Partner- oder Arbeitsplatzverlust, Berentung beachten. Die Scheidung oder der Arbeitsplatzverlust sind dann zwar auslösendes Moment, aber nicht die Ursache der Symptome. Der bisherige stabilisierende Kompensationsmechanismus, z. B. in Form von Unterstützung durch den Partner oder Ablenkung durch Arbeit, ist weggefallen. Die auf das traumatische Ereignis bezogene Symptomatik tritt durch den Verlust von Kompensationsfähigkeiten deutlicher hervor, das traumatische Ereignis ist und bleibt aber die Ursache.

Wenn die psychische Folgestörung auch nach Jahren oder Jahrzehnten noch bestehe, könne das eigentliche Trauma nicht mehr die Ursache sein, folgern trotzdem einige Gutachter und lehnen deshalb einen ursächlichen Zusammenhang zwischen der vorliegenden Symptomatik und dem traumatischen Ereignis ab. Nach Bonanno et al. (2011) hängt der Verlauf der psychischen Reaktionen auf ein traumatisches Ereignis auch von der Art und Schwere des Ereignisses ab. Nach einmaligen kurzen Ereignissen kommt es in der überwiegenden Zahl der Fälle bei geeigneter Therapie im Verlauf von Monaten oder wenigen Jahren zu einer weitgehenden Bewältigung, aber ein Anteil von immerhin 5–30% zeigt einen chronischen Verlauf. Auch aus klinischer Erfahrung wissen wir, dass bei komplexen Traumafolgestörungen oft chronische Verläufe entstehen. Im Expertengutachten von Freyberger et al. (2003) wird eine Chronifizierungsrate der Posttraumatischen Belastungsstörung von ca. 50% genannt. In den S3-Leitlinien für die Posttraumatische Belastungsstörung (Flatten et al. 2011, Schäfer et al. 2019) wird ebenfalls eine hohe Chronifizierungsrate der Posttraumatischen Belastungsstörung angegeben, die Wahrscheinlichkeit einer Remission nach zwei Jahren ohne therapeutische Unterstützung wird mit etwa 50% bezeichnet. Mehr als ein Drittel der Patientinnen und Patienten mit einer Posttraumatischen Belastungsstörung litt danach nach drei Jahren noch unter Symptomen, unabhängig davon, ob sie behandelt wurden oder nicht.

Die Diagnose der KPTBS nach dem ICD-11, die häufig chronifizierte Symptome über lange Zeiträume beinhaltet, weist nach dem BAMS (Rundschreiben 23.06.2020) auch auf die Schwere der Folgen dieser Störung hin. Es heißt dort, dass der Nachweis für das Vorliegen einer KPTBS in der Regel eine schwere Beeinträchtigung in allen Lebensbereichen nach sich zieht, so dass hierfür auch ein GdS (Grad der Störung) von zumindest 50 gerechtfertigt wäre.

Zusammenfassend ist die Klassifikation der Traumafolgestörungen in der ICD-10 veraltet und entspricht nicht mehr den aktuellen wissenschaftlichen Erkenntnissen, dieser Mangel wird erst durch die Berücksichtigung der KPTBS in der neuen ICD-11 mit geplantem Erscheinen im Jahr 2022 behoben. Die bloße Androhung von Gewalt, psychische Folter oder das Beobachten von Traumatisierungen anderer kann ebenso traumatisierend wirken wie direkte körperliche Angriffe, bei der Androhung von Gewalt z.B. durch das ständige Ausmalen der möglichen Gefahr. Das Auftreten mit zeitlicher Latenz auch nach Jahren oder Jahrzehnten ist möglich und bei komplexen Traumafolgestörungen nicht selten. Die Besonderheiten der Verläufe komplexer Traumafolgestörungen und die aktuellen wissenschaftlichen Erkenntnisse müssen auch nach den Vorgaben des BAMS deshalb vom Gutachter berücksichtigt werden.

Probleme mit der Abgrenzung von Vorschäden

Bei der Beurteilung der Kausalitätskette muss der Gutachter mögliche vom Trauma unabhängige Vorschäden abgrenzen und diese ggf. als Nichtschädigungsfolge im Sinne konkurrierender Faktoren bewerten.

Nicht selten werden hier durch Gutachter und Gutachterinnen aber Vorschäden aufgrund bloßer Annahmen und Vermutungen, z.B. bei schwierigen Verhältnissen in der Altfamilie (Scheidung der Eltern, Verlust eines Elternteiles, mangelnde emotionale Zuwendung), begründet oder aus Vorbefunden (mit der Angabe einer beispielsweise ängstlichen Persönlichkeitsstruktur oder

Problemen in der Beziehung zu den Eltern) Vorschäden abgeleitet.

Nach dem Urteil des Bundessozialgerichtes (BSG), 9. Senat, vom 18.10.1995 dürfen aber nur Vorschäden diagnostiziert werden, wenn *keine Zweifel* bestehen, dass schon vor dem traumatischen Ereignis die Krankheitssymptome vorgelegen haben. Die bloße Annahme einer Gesundheitsstörung reicht nicht zur Feststellung eines Vorschadens aus: »Im Einzelfall ist eine in den Anhaltspunkten aufgeführte seelische Krankheit wahrscheinliche Folge einer dort aufgeführten Extrembelastung (z. B. Vergewaltigung), wenn die Krankheit in engem Anschluss an den belastenden Vorgang ausgebrochen ist. Bestehen Zweifel, ob schon vorher Krankheitssymptome vorhanden waren oder ob andere Ursachen die Krankheit herbeigeführt haben, so geht das nicht zu Lasten des Opfers. Da man den tatsächlichen Wirkungszusammenhang zwischen Belastung und Krankheit im allgemeinen nicht kennt und andere Ursachen nie auszuschließen sind, ist die Möglichkeit des Ursachenzusammenhanges schon dann anzunehmen, wenn nach dem Erfahrungswissen der Ärzte die Gefahr des Ausbruchs der betreffenden Krankheit nach den betreffenden Belastungen deutlich erhöht ist. Ermittlungen einer solchen Häufung sind entbehrlich, soweit die durch das BMAS herausgegebenen Anhaltspunkte den generellen Ursachenzusammenhang bejahen. Wenn bei entschädigungspflichtigen Vorgängen bestimmter Art und bestimmten Ausmaßes für die davon Betroffenen die Gefahr bestimmter Erkrankungen gegenüber den nicht Betroffenen besonders deutlich erhöht wird, liegt auch schon die Wahrscheinlichkeit nahe, dass der im Einzelfall von der Gefahr betroffene Kranke dieser Gefahr tatsächlich elegen ist« (Bundessozialgericht, 9. Senat). In einem weiteren Urteil des BSG vom 12.06.2003 wird das Urteil vom 18.10.1995 bestätigt und fortgeführt. Zu den Folgen psychischer Traumata heißt es in Nr. 71 der AHP: »Durch psychische Traumen bedingte Störungen kommen sowohl nach lang dauernden psychischen Belastungen, als auch nach relativ kurz dauernden Belastungen in Betracht, sofern die Belastungen ausgeprägt und mit dem Erleben von Angst und Ausgeliefertsein verbunden waren« (BAMS 2005). Zwar würden dort als Belastungen nur »Kriegsgefangenschaft, rechtsstaatswidrige Haft in der DDR« sowie »Geiselnahme, Vergewaltigung« aufgeführt; bei dieser Aufzählung handele es sich jedoch ausdrücklich um Beispielfälle, die den Schweregrad der psychischen Belastung zum Ausdruck bringen sollen. Dieses verdeutliche auch ein Blick auf die ICD-10. Eine Posttraumatische Belastungsstörung wird dort als eine Reaktion auf ein belastendes Ereignis oder eine Situation kürzerer oder längerer Dauer mit außergewöhnlicher Bedrohung oder katastrophenartigem Ausmaß beschrieben, die bei fast jedem eine tiefe Verzweiflung hervorrufen würde (ICD-10: F43). Hierzu könne nach den herrschenden medizinischen Erkenntnissen auch die Kenntnisnahme von dem gewaltsamen Tod eines nahen Angehörigen zählen (vgl. Rundschreiben des BAMS): »Begründen nun nach Maßgabe dieser allgemeinen Erkenntnisse im Einzelfall Tatsachen einen derartigen Kausalzusammenhang, so ist eine bestärkte Kausalität – eine bestärkte Wahrscheinlichkeit des ursächlichen Zusammenhanges – gegeben, die wiederum nur widerlegbar ist, wenn eine sichere alternative Kausalität festgestellt wird« [vgl. BSGE 77, 1, 6 = SozR 3-3800 §1 Nr. 4 S 15]). Dieses gelte grundsätzlich auch, wenn die psychische Erkrankung erst nach einer Latenzzeit manifest in Erscheinung tritt. Allerdings könne ein größerer zeitlicher Abstand zum schädigenden Ereignis – insbesondere gegen Ende der nach wissenschaftlichen Erkenntnissen möglichen Latenzzeit – den Grad der Wahrscheinlichkeit mindern (vgl. BSGE 77, 1, 5 = SozR 3-3800 § 1 Nr. 4 S 13). Es wird dann abschließend festgehalten: »Liegen diejenigen Tatsachen vor, die nach den Anhaltspunkten für die ärztliche Gutachtertätigkeit im sozialen Entschädigungsrecht und nach dem Schwerbehindertenrecht geeignet sind, einen Ursachenzusammenhang zwischen einem belastenden Ereignis und dem Auftreten einer psychischen Erkrankung zu begründen, so ist eine bestärkte Wahrscheinlichkeit anzunehmen, die nur durch einen sicheren anderen Kausalverlauf widerlegt werden kann.«

Zusammenfassend reicht also die bloße Vermutung oder Annahme eines Vorschadens durch den Gutachter nicht aus. Zur Feststellung eines Vorschadens müssen die eruierten Vorbelastungen geeignet sein, das in der Begutachtung festgestellte Störungsbild auslösen zu können und schon vor dem schädigenden Ereignis ähnliche Symptome oder Krankheitsbilder durch die Vorbelastung ausgelöst worden sein.

Probleme mit der Einordnung komplexer Traumafolgestörungen in ICD und DSM

Die Definition der Komplexen Posttraumatischen Belastungsstörung als Traumafolgestörung erfolgte erstmals 1992 durch Judith Herman: Sie tritt auf infolge schwerer, anhaltender, oft mehrfacher Traumatisierungen, sogenannter Typ-II-Traumata (nach Terr 1991), die von Menschen verursacht werden. Dies umfasst schwere traumatische Ereignisse in der Kindheit und Jugend (physische/emotionale Gewalt und schwere Vernachlässigung, Misshandlung, sexueller Missbrauch). Die Diagnose wurde aber im Verlauf auch für die Existenz bedrohende Lebensereignisse im Erwachsenenalter mit meist multiplen und lang anhaltenden Traumata angewandt (wie Entführung, politische Verfolgung/Haft, Konzentrationslager, Kriegserlebnisse, physische oder psychische Folter/Gewalt).

In der ICD-10 ist die Diagnose der Komplexen Posttraumatischen Belastungsstörung (KPTBS) bisher gar nicht enthalten. In der neuen Version der ICD-11 kann sowohl die Diagnose einer PTBS als auch die einer KPTBS gestellt werden. Im DSM-5 wurde die Diagnose der PTBS um eine neue Kategorie unter dem D-Kriterium erweitert, hier einige Symptome komplexer Störungen, nicht aber die Diagnose der KPTBS, aufgenommen. Das ICD-10 und DSM-5 decken somit das Spektrum möglicher psychischer Traumafolgestörungen bei Weitem nicht ab, es erfolgt keine ausreichende Berücksichtigung der unterschiedlichen Symptomatik und Verläufe zwischen Typ-I-Traumata, also den einmaligen, eher kurz anhaltenden Traumata, und den komplexen Typ-II-Traumata.

Bei Typ-II-Traumatisierten werden die persönlichen Einstellungen zur eigenen Person und die zur Welt häufig in nachhaltiger und umfassender Weise verändert, es entstehen oft zusätzliche andere Symptombildungen und es findet eine Überschneidung mit anderen psychischen Krankheitsbildern statt. Es kann entweder gar keine, eine partielle (teilweise erfüllte) oder eine komplette Posttraumatische Belastungsstörung, Änderungen in den persönlichen Einstellungen, Werten und Gefühlen oder eine Kombination daraus, vorliegen. In der ICD-11 kann nunmehr die Diagnose einer PTBS und erstmals auch die einer KPTBS erhoben werden, dafür wurde auf die Persönlichkeitsänderung nach Extrembelastung verzichtet (Geoffrey et al. 2019; Augsburger & Maercker 2018).

Da neben den typischen Veränderungen der Affektregulation, des Selbstkonzeptes, der Beziehungsstörungen auch die Kernsymptome der PTBS im Verlauf mindestens einmal erfüllt sein müssen, wird in der Begutachtungspraxis, bei der Betrachtung oft weit zurückliegender Ereignisse, die Beweisführung für das Vorliegen der PTBS Symptomatik im Verlauf der KPTBS in vielen Fällen aber schwierig darzustellen und zu beweisen sein.

Im DSM-5 ist die DESNOS *(Disorders of extrem stress not otherwise specified)* als Forschungs-Diagnose nicht mehr enthalten, es wurde aber auch nicht die Diagnose der KPTBS aufgenommen (→Kap. 3). Stattdessen wurde nunmehr die Diagnose der PTBS um das D-Kriterium (PTBS) erweitert, dieses umfasst aber nur einige wenige Symptome der komplexen Traumfolgestörungen. Die Diagnose der PTBS bei Typ-I-Traumata ist durch diese Erweiterung somit eher erschwert und die Symptomatik der komplexen Traumfolgestörungen wird weiterhin nicht ausreichend abgebildet.

Außerdem kann als Traumafolgestörung aber weiterhin jede andere psychische Erkrankung allein oder zusätzlich auftreten, wie Depressionen, Angsterkrankungen, Süchte, dissoziative Störungen oder alle möglichen Kombinationen aus z. B. partieller Posttraumatischer Belastungsstörung mit einzelnen Symptomen aus den anderen Störungen, ohne dass die Diagnosekriterien für eine der Diagnosen vollständig erfüllt wären.

Wie soll der Gutachter also die komplexen Traumafolgestörungen einordnen?

Die Diagnose Posttraumatische Belastungsstörung nach ICD-10 und DSM-5 reicht, wie schon gesagt, oft nicht aus, um das komplexe Störungsbild zu beschreiben.

Eine Diagnose »Partielle Posttraumatische Belastungsstörung« gibt es in keinem der benannten Klassifikationssysteme. Die nur partielle Symptomatik ist aber in der Praxis häufig, da langfristig durch Anpassungs- und Bewältigungsversuche Symptome der Posttraumatischen Belastungsstörung wegfallen und durch Symptome aus anderen Störungsbildern (Phobien, Süchte usw.) ersetzt werden. In der ICD-11 könnten nunmehr auch Anpassungsstörungen für diese Fälle über das Zeitkriterium von maximal sechs Monaten Dauer hinaus diagnostiziert werden, aber nur wenn der Stressor noch andauert, was bei komplexen Traumafolgestörungen, die oft erst im Erwachsenenalter (z. B. bei Kindesmissbrauch, Heimunterbringung oder nach Jahrzehnten, wie bei Haftopfern der DDR) diagnostiziert und begutachtet werden, selten der Fall ist. Somit kann diese Kategorie auch weiterhin nur selten gewählt werden. Es können aber auch aufgrund einer »partiellen Posttraumatischen Belastungsstörung« erhebliche Funktionseinschränkungen der Betroffenen vorliegen. Nicht selten stellen Gutachter korrekt fest, dass das Vollbild der PTBS oder KPTBS nicht erfüllt ist, greifen dann aber auch die festgestellte Symptomatik einer partiellen Posttraumatischen Belastungsstörung einfach nicht mehr in der Beurteilung des GdS auf, diese fällt quasi unter den Tisch, auch wenn der Betroffene dadurch erheblich in seiner sozialen oder beruflichen Funktionsfähigkeit eingeschränkt ist.

Zusätzlich besteht nunmehr auch die Möglichkeit in der ICD-11, Diagnosen aus der Gruppe der Dissoziativen Störungen zu wählen. Bei der Bestimmung der Diagnosen muss die Dissoziative Identitätsstörung (DIS) von der KPTBS abgegrenzt werden. Unterscheidungsmerkmale sind, dass bei der DIS vor allem ein höherer Grad an dissoziativer Symptomatik, wie Alltagsamnesien, Vorhandensein mehrerer (teil)dissoziierter Ich-Zustände etc., d.h. struktureller Dissoziation vorliegt.

Schwierig ist häufig auch die Abgrenzung der KPTBS von der Borderline-Persönlichkeitsstörung (BPS). Neben dem Fehlen der Kernsymptome einer PTBS, lässt sich die BPS über die folgenden Symptome von der KPTBS unterscheiden (Cloitre et al. 2014, Luxenberg et al. 2000; Zehl et al. 2013). Bei der BPS besteht eine Furcht vor Verlassenheit, eine wechselnde persönliche Identität, häufige Suizidalität. Bei der KPTBS hingegen stellt die Furcht vor Verlassenheit kein Merkmal dar, besteht ein eher andauerndes negatives Selbstbild und seltener eine Suizidalität. Es gibt allerdings viele Menschen, bei denen sowohl eine BPS als auch eine KPTBS zu diagnostizieren ist.

Die Symptome komplex Traumatisierter können oft nicht mit nur einer Diagnose aus ICD-10 oder DSM-5 umfasst werden. Die ICD-11 bietet ein breiteres Spektrum an Diagnosen, um die typischen Folgesymptome Komplex Traumatisierter einzuordnen, die notwendige Feststellung aller PTBS-Kriterien zumindest einmal im Verlauf der Diagnose der KPTBS erschwert aber in vielen Fällen die Diagnosestellung mit den verlangten Nachweisen in der Begutachtung.

Die Folgen daraus sind in der Begutachtungspraxis vielfältig:

- Es bestehen weiterhin erhebliche Unterschiede der Klassifizierung von Traumfolgestörungen in der ICD-10, ICD-11 und dem DSM-5.
- Die nicht seltenen, »partiellen Traumafolgestörungen« können weiterhin nur mit unspezifischen Diagnosebezeichnungen dargestellt werden, wie z.B. psychoreaktive Störungen, da in der ICD-11 auch die Diagnose der anderen Reaktion auf eine schwere Belastung entfällt und die Anpassungsstörungen nur bei andauerndem Stressor gewählt werden können.
- Gutachter können die Symptomatik nicht als KPTBS nach ICD-11 einordnen, wenn keine ausreichenden Belege der zusätzlich verlangten PTBS-Kriterien im Verlauf nachzuweisen sind und müssen dann wiederum Ersatzdiagnosen wählen.
- Es kommt zu Überschneidungen bei der Einordnung der gleichen Symptome in unterschiedliche Diagnosen (gleiche Symptome werden mehrfach eingeordnet, z.B. phobische Symptome einmal als Vermeidung einer Wiedererinnerung bei der Posttraumatischen Belastungsstörung, einmal als eigenständige Phobie).
- Es werden sehr unterschiedliche Diagnosen bei Nachgutachten von den verschiedenen Gutachtern im gleichen Fall gestellt.
- Gutachter führen die Symptome der komplexen Traumafolgestörung zwar in der Anamneseerhebung oder Befundung auf, wenn diese zur Diagnosestellung nach ICD-10, ICD-11 oder DSM-5 aber nicht ausreichen, werden die Diagnosen nicht gestellt und die vorhandenen Symptome am Ende dann gar nicht oder nicht mehr ausreichend berücksichtigt.

Zusammenfassung der diagnostischen Probleme in der aktuellen Begutachtungspraxis komplex Traumatisierter

Es besteht weiterhin keine Einigung auf ein Störungskonzept, deshalb finden sich auch deutliche Unterschiede in den Diagnosemöglichkeiten zwischen ICD-11 und DSM-5. Die Aufnahme der Diagnose der KPTBS in die ICD-11 stellt eine deutliche Verbesserung in den diagnostischen Möglichkeiten für Gutachter dar, wegen der obligaten Erfassung auch der typischen PTBS Kriterien einmal im Verlauf wird aber bei den meist weit zurückliegenden Traumata in vielen Fällen mangels ausreichender Belege die Diagnose trotzdem nicht gestellt werden können. Deshalb ist weiterhin für die Gutachter in vielen Fällen keine eindeutige, einheitliche, nachvollziehbare diagnostische Einordnung der Symptomatik komplex Traumatisierter nach ICD-10, ICD-11 oder DSM-5 möglich. Die Diagnosestellung ist abhängig von der persönlichen Auslegung der Eingangskriterien und den aktuellen wissenschaftlichen Kenntnissen der Gutachter. Dringend notwendig ist deshalb aus Sicht der Autorin, eine eindeutige Definition der Eingangskriterien und auch die Berücksichtigung inkompletter Störungsbilder und deren Besonderheiten bei chronischen und komplexen Traumafolgestörungen.

7.3 Beurteilung der Glaubhaftigkeit der Angaben und Prüfung der Glaubwürdigkeit der Person

In den üblichen Kausalitätsgutachten in sozialen Entschädigungsverfahren wird vom Gutachter eine Einschätzung der Glaubhaftigkeit der Angaben der Betroffenen zur Lebensgeschichte, Krankheitsentstehung, zur Angabe der Symptomatik und der daraus resultierenden Beeinträchtigungen erwartet. Der Gutachter muss also eine mögliche Aggravation oder gar Simulation ausschließen. Diese Überprüfung der Glaubhaftigkeit zum Krankheitsgeschehen darf nicht mit einer Prüfung der Glaubhaftigkeit der Angaben des Betroffenen über ein berichtetes traumatisches Ereignis (ob dieses wirklich so geschehen ist und erlebt wurde, also »erlebnisbasiert« ist) oder aber der Glaubwürdigkeit der Gesamtperson verwechselt werden. Die Beurteilung der Integrität der Gesamtpersönlichkeit und die Einschätzung der Glaubwürdigkeit eines Zeugen ist bei Gerichtsverfahren grundsätzlich Sache der Richter, nicht eines Gutachters (Stang & Sachsse 2007).

Eine Prüfung der Glaubhaftigkeit zu vergangenen Erlebnissen beruht auf Wahrnehmungen und Erinnerungen und bedarf deshalb besonderer Methoden der kriteriumsbezogenen Aussagenanalyse aus der speziellen forensischen Psychologie, sogenannter aussagenpsychologischer Methoden (Hinckeldey & Fischer 2002; Volbert 2004). Die Glaubwürdigkeit der Gesamtperson ist ebenfalls ein Bestandteil der forensischen Begutachtung z.B. in Fragen der Schuldfähigkeit (Venzlaff & Foerster 2004).

Glaubwürdigkeit bezieht sich auf eine Person und ist daher ein Persönlichkeitsmerkmal.
Glaubhaftigkeit hingegen bezieht sich auf eine Aussage; sie ist ein Aussagemerkmal.

Die aussagenpsychologische **Glaubhaftigkeitsprüfung** soll beurteilen, ob auf ein bestimmtes Geschehen bezogene Aussagen zutreffen. Vier mögliche Fehlerquellen müssen hierbei berücksichtigt werden:

- die Sachverhaltswahrnehmung,
- ihre Speicherung unter Berücksichtigung der jeweiligen Bewusstseinslage,
- die Wiedergabequalität (Aussagetüchtigkeit),
- der Wahrheitsgehalt der Aussage in sich (Glaubhaftigkeit im engeren Sinne).

Die **Glaubhaftigkeit im engeren Sinne** wird im Regelfall abschließend durch den Richter festgestellt, im Allgemeinen auf der Grundlage eines Sachverständigengutachtens. Das heute von der Aussagepsychologie in den Vordergrund gerückte Prüfverfahren ist die an Inhalt und Struktur der Aussage ausgerichtete Aussageanalyse. Bender und Nack (1995) haben hierzu einen Kriterienkatalog entwickelt, der zum einen Realitätskriterien einer Aussage systematisiert und zum andern sogenannte »Lügensignale« zusammenstellt. Inzwischen ist man jedoch dazu übergegangen, Letztere als »Warnsignale« zu bezeichnen. Es wird bei der Prüfung zunächst davon ausgegangen, die Aussage sei unwahr (Nullhypothese). Diese Hypothese wird anhand folgender **Positivindizien** überprüft:

- konkrete, anschauliche Schilderung,
- Detailreichtum und Zugeben von Erinnerungslücken,
- Schilderung abgebrochener Handlungsketten und von Unverstandenem,
- Selbstkorrekturen und Belastungen,
- Originalität,
- innere Stimmigkeit (logische Konsistenz),
- sachverhaltstypische Details.

Zur Beurteilung der Kausalität zwischen Ereignis und Folgeerkrankungen kann der Gutachter im sozialen Entschädigungsrecht oder Asylverfahren lediglich Aussagen zur Glaubhaftigkeit der Angaben der Betroffenen zur Krankheit und den daraus resultierenden Beeinträchtigungen machen, d. h. ob diese für ihn nachvollziehbar geschildert werden, die Entstehung und der Verlauf den Kenntnissen über die Störung entsprechen, das Verhalten des Betroffenen während der Begutachtung Hinweise auf einen emotional nachvollziehbaren Bezug zu seinem Bericht gibt, und das Krankheitsbild infolge des zu bewertenden Ereignisses mit ausreichender Wahrscheinlichkeit entstanden sein kann. Er verwendet also klinisch-diagnostische Methoden der Medizin und Psychologie (Dressing & Foerster 2010).

Kompliziert wird eine solche Begutachtung und Beurteilung, weil für die Stellung der Diagnose einer Posttraumatischen Belastungsstörung ein traumatisches Ereignis stattgefunden haben muss, sein Vorliegen aber vom Gutachter nicht mit den speziellen Methoden der forensischen Psychologie geprüft werden kann. Denn die Diagnostik erfordert eine offene, akzeptierende Haltung und eine vertrauensvolle Atmosphäre, damit der Betroffene bereit ist, über auch beschämende Erlebnisse zu berichten. Eine kritisch prüfende Herangehensweise des forensischen Gutachters würde aber eine völlig andere Atmosphäre schaffen und die Erhebung eines zuverlässigen psychopathologischen Befundes erschweren oder gar verhindern. Trotzdem werden die Angaben Betroffener auch in medizinischen und psychologischen Kausalitätsgutachten nicht unkritisch durch den Gutachter übernommen, sondern mit den Beobachtungen des Untersuchers während der Begutachtung in Beziehung gesetzt; sachtypische Kenntnisse zu den traumatischen Hintergründen werden herangezogen. Besonders die Angaben zu intrusiven Symptomen können dabei auch Hinweise auf das mögliche traumatische Ereignis geben (Birck 2004).

Medizinische und psychologische Gutachten können wichtige Hilfsmittel für die juristische Klärung sein, wenn sie als Anlass zu entsprechender Beweisaufnahme genutzt werden. Sie liefern eine Diagnose, die ggf. auf eine Verursachung hinweist, der nachzugehen ist. Eine Klärung des objektiven Ablaufs dieser Verursachung im Sinne einer Verlagerung der Beweisaufnahme in die heilberufliche Untersuchung können und sollen sie aber nicht liefern (nach Gierlichs 2010).

»Auch aus der Symptomatik einer Traumafolgestörung könne«, so Gierlichs (2010), »nicht auf den objektiven Ablauf eines Traumas geschlossen werden, zumal viele Traumata sich der genauen Abklärung entziehen. Die medizinische Untersuchung liefert aber wichtige Hinweise. In ihrem Verlauf wird von den heilberuflichen Experinnen und Experten während der Exploration der Vorgeschichte auf kontextbezogene Verhaltensphänomene bei der Schilderung von angeblich erlebten traumatischen Ereignissen geachtet. Es handelt sich um Veränderungen des Sprachflusses, vegetative und affektive Begleitsymptome und Veränderungen des Erregungsniveaus sowie um Hinweise auf Beeinträchtigungen der Gedächtnisfunktion. Diese Beobachtungen liefern wichtige Hinweise auf einen Erlebnisbezug der Berichte. Sie sind das zurzeit sicherste Mittel zur Klärung der Frage, ob simuliert bzw. aggraviert wird, und ob die Vorgeschichte so geschildert wird, wie sie erinnert wird. So kann gerade eine lückenhafte und scheinbar widersprüchliche Erinnerung, vorgetragen mit entsprechender Begleitsymptomatik, ein wichtiges Indiz für die Verursachung der vorliegenden Erkrankung durch die berichteten Ereignisse sein. Es müsse natürlich ausgeschlossen werden, dass die untersuchte Person sich mit einer *falschen*, ihr möglicherweise suggerierten Vorgeschichte in ihrer Erinnerung identifiziert und in dieser Identifikation unbewusst eine Pseudosymptomatik entwickelt. Die Häufigkeit solcher Phänomene ist im Bereich kindlicher Missbrauchsprozesse untersucht worden und beträgt dort nur etwa 5 % (Volbert 2004). Erfahrene Untersucherinnen und Untersucher können eine auf eher bewusstseinsnaher Identifikation beruhende Symptomatik in der Regel sicher von der auf einer tiefgehenden Störung archaischer neurobiologischer Regulationskreise beruhenden realen Traumasymptomatik unterscheiden. »Die klinische Begutachtung leistet auch deswegen so wichtige Dienste bei der Klärung von Traumafolgestörungen und ihrer Hintergründe, weil sie als diagnostisches Mittel auch nonverbale Hinweise benutzt, also Mitteilungen der untersuchten Person bspw. über Körpersprache, Mimik, Sprachfluss, Stresszeichen, Bewusstseinsveränderungen« (Birck 2002; Birck & Greve 2005). »Diesen nicht sprachlichen Symptomen kommt bei Menschen, die ihr Leiden und deren Verursachung nicht gut versprachlichen können, eine wesentliche Bedeutung zu. Dies würde auch von aussagepsychologischer Seite so gesehen« (Volbert 2004)« (Gierlichs 2010).

Leonhardt (2004; s. auch Leonhardt & Foerster 2003) führt zur Begutachtung Traumatisierter aus, dass Traumaopfer nur *sehr selten* Symptome übertrieben darstellen und *noch seltener* Symptome vorspielen. Eher würden die Opfer zur Untertreibung und Verleugnung eigener Symptome neigen. Sollte eine Aggravation festgestellt werden, müsste geprüft werden, ob dann überhaupt ein Trauma vorliegt.

Es liegen derzeit auch keine wissenschaftlich fundierten Studien vor, die grundsätzliche Zweifel an der Glaubhaftigkeit der Angaben Traumatisierter begründen. Trotzdem wird gerade die Glaubhaftigkeit von Betroffenen in Gutachten nicht selten angezweifelt. Häufig können von Betroffenen keine

Beweise in Form von früheren Befunden oder Arztberichten erbracht werden. Dies kann z.B. durch die häufig fehlende Inanspruchnahme ärztlicher Hilfen aufgrund des Vermeidungsverhaltens und des Misstrauens der Betroffenen, des Auftretens der Symptome nach Latenzzeiten der Fall sein. Es ist deshalb eine wichtige Aufgabe des Gutachters, die Glaubhaftigkeit der Angaben des Betroffenen zum Verlauf zu beurteilen.

Leonhardt führt dazu weiter aus, »dass der Gutachter tief in das innere Erleben des Opfers eintaucht, klinisch-diagnostische Befunde erhebt und im Gegensatz zum Juristen oder Richter über spezielles Wissen verfügt. Dieses Wissen ermöglicht dem Gutachter, Widersprüche und Auslassungen im Hinblick auf einen traumatischen oder motivationalen Hintergrund zu überprüfen. Zeitliche Verzerrungen oder das Ausblenden ganzer Sequenzen, Gedächtnis- und Konzentrationsstörungen sind bei Traumatisierten die Regel. Daraus kann also nicht ein Zweifel an der Glaubhaftigkeit der Angaben begründet werden« (Leonhardt 2004, S. 8).

> Die Prüfung der Glaubhaftigkeit in Kausalitätsgutachten basiert also auf klinisch erfahrungswissenschaftlichen Grundlagen, die nichts mit der forensischen Aussagepsychologie der Glaubhaftigkeits- oder Glaubwürdigkeitsprüfung gemein haben.

Die Prüfung der Glaubhaftigkeit der Angaben zum traumatischen Ereignis von Betroffenen führt in Fachkreisen immer wieder zu heftigen Diskussionen. Behandelnde Kolleginnen und Kollegen berichten häufig verärgert, dass Versorgungsämter oder Gerichte in Entschädigungsverfahren, wie z.B. dem OEG, zunehmend forensische aussagepsychologische Gutachten zur Glaubhaftigkeit der Angaben der Betroffenen zum schädigenden Ereignis verlangen, noch vor einer weiteren Prüfung durch medizinische und psychologische Gutachten der Gesundheitsstörungen oder der Kausalität. Für die Betroffenen z.B. sexuellen Missbrauchs stellt eine solche Überprüfung nachvollziehbar eine erhebliche Belastung dar und teils eine erneute Kränkung, da sie häufig schon früh die Erfahrung machen mussten, dass ihr Umfeld ihre Angaben ebenfalls infrage stellte und keine Unterstützung anbot.

Es muss aber berücksichtigt werden, dass ein solcher Prozess keine therapeutische Veranstaltung ist (Stang & Sachsse 2007) und viele unterschiedliche Aspekte bei diesen schwierigen Verfahren zu berücksichtigen sind. Bei Anzeigen Betroffener gegen mögliche Täter ist eine Glaubwürdigkeitsprüfung der Person oder der Glaubhaftigkeit der Angaben der Betroffenen zum Tathergang durch das Gericht bei schlechter Beweislage nachvollziehbar und notwendig, da hier auch die Rechte der Beschuldigten berücksichtigt werden müssen. Eine wichtige Grundlage unserer Demokratie beinhaltet, dass Angeklagte bis zum Beweis des Gegenteils als unschuldig gelten. Ämter und Juristen können deshalb nicht nur aufgrund von Behauptungen ein Urteil fällen. Leider kam es schon durch falsche Angaben von Betroffenen zu Fehlurteilen mit erheblichen negativen Konsequenzen für das gesamte weitere Leben der zu unrecht Beschuldigten. Auch wenn es vermutlich selten vorkommt, auch Opfer können lügen oder sich irren (ISTSS 2004). Solche Fehlurteile schaden den wirklichen Opfern am meisten.

Eine weitere nachvollziehbare Perspektive ist die Sicht von Beamten der Verwaltungen und Gerichte, die sich oft als Hüter der öffentlichen Gelder sehen, die nicht an Menschen fließen sollen, die nur aggravieren und die Solidargemeinschaft ausnutzen.

Behandler helfen ihren Klientinnen und Klienten deshalb eher, wenn sie die juristischen und verwaltungsrechtlichen Vorgänge entdämonisieren und verstehen helfen.

Ein Prozess bis zur Anerkennung des Leides kann lange Zeit dauern und sehr belastend für die Betroffenen sein, deshalb sollte gemeinsam mit den Klienten abgewogen und entschieden werden, ob ein Entschädigungsverfahren eingeleitet werden soll. Die Versorgungsämter sollten immer sorgfältig prüfen, ob das jeweilige Entschädigungsverfahren bei Nichtanzeige der Täter, auch ohne aussagepsychologische Gutachten oder aufwendige neuropsychologische Zusatzgutachten zur Glaubhaftigkeit der Angaben zur Symptomatik durchgeführt werden kann, wenn nach Auswertung der Konsistenz der vorhandenen Angaben der Betroffenen in den Akten zu den Ereignissen oder möglichen Bezeugungen von Personen aus dem Umfeld der Betroffenen, an der Glaubhaftigkeit der Angaben der Betroffenen keine erheblichen Zweifel bestehen, um unnötige Belastungen zu vermeiden.

Ein weiteres erhebliches Problem stellt eine begonnene therapeutische Behandlung vor der Überprüfung der Glaubhaftigkeit dar, insbesondere wenn traumkonfrontative Methoden angewendet wurden. Von einigen Ämtern, forensischen Gutachtern und Gerichten wird dies als Beeinflussung auf die Erinnerung der Klienten und damit auf die Glaubhaftigkeit der Angaben gewertet und der Antrag in einigen Fällen deshalb im Vorfeld abgewiesen, da die Angaben nicht mehr prüfbar wären. Nicht berücksichtigt wird hierbei, dass viele Betroffene aufgrund der benannten Belastung ohne therapeutische Hilfe gar nicht in der Lage wären, einen Entschädigungsantrag oder eine Strafanzeige zu stellen und Gerichtsverfahren durchzustehen. Behandler können als Zeugen bei Prozessen gegen Beschuldigte geladen werden und müssen dann die Fragen nach ihrer jeweiligen Behandlungsmethode beantworten, die üblichen Stabilisierungstechniken sind immer unbedenklich anzuwenden.

Um Schaden von den Klienten abzuwenden, ist es aber deshalb notwendig, dass vor Beginn der Behandlung eine ausführliche Aufklärung über diese mögliche Problematik durchgeführt werden muss und erfragt werden, ob ein Antrag auf Entschädigung gestellt wurde oder eine Absicht diesbezüglich besteht.

Einige Gutachter oder auch häufig Mitarbeiter des BAMF (Bundesamt für Migration und Flüchtlinge) bemängeln bei der Prüfung der Glaubhaftigkeit der Angaben zum traumatischen Ereignis, dass Betroffene nicht ausführlich und detailliert genug über die traumatischen Erlebnisse berichten, dies nicht ausreichend »körpernah« erfolgt und werten das als Kriterium für die Unglaubwürdigkeit der Angaben. Die negativen Auswirkungen auf die Qualität und den Inhalt der Aussagen der Betroffenen zum traumatischen Ereignis durch die typischen krankheitsbedingten physiologischen und psychologischen Prozesse und Symptome, die Gedächtnisstörungen Traumatisierter, die dissoziative Abspaltung des Erlebten (Mohrbach 2003), das Vermeidungsverhalten aufgrund erheblicher Schamgefühle und aus Angst vor der Konfrontation mit den traumatischen Inhalten, der krankheitsbedingte Vertrauensverlust und die Angst vor den eigenen Reaktionen bei typischem Kontrollverlust der Betroffenen werden dabei häufig nicht ausreichend berücksichtigt. Diese entsprechen auch nicht den oben aufgeführten gewünschten Positivkriterien der Aussagepsychologie, stehen diesen oft sogar entgegen, würden also, obwohl typisch für die Posttraumatische Belastungsstörung, eher die These der Unglaubwürdigkeit der Aussagen unterstützen.

Auch gibt es immer wieder fachliche Auseinandersetzungen über die späte Erinnerung oder Bewusstwerdung von traumatischen Erlebnissen (z. B. aus der Kindheit vor allem bei sexuellem Missbrauch) nach langen Latenzzeiten (Terr 1997). Erinnerungen, die nachweislich nicht stattgefunden haben, werden in der Fachliteratur als *false memories* bezeichnet. Dabei werden zum Teil extrem gegensätzliche Meinungen vertreten. So wird von Loftus und Ketcham (1995) vertreten (Loftus 1994), dass falsche Erinnerungen an Traumatisierungen weitverbreitet seien und leicht suggeriert werden könnten, von Pezdek (1994) dagegen, dass es keine falschen Erinnerungen an Traumatisierungen gebe. Pope hat zum Stand der Kontroverse einen Überblick veröffentlicht (Pope 2001).

Die International Society for Traumatic Stress (ISTSS) hat sich mit der Problematik der Erinnerungen an Kindheitstraumata und den sich daraus ergebenden Problemen in Diagnostik, Behandlung und Begutachtung intensiv beschäftigt. Zum derzeitigen wissenschaftlichen Kenntnisstand und zu den Anwendungen wurde ein Report veröffentlicht (ISTSS 2004).

Die sehr intensive Auseinandersetzung mit den traumatischen Inhalten bei einer forensischen Glaubhaftigkeitsprüfung (Hinckeldey & Fischer 2002; Volbert 2004) und die dabei vorliegenden äußeren Bedingungen führen bei den Betroffenen nicht selten zu erheblichen psychischen Belastungen und nachfolgend zu einer Verschlimmerung der Symptomatik. Eine nicht geringe Zahl von Betroffenen scheut deshalb davor zurück, einen Entschädigungsantrag zu stellen, um eine solche mögliche Überprüfung ihrer Glaubhaftigkeit zu vermeiden. Denn viele Opfer haben in ihrer Kindheit und Jugend die tief erschütternde Erfahrung gemacht, dass ihnen bei dem Versuch, über einen sexuellen Missbrauch oder über Gewalt zu berichten und Hilfe zu erlangen, von ihrem nahen Umfeld oft nicht geglaubt wurde, sie im Gegenteil sogar der Lüge beschuldigt wurden oder selbst daran die Schuld trügen. Sie sehen sich deshalb nachvollziehbar nicht in der Lage, eine solche Erfahrung erneut auszuhalten, und fürchten, ihre mühsam erworbene Stabilisierung über eine Glaubhaftigkeitsprüfung zu verlieren. Ohne therapeutische Unterstützung ist ein solches Procedere für sie meist gar nicht denkbar. Diese dürfte aber, wie schon gesagt, nach Ansicht mancher Behörden und Gutachter nicht erfolgen.

> Die Notwendigkeit von forensischen Glaubhaftigkeitsgutachten (aussagepsychologischen Gutachten) sollte deshalb im Vorfeld von den Behörden genau überprüft werden, um eine zusätzliche Gefährdung des Gesundheitszustandes der Betroffenen zu vermeiden.

Andere Probleme ergeben sich in der Kausalitätsprüfung, d.h. ob ein wahrscheinlicher Zusammenhang zwischen dem Ereignis und der Symptomatik besteht. Hier muss immer auch eine Abklärung einer möglichen Aggravation oder Simulation bezüglich der Angaben der Probanden erfolgen. Nach der SK-2-Leitlinie zur Begutachtung finden sich für den Fall der posttraumatischen Störungen in der Literatur umfangreiche Hinweise, wie authentische von nicht-authentischen Beschwerden abgegrenzt werden können (Bierck 2002: Dressing & Meyer-Lindenberg 2008; Hall 2007; Resnick et al. 2018; Widder & Foerster 2018).

7.4 Voraussetzungen für die Begutachtung komplex Traumatisierter

Äußere Rahmenbedingungen, spezielle Kenntnisse und fachliche Qualifikation des Gutachters

Begutachtungen in Entschädigungs- oder Asylverfahren stellen für Antragsteller mit komplexen Traumafolgestörungen eine besonders belastende Situation dar. Es geht ihnen meist nicht nur um den finanziellen Ausgleich, sondern auch um ihr traumabedingtes elementares Bedürfnis nach Gerechtigkeit und Anerkennung ihrer Leiden oder den nachvollziehbaren Wunsch, eine drohende Abschiebung in ihr Herkunftsland zu verhindern. Diese Vorbedingungen stellen besonders hohe Anforderungen an die Gutachter (Gierlichs 2005, 2006b).

Für eine adäquate Begutachtungspraxis sind deshalb die bereits im Kapitel zu den Grundlagen der Diagnostik dargestellten Voraussetzungen für die Untersuchung und Diagnostik komplex Traumatisierter, also die Schaffung der äußeren Rahmenbedingungen und die neutrale, empathische Haltung des Gutachters, besonders zu beachten (→Kap. 2). Eine Hinzuziehung von Dolmetschern bei Immigranten (Gierlichs 2006a), Geflüchteten oder Menschen mit Behinderung ist in der Regel bei der notwendigen ausführlichen Anamnese- und Befunderhebung, zur Beurteilung des Verlaufs und der Einordnung sowie Beurteilung der Befunde dringend anzuraten.

Der Gutachter muss außer der ausführlichen Erhebung der Vorgeschichte des Probanden, einer umfangreichen Befundung und Diagnostik meist zusätzlich die Frage nach der Kausalität, also nach dem ursächlichen Zusammenhang zwischen dem traumatischen Ereignis und der bestehenden Symptomatik, untersuchen und beantworten. Schädigungsunabhängige Vor- oder Nachschäden müssen dabei abgegrenzt werden. Dies erfordert unbedingt spezielle Kenntnisse und Hintergrundwissen über die politische und gesellschaftliche Situation eines Herkunftslandes, über die möglichen Belastungsumstände durch Folter (Fischer 2001; Haehnel & Wenk-Ansohn 2004; Hausotter & Schuler-Ocak 2002), Haft oder politische Verfolgung (Denis et al. 1999, 2000; Ebbinghaus 2007; Priebe & Bauer 1996; Priebe et al. 1996) und eine sehr hohe Anforderung an die fachliche Qualifikation der Gutachter.

Ein anzustrebender optimaler Standard umfasst eine umfangreiche traumatherapeutische Qualifikation der Gutachter beispielsweise in Form einer abgeschlossenen Weiterbildung in »Spezieller Psychotraumatherapie« (Deutschsprachige Gesellschaft für Psychotraumatologie, DeGPT) oder zumindest die Teilnahme an den ersten Bausteinen des Curriculums und die Supervision oder Zweitsicht durch einen DeGPT-qualifizierten Traumatherapeuten. Eine ständige Weiterbildung ist zu empfehlen, um auf dem aktuellen wissenschaftlichen Stand zu bleiben. Ausreichende Kenntnisse zur Durchführung der Gutachten können durch spezielle Fortbildungsveranstaltungen erworben werden, die sowohl zur Begutachtung im sozialen Entschädigungsrecht als auch zu Gutachten im Asylverfahren (nach den Standards zur Begutachtung psychotraumatisierter Menschen [SBPM] für die Begutachtung in Aufenthaltsrechtlichen Verfahren) über verschiedene Ärzte- und Psychotherapeutenkammern (z.B. Landesärztekammern München und Berlin) angeboten werden.

Neben der fachlichen Qualifikation sollte der Gutachter aber auch über ausreichende Kenntnisse der jeweils zugrunde liegenden Gesetzesvorschriften verfügen (Fegert 2001). Die Anhaltspunkte für gutachterliche Tätigkeit im sozialen Entschädigungsrecht (AHP 2005, 2008, Rundschreiben des Bundesamtes 2020) bzw. der Versorgungsmedizinischen Verordnung (VersMedV 2009, mit den Änderungen 2010–2012), die entsprechenden Gesetzesvorlagen der Unfallkassen und Berufsgenossenschaften müssen bekannt sein. Um forensische Fragestellungen z.B. nach der Schuldfähigkeit, der Glaubwürdigkeit oder der Glaubhaftigkeit der Angaben zum Ereignis eines Probanden beantworten zu können, sollte der Gutachter über eine entsprechende Ausbildung in forensischer Begutachtung verfügen, die über die Deutsche Gesellschaft für Psychiatrie, Psychotherapie und Nervenheilkunde (DGPPN) oder psychologische Fachverbände angeboten wird.

Besonders schwierig ist hier die Beurteilung der Glaubhaftigkeit von komplex traumatisierten Patienten mit ausgeprägter dissoziativer Symptomatik. Die Betroffenen sind sich der Darstellung ihrer traumatischen Erlebnisse oft selbst nicht sicher, da sie unter Derealisations- oder Depersonalisationssymptomen, Gedächtnisstörungen mit erheblichen Lücken und Konzentrationsstörungen bis hin zu Identitätsstörungen leiden. Die Zeugentauglichkeit dieser Betroffenen mit Dissoziationssymptomen ist deshalb grundsätzlich nur schwer zu beurteilen, das Verfahren führt zu erheblichen Belastungen und oft zur Symptomverstärkung bei den Betroffenen.

Durchführung der Begutachtung

Für die Durchführung der Gutachten sollte ausreichend Zeit eingeplant werden. Vorzugsweise sollte sie in zwei Phasen, in einer offenen und einer strukturierten Phase, erfolgen und die Äußerungen der Betroffenen in beiden Phasen miteinander verglichen werden. In der offenen Phase lässt man den Betroffenen spontaner berichten, ohne direkte, direktive Fragen zu stellen, um einen ausreichenden Erlebnisbezug der Aussagen zu erlangen und die persönliche Betroffenheit und die Reaktionen verfolgen zu können. Die strukturierte Phase wird gezielt durch Fragen geleitet, um die autobiografischen Erinnerungen von traumatischen und nichttraumatischen Ereignissen zu erfassen. Die Notwendigkeit einer sehr ausführlichen Befragung stellt für die Betroffenen eine starke psychische Belastung dar. Der Gutachter sollte deshalb Pausen einlegen, auf Dekompensationsymptome achten, bei Bedarf entsprechende Hilfsmittel zur Verfügung stellen und über entsprechende therapeutische Interventionsmöglichkeiten bei Notfällen verfügen (Haehnel 2004).

Wichtigste Ziele einer Begutachtung sind:

- die Erhöhung der Mitteilungsbereitschaft,
- die Verbesserung der Erinnerungsleistung,
- die Vermeidung einer unnötigen Retraumatisierung/Reaktivierung der traumatischen Erfahrungen der Antragsteller,
- die Erstellung einer umfangreichen Einzelfallanalyse.

Angemessene Honorierung der Gutachter

Die Begutachtung komplex Traumatisierter erfordert, wie beschrieben, eine hohe Qualifikation der Gutachter und einen erheblichen Zeitaufwand. Diese hochqualifizierte und arbeitsintensive Leistung sollte deshalb angemessen honoriert werden. Nur so kann auch flächendeckend eine ausreichende Anzahl von entsprechend qualifizierten Gutachtern gewonnen werden, um den erheblichen Bedarf in diesem Bereich abzudecken.

Eine detaillierte Beschreibung zur qualifizierten Durchführung von Gutachten ist der angebenden weiterführenden Literatur zu entnehmen.

Literatur

Augsburger, M., Maercker, A. (2018). Spezifische belastungsbezogene psychische Störungen im neuen ICD-11: Ein Überblick. Fortschr Neurol Psychiatr; 86 (03): 156–162.

AWMF-Sk2 (2019). Leitlinie zur Begutachtung psychischer und psychosomatischer Störungen. Widder, B., Schneider H (Hg.) Stand 2019.

AWMF-Sk3 (1995). Leitlinie Posttraumatische Belastungsstörung. Schäfer, I., Lotzin, A., Stand 2019.

Bender, R., Nack, A., Schwarz, V. (2021). Tatsachenfeststellung vor Gericht. Band Vernehmungslehre. München: Beck.

Birck, A. (2002). Echte und vorgetäuschte Posttraumatische Belastungsstörungen. Psychotraumatologie; 3(26).

Birck, A. (2004). Traumatisierte Flüchtlinge. Wie glaubhaft sind ihre Aussagen? In: Haenel, F., Wenk-Ansohn M (Hg.). Begutachtung psychisch reaktiver Traumafolgen in aufenthaltsrechtlichen Verfahren. Weinheim: Beltz.

Birck, A., Greve, C. (2005). Begutachtung der Glaubhaftigkeit von Aussagen zu traumatischen Ereignissen. In: Therapiezentrum Folteropfer (Hg.). Psychologische Gutachten in aufenthaltsrechtlichen Verfahren von Flüchtlingen, Köln: Eigenverlag.

Bonanno, G. et al. (2011). Resilience to loss and potential Trauma. Annu Rev Clin Psycholo; 7:511–535

Bundesärztekammer (Hg.) (2014). Strukturierte Curricualre Fortbildung »Medizinische Begutachtung, Auflage 3. Berlin, Aktualisierte Fassung 15. 10. 2019.

Bundesministerium für Arbeit und Soziales (BMAS) (Hg.) (1999). Niederschrift der Tagung der Sektion Versorgungsmedizin des Ärztlichen Sachverständigenbeirats beim Bundesministerium für Arbeit und Sozialordnung. Punkt 3.1.1 Beurteilung der psychischen Schäden, Begutachtung der Opfer von Gewalttaten. Bonn: Bundesministerium für Arbeit.

Bundesministerium für Arbeit und Soziales (BMAS) (Hg.) (2009). Versorgungsmedizin-Verordnung (VersMedV), Versorgungsmedizinische Grundsätze. Bonn: Bundesministerium für Arbeit und Soziales, Referat Information.

Bundesministerium für Arbeit und Soziales (BMAS) (Hg.) (2020). Versorgungsmedizin-Verordnung (VersMedV), Versorgungsmedizinische Grundsätze. Bonn: Bundesministerium für Arbeit und Soziales, Referat Information 23. 06. 2020.

Bundesministerium für Gesundheit und Soziale Sicherung (2005). Anhaltspunkte für die ärztliche Gutachtertätigkeit im sozialen Entschädigungsrecht. Bonn: Bundesministerium für Gesundheit und Soziale Sicherung.

Bundesministerium für Gesundheit und Soziale Sicherung (2008). Anhaltspunkte für die ärztliche Gutachtertätigkeit im sozialen Entschädigungsrecht. Bonn: Bundesministerium für Gesundheit und Soziale Sicherung.

Bundessozialgericht (BSG) (1995). 9. Senat, Urteil vom 18. 10. 1995, AZ 9/9a RVg 4/92. Quelle: juris – das Rechtsportal oder anzufordern beim Bundessozialgericht, Kassel.

Bundessozialgericht (BSG) (2003). AZ B 9 VG 1/02 vom 12. 6. 2003. Quelle: juris – das Rechtsportal.

Cloitre, M., Garvert, D. W., Weiss, B., Carlson, E. B., Bryant, R. A. (2014). Distinguishing PTSD, Complex PTSD, and Borderline Personality Disorder:

A latent class analysis. Eur J Psychotraumatology; 5.
Davison, E. H., Pless, A. P., Gugliucci, M. R., King, L. A., King, D. W., Salgado, D. M., Spiro, A., Bachrach, P. (2006). Late-life emergence of early-life trauma – The phenomenon of late-onset stress symptomatology among aging combat veterans. Res Aging; 28(1): 84–114.
Denis, D., Bauer, M., Priebe, S. (1999). Die Begutachtung psychischer Störungen nach politischer Haft in der DDR. In: Collatz, J., Hackhausen, W., Salman, R. (Hg.). Begutachtung im interkulturellen Feld. Zur Lage der Migranten und zur Qualität ihrer sozialgerichtlichen und sozialmedizinischen Begutachtung in Deutschland. Berlin: Verlag für Wissenschaft und Bildung.
Denis, D., Kummer, P., Priebe, S. (2000). Entschädigung und Begutachtung psychischer Störungen nach politischer Haft in der SBZ/DDR. Eine Bestandsaufnahme aus medizinischer und juristischer Sicht. Med Sachv; 96: 77–83.
Dressing, H., Foerster, K. (2010). Begutachtung der posttraumatischen Belastungsstörung. Fortschr Neurol Psychiat; 78: 475–8.
Dressing, H., Foerster, K. (2015). Begutachtung bei posttraumatischen Belastungsstörungen. Fortsch Neurol Psychiatr; 83: 579–591.
Dressing, H., Meyer-Lindenberg, A. (2008). Simulation bei posttraumatischer Belastungsstörung. Versicherungsmedizin;60:8–13.
Ebbinghaus, R. (2007). Die Begutachtung psychisch reaktiver Traumafolgen nach politischer Verfolgung in der ehemaligen SBZ/DDR. (zu beziehen über die Landesbeauftragte des Freistaates Thüringen für die Unterlagen des Staatsicherheitsdienstes der ehemaligen DDR Erfurt (www.tlstu@t-online.de) oder die Autorin).
Fegert, J. M. (2001). Begutachtung sexuell missbrauchter Kinder. Fachliche Standards im juristischen Verfahren. Neuwied: Luchterhand.
Fischer, G. (2001). Geleitwort. In: Richtlinien für die psychologische und medizinische Untersuchung von traumatisierten Flüchtlingen und Folteropfern, BAFF. Berlin: Deutscher Psychologen-Verlag.
Fikretoglu, D., Liu, A. (2012). Prevalence, correlates, and clinical Features of delayed-onset posttraumaic stress disorder in an nationally representative military sample. Soc Psychiatry Epidemiol; 47:1359–1366.
Flatten, G., Gast, U., Hofmann, A., Liebermann, P., Reddemann, L., Wöller, S., Siol, T., Petzold, E. R. (2004). Posttraumatische Belastungsstörung. Leitlinie und Quellentext. Stuttgart: Schattauer.
Flatten, G., Gast, U., Hofmann, A., Knaevelsrud, C., Lampe, A., Liebermann, P., Maercker, A., Reddemann, L., Wöller, W. (2011). S3-Leitlinie. Posttraumatische Belastungsstörung ICD-10: F43.1. Trauma & Gewalt; 5(3): 202–10.
Freyberger, H., Frommer, J., Maercker, A., Steil, R. (2003). Gesundheitliche Folgen politischer Haft in der DDR. Expertengutachten. Konferenz der Landesbeauftragten für die Unterlagen des Staatssicherheitsdienstes der ehemaligen DDR.
Frommberger, U., Frommberger, H., Maercker, A. (2020). Der »verzögerte Beginn« einer Posttraumatischen Belastungsstörung (PTBS) – ein diagnostisches und gutachterliches Problem mit Bezug zur politischen Inhaftierung in der DDR. Psychother Psychosom Med Psychol; 70(03/04): 104–11.
Gäbler, I., Maercker, A. (2011). Revenge phenomena and posttraumatic stress disorder in former east German political prisoners. J Nerv Mental Dis; 199(5): 287–94.
Geoffrey M et al. (2019). Innovations and changes in the ICD-11 classification of mental, behavioural and neurodevelopmental disorders. World Psychiatry.
Gierlichs, H. W. (2006a). Beziehungen in der Gutachtersituation. In: Praxis der Begutachtung traumatisierter Flüchtlinge. Karlsruhe: Loeper.
Gierlichs, H. W. (2006b). Standards für die Begutachtung psychisch traumatisierter Menschen. neuro date aktuell.
Gierlichs, H. W. (2010). Abhandlungen. Die Überprüfung der Glaubhaftigkeit. ZAR; 3: 102–5.
Gierlichs, H. W., van Keuk, E., Greve, C., Wenk-Ansohn, M., Flatten, G., Hartmann, C., Liebermann, P., Rottländer, M., Weber, T., Wirtgen, W. (2005). Grenzen und Möglichkeiten klinischer Gutachten im Ausländerrecht. ZAR; 6.
Haenel, F. (2004). Psychotraumatologische Begutachtung. Z Psychotraumatol; 4: 19.
Haenel, F., Wenk-Ansohn, M. (Hg.) (2004). Begutachtung psychisch reaktiver Traumafolgen in aufenthaltsrechtlichen Verfahren. Weinheim: Beltz.
Hall, R. C. W. (2007). Detection of malingered PTSD: an overview of clinical, psychometric, and physiological assessment: where do we stand? Forensic Sci; 52: 717–725.
Hausotter, W., Schouler-Ocak, M. (2007). Begutachtung bei Menschen mit Migrationshintergrund. München: Elsevier.

Herman, J. (1992). Complex PTSD: A syndrome in survivors of prolonged and repeated trauma. J Trauma Stress; 5(3): 377–91.
Heuft, G. (2004). Traumatisierung im Lebenslauf und Trauma-Reaktivierung im Alter. Psychother Alter; 3(3): 23–35.
Hinckeldey, S. v., Bering, R., Fischer, G. (2004). Verfahrensregeln zur psychologischen Begutachtung. In: Fischer, G. Psychotraumatologische Begutachtung. Z Psychotraumatol; 4: 7.
International Society for Traumatic Stress (ISTSS) (2004). Kindheitstraumata – erinnert: Ein Report zum derzeitigen wissenschaftlichen Kenntnisstand und zu seinen Anwendungen. In:Sachsse, U. (Hg.). Traumazentrierte Psychotherapie. Stuttgart: Schattauer; 413–36.
Kruse, A., Schmitt, E. (1999). Reminiscence of traumatic experiences in (former) Jewish emigrants and extermination camp survivors. In: Maercker, A., Schützwohl, M., Solomon Z (eds). Post-Traumatic-Stress Disorder – A Lifespan Developmental Perspective. Göttingen: Hogrefe; 155–76.
Leonhardt, M. (2004). 32 Psychiatrische Begutachtung bei asyl- und ausländerrechtlichen Verfahren. In: Venzlaff, U., Foerster, K. (Hg.). Psychiatrische Begutachtung. Ein praktisches Handbuch für Ärzte und Juristen. München: Urban & Fischer.
Leonhardt, M., Foerster, K. (2003). Probleme bei der Begutachtung der posttraumatischen Belastungsstörung. Med Sach; 5: 99.
Loftus, E. (1994). The Myth of Repressed Memory. False Memories and Allegations of Sexual Abuse. New York: St. Martins Press.
Loftus, E., Ketcham, K. (1995). Die therapierte Erinnerung. Vom Mythos der Verdrängung bei Anklagen wegen sexuellen Mißbrauchs. Hamburg: Ingrid Klein Verlag.
Luxenberg, T., Spinazzola, J., van der Kolk, B., Hidalgo, J., Hunt, C. (2000). Complex trauma and disorders of extreme stress (DESNOS) diagnosis, part one: Assessment. Dir Psychiat; 21:373–392.
MacFarlane, A. (2010). The Delayed and Cumulative Consequences of Traumtiv Stress: Challenges and Issues in Compensation Settings. Psycholo Inj Law; 3:100–110.
Maercker, A. (2002). Posttraumatische Belastungsstörungen und komplizierte Trauer. In: Maercker A (Hg.). Alterspsychotherapie und klinische Gerontopsychologie. Heidelberg: Springer; 245–82.
Maercker, A. (2003). Erscheinungsbild, Erklärungsansätze und Therapieforschung. Therapie der posttraumatischen Belastungsstörungen. In: Maercker A (Hg.). Therapie der posttraumatischen Belastungsstörungen. Heidelberg: Springer; 3–35.
Maercker, A. (2010). Posttraumatische Belastungsstörungen. 3. Aufl. Berlin: Springer.
Mohrbach, C. (2003). Zur Frage der Aussagetüchtigkeit bei der Diagnose »Dissoziative Identitätsstörung«. Forum Prax Rechtspsychol; 13(2).
Pezdek, K. (1994). The illusion of illusory memory. J Appl Cogn Psychol.
Pope, K. (2001). Pseudoscience, cross-examination and scientific evidence in the recovered memory controversy. Psychology, Public Polica and Law; 4(4).
Priebe, S., Bauer, M. (1996). Leitlinien für die Begutachtung psychischer Störungen nach politischer Haft. Der medizinische Sachverständige; 1.
Priebe, S., Denis, D., Bauer, M. (1996). Eingesperrt und nie mehr frei. Psychische Leiden nach politischer Haft in der DDR. Darmstadt: Steinkopf.
Resnick, P. J. (2018). The Malingering of Posttraumatic Disorders; in Rogers, R., Bender, S. D. (eds) Clinical Assessment of Malingering and Deception: Forth Edition, ed. 4. New York, Guilford Press.
Solomon, Z., Ginzburg, K. (1999). Aging in the shadow of war. In: Maercker, A., Schützwohl, M., Solomon Z (eds). Traumatic Stress Disorder – A Lifespan Developmental Perspective. Göttingen: Hogrefe; 137–54.
Stang, K., Sachsse, U. (2007). Trauma und Justiz. Stuttgart: Schattauer.
Terr, L. (1991). Childhood traumas: An outline and overview. Am J Psychiatry; 148: 10–20.
Terr, L. (1997). Schreckliches Vergessen, heilsames Erinnern. Traumatische Erfahrungen drängen ans Licht. München: Knaur Taschenbuch.
Volbert, R. (2004). Beurteilung von Aussagen über Traumata. Erinnerungen und ihre psychologische Bewertung. Bern, Göttingen, Toronto, Seattle: Huber.
Widder, B., Foester, K. (2018). Psychoreaktive Störungen. In: Widder, B., Gaidzik, P. W. (Hg.) Neurowissenschaftliche Begutachtung, ed 3. Stuttgart: Thieme; 598–620.
Zehl, S., Sachsse, U., Dulz, B., Overkamp, B., Sack, M. (2013). Internalisierung und Externalisierung als Ausprägungen einer gemeinsamen Störungsdimension bei traumatisierten Patienten. Psychother Psychosom Med Psychol; 63:429–438.

Weiterführende Literatur

AWMF-Sk2 (2019). Leitlinie zur Begutachtung psychischer und psychosomatischer Störungen. Widder, B., Schneider H (Hg.).

AWMF-Sk3 (2019). Leitlinie Posttraumatische Belastungsstörung. Schäfer, I., Lotzin, A.

Fischer, G. (2004). Psychotraumatologische Begutachtung. Z Psychotraumatol; 4.

Freyberger, H., Widder, B. (2010). Begutachtung von Traumatisierungen. Psychotherapeut; 55: 401–8.

Hackhausen, W. (2003). Sozialmedizin und ärztliche Begutachtung. Kompendium für Ärzte und Juristen. Landsberg: Ecomed.

Hinckeldey, S. v., Fischer, G. (2002). Psychotraumatologie der Gedächtnisleistung. München, Basel: Reinhardt.

Hinckeldey, S. v., Bering, R., Fischer, G. (2004). Verfahrensregeln zur psychologischen Begutachtung. In: Fischer G (Hg.). Psychotraumatologische Begutachtung. Z Psychotraumatol; 4: 7.

Venzlaff, U., Foerster, K. (2004). Psychiatrische Begutachtung. Ein praktisches Handbuch für Ärzte und Juristen. München: Urban & Fischer.

Volbert, R. (2008). Glaubhaftigkeitsbegutachtung – mehr als merkmalsorientierte Inhaltsanalyse. Forensische Psychiatrie Psychologie Kriminologie; 1: 1–2.

Westhoff, K., Kluck, M. (2003). Psychologische Gutachten schreiben und beurteilen. Heidelberg: Springer.

Widder, B., Gaidzik, P. (2018). Neurowissenschaftliche Begutachtung: Gutachten in Neurologie und nicht-forensischer Psychiatrie. Thieme.

Zuschlag, B. (2002). Das Gutachten des Sachverständigen. Göttingen: Hogrefe.

IBRAHIM ÖZKAN, MARIA BELZ

8 Kultursensibles Vorgehen in der Diagnostik

8.1 Einleitung

Patient:innen mit Migrationshintergrund sind in der psychotherapeutischen und psychiatrischen Praxis schon lange nicht mehr die Ausnahme. Laut Schouler-Ocak et al. (2010) sind das etwa 17 % der stationär behandelten Patient:innen. Dabei existieren bereits vor Beginn einer Behandlung migrantenspezifische Besonderheiten. Das folgende Kapitel soll einen Überblick darüber geben, was in der Diagnostik psychischer Störungen bei Patient:innen mit Migrationsgeschichte beachtet werden sollte. Des Weiteren wird die Anwendung psychometrischer Verfahren in der Diagnostik bei dieser Patient:innengruppe reflektiert und auf ihre Grenzen hingewiesen.

Zahlreiche Arbeiten erkennen die besondere Relevanz von Traumata in der Behandlung von Patient:innen mit Migrationshintergrund an (Keller et al. 2003; Knaevelsrud et al. 2007; Lindert et al. 2008; Schouler-Ocak et al. 2010).

Epidemiologische Studien belegen eine Prävalenz von ca. 30 % traumatisierter Asylbewerber und Geflüchtete (Steel et al. 2009). Dabei können Traumata sowohl ursächlich für die Genese einer Posttraumatischen Belastungsstörung als auch mitverantwortlich für die Entstehung anderer psychischer Erkrankungen sein (Belz & Özkan 2017). Ebenso ist das verzögerte Auftreten einer Posttraumatischen Belastungsstörung (late-onset PTBS) nach Monaten oder Jahren nicht selten (Ziegenbein et al. 2008).

Zusätzlich zu Traumatisierungen durch Gewalterfahrung in der Familie, Vergewaltigung oder sexuellen Missbrauch, schwere Unfälle und emotionalen Missbrauch oder Vernachlässigung als Kind kommen bei diesen Patient:innen sehr häufig noch Traumatisierungen durch folgende Umstände hinzu: minoritätenfeindliche Gewalt, Verfolgung/Folter und Krieg im Herkunftsland (Belz et al. 2017). Bei solchen Traumatisierungen sollte besonders darauf geachtet werden, dass neben dem unmittelbar erlebten Schaden auch dessen Antizipation ein traumatisierender Stressor sein kann (Gierlichs et al. 2004). Migrant:innen weisen nicht nur eine erhöhte Prävalenz traumatischer Erfahrungen auf, sondern sind aufgrund der häufig **abrupt veränderten Lebensbedingungen** weniger in der Lage, diese ausreichend zu bewältigen. Fehlende Ressourcen, Verarbeitungsmechanismen oder Coping-Strategien verringern die persönlichen Möglichkeiten, ein traumatisches Erlebnis zu verarbeiten. Die Wahrscheinlichkeit, eine Posttraumatische Belastungsstörung zu entwickeln, steigt (Koptagel-Ilal 1999). Ebenso kann es jedoch auch zu anderen psychischen, somatischen und psychosomatischen Beschwerden kommen, was der weit verbreiteten Meinung widerspricht, dass traumatische Erlebnisse zwingend oder ausschließlich zur Entwicklung einer Posttraumatischen Belastungsstörung führen müssen (vgl. S3-Leitline PTBS; Schäfer et al. 2019).

Laut Ausländerzentralregister leben derzeit 235 055 Menschen (Stand 31.12.2020) mit einer Duldung in Deutschland (statistisches Bundesamt 2021). Die Dauer einer Duldung wird von Fall zu Fall entschieden und kann auch sehr kurze Zeitspannen umfassen (Wochen bis Monate). Eine Stabilisierung innerhalb solcher Zeitspannen ist oftmals durch die äußeren Umstände kaum zu erreichen.

Es ergeben sich somit aus zwei Perspektiven einander behindernde Anforderungen:

Einerseits soll auf einer Handlungsebene eine Begutachtung, eine Entscheidung über die Art der Störung erreicht werden; Qualitätsstandards für die Begutachtung psychoreaktiver Traumafolgen wurden zunächst spezifisch für den aufenthaltsrechtlichen Bereich durch die Standards zur Begutachtung psychotraumatisierter Menschen entwickelt (Gierlichs et al. 2004). Für die Begutachtung psychischer und psychosomatischer Störungen findet sich eine S2 klassifizierte Leitlinie der AWMF (Arbeitsgemeinschaft der Wissenschaftlichen Medizinischen Fachgesellschaften e.V.) unter www.awmf.org/leitlinien/detail/ll/051-029.html (Zugriff am 20.09.2021). Zudem soll die Störung versorgt, d.h. therapiert werden; einer Retraumatisierung durch die Therapie ist nach Möglichkeit vorzubeugen. Weiterhin sollte die Fortsetzung der Behandlung im Herkunftsland gesichert sein – zumindest soll diese Möglichkeit erfragt werden.

Andererseits soll aus juristischen und sozialwirtschaftlichen Gründen nach dem Sozialhilferecht verfahren werden – mit einschränkenden Anspruchsberechtigungen nach Bundessozialhilfegesetz (BSHG) und Aufenthaltsgesetz (AufenthG). Die Gesetzeslagen ändern sich häufig; das führt nicht nur zu Uninformiertheit, Unkenntnis, sondern daraus resultieren in der Wahrnehmung der Betroffenen auch relevante zusätzliche Belastungen zur häufig gegebenen KPTBS. Lediglich die den Deutschen gleichgestellten Ausländer, z.B. anerkannte Asylberechtigte, oder die sogenannten Spätaussiedler können wie oben beschrieben versorgt werden. In allen anderen Fällen ist das Vorgehen eher kriseninterventorisch und aus der Perspektive einer Stabilisierungsarbeit zu sehen. Hierbei werden Therapeut:innen gefordert, schnelle, praktische Lösungen in der Arbeit zu finden. Das erfordert interdisziplinäres Vorgehen und ein Geschick im Umgang mit Patient:innen mit Migrationshintergrund, die meist stark belastet sind, sowie mit Angehörigen, Anwält:innen, Ämtern und Behörden inklusive der Polizei. Diese ganze Arbeit am Außen stellt im entfernteren Sinne durchaus bereits eine psychotherapeutische Stabilisierungsarbeit dar.

8.2 Besondere Anforderungen bei Menschen mit Migrationsgeschichte

Eine umfassende Kenntnis aller kulturspezifischen Besonderheiten ist weder möglich noch nötig. Durch eine kultursensible Haltung, d. h. das Bewusstsein für kulturell bedingte Unterschiede und die Bereitschaft, die eigene, ebenso kulturell geprägte Sichtweise zu hinterfragen, kann eine Einbeziehung dieser Besonderheiten geschehen (Belz & Özkan 2017).

Die unreflektierte Anwendung internationaler, aber in westlichen Kulturen entwickelter Klassifikationssysteme bei der Diagnostik von Patient:innen mit Migrationshintergrund wird von de Jong (2010) kritisch hinterfragt.

In der Diagnostik psychischer Störungen bei Patient:innen mit Migrationshintergrund ist eine gründliche Anamnese des bisherigen Lebensweges zu empfehlen. Sowohl besondere Anpassungsleistungen während der Migration (Schönpflug 2007) oder als generationsübergreifende Akkulturationsdynamik als auch potenziell traumatisierende, kulturgebundene Rituale werden so wahrscheinlicher wahrgenommen und identifiziert. Die Migration als Trennung von dem eigenen, bisher sinnstiftenden Umfeld führt zum »Verlust einer Teil-Identität« (Hausotter & Schouler-Ocak 2007, S. 73), was zu einer Destabilisierung der betroffenen Person führen kann. Dies macht die häufig völlige Dekompensation erst nach Ankunft im Aufnahmeland verständlich. Zick (2010, S. 126 ff.) stellt umfassend verschiedene Ansätze der **Akkulturation** mit einhergehenden psychischen Stressoren dar. Zuvor kann häufig die Funktionsfähigkeit der Person durch ein stabilisierendes Umfeld soweit aufrechterhalten werden, dass sie nicht klinisch (im Sinne einer voll ausgeprägten Posttraumatischen Belastungsstörung) auffällig werden. Erst nach Wegfall dieses stützenden Umfeldes kommt es zumeist zu einer erheblichen Beeinträchtigung der Fähigkeiten zur Bewältigung der Traumafolgesymptome. Auch können zahlreiche Stressfaktoren nach Ankunft im Aufnahmeland die Person zusätzlich destabilisieren, welche vor allem aus politischen, juristischen und allgemeingesellschaftlichen Gegebenheiten resultieren (Schouler-Ocak 2003).

Der Krankheitswert eines Symptoms sowie das Geneseverständnis werden von der jeweiligen Gesellschaft definiert und können somit voneinander abweichen (Hausotter & Schouler-Ocak 2007). Reduzierte Deutschkenntnisse (Ebner 2010; Özkan 2002), die damit verbundene unterschiedliche Compliance (Özkan 2004), ein anderes Krankheitsverständnis oder Symptomrepräsentationen (Yildirim-Fahlbusch 2003) sowie teilweise die besondere Schwere der Traumata (Ottomeyer & Renner 2008) können besondere Anforderungen für Patient:innen und Therapeut:innen in der Diagnostik und später auch in der Behandlung darstellen. Der zumeist unsichere Aufenthaltsstatus beeinflusst wesentlich die Stabilität und somit die Möglichkeit einer ausführlichen Exploration.

Um einer unreflektierten Übertragung eigener Stereotype auf die Patient:innen zu vermeiden, bleibt zu beachten, dass Besonderheiten zwar auftreten können, aber nicht müssen. In der traumazentrierten Arbeit bei Patient:innen mit wie auch ohne Migrationshintergrund ist für eine sensible Betrachtung der Sozialisation hinsichtlich der Affekte und der körperlichen Konstitution Sorge zu tragen (Özkan 2003). Die Unterschiede können sich in folgenden Bereichen zeigen:

- in der Erziehung (Gün et al. 2010; von Wogau et al. 2004),
- in der Tradition (Brzoska & Razum 2009; Gün et al. 2010),
- im Schamgefühl (Güç 2010),
- in der Bereitschaft, über erlebte Traumata zu berichten (Wenk-Ansohn 2004; Ziegenbein et al. 2008),
- in der Konfliktbewältigung: bei einfach strukturierten Patient:innen aus unteren sozialen Milieus lassen sich vermehrt präverbale körpernahe Formen der Konfliktbewältigung beobachten, d.h. sie nennen vor allem unspezifische körperliche Symptome (Hausotter & Schouler-Ocak 2007),
- im Ausdruck der Angst und Traurigkeit (Kirmayer 2001),
- im Erleben und in der Wertung von Krankheitssymptomen (Ebner 2010; Neuhauser-Onyejiaka et al. 2008),
- im Umgang mit Erkrankten (Peseschkian 2002),
- in den Kenntnissen über den menschlichen Körper (Hausotter & Schouler-Ocak 2007),
- im Krankheitsverständnis: ein überwiegend ganzheitliches Krankheitsverständnis, bei dem Erkrankungen der Psyche meist nicht isoliert, sondern in Verbindung mit körperlichen Symptomen wahrgenommen und beschrieben werden; oder übernatürlich orientierte Erklärungs- und Handlungsmuster wie z.B. der böse Blick sind nicht selten und nicht als psychotisches Symptom zu interpretieren (Ebner 2010),
- in der Erarbeitung der Stabilität: in der Praxis zeigt sich, dass bestimmte Entspannungstechniken nicht komplett übertragen werden können und auch mithilfe einer Übersetzung in die Muttersprache nicht die gleiche Wirkung bei Patient:innen mit Migrationsgeschichte haben. Auch sollte die Art des Traumas bei der Auswahl einer Übung berücksichtigt werden; so könnte die Lichtübung nach Reddemann (2004) Flashbacks bei Kriegsopfern triggern,
- in einer anderen Erwartungshaltung gegenüber der Arbeit des Therapeuten oder Arztes (Franz et al. 2007).

Um diesen Erwartungen gerecht zu werden, bedarf es mehr Zeit zur Exploration von Zusammenhängen, Ritualen und Traditionen der Lebenswelt der Patient:innen. Für den Aufbau einer vertrauensvollen Beziehung sollten hierbei auch Unterschiede in den Erwartungen der Patient:innen nicht außer Acht gelassen werden. Die/der Patient:in muss sich verstanden und angenommen fühlen. Um ein besseres Verständnis und eine richtige Interpretation der dargelegten Symptome zu gewährleisten, ist eine Sprach- bzw. Kulturmittlung anzuraten. Die kultursensible Beachtung der möglichen Unterschiede in Symptomdarstellung und -wahrnehmung sowie im Krankheitsverständnis kann das Risiko von **Fehldiagnosen** vermindern (Denis 2004).

> Trotz der genannten Unterschiede ist eine differenzierte Betrachtung von Patient:innen mit Migrationshintergrund wichtig. Es ist nicht einmal möglich, bekannte kulturspezifische Phänomene auf jede Person aus dieser Kultur zu übertragen.

Nicht alle Patient:innen eines Kulturkreises bzw. Herkunftslandes bringen die gleiche Werteorientierung, Schulbildung oder ein ähnliches Krankheitsverständnis mit. Besondere Aufmerksamkeit sollte Daten wie Herkunftsregion (Land vs. Stadt), sozioökonomisches Milieu im Herkunftsland, Bildungsgrad, Zuwanderergeneration oder Migrationsmotive (z.B. Arbeitssuche, Flucht vor politischer Verfolgung oder Krieg) geschenkt werden (Hausotter & Schouler-Ocak

2007). Nicht zu vernachlässigen ist der durch die Migration mögliche soziale Abstieg, welcher als zusätzlicher Stressfaktor wirken kann.

Bei der Diagnostik psychischer Störungen sollten nicht nur die störungsbedingten Defizite und kulturspezifischen Besonderheiten, sondern auch die persönlichen Protektionsfaktoren und Ressourcen beachtet werden. Für eine verbesserte Bewältigung von Akkulturationsstress haben sich hohe Selbstwirksamkeit, Erwerbstätigkeit, Partnerschaft, Sprachkenntnisse und allgemeine soziale Unterstützung als wichtig erwiesen (Hausotter & Schouler-Ocak 2007).

8.3 Psychometrische Verfahren

In der Begutachtung von traumatisierten Menschen mit Migrationshintergrund im Rahmen des Asylverfahrens wird vonseiten des Gerichts vermehrt ein Beleg der Aussagen des Probanden durch psychometrische Verfahren gefordert. Psychometrische Verfahren können sich zwar zusätzlich zur Sicherung der Diagnosestellung als hilfreich erweisen, jedoch sollten diese nicht unreflektiert angewendet werden.

> Nahezu alle klinischen Testverfahren wurden in westlichen Ländern entwickelt und an dortigen Stichproben validiert. Die Validität dieser Verfahren, besonders die Formulierung der Beschwerden im Sprachgebrauch der internationalen Klassifikationssysteme (Denis 2004) für Proband:innen aus nicht westlichen Kulturen bleibt oft fraglich (Ebner 2010).

Ähnliches gilt für die sprachliche Übersetzung der Testverfahren in die jeweiligen Landessprachen (Denis 2004). Zwar existiert eine z. T. ausreichende Anzahl an übersetzten Tests, jedoch weisen diese teilweise ein zu hohes Niveau auf und sind an den Sprachgebrauch von Gebildeten im Ursprungsland angepasst, nicht an die Wortwahl und Grammatik von in Deutschland lebenden Migrant:innen (Kizilhan 2010).

Glaesmer und Nesterko (2019) formulieren konkrete *Bias* bezüglich der Gütekriterien von Validität diagnostischer Instrumente in der kultursensiblen Diagnostik:

- *Konstruktbias* (auch *funktionale Äquivalenz*): Ein Konstrukt unterscheidet sich zwischen zwei oder mehreren Kulturen, z. B. typische Verhaltens- oder Erlebensweisen als Operationalisierung für Depression weichen voneinander ab. Selbst wenn ein Depressionsfragebogen also korrekt übersetzt wurde, wäre in diesem Fall die kulturelle Äquivalenz eingeschränkt.
- *Methodenbias:* Unterschiede hinsichtlich der sozialen Erwünschtheit und der Bereitschaft, über bestimmte Themen zu berichten, Vertrautheit mit bestimmten Fragestellungen und Instruktionen, z. B. die Einschätzung von Beschwerden in einem bestimmten Zeitfenster, setzt ein entsprechendes Zeiterleben voraus, oder die Nutzung von mehrstufigen Skalen verlangt ein dimensionales Verständnis von Beschwerden.
- *Itembias:* Ungenaue Übersetzungen und unpassende Formulierungen.

Eine weitere Schwierigkeit können **geringe Lese- und Schreibkenntnisse** darstellen. Die Anforderung, einen Fragebogen selbstständig zu lesen und zu bearbeiten, kann das Stressniveau von Proband:innen erhöhen und die Qualität der Messung negativ beeinflussen.

Bezüglich der Testübersetzung bei international vergleichenden Studien hat die *International Test Commission* (ITC) zwischen 2005 und 2015 standardisierte Richtlinien für die Übersetzung und Adaptation von psychometrischen Tests unter Berücksichtigung umfassender möglicher Fehlerquellen entwickelt und herausgegeben. Für die in sechs Kategorien organisierten 18 empfohlenen Richtlinien zur Übersetzung werden jeweils Erklärungen mitsamt Vorschlägen für die Praxis angeboten (https://www.intestcom.org/page/14, Online, Zugriff 2021).

Erfreulicherweise wurden in den letzten Jahren mehrere diagnostische Instrumente entwickelt, die in verschiedenen relevanten Sprachen vorliegen:

- Empfehlenswert ist das *Essener Trauma-Inventar* (ETI; Tagay et al. 2014), welches für die Anwendung bei Patient:innen mit Migrationshintergrund in Deutschland entwickelt, in elf Sprachen übersetzt und auf seine Gütekriterien ausreichend überprüft wurde.
- Die *PTSD Checklist for DSM-5* (PCL-5; Weathers et al. 2013) stellt ein ökonomisch einsetzbares, frei zugängliches Instrument zum Screening und zur Messung der Symptombelastung dar. Es wurde bereits in viele relevante Sprachen, z.B. arabisch und kurdisch (Ibrahim et al. 2018) übersetzt und validiert.
- Als diagnostisches Instrument nach den Kriterien des ICD-11 stellt sich das frei zugängliche, in vielen Sprachen valide verfügbare zugängliches *International Trauma Questionnaire* (ITQ) (Cloitre et al. 2018) dar. Es bietet eine schnelle Möglichkeit, in einfacher Sprache die Kernmerkmale von PTBS und KPTBS konzentriert mit einfachen Diagnoseregeln zu erfassen.
- Zur Erfassung depressiver Symptome steht der *Patient Health Questionnaire 9* (PHQ-9; Kroenke et al. 2001) als langjährig erprobtes und evaluiertes Instrument zur Verfügung. Er ist in zahlreichen Sprachen kostenlos verfügbar unter www.phqscreeners.com.
- Das DSM-5 bietet dem Diagnostiker mit seinem *Cultural Formulation Interview* (CFI; Lewis-Fernández et al. 2016) ein Tool, welches in der diagnostischen Datensammlung kulturrelevante klinische Informationen erfassbar macht.

Allgemein sollten Diagnosen nicht ausschließlich durch psychometrische Testungen begründet werden. Verfahren, welche durch den Probanden mit Papier und Stift bearbeitet werden, bilden lediglich den Sachinhalt, jedoch nicht die **Affekte** der Person ab. Diese sind aber zur Beurteilung der Symptomatik und ihrer Glaubhaftigkeit unverzichtbar. Auf eine ausführliche Exploration sollte daher auf keinen Fall verzichtet werden.

8.4 Fazit

In der Diagnostik von Traumafolgestörungen bei Proband:innen mit Migrationshintergrund müssen spezifische Anforderungen beachtet werden. Dabei ist nicht die vollständige Kenntnis über alle Phänomene der jeweiligen Kultur, sondern eine kultursensible, achtsame Haltung notwendig. Die Diagnostiker:innen müssen sich dabei der eigenen kulturellen Prägung bewusst sein, Unterschiede erkennen und wertfrei beschreiben können. Für eine adäquate Beurteilung einer Präsentiersymptomatik kann sich eine Sprach- und Kulturmittlung oder eine Supervision bzw. Intervision durch erfahrene Kolleg:innen nützlich erweisen, um das Risiko einer Fehldiagnose zu vermindern. Der Einsatz von sprachreduzierten Techniken stellt eine weitere Möglichkeit dar diagnostisch und für Interventionen in Beziehung mit dem Gegenüber zu treten (Özkan & Belz 2019, Özkan & Peric 2018). Psychodiagnostische Verfahren können im diagnostischen Prozess hilfreich sein, jedoch stellen sie nur eine Ergänzung zur eigenen Exploration dar.

Literatur

AWMF (2019). Arbeitsgemeinschaft der Wissenschaftlichen Medizinischen Fachgesellschaften e. V., www.awmf.org/leitlinien/detail/ll/051-029.html, (Zugriff am 11. 02. 2022).

Belz, M., Özkan, I. (2017). Psychotherapeutische Arbeit mit Migranten und Flüchtlingen. Göttingen: V&R.

Belz, M., Belz, M., Özkan, I., Graef-Calliess, I. T. (2017). Posttraumatic stress disorder and comorbid depression among refugees: Assessment of a sample from a German refugee reception center. Transcultural Psychiatry; 54(5–6):595–610.

Bierwirth, J. (2011). Psychotherapie mit traumatisierten Flüchtlingen. In: van Keuk, E., Ghaderi, C., Joksimovic, L., David, D. M. (Hg.). Diversity – Transkulturelle Kompetenz in klinischen und sozialen Arbeitsfeldern. Stuttgart: Kohlhammer; 281–7.

Brzoska, P., Razum, O. (2009). Krankheitsbewältigung bei Menschen mit Migrationshintergrund im Kontext von Kultur und Religion. Z Med Psychol; 18(3–4): 151–61.

Cloitre, M., Shevlin, M., Brewin, C. R., Bisson, J. I., Roberts, N. P., Maercker, A., Karatzias, T., Hyland, P. (2018). The International Trauma Questionnaire: Development of a self-report measure of ICD-11 PTSD and complex PTSD. Acta Psychiatrica Scandinavica, 138(6), 536–546.

De Jong, J. (2010). Klassifizieren oder nuancieren? Ein kritischer Blick auf DSM und ICD am Vorabend des DSM-V. In: Hegemann, T., Salman R (Hg.). Handbuch Transkulturelle Psychiatrie. Bonn: Psychiatrie-Verlag; 142–68.

Denis, D. (2004). Standardisierte Diagnostik bei der Begutachtung psychisch reaktiver Traumafolgen in aufenthaltsrechtlichen Verfahren. In: Haenel, F., Wenk-Ansohn M (Hg.). Begutachtung psychisch reaktiver Traumafolgen in aufenthaltsrechtlichen Verfahren. Weinheim: Beltz; 98–126.

Ebner, G. (2010). Psychiatrische Begutachtung von Migrantinnen und Migranten. In: Hegemann, T., Salman R (Hg.). Handbuch Transkulturelle Psychiatrie. Bonn: Psychiatrie Verlag; 216–41.

Flatten, G., Hofmann, A., Liebermann, P., Wöller, S., Siol, T., Petzold, E. R. (2001). Posttraumatische Belastungsstörung. Leitlinie und Quellentext. Stuttgart: Schattauer.

Franz, M., Liujić, C., Koch, E., Wüsten, B., Yürük, N., Gallhofer, B. (2007). Subjektive Krankheitskonzepte türkischer Migranten mit psychischen Störungen – Besonderheiten im Vergleich zu deutschen Patienten. Psychiatr Prax; 34: 332–8.

Gierlichs, H. W., Haenel, F., Henningsen, F., Spranger, H., Schaeffer, E., Wenk-Ansohn, M., Wirtgen, W. (2004). SBPM. Standards zur Begutachtung psychisch reaktiver Traumafolgen (in aufenthaltsrechtlichen Verfahren). In: Haenel, F., Wenk-Ansohn M (Hg.). Begutachtung psychisch reaktiver Traumafolgen in aufenthaltsrechtlichen Verfahren. Weinheim, Basel: Beltz; 243–256.

Güç, F. (2010). Dissoziation und Schuld-Scham-Affekte in der Behandlung von Migranten aus islamischen Ländern. Psychotherapie im Dialog; 4: 313–8.

Glaesmer, H., Nesterko, Y. (2019). Kultursensible klinische Diagnostik bei Geflüchteten: Kultursensible klinische Diagnostik bei Geflüchteten. In: *Trauma & Gewalt* 13 (1), S. 52–61. Online verfügbar unter https://elibrary.klett-cotta.de/article/10.21706/tg-13-1-52.

Gün, A. K., Toker, M., Senf, W. (2010). »... keine Lust, meinem deutschen Therapeuten zu erklären, dass ich kein Pascha bin ...« Ali Kemal Gün und Mehmet Toker im Gespräch mit Wolfgang Senf. Psychotherapie im Dialog; 4: 352–6.

Hapke, U., Schumann, A., Rumpf, H. J., John, U., Meyer, C. (2006). Post-traumatic stress disorder. The role of trauma, pre-existing psychiatric disorders, and gender. Eur Arch Psychiatry Clin Neurosci; 256: 299–306.

Hausotter, W., Schouler-Ocak, M. (2007). Begutachtung bei Menschen mit Migrationshintergrund. München: Elsevier.

Ibrahim, H., Ertl, V., Catani, C., Ismail, A. A. & Neuner, F. (2018). The validity of Posttraumatic Stress Disorder Checklist for DSM-5 (PCL-5) as screening instrument with Kurdish and Arab displaced populations living in the Kurdistan region of Iraq. BMC Psychiatry, 18(1), 259.

International Test Commission (ITC). Abrufbar unter: https://www.intestcom.org/page/14, letzter Zugriff 11. 02. 2022.

Keller, A. S., Rosenfeld, B., Trinh-Shevrin, C., Meserve, C., Sachs, E., Levis, J. A., Singer, E., Smith, H., Wilkinson, J., Kim, G., Allden, K., Ford, D. (2003). Mental health of detained asylum seekers. Lancet; 362: 1721–3.

Kessler, R. C., Sonnega, A., Bromet, E., Hughes, M., Nelson, C. B. (1995). Posttraumatic stress disorder in the National Comorbidity Survey. Arch Gen Psychiatry; 52(12): 1048–60.

Kirmayer, L. J. (2001). Cultural variations in the clinical presentation of depression and anxiety: implications for diagnosis and treatment. J Clin Psychiatry; 62: 22–8.

Kizilhan, J. I. (2010). Psychotherapeutisches Arbeiten in institutionellen Settings. In: Hegemann, T., Salman R (Hg.). Handbuch Transkulturelle Psychiatrie. Bonn: Psychiatrie-Verlag; 169–84.

Knaevelsrud, C., Wagner, B., Karl, A., Mueller, J. (2007). New treatment approaches: integrating new media in the treatment of war and torture victims. Torture; 17(2): 67–78.

Koptagel-Ilal, G. (1999). Migration und Trauma. Zur Psychodynamik der Konflikte und Traumen in der Migrationssituation. Vortrag auf dem 2. Internationalen Kongress zum Thema Körper – Seele – Trauma, 11.–14. 3. 1999, Göttingen.

Kroenke, K., Spitzer, R. L., Williams, J. B. (2001). The PHQ-9: validity of a brief depression severity measure. J Gen Intern Med; 16(9): 606–613.

Lewis-Fernández, R., Aggarwal, N. K., Hinton, L., Hinton, D. E. & Kirmayer, L. J. (Eds.) (2016). DSM-5 handbook on the cultural formulation interview. American Psychiatric Publishing, Inc.

Lindert, J., Brähler, E., Wittig, U., Mielck, A., Priebe, S. (2008). Depressivität, Angst und posttraumatische Belastungsstörung bei Arbeitsmigranten, Asylbewerbern und Flüchtlingen. Psychother Psychosom Med Psychol; 58: 109–22.

Neuhauser-Onyejiaka, U., Saurwein, B., Bösch, A. (2008). Schmerz bei Migrationshintergrund. In: Golsabahi, S., Heise T (Hg.). Von Gemeinsamkeiten und Unterschieden. Berlin: VWB; 95–104.

Ottomeyer, K., Renner, W. (2008). Die doppelte Befremdung: Diagnostik und wirksame Psychotherapie bei traumatisierten Flüchtlingen. In: Golsabahi, S., Heise T (Hg.). Von Gemeinsamkeiten und Unterschieden. Berlin: VWB; 165–76.

Özkan, I. (2002). Sprache und Kommunikation in der multikulturellen Gesellschaft. Vortrag auf der Fachtagung »Du kannst mich einfach nicht verstehen ...«, 26.–27. 11. 2002, Marienburg, Zell/Mosel.

Özkan, I. (2003). Grenzen und Praxisansätze der traumazentrierten Arbeit mit Flüchtlingen. In: Beauftragte der Bundesregierung für Migration, Flüchtlinge und Integration (Hg.). Gesunde Integration. Dokumentation der Fachtagung, Berlin; 122–6.

Özkan, I. (2004). Praxisansätze und Grenzen der traumazentrierten Arbeit mit ethnischen Minoritäten. In: Sachsse, U. (Hg.). Traumazentrierte Psychotherapie: Theorie, Klinik und Praxis. Stuttgart: Schattauer; 394–400.

Özkan, I., Belz, M. (2019). Sprachreduzierte Ressourcen- und Traumastabilisierungsgruppe – Zwei Manuale zur sprachreduzierten Gruppenpsychotherapie mit Flüchtlingen und Migranten. Stuttgart: Schattauer.

Özkan, I., Peric, N. (2018). Sprachungebundene Therapie: ein innovatives Konzept. NeuroTransmitter; 29: 35–38.

Peseschkian, N. (2002). Die Notwendigkeit eines transkulturellen Austausches. Dargestellt am transkulturellen Aspekt der Positiven Psychotherapie In: Heise T (Hg.). Transkulturelle Psychotherapie. Berlin: VWB; 195–210.

Reddemann, L. (2004). Psychodynamisch imaginative Traumatherapie. PITT – das Manual. Stuttgart: Pfeiffer bei Klett-Cotta.

Schäfer, I., Gast, U., Hofmann, A., Knaevelsrud, C., Lampe, A., Liebermann, P., Lotzin, A., Maercker, A., Rosner, R., Wöller W (Hg.) (2019). S3-Leitlinie Posttraumatische Belastungsstörung. Springer: Berlin, Heidelberg.

Schönpflug, U. (2007). Migration und Integration. In: Thomas, A., Kammhuber, S., Schroll-Machl, S. (Hg.). Handbuch Interkulturelle Kommunikation und Kooperation. Band 2. Göttingen: Vandenhoeck & Ruprecht; 328–41.

Schouler-Ocak, M. (2003). Psychiatrische Regeldienste und multikulturelle Realität. Psychoneuro; 29(12): 582–5.

Schouler-Ocak, M., Schepker, R., Bretz, H. J., Hartkamp, N., Koch, E., Penka, S., Hauth, I., Rapp, M. A., Alchberger, M. C., Heinz, A. (2010). Patienten mit Migrationshintergrund in stationär-psychiatrischen Einrichtungen. Nervenarzt; 81: 86–91.

Statistisches Bundesamt (2022). Ausländische Bevölkerung nach Aufenthaltsstatus.

Steel, Z., Chey, T., Silove, D., Marnane, C., Bryant, R. A., van Ommeren, M. (2009). Association of torture and other potentially traumatic events with mental health outcomes among populations exposed to mass conflict and displacement: a systematic review and meta-analysis. JAMA. Aug 5; 302(5):537–49.

Tagay, S., Senf, W. (2014). Essener Trauma-Inventar (ETI). Eine Verfahrensfamilie zur Identifikation von traumatischen Ereignissen und Traumafolgestörungen. Göttingen: Hogrefe.

von Wogau, J. R., Eimmermacher, H., Lanfranchi, A. (2004). Therapien und Beratung von Migranten. Weinheim: Beltz.

Weathers, F. W., Litz, B. T., Keane, T. M., Palmieri, P. A., Marx, B. P. & Schnurr, P. P. (2013). The PTSD Checklist for DSM-5 (PCL-5). Scale available from the National Center for PTSD at www.ptsd.va.gov.

Wenk-Ansohn, M. (2004). Frauenspezifische Aspekte in der interkulturellen Begutachtung. In: Haenel, F., Wenk-Ansohn M (Hg.). Begutachtung psychisch reaktiver Traumafolgen in aufenthaltsrechtlichen Verfahren. Weinheim: Beltz; 160–83.

Yildirim-Fahlbusch, Y. (2003). Türkische Migranten: Kulturelle Missverständnisse. Dtsch Ärztebl; 18: 993–5.

Zick, A. (2010). Akkulturation – Neufassung eines Forschungsbereiches. Wiesbaden: Springer VS.

Ziegenbein, M., Machleidt, W., Calliess, I. T. (2008). Psychiatrische Begutachtung im interkulturellen Feld. In: Golsabahi, S., Heise T (Hg.). Von Gemeinsamkeiten und Unterschieden. Berlin: VWB; 213–24.

II

Therapie

RUTH EBBINGHAUS, HELMUT RIEẞBECK, JULIA SCHELLONG

9 Rahmenbedingungen, Therapiesetting und Vernetzung

9.1 Einleitung

In den vorangegangenen Kapiteln wurde bereits darauf hingewiesen, welch hohen Stellenwert gerade bei dem Erkrankungsbild der komplexen Traumafolgestörungen der Rahmen, das Therapiesetting an sich und die Kooperation im therapeutischen Netzwerk einnehmen. Diese bereits im diagnostischen Teil beschriebenen Bedingungen gelten umso mehr für die Behandlung dieser Patientengruppe. Vielschichtige Symptomatik und ausgeprägte Funktionsstörungen verlangen hohe Qualifikation und Behandlungserfahrung aufseiten der Therapeutinnen und Therapeuten, um einen differenzierten Umgang mit Vertrauensaufbau einerseits und sensibles Achten auf Grenzen bzw. auf Grenzüberschreitungen andererseits zu gewährleisten.

Dieses Kapitel ist bestimmt von einer opferzentrierten, durchaus parteilichen Haltung. Die Autor:innen möchten hinweisen auf das, was zu wünschen und zu fordern wäre – die Grenzen des Möglichen sind uns allen nur zu deutlich bekannt.

9.2 Rahmenbedingungen und Qualitätsstandards für die Behandlung

Die Begleitung und Behandlung komplex traumatisierter Patientinnen und Patienten stellt eine der schwierigsten Herausforderungen an die Persönlichkeit eines Therapeuten dar, an dessen Integrität, Feinfühligkeit und Abgrenzungsfähigkeit (Huber 2009). Durch die Schilderungen der traumatischen Erlebnisse und Leiden der Betroffenen wird der Therapeut wiederholt zum Zeugen der zum Teil schrecklichen Ereignisse und verspürt nicht selten, wenn auch abgeschwächt, während des Zuhörens ähnliche Gefühle wie der Patient, z.B. Wut, Zorn, Angst oder Hilflosigkeit. Diese Empfindungen werden als »traumatische« Gegenübertragung bezeichnet. Sie können entstehen, wenn der Therapeut stellvertretend für den Betroffenen fühlt oder eine Rolle erfüllt, die ihm der Patient unbewusst zuschreibt. Die Therapie profitiert sehr davon, wenn sich der Therapeut den oft intensiven traumatischen Übertragungs- und Gegenübertragungsreaktionen (z.B. als Täter, Retter, ständiger Helfer angesehen zu werden) bewusst stellt und diese wichtigen Informationen in die Behandlung integriert. Betroffene haben eine große Sensibilität, oft sogar eine besonders scharfe Wahrnehmung für das Regulationsgleichgewicht ihrer Therapeut:innen. Sie stellen daher sehr häufig die zweifelnde Frage: »Können Sie das aushalten?« – Gegenwartsanker in der belastungsfreien Sphäre helfen Therapeut:innen negative, Trauma bedingte Übertragungsphänomene aufzulösen. Dies hilft Beziehungs- oder Wiederholungsfallen zu entgehen, ein anderes Mal, diese Informationen mit heranzuziehen, um vorsprachliches Material in ein Narrativ zu verwandeln und so mithilfe der eigenen Empfindungen die Traumatisierung besser im Zusammenhang mit der aktuellen Konfliktlage verstehen zu können (Albani et al. 2011).

Bindungsstörungen als Folge von Vernachlässigung, Abhängigkeit von der Bindungsperson, die möglicherweise gleichzeitig auch Täter war, daraus folgende Ambivalenzen, Loyalitäten mit Täterfiguren, uralte oder auch neue Schweigegebote schränken die Beziehungs- und Kommunikationsfähigkeit der Patient:innen mit komplexen Traumafolgestörungen im direkten Kontakt oft ein (Buchheim 2007; Martin et al. 2006; Pearlman & Courtois 2005).

Die Kommunikation von Seiten Betroffener ist überwiegend geprägt durch eine Mentalisierung im sog. Äquivalenzmodus (Fonagy et al. 2004), bei der inneres Erleben der äußeren Realität gleich gesetzt wird. In seiner nicht integrierten Form steht der Äquivalenzmodus in Verbindung mit reflexhaften Verhaltensmustern, die mehr auf Wiederholung der traumatischen Erfahrungen, als auf deren Integration gerichtet sind.

Dies bleibt nicht ohne Einfluss für den Aufbau und den Erhalt einer tragfähigen therapeutischen Beziehung. Patient:innen sind zudem im Therapieverlauf häufig gefährdet durch Verharren in ihrer Opferrolle, durch selbstverletzendes Verhalten oder Suizidalität. Aufgrund der geschilderten erschwerten Therapiebedingungen geraten Therapeut:innen nicht selten an die Grenzen ihrer Behandlungs- und Belastungsfähigkeit. Wiederholt wird körperliche und psychische Erschöpfung, eine sog. *Compassion Fatigue* (Mitgefühlserschöpfung) (Figley 2002) bis hin zum Burnout-Syndrom, beschrieben. Die Gefühle von Überforderung oder Versagen können durch unzureichende oder fehlende Unterstützung des Therapeuten seitens der Kolleg:innen oder Vorgesetzten noch verstärkt werden.

Durch die Konfrontation mit traumatischen Inhalten wächst die Gefahr einer Sekundärtraumatisierung des Therapeuten, zumal eigene frühere Belastungen in seinem Leben reaktiviert werden können. Zwar sprechen nicht alle Studien für einen Zusammenhang zwischen Traumaexposition in der Therapie und Posttraumatischer Belastungsstörung bei den Behandelnden (Jurisch et al. 2009), dennoch sollten Therapeut:innen, die komplex traumatisierte Patient:innen behandeln, die damit verbundenen möglichen Belastungen nicht unterschätzen. Sie sollten ihre eigenen Grenzen, Kapazitäten und Möglichkeiten beachten, um die eigene Gesundheit nicht zu gefährden. Wichtig für den Therapeuten bleibt es, die Fähigkeit zu kritischer Selbstreflexion zu fördern und regelmäßig eine Begleitung und Unterstützung durch eine ausreichende Supervision zu gewährleisten. Alle Helfer:innen oder Therapeut:innen, die mit früh und komplex Traumatisierten, besonders solchen mit dissoziativen Störungen, umgehen, sollten genügend Aufmerksamkeit auf ihre eigene seelische Gesundheit richten und ausreichende Psychohygiene betreiben, also einen liebenvollen Umgang mit sich selbst pflegen (Aktivitäten, Mußestunden, Entspannung, Genuss). Auch hierfür bietet eine qualitativ fundierte traumatherapeutische Ausbildung eine gute Basis. Es lohnt sich, die erlernten Therapiemaßnahmen auch zur eigenen Entspannung und zum Aufbau eigener Ressourcen positiv einzusetzen (Sachsse 2009).

Patient:innen mit komplexen Traumafolgestörungen sind in einem hohen Maße auf eine tragfähige therapeutische Beziehung angewiesen, damit sie das notwendige Vertrauen und ein Gefühl von Kontrolle und Sicherheit für die Therapie aufbringen können. Sie leiden bei Abwesenheit ihres Therapeuten deshalb verstärkt unter der Angst, ihre Probleme allein nicht bewältigen zu können, und neigen verstärkt zu Dekompensation. Gemeinsam entwickelte Notfallpläne können hier gute Dienste leisten und fördern zudem die Selbstregulationsfähigkeit und die Selbstwirksamkeit. Auch wäre es sinnvoll, dem Patienten eine Vertretung durch einen entsprechend qualifizierten und über die Probleme des Patienten informierten Therapeuten anbieten zu können. Die Finanzierung einer Vertretung ist im heutigen Gesundheitssystem bei niedergelassenen ärztlichen oder psychologischen Psychotherapeut:innen nicht mehr vorgesehen, wäre aber dringend zu fordern.

Die Behandlung von Menschen mit komplexer Traumafolgestörung bedarf eines hohen Maßes an Einfühlung in die innere Not der Betroffenen. Die Dramatik der einzelnen Geschichten reißt mit oder stößt ab. Gefühle und Mitschwingen der eigenen Persönlichkeit sind, wie oben beschrieben, auch therapeutisches Instrument. Häufig ist eine flexible Handhabung der einzelnen Therapiemodule oder spezifischer Techniken gefordert. Dies birgt große Chancen im Verständnis der Störung und der Betroffenen, enthält aber ebenso hochgradige Gefahren für Grenzverletzungen auf beiden Seiten. Klare Grenzziehungen, sorgfältige Beachtung von Datenschutz und gute Absprachen dienen dem Schutz des Therapeuten wie dem Schutz der Patient:innen gleichermaßen.

Als oberstes Gebot muss gelten, einen sicheren Rahmen zu bieten. Dies ist der wichtigste Teil von »Kontrasterfahrungen«, welche den Betroffenen helfen die gegenwärtigen Situationen von den traumatisierenden aus anderer Zeit zu unterscheiden (Wöller 2020, S. 61 ff). Dies betrifft u. a. die Verlässlichkeit der eigenen Persönlichkeit, die Transparenz der Rahmenbedingungen und eine gute Regelung für Vertretungssituationen. Doch nicht nur der »innere« Rahmen bedarf der Überprüfung, auch die »äußeren« Rahmenbedingungen sollten nicht vernachlässigt werden. Dissoziative Zustände, Verleugnung, mangelnde, nicht erlernte Gefahreneinschätzung können Betroffene in verschiedenen Welten leben lassen, sodass im therapeutischen Miteinander reale Gefahren außerhalb des Therapiesettings leicht übersehen werden können. Es darf nicht vergessen werden zu überprüfen, ob aktuell tatsächlich keine akute Traumatisierung mehr stattfindet. Genauso wichtig ist es, selbstgefährdende Verhaltensweisen oder auch finanzielle oder andere soziale Nöte, die das »Überleben« gefährden, anzusprechen. Andererseits ist die Möglichkeit des Missbrauchs gleichermaßen zu bedenken.

Transparente Verhandlungen über Inhalte und Ziele der Behandlung, wie z. B. Absprachen über gemeinsames Arbeiten an Ressourcenstärkung, bieten einen wichtigen Bezugsrahmen, auf den immer wieder rekurriert werden kann. Sie helfen, zu erwartende Hürden besser zu überstehen und solche letztlich als Entwicklungsschritte zu begreifen.

Die erheblichen therapeutischen Herausforderungen in der Behandlung komplex Traumatisierter bedingen neben einer traumaspezifischen therapeutischen Ausbildung auch eine ständige Fort- und Weiterbildung in den entsprechenden traumaspezifischen Behandlungsmethoden. Die Psychotraumatologie ist noch eine junge Wissenschaft und das Wissen über Traumafolgestörungen deshalb ständig im Wandel. Die therapeutischen Methoden werden laufend weiterentwickelt und verfeinert. Eine Erweiterung des eigenen Wissens und das Erlernen neuer Behandlungsansätze können die Arbeit eines Therapeuten zum eigenen und zum Nutzen der Patient:innen erheblich erleichtern.

Empfehlungen

Die Deutschsprachige Gesellschaft für Psychotraumatologie (DeGPT) hat es sich zur Aufgabe gemacht, Standards für die Aus- und Weiterbildung von Psychotherapeut:innen und anderen Fachkräften zu definieren. Auch bei einigen Landesärztekammern und der Ostdeutschen Psychotherapeutenkammer ist eine Anerkennung der Spezialisierung »Psychotraumatologie« über den Nachweis spezieller Weiterbildungen möglich.

Der **Mindeststandard** umfasst die Möglichkeit, akute Belastungsreaktionen aufzufangen, einen für den Patienten sicheren Ort bereitzustellen sowie einen Ansprechpartner für Spätreaktionen zu benennen. Der Therapeut sollte eine weit fortgeschrittene psychotherapeutische Ausbildung besitzen, Kenntnisse in der Diagnostik dissoziativer Störungen sowie in traumaspezifischen ressourcenaktivierenden Therapiemaßnahmen haben und akute Dissoziation erkennen und behandeln können.

Der **optimale Standard** umfasst spezielle Kenntnisse in der Psychotraumatologie, die in einer vertieften Ausbildung erworben werden. Wir empfehlen ein abgeschlossenes Curriculum »Spezielle Psychotraumatologie« nach den Richtlinien der DeGPT oder zumindest die Teilnahme an den ersten Bausteinen des Curriculums und Durchführung der Therapie unter Supervision/Zweitsicht eines durch die DeGPT qualifizierten Traumatherapeuten.

Der **Mindeststandard für alle nicht approbierten Therapeut:innen** (z. B. Kunsttherapeut:innen, Körpertherapeut:innen, Sozialtherapeut:innen) umfasst ausreichende Kenntnisse in der Diagnostik und Behandlung von Traumafolgestörungen, z. B. eine Weiterbildung in Traumafachberatung/-pädagogik oder eine äquivalente Weiterbildung.

AUSBILDUNGSCURRICULA DER DEGPT

1. Curriculum Spezielle Psychotraumatologie (DeGPT)

Das Curriculum »Spezielle Psychotraumatherapie (DeGPT)« definiert Standards zur Qualifikation für die spezialisierte psychotherapeutische Behandlung von Erwachsenen mit Traumafolgestörungen.

Voraussetzung für die Möglichkeit zur Zertifizierung ist die Approbation als ärztliche:r oder psychologische:r Psychotherapeut:in bzw. eine entsprechende berufliche Qualifikation in der Schweiz oder in Österreich. In den empfohlenen Curricula ist ein spezifisches traumatherapeutisches Konfrontations-Verfahren, wie z. B. Kognitiv-Behaviorale Traumatherapie und deren Kombination mit Expositionsbehandlung, »Eye Movement Desensitization and Reprocessing« (EMDR), Narrative Expositionstherapie (NET), »Seeking Safety« (bei komorbider Suchterkrankung) pflichtgemäß enthalten.

2. Curriculum Spezielle Psychotraumatherapie mit Kindern und Jugendlichen (DeGPT)
Das Curriculum »Spezielle Psychotraumatherapie mit Kindern und Jugendlichen (DeGPT)« definiert Standards zur Qualifikation für die spezialisierte psychotherapeutische Behandlung von Kindern und Jugendlichen mit Traumafolgestörungen. Voraussetzung für die Möglichkeit zur Zertifizierung ist die Approbation als ärztliche:r oder psychologische:r Psychotherapeut:in für Kinder und Jugendliche bzw. eine entsprechende berufliche Qualifikation in der Schweiz oder in Österreich.

3. Curriculum Traumapädagogik und Traumazentrierte Fachberatung (DeGPT/BAG-TP)
Die psychosoziale Versorgung traumatisierter Menschen wird in erheblichem Ausmaß durch Berufsgruppen mit Fachschul-, Fachhochschul- und Hochschulabschlüssen geleistet. Mit der Einführung der Zusatzqualifikation »Traumapädagogik und Traumazentrierte Fachberatung (DeGPT/BAG-TP)« wurden im Jahr 2010 Qualitätsstandards in der psychosozialen Versorgung traumatisierter Menschen etabliert. **(weitere Informationen unter www.degpt.de)**

Zu erwähnen ist allerdings, dass im gegenwärtigen Gesundheitssystem erhebliche Differenzen zwischen den Behandlungsbedürfnissen komplex traumatisierter Patient:innen, den Empfehlungen zur Behandlung in der psychotraumatologischen Literatur und den tatsächlichen ambulanten und stationären Behandlungsangeboten bestehen.

9.3 Therapiesetting

Patient:innen mit komplexen Traumafolgestörungen haben deutlich umfangreichere Behandlungsbedürfnisse, als sie für die Behandlung der meisten anderen psychischen Störungen notwendig sind.

Das spezifische Setting muss daher Folgendes berücksichtigen:

- die langen Behandlungszeiträume,
- die multimodalen Therapieansätze und ihre Verzahnung,
- die vielfältigen psychosozialen Fragestellungen,
- die Dynamik der auf mehreren Ebenen beeinträchtigten Kommunikation.

Insbesondere sollte jedes Setting darauf ausgerichtet sein, einen längerfristig orientierten Behandlungsplan zu ermöglichen und mitzutragen. Begründet ist dies beispielsweise durch den, allerdings nur für Borderline-Patient:innen belegten Umstand, dass insbesondere wiederholte Kurzzeiteinweisungen wegen Suizidalität eher negative therapeutische Effekte haben (Paris 2004). Auch einem Missbrauch mit dem Missbrauch kann durch sorgfältige Absprachen und Transparenz der angebotenen Therapiemodule am besten entgegengewirkt werden.

Ein längerfristiger Behandlungsplan beinhaltet somit gute, bedarfsgerechte Kommunikation und Kooperation der Anbieter von Beratung und Therapie von der Erstversorgung bis zur Rehabilitation bzw. Reintegration. Ein gutes Zusammenspiel von ambulanter und stationärer Begleitung vermindert nicht nur eine eventuelle Gefahr der Hospitalisierung, sondern unterstützt auch das Erlernen eines behutsamen Umgangs mit der Auflösung von Schweigegeboten einerseits und notwendigen Grenzsetzungen andererseits. Selbstverständlich ist hier maximale Transparenz zu wahren und auf die Mitbestimmung der Betroffenen zu achten. Selbstverantwortung und Selbstbestimmung sind insbesondere für Menschen, deren Grenzen so oft verletzt wurden, unabdingbare Voraussetzung in der Behandlung.

Abbildung 9-1 zeigt das Mit- und Nebeneinander von ambulanten und stationären Hilfsangeboten in zunehmender Spezialisierung auf Traumafolgestörungen (Hofmann et al. 2004).

Der Einstieg in einen übergreifenden Behandlungsplan kann an vielen Stellen erfolgen. Selten wird der direkte Weg zur spezialisierten Therapie eingeschlagen. Oft führen körperliche Beschwerden zum Hausarzt oder soziale Probleme zu Beratungsstellen. Von der psychotraumatologischen Grundversorgung bei diesen Erstversorgern kann bei Bedarf zu einer Krisenintervention oder auch zu einer ambulanten oder stationären Psychotherapie weiterverwiesen werden. An all diese Akteure im Gesamtbehandlungsplan bestehen unterschiedliche Anforderungen.

Therapeut:innen in der niedergelassenen Praxis müssen sich darauf einrichten, dass

- die zu beantragenden Therapiekontingente selten ausreichend bedarfsgerecht sind.
- manche Gutachter:innen psychotraumatologischen Konzepten gegenüber sehr kritisch eingestellt sind.
- Interventionen erforderlich sein können, die nicht zu den vertrauten Abläufen des Richtlinienverfahrens passen.
- Therapieunterbrechungen von Patient:innen nicht selten herbeigeführt werden.
- oft instabile Lebenssituationen vorliegen, welche die Anpassung des Therapieplanes, Modifikationen im multimethodalen Vorgehen und auch in der Dichte der Therapie erforderlich machen.
- andere Institutionen als die Krankenkassen zur Finanzierung von Therapiekontingenten herangezogen werden müssen.

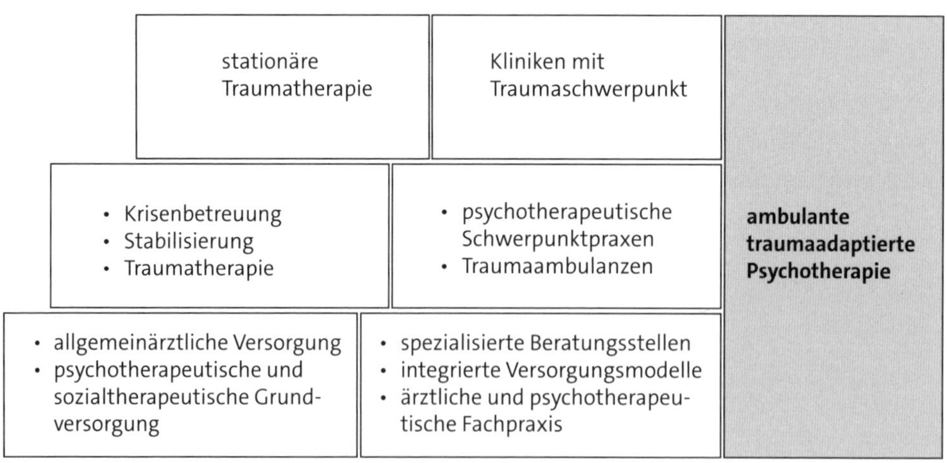

Abb. 9-1: Stufenmodell der psychotraumatologischen Versorgung (nach Hofmann et al. 2004, S. 150)

Störungsspezifische Supervision ist daher insbesondere bei der Therapieplanung, also in einer frühen Phase der Therapie, aber auch während des Therapieverlaufs und in der Nachsorge besonders nützlich.

Behandlungsangebote und Behandlungsbedürfnisse

Beratungsstellen

Es ist davon auszugehen, dass sich Menschen mit komplexen peritraumatischen Prozessen in allen möglichen psychosozialen Beratungsstellen einfinden. Daher werden sie dort zunächst kaum auf spezialisierte Berater:innen/Therapeut:innen treffen.

Zu den primären Aufgaben von Beratungsstellen zählen daher die folgenden Punkte:

- diagnostische Kriterien der Komplextraumatisierung kennen
- einen aktuellen Überblick über bestmöglichen Behandlungsmöglichkeiten im Netzwerk haben
- die Möglichkeit wiederholter Beratung über längere Zeiträume einräumen
- Kommunikation mit therapeutischen Einrichtungen herstellen und aufrechterhalten
- niederschwellige Kontaktangebote vermitteln und in Gang halten

Traumafokussierte Psychotherapie als Krankenkassenleistung

Ambulante Psychotherapie wird nach der vom Gemeinsamen Bundesausschusses beschlossenen Psychotherapie-Richtlinie (Dieckmann et al. 2020) durch approbierte Psychologische Psychotherapeut:innen, Kinder- und Jugendlichenpsychotherapeut:innen oder ärztliche Psychotherapeut:innen durchgeführt. Einzel- und Gruppentherapie sind dabei kombinierbar. Psychotherapeut:innen mit einer psychotraumatologischen Zusatzausbildung können z. B. über die jeweiligen Landesärztekammern, über die Ostdeutsche Psychotherapeutenkammer (www.opk-info) oder auf der Seite der Deutschsprachige Gesellschaft für Psychotraumatologie (DeGPT; www.degpt.de) gefunden werden. Psychotherapeut:innen, die EMDR *(Eye Movement Desensitization and Reprocessing)* anwenden, sind überwiegend im entsprechenden Fachverband (EMDRIA Deutschland e. V.) organisiert und können über dessen Internetseite (www.emdria.de) gefunden werden.

Die kassenärztliche Vereinigung vermittelt seit April 2017 Termine für Sprechstunden und Akutbehandlung in Terminservicestellen, wenn ein Therapeut diese empfohlen hat. Kann die Terminservicestelle den Termin nicht in einem Zeitrahmen von vier Wochen anbieten, muss sie innerhalb einer weiteren Woche für eine ambulante Versorgung in einem Krankenhaus sorgen. Bei dieser Vermittlung gibt es allerdings kein Recht auf Wunsch-Termine bei Wunsch-Therapeut:innen, sodass traumspezifische Expertisen nicht berücksichtigt werden. Es ist in der Regel zielführender, wenn Patient:innen sich direkt an spezifisch fortgebildete Psychotherapeut:innen wenden.

Ambulante Einzeltherapie

Aktuell ist die Therapie im Einzelsetting am breitesten vorhanden und bietet für die Patientengruppe folgende wesentliche **Vorteile**:

- personale Bindung und damit mögliche verlässliche korrektive Bindungserfahrung
- Übersicht über die Therapieschritte über einen langen Zeitraum
- Therapieschritte häufig besser strukturierbar und fokussierbar
- Unmittelbarer Transfer von Trauma integrativen Schritten in die alltägliche Lebenswelt
- Minimierung der Diskrepanzen hinsichtlich der vermittelten Störungs- und Behandlungsmodelle
- Übertragungsprozesse bleiben überschaubar

Dagegen finden sich auch eine Reihe z. T. erst nach längerer Zeit auftretende **Nachteile**:

- Überforderung von Einzeltherapeut:innen hinsichtlich Behandlungsintensität und -kontinuität
- zu weite Einengung hinsichtlich der nutzbaren Methodenvielfalt
- erschwerte Vernetzung mit anderen Beteiligten im psychosozialen Betreuungsfeld
- Überforderung der Therapeut:innen durch Belastungserfahrungen und hohe Dichte an emotionalem Regulationsbedarf
- schwer auflösbare negative Übertragungsprozesse mit destruktiven Folgen für die therapeutische Beziehung

Die Vorteile werden nur allzu selten tatsächlich in vollem Umfang wirksam. Ist die Vorgeschichte des Patienten bei der Kontaktaufnahme bekannt, so kommt es hier zur ersten Hürde. Viele Einzeltherapeut:innen fühlen sich nicht gut genug ausgebildet für die Diagnostik und Therapie dieser Patient:innen. Daneben scheuen sie die derzeit noch sehr regelmäßig auftretenden Auseinandersetzungen mit den Gutachter:innen, insbesondere dann, wenn die Beantragung der Höchstgrenzen der Therapiestunden notwendig wird oder diese gar überschritten werden müssen. Daneben ist das Arbeitsbündnis mit komplex traumatisierten Menschen anfangs häufig labil, der Strukturierungsbedarf zu Beginn ist hoch, plötzliche Abbrüche der Therapie sind nicht selten. Daher wundert es nicht, wenn diese Patientengruppe nicht selten Odysseen an ambulanter Therapie hinter sich hat – mit entsprechend geringer Erwartung an weitere Therapieschritte und kaum vorhandenem Vertrauensvorschuss. Im gegenwärtigen Gesundheitssystem ist aber die Therapie in der Einzelpraxis vor allem in der Fläche ohne klare Alternative. Wahrscheinlich ist es auch vorteilhaft für die eigene Psychohygiene, wenn Therapeut:innen nicht zu viele komplex traumatisierte Patienten gleichzeitig behandeln, um mögliche Überlastungen zu vermeiden.

Zu den besonderen Vorteilen der Behandlung im Einzelsetting zählt die Überschaubarkeit. Die einfache Struktur »Alles Geschehen auf die Dyade beziehen zu können« erleichtert Transparenz, Verantwortlichkeit und ist damit insbesondere für die strukturierenden Anteile der Therapie vorteilhaft. Manchmal ist diese therapeutische Beziehung die erste verlässliche Beziehungserfahrung im Leben der Patienten überhaupt.

Auf die häufig vorliegende Bindungsproblematik kann durch die personale Kontinuität also besonders gut eingegangen werden, die Zahl der theoretischen Modelle, mit denen sich die Patient:innen auseinandersetzen müssen, bleibt zudem begrenzt. Dagegen steht, dass Therapeut:innen eine Reihe von Interventionstechniken aus unterschiedlichen Bereichen im Sinne eines positiven Eklektizismus beherrschen müssen. Es ist aber bisher nicht bewiesen, dass die Therapien in diesem Bereich durch ein Mehr an therapeutischen Techniken tatsächlich effektiver werden. Die Unübersichtlichkeit der therapeutischen Landschaft in diesem Bereich hat zu einer zusätzlichen Belastung von Therapeut:innen geführt, nicht nur zu mehr Skills und größerem Benefit.

Auf der anderen Seite sieht sich der Therapeut häufig mit einer ausgeprägten sozialen Desintegration konfrontiert, mit ständig wechselnden Umgebungsbedingungen, sodass der Behandlungsrahmen der Einzelpraxis nicht selten in diesem Bereich gesprengt wird. Man denke nur an die oft problematische Urlaubsvertretung, wenn gerade ein Therapievertrag mit sehr instabilen Patient:innen eingegangen wurde. Die Überforderung des Therapeuten hinsichtlich eines *overloads* mit Belastungsmaterial, aber eben auch durch die Notwendigkeit, die Erregungsmodulation in starkem Maße aktiv zu gestalten, zählt zu den Hürden, die gerade in der Anfangsphase einer Einzeltherapie kulminieren. Das Einzelsetting beinhaltet also viele Nachteile für die Therapeut:innen, was einer der Gründe dafür ist, dass komplex traumatisierten Menschen so wenige ambulante Therapieplätze angeboten werden.

Eine **Kurzzeittherapie** eignet sich zur Behandlung von Patient:innen mit komplexen Traumafolgestörungen allenfalls als probatorische Behandlung bei zweifelhafter Therapiemotivation oder initial bei schwer herstellbarer therapeutischer Allianz. Allerdings kann sie gut geplant ein Einstieg in eine Intervalltherapie sein, die insgesamt noch zu wenig genutzt wird und auch in der Forschung eine untergeordnete Rolle spielt.

Die **Langzeittherapie** ist derzeit in der tiefenpsychologisch fundierten Richtlinienbehandlung auf höchstens 60–80 (Verhaltenstherapie) und 100 Sitzungen (tiefenpsychologisch fundiertes Setting) begrenzt. Nur die kleine Zahl der Psychoanalytiker:innen verfügt über andere Behandlungskontingente, etwa im Rahmen der modifizierten analytischen Psychotherapie. Eine Möglichkeit wäre, die verfahrensbezogenen Höchstgrenzen, insbesondere in der Behandlung komplex traumatisierter Menschen, zugunsten einer Orientierung an deren Beeinträchtigungsgrad aufzugeben (→ Kap. 10).

Umso wichtiger ist es, die Integration in einen selbstbestimmten Lebensalltag im Behandlungsfokus zu behalten und die Beendigung der Therapie nicht aus den Augen zu verlieren. Dieser so wichtige Schritt ist wohl der schwierigste für Patient:innen und Therapeut:innen:

- Wann sind Patient:innen in der Lage, ohne Therapie auszukommen?
- Wie können sie von Anfang an auf Abschied vorbereitet werden, wo doch eben erst Vertrauen gefasst wurde?
- Wo ist die Grenze zwischen therapeutischem Bündnis und der unerfüllbaren Sehnsucht nach einer »idealen« fürsorglichen Beziehung?

Die Neigung zur Verleugnung gerade dieser Problematik ist nicht zu vernachlässigen und bedarf der ständigen Überprüfung.

Auch ambulant ist die Behandlung durch einen Therapeuten, der in einem multidisziplinären Team arbeitet (Traumazentrum oder Ambulatorium, psychiatrische Institutsambulanz), wahrscheinlich das am besten geeignete Behandlungssetting während der Langzeittherapie, weil nur so individualisiert verschiedene Therapiebereiche erschlossen werden können und bei Bedarf beispielsweise sozialtherapeutische Maßnahmen oder eine Intensivierung der Therapie durch Gruppentherapie und körperpsychotherapeutische oder kunsttherapeutische Behandlung erfolgen kann. Eine dichte Kommunikation der Therapeut:innen untereinander, zumindest durch Fallbesprechungen unter Einschluss von Supervision, ist fortlaufend nötig, um Transparenz und Übersicht für Patient:innen wie Therapeut:innen aufrechtzuerhalten, Verwicklungen zu erkennen und aufkeimende Konflikte zu bearbeiten.

Ambulante Gruppentherapie

Grundsätzlich bildet die Gruppentherapie das soziale Alltagsleben von Patient:innen besser ab als andere Therapieformen (Hain et al. 2004; Tschuschke 2003). Gruppentherapien sind geeignet für:

- Festigung der Therapiemotivation
- Fertigkeitentraining
- Alltagsbewältigung
- Psychoedukation
- Ressourcenarbeit
- Mentalisierungstraining
- emotionale Selbstregulation
- Gestaltungstherapie
- körperliches Üben, Sport

Mehr noch als in anderen Formen der Gruppentherapie spielen für komplex Traumatisierte Umgebungsbedingungen in der Gruppentherapie eine Rolle. Dazu gehört ein Raum, der mindestens soviel Platz erlaubt, dass die Teilnehmenden bequem um die anderen Teilnehmenden herumgehen können. Besser als der in der Mitte offene Stuhlkreis ist es, wenn die Teilnehmer kleine Tische vor sich haben. Dies vermindert den Austausch überfordernder Körpersignale und erinnert an die allen vertraute Sitzordnung in Schulen. Die Raumgestaltung soll neutral, aber so gestaltet sein, dass Menschen die Möglichkeit haben, den Blick auf Gegenstände zu richten, die regelmäßig mit positiven Assoziationen verbunden werden können. Günstig erscheint es, wenn sich ein Nebenraum anschließt, der für »Time-out«-Phasen genutzt werden kann. Die Ungestörtheit des Gruppengeschehens sollte selbstverständlich sein. Die Möglichkeit für flexible, aber strukturierte Pausen (Teeritual) ist vorteilhaft. Vor und nach der Therapie sollte die Möglichkeit zu kurzen Einzelkontakten angeboten werden, auch die Möglichkeit zu Telefon oder E-Mail-Kontakten sollte begrenzt, aber klar strukturiert gegeben sein.

In Deutschland haben sich die ökonomischen und formalen Bedingungen ambulanter Gruppenpsychotherapie seit dem Jahr 2017 erheblich verbessert. Dies betrifft nicht nur die Honorierung. Die folgenden Erleichterungen könnten auch die Einrichtung Trauma fokussierter Gruppen deutlich erleichtern:

- Probatorische Sitzungen können bereits im Krankenhaus durchgeführt werden, wenn sich eine ambulante Behandlung anschließt.
- Praxisübergreifende Gruppenbehandlungen sind möglich. Sie können durch zwei Therapeut:innen geleitet werden (6 bis 14 Patient:innen). Dies ist auch in Räumen außerhalb der Praxis möglich.
- Eine Gruppenpsychotherapeutische Grundversorgung kann insbesondere bei Patient:innen, die Vorbehalte gegen Gruppentherapien haben einer intensiveren Gruppentherapie vorangeschaltet werden.
- Anträge für eine Kombinationsbehandlung aus Einzel- und Gruppenpsychotherapie werden künftig nicht mehr dem Gutachterverfahren unterworfen. Kurzzeitgruppentherapien sind von der Antragspflicht im Gutachterverfahren befreit.
- Eine Online-Gruppentherapie von bis zu acht Patient:innen ist unter bestimmten Bedingungen möglich.

(Psychotherapierichtlinie: www.g-ba.de/informationen/richtlinien bzw. www.kbv.de, Rubrik Service, Verträge, Anlage 1)

Die Erleichterungen sind ganz offensichtlich dem Umstand geschuldet, dass ambulante Gruppentherapien erheblich rückläufig sind und derzeit höchsten 1% der gesamten ambulanten Psychotherapie ausmachen (Mattke & Pröstler 2020, S. 2). Insbesondere störungsspezifisch arbeitende Gruppen sind leider derzeit kaum ambulant zugänglich, werden am ehesten von Traumanetzwerken oder Institutsambulanzen angeboten.

Die Gruppentherapie soll möglichst, auch aus rechtlichen Gründen, von Therapeut:in und Kotherapeut:in geleitet werden. Strukturierte Gruppenarbeit, in der Arbeitsmaterialien zur Verfügung gestellt werden, ist vorzuziehen. Derzeit kann aber nicht sicher bestätigt werden, dass die Mitgabe audiovisueller Medien, die übende Anteile enthalten, tatsächlich Vorteile bringt. Nach der Erfahrung der Autor:innen erscheint es eindeutig sinnvoller, wenn die Therapeut:innen Medien selbst gestalten oder zumindest umarbeiten, als vorgefertigte Medien zu benutzen.

Für traumatologisch orientierte Therapeut:innen sind Gruppenverfahren aufwändiger und in vieler Hinsicht schwerer zu handhaben als das Einzelsetting. Die Rekrutierung ist umständlicher, und gerade im ambulanten Bereich erscheint die Zuverlässigkeit der Teilnahme schlechter gewährleistet, da der »haltende Rahmen« der stationären Abteilung fehlt. Die Komplexität erscheint wesentlich höher und die Möglichkeiten, bei einzelnen Patient:innen aus der Position der Therapeut:innen regulierend einzuwirken, sind begrenzt. Viele Patient:innen sehen sich schon im Vier-Augen-Gespräch überfordert, insbesondere wenn Befürchtungen bestehen, die Kontrolle über die Situation und die eigenen Reaktionen zu verlieren.

Dem stehen jedoch eine Reihe potenzieller Wirkfaktoren (Mattke et al. 2009) gegenüber, die gerade bei komplex traumatisierten Menschen einen positiven Einfluss haben können, aber noch wenig erforscht sind:

- Verhaltenserprobungen für den Alltag
- Lernen am Modell
- Herausarbeiten von sozial kommunikativen Stärken und Verbesserung der Emotionsregulation im zwischenmenschlichen Kontakt; die Gruppe hilft, weiteren Therapiebedarf zu klären
- Möglichkeit, die Angst vor Menschen (soziale Phobie) zu bearbeiten
- Anerkennung der Universalität des Leidens
- die pauschale Vermeidung von Veränderungen überwinden

Grundsätzlich kann eine solche strukturierte Gruppentherapie auch ambulant durchgeführt werden (Liedl et al. 2010; Müller et al. 2007). Gruppen einzurichten und aufrechtzuerhalten ist aufwendig und anstrengend und verlangt von Therapeut:innen zeitliche Kontinuität. Manchmal stehen entsprechende Räumlichkeiten nicht zur Verfügung. Sieht das Programm die gleichzeitige Einzeltherapie vor und wird diese bei einem anderen Therapeuten durchgeführt, so ist ein häufiger Austausch zwischen den Therapeut:innen erforderlich und Diskrepanzen in den Interventionen oder im Grundverständnis können die Therapie erschweren oder deren Erfolg gefährden.

Die verflochtenen Übertragungsprozesse, der hohe emotionale Druck und die damit sehr eingeschränkte Vorhersehbarkeit des Behandlungsverlaufs verlangen reichlich Flexibilität von den Therapeut:innen. Für die Durchführung strukturierter Gruppentherapie ist eine spezielle Vorbereitung erforderlich und ein gewisser organisatorischer Aufwand durch die Bereitstellung von Materialien nötig. Es sollte hierbei möglichst auf etablierte Programme, die evtl. abgewandelt werden können, zurückgegriffen werden. Es ist nicht zwingend notwendig, dass die Zusammensetzung der Teilnehmenden einer Gruppe bezogen auf die Art des traumatischen Ereignisses homogen ist, da dies in Einzel-, aber auch in Schwerpunktpraxen zudem selten realisierbar ist. In der ambulanten Praxis ist die Form der halboffenen strukturierten Gruppe deshalb von Vorteil.

Traumakonfrontation in der Gruppe

Explizit traumakonfrontatives Vorgehen ist in der Gruppentherapie auch nach dem jetzigen Stand nicht sinnvoll, birgt das Risiko einer unüberschaubaren Dynamik, insbesondere hinsichtlich Triggerung und diffuser phobischer Reaktionen. Zur Realität der traumafokussiert arbeitenden Gruppe gehört aber auch, dass belastendes Material punktuell oder auch implizit von den Teilnehmenden ständig eingebracht wird. Zum Gruppensetting gehört daher regelhaft auch eine angemessene Containment-Funktion für belastendes Material, am besten als eigenständiges Lernziel. Wesentlich ist daneben Techniken zur Fraktionierung und Filterung zu vermitteln. Das oberste Ziel ist also die Erhaltung des Regulationsgleichgewichtes der Einzelnen und der Gruppe insgesamt.

Behandlungsmöglichkeiten zusätzlich zur Krankenkassenleistung bzw. Regelversorgung

In Deutschland ist Psychotherapie eine Krankenkassenleistung nach der Psychotherapierichtlinie. Allerdings muss mit langen Wartezeiten auf einen Platz für eine traumafokussierte Psychotherapie gerechnet werden. Verletzung und Schädigung der körperlichen und psychischen Gesundheit ereignen sich unter unterschiedlichen Umständen. Eine traumafokussierte Versorgung im Regelsystem ist nicht immer zeitnah möglich. Für einige Gegebenheiten haben sich daher zusätzliche Möglichkeiten entwickelt. Kenntnis darüber sollte jedes Glied in der Versorgungskette haben. Dies sind im Einzelnen die Versorgung nach dem Sozialen Entschädigungsrecht, die Versorgungsmöglichkeiten bei Arbeits- und Wegeunfällen über die Unfallversicherungsträger und Berufsgenossenschaften sowie die Behandlung in psychosomatischen oder psychiatrischen Institutsambulanzen (Reddemann 2020).

Traumaambulanzen nach dem Opferentschädigungsrecht bzw. SGB XIV Soziales Entschädigungsrecht

Für viele Gewaltopfer ist insbesondere die schnelle und verhältnismäßig unbürokratische Behandlung in Traumaambulanzen nach dem OEG hilfreich (Bollmann 2012; Rassenhofer 2016; Epple 2019; Keller 2021). Seit dem 01.01.2021 haben Opfer von Gewalttaten auch einen Anspruch auf schnelle Hilfe in einer Traumaambulanz. Nach Kurzantragstellung (Mitteilung von Name, Art der Gewalttat und Kontaktdaten) an die Versorgungsverwaltung können fünf erste Sitzungen in Anspruch genommen werden. Bei weiter bestehendem Bedarf können weitere zehn Sitzungen also insgesamt 15 Sitzungen durchgeführt werden. Für Kinder sind 18 Sitzungen möglich.

Zum 01.01.2024 ist das Soziale Entschädigungsrecht (SER) insgesamt neu geregelt und ein neues Sozialgesetzbuch, das SGB XIV, in Kraft gesetzt (BGBl. I S. 2652 (Nr. 50)). Es soll die Lebenssituation von Gewaltopfern einschließlich Terroropfern, derzeitigen und künftigen Opfern von Kriegsauswirkungen beider Weltkriege, Geschädigten durch Ereignisse im Zusammenhang mit der Ableistung des Zivildienstes und durch Schutzimpfungen Geschädigten sowie ihrer Angehörigen und Hinterbliebenen verbessern. Hierzu gehört, dass auch Opfer von Gewalttaten unabhängig von ihrer Staatsangehörigkeit und ihrem Aufenthaltsstatus nach dem OEG gleich behandelt werden. Die Versorgung mit Traumaambulanzen zur schnellen psychischen Hilfe soll flächendeckend sein (BGBL 2019, s.o.).

Psychotherapeutenverfahren der Unfallversicherungsträger/ Berufsgenossenschaften

Für Traumatisierungen im Zusammenhang mit Arbeits- und/oder Wegeunfällen (über Psychotherapeutenverfahren) bietet die Deutsche Gesetzliche Unfallversicherung (DGUV) für Arbeits- und Wegeverunfallte im Rahmen des Psychotherapeutenverfahrens eine zeitnahe psychotherapeutische Versorgung an. Die Vermittlung in die psychotherapeutische Behandlung erfolgt durch einen Durchgangsarzt (D-Arzt) oder den Unfallversicherungsträger. Wird die Psychotherapie vom Unfallversicherungsträger eingeleitet, muss in der Regel innerhalb einer Woche mit der Behandlung begonnen werden.

Psychosomatische und Psychiatrische Institutsambulanzen (PsIA und PIA)

Nach § 118 SGB V (Fünftes Sozialgesetzbuch – Gesetzliche Krankenversicherung) können, wenn nach Art, Dauer und Schwere der Erkrankung eine Versorgung im Regelsystem nicht möglich ist, auch psychosomatische und psychiatrische Institutsambulanzen (PsIA und PIA) die ambulante Behandlung übernehmen. Dies soll die stationäre Behandlungsdauer verhindern oder verkürzen. Zumeist können jedoch schwere Störungen, wie dissoziative Störungen oder komplexe Traumafolgestörungen, dort aufgrund personeller Kapazitäten oder der oft erfolgenden Pauschalvergütung der PIA nicht angemessen behandelt werden. Gegebenenfalls können in den PsIA oder PIA Kriseninterventionen durchgeführt und Patient:innen soweit stabilisiert werden, dass Wartezeiten bis zu einer ambulanten Psychotherapie überbrückt werden können.

Krisenintervention

Es gibt Anhaltspunkte dafür, dass die Häufigkeit von krisenhaften Interventionen einen prognostisch ungünstigen Verlauf nicht nur anzeigt, sondern ihn möglicherweise auch fördert. Jegliche Krisenintervention muss daher in Überlegungen münden, wie der Notwendigkeit weiterer Notfallinterventionen zukünftig vorgebeugt werden kann.

Die Krisenintervention ist bei diesen Patient:innen in der Regel komplex angelegt. Sie dient

- der Lösung psychosozialer Notlagen,
- der Stütze bei der Realitätsprüfung,
- der Erleichterung der Alltagsstrukturierung,
- der Regulation von Spannung,
- der Beherrschung insbesondere selbstbeschädigender Impulse,
- der Wiederherstellung basaler sozialer Kontakte.

Ambulante Krisenintervention

- Bei Bedarf können bei akuten Krisen bzw. als Vorbereitung auf Psychotherapie bis zu 12 Sitzungen á 50 Minuten oder 24 Sitzungen á 25 Minuten kurzfristig angeboten werden. Daran kann sich eine Kurz- oder auch eine Langzeittherapie anschließen. Einzel- und Gruppentherapie ist kombinierbar. Als Rezidivprophylaxe können Patient:innen bis zu zwei Jahre nach Therapieende zwischen acht und 16 Behandlungen zur Rezidivprophylaxe je nach vorheriger Behandlungsdauer in Anspruch nehmen.

Therapeut:innen in der ambulanten Krisenintervention sollten über die folgenden Kompetenzen verfügen:

- Umgangsmöglichkeit mit der spezifischen Dynamik des Übertragungsgeschehens in der Notfallsituation, insbesondere hinsichtlich Grenzen verletzenden Verhaltens,
- psychiatrisch-pharmakologische Erfahrungen bezüglich der evidenzbasierten Anwendung von Sedativa, Neuroleptika, Antidepressiva und sog. »Mood Stabilizer«,
- psychotherapeutische Methoden der Selbststeuerung, Affektmodulation, Achtsamkeit.

Gerade weil komplex traumatisierte Menschen häufig wegen komorbider Störungen in Allgemeinkrankenhäusern und allgemeinpsychiatrischen Abteilungen aufgenommen werden, ist ein frühzeitiger Kontakt mit einer spezialisierten Abteilung wünschenswert. So kann geprüft werden, ob Maßnahmen in einer speziellen stationären Behandlungseinrichtung organisatorisch möglich und vorteilhaft sind. Eigene stationäre Behandlungseinheiten für die Krisenintervention dieser Patient:innen sind selten regional breit verfügbar. Eine Evaluation der Effektivität solcher Behandlungen steht noch aus.

Teilstationäre Behandlungseinrichtungen – Tageskliniken

Tageskliniken haben mehr als sonst im üblichen stationären Setting (Frommberger & Keller 2007) zusätzlich dafür Sorge zu tragen, dass die Verbindung mit dem häuslichen, ansatzweise auch mit dem beruflichen Umfeld berücksichtigt werden kann. Hierzu gehören die folgenden Möglichkeiten:

- Partner- und Familiengespräche
- systemische Therapieintervention
- Hausbesuche
- Schaffung eines Übergangs in eine koordinierte ambulante Therapie

Anders als im Rahmen einer vollstationären Behandlung ermöglicht eine tagesklinische psychotherapeutische Behandlung am Abend den Rückzug in die private Sphäre. Sie ist daher für Patient:innen mit Störungen in der Beziehungsregulation oder für durch andere Menschen beeinflussbare Patient:innen oft wesentlich leichter möglich als eine stationäre Behandlung. Bei Gefahr einer Überforderung durch zu viel zwischenmenschliche Nähe oder zu wenig Reizschutz bietet eine tagesklinische Behandlung daher deutliche Vorteile.

Stationäre Behandlung

Stationäre Behandlung kann zur Überbrückung einer aktuellen Verschlechterung, also zur Krisenintervention (s. oben), oder zur Behandlung besonders schwerer Phasen in der Traumatherapie erforderlich sein. Empfehlungen für die Qualitätsstandards von stationärer spezifischer Traumatherapie liegen vor (Frommberger & Keller 2007), für die speziellen angewandten Verfahren verweisen wir auf das Kapitel zu Therapiemethoden und Behandlungstechniken (→ Kap. 13). Die Therapie von komplexen

Traumafolgestörungen ist oft ein langfristiger Prozess, deshalb sollte ein stationärer Aufenthalt eingebettet sein in eine ambulante Psychotherapie. Für Menschen mit komplexer Traumatisierung sollte bedarfsweise eine stationäre Intervalltherapie möglich sein, vorzugsweise auch beim gleichen Behandlungsteam. Noch wichtiger aber ist die positive Akzeptanz der Behandlungseinrichtung bei dem jeweiligen Patienten. Empfohlen werden vor der jeweiligen stationären Aufnahme ein oder mehrere ambulante Kontakte mit den Patient:innen in der geplanten Einrichtung, ebenso eine Evaluation des jeweiligen Standes der Therapie und der geplanten Therapieschritte in möglichst systematisierter Form.

Akut-Krankenhäuser haben einen Versorgungsauftrag (Krankenhausbehandlung nach §39 Sozialgesetzbuch [SGB] V) für eine bestimmte Region für die psychiatrische oder psychosomatische Akutversorgung. Zur störungsspezifischen Behandlung entwickelten sich in manchen psychiatrischen oder psychosomatischen Abteilungen spezialisierte Traumatherapie-Stationen. Zwar genügt auch hier der Einweisungsschein eines niedergelassenen Arztes aller Fachrichtungen, doch eine vorherige Kostenzusage der Krankenkasse ist für diese spezifischen Traumatherapie-Stationen häufig dennoch erforderlich. Auch existieren aufgrund der vielen Anfragen und der begrenzten Platzzahl meist lange klinikinterne Wartelisten.

Einige Vorsorge- und Rehabilitationseinrichtungen (»Rehabilitationskliniken« nach §111 SGB V) sowie einzelne Privatkliniken haben sich auf die Behandlung von komplex traumatisierten Menschen spezialisiert. Hier liegt die Bewilligung überwiegend im Ermessen der Kostenträger und die Zuständigkeiten der Krankenkassen und Rentenversicherungen sind in der Praxis nicht klar abgegrenzt. Die Zuweisung zu einer bestimmten Klinik kann vom ambulanten Behandler empfohlen werden, der Kostenträger muss diesen Empfehlungen aber nicht notwendigerweise folgen. Werden Patient:innen ohne eine positive Motivation und ohne Vorinformation für eine bestimmte Einrichtung bzw. Klinik eingewiesen, erschwert dies massiv die Einrichtung eines therapeutischen Arbeitsbündnisses.

Das Behandlungsziel eines stationären Aufenthaltes sollte schon vor Aufnahme feststehen und zu Beginn der stationären Behandlung noch einmal überprüft werden. Auch ungeklärte Versorgungsansprüche oder Rentenanträge können die Therapie- und Veränderungsmotivation beeinflussen.

Bei Mehrfach- und komplexen Traumatisierungen fällt es um vieles schwerer, den Schwerpunkt traumatischer Erinnerungen und den Behandlungsfokus zu finden. Gerade aufgrund des langanhaltenden Ausnahmezustandes und der Vielzahl von dysfunktionalen Heilungsversuchen ist es wichtig, in jeder Phase der Behandlung auf Sicherheit, Selbstregulationsmöglichkeiten, Selbstreflexion, klare Beteiligung der Informationsverarbeitung parallel zur Konfrontation und Integration der traumatischen Erfahrung und begleitend immer auch auf ein hohes Maß an Beziehungsarbeit mit positiver Affektverstärkung zu achten. Doch die Gefahr, dass sich Endlosschleifen von »Stabilisierungen« bilden und hierdurch einer Hospitalisierung oder einem Verharren in der Erkrankung Vorschub geleistet wird, ist auch nicht gering.

Die Klinik kann einen guten Rahmen bieten, konfrontative Elemente in der Behandlung in den Vordergrund zu stellen. Sie kann ein sicheres Setting bieten, in dem Betroffene unterschiedliche Interaktionsmuster ausprobieren und die Regulation von Affekten trainieren, um sich zu erlauben, die eigene Kompetenz wiedererleben zu »dürfen«. Dieser Rahmen ist sicher, aber nicht schonend. Durch die Arbeit im Team kann ein Behandlungskonzept mit Elementen von Einzel- und Gruppentherapie, Pflegegesprächen und expressiven Therapien, wie Körpertherapie und Kunsttherapie, vielseitig und individuell zusammengestellt werden. Mithilfe der Gruppen, des Miteinanders auf der Station, durch Psychoedukation, soziales Kompetenztraining oder auch intensive familientherapeutische Arbeit entsteht ein interaktioneller Raum, in dem Mentalisierung, ein neues Miteinander, geübt werden kann (Allen et al. 2011).

Kleine Zimmerkonflikte, Anecken bei Regeln, Alltagserlebnisse, Freizeit gestalten und miteinander lachen dienen als Trainingsmodell. Es gilt, sich mit all den eigenen Schwächen und Grenzen zu akzeptieren, und Schwächen und Grenzen anderer wahrzunehmen, im geschützten Rahmen einer stationären Therapie etwas Neues auszuprobieren. Ziel ist es, Worte zu finden, die den eigenen Gefühlszustand beschreiben können, die Angst vor dem Fühlen zu verlieren, Worte zu finden, die dem Erlebten gerecht werden, und Worte dafür zu finden, sich gegenseitig wahrzunehmen und auszutauschen, obwohl manche Dinge geschehen sind. Langfristiges Ziel für alle Beteiligten, Behandelnde wie Betroffene gleichermaßen, ist es, zu Krisen zu stehen, um kommende Krisen effektiv meistern zu können.

Qualitätssicherung und Risikomanagement

Eine Evaluation der Therapieergebnisse ist unbedingt erforderlich, um für die zukünftige Arbeit zu ermitteln, welche Elemente in der Therapie in welcher Zusammensetzung eine positive Wirkung zeigten. Sorgfältige Dokumentation auch über den interdisziplinären Dialog ist unabdingbar. Zur spezifischen Fehlermöglichkeit und Effektanalyse gibt es allerdings kaum Veröffentlichungen. Hilfreich ist, vor jedem neuen Behandlungsschritt ein persönliches oder interdisziplinäres kleines »Time-out« zu setzen, um zu überprüfen, ob dieser wirklich in den spezifischen Behandlungsplan passt und dem Behandlungsverlauf dient.

Zwischenfälle als Grenzüberschreitungen vonseiten der Patient:innen bis hin zum Stalking erfordern gelegentlich Rechtsberatung. Bei Grenzüberschreitungen durch die Behandelnden bieten die Fachgesellschaften über eine Ethikkommission die Möglichkeit, sich vertraulich beraten zu lassen.

Fonds sexueller Missbrauch

Nicht jede im Rahmen einer Behandlung bei komplexer Traumafolgestörung sinnvolle Leistung wird von den zuständigen Kostenträgern übernommen. Opfer sexuellen Missbrauchs im familiären Umfeld (je nach Länderbestimmung auch einer Institution) können finanzielle Unterstützung für Sachleistungen beim Fonds sexueller Missbrauch (https://www.fonds-missbrauch.de/) beantragen. Dieser wird an einer beim Bund angesiedelten Geschäftsstelle verwaltet.

9.4 Komplexe Traumafolgestörungen im Versorgungsnetzwerk

Komplex sind Traumafolgestörungen nicht nur durch die mehrfachen oder sequenziellen Traumatisierungen, die sie ausgelöst haben, sondern auch in den Herausforderungen, die diese Störungen an Diagnostik und Behandlung stellen. Multimodale professions- und schulenübergreifende Konzepte sind gefragt. Häufig spielen auch mehrgenerationelle Prozesse eine Rolle. Opfer-Täter-Konstellationen sind nicht immer klar zu unterscheiden. Bindungsproblematik, Beziehungsdynamik, Komorbidität sowie dissoziative und somatoforme Syndrome komplizieren die Behandlungsverläufe und stellen hohe Anforderungen an die therapeutische Beziehung.

Vermeidung, häufig ein krankheitsimmanentes Symptom, treibt Betroffene nicht selten in eine Schonhaltung mit Verzicht auf zwischenmenschliche Erfahrungen und Lösung sozialer Bindungen. Körperliche Erkrankungen können psychische Probleme verdecken oder eine psychische Symptomatik kann auch die adäquate Versorgung körperlicher Erkrankungen behindern. Über-, Unter- oder Fehlversorgung sind die Folge (Reddemann 2020).

Interdisziplinäre Zusammenarbeit und Vernetzung

Folgeschäden wiederholten Gewalterlebens, sexueller Missbrauch, Vergewaltigung und Folgen von physischer-psychischer Folter, Haft- und Kriegserleben sind mit enormen gesamtgesellschaftlichen Kosten verbunden (Waters et al. 2004). Sie führen zu einer hohen Inanspruchnahme von Gesundheitseinrichtungen, aber auch zu Folgekosten, beispielsweise durch Krankheitstage und Verdienstausfälle. So sind z. B. Fachkräfte im Gesundheitswesen in vielen Fällen erste Kontaktpersonen für Gewaltopfer und damit Anlaufstelle für eine Problematik, die auch juristische und gesellschaftliche Relevanz hat, die Präsenz und die Brisanz dieses Themas wird jedoch von ärztlichen und psychologischen Psychotherapeuten meist unterschätzt und ausgeblendet (Blättner & Müller 2007). Gewaltbedingte Gesundheitsprobleme bleiben wiederum ohne ein aktives Ansprechen von ärztlicher oder pflegerischer Seite häufig unerkannt (Ramsey et al. 2002). Das bedeutet für betroffene Frauen, Kinder, Jugendliche und Männer, dass Gesundheitsstörungen häufig nicht als gewaltbedingt erkannt und damit nicht adäquat behandelt werden.

Eine patientenorientierte, kooperative und integrative vernetzte Versorgung von Menschen mit Traumafolgestörungen ist Grundbedingung für eine angemessene Behandlung. Hohe Kosten entstehen durch das breite, stark fragmentierte Spektrum medizinischer Leistungen, die meist maßnahmenheterogen und inhaltlich nicht aufeinander abgestimmt sind (König & Friemel 2006). Kooperations- und Koordinationsstrukturen werden für eine konstruktive Arbeit im medizinischen und psychosozialen Bereich dringend gefordert (Kunze & Priebe 2006) und sollen den Erstversorgern transparent zur Verfügung gestellt werden (Reddemann et al. 2020).

Professionelle Helfer:innen im Gesundheitswesen beklagen auch subjektiv immer wieder eine hohe Unsicherheit beim Umgang mit Menschen mit Traumafolgestörungen. Diese Verunsicherung steigert sich im Umgang mit dissoziativen Störungen und komplexen Traumfolgestörungen. Eine regelmäßige Fortbildung über Möglichkeiten der Intervention schafft Sicherheit im medizinischen Alltag und Akzeptanz der multiprofessionellen Hilfsangebote (Epple et al. 2011; Feder et al. 2011). Es wäre wünschenswert, wenn bereits in der Ausbildung von Ärzt:innen, Pflegekräften und Sozialpädagog:innen die Thematik Traumafolgestörungen ihren Platz hätte. Wichtig ist auch die Vermittlung grundlegender juristischer Kenntnisse über die Rechte und Pflichten von Opfern und die staatlichen Schutz- und Hilfsmaßnahmen. Beispielsweise sind die Möglichkeiten der Inanspruchnahme von Leistungen im Rahmen des Opferentschädigungsgesetztes nur wenig bekannt und werden viel zu selten genutzt. Aber auch traumatherapeutische Versorgungsangebote sind oft nicht ausreichend bekannt. Eine leitliniengerechte Behandlung würde Chronifizierung messbar vermindern.

In manchen Städten haben sich **Behandlernetzwerke** als Kooperation von Beratungsstellen, Arztgruppen und Psychotherapeut:innen gebildet, die mit den Besonderheiten in der Behandlung von komplex Traumatisierten vertraut sind. Zugleich stellen diese einen Rahmen für die Implementierung von leitliniengerechten, sektorenübergreifenden und verschiedene Professionen im Gesundheitswesen integrierenden Handlungsstrukturen dar (Schellong et al. 2013). Vernetzungen von interessierten Fachkräften im Gesundheitssystem mit der Psychotraumatologie basieren meist auf persönlichem Engagement der Netzteilnehmer:innen und auf Austausch innerhalb der Professionen. Interprofessionelle Vernetzungsarbeit braucht einen institutionellen Rahmen mit Unterstützung personeller Ressourcen (Beerlage et al. 2006). In der Empfehlung der Expertenkommission des Bundeskatastrophenschutzes zum Psychosozialen Notfall ist der individuelle Notfall ausdrücklich mit eingeschlossen (Beerlage et al. 2006). In Anlehnung an diese Empfehlungen könnten Behandlungspfade und beteiligte Berufsgruppen transparent in einem allen zugänglichen Medium einsehbar sein.

Kinder, z.B. diejenigen, die Gewalt in der Familie oder sexuellen Missbrauch erleben mussten, bilden besonders vulnerable Betroffenengruppen. Zeigt bereits die psychotherapeutische Versorgung der **Kinder und Jugendlichen** in Deutschland ein deutliches Defizit, so betrifft dies spezielle traumatherapeutische Angebote umso mehr (Huppmann 2007). Gleiches gilt für das Thema Trauma und Migration sowie Folgen von Flucht und Vertreibung oder auch für Menschen mit Behinderung.

Ein weiterer wesentlicher Aspekt speziell zum Thema komplexe Traumafolgestörungen ist die Verbesserung der Kooperation zwischen dem **allgemeinen Gesundheitswesen** und dem Beratungs- und Behandlungsangebott. Sektorenübergreifende und flächendeckende Netzwerkinitiativen bieten die Möglichkeit, flexible Konzepte und Kombinationen aus ambulant, teilstationär und stationär im Sinne einer Behandlungskette anzubieten. Hierdurch könnte die Mehrfachnutzung von Beratungs- und Behandlungsangeboten und Fehlversorgung deutlich verringert werden. Letztlich würden durch eine gezielte Behandlungskonzeption in Summe Krankenhausbehandlungszeiten gesenkt werden. Diese Konzeption könnte über eine gute Kooperation mit Beratungsstellen und sozialtherapeutischen Maßnahmen bereits früh einsetzen und Betroffenen lange Wege durch Institutionen und Krankenhäuser ersparen. Eine Untersuchung zur Einrichtung von Traumaambulanzen in Nordrhein-Westfalen konnte zum Beispiel zeigen, dass diese frühen Angebote bei relativ geringem Aufwand hocheffektiv sind und keine negativen Effekte mit sich bringen. Traumaambulanzen können eine Brückenfunktion als Mittler zwischen Behörde und Gewaltopfer übernehmen. Im Untersuchungszeitraum hat sich die Zahl von Widersprüchen in OEG-Antragsverfahren bei Patient:innen, die durch Traumaambulanzen mitbetreut wurden, halbiert (Bollmann et al. 2012).

Auch **komplementär helfenden Einrichtungen** ist die Breite des Folgenspektrums nach potenzieller Traumatisierung nicht immer ausreichend präsent. Kooperationen mit familientherapeutischen Angeboten sowie die Möglichkeiten der Kinder- und Jugendhilfe sind vielfach gefordert. Niedrige Zugangsschwellen und fachübergreifende Fallkonferenzen verringern die Vorbehalte, die zwischen den einzelnen Berufsgruppen bestehen. Sozialpsychiatrische Konzepte wie Zugang zu Kontakt- und Beratungsstellen, ambulant betreutes Wohnen, Schuldner- und Suchtberatungsstellen, eventuell auch spezifische Wohngruppen zur Reintegration sowie Rehabilitierungsprogramme zur Reintegration in den Arbeitsprozess sollten Betroffenen nicht vorenthalten werden. Kooperationsmodelle zwischen bestehenden sozialpsychiatrischen Netzwerken, Psychotherapeut:innen und speziellen Beratungsstellen müssen neu entwickelt bzw. gestärkt werden.

Eine **professionelle Medienberatung und** Öffentlichkeitsarbeit ist wichtig, um Projekte zur Prävention und Behandlung komplexer Traumafolgestörungen bekannt zu machen. Dies kann helfen, die Zugangsschwelle für Beratung und Behandlung zu senken, das Thema Trauma und Traumafolgestörungen der Öffentlichkeit auf sensible Weise zu präsentieren und damit einen Beitrag zur Gewaltprävention zu leisten. Ein Beispiel für gelungene Öffentlichkeitsarbeit sind die Aufklärungsfilme, die von der Elfriede-Dietrich Stiftung gemeinsam mit der Deutschsprachigen Gesellschaft für Psychotraumatologie erarbeitet wurden. Jeweils in einer Fassung, zugeschnitten auf die Informationsbedürfnisse der allgemeinen Bevölkerung, von Betroffenen und Professionellen, wird über die Folgen von Traumatisierungen und die Behandlungsmöglichkeiten informiert. Die Filme sind frei zugänglich unter www.degpt.de.

Fallführende Behandlung (Case-Management)

Da bei Patient:innen mit komplexen Traumafolgestörungen häufig eine interdisziplinäre Behandlung sowie Beratung durch mehrere Berufsgruppen (Ärzt:innen, Psycholog:innen, Sozialarbeiter:innen, Spezialarbeiter:innen) erforderlich ist, empfiehlt es sich im Sinne des psychiatrisch-psychotherapeutischen Fallmanagements, als Case-Manager einen koordinierenden, traumatherapeutisch qualifizierten Therapeuten zu benennen. Möglich ist auch die Bestimmung eines Case-Managers unter dessen Supervision. Die durch das Case-Management koordinierte Zusammenarbeit zwischen den beteiligten Berufsgruppen garantiert eine Verzahnung der Frühversorgung nach Gewalterfahrung und einer sich notwendigerweise anschließenden, langfristig orientierten Hilfe zur Vermeidung körperlicher und psychischer Folgestörungen bzw. einer leitliniengerechten Therapie ohne Doppelversorgung oder Verbleib der Bearbeitung krankheitsverlängernder Umstände.

9.5 Fazit

Komplex traumatische Erfahrungen sind meist durch Grenzüberschreitungen geprägt. Es scheint, als provozierten diese Taten, dass die im Nachgang damit befassten Stellen die Grenzen ihrer Kompetenzen (Fähigkeiten und Zuständigkeiten) überschreiten oder nicht wahrnehmen. Die Anforderungen an helfende Stellen sind vielfältig und eine Begleitung gleicht einer Gratwanderung. Einerseits gilt es, Schweigegebote zu durchbrechen, andererseits Datenschutz zu wahren; adäquate medizinische Versorgung muss gewährleistet werden, jedoch ohne körperliche statt psychische Symptome zu behandeln; ausreichende psychosoziale Unterstützung soll gegeben werden, ohne wiederum abhängiges Verhalten zu fördern. In Abwandlung eines Zitates aus einer Abhandlung über die Kooperation von Jurist:innen und Traumatherapeut:innen kann der Satz formuliert werden: »Wenn jeder genau das tut, wofür er ausgebildet ist [...], wenn jeder den Kompetenzen und Funktionen der anderen informiert und respektvoll begegnet, dann steht einem Erfolg in der Behandlung komplexer Traumafolgestörungen nichts mehr im Wege [...]. Jeder tue das, was er am besten beherrscht und wofür er ausgebildet ist« (Stang & Sachsse 2007, S. 196).

Literatur

Albani, C., Blaser, G., Geyer, M., Schmutzer, G., Brähler, E. (2011). Ambulante Psychotherapie in Deutschland aus Sicht der Patienten. Teil 2: Wirksamkeit. Psychotherapeut; 56(1): 51–60.

Allen, J. G., Fonagy, P., Bateman, A. W. (2011). Mentalisieren in der psychotherapeutischen Praxis. Übersetzt von Elisabeth Vorspohl. Stuttgart: Klett-Cotta.

Bateman, A. W., Fonagy, P. (2008). Psychotherapie der Borderline-Persönlichkeitsstörung. Ein mentalisierungsgestütztes Behandlungskonzept. Gießen: Psychosozialverlag.

Beerlage, I., Hering, T., Nörenberg, L. (2006). Entwicklung von Standards und Empfehlungen für ein Netzwerk zur bundesweiten Strukturierung und Organisation psychosozialer Notfallversorgung. Schriftenreihe Zivilschutzforschung, Neue Folge, Band 57. Bonn: Bundesamt für Bevölkerungsschutz und Katastrophenhilfe.

Blättner, B., Müller, I. (2007). Häusliche Gewalt und körperliche Misshandlung von Frauen: Ergebnisse einer Befragung hessischer Ärztinnen und Ärzte. Hessisches Ärztebl; 68: 565–8.

Bollmann, K., Schürmann, I., Nolting, B., Dieffenbach, I., Fischer, G., Zurek, G., Bering, R., Heuft, G. (2012). Evaluation of outpatient treatment units according to the Crime Victims' Regulation Act. Z Psychosom Med Psychother; 58(1): 42–54.

Buchheim, A. (2007). Klinische Bindungsforschung: Methoden und Befunde. Nervenheilkd; 26: 291–8.

Dieckmann, M., Becker, M. & Neher, M. (Eds.). (2020). Faber/Haarstrick. Kommentar Psychotherapie-Richtlinien. Fischer Gustav Verlag GmbH & Company KG.

Epple, F., Croy, I., Schellong, J. (2011). Häusliche Gewalt bei Patienten – durch medizinische Fachkräfte vermutlich unterschätzt. Z Evid Fortbild Qual Gesundhwes; 105(6): 452–8.

Epple, F., Glathe, C. & Schellong, J. (2019). OEG-Traumaambulanzen. Trauma & Gewalt, 13(3), 262–271.

Feder, G., Davies, R. A., Baird, K., Dunne, D., Eldridge, S., Griffiths, C., Gregory, A., Howell, A., Johnson, M., Ramsay, J., Rutterford, C., Sharp, D. (2011). Identification and Referral to Improve Safety (IRIS) of women experiencing domestic violence with a primary care training and support programme: a cluster randomised controlled trial. Lancet; 378(9805): 1788–95.

Figley, C. R. (2002). Compassion fatigue. Psychotherpists' chronic lack of selfcare. J Clin Psychol; 58(11): 1433–41.

Frommberger, U., Keller, R. (2007). Empfehlungen von Qualitätsstandards für stationäre Traumatherapie. Indikation, Methoden und Evaluation stationärer Traumatherapie in Rehabilitation, Akutpsychosomatik und Psychiatrie. Lengerich: Pabst Science Publishers.

Fonagy, P., Gergely, G., Jurist, E. L. & Target, M. (2004). Affektregulierung. Mentalisierung und die Entwicklung des Selbst, Stuttgart.

Hain, B., Micka, R., Wiegand, C., Hofmann, A., Seidler, G. H. (2004). Integrierte traumaassoziierte Kurzzeittherapie für Akuttraumatisierte (INTAKT) – Ergebnisse einer Pilot-Studie zur Wirksamkeit von ressourcenorientierter Behandlung in der Gruppe und EMDR. Gruppenpsychother Gruppendyn; 40: 277–96.

Hofmann, A., Flatten, G., Siol, T., Petzold, E. R. (2004). Strukturen zur Versorgung posttraumatisch erkrankter Patienten. In: Flatten, G., Gast, U., Hofmann, A., Liebermann, P., Reddemann, L., Siol, T., Wöller, W., Petzold, E. R. (Hg.). Posttraumatische Belastungsstörung – Leitlinie und Quellentext. 2. Aufl. Stuttgart: Schattauer; S 150.

Huber, M. (2009). Wege der Traumabehandlung. Trauma und Traumabehandlung – Teil 2. Paderborn: Junfermann.

Huppmann, J., Schellong, J. (2007). Die Relevanz einer integrativen Versorgung in der Psychotraumatologie – das Traumanetz Sachsen. Diplomarbeit. Hochschule Magdeburg, Stendal.

Jurisch, F., Kolassa, I. T., Elbert, T. (2009). Traumatisierte Therapeuten? Ein Überblick über sekundäre Traumatisierung. Z Klin Psych; 38(4): 250–61.

Keller, F., Rassenhofer, M., Nolting, B., Koppmair, S. & Schepker, R. (2021). Effektivität der Kurzinterventionen in Traumaambulanzen. Psychotherapeut, 66(1), 54–61.

König, H. H., Friemel, S. (2006). Gesundheitsökonomie psychischer Krankheiten. Bundesgesundheitsbl Gesundheitsf Gesundheitssch; 49: 46–56.

Kunze, H., Priebe, S. (2006). Integrierte Versorgung – Perspektiven für die Psychiatrie und Psychotherapie. Psychiatr Prax; 33: 53–5.

Kunzke, D. (2004). Traumabearbeitung in der psychoanalytisch orientierten Gruppentherapie. Eine Kontroverse. Gruppenpsychother Gruppendyn; 40(3): 225–47.

Liedl, A., Schäfer, U., Knaevelsrud, C. (2010). Psychoedukation bei posttraumatischen Störungen. Stuttgart: Schattauer.

Martin, A., Buchheim, A., Berger, E., Strauss, B. (2006). The impact of attachment organization on potential countertransference reactions. Psychother Res; 17: 46–58.

Mattke, D., Reddemann, L., Strauß, B. (2009). Keine Angst vor Gruppen. Stuttgart: Klett-Cotta.

Mattke, D., Pröstler, M. (2020). Formen ambulanter Gruppentherapie. Springer.

Müller, C., Teschner, M., Assaloni, H., Kraemer, B., Schnyder, U., Rufer, M. (2007). Eine ambulante Stabilisierungsgruppe zur Verbesserung der Emotionsregulation bei komplexer Posttraumatischer Belastungsstörung. Psychother Psychosom Med; 57: 364–72.

Paris, J. (2004). Is hospitalization useful for suicidal patients with personality disorder? J Pers Disord; 18: 240–7.

Pearlman, L. A., Courtois, C. A. (2005). Clinical applications of the attachment framework: Relational treatment of complex trauma. J Trauma Stress; 18(5): 449–59.

Ramsey, J., Richardson, J., Carter, Y. H., Davidson, L. L. (2002). Should helth professionals screen all women for domestic violence? – Systematic review. BMJ; 325(7359): 314.

Reddemann, O., Schellong, J., Lueger-Schuster, B., Frommberger, U., Liebermann, P. & Köllner, V. (2020). Versorgungskonzepte und Versorgungsrealität bei Menschen mit Posttraumatischer Belastungsstörung. Trauma & Gewalt, 14(2), 144–157.

Sachsse, U. (2009). Selbstfürsorge eines Therapeuten. In: Sachsse, U. (Hg.). Traumazentrierte Psychotherapie. Theorie, Klinik und Praxis. Stuttgart: Schattauer; 437–41.

Schellong, J., Hübner, J., Joraschky, P. (2013). Traumanetz Seelische Gesundheit in Sachsen. Praktische Implikationen aus einer Umfrage über Psychotraumatologische Beratungs- und Behandlungsangebote in Sachsen. Trauma & Gewalt 7(1), 20–29.

Stang, K., Sachsse, U. (2007). Trauma und Justiz: Juristische Grundlagen für Psychotherapeuten – psychotherapeutische Grundlagen für Juristen. Stuttgart: Schattauer.

Tschuschke, V. (2003). Kurzgruppenpsychotherapie. Theorie und Praxis. Wien: Springer.

Waters, H., Hyder, A., Rajkotia, Y., Basu, S., Rehwinkel, J. A., Butchart, A. (2004). The Economic Dimensions of Interpersonal Violence. Department of Injuries and Violence Prevention, World Health Organization, Geneva.

Wöller, W., Lampe, A., Schellong, J., Leichsenring, F., Kruse, J. & Mattheß, H. (2020). Psychodynamische Therapie der komplexen posttraumatischen Belastungsstörung: Ein Manual zur Behandlung nach Kindheitstrauma. Klett-Cotta.

ULRICH SACHSSE

10 Zur Finanzierung Trauma zentrierter Psychotherapie für Patient:innen mit KPTBS

10.1 Einleitung

Wenige Kapitel dieses Buches werden so zeitgebunden sein wie dieses. Die Finanzierung von Psychotherapie ist im Umbruch. Insofern können die Aussagen dieses Kapitels nicht als Referenz genommen werden. Sie beziehen sich auf den Zustand September 2021. Grundlage sind wesentlich meine Erfahrungen als Chefarzt einer Psychotherapie-Abteilung und Gutachter/Zweitgutachter für Richtlinien-Psychotherapie (KBV) und Psychotherapie nach den Beihilfe-Verordnungen für tiefenpsychologisch fundierte Psychotherapie (TP), Analytische Psychotherapie (AP) Einzel und in Gruppen.

Patient:innen haben in der Bundesrepublik Deutschland, in Österreich und in der Schweiz einen Rechtsanspruch auf Behandlung und Versorgung. Dieser Anspruch kann in der Bundesrepublik, auf die ich mich hier beschränke, nach §27 des V. Sozialgesetzbuches (SGB V) eingefordert werden: »Versicherte haben Anspruch auf Krankenbehandlung, wenn sie notwendig ist, um eine Krankheit zu erkennen, zu heilen, ihre Verschlimmerung zu verhüten oder Krankheitsbeschwerden zu lindern.« Dabei wird im Weiteren betont, dass den besonderen Bedürfnissen psychisch Kranker Rechnung zu tragen ist. Die oft lange Behandlungsdauer von Patient:innen mit KPTBS liegt in der Natur der Erkrankung, die meist durch eine jahrelange Schädigung in Kindheit, Jugend und Erwachsenenalter entstanden ist, weitgehende Einflüsse auf die Kernpersönlichkeit und das gesamte soziale Leben hat und nicht durch kurzfristige Interventionen veränderbar ist.

Wäre es nicht am besten, für schwer beeinträchtigte Menschen, insbesondere Menschen mit ausgeprägten Schwierigkeiten der emotionalen Selbstregulation und sozialer Desintegration, flexible Therapiezeiträume und -intervalle jeweils »bei Bedarf« anbieten zu können, die den personalen Entwicklungsmöglichkeiten zum jeweiligen Zeitpunkt angemessen erscheinen? Dieses Angebot enthielte ein erhebliches Potenzial zur unkritischen und nicht zwingend indizierten Verlängerung von Therapien. Fast alle, wenn nicht sogar alle Menschen mit komplexen Traumafolgestörungen, haben unter anderem ein zumindest ausgeprägt unsicher-ambivalentes Bindungsmuster, sehr viele eine desorganisierte Bindung Typ D (Spangler & Zimmermann 1999). Diese Menschen werden von Therapeut:innen, Betreuer:innen und psychotherapeutischen Stationen in Kliniken, von »Professionellen«

eben, viel akzeptierender, verständnisvoller und validierender behandelt als von all den nicht professionellen Kontaktpersonen des Alltagslebens; darum entwickeln sie von Jugend an eine hohe Affinität zu Professionellen (Bohus 2002) und werden leicht zu »High Users of Psychiatric Services« (HUPS), wie es im angloamerikanischen Sprachraum formuliert wird. Alle diese Patient:innen nutzen die ihnen gebotenen professionellen Kontaktmöglichkeiten, oft durchaus in süchtiger Form. Die Sorge von Kostenträgern, dies sei ein Fass ohne Boden, ist nicht unberechtigt, zumal Menschen mit Mentalisierungsstörungen zwar von der Präsenz der Professionellen profitieren, sich durch eine therapeutische Beziehung stabilisieren, aber nicht immer entwickeln, weil sie wenig oder nichts »behalten«, internalisieren, symbolisieren, mentalisieren und sich so zu eigen machen. Die Wirksamkeit vieler Therapien ist dann auf ihre Dauer begrenzt. Therapeut:innen wirken so wie ein Substitut bei Suchtkranken. Sie fördern keine Entwicklung, sind aber nicht verzichtbar. Eine solche Mentalisierungsstörung und somit Entwicklungsstörung in einer Psychotherapie wird gemeinsam oft geleugnet. Hier besteht der therapeutische Wirksamkeitsmythos (Frank 1987), mit jahrelanger Geduld werde diese Fähigkeit schon von allein kreatürlich aus der therapeutischen Beziehung heraus erwachsen (Sachsse 2008).

Grundsätzlich gibt es sechs verschiedene Strategien, die natürlich alle miteinander kombinierbar sind:

1. (Intervall-)Therapie im Rahmen der Richtlinien- oder Beihilfe-Psychotherapie
2. Kombination von Einzel- und Gruppentherapie
3. Einzelfallabsprachen mit Krankenkassen
4. Einschaltung weiterer Kostenträger
5. Selbstzahlung
6. Stationäre Psychotherapie

10.2 Ambulante Psychotherapie

(Intervall-)Therapie im Rahmen der Richtlinien-Psychotherapie

Im Rahmen der Richtlinien-Psychotherapie begutachten einige hundert Gutachter:innen mit je eigener Geschichte, beruflicher Orientierung und persönlicher Wirksamkeitsmythologie einige tausend Psychotherapeut:innen mit je eigener Geschichte, beruflicher Orientierung und persönlicher Wirksamkeitsmythologie. Das kann im Einzelfall besser oder schlechter zusammenpassen. Unfunktional und für Patient:innen möglicherweise sogar schädlich ist es, das einzelne Gutachten als Waffe im berufspolitischen Kampf einsetzen zu wollen.

Es ist politisch beschlossen und gesetzlich verankert, dass Richtlinien-Psychotherapie bleibt, das Gutachter-Verfahren zur Qualitätssicherung aber Ende 2022 endet und abgelöst wird durch ein objektiveres, valideres Verfahren. Daran wird seit Jahren gearbeitet. Optimistische Kolleg:innen hoffen, es könne schließlich nur besser werden; pessimistische zitieren den Spruch »Schlimmer geht immer«. Ich vermute, es wird auch weiterhin eine Form von Begutachtung geben, zumindest für offensichtlich problematische Therapieverläufe.

Maßgeblich ist aktuell der »Faber/Haarstrick: Kommentar Psychotherapie-Richtlinien« in der 12. Auflage (Dieckmann et al. 2021), Kap. 4.7 dieses Kommentares ist verfahrensübergreifend »Besonderheiten bei der Behandlung von Traumfolgestörungen« gewidmet. Das bedeutet, dass Trauma zentrierte Psychotherapie nicht als eigenständige Methode anerkannt ist, sondern als Bestandteil von AP, TP und VT, inzwischen auch Systemischer Therapie ST anzuwenden ist. Inhaltlich rechtfertigt sich das auch daraus, dass die Behandlung der akuten PTBS fast immer im Rahmen von KZT1 und KZT2 geleistet werden kann, wie etwa bei Akutbehandlungen für die Berufsgenossenschaften üblich. Wenn eine Langzeittherapie LZT indiziert ist, gibt es psychodynamisch oder kognitiv-lerntheroretisch zu verstehende Komplikationen und Chronifizierungen, die im jeweiligen Verstehenskontext zu behandeln sind. Gefordert wird in Kap. 4.7 des Kommentares:

- Eine valide Diagnostik der traumaspezifischen Symptomatik und der Akuttraumatisierung. Das entspricht auch der KPTBS-Diagnose in der ICD-11.
- Ein verfahrensbezogener Behandlungsplan. Die Traumabearbeitung ist Teil einer Therapieplanung der Verhaltenstherapie (VT), Tiefenpsychologisch fundierten Psychotherapie (TP) oder Analytischen Psychotherapie (AP). »Reine Traumatherapie« – was immer das sein mag – ist nicht Richtlinien-Psychotherapie.
- Die Behandlungsplanung beachtet den Zeitrahmen der Richtlinien-Kontingente. Die Beihilfe-Kontingente sind bekanntlich noch begrenzter. Gerade hier kann sich eine nur schwer zu lösende Dauerproblematik in der Therapie von Menschen mit KPTBS ergeben. Am Beginn jeder Psychotherapie gehört diese Problematik in den Informed Consent.
- Die Behandlungsplanung berücksichtigt mögliche unerwünschte Nebenwirkungen wie z. B. das Risiko, dass ein Opferstatus verfestigt wird oder »dass anstatt einer therapeutischen Arbeitsbeziehung eine kämpferische Identifikation mit den Anliegen der Patientin oder des Patienten erfolgt« (Dieckmann et al. 2021, S. 28). – Das kann im Widerspruch stehen zur therapeutischen Identität mancher Therapeut:innen.
- Eine suffiziente Behandlungsanamnese der oft zahlreichen bisherigen ambulanten und stationären Behandlungen: Was hat wie und warum gewirkt, was nicht, warum nicht, was ist in diesem aktuell geplanten Therapieschritt erreichbar?

Viele Gutachter:innen reagieren gereizt auf die Verwendung des Begriffes »Trauma« gleichzeitig für PTBS, schwere Bindungsstörungen, Beziehungsstörungen, emotionale Gewalt und Missbrauch, verbale Gewalt, jahrelange Invalidierung in der Kindheit, schwere Verluste von Bindungspersonen und andere »Adverse Childhood Experiences« (ACE: schädliche Kindheitserlebnisse; Felitti et al. 1998). Die Verwendung des Terminus »Trauma« hat jedoch in der psychoanalytischen Psychotherapie seit Masud Khans »Cumulative Trauma« (Khan 1963; s. auch Furst 1967) bis hin zum »Relational Trauma« oder »Attachment Trauma« (Schore 2001) und den »Unresolved Traumata« in der Bindungsforschung (Buchheim 2011) eine jahrzehntelange Tradition. Es ist erforderlich zu verdeutlichen, in welcher Bedeutung »Trauma« hier Verwendung findet. Wer seine Patient:innen im Bericht zum Antrag zu sehr als »Traumaopfer« darstellt, nutzt ihnen sicher nicht bei allen Gutachter:innen. Zumindest ist es wichtig, Strukturproblematik, Mentalisierungsstörung und jene Elemente der Bindungsstörung herauszuarbeiten, die eine therapeutische Arbeit erschweren.

Modifizierte analytische Psychotherapie (modAP)

Am leichtesten haben es bei der Behandlung komplex traumatisierter Menschen jene Therapeut:innen, die Analytische Psychotherapie abrechnen dürfen und sich als analytische Psychotherapeut:innen verstehen, die Analytische Psychotherapie (AP) durchführen, weniger als »Psychoanalytiker:innen«. Im Kap. 5.6.2 »Indikation zu einer modifizierten analytischen Psychotherapie« heißt es im Kommentar »Faber/Haarstrick«: »Modifikationen einer analytischen Psychotherapie können dann notwendig sein, wenn z. B. bei strukturellen Störungen und Traumafolgen eine zu starke therapeutische Regression vermieden werden muss und eher an den für diese Krankheitsbilder charakteristischen aktuellen interpersonellen Störungsmustern und der Schwierigkeit der Selbstregulation gearbeitet werden soll. Hier müssen die Interventionen und das Setting (z. B. Gegenübersitzen, niedrige Stundenfrequenz) stärker auf die Möglichkeiten und Grenzen des Patienten zugeschnitten werden, was z. B. bedeutet, dass stützende, strukturierende und bewältigungsorientierte Interventionen Vorrang haben können vor Interventionen, die z. B. Beziehungskonflikte in der Übertragung deuten« (Dieckmann et al. 2021, S. 49). Dem bleibt nichts hinzuzufügen. Bei einer Sitzungsfrequenz von zwei Sitzungen pro Woche, später auch durchaus seltener, kann bei maximal 300 Sitzungen insgesamt und 40 Behandlungswochen jährlich im Zeitraum zwischen gut drei bis sieben Jahren ambulante Psychotherapie gestaltet werden. Damit sollte jede:r Therapeut:in, die oder der zu Recht die Qualifikation zur Behandlung mit AP erworben hat, den meisten Patient:innen deutlich weiterhelfen können (Dulz et al. 2011; Sack 2010). Jede Erhöhung der Frequenz pro Woche reduziert die Gesamtentwicklungszeit.

Eine Behandlung von Patient:innen mit komplexen Traumafolgestörungen durch unmodifizierte, die Regression strategisch fördernde, sogenannte »klassische« Psychoanalyse mit drei oder sogar mehr Wochenstunden im Liegen wird meines Wissens national oder international nicht mehr diskutiert (Reddemann & Sachsse 1998).

Ambulante Psychotherapie als Tiefenpsychologisch fundierte Psychotherapie (TP), als Verhaltenstherapie (VT) oder als Systemische Therapie (ST)

In der Vorstellung mancher Psychotherapeut:innen liegt die Bewilligungsmacht beim Gutachter. Dieser »befürwortet« eine Behandlung aber nur auf der Basis der Psychotherapie-Richtlinien (PR) und Psychotherapie-Vereinbarungen (PV), die die Krankenkasse bewilligt.

Aktuell werden weit mehr Patient:innen durch TP oder VT in einem zeitlich begrenzten Rahmen von 80–100 Sitzungen ambulant behandelt als durch AP. Mit solchen Sitzungskontingenten sind nachweislich gute Behandlungserfolge zu erzielen, auch und gerade bei komplex Traumatisierten respektive Menschen mit Persönlichkeitsstörungen; die Ergebnisse der Meta-Analysen des Arbeitskreises um Leichsenring beziehen sich auf Behandlungen von etwa 100–120 Sitzungen (Leichsenring 2007; Leichsenring & Leibing 2003; Leichsenring & Rabung 2008). Diese Behandlungen müssen geplant, strukturiert, theoretisch fundiert und von einer guten Intervision oder Supervision begleitet sein (Dulz et al. 2011; Sack & Gromes 2020; Wöller et al. 2020). Hier reicht es nicht, nur eine gute therapeutische Beziehung herzustellen und geduldig eine Nachreifung abzuwarten. Das führt mit großer Wahrscheinlichkeit zu einer eher süchtigen therapeutischen Beziehung. Es müssen gemeinsam klare Entwicklungsaufgaben formuliert und angestrebt werden (Rudolf 2009). Seit Kurzem ist die Systemische Therapie (ST) als Richtlinien-Therapie zugelassen. Auch für die ST liegen ermutigende klinische Erfahrungen vor (Hanswille & Kissenbeck 2014).

Im Bereich der VT hat die Dialektisch-Behaviorale Therapie DBT (Bohus 2002; Bohus & Wolf 2009; Bohus et al. 2011) die Behandlungsmöglichkeiten von Menschen mit einer Borderline-Persönlichkeitsstörung (BPS), einer BPS-PTBS oder KPTBS ganz erheblich verbessert.

Sowohl tiefenpsychologisch als auch verhaltenstherapeutisch begründete Verfahren haben inzwischen also explizit den Beweis erbracht, dass sie innerhalb des jetzigen Rahmens zu guten Ergebnissen führen können. Sonst hätten wir uns auch bereits im zentraleuropäischen Ausland unglaubwürdig gemacht, denn die hiesigen Bedingungen sind im länderübergreifenden Vergleich komfortabel zu nennen.

Trotz guter Therapieplanung sowie klarer Formulierung und Begrenzung eines Therapiezieles können 80 bis 100 Therapiesitzungen in zwei bis drei Jahren zu viele Problemfelder unbehandelt und unverändert lassen. Hier hat sich eine Intervalltherapie bewährt, wie sie bei stationären Therapien seit Langem eingesetzt wird. Es gibt Hinweise, dass Intervalltherapien ein eigenes dynamisches Potenzial entwickeln, welches sich dann entfalten kann, wenn die Therapie bewusst und partnerschaftlich vorausschauend mit den Patient:innen im Informed Consent geplant wird (Lachauer 2002). Das bewusst eingeschaltete therapiefreie Intervall kann geeignet sein, vorher in der Therapie erreichte Handlungsmöglichkeiten in den Alltag zu transferieren, den Transfer und die Transfermöglichkeiten zu überprüfen und zu vermitteln, dass Therapeut:innen Selbstobjekt und Hilfs-Ich auf Zeit sind, nicht Dauer-Substitut. Ein kurzer Test für Eigenständigkeit versus Abhängigkeit und für Transfer sind alle Urlaube, Erkrankungen von Therapeut:innen oder längere Pausen durch Feiertage. Allerdings ist es bei längeren Therapie-Intervallen meist notwendig oder zumindest vorteilhaft, einige kontinuierliche Kurzkontakte aufrechtzuerhalten. Diese können in einem therapiefreien Intervall als psychotherapeutisches Gespräch abgerechnet werden. Die Ziffer 23220 ermöglicht psychotherapeutische Hilfestellung ohne vorheriges Antrags- und Genehmigungsverfahren, was im Rahmen der Leistungsbegrenzung eine gewisse Flexibilisierung der Hilfe zulässt. Indiziert ist das psychotherapeutische Gespräch z. B. dann, wenn zwar Hilfebedarf besteht, die Indikation für eine (längere) Richtlinien-Psychotherapie aus den unterschiedlichsten Gründen noch nicht oder nicht mehr gegeben ist. Im Unterschied zur Richtlinien-Psychotherapie steht z. B. eine dezidierte Therapieplanung nicht im Vordergrund. Der Hilfecharakter des psychotherapeutischen Gesprächs ist eher adjuvant, stabilisierend oder auch bisweilen kriseninterventorisch. In der Praxis wird die Ziffer 23220 auch dazu verwandt, einen gutachterlich nicht festgestellten Hilfebedarf in Form von Richtlinien-Psychotherapie zu kompensieren. Gleiches gilt für die Leistungen der psychosomatischen oder psychiatrischen Grundversorgung. Diese Leistungen werden allerdings deutlich niedriger honoriert als Termine im Rahmen der Richtlinien-Psychotherapie.

Eine Alternative zur Therapiepause ist eine Therapie-Finanzierung über den Fonds Sexueller Missbrauch (www.fonds-missbrauch.de). Die Mittel sind allerdings reserviert für die Opfer sexualisierter Gewalt in der Kindheit. Dieses Kriterium erfüllen leider viele Patient:innen mit KPTBS. Eine Beantragung sollte zeitig erfolgen, denn die Bearbeitung kann dauern.

Die 2-Jahres-Karenz ist nicht zwingend. Zwingend ist lediglich aktuell noch die Einschaltung eines Gutachters, wenn innerhalb der 2-Jahres-Frist eine Therapie neu begonnen werden soll. Therapeut:innen werden den Gutachter:innen folgende Fragen zu beantworten haben:

- Hat sich der/die Patient:in durch die bisherige Langzeittherapie (LZT) bereits verändert? Wenn ja, wie? Falls nicht, würde »mehr desselben« beantragt, was bisher nicht gewirkt hat.
- Wenn die LZT bereits gewirkt hat, warum hat sie dann nicht genug verändert, sodass der/die Patient:in nicht etwa zwei Jahren mit wenig Therapie außerhalb der Richtlinien-Psychotherapie auskommt? Die Begründung, es sei eine schwere Krise aufgetreten, überzeugt nicht immer, denn solche Patienten sind sehr oft in Krisen und sollen durch eine Therapie ja gerade in die Lage versetzt werden, mit den Anforderungen der durchschnittlich zu erwartenden Lebensrealität mit ihren Trennungen, Kündigungen, Todesfällen von Menschen und Haustieren und allgegenwärtigen Triggern fertig zu werden.

Es ist zu begründen, warum nicht die Anbindung an eine Psychiatrische oder Psychosomatische Institutsambulanz mit ihrer langjährigen Möglichkeit zur Begleitung eher indiziert ist. Andererseits klagen Patient:innen über häufigen Therapeut:innenwechsel und seltene Termine in den Ambulanzen.

Ungelöst ist die Behandlung von Patient:innen mit Dissoziativer Identitätsstörung (DIS). Wer nicht mit modAP behandeln kann, wird besonders gründlich vorausschauend planen müssen.

Machen wir uns und unseren Patient:innen nichts vor: Nicht jede:r ist therapeutisch so zu fördern, dass eine Ablösung und Verselbständigung aus professionellen Beziehungen möglich ist. Einige bleiben auf sozialpsychiatrische Netze ihr Leben lang angewiesen. Oft ist dann eine Versorgung über Betreuer:innen mit mehreren Terminen wöchentlich indizierter als der Antrag wieder und wieder auf vorgeblich verändernde Psychotherapie.

Kombination von Einzel- und Gruppentherapie

Gruppenpsychotherapie gehört für Patient:innen mit komplexen posttraumatischen Symptombildungen im stationären Setting zum Standard der Versorgung, regelhaft kombiniert mit Einzelsitzungen. Die Wirksamkeit stationärer DBT ist gut belegt. »Skills-Gruppen« finden in vielfältigen Versorgungsstrukturen auch außerhalb einer DBT im eigentlichen Sinne erfolgreich Anwendung. Auch die Wirksamkeit psychodynamisch fundierter stationärer Therapieansätze scheint nach neueren Untersuchungen gut zu sein (Leichsenring et al. 2010; Müller & Sachsse 2009, 2010; Sachsse et al. 2006), wenn die Gruppe entsprechend homogen etwa nach Störungsbild und Geschlecht zusammengesetzt und strukturiert aufgebaut ist (Wöller 2010).

Aber es gibt auch gut durchgearbeitete Konzepte, die für die ambulante Therapie im Bereich der niedergelassenen Therapeuten mit einem vertretbaren Aufwand implementierbar sind (Liedl et al. 2010; Müller et al. 2007; Rießbeck & Rießbeck 2010). Wenn Kombinationsbehandlung überwiegend mit Gruppentherapie durchgeführt wird, entfällt auch das ungeliebte Gutachten. Gruppentherapie führt sehr viel seltener zu malignen Regressionen und Abhängigkeitsbeziehungen als Einzeltherapie.

Einzelfallabsprachen mit den Krankenkassen

Es bleibt den Krankenkassen freigestellt, mit Therapeut:innen Einzelfall-Absprachen zu treffen und zu vereinbaren, wenn die Möglichkeiten der Richtlinien-Psychotherapie erreicht sind. Oft werden auch solche Anträge noch einem Zweitgutachter oder dem Medizinischen Dienst der Krankenkassen (MDK) vorgelegt, damit die Kassenmitarbeiter:innen fundiert und informiert entscheiden können.

Soziales Entschädigungsrecht (SER) und Traumaambulanzen

Inzwischen ist das 14. Sozialgesetzbuch (SGB XIV) zum Sozialen Entschädigungsrecht (SER) in Kraft getreten. Es hat das Opferentschädigungsgesetz (OEG) abgelöst. Kap. 38 widmet sich dieser Behandlungsmöglichkeit. Das Angebot einer kurzfristigen Behandlung intrusiver Symptomatik, auch als *late onset* oder im Rahmen einer KPTBS mit chronifizierten, aktualisierten Intrusionen bietet Möglichkeiten, die über die bisherige Versorgung von KPTBS deutlich hinausgehen können. Das Gesetz nutzt die guten Erfahrungen der Berufsgenossenschaften (BG) bei Akuttrauma. Unklar erscheint noch die Frage, wer denn nun im Einzelfall zuständig ist: Trauma-Ambulanz oder Krankenkasse? Bei den BG-Behandlungen hat sich eine gute Routine entwickelt: Über BG wird das Akuttrauma behandelt. Chronifizierende Faktoren und die sekundäre Psychodynamisierung der PTBS sind Aufgabe der Krankenkassen- oder Beihilfe-Behandlung. Es ist zu hoffen, dass solche Routinen sich auch mit den künftigen Behandlungen durch Trauma-Ambulanzen und Krankenkassen ergeben. Desaströs wäre ein »Turfen«, ein Abschieben der Patient:innen zum jeweils anderen Kostenträger.

Bei sexualisierter Gewalt kommen manchmal andere Kostenträger infrage wie z. B. Kirchen (→ Kap. 33). Nach Unfällen kann die Berufsgenossenschaft erster Kostenträger sein. Bei traumatisierender medizinischer Behandlung und vielen anderen Traumatisierungen wird die Krankenkasse meist in Vorleistung gehen, aber dann bei der zuständigen Versicherung die Leistungen zurückfordern.

Selbstzahlung

Sind alle Möglichkeiten ausgeschöpft oder die oben genannten Möglichkeiten nicht realisierbar, so bleibt die Vereinbarung der Selbstzahlung.

Es gibt durchaus Patient:innen, die Einsicht in die Begrenztheit der Mittel und Möglichkeiten haben, für die Selbstzahlung ein Realitätsbezug ist und die sich mit diesem Schritt sogar aus dem Opferstatus emanzipieren. Unter diesem Aspekt kann sich die therapeutische Allianz durch Selbstzahlung sogar verbessern.

Andere bleiben mit diesem Schritt dauerhaft überfordert. Sie verarbeiten dies als doppelte Ungerechtigkeit: Erst wurden sie geschädigt, traumatisiert, jetzt sollen sie dafür auch noch selbst zahlen. Sie verarbeiten das als fehlende Anerkennung der Schädigung. Dieser Verzicht auf eine wenigstens begrenzte Wiedergutmachung durch Therapie kann als so kränkend erlebt werden, dass die Therapie stagniert oder beendet wird.

10.3 Stationäre Psychotherapie

Patient:innen mit komplexen Traumafolgestörungen haben immer schon eine große Gruppe derjenigen gestellt, die stationär psychiatrisch oder psychotherapeutisch behandelt werden mussten. Viele der Hysterikerinnen, die Jean Martin Charcot in der Salpêtrière in Paris stationär behandelte, waren traumatisierte Frauen mit Persönlichkeitsstörungen (Sachsse et al. 1997). Anna O. wurde von Josef Breuer stationär im Sanatorium behandelt (Freud 1895, 1952). Die Krankheit dieser Patientin würde heute mit Sicherheit als Borderline-Persönlichkeitsstörung oder als Dissoziative Identitätsstörung oder als eine andere Traumafolgestörung diagnostiziert. Trotzdem wird stationäre Psychotherapie hier ausdrücklich nachrangig genannt, denn ambulante Therapie ist die Behandlung erster Wahl. Für stationäre Therapie gibt es heute drei Indikationen (Sachsse 2007; Sachsse & Faure 2006):

Krisenintervention

Menschen mit Traumafolgestörungen leiden unter einer gestörten, wenig belastbaren Stressphysiologie (Hüther & Sachsse 2007). Leichter und eher als andere Menschen kommen sie in Situationen, in denen sie sich nicht mehr selbst steuern können. Dies können Suizidversuche sein, parasuizidale Intoxikationen mit Medikamenten, Sucht- oder Abusus-Verhalten oder Selbstverletzungen. Es können heftige Wutausbrüche, Fremdaggressivität oder kleinkriminelle Diebstähle sein. Also werden sie immer wieder auf eine Station für Menschen mit Selbststeuerungsproblemen eingewiesen. Geschlossene Stationen der Allgemeinpsychiatrie sind erforderlich für Menschen, die Schwierigkeiten haben, sich selbst zu steuern. Dort treffen sie auf andere Menschen, die aktuell Probleme haben, sich selbst zu steuern. Auf der geschlossenen Aufnahmestation der allgemeinpsychiatrischen Versorgungsklinik sind all jene Menschen der Versorgungsregion anzutreffen, die krankheitsbedingt gegenwärtig die erheblichsten Selbststeuerungsprobleme haben. Das macht Patient:innen mit Traumafolgestörungen Probleme, also machen sie dort Probleme, und das ist das Problem. Diese Gruppe von Patient:innen ist für alle psychiatrischen Aufnahmestationen eine Problemgruppe.

Gerade untersteuerte Mitmenschen sind für diese Patient:innen besonders problematisch. Dies gilt natürlich für das ganze Spektrum jener schwer kranken Mitpatient:innen, die für diese Patient:innen aufgrund ihrer Lebensgeschichte einfach nur alkoholisierte, mischintoxikierte, dissoziale, übergriffige, provokante, unverschämte oder distanzlos-klebrige Männer oder Frauen sind und sie deshalb »triggern«. Sie erinnern sie an Kindheitserfahrungen, triggern Kind-States und destabilisieren sie, induzieren maligne Regressionen. Hinzu kommt, dass die Patient:innen »ansteckend« und »ansteckbar« sind. Sind mehrere solche Patient:innen gleichzeitig auf der Aufnahmestation, übernehmen sie voneinander rasch ihre Symptomatik. Das kann ein Konkurrenzversuch um die begrenzten Zuwendungs-Ressourcen der Station sein. Deprivierte Kinder entwickeln häufig ein Problemverhalten, um wahrgenommen zu werden, selbst wenn sich diese Wahrnehmung manifestiert in Ablehnung bis hin zu Schlägen, Schimpfen oder anderen Gewalttätigkeiten.

Inzwischen sollte klar sein, dass sehr viele Patient:innengruppen prinzipiell schlecht miteinander klarkommen. Komplex Traumatisierte und Borderline-Patient:innen haben das Problem, dass sie Stress machen, aber diesen selbst nicht aushalten können. Im Grunde ist das Problem nicht zu lösen, denn es kann nicht jede Kreisstadt acht Spezialstationen für jede psychiatrisch relevante Patient:innengruppe bereitstellen, obwohl genau das indiziert wäre. Bei korrekter Indikationsstellung sollten komplex traumatisierte Patient:innen auf Akutstationen so kurz wie möglich behandelt werden. Die Gemeinschaftsstation für alle – vom 13-jährigen Heroin-Junkie bis zur 93-jährigen Alzheimer-Patientin – ist eine kostenbedingte Notlösung, die hinter den Entwicklungen anderer medizinischer Fachdisziplinen deutlich hinterherhinkt. Allenthalben entstehen medizinische Spezialeinheiten: für Kinder-Diabetes, für Parkinson, für Herzkatheter, für Fibromyalgie und für Adipositas. Auch die Psychotherapie entwickelt sich in Richtung einer störungsspezifischen Psychotherapie. Und die Akut-Psychiatrie hat ein Angebot für alle?

Während die Krisenintervention selbst also durchaus ein erhebliches therapeutisches Problem ist, ist es ihre Finanzierung eher selten.

Die Förderung selbststeuernder und selbstfürsorglicher Fähigkeiten von komplex traumatisierten Patient:innen auf Spezialstationen

Sehr viele psychotherapeutische, psychosomatische und psychiatrische Kliniken bieten inzwischen Behandlungsangebote speziell für Patient:innen mit komplexen Traumafolgestörungen an. Dabei geht es zunächst um sogenannte »Stabilisierungsgruppen«, besser: Angebote zur Ressourcenaktivierung (Herbold & Sachsse 2008; Sack & Gromes 2020). Meist beinhaltet das Skills-Gruppen (DBT), Einübung stabilisierender Imaginationen, körperbezogene Therapieangebote, Gruppen zur kreativen Entfaltung, zur Selbstfürsorge und zum Genuss.

Viele Kostenträger beobachten genau, ob diese »Stabilisierung« eine Langzeitwirkung entfaltet oder ob sie zweimal jährlich als dringend erforderlich beantragt wird. Bei jeder stationären Psychotherapie oder Reha-Behandlung ist der Transfer ein Problem. Aber Behandlungseinrichtungen, die stetig argumentieren, ein:e Patient:in brauche jetzt wieder eine Stabilisierungsphase im stationären Rahmen, müssen das Argument widerlegen, sie würden ihre Patient:innen über Gebühr an sich binden.

Stationäre Behandlungsangebote können zweifelsfrei bei komplex Traumatisierten den Grundstein für eine spätere teilstationäre oder ambulante Behandlung legen. Oft erfolgen sie im Anschluss an eine Krisenintervention, um allzu rasche Rückfälle zu verhindern.

Traumasynthese und Traumaintegration im stationären Rahmen

Die meisten Traumakonfrontationen zur Traumasynthese und Traumaintegration werden ambulant durchgeführt. Wer in seinem Leben noch gar nicht oder höchst selten als Notfall dekompensiert auf einer geschlossenen Psychiatriestation aufgenommen wurde, wird vermutlich auch durch eine gut geplante, vorbereitete und begleitete Traumaexpositionsbehandlung nicht schwer traumatisiert werden und zum ersten Mal in seinem Leben völlig dekompensieren. Retraumatisierung ist dann höchst selten (Sachsse 2011). Wer oft schon in Krisen Selbststeuerungsprobleme hatte und auf Außensteuerung angewiesen war, wird ambulant nur in einem sehr stabilen sozialen Umfeld mit Traumakonfrontationen behandelbar sein. Hier ist eine stationäre Therapie indiziert, die Traumakonfrontationsbehandlungen einschließt. Wer mit regressiven Zuständen kaum umgehen kann, maligne regrediert, braucht nach Traumakonfrontationen die Sicherheit der Spezialstation. Wir wissen inzwischen, dass sehr dissoziative oder zu wenig motivierte Patient:innen durch ein traumazentriertes Vorgehen mit Traumakonfrontationsbehandlungen auch Symptomverschlimmerungen erfahren können. Bei gegebener Indikation kommen die Patient:innen zu mehreren Behandlungsphasen von vier bis sechs Wochen oder zu einer längeren Behandlungsphase von acht bis zwölf Wochen. Das verbessert den Transfer.

10.4 Teilstationäre Behandlung

Eine teilstationäre, tagesklinische Behandlung von Menschen mit komplexen Traumafolgestörungen bietet viele Vorteile. Meist besteht eine gute Anbindung an vollstationäre Möglichkeiten, sodass Kriseninterventionen leichter sind. Oft haben gerade auch spezialisierte Tageskliniken alle Angebote und Möglichkeiten der vollstationären Behandlung ohne Hospitalisierungsgefahr, ohne Ansteckungsphänomene von Patient:innen untereinander und ohne eine Regression fördernde Stationsatmosphäre. Tagesklinische Behandlungen haben Zukunft.

10.5 Kostenübernahme für stationäre und teilstationäre Therapie

Kostenträger akzeptieren leichter mehrere kurze Behandlungsphasen. Manchmal begegnet man in der Argumentation eines Medizinischen Dienstes der Krankenversicherung (MDK) dem Argument, eine geplante Intervalltherapie sei eine Reha-Maßnahme. Das Argument ist unfundiert. In der Medizin sind sehr viele Behandlungen geplant, strukturiert und vorbereitet. Es ist geradezu ein Qualitätsmerkmal, durch geplante Behandlungen möglichst viele Notfallbehandlungen zu vermeiden. Geplante, vorbereitete Operationen sind Notoperationen vorzuziehen. Niemand argumentiert, wer keine Notoperation brauche, sei ein Reha-Fall. Medizinische Behandlung und Psychotherapie sind oft induzierte, kalkulierte Krisen zur Veränderung. Im Schutz einer Intensivstation wird ein Mensch einer vorsätzlichen, gefährlichen Körperverletzung namens »Operation« unterzogen oder dosiert vergiftet, weil die Medizin sich durch diese Behandlung mittelfristig eine bessere Gesundheit verspricht als vor der induzierten Krise. Auch in der Psychotherapie ist Veränderung unter neurobiologischer Perspektive stets eine induzierte, kalkulierte Krise (Hüther 1997). Ohne Krise und Neuerfahrung keine Veränderung. Diese Tatsache beschränkt manchmal die Veränderungsmöglichkeiten durch eine Behandlung, weil ein Patient nicht »krisenfähig«, nicht belastungsfähig genug ist für eine verändernde Behandlung. Dann muss sich Behandlung auf Ressourcenaktivierung begrenzen möglichst mit dem Ziel, den Patienten wieder krisenfähig und somit verändernd behandelbar zu machen.

Wenn es um Geld geht, wird es oft ungesetzlich. Nicht einmal alle Politiker halten sich an alle Gesetze. Wenn es um Geld geht, funktionalisieren Therapeut:innen ihre Patient:innen und deren Diagnosen (Rüger 2009), drängen Kliniken ihre Therapeut:innen, Patient:innen gravierendere Diagnosen zu geben, um längere Behandlungen und höhere Tagessätze zu erhalten, werden Konzepte wie »Trauma« inflationär eingesetzt, um längere Behandlungen für mehr Geld zu begründen. Das geschieht zum Nachteil genau jener Menschen, die längere und intensivere Behandlungen wirklich benötigen und davon auch profitieren würden. Ein Missbrauch des Konzeptes »Trauma« schadet zuerst und am meisten den Traumatisierten.

Literatur

Allen, J. G., Fonagy, P. (2008). Mentalisierungsgestützte Therapie: Das MBT-Handbuch – Konzepte und Praxis. Stuttgart: Klett-Cotta.

Bohus, M. (2002). Borderline-Störungen. Göttingen: Hogrefe.

Bohus, M., Dyer, A. S., et al. (2011). Dialektisch Behaviorale Therapie für Posttraumatische Belastungsstörung nach sexualisierter Gewalt in der Kindheit und Jugend (DBT-PTSD). Psychother Psych Med 61: 140–147.

Bohus, M., Wolf, M. (2009). Interaktives Therapieprogramm für Borderline-Patienten. Therapeuten-Version. Stuttgart: Schattauer.

Buchheim, A. (2011). Borderline-Persönlichkeitsstörung und Bindungserfahrungen. In: Dulz, B., Herpertz, S. C., Kernberg, O. F., Sachsse, U. (Hg.). Handbuch der Borderline-Störungen. 2. Aufl. Stuttgart: Schattauer; 158–67.

Dahm, A. (2008). Die geschichtliche Weiterentwicklung der Psychotherapie-Richtlinien und

einige ihrer »Mythen«. Psychotherapeut; 53(6): 397–401.
Dieckmann, M., Becker, M. et al. (Hg.) (2021). Faber/Haarstrick. Kommentar Psychotherapie-Richtlinien. München: Elsevier.
Dulz, B., Herpertz, S. C., Kernberg, O. F., Sachsse, U. (Hg.) (2011). Handbuch der Borderline-Störungen. 2. Aufl. Stuttgart: Schattauer.
Felitti, V. J., Anda, R. F., Nordenberg, D., Williamson, D. F., Spitz, A. M., Edwards, V., Koss, M. P., Marks, J. S. (1998). Relationship of childhood abuse and household dysfunction to many of the leading causes of death in adults. The Adverse Childhood Experiences (ACE) Study. Am J Prev Med; 14(4): 245–58.
Frank, J. D. (1987). Die Heiler. München: DTV.
Freud, S. (1895, 1952). Studien über Hysterie. In: GW I. London: Imago; 75–312.
Furst, S. S. (Hg.) (1967). Psychic Trauma. New York, London: Basic Books.
Hanswille, R., Kissenbeck, A. (2014). Systemische Traumatherapie. Konzepte und Methoden für die Praxis. Heidelberg: Carl Auer.
Herbold, W., Sachsse, U. (2008). Schritt für Schritt. Differenzialindikation und spezialisierte Psychotherapie in einer psychiatrisch-psychotherapeutischen Fachklinik der Regionalversorgung. Fortschr Neurol Psychiat; 76: 155–9.
Hüther, G. (1997). Biologie der Angst: Wie aus Streß Gefühle werden. Göttingen: Vandenhoeck & Ruprecht.
Hüther, G., Sachsse, U. (2007). Angst- und stressbedingte Störungen. Auf dem Weg zu einer neurobiologisch fundierten Psychotherapie. Psychotherapeut; 52(3): 166–79.
Khan, M. R. (1963). The concept of cumulative trauma. Psychoanal Study Child; 18: 286–306.
Lachauer, R. (2002). Psychoanalytische Intervalltherapie. Psychotherapeut; 47: 24–31.
Leichsenring, F. (2007). Zur Frage empirisch bewährter Therapie: Befunde zur psychodynamischen Therapie. Z Psychotraumatol Psychotherapiew Psychol Med; 5(2): 25–37.
Leichsenring, F., Leibing, E. (2003). The effectiveness of psychodynamik psychotherapy and cognitive-behvioral therapy in personality disorders. A meta-analysis. Am J Psychiatry; 160: 1223–32.
Leichsenring, F., Rabung, S. (2008). Effectiveness of long-term psychodynamic psychotherapy: a meta-analysis. JAMA; 300(13): 1551–65.
Leichsenring, F., Jaeger, U., Masuhr, O., Streeck, U. (2010). Komplexe psychische Störungen. Komorbiditätsstrukturen bei stationären Psychotherapiepatienten. Nervenheilkd; 12: 843–9.
Liedl, A., Schäfer-Graf, U., Knaevelsrud, C. (2010). Psychoedukation bei posttraumatischen Störungen: Manual für Einzel- und Gruppensetting. Stuttgart: Schattauer.
Müller, S., Sachsse, U. (2009). Langfristige Chancen und Grenzen in der Traumatherapie. Beobachtungen zum Langzeitverlauf der komplexen posttraumatischen Belastungsstörung (kPTBS). Neurowissenschaften und Traumatherapie. S. Jacobs. Göttingen: Universitätsverlag Göttingen; 83–106.
Müller, S., Sachsse, U. (2010). Langzeitverläufe stationärer Psychotherapie bei komplexen Traumafolgestörungen. PTT; 14(2): 127–44.
Müller, C., Teschner, M., Assaloni, H., Kraemer, B., Schnyder, U., Rufer, M. (2007). Eine ambulante Stabilisierungsgruppe zur Verbesserung der Emotionsregulation bei komplexen posttraumatischen Störungen. Psychother Psych Med; 57(9/10): 364–72.
Neuner, F. (2008). Stabilisierung vor Konfrontation in der Traumatherapie – Grundregel oder Mythos? Verhaltensther; 18: 109–18.
Reddemann, L., Sachsse, U. (1998). Welche Psychoanalyse ist für Opfer geeignet? Forum Psychoanal; 14(3): 289–94.
Rießbeck, H., Rießbeck, K. (2010). Group Therapy for Stabilisation of Patients with PTSD, Complex Trauma and Anxiety Disorders: An Ego State Approach. Preliminary Results from Private Practice. Sun City, South Africa: MEG South Africa.
Rudolf, G. (2009). Strukturbezogene Psychotherapie: Leitfaden zur psychodynamischen Therapie struktureller Störungen. Stuttgart: Schattauer.
Rüger, U. (2009). Über unreflektiertes Funktionalisieren von Patienten in der Psychotherapie und seine schädlichen Auswirkungen. PTT; 13(1): 31–41.
Rüger, U., Dahm, A., Kallinke D (Hg.) (2009). Faber/Haarstrick. Kommentar Psychotherapie-Richtlinien. München, Jena: Urban & Fischer.
Rüger, U., Dahm, A., Kallinke D (Hg.) (2012). Faber/Haarstrick. Kommentar Psychotherapie-Richtlinien. 9. Aufl. München: Urban & Fischer.
Sachsse, U. (2011). Retraumatisierung durch Psychotherapie – Schlag-Wort oder Gefahr? Integrative Therapie. Zeitschrift für vergleichende Psychotherapie und Methodenintegration. 37(1/2): 193–210.

Sachsse, U. (2007). Zur Versorgung von Borderline-Patienten in der Allgemeinpsychiatrie. PTT; 11(3): 169–74.
Sachsse, U. (2008). Die therapeutische Beziehung als Matrix der Pathologie und Nachreifung? In: Hermer, M., Röhrle B (Hg.). Handbuch der therapeutischen Beziehung. Band 1: Allgemeiner Teil. Tübingen: dgvt; 773–98.
Sachsse, U., Faure, H. (2006). Von der therapeutischen Gemeinschaft zum Patienten-Coaching – Zur Gestaltung der therapeutischen Beziehung in Psychiatrie und Psychotherapie. In: Duncker, H., Koller, M., Foerster K (Hg.). Forensische Psychiatrie – Entwicklungen und Perspektiven. Ulrich Venzlaff zum 85. Geburtstag. Lengerich: Pabst Science Publishers; 33–57.
Sachsse, U., Venzlaff, U., Dulz, B. (1997). Persönlichkeitsstörungen PTT/100 Jahre Traumaätiologie. Stuttgart: Schattauer; 4–14.
Sachsse, U., Vogel, C., Leichsenring, F. (2006). Results of psychodynamically orientiented trauma-focused inpatient treatment for women with complex posttraumatic stress disorder (PTSD) and Borderline personality disorder (BPD). Bull Menninger Clin; 70(2): 125–44.
Sack, M. (2010). Schonende Traumatherapie. Ressourcenorientierte Behandlung von Traumafolgestörungen. Stuttgart: Schattauer.
Sack, M., Gromes, B. (Hg.) (2020). Schonende Traumatherapie: Ressourcenorientierte Behandlung von Traumafolgestörungen. Stuttgart: Schattauer.
Sack, M., Sachsse, U., Dulz, B. (2011). Ist die Borderline-Persönlichkeitsstörung eine Traumafolgestörung? In: Dulz, B., Herpertz, S. C., Kernberg, O. F., Sachsse, U. (Hg.). Handbuch der Borderline-Störungen. Stuttgart: Schattauer; 197–202.
Schore, A. N. (2001). The effects of early relational trauma on right brain development, affect regulation, and infant mental health. Infant Mental Health J; 22: 201–69.
Spangler, G., Zimmermann P (Hg.) (1999). Die Bindungstheorie: Grundlagen, Forschung und Anwendung. Stuttgart: Klett-Cotta.
Stang, K., Sachsse, U. (2007). Trauma und Justiz. Stuttgart: Schattauer.
Wöller, W. (2010). Gruppenpsychotherapie bei Traumatisierten. Gruppenpsychother Gruppendyn; 46(1): 4–21.
Wöller, W., Lampe, A., et al. (2020). Psychodynamische Therapie der komplexen posttraumatischen Belastungsstörung: Ein Manual zur Behandlung nach Kindheitstrauma. Stuttgart: Schattauer.

BRITTA MENNE, KAREN WISE

11 Behandlungsvorbereitung

Bei komplexen Traumafolgestörungen ist die Diagnosestellung aufgrund der vielfältigen Symptomatik nicht immer einfach. Gerade deshalb ist eine sorgfältige und ausführliche Diagnostik vor Behandlungsbeginn erforderlich. Aber auch die Vermittlung der Diagnose bedarf besonderer Umsicht. Im Folgenden werden wir daher auf einige Besonderheiten der Behandlungsvorbereitung bei Patient:innen mit komplexen Traumafolgestörungen näher eingehen.

11.1 Aufklärung über Diagnose, Implikation und Prognose

Diagnosestellung nach innen

Die Diagnosemitteilung in geeigneter Form ist ein wichtiger Einstieg in die Therapie. Sie gibt der Symptomatik einen Namen, was für Betroffene beruhigend sein kann, da sie die Problematik dann besser einordnen können. Die Art der Mitteilung ist entscheidend, sie kann Angst mindern oder schüren. Zwar ist die komplexe posttraumatische Belastungsstörung eine schwere psychische Störung, dennoch ist es hilfreich und nicht unberechtigt, sie ähnlich der nicht komplexen posttraumatischen Belastungsstörung als eine gut behandelbare und klar definierte Folgeerscheinung wiederholter Traumatisierungen zu vermitteln. Dies entlastet und motiviert Patient:innen, sich für eine Behandlung zu entscheiden.

Die Hauptsymptome der posttraumatischen Belastungsstörung – Wiedererleben, Hyperarousal und Vermeidung bzw. emotionale Betäubung, aber auch Dissoziativität und typische Bewältigungsstrategien – sind im Kontext zu erklären und als eine normale bzw. nachvollziehbare Reaktion auf eine abnorme Situation zu werten (Shalev 2000). Schriftliche Informationen, die in Ruhe zu Hause gelesen werden können, sind hilfreich, z. B. die Patienten-Informationen von Anke Ehlers (1999).

Diagnosestellung nach außen

Gerade bei komplex traumatisierten Menschen ist die Diagnosestellung immer *work in progress*. Deshalb sind diese Arbeitsdiagnosen keinesfalls als indifferent zu werten, sodass nicht deutlich genug darauf hingewiesen werden kann, dass die im Zusammenhang mit einer komplexen Traumafolgesymptomatik gestellten Diagnosen den Betroffenen auch schaden können, indem sie z. B. gegen ihn verwendet werden und ihn erheblich stigmatisieren. Dies sollte gerade bei der Diagnosestellung nach außen Berücksichtigung finden, indem möglichst nur die gesicherten und am wenigsten stigmatisierenden Diagnosen kommuniziert werden.

Sozialmedizinische Implikationen

Aufgrund der posttraumatischen Symptomatik und Persönlichkeitsstruktur treten oft Probleme im sozialen Umfeld auf. Nicht immer berichten Betroffene darüber, daher ist die soziale Situation explizit zu erfragen. Dies bezieht sich auf die Wohn- und finanzielle Situation, auf Probleme im Umgang mit Behörden, Konflikte am Arbeitsplatz oder Schwierigkeiten, eine Arbeitsstelle zu finden, oder interaktionelle Probleme allgemein. Häufig werden konkrete Hilfestellungen gebraucht, da entweder Ressourcen fehlen oder brachliegen, die sich durch gezieltes Fragen jedoch aktivieren lassen. Sind sie tatsächlich nicht oder nur in ungenügendem Maße vorhanden, brauchen die Patient:innen aktive Unterstützung, ohne ihnen die Verantwortung abzunehmen und sie dadurch weiter zu schwächen.

Arbeitsunfähigkeit kann mit basalen Problemen wie der Sicherung des Lebensunterhalts einhergehen. Es ist im Einzelfall abzuwägen, ob die Wiederherstellung von Arbeitsfähigkeit der Traumabehandlung voran-, nach- oder gleichgestellt werden soll. Möglicherweise muss erst ausreichende psychische Stabilität hergestellt werden, bevor eine Arbeitsaufnahme Aussicht auf Erfolg haben kann. Andererseits kann die Erwerbstätigkeit auch zur Stabilisierung beitragen, da sie ein Gefühl von Normalität und Verankertsein-im-Alltag vermittelt. Interaktionelle Probleme, die am Arbeitsplatz auftreten, sind möglicherweise vorrangig zu behandeln, um einer Gefährdung des Arbeitsplatzes und damit einer kritischen finanziellen und sozialen Situation zu begegnen.

Insgesamt ist die **Beziehungsgestaltung** häufig problematisch. Früh gelernte Muster von destruktiven Beziehungen können sich in der Gegenwart fortsetzen. Daher ist die Funktionalität von gegenwärtigen Beziehungen zu überprüfen. Im Zweifelsfall hat die Sicherheit die erste Priorität in der Behandlung. Es kann auch sinnvoll sein, den Partner in der Therapie mit einzubeziehen, sei es, dass er mehr Verständnis für die Symptomatik bekommt, sei es, um Konflikte besser zu bewältigen. Wenn Kinder vorhanden sind, kann die Erziehungsfähigkeit beeinträchtigt sein. Die Bedeutung von Unterstützung in der Auseinandersetzung mit alltäglichen Problemen sollte nicht unterschätzt werden.

Prognose

Trotz der Schwere der Erkrankung ist das Therapieziel grundsätzlich Heilung. Diese ist im Allgemeinen erst nach Jahren, in manchen Fällen aber auch nur in Teilen zu erreichen. Dann sind eine Symptomreduktion und die bestmögliche Stabilisierung das erreichbare Therapieziel. Übergeordnete Behandlungsziele sind dabei die Verbesserung der **Alltagsfunktionalität**, die Minderung der Vulnerabilität sowie die erneute Hinwendung zum Leben und damit verbunden die Überwindung der Opferrolle (Gierlichs & Wenk-Ansohn 2005).

Auch wenn Patient:innen zunächst enttäuscht sind, ist es wichtig, diese Sichtweise zu vermitteln, um unrealistischen Erwartungen entgegenzutreten und positive Ziele in Aussicht zu stellen.

Die Prognose ist abhängig von der Schwere der Traumatisierung, der prätraumatischen Persönlichkeit, sozialer Unterstützung nach dem Trauma sowie von biologischen Faktoren (Wise 2002).

Von prognostischer Relevanz ist daher die Frage, inwiefern die Kontrolle über belastungsabhängige Persönlichkeitsveränderungen und traumabezogene Ich-Zustände erreicht und zwischenmenschliches Grundvertrauen, Beziehungsfähigkeit sowie grundlegende Affektkontrolle wiederhergestellt werden können. Lebenssituationen, die mit erneuter Abhängigkeit, Unklarheit und Hilflosigkeit einhergehen, sind im Gegensatz zu einem stabilisierenden familiären Umfeld als besonders nachteilig für den Verlauf der Erkrankung zu bewerten (Gierlichs & Wenk-Ansohn 2005). Unter Berücksichtigung dieser Faktoren sowie der Bereitschaft der Patient:innen, sich auf die Therapie einzulassen, können realistische Veränderungen eingeschätzt und in Aussicht gestellt werden.

11.2 Motivation und Behandlungsauftrag klären

Bevor mit der therapeutischen Aufarbeitung begonnen werden kann, ist es wichtig, zu klären, ob auch aus Sicht des Patienten der richtige Zeitpunkt für eine traumaspezifische Behandlung gekommen und ob er bereit ist, die präsentierte Symptomatik vorrangig anzugehen. Dazu muss er ausreichend **über die Diagnose und sich daraus ergebende Behandlungsmöglichkeiten informiert** und der Therapieauftrag klar sein. Hier geht es vor allem um die Aspekte der sorgfältigen Diagnostik, Psychoedukation und Motivation, die einer weiteren Behandlungsplanung immer vorausgehen müssen. Ohne Therapiebereitschaft und über den Kopf des Patienten hinweg darf auf gar keinen Fall gearbeitet werden.

Veränderungsmotivation

Vor einer störungsspezifischen Behandlung und Therapieplanung muss zunächst die Frage geklärt werden, ob überhaupt eine Symptomatik vorliegt, unter welcher der Patient leidet. Welches Veränderungsmotiv bringt er in die Therapie? Welche möglichen inneren und äußeren Einflussfaktoren behindern ggf. den Wunsch nach Veränderung? Hier spielt der Einfluss täteridentifizierter Anteile ebenso eine Rolle wie das Vertraute und Stabilisierende, das der posttraumatischen Lebenssituation trotz aller Dysfunktionalität auch innewohnen kann. Der ureigene Therapieauftrag des Patienten kann ein ganz anderer sein als jener, der dem Therapeuten sinnvoll erscheint. Nicht immer ist dies von Anfang an Traumaexposition und -aufarbeitung – und sie ist auch nicht immer an erster Stelle indiziert.

Eine orientierende Einschätzung, in welchem Fall **direkte Traumabearbeitung** bei komplexen Traumafolgestörungen indiziert sein könnte, gibt Sack (2010):

- ja: bei impliziten traumatischen Erinnerungen, die Symptome auslösen
- wahrscheinlich ja: bei dissoziativen Störungen mit traumatischer Ursache in der Kindheit
- in modifizierter Form: bei Vernachlässigungstraumatisierungen und kindlichen Mangelerfahrungen
- nein: bei traumatischen Erinnerungen ohne akute Symptomatik

Rentenbegehren

Manche Patient:innen sind aufgrund der Schwere der Symptomatik zur normalen Teilhabe am Arbeitsleben nicht oder nicht mehr in der Lage. Sie haben die Hoffnung auf eine erfolgreiche Veränderung und Besserung ihrer Situation aufgegeben und kommen mit dem direkt oder indirekt formulierten Wunsch der Berentung in die Therapie. Zu diesem Begehren kann das Gefühl beitragen, anders als andere und durch das Trauma dauerhaft geschädigt zu sein. Hinzu kommen die erlebte, reduzierte emotionale Stabilität und Belastbarkeit sowie die Notwendigkeit wiederkehrender stationärer und ambulanter (traumatherapeutischer) Interventionen. Der Wunsch nach **Wiedergutmachung** und die **Verbitterung** über die bis heute anhaltende Opferrolle können neben objektiv bestehenden Berentungsgründen ihr Zusätzliches dazu beitragen. Für die Therapieplanung ist es wichtig, diesen Wunsch zu erkennen und ihn zu respektieren. Möglicherweise sind erfolgreiche Therapieschritte erst möglich, wenn diese Frage ausreichend geklärt ist. Gerade bei komplex Traumatisierten sind **Stabilität und Sicherheit** auch im sozialen Umfeld wichtige Therapievoraussetzungen und können teilweise nur durch eine wenigstens zeitweise Berentung erreicht werden. Auf der anderen Seite kann gerade diese Berentung die Therapiefortschritte stark behindern.

Gerichtlich angeordnete Therapie (Therapieauflage)

Genauso, wie eine erfolgreiche Therapie durch den Wunsch nach Berentung behindert oder erschwert werden kann, ist dies durch eine Therapieauflage möglich. Therapieauflagen bergen die Gefahr in sich, dass das Engagement für die Therapie nur vordergründig besteht und sich der Patient auf Therapieschritte einlässt, die er ohne diese Auflage nicht zu gehen bereit wäre. Das birgt einerseits die Möglichkeit der Überforderung, anderseits die Gefahr einer Scheintherapie in sich. Insofern erscheint es wichtig, die Therapiebereitschaft sowie die damit verbundenen Verpflichtungen wiederholt zu überprüfen und mit dem Patienten herauszuarbeiten, welche Schritte er bereit ist, auch ohne diese Auflage zu gehen. Therapieverträge, welche die herausgearbeiteten Ziele und die mit der Therapie verbundenen Verpflichtungen beider Seiten explizit machen, können in diesem Zusammenhang hilfreich sein, auch um dem Patienten zu verdeutlichen, dass er trotz Therapieauflage stets die Kontrolle über die Inhalte und den therapeutischen Prozess behält.

Motivation wecken

Die Vorstellung, sich noch einmal eingehend mit den traumatischen Erfahrungen auseinanderzusetzen, macht den meisten Patient:innen große Angst. Es ist daher besonders wichtig, zu vermitteln, dass es Strategien für die Bewältigung unangenehmer Gefühle gibt und dass diese lernbar sind. Diese Aussicht kann der Befürchtung von Patient:innen entgegenwirken, mit den entstehenden Gefühlen nicht zurechtkommen zu können, und Vertrauen wecken, belastende Gefühle wie Angst und Trauer auch bewältigen zu können. Durch das »Darüber-Sprechen« kann Angst vorweggenommen und Mut gemacht werden, sich diesen Gefühlen auszusetzen, um langfristig Veränderungen herbeizuführen. Es sollte hervorgehoben werden, dass die Kontrolle darüber, was in der Therapie passiert, welche Interventionen mit welchem Tempo eingesetzt werden, jederzeit bei den Patient:innen bleibt und mit ihnen abgesprochen wird. Ebenfalls ist zu vermitteln, dass **Vermeidung** ein Symptom ist, das zur Gesamtsymptomatik gehört. Sie ist verständlich und kann auch vor Überflutung schützen, ist aber nicht immer hilfreich.

Bei der Motivationsarbeit sind falsche bzw. überhöhte **Erwartungen** zu korrigieren, wie z. B. der Wunsch, sich der Vergangenheit einfach zu entledigen, diese quasi »abzuhaken«. Vielmehr ist eine realistische Sicht zu vermitteln, in der eine Besserung mittel- oder langfristig aufgrund erreichbarer Strukturveränderungen in Aussicht gestellt wird, aber auch deutlich gemacht werden muss, dass bei unspezifischer Behandlung die notwendigen Strukturveränderungen nicht erreichbar sind.

Bereitschaft zur Selbstfürsorge

Um mit der Bearbeitung der traumatischen Erfahrungen beginnen zu können, benötigt der Patient immer auch genügend persönliche **Ressourcen**. Liegen diese nicht vor, ist zu klären, ob er bereit ist, zunächst vorrangig an Selbstfürsorge, Ressourcen und Achtsamkeit zu arbeiten. Aufgrund des schweren Angriffs auf Körper und Seele und damit verbundener Schuld- und Schamgefühle, Täteridentifikation und Neigung zu emotionaler Überflutung fällt es den Patient:innen oft besonders schwer, liebevoll und selbstfürsorglich mit sich umzugehen. Die Bereitschaft zur Selbstfürsorge ist jedoch unabdingbar für die Bewältigung eines Traumas. Insofern kommt der Stärkung und Reaktivierung dieser Fähigkeiten besonders große Bedeutung zu. Dies gelingt besonders gut, wenn die Betroffenen als durch Stress beeinträchtigte, aber an sich kompetente Menschen verstanden werden. »Es ist alles ›da‹, nur verhindert die Symptomatik (z.B. Dissoziation) bislang besseres Lernen, Zugriff auf vorhandene Ressourcen und Lösungsfindung« (Huber 2009, S.16).

Bereitschaft zur Selbstfürsorge schließt grundsätzlich auch die Bereitschaft ein, aus destruktiven Bindungen auszusteigen. Da bei komplex Traumatisierten destruktive Bindungen eher die Regel als die Ausnahme waren und oft noch sind, muss ein Ausstieg aus solchen Bindungen begleitet werden (Huber 2009; s. Kap. 20 & Kap. 21).

Fähigkeit zur Mentalisierung

Die grundsätzliche Bereitschaft und Fähigkeit, über eigene und fremde mentale Zustände nachzudenken, sich selbst und andere als durch Bedürfnisse und Wünsche motiviert wahrzunehmen, Hypothesen über mentale Zustände oder Motive anderer Personen zu bilden und unterschiedliche Perspektiven einzunehmen, ohne sofort zu handeln, ist eine weitere Voraussetzung für Bewältigung der traumatischen Erfahrung. Diese Fähigkeit zur Mentalisierung fällt komplex Traumatisierten oft sehr schwer und ist besonders in Stresssituationen reduziert, weil sie durch die Schwierigkeiten in der Emotionsregulation zusätzlich eingeschränkt wird. Hierdurch erleben Betroffene zwischenmenschliche Situationen leichter als bedrohlich und reagieren dysfunktional. Aus diesem Grund ist es besonders wichtig, Mentalisierung in der Therapie zu fördern, bevor mit Expositionsstrategien gearbeitet wird. Diese Mentalisierung kann unter anderem durch **Achtsamkeitsstrategien**, Selbstbeobachtung, das Wahrnehmen eigener Wünsche und Bedürfnisse sowie eigener und fremder Befindlichkeiten und Motivationen gefördert werden. Die Reflexion darüber, welche subjektive Bedeutung bestimmten Phänomenen zugeschrieben werden kann, stärkt die Mentalisierungsfähigkeit ebenso wie die Anregung, mit ihren Gedanken zu spielen und verschiedene Perspektiven zu sehen (Wöller 2006).

11.3 Therapieplan erstellen

Vereinbarung von Therapiezielen

Übergeordnete Therapie- und Beratungsziele sollten Selbstbewusstsein statt erlernter Hilflosigkeit; Wahlfreiheit statt destruktiver Bindung, Wachsen und Entwickeln der Ressourcen statt Bindung von zu viel Energie in Dissoziation sein (Huber 2009, S. 16). Huber (2009) spricht von Lehr- und Lerngemeinschaft statt Behandler:in und Patient:in. Dies impliziert, dass es in jedem Fall notwendig ist, Therapieziele zu formulieren und zu vereinbaren, die von beiden gemeinsam getragen werden können.

Dyer et al. (2009) und Steil et al. (2010) formulieren als generelles Ziel die **Linderung der Folgen** der erlebten Traumata durch die Verbesserung von situativ angemessenen Emotionen und den Abbau von trauma-assoziierten emotionalen Automatismen. Im Rahmen der Dialektisch-Behavioralen Therapie der posttraumatischen Belastungsstörung empfehlen sie, sich an einer dynamischen Zielhierarchie zu orientieren, ausgehend von Verhalten, das die Lernfähigkeit während der Exposition behindern und somit einem Therapiefortschritt im Wege stehen könnte, über schwere psychosoziale Probleme, die einen Therapieerfolg behindern, zu die posttraumatische Belastungsstörung aufrechterhaltenden Verhaltensweisen und direkter Traumabearbeitung sowie schließlich der Verbesserung von eingeschränkter Lebensqualität. Hieran wird deutlich, dass die Therapieziele in der Behandlung komplex traumatisierter Menschen über die Auseinandersetzung mit dem eigentlichen Trauma hinausgehen müssen (Fliß & Ingny 2008; Gonzalez & Mosquera 2012; Huber 2003a, b; van der Hardt 2008; Wöller 2006).

Ganz grundsätzlich geht es dabei um Ziele wie:

- Herstellen von psychosozialer und körperlicher Sicherheit
- Lösung von Alltagsproblemen und Verbesserung der allgemeinen Lebensqualität
- Förderung von Resilienz und Entwicklung von Ressourcenvorstellungen
- Aufbau- bzw. Stärkung kognitiver und selbstreflexiver Fähigkeiten (Mentalisierung) und Entwicklung stabiler Repräsentanzen
- Aufbau von Selbstachtung und Selbstfürsorge
- Abbau von phobischer Vermeidung
- Stärkung von Selbstwirksamkeit und Bewältigungskompetenz im Umgang mit Traumafolgen
- Veränderung der Persönlichkeitsstruktur im Sinne einer verbesserten Ich-Funktion, des Aufbaus von Co-Bewusstheit und Kohärenz
- Bewältigung konkreter traumatischer Erinnerungen

Differenzierte Zielformulierung

Über diese allgemeinen Zielformulierungen hinaus ist eine individuelle Formulierung auch von Teilzielen sinnvoll und wichtig, da die therapeutische Arbeit mit komplex traumatisierten Patient:innen durch das fortwährende Halten der **Balance zwischen Phasen der Traumakonfrontation und Stabilisierung im Hier und Jetzt** geprägt ist. Wo der

Mögliche Teilziele zur Reduktion von Therapiefortschritt-behinderndem Verhalten
▪ Abbau motivationaler Probleme und Substanzmissbrauch
▪ Aufbau von Sicherheit und Halt in Beziehungen
▪ Entwicklung von Stärken- und Ressourcenvorstellungen
▪ verbesserter Umgang mit Stress und Anforderungen
▪ Vermittlung von Strategien zur Emotionsregulierung und Selbstfürsorge
▪ verbesserter Umgang mit Gefühlen zum Abbau existenzieller Verunsicherung, Angst und Scham
Mögliche Teilziele zur Bewältigung psychosozialer Probleme
▪ Klärung schwerer finanzieller Probleme, drohende Obdachlosigkeit
▪ Korrektur schwieriger Beziehungsmuster
▪ Verbesserung von Achtsamkeit und der Fähigkeit, die Beweggründe anderer nachzuvollziehen und zu verstehen
Mögliche Teilziele zur Reduktion der Symptomatik der posttraumatischen Belastungsstörung
▪ Minderung von Meidungs- und Fluchtstrategien, Intrusionen und Albträumen
▪ Veränderung problematischer Einstellungen und Denkweisen im Zusammenhang mit der körperlichen und psychischen Symptomatik
▪ Erarbeitung eines verständlichen und plausiblen Erklärungsmodells für die Entstehung und Chronifizierung der komplexen Symptomatik
▪ Stärkung der Bewältigungskompetenz im Umgang mit den Traumafolgen
▪ Erarbeitung von Distanzierungstechniken gegenüber Trauma-Erinnerungen
▪ Stärkung von im Hier und Jetzt verankerten Emotionen durch Aufrechterhaltung des Gegenwartsbezugs
▪ Abbau von trauma-assoziierten emotionalen Automatismen bei Aktivierung trauma-assoziierter Emotionen
Mögliche Teilziele zu Verbesserung eingeschränkter Lebensqualität, geringem Selbstwert und Schwierigkeiten im Umgang mit Körper bzw. Sexualität
▪ Wiedererlangung einer positiven Körperwahrnehmung bzw. eines positiven Körperschemas
▪ Verbesserung der Wahrnehmung und des Ausdrucks eigener Bedürfnisse sowie Förderung sozialer Kompetenzen
▪ Erarbeitung neuer Strategien und Handlungsalternativen im Umgang mit Problemen und Belastungsfaktoren des alltäglichen Lebens

Tab. 11-1: Teilziele zur Therapie komplex traumatisierter Patienten (nach Dyer et al. 2009; Steil et al. 2010)

momentane Schwerpunkt liegt bzw. an welcher Stelle man ansetzt, ist abhängig von der aktuellen Symptomatik der Persönlichkeitsstruktur und der Stabilität des Patienten; gibt es z.B. äußere destabilisierende Faktoren, denen zunächst nachgegangen werden muss, wie Täterkontakt, unsicherer Aufenthaltsstatus, instabile allgemeine Lebenssituation? Auch bezüglich der Teilziele kann man sich gut an den Empfehlungen der Dialektisch-Behavioralen Therapie der posttraumatischen Belastungsstörung orientieren (→ Tab. 11-1).

Wichtig für die Therapieplanung sind **klare, realistisch erreichbare, konkret fassbare, Ressourcen aktivierende und im Hier und Jetzt verankerte Ziele**, nicht allgemein »Traumabewältigung«. Dazu muss die Erreichbarkeit der Ziele mit den Patient:innen genau besprochen werden, um nicht Retter- oder unrealistische Wiedergutmachungsfantasien zu unterstützen. Deshalb ist es sinnvoll, neben übergeordneten Therapiezielen immer konkrete, für den Patienten überprüfbar zu erreichende **Zwischenziele** zu formulieren, eine Therapie der kleinen, aber systematischen Therapieschritte zu planen und immer wieder zu prüfen, ob die Patient:innen diese Schritte auch aktiv gehen. Gerade das Einüben von **Selbstregulationsstrategien** und Selbstfürsorge in Form von Skills oder imaginativer Arbeit und das Übernehmen von Verantwortung für den eigenen Heilungsprozess fällt Patient:innen mit komplexen Traumafolgestörungen aus verschiedenen Gründen anfangs oft schwer. Die Angst vor Überflutung oder Kontrollverlust bei direkter Auseinandersetzung mit dem Trauma aufgrund der oft schon ohne Konfrontation hohen Anspannung, die für viele Patient:innen oft unerträglichen Begleitemotionen wie Schuld, Ekel, Selbsthass, Scham und Angst (Steil et al. 2010) und die oft nicht gelernte, weil nicht erlebte (Selbst-) Fürsorge sind dabei mögliche Hinderungsgründe und Anlass für Vermeidung. Das Trauma grundsätzlich als erlebtes und bis in die Gegenwart belastendes Ereignis anzunehmen, das passiert ist, und dessen Folgen der Patient ungerechterweise selbst und aktiv bewältigen muss, ist dabei eine Voraussetzung für weitere Veränderungen und kann mit dem Wunsch des Betroffenen in Konflikt geraten, das Trauma verdrängen bzw. die Folgen einfach eliminieren zu wollen. Das bedeutet, dass die Motivierung zur **Aufgabe von Vermeidungsstrategien**, das konkrete Vermitteln von Alternativen und das Aktivieren von **Bewältigungsressourcen** immer mit an erster Stelle stehen sollten, damit eine darüber hinausgehende Bewältigung realistisches Ziel werden kann.

Transparenz von Therapiemethoden, Setting und Dauer

Vor jeder konkreten Therapieplanung muss die Frage geklärt sein, welche Therapieschritte im Rahmen der angebotenen Traumatherapie überhaupt möglich sind. Das heißt:

- Ist zeitlich lediglich Krisenintervention oder systematische Psychotherapie möglich?
- Soll die Behandlung ambulant oder stationär erfolgen?
- Sind der Kontext und die räumlichen Gegebenheiten geeignet?

Die Patient:innen müssen außerdem gut über die unterschiedlichen **Behandlungsmöglichkeiten** und Therapieansätze der KPTBS aufgeklärt sein und darüber, welche dieser Methoden dem Therapeuten zur Verfügung stehen.

Darauf aufbauend ist zu klären, für welche Methode sich sowohl der Patient als auch der Therapeut entscheiden können und ob hierfür der **Behandlungsrahmen** geeignet ist. Kann überhaupt kontinuierlich Therapie mit ausreichender Perspektive und therapeutischer Stabilität angeboten werden? Grundsätzlich benötigen gerade komplex traumatisierte Menschen ein langfristig stabiles, sicheres therapeutisches Setting, in dem auch ausreichend Sicherheit, tatsächlicher Raum, Ruhe und Rückzugsmöglichkeiten bestehen und ein spielerischer Therapieraum eröffnet werden kann (Fliß & Igney 2008). Die Therapieplanung muss sich immer an diesen Möglichkeiten orientieren und an der Erkenntnis, dass die Arbeit mit komplex Traumatisierten über Jahre gehen kann. Erörtert werden sollte auch die Frage, ob zunächst konfrontative, symptomorientierte oder Ressourcen aktivierende Verfahren eingesetzt werden sollen.

Der **zeitliche Rahmen** der Therapie sollte zumindest vorläufig geklärt werden. Bei ambulanter Behandlung sind die probatorischen Sitzungen zu erörtern. Dem Patienten ist die Möglichkeit zu eröffnen, sich in dieser Zeit für oder gegen eine Therapie entscheiden und auch eine Entscheidung hinsichtlich des Therapeuten treffen zu können. Die voraussichtliche Dauer sowie auch die Intervalle zwischen den Sitzungen sind zu vereinbaren.

Wichtig ist es, im Rahmen der Therapieplanung von Anfang an auch zu besprechen, wie die **Wartezeit** bis zum Beginn der psychotherapeutischen Behandlung oder mögliche therapiefreie Intervalle überbrückt werden können:

- Gibt es die Möglichkeit der Anbindung an eine Trauma-Ambulanz?
- Besteht Kontaktmöglichkeit zu einer Selbsthilfegruppe?
- Welche Klinik steht für Krisen zur Verfügung?
- Besteht die Möglichkeit des Supports durch Telefonzeiten, Kurztermine durch die Therapeuten selbst, seitens des Hausarztes oder behandelnden Psychiaters?

Aufklärung über potenziell unerwünschte Wirkungen in der Therapie

Die Behandlungsplanung muss immer auch die Aufklärung über potenziell unerwünschte Wirkungen in der Therapie beinhalten. Hierbei ist wichtig, darauf hinzuweisen, dass gerade mit Exposition oft eine **hohe emotionale Belastung** einhergeht und dass diese selbst wieder Krisen auslösen kann. Weiterhin können Amnesien aufgebrochen und über Affektbrücken Zugang zu bis dahin amnestisch abgespaltenem Material und dissoziierten Persönlichkeitsanteilen möglich werden. Als Folge können Intrusionen und Ängste zunehmen, dysfunktionale Stabilisierungsstrategien zeitweise verstärkt oder die Beziehungen zu bisher unbelasteten Bezugspersonen negativ beeinflusst werden (Sachsse 2004).

Konkretes Behandlungsangebot

Erst wenn all die vorangegangen Fragen geklärt sind, sollte ein konkretes Behandlungsangebot gemacht werden. Dieses muss für den Patienten verlässlich sein und sich an der **Umsetzbarkeit der Therapieziele** orientieren. Es ist sinnvoll, dieses dann in einem klaren Therapievertrag zu benennen (s. u.).

Problem der Verschränkung von Diagnostik und Therapie

Auch wenn sich die eigentliche Therapie erst an die Diagnostik und die Therapieplanung anschließt, ist die Behandlung komplexer Traumafolgestörungen dadurch geprägt, dass Diagnostik und Therapie stark verschränkt ablaufen müssen. Exploration zu diagnostischen Zwecken aktiviert Erinnerungen und kann das Trauma aktualisieren, sodass therapeutische Interventionen notwendig sind. *Cool down* in der zweiten Hälfte der Sitzung ist hilfreich. Nach Explorationen ist es daher von besonderer Bedeutung, zu überprüfen, in welcher Verfassung sich der Patient befindet.

Stabilisierung, Ressourcenaktivierung und ergänzende Diagnostik sind während des gesamten therapeutischen Prozesses immer wieder notwendig.

11.4 Differenzialindikationen

Die Frage, welche therapeutischen Schritte indiziert sind und wie die Traumafolgestörung bearbeitet werden kann, hängt vor allem von Stabilität und Ressourcen und davon ab, ob ein **komplexes Störungsbild** oder eine dissoziative Störung vorliegt. Erforderlich ist es, während des gesamten Therapieverlaufs die Balance zwischen der Aktivierung des Traumanetzes und der Aufrechterhaltung des Gegenwartsbezugs zu halten. Dies und die Implementierung im Selbstmanagement der Patient:innen ist Aufgabe des Therapeuten und wird über verschiedene Strategien wie z.B. den Einsatz von **Skills** (Dyer et al. 2009) oder imaginativ-psychodynamische Selbstregulationsstrategien gesteuert (Reddemann 2004).

Daher sind zunächst die Stabilität und die Fähigkeit der Patient:innen zur **Realitätskontrolle** einzuschätzen. Je stabiler und je besser der Patient im Hier und Jetzt verankert ist, umso mehr kann man erwägen, konfrontative (aufdeckende) Verfahren einzusetzen. Diese sollten jedoch immer dosiert eingesetzt werden, um die Reaktion darauf zu kontrollieren. Hierzu ist auch die Einschätzung des sozialen Umfeldes wichtig: Lebt der Patient allein, sind Freunde vorhanden?

Zunächst sollte der Patient hinsichtlich dissoziativer Erfahrungen befragt werden. Sind diese vorhanden, ist zu prüfen, ob eine **dissoziative Störung** vorliegt oder ob sie vereinzelt auftritt. Je stärker die dissoziativen Tendenzen sind, desto zurückhaltender sollte man vorgehen. Verfügen die Betroffenen über keine funktionalen Strategien, ihre dissoziativen Zustände zu bewältigen, müssen diese ggf. vermittelt bzw. Hindernisse, sie einzusetzen, behoben werden. Die Vermittlung von Fertigkeiten im Umgang mit Symptomen wie Spannungszuständen, Gefühlsüberflutungen oder Intrusionen ist ein wichtiger Bestandteil der Traumatherapie.

Unter Berücksichtigung der genannten Prämissen kann nachfolgende Einteilung die Therapieplanung leiten.

Komplexes Störungsbild, keine dissoziative Störung, Ressourcen ausreichend

In diesem Fall kann die Therapie meist auch ambulant durchgeführt werden. Ziel sollte sein, den Patient:innen zu ermöglichen, ihr Leben ohne eine weitere Beeinträchtigung durch die traumatischen Erlebnisse fortsetzen und gestalten zu können. Inhaltlich kann man sich an der Struktur der klassischen Traumatherapie orientieren:

- Stabilisierung, Ressourcenaktivierung
- Konfrontation in der umgekehrten Reihenfolge
- psychosoziale Reintegration
- Rehabilitation

Es ist allerdings meist notwendig, die Konfrontation in der umgekehrten Reihenfolge zu strukturieren und mit drohenden Belastungen der nahen Zukunft zu beginnen, dann gegenwärtige Krisenherde und Lebensbelastungen zu fokussieren und sich erst danach den traumatischen Erfahrungen der Vergangenheit zuzuwenden (Hofmann 2009).

Komplexes Störungsbild, keine dissoziative Störung, Ressourcen nicht ausreichend

In diesem Fall kommt dem stetigen **Aufbau von Ressourcen** vor und während der Traumabearbeitung besondere Bedeutung zu. Bevor mit einer Exposition begonnen werden kann, muss genügend Affekttoleranz und Stabilität auch im Bereich der **komorbiden Störungsbilder** vorhanden sein. Diese Stabilität muss im Therapieverlauf immer wieder aktualisiert und gestärkt werden. Traumaexposition selbst benötigt einen sicheren Rahmen, der stationär oder ambulant geschaffen werden kann. Außerdem ist ein verlässliches *back up* sinnvoll, entweder durch die vorab geklärte Rückgriffsmöglichkeit auf ein stationäres Krisenbett, das Zur-Verfügung-Stellen von kurzfristigen Terminen oder aber durch Telefoncoaching.

Zunächst sollten Alltagsbelastungen und Trigger, dann erst Traumatisierungen in der Vergangenheit bearbeitet werden (Sack 2010).

Bewährt hat es sich, die Therapie in Intervalle zu gliedern sowie zwischen Expositions-, Integrations- und Stabilisierungsphasen hin- und herzupendeln.

Komplexes Störungsbild, dissoziative Störung, Ressourcen ausreichend

In diesem Fall beginnt die Therapie mit der Bearbeitung dissoziativer, traumabezogener Zustände. Im Vordergrund stehen zunächst die Förderung der Wahrnehmung und die Vermittlung von Regulationsstrategien im Umgang mit dissoziativen Zuständen (Gonzalez & Mosquera 2012; Peichl 2007; Putnam 2003; van der Hardt 2008). Vorrangiges Behandlungsziel ist es, die Kontrolle über diese Zustände zu erreichen, um damit die Alltagsfunktionalität zu verbessern und zunächst ein für die Therapie verlässliches, kompetentes »Erwachsenen-Ich« zu stärken. Dies gelingt am besten über die Vermittlung von Sicherheit, Halt und Bewältigungskompetenz im Innen wie im Außen. Hilfreich sind hierbei einerseits die imaginative Arbeit auf der inneren Bühne (Reddemann 2004), andererseits die Vermittlung von Fertigkeiten zur Regulation dissoziativer Zustände, wie sie in Rahmen der Dialektisch-Behavioralen Therapie bzw. Dialektisch-Behavioralen Therapie der posttraumatischen Belastungsstörung vermittelt werden (Bohus & Wolf 2009; Dyer et al. 2009; Linehan 1993; Steil et al. 2010). Mentalisierungstraining, die Arbeit mit Ich-Anteilen und die Förderung der Binnenkommunikation sind zentral. Ziel ist es, Co-Bewusstheit nach innen und **Kohärenz** nach außen zu erlangen (Gonzalez & Mosquera 2012; Peichl 2007; Putnam 2003; van der Hardt 2008; Wöller 2006). Daher ist es wichtig, Ziele zu formulieren, über die nach dem **Konzept der Ego-States** (Watkins & Watkins 2012) bzw. dem Konzept der strukturellen Dissoziation (van der Hardt 2008) möglichst große Gemeinsamkeit erreicht werden kann und in denen Kooperation und nicht unbedingt Verschmelzung von dissoziierten Ego-States das übergeordnete Ziel ist. Exposition und unmittelbare Traumabearbeitung beginnt, sobald dies möglich ist, zunächst mit der jüngsten Vergangenheit (Peichl 2007; Putnam 2003; Sack 2010).

Komplexes Störungsbild, dissoziative Störung, Ressourcen nicht ausreichend

Sind keine Ressourcen vorhanden, sind der Aufbau von Ressourcen und das Erlernen von Strategien im Umgang mit akuter dissoziativer Symptomatik sowie Alltagsstabilisierung vorrangiges Therapieziel. Der Fokus sollte auf konkret erreichbaren und sinnvollen Zielen im Hier und Jetzt und in der Zukunft liegen (Partnerschaft, Freundschaft, Arbeit, Ausbildung, Familie, Kinder, Geld usw.). Von einer Traumaexposition ist zu diesem Zeitpunkt unbedingt abzusehen, da diese extreme Belastung die Dissoziativität noch verstärken und zu schwerer Destabilisierung führen kann (Huber 2003a, b).

11.5 Arbeitsbündnis

Beziehungsproblematik Patient–Therapeut (Probleme im Außen)

Aufgrund früh gelernter maladaptiver Muster entstehen häufig dysfunktionale Beziehungen zu anderen Menschen. Dies kann sich auf Partnerschaften, Freundschaften, aber auch auf die therapeutische Beziehung auswirken.

Eine erfolgreiche therapeutische Aufarbeitung traumatisierender Lebenserfahrungen ist nur möglich, wenn die Patient:innen sich den als extrem bedrohlich erlebten Erinnerungen intensiv stellen und die Erfahrung machen, dass diese Erinnerungen der Vergangenheit angehören und sie heute davon frei sind (Fliß & Igney 2008). Eine sichere, vertrauensvolle therapeutische Beziehung, Verlässlichkeit und das Gefühl, mit dem Erlebten nicht erneut allein zu sein, sind dazu notwendig. Allerdings sind gerade komplex Traumatisierte anfangs nachvollziehbar misstrauisch, weshalb die Beziehungsarbeit stets ein zentrales Thema in der Therapie bleibt. Indem ihr Misstrauen in der therapeutischen Beziehung akzeptiert wird, erleben sich die Patient:innen in ihrer Angst vor **Retraumatisierung** gewürdigt und können allmählich dieses Misstrauen auf seine reale Angemessenheit überprüfen. Der Therapeut sollte daher Kompetenz, Verständnis und persönliches Engagement ausstrahlen, authentisch und offen mit belastenden Aspekten, eigenen Fehlern und Grenzen umgehen und so ermöglichen, die Kontrolle über jeden Therapieschritt zu behalten (Fliß & Igney 2008). Je mehr die Patient:innen sich selbst in der Therapie als aktiv handelnd, kompetent, erfolgreich und mit ihren positiven Fähigkeiten und Ressourcen gewürdigt erleben, desto stabiler kann sich dieses für die Patient:innen schwierige Bündnis gestalten und negativer Gegenübertragung, Verstrickungen, Therapieabbrüchen und therapeutischem »Burnout« entgegenwirken. Diese Beziehung kann als ein Modell für andere Beziehungen dienen, sofern ein Transfer dieser Erfahrungen in die Außenrealität gelingt.

Reddemann (2003) kommt es darauf an, den Patienten dafür zu gewinnen, mit dem Therapeuten zusammenzuarbeiten, und ihn nicht in einen Zustand extremer Regression zu bringen: »Zwei kompetente Erwachsene kümmern sich um den verletzten jüngeren Teil« (Reddemann 2003, S. 25). Regression sollte innerhalb der therapeutischen Beziehung eingegrenzt und auf der »inneren Bühne« z. B. als »Innere-Kind-Arbeit«, ermöglicht werden. Dies setzt voraus, dass das erwachsene Ich ausreichend stabil ist, um dem inneren Kind zu begegnen.

Das **Ego-State-Konzept** (Watkins & Watkins 2012) und das **Konzept der strukturellen Dissoziation** (van der Hardt et al. 2008) liefern sehr hilfreiche Modelle für die Beziehungsgestaltung mit hoch dissoziativen, komplex traumatisierten Menschen. Hier geht es vor allem darum, über Akzeptanz und ein annehmendes Verständnis für unterschiedliche Selbstzustände zu einer zunehmenden Integration zu kommen. Bei der Ego-State-Arbeit ist es wichtig, empathische Abstinenz gegenüber den unterschiedlichen Selbstzuständen zu zeigen, aktive Täterübertragung zu vermeiden und Allparteilichkeit gegenüber allen Ego-States einzuhalten (Putnam 2003; Reddemann et al. 2003).

Gefährdung der Arbeitsbeziehung Patient–Therapeut

Die Fähigkeit zum Arbeitsbündnis kann bei anhaltend traumatisierten Menschen sehr instabil und durch maladaptive, traumaassoziierte Verhaltensmuster gefährdet werden. Mangelnde Fähigkeit zur Mentalisierung, hohe emotionale Instabilität und dysfunktionale, (auto-)destruktive Verhaltensweisen können von Anfang an nicht nur außerhalb, sondern auch innerhalb der therapeutischen Beziehung zu Konflikten und Verwicklungen beitragen. Die Patient:innen werden daher oft als »schwierig« angesehen. **Täter-Übertragungen** mit feindseliger, entwertender und vorwurfsvoller Beziehungsgestaltung oder **Retter-Übertragungen** mit idealisierender Beziehungsgestaltung und der Gefahr **maligner Abhängigkeitsentwicklung** gefährden zusätzlich die Arbeitsbeziehung (Arnezeder 2001; Dulz & Ramb 2011; Hirsch 1997; Peichl 2007; Schneider & Lohmer 2011; Wurmser 2005). Von Anfang an ist es wichtig, sich dieser Dynamik und möglichen Ursache von Therapieabbrüchen bewusst zu sein und sie in die therapeutische Arbeit einzubeziehen.

11.6 Therapievertrag

Komplex traumatisierte Menschen brauchen Klarheit und Verlässlichkeit in der Therapie und Sicherheit in der therapeutischen Beziehung. Daher kommt dem Abschluss eines klar definierten Therapievertrages große Bedeutung zu. Dieser Therapievertrag sollte folgende Punkte umfassen:

- Notfall
- Regeln und Grenzen
- Wartezeit

Notfall

Bereits im Therapievertrag sollte geklärt werden, wie mit Notfällen umgegangen werden soll, und ein erster Notfallplan besprochen werden. Dies erhöht sowohl bei den Patient:innen als auch beim Therapeuten die therapeutische Sicherheit. In diesem Plan sollten Telefonzeiten, Erreichbarkeit, die Frage von Vertretung sowie mögliche Ansprechpartner explizit benannt und geregelt werden.

Regeln und Grenzen

Der Therapievertrag sollte immer auch die therapeutischen Regeln und Grenzen benennen. Diese sind, über die Notfallregeln hinaus, unter anderem folgende:

- sich gegenseitig mit Wertschätzung und Anerkennung begegnen
- sich gegenseitig nicht bedrohen oder in hilflose Situationen bringen

- nicht alkoholisiert oder unter Drogen in die Therapie kommen
- sich gegenseitig nicht hintergehen
- offen mit den Grenzen umgehen
- sich bemühen, den therapeutischen Prozess voranzubringen

Außerdem sollten das regelmäßige Erscheinen zu den Terminen sowie der Umgang mit Telefonkontakten besprochen werden. Der Therapievertrag sollte auch explizite Angebote und Pflichten des Therapeuten enthalten, wie z.B. sich ggf. externe fachliche Unterstützung und **Supervision** zu holen.

Wartezeit

Die aktuelle Versorgungssituation für Patient:innen mit komplexen Traumafolgestörungen ist in den letzten Jahren zunehmend besser geworden, aber insgesamt noch als sehr schwierig zu bewerten. Meist werden zu hohe Erwartungen nach adäquater Traumatherapie geweckt, die aktuell noch nicht erfüllt werden können. Die Wartezeiten für ambulante Einzeltherapien sind oft sehr lang. Gute Behandlungsangebote in spezialisierten, psychotherapeutischen Kliniken oder Praxen existieren zwar mittlerweile in ganz Deutschland, dennoch sind auch hier die Wartezeiten oft lang. Bei schweren Krisen bleibt oft nur die Behandlung in akutpsychiatrischen Stationen. Die Instanzen, die komplex traumatisierten Patient:innen eine einigermaßen verlässliche Überbrückung der Wartezeit ermöglichen, sind neben den niedergelassenen Haus- und Allgemeinärzten und Psychiatern häufig die psychiatrischen Institutsambulanzen. Daher sind die Einrichtung spezialisierter Trauma-Ambulanzen und der Ausbau qualifizierter ambulanter Behandlungsplätze zu fordern. Unbedingt notwendig sind darüber hinaus die Verbesserung der ambulant-stationären Vernetzung und die Erleichterung der Antragstellung und Kostenübernahme.

Im Einzelfall ist es wichtig, den Patienten klar über die Wartezeit zu informieren und ggf. auch ein Überbrückungsszenario zu erarbeiten.

Literatur

Arnezeder, K. (2001). Der Beziehungsaspekt in der EMDR-Behandlung. Institut für Traumatherapie Salzburg. EMDR Retreat Malta.

Bohus, M., Wolf, M. (2009). Interaktives Therapieprogramm für Borderline-Patienten. Therapeuten-Version. Stuttgart: Schattauer.

Dulz, B., Ramb, C. (2011). Haltende Funktion, technische Neutralität und persönliche Sympathie in der Beziehungszentrierten Psychodynamischen Psychotherapie. In: Dulz, B., Herpertz, S. C., Kernberg, O. F., Sachsse, U. (Hg.). Handbuch der Borderline-Störungen. 2. Aufl. Stuttgart: Schattauer; 584–92.

Dyer, A., Priebe, K., Steil, R., Krüger, A., Bohus, M. (2009). Dialektisch-Behaviorale Therapie zur Behandlung der Posttraumatischen Belastungsstörung mit Störungen der Emotionsregulation. Verhaltensther Psychosoz Prax; 40: 35–40.

Ehlers, A. (1999). Posttraumatische Belastungsstörung. Göttingen: Hogrefe; 82–91.

Fliß, C., Igney C (Hg.) (2008). Handbuch Trauma und Dissoziation. Lengerich: Pabst.

Gierlichs, H. W., Wenk-Ansohn, M. (2005). Behandlungsbedarf, Prognose und Suizidalität bei komplexen chronischen Traumastörungen. Z Ausländerrecht (ZAR) ; 12: 1–13.

Gonzalez, A., Mosquera, D. (2012). EMDR and Dissociation. The Progressive Approach. Charleston, S. C.: Selbstverlag.
Hirsch, M. (2005). Vernachlässigung, Misshandlung, Missbrauch im Rahmen einer psychoanalytischen Traumatologie. In: Egle, U. T., Hoffmann, S. O., Joraschky P (Hg.). Sexueller Missbrauch, Misshandlung, Vernachlässigung. Stuttgart: Schattauer; 180–93.
Hofmann, A. (2009). EMDR in der Behandlung Posttraumatischer Belastungsstörungen. Stuttgart: Thieme; 94–106.
Huber, M. (2003a). Trauma und die Folgen. Trauma und Traumabehandlung, Bd. 1. Paderborn: Junfermann.
Huber, M. (2003b). Wege der Traumabehandlung. Trauma und Traumabehandlung, Bd. 2. Paderborn: Junfermann.
Huber, M. (2009). PTBS, Komplextrauma und Dissoziation. Aus der Geschichte lernen. Vortrag, ISSD e. V.; 1–19. http://www.michaela-huber.com/files/vortraege/ptbs_komplex trauma_und_dissoziation.pdf [letzter Zugriff: 11. 02. 2022].
Linehan, M. (1993). Skills Training Manual for Treating Borderline Personality Disorder. Diagnosis and Treatment of Mental Disorders. New York: Guilford Press.
Peichl, J. (2007). Die inneren Trauma-Landschaften. Stuttgart: Schattauer.
Putnam, F. W. (2003). Diagnostik und Behandlung der Dissoziativen Identitätsstörung. Paderborn: Jungfermann.
Reddemann, L. (2003). Imagination als heilsame Kraft. Zur Behandlung von Traumafolgen mit ressourcenorientierten Verfahren. Stuttgart: Klett-Cotta; 24–6.
Reddemann, L. (2004). Psychodynamisch-imaginative Trauma-Therapie (PITT). Manual. Stuttgart: Klett-Cotta.
Reddemann, L., Hofmann, A., Gast, U. (Hg.) (2003). Psychotherapie der dissoziativen Störungen. Stuttgart: Thieme.
Sachsse, U. (2004). Traumazentrierte Psychotherapie. Stuttgart: Schattauer.
Sack, M. (2010). Schonende Traumatherapie. Ressourcenorientierte Behandlung von Traumafolgestörungen. Stuttgart: Schattauer.
Shalev, A. Y. (2000). Belastung versus traumatische Belastung – Von homöostatischen Akutreaktionen zur chronischen Psychopathologie. In: van der Kolk, B. A., McFarlane, C., Weisaeth, L. (Hg.). Traumatic Stress. Grundlagen und Behandlungsansätze. Theorie, Praxis und Forschung zu posttraumatischem Streß sowie Traumatherapie. Paderborn: Junfermann; 97–8.
Steil, R., Krüger, I., Dyer, A., Priebe, K., Feldmann, R. E., Bohus, M. (2010). Dialektisch Behaviorale Therapie zur Behandlung der Posttraumatischen Belastungsstörung mit schwerer Störung der Emotionsregulation nach sexualisierter Gewalt in der Kindheit (DBT-PTBS). Trauma und Gewalt; 4(2): 106–17.
Van der Hart, O., Nijenhus, E. R. S., Steele, K. (2008). Das verfolgte Selbst: Strukturelle Dissoziation und die Behandlung chronischer Traumatisierungen. Paderborn: Junfermann.
Watkins, J. G., Watkins, H. H. (2012). Ego-States. Theorie und Therapie. Ein Handbuch. Heidelberg: Carl-Auer-Systeme.
Wise, K. (2002). Klinische Erfahrungen mit einem Gruppentherapieprogramm für sexuell missbrauchte und traumatisierte Patientinnen. Verhaltenstherapie; 12: 133–42.
Wöller, W. (2006). Trauma und Persönlichkeitsstörungen. Stuttgart: Schattauer.
Wurmser, L. (2005). Psychoanalytische Behandlung – Trauma, Konflikt und »Teufelskreis«. In: Egle, U. T., Hoffmann, S. O., Joraschky, P. (Hg.): Sexueller Missbrauch, Misshandlung, Vernachlässigung. Stuttgart: Schattauer; 517–29.

ARCHONTULA KARAMEROS, MARTIN SACK

12 Grundstrategien in der psychotherapeutischen Behandlung

12.1 Einleitung

In diesem Kapitel wird das Augenmerk auf grundlegende Strategien in der Behandlung von Patientinnen und Patienten mit Traumafolgestörungen gelegt. Hierzu gehören eine besondere Achtsamkeit bei der therapeutischen Beziehungsgestaltung und ein auf die individuellen Behandlungsbedürfnisse ausgerichteter Einsatz von Behandlungsmethoden und Behandlungstechniken. Zusammen bilden diese Grundstrategien die Rahmenbedingungen für die Therapie und bestimmen die Behandlungsplanung im Einzelfall. Ihr gezielter und kombinierter Einsatz entscheidet über den Erfolg der Behandlung. Wir halten es für sinnvoll, Behandlungsstrategien nicht in ein schematisches Vorgehen einzubetten, das sich ausschließlich an bestimmten Therapieverfahren oder Therapieschulen orientiert, sondern sie auf die Ziele und die individuellen Bedürfnisse des Patienten abzustimmen (Sack 2019).

Ein weiteres Grundprinzip der Behandlung besteht darin, Hilfe zur Selbsthilfe zu initiieren. Damit wird über den gesamten Therapieverlauf hinweg eine salutogenetische Behandlungsperspektive eingenommen (Antonovsky 1987). Die Therapie zielt darauf ab, dass es dem Patienten gelingt, seine bisher vernachlässigten Bedürfnisse und Werte im Leben selbstregulatorisch in die Hand zu nehmen bzw. fehlende Lernerfahrungen, die in der Kindheit nicht erworben werden konnten, nachzuholen. Dies kann erreicht werden, indem dem Betroffenen in der Therapie einerseits Halt und Unterstützung angeboten und mit ihnen klar definierte Therapieziele vereinbart werden. Andererseits sollen Patienten für ihren Behandlungserfolg auf eine möglichst aktive Weise Verantwortung für ihre Genesung übernehmen. Nach heutigem Wissensstand kann das am besten in einem schonend konfrontativen Therapieansatz umgesetzt werden, der die Ressourcenaktivierung beim Patienten in den Mittelpunkt stellt. Die Behandlung von Traumafolgestörungen wird dabei in einer für die Patienten möglichst wenig belastenden Form durchgeführt. Wöller (2006) sowie Hofmann und Sack (2006) und Sack & Gromes (2020) benutzen dafür den Begriff **Schonende Traumatherapie**. Schonend bedeutet in diesem Kontext, dass konfrontative Behandlungstechniken mit Techniken der Ressourcenaktivierung, die auf die individuellen Behandlungsbedürfnisse der Patienten zugeschnitten sind, verknüpft werden. In den Ausführungen zu den Grundstrategien in der psychotherapeutischen Behandlung der Traumafolgestörung wird auf das komplexe Traumabeschwerdebild ausführlich eingegangen.

Berücksichtigung der Grundbedürfnisse

Unbeachtete und unerfüllte Grundbedürfnisse machen unglücklich (Maslow 1985) und können letztendlich zu Leid und seelischer Krankheit führen. Patienten, die an den Folgen kindlicher Vernachlässigung, Misshandlung oder sexueller Gewalt leiden, haben, wenn sie in die Therapie kommen, häufig keine ausreichend ausgeprägten Fähigkeiten, um für die Befriedigung ihrer eigenen Bedürfnisse eintreten zu können. In der Kindheit wurde vielmehr die gesamte Energie auf die Mobilisierung von adaptiven Handlungsweisen und Ressourcen im Dienste von Überlebensstrategien ausgerichtet. Die klinische Erfahrung hat gezeigt, dass psychotherapeutische Behandlungen komplexer Traumafolgestörungen dann besonders wirkungsvoll sind, wenn im Rahmen der Therapie vernachlässigte oder aus anderen Gründen unbefriedigte oder verletzte Grundbedürfnisse beachtet werden und es gelingt, Lösungsstrategien für diese oft bestehende »innere Mangelproblematik« bzw. »innere Not« zu entwickeln und (teilweise anfangs imaginativ) einzuüben, um sie, sobald dies möglich ist, in den Alltag zu transferieren.

Beachtung des Gegenwartbezugs

Damit brachliegenden Entwicklungsbedürfnissen und aktuellen Grundbedürfnissen hinreichend Aufmerksamkeit in der Therapie zukommen kann, ist es notwendig, die Behandlung komplexer Traumafolgestörungen in der Gegenwart und an den aktuellen Problemen im Alltag der Patientin anzusetzen. Dennoch bleibt das damals erlittene Leid immer gegenwärtig, sobald es um die Traumafolgesymptomatik und ihre Auswirkungen auf die Lebensgestaltung und den Alltag des Patienten geht und sollte auch im Rahmen der Therapie als erlittene Verletzung anerkannt und gewürdigt werden.

Der Gegenwartsbezug trägt wesentlich zur Therapiemotivation bei, indem der Patient dort unterstützt wird, wo ihn tatsächlich und vorrangig der »Schuh drückt«. Das häufig vorhandene Grunderleben von Frustration, Demoralisierung und Insuffizienz, welches die traumatisch gebundene Symptomatik maßgeblich mit aufrechterhält, kann durch einen verbesserten Gegenwartsbezug reduziert werden. Die klinische Erfahrung zeigt, dass dabei gerade auch die gegenwärtigen familiären Beziehungen ein wichtiger Unterstützungsfaktor zur Genesung sind (Gewirtz et al. 2010). In einer Untersuchung von Levitt und Cloitre (2005) wurden 200 in der Kindheit traumatisierte Patienten zu Beginn der Therapie befragt, worin sie am meisten Hilfe benötigten. Danach wurden mit 67 % am meisten zwischenmenschliche Probleme in der Familie und in der Partnerbeziehung benannt, an zweiter Stelle folgten zu 59 % Probleme mit Symptomen aus dem Bereich der posttraumatischen Belastungsstörung.

Mobilisierung von Ressourcen

Patienten mit komplexen Traumafolgestörungen sind oft Überlebende schwerster Gewalt und Vernachlässigung in der Kindheit, oder sie haben andere lebensbedrohliche oder extrem verstörende Situationen durchlebt. Dies bedeutet aber auch, dass notgedrungen vielfältige Fähigkeiten entwickelt wurden, um zu überleben und sich schwierigen Lebenssituationen anzupassen. Zu Beginn der Behandlung ist es besonders wichtig, dass aus der eigenen Lebenserfahrung der Patientin stammende Ressourcen gewürdigt und mobilisiert werden, um den Einstieg in die Therapie zu erleichtern und ein Gefühl von Zuversicht zu wecken. Zu diesen Ressourcen zählen z.B. Mut und Selbstvertrauen, das Gefühl persönlicher Sicherheit, das Gefühl eigener Kompetenz und Handlungsfähigkeit, aber auch Hoffnung und Zuversicht in das Gelingen der Behandlung.

12.2 Berücksichtigung spezifischer Aspekte in der therapeutischen Beziehungsgestaltung

Für eine gelingende Behandlung von Patienten mit komplexen Traumafolgestörungen ist ein fortlaufend sicheres und tragfähiges Arbeitsbündnis von essenzieller Bedeutung. Gelingt der Aufbau einer therapeutischen Arbeitsbeziehung nicht, kommt es häufiger zu Therapieabbrüchen oder zu ineffizienten Therapieverläufen. Eine an die Behandlungserfordernisse optimierte therapeutische Beziehungsgestaltung stellt daher einen ausgesprochen wichtigen Wirkungsfaktor für den Therapieverlauf dar. Für die therapeutische Beziehungsgestaltung bei Patienten mit komplexen Traumafolgestörungen sind ganz bestimmte Rahmenbedingungen zu beachten. Diese sind danach ausgerichtet, dass sie den Patienten weder vor eine Überforderungssituation stellen noch mit ihm zu vorsichtig oder überfürsorglich umgehen. Die grundlegenden Rahmenbedingungen und spezifischen Aspekte für die Behandlung von Patienten mit komplexen Traumafolgestörungen haben sich mittlerweile therapieschulenübergreifend durchgesetzt (Courtois & Ford 2011; Sack 2010). Sie lassen sich zwei Hauptaspekten zuordnen:

1. Die therapeutische Beziehungsgestaltung wird dazu genutzt, eine ressourcenorientierte Arbeit mit dem Therapieziel der Förderung der Funktionsfähigkeit im Alltag maximal zu gewährleisten.
2. Daneben ist ein methoden- und therapieschulenübergreifendes Vorgehen notwendig, bei dem eine fortwährende Balance bzw. Verknüpfung zwischen ressourcenorientierenden und konfrontativen Behandlungsstrategien anzustreben ist.

Zu den spezifischen Rahmenbedingungen der Behandlung gehören:

- Sicherheit und Kontrolle
- Containment
- Unterstützung und Strukturierung
- Transparenz und Nachvollziehbarkeit
- Vertrauen und Offenheit
- Akzeptanz und Wertschätzung
- Selbstfürsorge
- Therapievereinbarungen
- Störungswissen
- Flexibilität und Timing

Sicherheit und Kontrolle

Traumatisierungen gehen häufig mit dem Verlust des persönlichen Sicherheits- und Unversehrtheitsgefühls einher. Die Verletzung dieses so wichtigen Grundgefühls bzw. Grundbedürfnisses wird im Laufe der Behandlung immer wieder Thema. Deswegen ist es ausgesprochen wichtig, den therapeutischen Rahmen durch Verlässlichkeit und Sicherheit zu stärken. Besonders in der Anfangsphase der Behandlung kann das Wiedererlangen eines Gefühls von persönlicher Sicherheit und Kontrolle das vorrangige Ziel der Therapie sein. Psychoedukation und ein genaues Erklären des Vorgehens in der therapeutischen Sitzung kann hierbei sehr hilfreich sein. Patienten sollten ermuntert werden, eine möglichst aktive Rolle einzunehmen, damit sie den therapeutischen Prozess selbst mitgestalten können und die Kontrolle darüber behalten, was in der Therapie geschieht. Wenn Patienten die Erfahrung machen können, dass ihre Rückmeldung ein bedeutender Kompass für die Therapieplanung und somit wichtig für die Qualität und Passgenauigkeit der laufenden Behandlung ist, signalisiert dies gleichzeitig, dass die persönlichen Grenzen respektiert werden und dass die Behandlung an den Bedürfnisse des Patienten ausgerichtet erfolgt.

Containment

Vieles spricht dafür, dass eine tragfähige therapeutische Beziehung direkte regulative Einwirkungen auf die Neurobiologie der Stressregulation hat. Die Interventionen des Therapeuten in der therapeutischen Beziehung sollten so gestaltet werden, dass eine unterstützende und wertschätzende Haltung für den Patienten deutlich spürbar vermittelt wird, auch wenn dies, bedingt durch negative Beziehungserfahrungen der Patienten, oft nur teilweise gelingen wird. Wichtig hierbei ist, dass die nicht selten überschießenden Emotionen und maladaptiven Beziehungsangebote der Patienten (meist durch frühere dysfunktionale Beziehungsmuster geprägt, z. B. aggressiver oder depressiver Art) in der therapeutischen Beziehung aufgenommen und nicht direkt oder gar in gleicher Heftigkeit an den Patienten zurückgegeben werden. Der Therapeut kann dem Patienten evtl. im späteren Verlauf der Therapie diese als Beispiele für maladaptive Verhaltensmuster, die aus seiner Kindheit stammen, zur Verfügung stellen. Die Bereitstellung eines derartigen *containments* durch den Therapeuten hat eine Beruhigung und Entängstigung beim Patienten zur Folge. Dies sind entscheidende Vorbedingungen, um die Bereitschaft zu erhöhen, dass sich der Patient mit seinen ihn sehr lastenden Problemen und Emotionen auseinandersetzen kann (Schore 2003). Ohne die Einhaltung eines klar strukturierten und Halt gebenden therapeutischen Rahmens droht die Behandlung von Traumafolgestörungen zum Schauplatz therapeutischer Krisen zu werden. Dies gilt es besonders zu beachten, wenn der Patient in der Kindheit in abhängigen primären Beziehungen traumatisiert wurde.

Unterstützung und Strukturierung

Der Therapeut sollte darüber hinaus eine sehr präsente und strukturierende Rolle einnehmen. Über die zugewandte und aktiv-unterstützende therapeutische Arbeitsbeziehung wird eine positive und vertrauensvolle Einstellung des Patienten zur Therapie überhaupt erst ermöglicht. Auch eine im Therapieprozess anstehende Konfrontationsarbeit kann dann besser vorbereitet werden. Umgekehrt wirkt sich eine abwartend-distanzierte und wenig strukturierte therapeutische Haltung verunsichernd auf traumatisierte Patienten aus und hält sie länger an ihren häufig unsicheren oder desorganisierten Bindungsstil gebunden.

Transparenz und Nachvollziehbarkeit

Die gleichen Überlegungen betreffen die Transparenz und die Nachvollziehbarkeit der therapeutischen Strategien und Techniken. Es ist dementsprechend sinnvoll, den Patienten in die Entscheidungen über die nächsten Therapieschritte einzubeziehen. Die gemeinsame Beratung und Entscheidungsfindung kann die Therapie voranbringen, wenn dadurch die Ressourcen des Patienten genutzt und gestärkt werden. Auch das Sicherheitsgefühl des Patienten wird durch die Möglichkeit seiner Einflussnahme gestärkt.

Vertrauen und Offenheit

Eine aktive und strukturgebende Haltung des Therapeuten ermutigt den Patienten, selbst aktiv zu sein und sich in die Therapie einzubringen. Vertrauen und Offenheit können beim Patienten sonst nicht aufgebaut werden. Besonders beziehungstraumatisierten Patienten fällt es in der Regel leichter, einen Therapeuten einzuschätzen und sich an ihm zu orientieren, der an konkreten Problemen und Zielen interessiert ist und offen seine Intentionen und Interventionen diskutieren kann. Somit gerät er weniger zur Projektionsfläche der eigenen Erwartungen oder Befürchtungen des Patienten.

Akzeptanz und Wertschätzung

In der Therapie soll der Patient lernen, die Erfahrung und das bleibende Gefühl, zum Opfer geworden zu sein und dies auch immer noch zu sein, durch eigene Aktivität und mithilfe lösungs- und veränderungsorientierter Methoden zu korrigieren. Selbstverständlich sollen gleichzeitig traumabedingte (maladaptive) Bewältigungsstrategien gewürdigt und ihrer ehemaligen Funktion Verständnis entgegengebracht werden. Die therapeutische Beziehung sollte dabei von Akzeptanz und Wertschätzung geprägt sein, aber gleichzeitig auch Veränderung und Entwicklung fördern und fordern. In diesem Sinne ist es oberstes Prinzip, den Patienten von Beginn an zu einer aktiven Beteiligung an der Behandlung zu motivieren und die Übernahme von Selbstverantwortung für das eigene Wohlergehen zu unterstützen.

Selbstfürsorge

Gutes und Fürsorgliches haben Patienten mit schwersten Traumafolgesymptomen selten erfahren, und häufig resultieren ihre selbstschädigenden Verhaltensweisen aus schlechten Beziehungserfahrungen. Dennoch kann und muss ihnen zugemutet werden, zu lernen, mit sich selbst fürsorglich umzugehen. Die Sorge für sich selbst trägt insgesamt zu der Lernerfahrung bei, die persönlichen Grundbedürfnisse wahrzunehmen und die eigenen Ressourcen wertzuschätzen und zu achten. Dies stellt eine der wichtigen Grundlagen für die Genesung dar. Nicht selten bestehen zunächst große innere Widerstände, dieses Therapieziel als neue Erfahrung in den Alltag zu übernehmen. Daher hat es sich in der klinischen Praxis als vorteilhaft erwiesen, wenn der Patient Selbstfürsorge mittels bestimmter Übungen, beispielsweise über Achtsamkeit *(mindfulness)*, direkt einübt (Anderssen-Reuster 2007).

Therapievereinbarungen

Ein Patient hat zu Beginn der Therapie nicht unbedingt die gleiche Vorstellung von einer psychotherapeutischen Behandlung wie sein Therapeut. Daher müssen die Erwartungen und Wünsche des Patienten mit realistischen Rahmenbedingungen, mit den Zielen und auch Grenzen der Therapie in Einklang gebracht werden. Wenn man als Therapeut eine ressourcenorientierte Grundhaltung ernst nimmt, folgert daraus, dass es Patienten zuzutrauen ist, potentielle Belastungen, die eine Therapie mit sich bringt, auf sich zu nehmen. Hierzu gehört es auch, dass der Therapeut seine eigenen Grenzen rechtzeitig anspricht (*self-disclosure*) und mit dem Patienten Bedingungen und Regelungen aushandelt sowie Vereinbarungen einfordern kann.

Störungswissen

Störungswissen bildet eine weitere Grundlage der Behandlung. Es ist das Störungswissen zur Traumafolgesymptomatik selbst, welches in den letzten Jahren zu einer spezifischen Herangehensweise beigetragen hat. Danach tendieren Patienten mit Traumafolgestörungen dazu, zwischen den Extremen zu verharren, entweder ihren Erinnerungen ausgeliefert zu sein und zu viel zu erleben oder Teile ihres emotionalen Erlebens auszublenden und zu vermeiden. Sie nehmen zu wenig von dem wahr, was sie selbst bewegt und was in ihrem Inneren vor sich geht (van der Kolk et al. 2005). Auch das Modell der »gestörten Informationsverarbeitung« (Elzinga & Bremner 2002) verweist auf die zentrale Rolle der Vermeidung dem eigenen Erleben gegenüber. In dem Konzept des *experiential avoidance* von Hayes (2003) wird eine Vermeidungshaltung auf allen Erlebensebenen (Gefühle, Kognitionen, Körperempfindungen) als Folge von Traumatisierungen theoretisch fokussiert. Die Vermeidungshaltung fungiert fortan als Lösungsversuch, sich mit dem eigenen schmerzhaften Erleben nicht konfrontieren zu müssen. Somit wird sie im Laufe des Lebens das eigentliche Problem und trägt maßgeblich zu den pathogenetisch relevanten Traumafolgestörungen bei. Entsprechend ist der Therapeut bei jedem Patienten neu herausgefordert, die für einen Therapiefortschritt förderliche optimale Dosierung und strukturelle Balance zwischen stabilisierenden Behandlungselementen (Lernen von adaptiveren Handlungsmustern im Alltag) und der Konfrontation mit dysfunktionalen traumaassoziierten Erlebensmustern oder traumatischen Erinnerungen zu justieren. Denn wenn der Therapeut selbst diesem innewohnenden Sog des Hin- und Herpendelns von Zuviel und Zuwenig an (Mit-) Erleben zu erliegen droht, läuft er Gefahr, erlebensbezogene Verarbeitungsprozesse hinsichtlich der traumatischen Erinnerungen beim Patienten entweder zu lange hinauszuzögern und sie seinerseits zu vermeiden, oder aber er evoziert traumabezogene Krisenmuster und regressive Abstürze. Um Letzteres zu verhindern, ist gerade in der Behandlung der Traumafolgestörungen eine ausgewogene und dosierte Anwendung ressourcenaktivierender und konfrontativer Behandlungsstrategien, zusammen mit einer detaillierten und individuellen Analyse der jeweiligen aufrechterhaltenden Bedingungen, zu favorisieren.

Flexibilität und Timing

In der Therapie komplexer Traumafolgestörungen ist, wie schon erwähnt, das »Timing«, d.h. der richtige Zeitpunkt des Einsatzes bestimmter Therapiestrategien und eine Orientierung an den aktuell wichtigsten Therapiezielen, von Bedeutung. Dazu gehört beispielsweise, dass Therapeuten eine Hierarchie der Behandlungsziele beachten müssen. Dies gilt besonders dann, wenn akut selbstschädigende Verhaltensweisen oder suizidale Impulse auftreten. In der Hierarchie der Behandlungsziele folgen Themen wie Suchtmittelkonsum, das Beenden destruktiver Beziehungen und der Aufbau von Strategien zum Schutz vor Reviktimisierung. Gleichzeitig sind die Therapiezielbereiche auch immer in die Ressourcenaktivierung im Alltag einzubetten. Liegt in einem Symptombereich eine hinreichende Ressourcenaktivierung vor, kann der Schwerpunkt der Behandlung auf weitere spezifische Aspekte der Traumafolgesymptomatik verlagert werden. Die Stärkung vorhandener Ressourcen und der Aufbau neuer Fähigkeiten ist oft eine Vorbedingung, um Traumafolgesymptome zu reduzieren.

12.3 Ressourcenaktivierung und Aufbau von Kompetenzen

Ähnlich wie bei der Handhabung der Rahmenbedingungen besteht ein weitestgehender Konsens darin, im Rahmen der Behandlungsstrategien konfrontative Behandlungstechniken mit Techniken zur Ressourcenaktivierung zu verbinden und in den Therapieprozess fortlaufend einzubeziehen (Sack 2004, 2009). Beispielsweise kann eine gezielte Konfrontation mit der Erinnerung an die schlimmsten Momente des traumatischen Geschehens mit der Aktivierung von Ressourcen verknüpft werden. Dabei wird die Ressource oder die angeeignete Fertigkeit in die traumatische Erfahrung eingewoben. Sowohl in neueren psychodynamischen und körperorientierten Ansätzen als auch kognitiv-verhaltenstherapeutischen Ansätzen wird für traumatisierte Patienten mit Traumafolge- und Persönlichkeitsstörungen eine behandlungsstrategische Balance zwischen Stabilisierung und Konfrontation über den gesamten Therapieverlauf hinweg angestrebt. Das verlangt insofern auch vom Therapeuten selbst, dass er über eine therapieschulenübergreifende Sammlung und Systematik ressourcenfördernder Grundstrategien (mit den dazugehörigen Übungen und Techniken) verfügt, auf die er flexibel zurückzugreifen gelernt hat.

Vorrangiges Therapieziel ist die **Erhöhung der Alltagsfunktionalität und der Selbstversorgung** des Patienten. Mithilfe ressourcenaktivierender Maßnahmen wird eine aktive Förderung von Bewältigungserfahrungen und der Symptomreduktion angestrebt. Die Maßnahmen betreffen folgende spezifische Aspekte, um die Gestaltung und Aufrechterhaltung der Rahmenbedingungen zu gewährleisten:

- Entwicklung, Differenzierung und Förderung von Ressourcen
- Psychoedukation
- Sicherheitsnetz
- Alltagsfunktionalität
- Selbstfürsorge und ihre Bedeutung in der Therapie
- emotionale Regulation
- Umgang mit Dissoziation – Distanzierungsmöglichkeiten
- Reduktion selbstschädigender Verhaltensweisen
- Fähigkeit zur Mentalisierung

Entwicklung, Differenzierung und Förderung von Ressourcen

Patienten sollten in der Therapie lernen, selbständig die Verbindung zu den eigenen Ressourcen und Kompetenzen wiederherzustellen bzw. nicht vorhandene Ressourcen erst kognitiv zu erarbeiten und dann im Alltag anzuwenden. Mit Ressourcen sind hilfreiche emotionale Einstellungen oder Erfahrungen gemeint, die sowohl selbstregulative Fertigkeiten für schwierige Situationen im Alltag bereitstellen als auch günstige Bedingungen für Lernerfahrungen im Rahmen traumakonfrontativer Behandlungen schaffen. Die Förderung von vorhandenen und neuen Ressourcen wirkt sich positiv auf die Selbstwahrnehmung aus. Damit wird das Gefühl von Selbstwirksamkeit gestärkt und trägt gleichzeitig zu einem verbesserten Gegenwartsbezug beim Patienten bei.

In der Behandlung von Traumafolgestörungen sollen demnach alle hilfreichen Ressourcen, die dem Patienten zugänglich gemacht werden können, genutzt werden, um Erfahrungen von Bewältigung zu ermöglichen. Ressourcen zielen darauf ab, das Toleranzfenster für die Bewältigung der emotionalen Belastung während der konfrontativen Arbeit offen zu halten bzw. zu erweitern. Die individuelle Belastbarkeit sollte vor Beginn der konfrontativen Behandlung überprüft und ggf. durch Ressourcenaktivierung erweitert bzw. stabilisiert werden. Hierfür kann es hilfreich sein, die traumatisierende Erfahrung in knapper Form verbal zu explorieren. Weder Unter- noch Überforderung wären im Rahmen einer traumakonfrontativen Therapie hilfreich: Eine Überforderung könnte den Patienten »überrollen« und Gefühle von Ohnmacht und Ausgeliefertsein auslösen, eine Unterforderung birgt das Risiko, die zu bearbeitende Problematik zu wenig zu aktualisieren und letztlich nicht am Kern der Belastung arbeiten zu können.

Mit Beginn der Therapie ist bei jedem Patienten immer wieder neu abzuwägen, welche Ressourcen zur Bewältigung bestimmter Traumafolgesymptome oder auch aktueller Lebensprobleme für die Ressourcenaktivierung besonders nützlich sind. Als Anknüpfungspunkt genügt oft schon die Aktivierung einer persönlichen Ressource. Dies erfolgt über eine konkrete Selbstwirksamkeitserfahrung, in der die Bewältigung einer schwierigen Situation gelungen ist und die dann möglichst lebendig erinnert wird. Das damit einhergehende positive Gefühl kann im Bewusstseinsstrom des Körpers verankert und bei Bedarf schnell wieder aktiviert werden. Im Prinzip kann jede hilfreiche Erinnerung bzw. Erfahrung eigener Kompetenz zur Modulation und Bewältigungsressource gegen traumatischen Stress genutzt werden. Eine Ressource kann auch der Beginn einer Korrektur des negativen oder beschädigten Selbstbildes sein, indem vorhandene eigene Stärken und Möglichkeiten anerkannt und zukünftig gezielt für die Einflussnahme auf Alltagsbelastungen genutzt werden können. Mithilfe einer Reihe therapeutischer Methoden können Ressourcen gezielt aktiviert werden. Besonders Imaginationsübungen und an der Vermittlung von Fertigkeiten zur Selbstregulation ansetzende Behandlungstechniken eignen sich dafür. Mithilfe hypnotherapeutischer Ansätze, körperlicher Bewegung, des »Skills-Koffers« oder Techniken zur Selbstberuhigung kann der Patient selbst direkt Einfluss z. B. auf seine innere Anspannung nehmen. Ressourcen zielen darauf ab, dass Patienten sich aktiv einen eigenen »Handwerkskoffer« zusammenstellen, um eigenständig bzw. selbstregulativ für die Modulation und Kontrolle ihrer Symptome zu sorgen (Gromes 2020).

Ressourcendiagnostik

Für die Planung der Therapie ist es wichtig, dass Therapeut und Patient vorhandene Ressourcen – und Ressourcendefizite – kennen. Die Ressourcendiagnostik sollte deshalb gleich am Beginn der Therapie stehen, dabei sind diese und die Ressourcenaktivierung in diesem Teil der Behandlung eng miteinander verbunden. Es ist wichtig zu erfahren, wie sich der Patient erholt, was ihm Spaß macht und wie er mit Alltagsbelastungen, Stress und Traumafolgesymptomen umgeht. Patient und Therapeut können überprüfen, welche Ressourcen zurzeit hilfreich sind oder vielleicht vor einiger Zeit wichtig waren, nun jedoch nicht mehr genutzt werden können. Oft halten Patienten ihre eigenen Fähigkeiten für nichts Besonderes und für nicht beachtenswert. Dabei haben gerade besondere persönliche Fähigkeiten eine wichtige Rolle in ihren eigenen Überlebensstrategien gespielt. Eine Ausweitung der Diagnostik auf den Bereich der persönlichen Ressourcen ist für die Therapieplanung im Hinblick auf ressourcenaktivierende Maßnahmen und für die Einschätzung der individuellen Belastbarkeit von wesentlicher Bedeutung. So hängt die Möglichkeit, Probleme in der psychotherapeutischen Behandlung zu aktualisieren, davon ab, ob Krisensituationen vom Patienten bewältigt werden können bzw. ob ausreichende Möglichkeiten zur Selbstregulation und Selbsthilfe bestehen.

Auch für den Therapeuten ist damit ein erheblicher Gewinn an therapeutischer Sicherheit verbunden, d.h., er kann in jeder therapeutischen Situation etwas Hilfreiches finden, das als Unterstützung zur Bewältigung der Belastung genutzt werden kann. Eine ressourcenorientierte Haltung des Therapeuten ist demnach lösungs- und zukunftsorientiert ausgerichtet, wohingegen ein defizitorientierter therapeutischer Blick Gefahr läuft, sich zu sehr auf die gegenwärtigen Lücken und die Vergangenheit zu konzentrierten. Natürlich muss das traumabedingt »Fehlende« in der Therapie auch beachtet und einbezogen werden. Dies geschieht jedoch in erster Linie, indem es durch Nachsorge »aufgefüllt«, neu erlernt oder durch die Arbeit an der belastenden Erinnerung integriert werden kann, und nicht, indem nur nach Gründen und Ursachen gesucht wird.

Psychosoziale Ressourcen

Für die Verbesserung der Funktionsfähigkeit im Alltag und die Förderung der Lebensqualität im Gegenwartsbezug spielen psychosoziale Ressourcen eine sehr entscheidende Rolle, wie z.B. Beziehungen und Kontakt zu anderen Menschen, die dem Patienten Hilfe und Unterstützung geben können. Psychosoziale Ressourcen und ihre individuelle Ausgestaltung fungieren als heilsames emotionales und kognitives Korrektiv für das Selbst- und Weltbild. Dies gilt besonders für Menschen, die Opfer zwischenmenschlicher Gewalt wurden. Sie meiden als Folge häufig soziale Kontakte und leben relativ isoliert. Viele leiden unter einem grundlegenden Misstrauen anderen Menschen gegenüber. Besonders bei sozial sehr zurückgezogen lebenden Patienten ist es daher ausgesprochen ungünstig, wenn der Therapeut zum einzigen Vertrauten wird, da eine Therapie auch wieder beendet werden muss. Ein wichtiges Teilziel in der Therapie sollte daher auch die rechtzeitige Kontaktaufnahme zu nicht-professionellen Personen oder Netzwerken sein, in denen die neuen und korrigierenden zwischenmenschlichen Erfahrungen generalisiert werden können. Ein Augenmerk auf die Förderung psychosozialer Ressourcen ist auch deshalb möglichst schon mit dem Beginn der Therapie geboten.

Das **einzeltherapeutische Setting** hat bei der Ressourcenaktivierung im Alltag auch Nachteile, da sich der Patient zu sehr auf den Therapeuten fixieren kann und mögliche Anregungen durch Mitpatienten fehlen. In solchen Fällen sollte in Erwägung gezogen werden, die Einzeltherapie durch gruppentherapeutische Behandlungsangebote zu ergänzen. Andererseits bietet eine vertrauensvolle therapeutische Beziehung im Einzelsetting natürlich eine besondere Chance, Probleme oder Enttäuschungen im zwischenmenschlichen Bereich zu klären und zu bearbeiten, ohne dass gleich wieder ein kompletter Rückzug des Patienten erfolgt.

Ein **gruppentherapeutisches Setting** mit der Zielsetzung Psychoedukation und Ressourcenaktivierung bietet den Vorteil, Verständnis und soziale Unterstützung durch andere Betroffene in authentischer und glaubhafter Weise zu erfahren. Durch die Universalität des Leidens in einer traumafokussierten Gruppentherapie erfährt der Patient, dass er mit seinen Traumafolgebelastungen nicht allein dasteht, was für sich genommen schon eine große Entlastung darstellen kann. Auch können im Rahmen der Gruppentherapie geeignete Problemlösestrategien übernommen bzw. erlernt werden und der Gegenwartsbezug verbessert werden.

Psychoedukation

Psychoedukation dient der Aufklärung – via Transparenz zum Störungshintergrund, Diagnose, Therapierational – und begünstigt somit eine Akzeptanz sich und seinem Leiden gegenüber, denn es macht dem Patienten Mut und fördert seine intrinsische Veränderungsmotivation, wenn er hört, dass es Behandlungskonzepte für sein Leiden gibt und der Therapeut etwas von ihnen versteht. Psychoedukation wirkt in der Regel entlastend. Sie hilft dem Patienten dabei, sich von seinem Leiden zu emanzipieren, sich wieder als Akteur seiner Handlungen zu begreifen. Psychoedukation ermöglicht es, die eigene Situation von einer anderen Warte aus zu sehen und die aktuelle Symptomatik als Folgen der Traumatisierung zu verstehen. Da sich Psychoedukation auf die aktuellen Symptome und Behandlungsmöglichkeiten bezieht, hilft sie dem Patienten, sich besser in der Gegenwart zu orientieren. Das wiederum bedingt, dass er sich weniger als Außenseiter in der Gesellschaft fühlen muss. Und er beginnt zu verstehen, dass die gegenwärtige Symptomatik nicht auf einer persönlichen Schwäche beruht, sondern dass das traumatische Erlebnis eine emotionale und neuronale Reaktion hervorgerufen hat, die damals hilfreich war, jedoch heute dysfunktional ist. Hier ergeben sich automatisch konkrete Ansatzpunkte für ein Verständnis der eigenen Situation. Auch körperliche Beschwerden sowie Probleme im sozialen Umfeld, die durch Traumafolgebelastungen und Symptome entstanden sind, werden angesprochen. Der Patient wird in die Lage versetzt, die Entwicklung der Traumafolgestörungen vor dem Hintergrund der eigenen Lebensgeschichte zu verstehen und sich zu akzeptieren. Das Einordnen der eigenen Erfahrungen in das Gesamtverständnis der Störung schafft die Möglichkeit zu emotionaler Distanzierung und öffnet den Blick für Neues. Psychoedukation fördert die Symptomreduktion und stellt eine grundlegend wirksame Methode zur Ressourcenaktivierung dar (Liedl et al. 2018).

Sicherheitsnetz

Für die Therapieplanung ist es von hoher Bedeutung, zu klären, ob der Patient in einem **sicheren Lebensumfeld** lebt, in dem weder eine aktuelle Bedrohung besteht noch eine erneute Traumatisierung befürchtet werden muss. Ebenso wichtig ist die Information, ob der Patient in seinen aktuellen Beziehungen vor Gewalt und Übergriffen geschützt ist und sich in seiner Wohnung sicher fühlt. Gegebenenfalls ist vorrangig vor jeder weiteren therapeutischen Bearbeitung psychischer Probleme die Herstellung sicherer Lebensverhältnisse die vordringlichst wichtige Zielsetzung der Therapie. Das Einverständnis des Patienten vorausgesetzt, sollten bei Bedrohung durch Gewalt oder bei unsicheren sozialen Bedingungen auch externe Hilfsmöglichkeiten, etwa sozialtherapeutische Beratungsstellen oder eine psychosoziale Betreuung, eingeschaltet werden. Eine psychotherapeutische Behandlung kann ohne ein hinreichend sicheres Lebensumfeld nicht gelingen, da in diesem Fall die äußeren Bedingungen fehlen, die Grundlage für die Entwicklung des inneren Sicherheitsgefühls sind. Grundsätzlich ist es keine gute Voraussetzung für die Behandlung von Traumafolgestörungen, wenn es an allen Enden

»brennt«. Unter diesen Umständen ist eine Reduktion der Traumafolgesymptomatik wenn überhaupt nur schwer erreichbar.

Diagnostik und Therapieplanung

Zum Sicherheitsnetz gehören eine fachkundige Diagnostik und eine sorgfältige Therapieplanung. Die Beachtung von notwendigen Rahmenbedingungen und eine an die individuellen Bedürfnisse des Patienten angepasste Gestaltung der therapeutischen Arbeitsbeziehung sorgen zusätzlich für Sicherheit und Halt. Aus der Kenntnis der beim Patienten nicht ausreichend entwickelten regulativen Fähigkeiten kann der Therapeut auf die versäumten oder brachliegenden Entwicklungsschritte zurückschließen. Auf dieser Grundlage lässt sich für die Therapieplanung antizipieren, welche korrigierenden emotionalen Erfahrungen und Nachreifungsschritte im Rahmen der Behandlung voraussichtlich von Bedeutung sein werden (Sack 2010). Folgende Schritte sind zur Vorbereitung der psychotherapeutischen Behandlung relevant:

- Aufklärung über die vorliegenden Diagnosen
- Klärung des Behandlungsauftrags
- Therapieziele definieren und Therapieplan erstellen
- Vereinbarungen über die Rahmenbedingungen der Behandlung treffen
- Vereinbarungen über den Umgang mit Krisensituationen (z. B. Suizidalität) treffen
- über mögliche unerwünschte Wirkungen einer konfrontativen Bearbeitung von traumatischen Erinnerungen oder einer antidissoziativen Therapie informieren

Alltagsfunktionalität

Die Förderung der Funktionsfähigkeit und der Selbstversorgung im Alltag stellt das wichtigste Therapieziel dar. Dies gilt vor allem für Patienten mit komplexen Traumafolgestörungen, da hier eine Vielzahl von Lebensbereichen durch die Traumafolgesymptomatik beeinträchtigt ist. Häufig liegen gleichzeitig Störungen der Affektregulation, der Selbstwahrnehmung und Beziehungsgestaltung sowie dissoziative Symptome vor. Therapeutische Techniken, die dem Patienten dabei helfen, im Alltag vorhandene Symptome zu reduzieren, wirken sich in positiver Weise direkt auf die Lebensqualität aus. Beispielsweise kann eine erfolgreiche Bearbeitung von Auslösereizen helfen, soziale Ängste zu reduzieren, sodass die Kontaktfähigkeit, etwa bei der Arbeit oder in privaten Beziehungen, verbessert wird. Patienten sollten von Beginn der Behandlung an zu einer aktiven Bewältigung ihrer Probleme ermutigt und angeleitet werden, um dem quälenden Erleben von Ohnmacht und Hilflosigkeit gegenüber der Symptomatik zu begegnen. Dies schließt die Forderung ein, dass im Rahmen der Therapie Selbstwirksamkeitserfahrungen gewonnen werden sollen, um zu einer möglichst raschen subjektiven Besserung der Funktionsfähigkeit und Lebensqualität im Alltag zu gelangen.

Selbstfürsorge und ihre Bedeutung in der Therapie

Patienten mit Traumafolgestörungen gehen häufig mit sich selbst wenig fürsorglich um und vernachlässigen oft essenzielle Bedürfnisse wie Essen, Trinken, Schlaf und körperliche Bewegung. Weitere häufig missachtete Bedürfnisse sind soziale Kontakte, Unterstützung durch andere Menschen und zwischenmenschliche Nähe. Das Thema Selbstfürsorge spielt daher eine besonders wichtige Rolle für die Verbesserung der Lebensqualität und bei der Bewältigung von Alltagsanforderungen, weshalb es schon zu Beginn der Therapie angesprochen werden sollte. Erfahrungsgemäß ist die Bereitschaft des Patienten, den fürsorglichen Umgang mit sich selbst zu lernen, sogar eine der Voraussetzungen für eine erfolgreiche Behandlung von Traumafolgestörungen. Auf sich selbst zu achten, eigene Bedürfnisse wahrzunehmen und zu schützen sowie sich selbst gut zu versorgen ist für viele Patienten mit komplexen Traumafolgestörungen oder dissoziativen Störungen eine große Herausforderung. Gerade Patientinnen können oft dabei beobachtet werden, die Versorgung und die Bedürfnisse des Partners und der Kinder weit vor ihre eigenen zu stellen. Die Familie wird bis zur Selbstaufgabe versorgt und verwöhnt. Ursächlich verbirgt sich dahinter meist der eigene, in der Kindheit erlittene Mangel an Zuwendung und die Sehnsucht, durch die Sorge für andere selbst auch etwas Liebe und Anerkennung zu bekommen.

Selbstfürsorge als neue Herausforderung

Patienten mit komplexen Traumafolgestörungen schildern häufig, dass sie nie gelernt haben, für sich etwas einzufordern. Manchmal ist die Schwierigkeit, Bedürfnisse zu äußern und etwas für sich einzufordern, mit der Überzeugung verbunden, wertlos und schlecht zu sein. Diese Problematik kann wie ein inneres Verbot wirken, auf keinen Fall das Leben genießen zu dürfen und sich bloß nichts Gutes zu tun. Es ist erschreckend, mitzuerleben, wie Patienten auf diese Weise an alten Verhaltensmustern festhalten: So vernachlässigend, wie mit ihnen in der Kindheit umgegangen wurde, gehen sie heute mit sich selbst um. Im Rahmen der Therapie sollten solche Verhaltensmuster angesprochen und dem Patienten bewusst gemacht werden. Manchmal kann es notwendig sein, Patienten damit zu konfrontieren, dass durch ein Vermeiden selbstfürsorglichen Verhaltens die alten Muster des Umgangs mit sich selbst aufrechterhalten bleiben und Therapiefortschritte behindert werden. Für Betroffene ist es jedoch nicht ganz ohne Risiko, sich mit den eigenen Bedürfnissen auseinanderzusetzen, da diese Thematik direkt an traumatischen Erlebnissen rührt und das erfahrene Leid spürbarer werden kann. Viele Patienten haben Angst vor der Wahrnehmung Ihrer Gefühle und Bedürfnisse und befürchten eine Überschwemmung mit traumaassoziierten Gefühlen. Andere beginnen, ihre bisherige Lebensweise infrage zu stellen und leiden unter dem – leider zum Teil berechtigten – Gefühl, ihr bisheriges Leben, ihr Denken, Handeln, und Fühlen sei kontaminiert gewesen von den Auswirkungen der Traumatisierungen. Das Thema Selbstfürsorge kann auch tiefe Trauer oder Wut darüber auslösen, erst so spät in die Therapie gekommen zu sein bzw. schon so viele Jahre »verloren« zu haben. Sinnfragen können ebenfalls bereits in dieser Phase der Therapie von Bedeutung sein. Das Ressourcendiagramm, d. h. der gezielte Blick auf die positiven und förderlichen Aspekte in der eigenen Biografie, kann dann möglicherweise eine hilfreiche Brücke zu den eigenen Fähigkeiten, Vorlieben und selbst bewältigten Herausforderungen schlagen.

Ressourcenaktivierung durch Selbstfürsorge

Ressourcenaktivierung verlangt auch nach Geduld. Für viele in der Kindheit traumatisierte Patienten braucht der Aufbau einer selbstfürsorglichen Lebenshaltung Zeit. Auf sich selbst zu achten, die eigenen Bedürfnisse wahrzunehmen, sich zu schützen oder gut zu versorgen ist für viele Patienten neu. Alte Verhaltensmuster und manchmal auch Lebenskonzepte müssen dafür über Bord geworfen werden. Eine selbstfürsorgliche Lebenseinstellung und die Achtsamkeit sich selbst gegenüber sind grundlegende Themen, die vom Therapeuten im Verlauf der Behandlung immer wieder aktiv aufgegriffen werden sollten. Es ist wichtig, Patienten in diesem Umlernprozess zu unterstützen, an der Lösung von diesbezüglichen Problemen zu arbeiten und sich an Erfolgen gemeinsam zu freuen. Die Erfahrung, dass es zunehmend besser gelingt, für sich selbst zu sorgen und sich selbst zu beruhigen, fördert eine gesunde Unabhängigkeit des Patienten von Bezugspersonen und Therapeut und stärkt sein Vertrauen in die Möglichkeit einer aktiven Bewältigung der psychischen Traumafolgen.

Emotionale Regulation

Emotional korrigierende Erfahrungen

Eine diagnostische Einschätzung von Störungen der Affekt- und Selbstregulation ist wichtig, um im Behandlungsverlauf potentiell auftretende Probleme antizipieren zu können. Dies betrifft besonders den Umgang mit belastenden Affekten wie Trauer, Scham, Schuldgefühle, aber auch Ärger und Wut. Selbstregulative Kompetenzen zur Verbesserung der Fähigkeiten emotionaler und interpersonaler Regulation sind wichtige Voraussetzungen für die psychotherapeutische Behandlung, können aber auch ein wichtiges und unter Umständen vordringliches Therapieziel darstellen (Linehan 1996). Dies trifft auch ganz allgemein für modulierende Fertigkeiten und persönliche Ressourcen zu. Hinter Beziehungsstörungen steckt oft das Empfinden, Nähe und Distanz nicht sicher genug regulieren und die eigenen Bedürfnisse auch in einer nahen Beziehung nicht vertreten zu können. Ein wichtiges Element in der Behandlung von Patienten mit Beziehungstraumatisierungen und Beziehungsstörungen ist daher die Vermittlung von Techniken zur Nähe-Distanz-Regulierung, um eigene Grenzen kennenzulernen, sie zu wahren, sich somit selbst schützen zu können und Sicherheit in Beziehungen zu erleben. Eine Voraussetzung hierfür ist die Fähigkeit zur Selbstwahrnehmung und zur Differenzierung eigener Wahrnehmungen und Bedürfnisse und denen des Gegenübers.

Umgang mit Dissoziation – Distanzierungsmöglichkeiten

Imaginative Modifikation

Neben einer individuellen Analyse der Erinnerungsauslöser und der Erarbeitung von Strategien, um z. B. Flashbacks zu beenden, ist das Erlernen und Einüben von Techniken zur Distanzierung von belastenden Erinnerungsinhalten, den sog. traumatischen Narrativen, mit Beginn der Therapie bei der Ressourcenaktivierung überaus wichtig. Dass durch die strategischen Möglichkeiten der imaginativen Modifikation eine nachhaltige Besserung der Traumafolgesymptomatik erreicht werden kann, hat sich als eine nahezu bahnbrechende Entdeckung in der Behandlung komplexer Traumafolgestörungen erwiesen (Holmes et al. 2007; Reddemann 2004). Ziel der imaginativen Modifikation ist es, den emotionalen Belastungsgehalt der Erinnerung zu reduzieren und in diesem Zusammenhang Erfahrungen von Bewältigung zu machen. Dies gilt sowohl im Rahmen der aktiven Veränderung als auch der Distanzierung von dem traumatischen Narrativ.

Wirkfaktor »Pendelbewegung«

Dabei spielt als Wirkfaktor die Nutzung einer innerlich fokussierten Pendelbewegung eine zentrale Rolle. Das Pendel bewegt sich zwischen dem emotionalen Pol (aktivierte Gefühle des Betroffenen) und dem Handlungspol (Fähigkeit zur Einflussnahme heute), wodurch eine Verknüpfung und Integration von Belastungen mit gegenwartsbezogenen Informationen entstehen kann. Besonders wirkungsvoll geschieht dies über körperorientierte Maßnahmen (Ogden & Fisher 2009), die in die Behandlung von Traumafolgestörungen Eingang gefunden haben. Darin liegt wohl die stärkste lösende Kraft der imaginativen Einflussnahme in der Erfahrung »es ist vorbei«. Verschiedene Verfahren (z. B. »Eye Movement Desensitization and Reprocessing«, EMDR; Shapiro & Maxfield 2002) kommen hier zum Einsatz. In der Regel tritt eine starke emotionale Beruhigung bzw. Entspannung ein, die bis in den Körper spürbar und auch nachweisbar ist. Patienten können via Imagination die Erfahrung machen, dass sich negative durch positive Bilder ersetzen lassen, und diese Methode erfolgreich zur Distanzierung von belastenden Erinnerungen nutzen. Diese Möglichkeit zur Distanzierung wurde im Übrigen in ähnlicher Weise bereits von Janet und Raymond (1898) beschrieben. Die klinische Erfahrung zeigt, dass auch extrem belastende Erinnerungen probeweise verändert werden können und dass es für Patienten sehr förderlich und erleichternd sein kann, positive Veränderungen zumindest gedanklich umzusetzen.

Zeitpunkt und Durchführung

Die Idee hinter dieser distanzierenden Grundstrategie ist dabei nicht, etwas ungeschehen zu machen. Die Lebensgeschichte ist, wie sie ist. Beim Einsatz von verändernden Techniken ist unbedingt zu hinterfragen, ob das Ziel – die Lösung aus traumatischen Bezügen – mit dieser Intervention zu erreichen ist. Sie muss dem individuellen Bedürfnis des Patienten entsprechen, Zeitpunkt und Durchführung müssen in einem gemeinsamen Entscheidungsprozess abgesprochen sein. Erfahrung und Feingefühl sind notwendig, um einschätzen zu können, ob und wann ein Vorschlag zur Veränderung von Erinnerungen gemacht werden sollte.

Viele Patienten haben schon zu Beginn der Therapie das nachvollziehbare Bedürfnis, das traumatische Geschehen so, wie es erinnert wird, wenigstens einmal vollständig zu berichten. Dieses Bedürfnis sollte unbedingt respektiert werden. Es kann für den weiteren Therapieverlauf außerordentlich wichtig sein, dass der Therapeut in dieser Phase die Rolle des Zeugen einnimmt und das Erlebte wahrnimmt und bestätigt. Er kann zudem währenddessen den Patienten einladen, auf sich zu achten, für sich zu sorgen, indem er in sich hineinhorcht und ggf. aufsteigende Belastungen wahrnimmt und diesen beispielsweise durch gezielte und leicht anzuwendende Atemübungen auf eine sanfte Weise begegnet. Hierdurch wird eine weitere Möglichkeit eines inneren Hin- und Herpendelns für den Patienten erfahrbar. Viele Betroffene haben erlebt, dass es in der damaligen Situation niemanden gab, an den sie sich hätten wenden können, oder dass sie bei ihrer Suche nach Hilfe abgewiesen wurden.

Funktionalität der Dissoziation

Es ist inzwischen hinlänglich bekannt, dass akute dissoziative Reaktionen Lernvorgänge behindern und damit einen negativen Einfluss auf den Erfolg der Behandlung haben (Bremner et al. 2004). Die konfrontative Bearbeitung von Traumafolgesymptomen und traumatischen Erinnerungen sollte daher innerhalb der individuellen Belastungsgrenzen durchgeführt werden. Dissoziation schützt ungewollt, aber effektiv vor belastenden Inhalten. In extremen Fällen kann der komplette Inhalt eines therapeutischen Gesprächs sozusagen vergessen werden. Dementsprechend ist es besonders wichtig, dissoziative Stresssituationen in Therapiesituationen zu vermeiden.

Therapeutischer Umgang mit peritraumatischer Dissoziation

Mit peritraumatischer Dissoziation ist ein dissoziativer Schutzmechanismus gemeint, der während der traumatischen Situation entsteht. Sie ist vermutlich eine der nicht willentlich steuerbaren Schutzreaktionen, die zur Störung der Informationsverarbeitung von traumatischen Erinnerungen und damit zur Ätiologie der posttraumatischen Symptomatik beiträgt. Eine für die Behandlung wichtige Frage ist daher, ob sich die in der traumatischen Situation entstandenen dissoziativen Vorgänge rückgängig machen lassen. Dafür ist es nötig, die während des Traumas dissoziativ zersprengten Teile des Erlebens wieder zusammenzufügen und die Wahrnehmung zu vervollständigen. Erst wenn die peritraumatische Dissoziation aufgehoben ist, kann die traumatische Erfahrung mit allen zugehörigen Sinnesqualitäten vollständig erinnert werden. Manchmal bietet sich während der Therapie die Möglichkeit, die peritraumatische Dissoziation tatsächlich aufzulösen. In solchen Situationen besteht die Chance, die Integration von Informationen zu fördern und zuvor blockierte Verarbeitungsprozesse wieder in Gang zu bringen. Typischerweise hat ein erfolgreiches Zusammenführen der zuvor in einer extremen Bedrohungssituation dissoziierten Wahrnehmungen eine unmittelbare Entlastung und auch die Lösung der akuten dissoziativen Symptomatik zur Folge (Mattheß & Nijenhuis 2006; van der Hart et al. 2006).

Dabei ist ein behutsames Vorgehen angesagt, das Techniken zur Stressreduktion einbezieht, da man sich an der Grenze der psychischen Belastbarkeit bewegt. Tauchen in Therapiesitzungen akute dissoziative Symptome auf, so sind diese ein Hinweis auf Überforderung. Es ist zu überprüfen, wodurch die Belastung ausgelöst wurde, mit welchen therapeutischen Mitteln sie reguliert und wie Bewältigungsressourcen aktiviert werden können. Wenn Zustände von peritraumatischer Dissoziation im Rahmen einer Aktualisierung wiedererlebt werden, kann es hilfreich sein, die abgespaltenen Wahrnehmungsanteile vorsichtig zu assoziieren. Hierfür ist es besonders wichtig, den Patienten über den Grund für das Sammeln weiterer Informationen trotz der hohen Belastung aufzuklären und seine Zustimmung einzuholen. Natürlich ist es genauso möglich, die Konfrontation mit belastenden Erinnerungen an dieser Stelle zu unterbrechen, damit der Patient sich erholen kann.

Erfahrungsgemäß lässt sich dieses Problem allerdings nicht einfach dadurch lösen, dass antidissoziative Skills während der konfrontativen Bearbeitung von belastendem Erinnerungsmaterial eingesetzt werden. Starke sensorische Reize, Balanceübungen oder andere motorische Aufgaben helfen natürlich, die Orientierung im Hier und Jetzt zu behalten, und wirken insofern akuten dissoziativen Symptomen entgegen. Die der dissoziativen Reaktion zugrunde liegende emotionale Stressreaktion und die mit ihr einhergehende Überforderung sind dadurch aber nicht einfach aufgehoben. Sinnvoller erscheint uns daher, Maßnahmen zur Ressourcenaktivierung während der konfrontativen Arbeit zu nutzen, um die Stressbelastung während der Aktualisierung von belastendem Material insgesamt zu reduzieren. Dissoziative Reaktionen lassen sich beispielsweise sehr gut durch das Pendeln zwischen Identifikation und Distanzierung begrenzen.

Umgang mit »Teilpersönlichkeiten«

Die Arbeit mit Ich-Anteilen hat nicht primär eine Rekonstruktion traumatischer Erinnerungen zum Ziel, sondern die Lösung von traumabedingten Blockaden. Diese Blockaden können auf der emotionalen oder kognitiven Ebene bestehen und beeinflussen das Erleben, Handeln, Denken, Fühlen und Reagieren im Alltag. Ich-Anteile entstehen durch persönliche Erlebnisse und Erfahrungen und finden sich in den unterschiedlichen Facetten der Persönlichkeit. Die Bezeichnungen Ich-Anteile, Persönlichkeitsanteil oder Ego-States (Watkins & Watkins 2003) sind Hilfsbegriffe für einen akzentuierten Aspekt der Persönlichkeit. Die Arbeit mit Ich-Anteilen bietet eine gute Möglichkeit, an im Alltag dysfunktionalen traumabedingten affektiven Einstellungen (beispielsweise Scham und Schuldgefühlen) und Handlungen (beispielsweise selbstverletzendem Verhalten) zu arbeiten, ohne direkt konfrontativ mit den Erinnerungen umgehen zu müssen. Mithilfe der Zuwendung zu »Teilpersönlichkeiten« können auch besonders ausgeprägte oder auffällige Seiten der Persönlichkeit betrachtet und in ihrer Funktion erkannt werden. Dieser Ansatz ist bei der Lösung von Problemen, die unter anderen Umständen aufgrund der Fülle von Informationen oder Details nur schwer zu greifen wären, mitunter außerordentlich hilfreich. Die Behandlungsstrategien der Ego-State Therapie wurden in den letzten Jahren weiterentwickelt und spezifisch für die Behandlungserfordernisse traumatisierter Patienten adaptiert (Fritzsche 2020).

Die Arbeit an den Facetten der Gesamtpersönlichkeit

Die strategische Grundidee ist, dass ein persönliches Problem (z. B. Angst haben) nicht als generalisierter Zustand, in dem sich die Person befindet, gesehen wird, sondern als eine Facette der Gesamtpersönlichkeit. Es kann dann beispielsweise über »die ängstliche Seite« oder »den ängstlichen Anteil« oder »die Ängstliche« gesprochen werden. Der Vorteil liegt darin, dass das Problem »Angst« von einer beobachtenden Perspektive betrachtet werden kann, was zugleich eine Befähigung zur Mentalisierung in Gang setzen kann. Um Lösungswege zu finden, kann der Anteil direkt befragt werden, z. B. was er braucht, damit es ihm besser geht. Oft gibt es eine spontane Antwort darauf. Wenn keine Lösung oder kein nächster Schritt gefunden werden kann, ist es auch möglich, den Ursprung des Problems herauszufinden. Hilfreiche Fragen sind z. B.: »Wie lange kennen Sie das Gefühl schon? Woher kennen Sie dieses Gefühl?« In beiden Fällen ist immer die Versorgung der Grundbedürfnisse, die dem Ich-Anteil bzw. dem emotionalen

Zustand fehlen (wie Trost und Unterstützung), um sich zu beruhigen, das Ziel.

Emotional belastete Seiten der Persönlichkeit werden häufig dann aktiviert, wenn durch Alltagsanforderungen negativer Stress entsteht und die Bewältigungskapazität nicht ausreicht, um diesen zu kompensieren. Plötzlich entsteht das Gefühl, ängstlich, traurig oder unfähig zu sein – oft verbunden mit der Wahrnehmung, »ganz klein und kindlich« zu sein. Spezifische auslösende Trigger können starke emotionale oder körperliche Reaktionen auslösen, die in direktem Zusammenhang mit dem erlebten Trauma stehen. Solche Alltagserlebnisse sind ein guter Ausgangspunkt für die Arbeit mit Ich-Anteilen. Die emotionalen Zustände können so stabilisiert, und – bildlich gesprochen – aus der damaligen Situation »gelöst« werden. Imaginative Verfahren sind hierbei eine große Hilfe. Es muss aber zugleich betont werden, dass Patienten nicht dazu verführt werden dürfen, sich gedanklich zu viel in einer inneren, vorgestellten Welt zu bewegen. Imaginationen sind ein sehr kraftvolles Werkzeug, sollten aber nicht zu einer Realitätsflucht dienen. Zu Beginn der Arbeit mit inneren Zuständen kann eine deutliche Ablehnung oder zumindest eine große Ambivalenz gegenüber diesen inneren Seiten bestehen. Bei vielen Patienten löst die Zuwendung zu einer verletzten inneren Seite die Angst aus, den bisher durch Dissoziation gewährleisteten Abstand zu verlieren und somit von Gefühlen überwältigt zu werden, da die Erinnerung an das traumatische Geschehen unerträglich ist. Die innere Seite, welche die Gefühle aus der traumatischen Erinnerung gespeichert hat, wird vehement abgelehnt oder verachtet. Die Auseinandersetzung mit dieser inneren Seite kann dementsprechend Ekel und Abscheu, aber auch Scham und Schuld auslösen. Patienten können jedoch auch mit Misstrauen reagieren und sich fragen, ob es sich bei der psychotherapeutischen Behandlung wirklich um ein ernst zu nehmendes und vertrauenswürdiges Hilfsangebot handelt. Es können Ängste vorherrschen, nach anfänglichem Interesse und Zuwendung wieder alleingelassen oder vielleicht sogar erneut traumatisiert zu werden. Auch das Gefühl andauernder Bedrohung oder Schweigegebote können Rückzugstendenzen initiieren und den Kontakt zu jüngeren Ich-Anteilen behindern.

Ich-Zustände

Als Ich-Zustände (engl. *ego states*) werden Aspekte des Selbst bezeichnet, die mehr oder weniger eigenständige Affekte, Bedürfnisse oder Aktionstendenzen repräsentieren. Ich-Zustände lassen sich in der Regel Erfahrungen aus Kindheit oder Jugend, Ressourcen oder Bedürfnissen zuordnen.

Häufig wird synonym auch von Ich-Anteilen gesprochen. Wir verwenden bevorzugt den Begriff »Ich-Zustand« bzw. »Seite der Persönlichkeit«, insbesondere in der Kommunikation mit Patienten, da der Begriff »Ich-Anteil« eine Aufteilung suggeriert, es sich in Wirklichkeit aber primär um eine Auswirkung fehlender bzw. vermeidender Kommunikation nach innen handelt, die nicht strukturell vorgegeben ist.

Es ist lohnend, Zeit und Geduld in die genaue Exploration innerer Zustände zu investieren, um herauszufinden, welche Ziele diese verfolgen bzw. was diesen fehlt und welches Bedürfnis versorgt werden muss, damit eine Beruhigung eintritt. Dies gilt besonders für Ich-Zustände, die für ein bestimmtes Gefühl (z. B. Trauer), einen bestimmten Zustand (z. B. Erschöpfung) oder eine bestimmte Fähigkeit (z. B. Aushalten) stehen. In einigen Fällen ist es notwendig, zuerst Informationen über die Funktion eines Ich-Zustands zu sammeln, bevor eine Lösung der Blockade möglich wird. Dies ist häufig bei ehemals gelernten bzw. übernommenen inneren Haltungen notwendig. Sie sind zwar streng genommen keine traumatisierten Seiten der Persönlichkeit, doch sie können eng mit erlebter Not in Verbindung stehen. Aus der damaligen Ablehnung oder dem Unverständnis der Erwachsenen könnte z. B. ein innerer Richter entstanden sein. Fragen nach den Aufgaben der problematischen inneren Seite, z. B.: »Wofür war das gut?« oder »Wofür war das wichtig?«, können lösend sein. Die Frage nach dem Ursprung der inneren Seite eröffnet die Möglichkeit, an der Nachversorgung eines verletzten »jüngeren Ichs« zu arbeiten.

Die szenische Vorstellung der Rettung und/oder Versorgung, z. B. eines verletzten »jüngeren Ichs«, aktiviert neuronale Ressourcennetzwerke, sodass Beruhigung und Entlastung eintreten können. Je intensiver die bildliche Vorstellung ist, desto größer ist ihr verändernder Effekt und desto besser wird sie innerlich verankert. Häufig entsteht eine bedeutungsvolle geborgene Szene oder ein Abschlussbild. Für viele Patienten ist es hilfreich, einmal am Tag mit dem erarbeiteten Lösungsbild Kontakt aufzunehmen und die emotionale Beruhigung zu spüren. Dabei kann das Abschlussbild aktiviert werden, oder der Patient stellt sich vor, dass er, der Erwachsene, das gerettete kindliche Ich »besucht und nach dem Rechten schaut«. Hierbei kann überprüft werden, ob die Lösung noch aktuell ist oder imaginativ verbessert werden sollte. Nach der imaginativen Arbeit ist es wichtig, die positiven Erfahrungen in den Alltag zu transferieren. Entscheidend ist, dass dieser Transfer gelingt: Patienten müssen im täglichen Leben beginnen, eigene Bedürfnisse wahrzunehmen und besser für sich zu sorgen. Die »lösende« Erfahrung aus der imaginativen Arbeit kann hierfür eine hervorragende Motivation sein.

Die Arbeit mit dem »inneren Kind«

Bei der Arbeit mit dem »inneren Kind« handelt es sich um eine besondere Variante der Arbeit mit Ich-Zuständen. Das sogenannte »innere Kind« ist ein kindlicher Selbstanteil mit einem definierten Alter und den dazugehörigen altersgemäßen Bedürfnissen und Fähigkeiten. »Innere Kinder« tragen oft die Belastung von traumatischen Erlebnissen und haben häufig keinen Anschluss an die zeitliche und persönliche Entwicklung gefunden.

Zielsetzungen für die Arbeit mit Ich-Zuständen

Zielsetzungen für die Arbeit mit Ich-Anteilen sind vielfältig und können individuell sehr unterschiedlich sein. Sie umfassen folgende Schritte:

- Informationen gewinnen (was ist damals geschehen?)
- validieren (damaliges Leid anerkennen und bestätigen)
- Ich-Anteile imaginär schützen (vor weiteren Traumatisierungen schützen, den Patienten außer Gefahr bringen)
- innere Seiten imaginär unterstützen (Hilfe geben, um sich wehren zu können oder Hilfe von außen zu holen)
- die Zeitperspektive korrigieren (informieren, dass das Trauma heute vorbei ist)
- Ich-Innere Seiten in die Gegenwart bringen (imaginär aus der Vergangenheit in die heutige Zeit holen)
- innere Seiten nachversorgen (Nähe, Sicherheit und Geborgenheit vermitteln, imaginär für Grundbedürfnisse sorgen)

Die Zuwendung zu inneren Seiten der Persönlichkeit kann in vielen therapeutischen Situationen als Strategie zur Problemklärung und -lösung ausgesprochen hilfreich sein. Dabei hat es sich bewährt, mit einem

Grundschema, das für den Einzelfall je nach Bedarf variiert werden kann, zu arbeiten (Sack & Gromes 2020).

ABLAUFSCHEMA für die Problemklärung und lösungsorientierte Arbeit mit Ich-Zuständen (nach Sack & Gromes 2020)

1. Welche inneren Seiten gehören zu dem Problem?
2. Bitte versuchen Sie, mit diesen Seiten innerlich Kontakt aufzunehmen.
3. Welche inneren Bedürfnisse/innere Not nehmen Sie wahr?
4. Was würde jetzt helfen, die Bedürfnisse zu befriedigen/die innere Not zu lindern?
5. Versuchen Sie bitte, dies in der Vorstellung umzusetzen [evtl. dem Patienten Vorschläge machen]. Bitte überprüfen Sie, ob es stimmig ist und hilft.
6. Ist alles getan oder fehlt noch etwas?
7. Wie geht es der inneren Seite jetzt? Versuchen Sie sich ein bisschen in diese Seite hineinzuversetzen und zu überprüfen, ob das, was Sie als erwachsene Person imaginativ vorgeschlagen haben, das erwünschte Ziel erreichbarer macht.
8. Wie geht es der erwachsenen Person? Was braucht der Erwachsene jetzt?

Zuerst wird nach den zu dem Problem gehörenden inneren Seiten gefragt (1.–3.). Im zweiten Schritt wird auf der imaginären »Als-ob-Ebene« nach Hilfsmöglichkeiten für die innere Not und die Bedürfnisses gesucht (4.–6.). Danach folgt eine Überprüfung der Interaktion (7.): Oft gehen Patienten über das Ziel hinaus, z. B. wollen sie das innere Kind gleich umarmen, das selbst aber sicherheitshalber nur den Wunsch verspürt, nicht mehr alleine zu sein, jedwede Vorstellung von Körperkontakt aber mit Angst assoziiert. Aktive Unterstützung und das gemeinsame Erarbeiten von Lösungsideen sind sehr wichtig (z. B. kann es darum gehen, in der Arbeit mit einem jüngeren traumatisierten Ich-Zustand Hilfsmittel zu finden, um unangenehme Empfindungen wie Angst, Ekel oder Scham erträglich zu machen oder zu reduzieren). Auch hier ist zu beachten, dass die eingesetzten imaginativen Vorstellungen sachlich angemessen und stimmig sind. Potentielle negative Konsequenzen, z. B. das Auslösen anhaltender Schuldgefühle durch das imaginäre Töten eines Täters, sind zu beachten und zu vermeiden.

Entscheidend ist, an dieser Stelle noch nicht zu enden, sondern weiter zu fragen, ob noch etwas fehlt. Patienten sind oft erstaunt, wenn so lange nach Lösungen und Veränderungen gesucht wird, bis »es stimmt« oder genug Hilfe und Nachversorgung geleistet sind. Dies wird als eine besondere Erfahrung von Fürsorge geschätzt und macht zugleich deutlich, dass eine wiederholte Zuwendung zu der inneren Seite sinnvoll und notwendig ist. Anschließend sollte immer die Frage gestellt werden, wie es der erwachsenen Person jetzt geht und ob sie eine Unterstützung oder eine imaginierte oder konkrete Belohnung wünscht (8.). Abschließend kann das Bewältigungsbild z. B. mit der EMDR-Technik verankert werden, um den Kontakt zur inneren Wahrnehmungsebene zu fördern. Auch die Selbststimulation, welche im Alltag vom Patienten selbständig anwendbar ist, mit der sog. Schmetterlingsumarmung – langsam wechselndes Beklopfen der Oberarme bei vor der Brust gekreuzter Armhaltung – kann für den Zugang nach innen und die Verankerung positiver Wahrnehmungen genutzt werden.

Reduktion selbstschädigender Verhaltensweisen

Die Instrumentalisierung des eigenen Körpers durch Misshandlungen und sexuellen Missbrauch macht es für viele traumatisierte Menschen schwer, sich als Erwachsene fürsorglich um den eigenen Körper zu kümmern. Häufig wird vermieden, sich überhaupt mit dem Körper zu beschäftigen, z.B. sich im Spiegel zu betrachten oder sich einzucremen, oder es wird überwiegend Gleichgültigkeit dem Körper gegenüber empfunden. Als »Erinnerungsort« der erlittenen Gewalt kann der Körper durch Selbstverletzung, Essstörungen oder Drogenmissbrauch erneut zum Schauplatz eines gewaltsamen Umgangs werden. Dahinter kann das Bedürfnis stehen, psychische Symptome, z.B. Ohnmacht und Verzweiflung, zu kontrollieren oder die innere Not nach außen zu kommunizieren. Probleme mit körperlicher Nähe, z.B. innerhalb einer Partnerschaft oder durch einen Arztbesuch ausgelöst, aber auch Scham über körperliche Schäden, die durch die eigene Vernachlässigung entstanden sind, können diese Problematik komplizieren. Neben der Möglichkeit, Erlebnisse, welche die Betroffenen nicht in Worte fassen können, szenisch darzustellen – ähnlich einem hypothetischen »Zwang«, den Schrecken des Erlebten erneut zu erleben –, gibt es zusätzlich neurobiologisch begründbare Aspekte für selbstschädigende Handlungsweisen: Zum einen sind Menschen, die unter körperlichen Misshandlungen (physischer oder sexueller Gewalt) gelitten haben, aufgrund hormoneller Umstellungen in diesen Extremsituationen kaum in der Lage, eine angemessene Körperempfindung zu entwickeln; sie müssen beispielsweise Schmerzen »dissoziieren« und lernen, diese autonomen Reaktionsweisen in antizipierten Gefahrensituationen zu automatisieren, wenn es real zu erneuten Übergriffen kommt oder Grenzverletzungen befürchtet werden. Zum anderen wird über das endogene Opiatsystem quasi eine »Eigenmedikation« entwickelt, die später durch Selbstverletzung, Essstörungen, exzessives Sporttreiben und andere, die natürlichen Ressourcen des Körpers überfordernde Tätigkeiten, erneut angeregt werden kann. Es ist wichtig, dass den Betroffenen diese neurobiologischen Mechanismen in der Therapie erklärt und damit bewusst gemacht werden.

Therapeutischer Umgang mit Suizidalität

Schutzmaßnahmen

Als vorrangig in der Hierarchie der Therapieziele werden Suizidalität oder in anderer Weise selbstgefährdende, seltener auch fremdgefährdende Verhaltensweisen angesehen. Schwer kontrollierbare Suizidimpulse oder nicht sicher beherrschbare chronische Suizidalität müssen vordringlich beachtet und behandelt werden. Die Sicherheit des Patienten und die Möglichkeit zur Weiterführung der Behandlung hängen von einer zumindest befristeten Lösung einer akut selbstgefährdenden Problematik ab. Hilfreich sind klare Absprachen beispielsweise in Form eines schriftlich vereinbarten Anti-Suizid-Vertrags. Hilfsmöglichkeiten und Notfalltelefonnummern, die verlässlich auch außerhalb der Therapiezeiten erreichbar sind, müssen für einen suizidalen Patienten schnell verfügbar sein (Molnar et al. 2001).

Wenn eine ursachenbezogene Klärung der Suizidalität und eine emotionale Entlastung nicht möglich sind und der Patient sich nicht glaubhaft von den selbstgefährdenden Impulsen distanzieren kann, muss eine psychiatrische Akutbehandlung als schützende Maßnahme eingeleitet werden.

Therapeutische Haltung bei Suizidalität

Im Rahmen der Therapie sollte nach Auslösern und Ursachen der Suizidalität gefahndet werden. Auslöser für suizidale Impulse können beispielsweise aktuelle Erfahrungen mit destruktiven Beziehungen oder der Kontakt zu einem ehemaligen Täter sein, insbesondere wenn diese Erfahrungen als Rückfall in alte Muster von Hilflosigkeit und Ausgeliefertsein bewertet werden. Auch eine im Rahmen der Therapie aktualisierte Traumaproblematik kann suizidale Impulse auslösen. Wenn es gelingt, das Problem zu verstehen und den Erinnerungen an traumatische Erfahrungen zuzuordnen, lassen sich oft erstaunlich wirksame Lösungen finden. Dabei kann es besonders hilfreich sein, sich der durch das auslösende Ereignis aktualisierten inneren Not zuzuwenden, beispielsweise wenn es um extreme Gefühle von Verzweiflung oder Hoffnungslosigkeit im Zusammenhang mit schwerer Vernachlässigung geht. Sofern es in der Therapie gelingt, Gefühle von Sicherheit und Hoffnung auf Besserung, z. B. über imaginatives Arbeiten, zu aktivieren, können die akut suizidalen Impulse wieder in den Hintergrund treten und die auftauchenden positiven Gefühle und Gedanken verankert werden. Es sollte auch immer erfragt werden, was der Patient darüber hinaus aktuell und ganz konkret braucht und wie die nächsten Stunden und Tage aussehen werden, wie er für sich sorgen will und welche Hilfe von außen erforderlich ist.

Sind Zusammenhänge zwischen aktualisierten Traumaerinnerungen und suizidalen Impulsen oder andere ähnliche Verbindungen im Rahmen der Krisenintervention deutlich geworden, kann es notwendig sein, auch zu besprechen, wie sie sich zukünftig selbst in entsprechenden Situationen helfen und beruhigen können. Die gezielte Zuwendung zu der traumaassoziierten Problematik hat auf diese Weise eine direkt stabilisierende Wirkung, da Erfahrungen von Selbstwirksamkeit in Form von Bewältigung und Kontrolle gewonnen werden.

Selbstverletzende Handlungen

Neben suizidalen Gedanken und Impulsen stellen vor allem selbstverletzende und selbstschädigende Handlungen eine Bedrohung für die Therapie dar. Selbstverletzungen dienen häufig dem Abbau von emotionalem Druck oder der Beendigung von dissoziativen Zuständen. Auch bei der Ressourcenaktivierung muss die Möglichkeit einer Selbstverletzung zur Selbstbestrafung beachtet werden, beispielsweise wenn positive Wahrnehmungen nicht toleriert werden, da das Ausmaß an Selbstablehnung zu groß ist. In diesem Fall kann es hilfreich sein, mit den anscheinend destruktiven inneren Seiten zu arbeiten und deren Auftrag und Ziel zu klären. Oft handelt es sich um die Aufgabe, vor weiterer Enttäuschung zu schützen, indem dafür gesorgt wird, dass keine Hoffnung auf Besserung oder Änderung zugelassen wird. In jedem Fall sollte nach dem äußeren oder inneren Auslöser (Gesehenes, Gehörtes, Gerochenes, Gedachtes, Erinnertes etc.) für die selbstverletzende Handlung gesucht werden (Nixon et al. 2002).

Gegebenenfalls sollten klare Vereinbarungen darüber getroffen werden, bis zu welchem Punkt eine Selbstschädigung noch tolerabel ist bzw. wann eine Grenze überschritten wird, die nicht mehr zu tolerieren ist. Vom Therapeuten ausgesprochene Verbote allein führen in der Regel nicht zum Ziel. Die Verminderung des potentiell oder akut selbstschädigenden Verhaltens muss vom Therapeuten angesprochen werden und ist dann vordringliches Ziel der Behandlung. Ohne die Mitarbeit des Patienten lassen sich allerdings keine befriedigenden Lösungen erarbeiten. Klare Therapievereinbarungen zu Beginn der Therapie, welche die gezielte Anwendung und Einübung selbstregulativer Fertigkeiten bzw. Skills und Selbstmanagementtechniken mit dem Ziel der deutlichen Reduktion selbstverletzender Handlungen einschließen, haben sich als sehr hilfreich erwiesen (Bohus & Wolf 2009; van der Hart et al. 2011).

Erkennen von selbstschädigenden Mustern und ihre Funktionalität

Funktionalität selbstschädigender Muster

Das Spektrum der Selbstschädigung reicht vom exzessiven Gebrauch legaler und illegaler Drogen bis hin zu indirekt schädigenden Verhaltensweisen, etwa riskantem Verhalten im Straßenverkehr, Aufenthalt an gefährlichen Orten oder fortgesetztem Kontakt mit potentiell gefährlichen oder manifest grenzverletzenden und misshandelnden Personen. Es ist wichtig, die Funktion des auf den ersten Blick dysfunktionalen Verhaltens zu explorieren und zu klären, welche Faktoren das selbstschädigende Verhalten aufrechterhalten. In der Regel haben selbstschädigende Verhaltensweisen eine zumindest kurzfristig stabilisierende Funktion. Mangels alternativer Handlungsweisen wird beispielsweise der Suchtmittelgebrauch akut zur Selbstregulation eingesetzt, auch wenn klar ist, dass potentiell schädigende Folgewirkungen entstehen oder bereits vorliegen. Auch ein dysfunktionales Verhalten im Sinne von nicht selbstfürsorglichem Umgang mit Schlafstörungen, Schmerzen und anderen Körperbeschwerden kann sich selbstschädigend auswirken, wenn es die Vulnerabilität des Patienten verstärkt. Das innere Balancieren mit den Traumafolgesymptomen kostet viel psychische und körperliche Kraft. Häufig kommt es zu chronischen Erschöpfungszuständen und Körperbeschwerden, die zu einem krisenhaften Zusammenbruch, zu Depressionen und suizidalen Krisen führen können. Erholungsphasen helfen dann nur kurzfristig, da die eigentliche primäre Traumafolgesymptomatik nicht gelöst werden kann. Vergleichbar ist dieser Zustand mit einer Autobatterie, die sich nicht verlässlich aufladen lässt, weil ein Kriechstrom fortwährend für Energieverlust sorgt. Es entsteht ein pausenloser Kampf um innere und äußere Stabilität. Auch durch äußere Belastungsfaktoren kann es zu krisenhaften Einbrüchen kommen.

Stärkung der Selbstregulierung

Der grundlegende therapeutische Ansatz bei Selbstschädigung ist also die Suche nach alternativen Möglichkeiten zur Selbstregulierung und Ich-Stabilisierung. Erst wenn ausreichende Fähigkeiten zur Bewältigung von Krisensituationen aufgebaut sind, können weiterführende Therapieziele bearbeitet werden. Eine psychotherapeutische Behandlung, die über längere Zeit ausschließlich einem Krisenmanagement ähnelt, ist wenig fruchtbar. Der gezielte Aufbau selbstregulativer Fertigkeiten bzw. Skills und Selbstmanagementtechniken ist häufig hilfreich, wenn noch keine Fertigkeiten verfügbar sind, um selbstschädigende Handlungsweisen in therapieverträglicher Weise zu regulieren.

Förderung der Fähigkeit zur Mentalisierung

Reflexion mentaler Zustände

Bateman et al. (2007) haben Mentalisierung als den Versuch definiert, eigenes und fremdes Verhalten auf der Grundlage von intentionalen mentalen Zuständen wie Wünschen, Gefühlen und Überzeugungen zu erklären: »Es bedeutet anzuerkennen, dass das, was in der Psyche ist, tatsächlich in der Psyche ist, und spiegelt die Fähigkeit wider, eigene und fremde mentale Zustände als mentale Zustände zu erkennen« (Bateman & Fonagy 2004a, S. 36).

Es ist für die Behandlung wünschenswert, dass Patienten über ausreichende regulative Funktionen verfügen, ihre Fähigkeit zur Mentalisierung aufrechtzuerhalten, auch wenn belastende und emotional aufwühlende Themen angerührt werden. Dasselbe gilt für die therapeutische Beziehung, wenn Irritationen oder andere Schwierigkeiten auftauchen. Gegebenenfalls müssen diese Voraussetzungen im Rahmen der Therapie zunächst erarbeitet werden, was bei Patienten mit Traumafolgestörungen häufig gegeben ist.

Fähigkeit zur Perspektivenübernahme

Viele Studien haben sich intensiv mit der Frage der Empathieentwicklung, der »Theory of Mind« und der Mentalisierungsfähigkeit von traumatisierten und schwer vernachlässigten Kindern beschäftigt. Die Fähigkeit zur Perspektivenübernahme war häufig deutlich eingeschränkt (Pears & Fischer 2005a). Je länger die Kinder Deprivationsbedingungen ausgesetzt waren, desto geringer waren die Möglichkeiten der Perspektivenübernahme im Sinne der »Theory of Mind« (Pears & Fischer 2005b). Im Zusammenhang mit dem Mentalisierungskonzept interessiert vor allem, wie die Fähigkeit der Perspektivenübernahme in emotionalen Drucksituationen realisiert werden kann. Es zeigte sich in Übereinstimmung mit der klinischen Beobachtung, dass sich bei Patienten Schwächen bei der Emotionsregulation mit Defiziten bei der Perspektivenübernahme überlappen. Die Befähigung zur Mentalisierung kann in der Therapie mithilfe ressourcenaktivierender Behandlungsstrategien (u. a. die Arbeit mit Ich-Anteilen) bzw. durch das Einüben von Achtsamkeitsfacetten erfolgreich gefördert werden. Dadurch werden ein Perspektivenwechsel und die Fähigkeit zur Selbstreflexion angeregt, was den erwachsenen Ich-Anteil stärkt und hilft, keine regressiven bzw. »alten« Verarbeitungsmuster mehr zu verwenden.

Förderung des Selbstmanagements und der inneren Kommunikation

Selbstwahrnehmung und selbstfürsorgliche Handlungsweisen

Die Förderung der Fähigkeit zur Selbstwahrnehmung und der Aufbau selbstfürsorglicher Handlungsweisen sind grundlegende Ziele einer spezifisch auf die Behandlung der Traumafolgesymptomatik ausgerichteten Therapie. Insbesondere Patienten mit komplexen Traumafolgestörungen können oft ihre eigene emotionale Befindlichkeit und die dazugehörigen inneren Bedürfnisse nur mangelhaft wahrnehmen. Dies bringt eine erhebliche Einschränkung der Lebensqualität mit sich, da auch positive emotionale Erfahrungen nicht wahrgenommen werden. Zudem kommt es zu krisenhaften Behandlungsverläufen, wenn destabilisierende Faktoren im Alltag nicht erkannt und eigene Bedürfnisse nicht beachtet werden. Wenn im Rahmen der Therapie biografische Verletzungen gezielt thematisiert und dadurch aktualisiert werden müssen, nimmt die Bedeutung selbstfürsorglicher und regulativer Fähigkeiten zur Selbstberuhigung entsprechend zu. Selbstfürsorge und Selbstberuhigung lassen sich nach heutigem Kenntnisstand auch wirksam durch Übungen zur Achtsamkeit (*mindfulness*) in sogenannten Achtsamkeitstrainings fördern, die häufig in der Gruppe durchgeführt werden (Segal et al. 2002).

Anhaften an »altbewährten« Strategien

Warum ist es für viele Patienten so schwierig, mit sich selbst gut umzugehen? Häufig wird aktiv vermieden, die eigene Bedürftigkeit wahrzunehmen. Betroffene befürchten, dass sie, wenn sie sich ihrem Inneren zuwenden, zugleich in Kontakt mit unangenehmen, ängstigenden oder verwirrenden Gefühlen kommen könnten. Diese sind wiederum eng mit Erinnerungen an traumatische Verletzungen verknüpft. Die Vermeidung ist letztendlich ein Versuch, die Unterwanderung der schützenden Abwehr (von zu viel Erinnerung und zu viel Gefühl) zu verhindern, und dient somit der Ich-Stabilisierung. Häufig sind Patienten nicht gewohnt, auf sich selbst zu achten und ihre Aufmerksamkeit nach innen zu richten, z.B. weil sie in der Kindheit die Versorgung der Geschwister übernehmen mussten. Kinder, die unter traumatisierenden Entwicklungsbedingungen (z.B. Gewalt) aufwachsen, entwickeln häufig eine ausschließlich nach außen gerichtete Wahrnehmungsfähigkeit. Sie werden gleichsam überwachsam für Außenreize und potentielle Bedrohungen und unterdrücken eigene Bedürfnisse zugunsten ihrer Funktionsfähigkeit im Alltag. Zusätzlich können dissoziative Wahrnehmungsblockaden den Kontakt nach innen behindern, indem die als unangenehm oder bedrohlich empfundenen inneren Erlebnisse und Gefühle ausgeblendet werden.

Selbstmanagement durch Kommunikation nach »innen«

Durch Interventionen zum Selbstmanagement mithilfe der »inneren Kommunikation« lassen sich eigene Bedürfnisse besser erkennen und versorgen, indem man hilfreiche Regeln beschreibt und einführt und Fertigkeiten vermittelt, angemessener bzw. adaptiver mit sich in der Gegenwart umzugehen. Die Arbeit mit dem »inneren Team« von Schulz v. Thun (1999) ist beispielsweise eine relativ einfach vermittelbare Kommunikationsstrategie. Die Arbeit mit »inneren Teammitgliedern« oder »innere Teamkonferenzen« werden z.B. beim Coaching von Leistungssportlern oder Managern genutzt und lässt sich in der gleichen Weise für die Kommunikationsprobleme von Patienten mit Traumafolgestörungen einsetzen. Ein großer Vorteil dieses Kommunikationsmodells ist, dass keine Pathologisierung erfolgt und Problemlösungen auf eine einfache und kreative Weise gefunden werden können. Eine ganze Reihe von Behandlungstechniken baut auf diesem Kommunikationsprinzip auf, das ursprünglich aus der Hypnotherapie stammt. Über das In-Kontakt-Treten mit eigenen Selbstanteilen *(ego states)* wird die Kommunikation nach innen erleichtert und strukturiert (s.o.). Beispielsweise kann eine Konferenz aller an der Lösung eines Problems beteiligten Selbstanteile am »inneren Konferenztisch« einberufen werden (Schwartz 2008), oder es lassen sich innere Ratgeber und Helfer befragen, die zur Problemlösung beitragen könnten. Auch die Kommunikation mit »inneren Widersachern« (z.B. ängstliche oder scheinbar destruktive Selbstanteile) kann oft sehr effektiv klären, warum bestimmte Schwierigkeiten im Alltag immer wieder auftreten und wie eine adäquate Problemlösung aussehen könnte.

12.4 Bearbeiten der spezifischen Traumafolgesymptomatik

In psychotherapeutischen Weiterbildungen wird inzwischen eine Vielzahl von Techniken und Verfahren zur Behandlung von Patienten mit Traumafolgestörungen vermittelt. Nur teilweise werden die Verfahren auch in Publikationen beschrieben, und nur wenige sind in ihrer Wirksamkeit empirisch evaluiert. Die meisten traumatherapeutischen Techniken stellen Erweiterungen und Modifikationen bestehender psychotherapeutischer Behandlungsansätze dar. Dabei handelt es sich vor allem um adaptierte kognitiv-verhaltenstherapeutische Verfahren (Cloitre & Cohen 2006; Ehlers et al. 2005; König et al. 2012), um einen modifizierten dialektisch-behavioralen Therapieansatz (Steil et al. 2010; 2012), durch imaginative Methoden erweiterte psychodynamische Verfahren (Reddemann 2004; Sachsse 2004; Steiner & Krippner 2006), um hypnotherapeutische Behandlungstechniken (Phillips et al. 2003) oder um Ansätze aus der humanistischen Psychotherapie und anderen Therapieschulen (Butollo & Karl 2012). Auch die EMDR-Behandlung (Shapiro & Maxfield 2002) wurde entsprechend modifiziert (Hofmann & Sack 2006). In den letzten Jahren wurden zudem Ansätze im Rahmen der mentalisierungsbasierten Therapie (MBT; Bateman & Fonagy 2004a, b) und der Schematherapie (Arntz & van Genderen 2010) entwickelt. Hinzu kamen auch verstärkt körpertherapeutische Behandlungsansätze (Levine 2010; Ogden & Fisher 2009; Schmitz & Sachsse 2004).

Aufgrund dieser zahlreichen Ansätze wird das Feld der Traumatherapie relativ unübersichtlich:

- Welchen Verfahren soll der Vorzug gegeben werden?
- Sollen nur solche Verfahren zum Einsatz kommen, deren Wirksamkeit evidenzbasiert nachgewiesen ist?
- Wie sieht es mit Konzepten aus, für die Wirksamkeitsnachweise fehlen, weil es einfach noch keine Studien gibt?
- Ist es sinnvoll, die Ausrichtung an einer bestimmten Therapieschule wie der Kognitiv-Behavioralen Therapie aufrechtzuerhalten oder sind schulenübergreifende Konzepte erfolgversprechender?

Die nachfolgend dargestellten Behandlungsstrategien stehen in keiner inhaltlichen oder zeitlichen Rangfolge. Je nach Therapiephase und individuellen Bedürfnissen können verschiedene Schwerpunktsetzungen zu unterschiedlichen Zeitpunkten wichtig werden. Sieht man von den Rahmenbedingungen der Behandlung (s. Setting, Psychoedukation und therapeutische Beziehungsgestaltung) ab, lässt sich die gesamte psychotherapeutische Behandlung auf der Grundlage der weiter unten beschriebenen fünf Wirkfaktoren planen und gestalten. Zu beachten ist, dass die Wirksamkeit der hier vorgestellten Therapiestrategien in unterschiedlichem Maß überprüft wurde. Für die konfrontative Bearbeitung traumaassoziierter Symptome und die Bearbeitung von dysfunktionalen Kognitionen ist die Wirksamkeit durch eine große Anzahl von Studien nachgewiesen worden. Nach dem aktuellen Forschungsstand sind sowohl die konfrontativen Verfahren der Verhaltenstherapie (Follette et al. 2004) als auch das assoziativ-konfrontative Verfahren »Eye Movement Desensitization and Reprocessing« (EMDR) gleichermaßen evidenzbasiert wirksam (Seidler & Wagner 2006). Narrative Behandlungstechniken, die ein Versprachlichen der Erinnerung und oft auch das Abfassen eines schriftlichen Berichtes über das traumatische Geschehen oder die Lebensgeschichte zum Inhalt haben, sind – wie einige Studien gezeigt haben – ebenfalls als empirisch wirksam anzusehen. Die in der Praxis gerade bei der Behandlung von Patienten mit komplexen Traumafolgestörungen unverzichtbaren Behandlungsstrategien zur Förderung des Selbstmanagements und der inneren Kommunikation sowie die imaginativ-hypnotherapeutischen Techniken sind bislang nicht ausreichend durch Behandlungsstudien untersucht worden (Bradley et al. 2005; Foa et al. 2000). Tatsächlich überschneiden sich die potentiellen Wirkfaktoren der verschiedenen traumatherapeutischen Verfahren erheblich. Allerdings setzt sich die Psychotherapieforschung leider noch zu wenig mit Wirkmechanismen von Behandlungsverfahren auseinander, sodass erstaunlich wenig empirisches Wissen über die Wirkung und Zielsetzung einzelner Behandlungselemente verfügbar ist.

Eine Analyse der therapeutischen Elemente verschiedenster Verfahren lässt fünf grundlegende **Behandlungsstrategien** erkennen:

- Förderung des Gegenwartsbezugs
- Förderung des Selbstmanagements und der inneren Kommunikation
- Bearbeiten emotionaler Reaktionen und dysfunktionaler Kognitionen
- Durcharbeiten von traumatischen Erinnerungen und Auslösereizen
- Versprachlichen von Erlebtem und Integration in die persönliche Biografie

Im Folgenden sollen die vielfältigen Möglichkeiten zur Bearbeitung der spezifischen Traumafolgesymptomatik in ihrer Systematik nacheinander zusammengeführt und in ihrer Wirkungsweise zugeordnet werden.

Förderung des Gegenwartsbezugs

Wirkfaktor Präsentifikation

Als Präsentifikation bezeichnet man eine integrative psychische Leistung, die Gegenwart, Vergangenheit und Zukunft verbindet und gleichzeitig davon differenziert, sodass die Gegenwart möglichst real erlebt wird (Mattheß & Nijenhuis 2006).

Die **Verbesserung des Gegenwartsbezugs** ist eine wichtige therapeutische Aufgabe, um das Erleben in der Gegenwart zu verankern und die Fähigkeit zur Distanzierung und Selbstbeobachtung von belastenden Erinnerungen oder äußeren Belastungssituationen in der Vergangenheit zu fördern.

Viele Patienten mit Traumafolgestörungen profitieren von einer Stärkung des Gegenwartspols des Erlebens, um dem »Sog« in die Vergangenheit und damit den negativen und belastenden Erinnerungen entgegenzuwirken. Viele Betroffene haben Schwierigkeiten, Erinnerungen, besonders, wenn sich diese als intrusive Körpersymptomatik oder emotionale Zustände aufdrängen, als Vergangenes einzuordnen und reagieren auf diese, als ob es sich um Ereignisse handelt, die in der Gegenwart geschehen. Der Begriff der Präsentifikation wurde von van der Hart et al. (2006) in die Behandlung von Traumafolgestörungen eingeführt. Therapeutische Techniken, die eine Orientierung im Hier und Jetzt fördern, sind hilfreich, um eine Grundlage für die Auseinandersetzung mit belastenden Symptomen zu schaffen. Die Verankerung in der Gegenwart sollte stets stärker und stabiler sein als die Beschäftigung mit der Vergangenheit. Die Wahrnehmung der Gegenwart wird als Anker und Bezugspunkt genutzt. Dieses Prinzip ist auch als Grundlage für die Bearbeitung traumatischer Erinnerungen oder triggernder Alltagssituationen von Bedeutung.

Eine wichtige Voraussetzung für eine gelingende Verankerung in der Gegenwart ist die Überwindung vermeidenden Verhaltens gegenüber den eigenen Wahrnehmungen. Dies erfordert die Bereitschaft, so offen wie möglich und aus einer interessierten Distanz heraus zu beobachten, was sich gerade äußerlich oder innerlich zeigt, ohne sich zu sehr darauf zu fokussieren.

Achtsamkeit und Mentalisierung

Ein verwandtes Konzept zur Präsentifikation findet sich in der Praxis der Achtsamkeit *(mindfulness)*. Dieser Begriff stammt aus der Tradition östlicher meditativer Techniken, hat den Weg in die Psychotherapie gefunden und ist mittlerweile ein wichtiges Konzept im traumatherapeutischen Bereich (Anderssen-Reuster 2007; Germer et al. 2009).

Achtsamkeit beschreibt eine Praxis der Gelassenheit und Akzeptanz gegenüber gegenwärtig ablaufenden seelischen Prozessen: Belastungen (z.B. Schmerzen oder belastende Emotionen) können quasi auf einer beobachtenden Ebene kognitiv wahrgenommen werden, ohne sich davon dominieren lassen.

Dies geschieht durch Fokussierung auf die Sinneseindrücke im Augenblick und einer nicht bewertenden und freundlichen Grundhaltung. Achtsamkeit kann helfen, regressive Prozesse zu begrenzen und die steuernden Ich-Funktionen auch in Belastungssituationen aufrechtzuerhalten. Über die Übungspraxis (z.B. Atemmeditation) werden ein innerer Gegenpol und ein Containment hergestellt, die es erlauben, auf automatisierte und stereotype Abläufe nicht länger reflexhaft, sondern zunehmend selbstfürsorglich und damit selbstverantwortlich zu reagieren. Eine regelmäßige Praxis der Achtsamkeit stärkt das Wiedererlangen positiver Gefühle von menschlicher Verbundenheit und ist auch dadurch eine wichtige Hilfe, um Erfahrungen von Dissoziation und Isolation effizient entgegenzuwirken (Kabat-Zinn 2011).

Das Erlernen von Strategien zur Mentalisierung ist hilfreich, wenn die Fähigkeit, eine distanzierende und steuernde Metaebene einzunehmen, gefördert werden soll. Ziel ist die Einnahme einer (selbst-)reflektierenden Beobachterhaltung (Fonagy et al. 2002). Achtsamkeit und Mentalisierung helfen bei der Differenzierung zwischen Triggerreizen und alltäglicher Realität und können dadurch helfen, die Traumafolgesymptomatik zu reduzieren.

Wirkfaktor Bindungs- und Beziehungsfähigkeit

Zwischen der Fähigkeit zwischenmenschliche Beziehungen einzugehen und sich im Erleben auf die Gegenwart zu beziehen, besteht ein Zusammenhang. Die Verankerung des Erlebens in der Gegenwart hängt auch von der Verfügbarkeit positiver Beziehungen ab. Patienten mit komplexen Traumafolgestörungen verfügen über signifikant weniger unterstützende Personen in ihrem Umfeld (Boroske-Leiner et al. 2008). Einer der Gründe kann darin bestehen, dass in der Kindheit traumatisierte Menschen aufgrund des grenzverletzenden Verhaltens durch die Bezugspersonen, von denen sie gleichzeitig abhängig waren, ein desorganisiertes Bindungsmuster mit entsprechendem problematischem Bindungsverhalten entwickelt haben. Für diese Menschen bedeutet nahe Beziehung Stress und potentielle Bedrohung, gleichzeitig ist der Wunsch nach Beziehung, Halt und Sicherheit sehr groß. Eine Förderung der Bindungs- und Beziehungsfähigkeit ist gerade bei dieser Patientengruppe ein zentrales Therapieziel. Menschen können leichter negative Erfahrungen und Enttäuschungen bewältigen, wenn sie Erinnerungen an gute Beziehungserfahrungen aktivieren können, die ihnen erlauben, Mitmenschen auch als herzlich, warm und unterstützend wahrzunehmen, sodass neben einem »Bedrohungs-System« auch ein positives »Affekt-System« aktivierbar ist. Letzteres gilt im Übrigen genauso für den Therapeuten, besonders in der Arbeit mit traumatisierten Menschen.

Die Fähigkeit zu Bindung und Beziehung ist eine wichtige Voraussetzung, um im Alltag befriedigende zwischenmenschliche Kontakte eingehen zu können. Beziehungen finden in der Gegenwart statt und sind, wenn es sich um unterstützende und gute Beziehungen handelt, ein sehr wirksames Gleichgewicht zu traumatischen Belastungen. Unser Bindungssystem ist ein wichtiger biologischer Stressregulator (Bremner et al. 2004). Sicherheit und Beruhigung können durch menschliche Nähe in einem erheblichen Ausmaß gefördert werden. Dies zeigt sich beispielsweise nach akuten Traumatisierungen: Die wirksamste Hilfemaßnahme am Unfallort ist menschliche Nähe, und wirkt am allerbesten durch Angehörige, die der traumatisierten Person zur Seite stehen und ihr damit helfen, den Stress zu regulieren und wieder ein Gefühl von Sicherheit zu erlangen.

Wirkfaktor Selbst-Akzeptanz

In der Regel erleben komplex traumatisierte Menschen, dass die eigenen Grenzen in der (frühen) Kindheit nicht respektiert wurden. Somit konnten sie nur begrenzt die Erfahrung machen, uneingeschränkt und ohne »Vorleistungen« ihrerseits akzeptiert und wertgeschätzt zu werden. Häufig erleben die betroffenen Kinder, dass sie parentifiziert oder gar nur dann von den sie versorgenden Personen wahrgenommen und mit positiven Gefühlen bedacht werden, wenn sie diesen emotional bzw. auch physisch »zu Diensten« sind. Eigene Akzeptanz bzw. Wirksamkeit lernen sie infolgedessen nur wenig kennen. Dies wirkt sich natürlich auf das Selbstbild aus: Sie übernehmen die Einstellungen und Wertmaßstäbe derer, von denen sie abhängig sind. Häufig übernehmen sie auch im Sinne eines *blaming the victim* die Überzeugung, an ihrem Leid selbst schuld zu sein. Dies wird durch einen weiteren Faktor noch verstärkt: Häufig berichten Patienten in ihren Behandlungen, dass es für sie sehr viel leichter ist, verantwortlich für frühere Entwertungen oder frühere emotionale oder auch sexuelle Übergriffe zu sein, als sich einzugestehen, dass sie damals absolut hilflos und ausgeliefert waren.

In neueren Therapieansätzen, die den kognitiv-verhaltenstherapeutischen Behandlungskonzepten angehören, ist die Bedeutung der Regulation von Stress und der (radikalen) Akzeptanz von Emotionen zentral verankert. Hierzu zählen die Dialektisch-Behaviorale Therapie (DBT), die Akzeptanz- und Commitment-Therapie (ACT) und die Achtsamkeit fokussierte Therapie (Germer et al. 2009; Hayes et al. 2004).

Bearbeitung dysfunktionaler Kognitionen, Fehleinstellungen sowie emotionaler Verarbeitungsvorgänge

Negative Selbstbewertungen, Wahrnehmungsverzerrungen und habituelle affektive Reaktionen auf traumaassoziierte Auslösereize lassen sich gezielt psychotherapeutisch korrigieren. Die Bearbeitung dysfunktionaler Kognitionen stammt aus der kognitiven Verhaltenstherapie (es liegen detailliert ausgearbeitete und strukturierte verhaltenstherapeutische Therapiemanuale zur Modifikation maladaptiver kognitiver Schemata vor). Auch in psychodynamischen Therapien stellt die Arbeit an kognitiven Einstellungen einen zentralen Fokus dar. Allerdings sind hier die Interventionen weniger strukturiert, erwachsen eher aus dem Beziehungsaspekt und sind nicht manualisiert. Ziel beider Ansätze ist die Korrektur von negativen Interpretationen des Traumas und damit verknüpften habituellen emotionalen Reaktionsmustern, die sich negativ auf das Wohlbefinden der Betroffenen in der Gegenwart auswirken.

Funktionalität dysfunktionaler Kognitionen und Fehleinstellungen

Dysfunktionale Kognitionen haben oft eine wichtige stabilisierende und entlastende Funktion für den Betroffenen. Beispielsweise kann es vorteilhaft sein, sich selbst als schuldig zu empfinden, auch wenn dies objektiv nicht stimmt, da dadurch eine Erklärung für das Erlebte gefunden und ein Gefühl eigener Handlungskompetenz aufrechterhalten wird. Die therapeutische Modifikation auch offensichtlich fehlerhafter kognitiver Einstellungen kann eine schwierige Aufgabe sein (Brewin 2011; Steil et al. 2009). Manchmal ist es notwendig, z. B. habituelle Schuldgefühle oder Schamerleben zunächst anzuerkennen und – vorerst – zu bestätigen, bevor eine weitere therapeutische Bearbeitung möglich wird. Eine wichtige Voraussetzung für die Arbeit an kognitiven oder emotionalen Fehleinstellungen ist, die Funktionalität der negativen Gedanken und Gefühle herauszuarbeiten. Dies kann beispielsweise mit dem Beobachtungsinstrument der funktionellen Verhaltensanalyse durchgeführt werden: Wofür dient es, Scham zu empfinden oder sich selbst als unwert und schlecht einzuschätzen? Welches Maß an Kontrolle oder Entlastung wird durch die habituellen negativen Gedanken gewonnen? Die Funktionsanalyse von Kognitionen gibt eine Erklärung, warum die offensichtlich nicht in Einklang mit der Realität stehenden Bewertungen und Einschätzungen in so hartnäckiger Weise vorhanden sind. Gleichzeitig ermöglicht sie eine subjektive Entlastung: Es ist kein Fehler, diese Gedanken oder Gefühle zu haben, sondern es gibt wichtige Gründe dafür. Natürlich ist es für den Betroffenen in der Therapie auch wichtig, dysfunktionale Kognitionen und Einstellungen aufzugeben und sich für neue Erfahrungen zu öffnen (Caspar 2018).

Korrektur dysfunktionaler Kognitionen und Fehleinstellungen

Grundsätzlich lassen sich mehrere Bereiche von Fehleinstellungen und dysfunktionalen Kognitionen unterscheiden. Zum einen betrifft es Emotionen, wie Ohnmacht und Hilflosigkeit, Ekel, Scham oder Trauer, Ärger, Wut und Hass. Sie können als adäquate Reaktionen auf ein traumatisches Ereignis verstanden werden. Es handelt sich um normale emotionale Reaktionsmuster, die sich im weiteren Verlauf chronifiziert und generalisiert haben. Um die Generalisierung aufzulösen, ist es notwendig, den situativen Zusammenhang zu klären und ggf. zu erarbeiten, ob weitere negative Gedanken mit den traumaassoziierten Emotionen verknüpft sind. Die generalisierte Einschätzung »Ich bin schlecht und muss mich dafür schämen« kann dann beispielsweise als unkorrigierte Übernahme kindlicher Wahrnehmungen identifiziert werden. Eine Veränderung derartiger dysfunktionaler Gedanken wird möglich, wenn es gelingt, das gegenwärtige Wissen um die eigene Unschuld ausreichend stark zu verankern. Dies braucht oft Zeit.

Selbstbezogene Fehleinschätzungen wie beispielsweise Schuldgefühle oder das Gefühl einer fehlenden Selbstwirksamkeit betreffen in besonderer Weise den Selbstwert der Person. Interaktionsmuster aus traumatischen Beziehungserfahrungen werden übernommen und in internalisierter Weise fortgesetzt. Häufig beeinträchtigen entsprechende Fehleinstellungen die Fähigkeit zur Selbstfürsorge: »Ein Mensch, der so schlecht ist wie ich, hat es nicht verdient, sich selbst etwas Gutes zu tun.« Gegebenenfalls kann es hilfreich sein, dem Patienten deutlich zu machen, dass er sich heute selbst so behandelt, wie er damals durch den Täter behandelt wurde, und dass sich so die Entwertungen und Traumatisierung ununterbrochen fortsetzen. In anderen Fällen liegen der negativen Selbsteinschätzung vor allem fehlende positive Lernerfahrungen zugrunde. Diese oft hartnäckige Problematik bedarf einer freundlichen, konfrontativen therapeutischen Haltung, verbunden mit der Forderung und Hilfestellung zum Aufbau selbstfürsorglicher Verhaltensweisen im Alltag.

Empfehlenswert ist es, zunächst die aktuelle Symptomatik sowie die damit in Zusammenhang stehenden traumatischen Erinnerungen und erst im zweiten Schritt die dysfunktionalen Kognitionen zu bearbeiten. Wenn die Symptomatik vorwiegend durch fehlverarbeitete Erinnerungen und damit im Zusammenhang stehende emotionale Belastungen wie Angst, Ohnmacht und Hilflosigkeit aufrechterhalten wird, helfen kognitive Bewältigungsstrategien nur begrenzt. Nach unserer Erfahrung werden Fehlinterpretationen der traumatischen Situation und der traumabezogenen Selbsteinschätzung oft durch intrusive Traumaerinnerungen getriggert und aufrechterhalten. Für die Korrektur von Fehleinstellungen ist es sehr hilfreich, die grundlegenden Denkfehler aufzudecken und aufzulösen.

Es ist eher die Regel, dass sich Patientinnen als erwachsene Frauen dafür schuldig fühlen und schämen, dass sie sich als kleines Mädchen nicht gegen den missbrauchenden Täter gewehrt haben, obgleich dieser objektiv körperlich wesentlich stärker war als sie. Sokratische Fragen wie »Was genau hätte das Mädchen tun können? Gab es vielleicht Gründe, sich nicht (noch mehr) zur Wehr zu setzen?« erweisen sich hier als sinnvoll, die automatisierten Verarbeitungsmuster zu durchbrechen. Es kann auch hilfreich sein, negative Gedanken konsequent zu Ende zu denken, um den innewohnenden Widerspruch herauszuarbeiten. Durch dialogisches Fragen, verbunden mit Erklärungen, und die Fokussierung auf eine realistische situative Einschätzung aus der Perspektive des Erwachsenen lassen sich oftmals dysfunktionale Kognitionen auflösen.

In anderen Fällen stellen dysfunktionale Kognitionen eine sekundäre Traumafolgesymptomatik im Sinne einer Anpassung an die unmittelbar traumaassoziierte Symptomatik dar. Dysfunktionale Kognitionen und die damit verbundenen emotionalen Reaktionen, z.B. Schuldgefühle, lösen sich häufig dann spontan auf, wenn die zugrunde liegende Traumaerinnerung erfolgreich bearbeitet werden konnte. Oft ist es auch möglich, Fehlinterpretationen direkt während der Bearbeitung traumatischer Erinnerungen aufzudecken, ihre Entstehung oder Funktion situativ zu verstehen und dann zu modifizieren. Die erfolgreiche, mit schonender Technik durchgeführte konfrontative Bearbeitung der belastenden Erinnerungen führt zu Erfahrungen von Bewältigung. Auf der Grundlage von Bewältigungserfahrungen ist es sehr viel einfacher, chronische Fehleinschätzungen (z.B. des Selbstwerts, der eigenen Schuld- oder Schamgefühle) zu korrigieren.

Korrektur der Wahrnehmungsverzerrungen

Wahrnehmungsverzerrungen im Alltag betreffen häufig Ängste, dass jederzeit wieder etwas Schlimmes passieren könnte und man dadurch erneut in eine Situation von Hilflosigkeit und Ohnmacht geraten würde. Diese Problematik manifestiert sich als fehlendes Gefühl von Sicherheit und Schutz. In der Folge kann sich eine habituelle Opferhaltung entwickeln mit der kognitiven Überzeugung, dass es unmöglich ist, sich selbst zu schützen oder sich zu wehren. Auch in diesem Fall liegen oft Generalisierungen von traumatischen Erfahrungen vor. Meist besteht eine starke Funktionalität der Symptomatik, da beispielsweise Vermeidungsverhalten Schutz vor angstbesetzten Situationen bietet oder Hilflosigkeit die Zuwendung und Unterstützung anderer Menschen hervorruft. Für die Behandlung kann es von Bedeutung sein, diese Zusammenhänge deutlich zu machen und alternative Möglichkeiten, z. B. von Versorgung zugrunde liegender Wünsche nach Unterstützung und Zuwendung, zu finden.

Narrativarbeit

Erarbeitung eines kohärenten Narrativs

Das Versprachlichen von belastenden Erinnerungen ist bei der Behandlung von Traumafolgestörungen von großer Bedeutung. Worte für belastende Erfahrungen zu finden, dient der Verarbeitung und im zwischenmenschlichen Kontext natürlich auch der Entlastung. Zudem erfüllt das Versprachlichen eine sinnstiftende und erklärende Funktion. Viele Befunde belegen den positiven Effekt narrativer therapeutischer Techniken, beispielsweise das Aufschreiben belastender Erfahrungen oder die Narration im therapeutischen Gespräch. Dies hat nachgewiesenermaßen eine positive Auswirkung auf psychische und psychosomatische Belastungssymptome. Die Wirksamkeit narrativer Ansätze wurde besonders bei Menschen mit Kriegs- und Fluchterfahrungen untersucht (Schauer et al. 2005). Aber auch in anderen Studien wurde die Wirksamkeit dieser Behandlungsstrategie nachgewiesen. Jedes Narrativ ist auch ein Zeugnis, das abgelegt wird. Unrecht wird dokumentiert, persönliches Leid benannt und zumindest mit einem anderen Menschen geteilt. Über den persönlichen Kontext hinaus kann es sich um Erfahrungen handeln, die für andere Menschen wichtig sind – ein Verschweigen wäre daher nicht sinnvoll. Dieser Ansatz wurde beispielsweise bei der »Testimony-Therapie« in Südafrika eingesetzt, deren Ziel es war, die Verletzungen, die Gewalt und das Unrecht der Apartheid sowie den daraufhin eskalierten Terror zu benennen und öffentlich zu dokumentieren.

Rekonstruktion traumatischer Erfahrungen

Es kann sehr hilfreich sein, dass der Therapeut bereit ist, die Rolle eines Zeugen zu übernehmen, der behutsam und bestätigend den Prozess der Rekonstruktion traumatischer Erfahrungen oder des Lebenslaufs verfolgt und unterstützt. Das Containment von Affekten und somatischen Belastungsreaktionen ist hierbei eine wichtige therapeutische Aufgabe. Narrative Therapieansätze wirken nicht primär durch Habituation von Angst und Stressreaktionen, wie sie sich in der Konfrontation mit der Erinnerung ergeben. Ihre Wirkung zeigt sich vielmehr in einer subjektiven Entlastung und Symptomreduktion, da die Erinnerung in das autobiografische Gedächtnis integriert wird. Das Narrativ ist eine subjektive Rekonstruktion von Vergangenem, nicht das Vergangene selbst. Gegenwart ist gleichsam die Plattform, von der aus die Erinnerung geschaut und biografisch eingeordnet wird.

Für den Erfolg der Arbeit am Narrativ ist es notwendig, möglichst in Kontakt mit der belastenden Problematik zu bleiben und ggf. zwischen Distanz und Annäherung zu pendeln. Die bereits bekannten und oft wiederholten Erzählmuster traumatischer Erfahrungen sind in der Regel in einer Form abgefasst, die eine schützende Entfernung zum Erlebten garantiert, aber auch keine neuen Informationen zulässt. Die therapeutische Aufgabe ist es, den Patienten zu ermutigen, seine Erfahrungen mitzuteilen, bei Bedarf thematisch zu fokussieren und gleichzeitig Halt und Sicherheit zu vermitteln. Dieser Vorgang lässt sich wie das Zeichnen einer Landkarte in Schwarz-Weiß erklären. Es werden mehr und mehr Details eingefügt; Farben (Gefühle) werden erst einmal weggelassen und können ggf. später hinzukommen.

Narrative Arbeit ist nicht auf das Medium Sprache beschränkt. Ein handlungsorientierter »Erzählvorgang«, der sich etwa beim Malen oder im kreativen Gestalten von Erlebtem bzw. in der Körpersprache – etwa im Rahmen einer Kunst- bzw. Tanztherapie – manifestiert, kann das Erarbeiten der eigenen Geschichte und die narrative Integration von traumatischem biografischem Material erleichtern. Erinnerungen, die im Rahmen einer Psychotherapie thematisiert werden, entsprechen zwangsläufig einer subjektiv verarbeiteten und daher konstruierten Realität. Als Psychotherapeuten arbeiten wir immer mit subjektiven Realitäten, und es bleibt oft unklar, wie genau die geschilderte subjektive Wahrnehmung mit der objektiven Wirklichkeit korrespondiert. Das ist eine Grundbedingung jeder psychotherapeutischen Behandlung. Entscheidend ist, dass die Rekonstruktion traumatischer Erfahrungen und die Integration dieser Erfahrungen in die Biografie zu einer Reduktion der Traumafolgesymptomatik führen. Unter diesem Aspekt kann die Frage nach dem Wahrheitsgehalt von Erinnerungen in der Biografie zumindest für den Therapeuten offen bleiben. Für Betroffene ist es oft sehr wichtig zu berichten und dabei eine Bestätigung ihrer (subjektiven) Wahrnehmung und eine Validierung ihres Leidens zu erhalten. Der Therapeut wird so quasi zum Zeugen eines Traumas und sollte in dieser Funktion unterstützend und anerkennend Partei für die Situation des Opfers ergreifen.

Die positiven Ergebnisse der aktiven Veränderung des traumatischen Narrativs konnte in mehreren Studien nachgewiesen werden. So ließ sich eine erfolgreiche Reduzierung der Frequenz von Albträumen verzeichnen, nachdem von dem Patienten ein positiv umgeschriebenes Narrativ eines Albtraums vor dem Einschlafen imaginiert wurde (Neidhardt et al. 1992). Die Wirksamkeit dieser auch unter dem Namen »Imagery Rehearsal Therapy« (IRT) bekannten Technik hat sich inzwischen in einer Reihe von Studien an verschiedenen Gruppen von traumatisierten Patienten im Rahmen der kognitiv-behavioralen Konfrontationsbehandlung bestätigt (Krakow et al. 2001; Steil et al. 2011). Die Veränderung von Narrativen in der Behandlung von Patienten mit kindlichen Traumatisierungen wurde in Wirksamkeitsstudien nachgewiesen, welche die Technik der »Imagery Rescripting and Reprocessing Therapy« (IRRT) von Smucker und Dancu (2005) aufgegriffen haben (Holmes et al. 2007). Die Modifikation des Narrativs, die an eine komplette kognitiv-behaviorale Konfrontationsbehandlung anschließt, zielt auf die Veränderung affektiv-kognitiver Schemata via Bereitstellung von Bewältigungsbildern mit narrativer Modifikation der traumatischen Szenarien für das traumatisierte jüngere Ich bzw. Kind im Patienten. In diesem Zusammenhang sind auch die untersuchten Behandlungsansätze der DBT-PTSD (Bohus et al. 2017) und das STAIR (Skills Training in Affektive and Interpersonal Regulation, Cloitre et al. 2002) anzuführen.

Wirkfaktor Konfrontation

Die Konfrontation mit symptomauslösenden Erinnerungen oder Ängsten, entweder in der Realität (in vivo) oder in der Imagination (in sensu), ist der mit empirischen Daten am besten belegte Wirkfaktor traumaspezifischer Behandlungen. Die Begriffe »Exposition« und »Konfrontation« werden in der Regel synonym verwendet. Das methodische Vorgehen stammt aus der kognitiven Verhaltenstherapie (Maercker 2009). Ziel der Konfrontation ist, Vermeidungsverhalten abzubauen und der Situation nicht angemessene Ängste und Belastungsreaktionen zu korrigieren. Die durch die traumatische Erfahrung eingeprägte und durch Vermeidungsverhalten chronifizierte und generalisierte Angststruktur kann mithilfe konfrontativer Behandlungstechniken aufgelöst werden. Anstelle des Gefühls, den belastenden Symptomen hilflos ausgeliefert zu sein, treten Erfahrungen von Bewältigung und Kontrolle über die Symptomatik sowie eine Distanz zum damaligen Ereignis. Die Aufgabe des Therapeuten ist es, die Konfrontation so zu gestalten und zu steuern, dass die individuelle Toleranzgrenze für die Belastung nicht überschritten wird. Die generelle Zielsetzung der konfrontativen Behandlung besteht darin, Vermeidungsverhalten zu reduzieren und Bewältigungserfahrungen zu ermöglichen. Auf der Grundlage dieser Erfahrungen können traumassoziierte Wahrnehmungsverzerrungen und dysfunktionale Kognitionen anschließend wesentlich leichter bearbeitet werden.

Nach dem Informationsverarbeitungsmodell dient das konfrontative Bearbeiten bzw. die erneute Verarbeitung der traumatischen Erinnerung der Veränderung maladaptiver impliziter Gedächtnisinhalte. Hierbei wird die funktionale Information – beispielsweise das Wissen, überlebt zu haben – mit der von Angst und anderen aversiven Wahrnehmungen geprägten traumatischen Erinnerung verknüpft. Die traumatische Erinnerung soll modifiziert und emotional angemessen erinnerbar werden: Auf der emotionalen Ebene soll das Ereignis biografisch richtig in der Vergangenheit einordenbar sein, d.h. Bewältigungserfahrungen – der Betroffene hat die damalige Situation ja auch wirklich »überlebt« – sollen ermöglicht werden, damit die Gegenwart als sicher und kontrollierbar erlebt wird und die aktuellen dysfunktionalen Selbsteinschätzungen und Wahrnehmungsverzerrungen korrigiert werden können. Es können Erfahrungen von Selbstwirksamkeit in der Situation selbst oder in ähnlichen Situationen der frühen Vergangenheit oder gar in der Gegenwart gemacht bzw. realisiert werden, die oft direkt mit einer Symptomreduktion, insbesondere auch bei der intrusiven Symptomatik, verbunden sind. Dabei lässt sich häufiger beobachten, dass Patienten nach einer erfolgreichen Bearbeitung traumatischer Erinnerungen spontan das Vermeidungsverhalten aufgeben und beginnen, sich mit zuvor gemiedenen Erinnerungsauslösern, z. B. alten Fotos, zu beschäftigen. Auch das Wiederaufsuchen von Orten, an denen Traumatisierungen geschehen sind, oder die Kontaktaufnahme mit Personen, die Informationen über Umstände und Hintergründe von Traumatisierungen geben können, sind spontan zu beobachten und weisen auf eine veränderte Bereitschaft zur Auseinandersetzung mit der eigenen Geschichte und dem aktuellen Lebensumfeld hin.

Eine Übersicht zu den bei Patienten mit komplexen Traumafolgestörungen häufig eingesetzten Therapiemethoden, einschließlich konfrontativer Behandlungsmethoden, findet sich im Kapitel »Therapiemethoden und Behandlungstechniken« (→ Kap. 13).

12.5 Integration und Rehabilitation

Mit einer erfolgreichen Bearbeitung der traumaassoziierten Symptomatik ist die Behandlung noch nicht beendet. Das Ende der Behandlung gibt Anlass, Bilanz zu ziehen. Wurden die Therapieziele erreicht? Welche Bedeutung haben die Ergebnisse für das Leben des Patienten? Es bleibt die Aufgabe, wieder Anschluss an den Alltag und an die Normalität zu finden und zu lernen, sich unter den neuen Bedingungen im Leben zurechtzufinden. Und die individuelle Richtung im Rahmen der abschließenden Therapieziele zu formulieren.

Trauer- und Gefühlsarbeit

Die Trauer um versäumte Möglichkeiten und das Bedauern, schmerzliche Erfahrungen gemacht und bleibende Schädigungen davongetragen zu haben, sind ein notwendiger Bestandteil der Auseinandersetzung mit traumatischen Erfahrungen und deren Folgen. Besonders schmerzlich ist häufig die Erkenntnis, wie viel Lebenszeit mit der Bewältigung von Traumafolgen verbracht worden ist. Bei Traumatisierung durch ein Familienmitglied bedeutet dies das Anerkennen der tatsächlich geschehenen Grenzverletzungen, ein differenziertes Bild aufgrund der Enttäuschung und manchmal auch einen Rückzug bzw. den »Verlust« der betreffenden Bezugsperson. Wenn klar wird, dass etwa der Vater oder ein anderer Angehöriger der Täter war, muss häufig ein über viele Jahre aufrechterhaltenes Bild dieser Person notwendigerweise korrigiert werden. Sich aus der früheren emotionalen Verbundenheit zu lösen, kann starke Gefühle von Wut und Enttäuschung mobilisieren. Diese betreffen oft auch die Personen in der Familie oder der Umgebung, die nicht schützend eingegriffen haben. Sich nach dem »Verrat der Beziehung« aus Notwendigkeit – manchmal schlicht aus Gründen des Überlebens – trotzdem an den Täter gebunden zu haben, kann Schuldgefühle und Scham auslösen (Freyd 1996).

Diese Themen sollten sehr sorgfältig besprochen werden. Es geht dabei nicht nur um ein Bearbeiten damaliger Erfahrungen und aktueller kognitiver Bewertungen, sondern auch darum, bestimmte Vorstellungen aufzugeben und zu einer neuen Sichtweise über die damalige familiäre Situation zu kommen. Dabei kann es hilfreich sein, wenn der Therapeut Zusammenhänge erklärt, beispielsweise warum sich traumatisierte Kinder, aber auch Erwachsene an eine grenzverletzende Bezugsperson binden und welche inneren Anpassungsstrategien notwendig sind, um in einer Situation wiederholter oder permanenter Bedrohung zu überleben (Wöller 1998). Manchmal kann es notwendig sein, auch die positiven Beziehungserfahrungen, etwa im Kontakt mit einem sexuell übergriffigen Vater, ganz bewusst wahrzunehmen, getrennt von den traumatischen Erinnerungen anzuerkennen und das daraus erwachsene positive Gefühl imaginativ »in Sicherheit« zu bringen.

Anerkennung und Akzeptanz des Geschehenen

Es müssen bestimmte Voraussetzungen erfüllt sein, damit die Trauer nach einem belastenden Lebensereignis bewältigt werden kann. Dazu gehört u. a. die Akzeptanz, dass die Traumatisierung tatsächlich geschehen ist. Die Hoffnung, dass alles nicht stimmt, nur eingeredet oder ein schlechter Traum ist, lässt sich psychologisch gut als Bewältigungsmechanismus verstehen. Längerfristig sind aber die Anerkennung und Akzeptanz des Geschehenen notwendig, da sonst keine Auseinandersetzung mit den traumatischen Erfahrungen stattfinden kann. Dies kann bedeuten, dass die bisherige Schutzreaktion – Leugnen und Vergessen – aufgegeben werden muss.

Wenn es gelingt, alte Muster aus der Verstrickung und aus der traumatischen Bindung zu lösen, kann sich eine innere Distanz entwickeln, die zu einer Neubewertung führt. Es kann für Betroffene geradezu eine Überraschung sein, wenn sie plötzlich erkennen, wie schwer psychisch krank oder stark persönlichkeitsgestört der oder die Täter im familiären Umfeld tatsächlich waren. Ihnen wird bewusst, was es bedeutet, unter solch extremen Bedingungen überlebt zu haben. Dies kann wiederum helfen, sich von Schuldgefühlen oder dem Gefühl, versagt oder sich nicht genügend gewehrt zu haben, zu distanzieren.

Äußere Faktoren und gesellschaftliche Anerkennung

Auch äußere Faktoren haben Einfluss auf das Gelingen der Trauerarbeit nach traumatischen Erfahrungen. Die gesellschaftliche Anerkennung und vor allem die Würdigung des Geschehenen können hilfreich und notwendig sein, um eine Auseinandersetzung mit bleibenden Einschränkungen, z. B. bei körperlichen Schädigungsfolgen, zu erleichtern. Auch die rechtliche Anerkennung der Tatfolgen kann sehr wichtig sein, wenn es darum geht, mit dem Erlebten abzuschließen. Es ist realistisch, davon auszugehen, dass die Auseinandersetzung mit persönlichem Leid und Verlusten Teil unseres Lebens ist und dass es nicht möglich sein wird, jede Form von traumatischen Erfahrungen abzuwenden oder zu verhindern. Akzeptanz von traumatischen Erfahrungen und dem damit verbundenen Unrecht sind ein individuelles Thema. Andererseits ist es aber auch Aufgabe der Gesellschaft, das Leiden der Betroffenen anzuerkennen und alle verfügbaren Möglichkeiten zur Wiederherstellung von Gerechtigkeit in einer fürsorglichen und respektvollen Weise zu gewährleisten. Eine Anerkennung des individuellen Leidens durch die Gesellschaft und ihre Institutionen ist eine oft unterschätzte Hilfe für die Wiederherstellung der Würde der Opfer. Es wird beispielsweise von vielen vergewaltigten Frauen berichtet, dass sie bei Veröffentlichung der Übergriffe den demütigenden Gang durch die Behörden genauso, wenn nicht noch traumatisierender, wahrgenommen haben als das traumatische Geschehene selbst, und sich anschließend umso verlassener, verzweifelter und hilfloser fühlten.

Im Zuge der Auseinandersetzung mit traumatischen Erfahrungen kommen häufig Fragen nach dem Sinn des Leidens auf: Wofür kann es gut sein, die extrem belastenden Erfahrungen gemacht zu haben? Warum hat es gerade mich getroffen? Auf diese Fragen können individuell sinnstiftende Erklärungen gefunden werden, und eine auf die Zukunft ausgerichtete Ordnung und Neubewertung der persönlichen Biografie kann die Ausweg- und Sinnlosigkeit traumatischer Erfahrungen bewältigen helfen.

Aktivierung psychosozialer Ressourcen

Ein wichtiger Themenbereich, quasi ein »Kernstück« der gesamten Behandlung, ist der Aufbau zwischenmenschlicher Kontakte. Dies sollte nicht nur in der Anfangsphase intensiv besprochen, sondern auch parallel zur Therapie weitergeführt und in der Endphase vom Therapeuten nochmals aufgegriffen werden. Freunde und Bekannte, partnerschaftliche und familiäre Beziehungen genauso wie eine berufliche Tätigkeit sind eine ausgesprochen wichtige Ressource im Alltag. Patienten mit traumatischen Beziehungserfahrungen haben jedoch häufig Schwierigkeiten, Kontakte zu knüpfen oder dauerhaft Beziehungen einzugehen. Sie neigen dazu, ambivalente Signale nach Annäherung und Abgrenzung zugleich auszusenden. Ihre Kommunikationsmuster sind uneindeutig, was für das Gegenüber als nicht berechenbar wahrgenommen wird. Der Betreffende sieht sich häufig bestärkt in seinem Misstrauen und zieht sich zunehmend ängstlich zurück, was sich bei ihm in der Folge zu einer klinisch diagnostizierbaren sozialen Phobie ausweiten kann.

Zu den therapeutischen Zielen können die Entwicklung und Reifung der Fähigkeit gehören, Beziehungen zu »netten« Menschen aufzubauen und zu halten. Es ist vor Therapiebeginn für viele der betroffenen Patienten ungewohnt gewesen, Beziehungen bewusst einzugehen, zu pflegen und zu gestalten. Die Pflege wohltuender Kontakte ist praktizierte Selbstfürsorge. Gleichzeitig wirkt sich eine gute Selbstfürsorge in der Regel auch positiv auf die Beziehung zu anderen Menschen aus. Manchmal muss auch geklärt werden, dass »Selbstfürsorge« in Beziehungen legitim und notwendig ist und dass dies nicht bedeutet, andere Menschen auszunutzen, wie es vielleicht Täter gemacht haben. Der Therapeut sollte trotz seiner Modellfunktion keinesfalls die einzige signifikante Bezugsperson sein und bleiben, sondern vorrangig Beziehungen außerhalb der Therapie fördern.

Entwickeln einer Zukunftsperspektive

Die Entwicklung einer Zukunftsperspektive ist eine Voraussetzung für einen dauerhaften und stabilen Behandlungserfolg. Auch während der Therapie stockt mitunter der Entwicklungsprozess, wenn lohnende Ziele oder eine Zukunftsperspektive fehlen. Der Blick nach vorn ist wichtig, um Zuversicht, Motivation und Hoffnung entwickeln zu können und Mut für Veränderungen zu fassen. Gerade wenn es um eine Neuorientierung oder gar um einen Neuanfang geht, brauchen Patienten eine solche Zukunftsperspektive.

Umgang mit Restproblematiken

Gegebenenfalls bleibende Einschränkungen und versäumte Entwicklungsmöglichkeiten sind gerade am Ende der Therapie nochmals von Bedeutung und müssen ins Gespräch gebracht werden. Zudem kommt es vor, dass in einer insgesamt erfolgreichen Behandlung nach Auflösen der traumatischen Belastungen ein Gefühl großer Erschöpfung und innerer Leere entsteht, die erst wieder mit Inhalt gefüllt werden muss. Dieses »Nichts« bzw. diese innere Verschiebung von bisher aufmerksamkeitsbindenden Themen kann als bedrohlich empfunden werden. Manchmal geraten Patienten dadurch nochmals in eine Krise. Eine Standortbestimmung, die Integration des neuen Zustands und der in die Zukunft gerichtete Blick schaffen Orientierung und ermöglichen die Planung nächster Schritte.

Wertearbeit

Persönliche Grundüberzeugungen, Wertvorstellungen und Glaubenseinstellungen können infolge der Traumatisierung ebenfalls entwertet und zerstört sein (Janoff-Bullmann 1992). Eine dementsprechend brüchige innere Orientierung sowie ein fehlender innerer Halt gehen mit einer erhöhten Latenz von Suizidalität und Selbstaufgabe, besonders in Krisensituationen, einher. In dieser Situation kann es sehr hilfreich sein, zu erklären, dass der durch die Bearbeitung der Belastungen entstandene Freiraum erst nach und nach mit Inhalt gefüllt werden kann. Das Leben mit der Symptomatik und der Kampf um die innere Stabilität haben zuvor viel Energie gebunden. Das nun spürbare Vakuum ist so als Entlastungsphänomen zu verstehen, das die Möglichkeit eröffnet, sich mit den eigenen Zielen, Wünschen und Bedürfnissen auseinanderzusetzen und nach und nach zu einem sicheren Gefühl für die eigene Person zu finden. Auch die Bilanzierung des Erreichten in der Therapie und eine Neubewertung der Lebenssituation gehören zu den Aufgaben am Ende einer Therapie.

Posttraumatic Growth

Patienten und Therapeuten wünschen sich natürlich, dass die Auseinandersetzung bzw. Überwindung belastender Lebensereignisse zu positiven Veränderungen und zu mehr Lebensqualität führt. Tatsächlich werden als Reaktion auf die Bewältigung traumatischer Erfahrungen auch unerwartet positive Entwicklungen beschrieben: Die Wahrnehmung für sinnliche Empfindungen kann sich intensivieren, beispielsweise in der Natur für das Licht oder für Farben und Formen, für Gerüche und Geräusche. Es können Gefühle von Zugehörigkeit entstehen, Beziehungen können vertieft werden und es kann klarer wahrgenommen werden, was aus persönlicher Sicht wirklich von Bedeutung im Leben ist. Solche positiven Erfahrungen, die in Zusammenhang mit der Bewältigung traumatischer Erlebnisse stehen, werden als persönliche Wachstums- oder Reifungserfahrungen nach Traumatisierungen *(posttraumatic growth)* bezeichnet (Calhoun & Tedeschi 1999; Tedeschi & Calhoun 1995). Inzwischen existiert eine ganze Forschungsliteratur zu diesem Thema (Zoellner & Maercker 2006).

Reifungserfahrungen und Resilienz

Resilienz und persönliches Wachstum sind eng mit der Verfügbarkeit persönlicher Ressourcen assoziiert. Sich an unterschiedliche Lebenssituationen anpassen zu können und die Fähigkeit zur Veränderung von Einstellungen von Lebenshaltungen zu besitzen, kann sicherlich selbst als Ressource bezeichnet werden. Resilienz beschreibt in diesem Zusammenhang die Fähigkeit, auch unter belastenden Umständen psychisch gesund zu bleiben und auf innere wie äußere Ressourcen zurückgreifen zu können. Mittlerweile ist bekannt, dass Patienten vermehrt Resilienz für zukünftige belastende Erfahrungen durch den therapeutischen Prozess entwickeln können.

Überschaubarkeit, Handhabbarkeit und Sinnorientierung

Aus der Perspektive der Salutogenese (Antonovsky 1987; Sack 2010) kommt neben der Überschaubarkeit *(comprehensibility)* und Handhabbarkeit *(manageability)* von Belastungen dem Faktor der Sinnorientierung *(meaningfulness)* eine entscheidende Bedeutung für die Anpassungsfähigkeit an widrige äußere Umstände zu:

Können die erlittenen und die bleibenden Belastungen in einen sinnvollen Zusammenhang gebracht werden? Ist es lohnend, mit traumabedingten Einschränkungen und Behinderungen zu leben und kann man an ihnen vielleicht sogar wachsen und reifen?

Um eine entsprechend positive Einstellung finden zu können, muss es möglich sein, über den Moment hinaus zu denken und zu empfinden. Günstige Voraussetzungen hierfür sind eine optimistische Zukunftsperspektive und ein Gefühl der Verbundenheit mit nahestehenden Menschen. Im Zuge der Auseinandersetzung mit Sinnfragen kann sich ein Prozess der Neuorientierung und damit zu einer lebensoffenen und altruistischen, spirituell geprägten Lebenseinstellung entwickeln. In diesen Sinne spricht man auch von »posttraumatischer Reifung« (Calhoun & Tedeschi 1999).

Gruppentherapie in der Abschlussphase der Behandlung

Häufig kann auch innerhalb einer abschließenden Therapiephase eine störungsspezifische Gruppentherapie für Erwachsene mit chronischen oder komplexen traumatischen Stressstörungen oder ähnlichen Konditionen (z.B. komplizierte Trauer) ein hilfreiches Verfahren sein. In erster Linie dient die störungsspezifische Gruppentherapie dem Ausbau psychosozialer Ressourcen. Mithilfe von Psychoedukation, durch Neubewertung fixierter Grundannahmen, durch Validierung von Gefühlen und durch den Aufbau sozialer Aktivitäten können vielfältige korrigierende Erfahrungen in der Gruppe (optimal 4–8 Teilnehmer) bereitgestellt werden. Bei vorhandener Fähigkeit, sich in eine therapeutische Gruppe zu integrieren, kann dies gerade für Patienten sehr sinnvoll sein, die durch andere Menschen chronisch missbraucht wurden und die extrem misstrauisch anderen Personen gegenüber sind. Wenn traumatischer Verlust (Trauerfall) ein zentraler Bestandteil in der Traumaverarbeitung ist, scheint die gegenseitige Unterstützung in der Gruppe ein besonders wichtiger Wirkfaktor zu sein (Horowitz 1976). Studien mit Traumaüberlebenden belegen, dass sich unterstützende und prozessierende Maßnahmen in der Gruppe besonders günstig bei Patienten mit vorangegangener Therapieerfahrung auswirken können (Follette et al. 2004). Die störungsspezifische Gruppentherapie kann aber auch als obligatorischer Part einer Traumabehandlung effektiv sein (Ready & Shea 2008). Besonders das Aussprechen traumatischer Erfahrungen vor anderen Personen – Gruppenleitung und Teilnehmer – scheint sich positiv auszuwirken. Im Gruppenkonzept von Lubin et al. (1998) stellt z.B. die Ablegung eines »Öffentlichen Zeugnisses« seitens der Gruppenteilnehmer mit anschließender Überreichung ihres Zeugnisses an zuvor ausgewählte Freunde und Familienmitglieder eine hochwirksame Behandlungskomponente dar. Die Rolle der Angehörigen besteht dabei darin, die veröffentlichten traumatischen Erfahrungen nicht-bewertend anzuerkennen und ihnen gegenüber eine unkonditionale Akzeptanz zum Ausdruck zu bringen. Die Ablegung des »Öffentlichen Zeugnisses« findet somit sowohl auf der persönlichen als auch auf der allgemeinen und der symbolischen Ebene statt. Sie richtet sich stellvertretend an die Gesellschaft als Ganze. Diese Intervention zielt darauf ab, an der Gesellschaft psychologisch wieder teilnehmen zu können, ohne befürchten zu müssen, für seine traumatischen Erfahrungen verständnislos oder herabsetzend behandelt zu werden. Ein ähnlicher Ansatz findet sich in dem manualisierten Gruppenprogramm »Trauma Recovery and Empowerment Model« (TREM) von Harris und Fallot (2002) wieder, der speziell für Frauen mit schweren traumatischen Gewalterfahrungen entwickelt wurde.

12.6 Differenzierung der Therapiebedürfnisse nach Art und Schwere der erfahrenen Traumatisierungen

Schwere Vernachlässigung in der Kindheit

Schwere Vernachlässigung in der Kindheit führt häufig zu Problemen mit der Selbstfürsorge im Erwachsenenalter (Sack 2010; Schwartz 2008). Hat ein Patient in der Kindheit keine oder nur wenig Fürsorge, Unterstützung und Zuwendung erfahren, so ist die mangelnde Befriedigung dieser Entwicklungsbedürfnisse bei der Therapieplanung zu beachten. Betroffene neigen dazu, sich ausnutzen zu lassen, da sie zu wenig auf sich selbst achtgeben und die eigenen Grenzen zu wenig schützen. Oder sie haben sich auf die Seite der Täter geschlagen und nutzen andere aus. Wird ein überstarkes Bedürfnis nach Anerkennung und Zuwendung enttäuscht, können versagende Beziehungserfahrungen ein vorrangig wichtiges Thema der Behandlung sein. Um unrealistische Erwartungen an andere aufzugeben und mit der Versorgung der eigenen Bedürfnisse beginnen zu können, müssen in der Regel anfangs in der Therapie die Verletzungen und Folgen der kindlichen Vernachlässigung auf einer kognitiven, quasi Beobachterebene zur Sprache kommen. Ziel ist es, Wiederholungen der in der Kindheit gemachten Erfahrungen von Zurückweisung und Enttäuschung zu beenden und neu zu lernen, dass es möglich ist, in Beziehungen weniger Angst und Misstrauen zu erfahren. Die Betroffenen können lernen, dass es gelingen kann, Beziehungserfahrungen ohne Grenzverletzungen zu wagen, ohne Enttäuschung bzw. mangelnde Befriedigung der eigenen Bedürfnisse befürchten zu müssen. Für Patienten, die an den Folgen von Traumatisierungen durch physische und emotionale Vernachlässigung leiden, ist daher eine freundlich aktivierende und unterstützende therapeutische Atmosphäre besonders wichtig. Die massiven Selbstzweifel und das Misstrauen in der therapeutischen Beziehung sollten vom Therapeuten geduldig hinterfragt und autonome Schritte aktiv gefördert werden. Beispielsweise kann der Patient über die Arbeit an Ich-Anteilen seine Ressourcen aktivieren und beginnen, seine Verletzungen zu sehen, sich zu trösten und zu versorgen, ohne dabei auf andere angewiesen zu sein. Über diese neu entwickelte, für sich selbst sorgende Autonomie kann die Fähigkeit wachsen, erfüllte und wohltuende Beziehungen einzugehen.

Sexuelle Gewalterfahrungen

Erfahrungen von sexueller Gewalt führen zu vielschichtigen Problemen mit anderen Menschen. Betroffene berichten von Problemen innerhalb der Partnerschaft und in intimen Beziehungen, von wiederholten, gewaltsamen Übergriffen und Grenzverletzungen und oft von einer massiven Ablehnung des eigenen Körpers (Huber 2003). Patienten, die Opfer sexueller Traumatisierungen in der Kindheit wurden, leiden häufig unter Scham- und Ekelgefühlen sowie unter Schuld- und Selbstvorwürfen. Intime Nähe kann starke Erinnerungen und Körperzustände triggern und die intime Begegnung verunmöglichen. Dies trifft besonders bei Patienten mit Amnesien und dissoziativen Zuständen zu. Es kann aufgrund der schweren Grenzverletzungen zu wiederholten Reviktimisierungen kommen, wodurch die Erfahrung, in der Opferrolle gefangen zu sein, immer wieder bestärkt wird, begünstigt durch fehlende Akzeptanz des eigenen Körpers und durch ein mangelndes stabiles Selbstwertgefühl. Entsprechend wichtig für die Behandlung sind die persönliche Sicherheit und das Wahrnehmen und Vertreten der eigenen (körperlichen) Grenzen in aktuellen Beziehungen.

Trost für die verletzten Selbstanteile, in denen sich die schmerzlichen traumatischen Erfahrungen manifestieren, sowie die Trauer über versäumte Entwicklungsmöglichkeiten können helfen, sich aus der Rolle des Opfers zu befreien. Darüber hinaus sind Akzeptanz des Körpers, Selbstfürsorge und Selbstakzeptanz, die Trauer und Wut über verlorene Nähe und Vertrauen sowie die Auseinandersetzung mit dem damaligen Täter wichtige Themen, die in der Behandlung besondere Beachtung verdienen. Letztlich bleibt jedoch die Erfahrung, dass auch bei guter therapeutischer Begleitung und traumakonfrontativer Bearbeitung von Übergriffsituationen seelische »Narben« aufgrund der sexuellen Grenzüberschreitungen bleiben. Diese führen häufig dazu, dass die Betroffenen nach Integration ihrer belastenden Erfahrungen weiterhin Schwierigkeiten mit erfüllter Sexualität haben und manchmal ganz auf Sexualität verzichten, die sie an die früheren Ereignisse erinnert, selbst wenn sie nicht mehr in die damaligen Ich-Zustände getriggert werden können.

Körperliche Gewalt in der Kindheit

Als typische Folgen körperlicher Gewalt in der Kindheit lassen sich Probleme mit der Modulation von Ärger und Wut sowie eine fehlende Sicherheit in engen zwischenmenschlichen Beziehungen beschreiben. Viele Betroffene leiden unter Schuldgefühlen und haben Probleme mit der Selbstwertregulation. Als Themen für die Behandlung sind daher die Wahrnehmung eigener Bedürfnisse und Grenzen sowie der Umgang mit Ärger und Wut besonders wichtig. Eine vertrauensvolle und unterstützende therapeutische Beziehung kann als Modell dienen, um Vertrauen in die Tragfähigkeit zwischenmenschlicher Beziehungen zu entwickeln. Klare und nachvollziehbare Regeln und Grenzen helfen, um Kompetenzen in der Regulation von Nähe und Distanz zu erwerben. Oft ist es für Erwachsene, die von Gewalt in der Kindheit betroffen waren, besonders wichtig, innerlich Gerechtigkeit herzustellen und klar benennen zu können, wer die Verantwortung für die gewaltsamen Grenzverletzungen trägt.

Kinder psychisch kranker Eltern

Eine Besonderheit stellt die Behandlung von Kindern psychisch kranker Eltern dar. Die Betroffenen haben oft schon in den ersten Lebensjahren zu wenig Sicherheit, Empathie und Containment erfahren. Die unzureichende Bindungssicherheit sowie Erfahrungen mit verwirrenden, widersprüchlichen oder bedrohlichen Verhaltensweisen der Bezugspersonen können später bei dem Betroffenen aufgrund von Unsicherheiten oder Fehlinterpretationen in der Wahrnehmung des Gegenübers starken traumatischen Stress auslösen oder belastende Erinnerungen triggern (Lenz 2012). Als typische Themen für die Behandlung lassen sich die Entwicklung von Vertrauen in die eigene Wahrnehmung, eine mehr sicherheitsgebende Distanz sowie das Erkennen eigener Bedürfnisse und der Erwerb einer selbstfürsorglichen Lebenseinstellung benennen. Als therapeutische Intervention stellt das imaginäre Nachversorgen und Schützen der damals vernachlässigten oder stark verängstigten kindlichen Ich-Anteile eine emotional weniger belastende Möglichkeit dar, Schutz und Trost zu spenden sowie Gefühle zu integrieren. Vergleichbare Schwierigkeiten entwickeln sich für Kinder von drogen- oder alkoholabhängigen Eltern, bei denen ähnliche therapeutische Strategien zur Anwendung kommen.

Bindungserfahrungen

Kinder, die multiple und chronische Traumatisierungen in ihrem sozialen Umfeld erfahren, leben in einer auch langfristig sehr schädigenden Lebenssituation. Sie lernen nicht zu kommunizieren, was sie fühlen und brauchen. Eigene innere Wahrnehmung und Erfahrungen werden ihnen abgesprochen. Die zwischenmenschliche Realität stellt sich ihnen als andauernd bedrohlich dar. Vor diesem Hintergrund bildet sich häufig ein unsicherer oder ein desorganisierter Bindungsstil heraus, der von Überlebensstrategien geleitet wird, wie »nichts zu fühlen und nichts für sich tun«. Welche »inneren Verarbeitungsmodelle« und Bindungsstile (Bowlby 1990) über sich und über Beziehungen zu Menschen entwickeln sich unter diesen Umständen beim Betroffenen? Was passiert, wenn der Übergang von frühkindlicher Egozentrizität zur allmählichen Selbstreflexion während der Kindheit, die nur über die Kommunikation mit Bindungspersonen verlaufen kann, nicht ausreichend oder nur in verwirrender Form stattgefunden hat? Sicher aufwachsende Kinder entwickeln Vorstellungen, üben im Spiel und sind neugierig, während sich bei verängstigten und instrumentalisierten, vor allem parentifizierten Kindern übermäßig starke Alarmsysteme, differenziert ausgebildete Verteidigungsstrategien und Warnsignale finden.

12.7 Zusammenfassung

Menschen, die an komplexen Traumafolgestörungen leiden und Therapie aufsuchen, leiden regelhaft an Problemen auf mehreren symptomatischen Ebenen. Zu den auch für die Diagnose einer komplexen PTBS nach ICD-11 maßgeblichen Symptombereichen gehören affektive Dysregulation, Probleme in der Selbstwahrnehmung und im Selbsterleben sowie Probleme in zwischenmenschlichen Beziehungen. Diese Problemtrias wird als durch traumatische Erfahrungen in der Kindheit verursachte Störung der Selbstorganisation verstanden. Weitere häufig therapierelevante Problembereiche sind Dissoziation, Somatisierung und maladaptive kognitive Schemata (Roediger 2009), die von einem fundamentalen Erleben des Abgetrenntseins und Beschädigtseins durch andere Menschen begleitet sind (Herman 1992; van der Kolk et al. 2005).

Für eine effektive Therapie der Traumafolgesymptome bei Patienten mit komplexen Traumafolgestörungen scheint es notwendig zu sein, mehr auf die Selbsterfahrung und auf die Selbstwahrnehmung im Alltagsleben zu fokussieren als ausschließlich auf Narrative aus der Vergangenheit. Wenn vergangene Erfahrungen sich in gegenwärtigen körperlichen und emotionalen Zuständen, in automatisierten Handlungsimpulsen und Einstellungen widerspiegeln und wiederfinden, ist es besonders wichtig, dass sich die Ressourcenaktivierung auf die Selbstaufmerksamkeit und die Selbstregulation innerhalb der kardinalen Symptombereiche bezieht, um für den Patienten neue Lernerfahrungen möglichst nachhaltig zugänglich zu machen. Optimalerweise sollten sich Therapeut und Patient gemeinsam in der Therapie mit Anleitungen zur Selbstwahrnehmung (Gewahrsein) und zur Selbstreflexion im Sinne einer Förderung des Selbstbezugs befassen.

Nach derzeitigem Kenntnis- und Forschungsstand zu den Folgen bei komplexer Traumatisierung lassen sich hilfreiche therapeutische Grundstrategien benennen (Ford et al. 2005; Sack 2010). Auch wenn diese Aussagen derzeit noch nicht empirisch fundiert sind, bieten sie eine gute Orientierung für die therapeutische Arbeit:

- Effiziente Behandlungsstrategien benötigen einen konsequenten Bezug auf die Selbstreflexion, um neue Lernerfahrungen bereitstellen zu können.
- Die anzuwendenden Grundstrategien und Rahmenbedingungen benötigen einen konsequenten Bezug auf die gegenwärtig im Alltag bestehende Symptomatik.
- Für eine effiziente Behandlung ist Ressourcenaktivierung im Alltag sowie eine Kombination von Ich-Stabilisierung und konfrontativer Arbeit erforderlich.
- Bei der Behandlung von Patienten mit komplexen Traumafolgestörungen können abschnittsweise stabilisierende und ressourcenaktivierende Behandlungsstrategien den Schwerpunkt der Therapie bilden.
- Es gibt bereits vielversprechende Hinweise, dass signifikante Verbesserungen von den neueren, kombinierten und multimodalen Ansätzen zur Behandlung von Traumafolgestörungen zu erwarten sind.

Es hat sich gezeigt, dass auch mit weniger stabilen, komplex traumatisierten Patienten schon frühzeitig erfolgreich an der Traumafolgesymptomatik gearbeitet werden kann (Ehring et al. 2014). Bereits kleine Symptomverbesserungen können dem Patienten Mut machen und Hoffnung geben, dass er über die notwendigen Fähigkeiten verfügt, im Rahmen der psychotherapeutischen Behandlung die Probleme zu meistern. Praktische Erfahrungen zeigen, dass bereits psychoedukative Behandlungstechniken oder die Arbeit an Erinnerungsauslösern direkt an der Traumafolgesymptomatik ansetzen und damit genuine Behandlungsmaßnahmen der »Traumatherapie« sind. Ebenso können Elemente der Integration und der Neuorientierung, beispielsweise Sinnfragen, schon zu Beginn des Behandlungsverlaufs wichtig sein. Für eine flexible Ausrichtung der therapeutischen Maßnahmen spricht auch, dass die Traumafolgesymptomatik (zzgl. komorbide Störungen) bei jedem Patienten unterschiedlich ausgeprägt ist.

Es scheint nicht länger sinnvoll, zwischen stabilisierender (ressourcenorientierter) und konfrontativer Behandlung zu unterscheiden, da sich eine erfolgreiche konfrontative Bearbeitung der Traumafolgesymptomatik unmittelbar stabilisierend auswirken kann und umgekehrt. Insofern macht es Sinn, die klassische Phaseneinteilung der Traumatherapie, wie sie von Horowitz (1973) eingeführt wurde, eher als einen Zirkel von Therapieschritten zu verstehen, der wiederholt durchlaufen werden muss. Dafür spricht ferner, dass Patienten mit hohen Erwartungen und dem Wunsch nach einer »Traumabearbeitung« zu Beginn der ambulanten oder stationären psychotherapeutischen Behandlung kommen und sehr enttäuscht reagieren, wenn ihnen »nur« eine stabilisierende Behandlung angeboten wird. Die Tatsache, dass es für die Behandlung der Traumafolgesymptomatik zwei unterschiedliche therapeutische Ansatzpunkte gibt – zum einen die Arbeit an belastenden Erinnerungen und zum anderen die Arbeit an der gegenwärtig bestehenden Symptomatik – schafft leicht Verwirrung. Vielmehr haben beide Optionen ihre Berechtigung, und es ist situativ im Einzelfall zu entscheiden, welcher der beiden Ansatzpunkte zu bevorzugen ist. Daher sind Stabilisierung, die Traumabearbeitung und Wiederanknüpfung – als Teilziele bei der Behandlung von Traumafolgestörungen – zu verstehen, die durch eine Vielzahl von Behandlungsoptionen orientiert an dem individuellen Bedarf therapeutisch erarbeitet werden können (Sack 2019).

Der therapeutische Einstieg von der aktuellen Symptomatik aus hat besonders bei Patienten mit komplexen Traumafolgestörungen, die unter einer Vielzahl traumatischer Belastungen leiden, deutliche Vorteile (Sack 2010; van der Kolk 2002). Eine therapeutische Arbeit an der Gegenwartssymptomatik hat die folgenden Ziele:

- Gefühle von Kontrolle und Sicherheit im Alltag fördern
- Kompetenzen zur Bewältigung der im Alltag auftauchenden Probleme stärken
- traumabedingten erhöhten Alltagsstress senken

Durch die Fokussierung auf gegenwärtige Symptome kann vermieden werden, dass die traumatische Erinnerung aktualisiert und der aktualisierte traumaassoziierte Stress leichter gesteuert wird. So können die Therapie in der Gegenwart verankert und regressive Tendenzen begrenzt werden. Für die Behandlungsplanung ist diese Ausrichtung von Vorteil, da die notwendige konfrontative Behandlung besser vorbereitet und steuerbar wird.

Der Ansatzpunkt in der Vergangenheit, also bei der Traumaerinnerung, entspricht dem klassischen konfrontativen Vorgehen. Ziel hierbei ist es, die häufig durch peritraumatische Dissoziation bruchstückhaft im Gedächtnis gespeicherte Information in Form einer »Traumasynthese« zu ergänzen, assoziativ zuzuordnen und dadurch emotional zu neutralisieren. Die peritraumatische Dissoziation wird aufgehoben, die traumatische Erinnerung neu organisiert und die gegenwärtigen Traumafolgesymptome werden abgemildert bzw. aufgelöst. Vorbedingung, um an der Traumaerinnerung anzusetzen, ist immer ein ausreichendes Maß an Affekttoleranz und Selbstregulationsfähigkeit der Patienten.

Eine Kombination von Therapiebausteinen scheint gegenüber der Anwendung einzelner Methoden oder Therapiestrategien deutliche Vorteile zu haben. Aufeinander abgestimmte und flexibel eingesetzte Behandlungsstrategien und multimethodale Therapiebausteine aus Einzeltherapie, Gruppentherapie oder auch mit körper- oder kunsttherapeutischen Methoden können sich ergänzen und den Behandlungserfolg maximieren. Sicherlich sind noch weitere randomisierte kontrollierte Therapiestudien notwendig, um die Wirksamkeit der kombinierten und erweiterten Therapieansätze besser einschätzen zu können. Eines hat jedenfalls die Entwicklung der letzten Jahre bereits jetzt deutlich gezeigt: Für die Behandlung von Patienten mit komplexen Traumafolgestörungen gibt es inzwischen vielversprechende Therapieansätze und Kombinationen von Therapiemethoden, die zukünftig sicherlich fruchtbar weiterentwickelt werden.

Literatur

Anderssen-Reuster, U. (2007). Achtsamkeit in Psychotherapie und Psychosomatik. Stuttgart: Schattauer.

Antonovsky, A. (1987). Unraveling the Mystery of Health. How People Manage Stress and Stay Well. San Francisco: Jossey-Bass.

Arntz, A., van Genderen, H. (2010). Schematherapie bei Borderline-Persönlichkeitsstörung. Weinheim: Beltz Psychologie Verlags Union.

Bateman, A., Fonagy, P. (2004a). Mentalization based treatment of Borderline personality disorder. J Pers Disord; 18(1): 36–51.

Bateman, A., Fonagy, P. (2004b). Psychotherapy for Borderline Personality Disorder: Mentalization Based Treatment. Oxford: Oxford University Press.

Bateman, A., Ryle, A., Fonagy, P., Kerr, I. (2007). Psychotherapy for Borderline personality disorder: Mentalization based therapy and cognitive analytic therapy compared. Int Rev Psychiatry; 19(1): 51–62.

Bohus, M., Wolf, M. (2009). Interaktives Skillstraining für Borderline-Patienten. Stuttgart: Schattauer.

Bohus, M., et al. (2019). DBT-PTSD – Ein evidenzbasiertes Therapieprogramm für komplexe PTBS Vortrag, 69. Lindauer Psychotherapiewochen.

Boroske-Leiner, K., Hofmann, A., Sack, M. (2008). Ergebnisse zur internen und externen Validität des Interviews zur komplexen Posttraumatischen Belastungsstörung (1-kPTBS). Psychother Psychosom Med Psychol; 58: 192–9.

Bowlby, J. (1990). The Making and Breaking of Affectional Bonds. Boston: Routledge.

Bradley, R., Greene, J., Russ, E., Dutra, I., Westen, D. (2005). A multidimensional meta-analysis of psychotherapy for PTSD. Am J Psychiatry; 162: 214–27.

Bremner, J. D., Vermetten, E., Afzal, N., Vythilingam, M. (2004). Deficits in verbal declarative memory function in women with childhood sexual abuse-related posttraumatic stress disorder. J Nerv Ment Dis; 192: 643–9.

Brewin, C. R. (2011). The nature and significance of memory disturbance in posttraumatic stress disorder. Ann Rev Clin Psychol; 7: 203–27.

Brewin, C. R., Cloitre, M., Hyland, P., Shevlin, M., Maercker, A., Bryant, R. A., Reed, G. M. (2017). A review of current evidence regarding the ICD-11 proposals for diagnosing PTSD and complex PTSD. Clinical Psychology Review, 58, 1–15.

Butollo, W., Karl, R. (2012). Dialogische Traumatherapie. Manual zur Behandlung der Posttraumatischen Belastungsstörung. Stuttgart: Klett-Cotta.

Calhoun, L. G., Tedeschi, R. G. (1999). Facilitating Posttraumatic Growth. A Clinician's Guide. Mahwah, N. J.: Lawrence Erlbaum Associates Publisher.

Cloitre, M., Cohen, L. R. (2006). Treating Survivers of Childhood Abuse. New York, NY: Guilford Press.

Cloitre, M., Cohen, L. R., Koenen, K. (2014). Sexueller Missbrauch und Misshandlung in der Kindheit. München: Hogrefe.

Courtois, C. A., Ford, J. D. (Hg.) (2011). Komplexe traumatische Belastungsstörungen und ihre Behandlung: eine evidenzbasierte Anleitung. Paderborn: Junfermann.

Ehlers, A., Clark, D. M., Hakmann, A., McManus, F., Fenell, M. (2005). Cognitive therapy for posttraumatic stress disorder: development and evaluation. Behav Res Ther; 43: 413–31.

Ehring, T., Welboren, R., Morina, N., Wicherts, J. M., Freitag, J. & Emmelkamp, P. M. G. (2014). Meta-analysis of psychological treatments for

posttraumatic stress disorder in adult survivors of childhood abuse. Clinical Psychology Review, 34(8), 645–657.
Elzinga, B. M., Bremner, J. D. (2002). Are the neural substrates of memory the final common pathway in posttraumatic stress disorder (PTBS)? J Affect Disord; 70: 1–17.
Foa, E. B., Keane, T. M., Friedman, M. J. (2000). Effective Treatments for PTSD. New York: Guilford Press.
Follette, V. M., Palm, K. M., Ramussen Hall, M. L. (2004). Acceptance, mindfulness, and trauma. In: Hayes, S. C., Follette, V. M., Linehan, M. M. (eds). Mindfulness and Acceptance: Expanding the Cognitive-behavioral Tradition. New York: Guilford Press; 192–208.
Fonagy, P., Gergely, G., Jurist, E. L., Target, M. (2002). Affect Regulation, Mentalization, and the Development of the Self. New York: Other Press.
Ford, J. D., Courtois, C. A., van der Hart, O., Nijenhuis, E., Steele, K. (2005). Treatment of complex post-traumatic self-dysregulation. J Trauma Stress; 18: 437–47.
Freyd, J. J. (1996). Betrayal Trauma. The Logic of Forgetting Childhood Abuse. Cambridge: Harvard University Press.
Fritzsche, K. (2021). Ego-State-Therapie bei Traumafolgestörungen: Handbuch für die Praxis. Heidelberg: Carl Auer.
Germer, C. K., Siegel, R. D., Fulton, P. R. (2009). Achtsamkeit in der Psychotherapie. Freiamt im Schwarzwald: Arbor.
Gewirtz, A. H., Polusny, M. A., Khaylis, A., Erbes, C. R., DeGarmo, D. S. (2010). Posttraumatic stress symptoms among National Guard soldiers deployed to Iraq: associations with parenting behaviors and couple adjustment. J Consult Clin Psychol; 78(5): 599–610.
Harris, M., Fallot, R. (2002). The trauma recovery and empowerment model (TREM): Conceptual and practical issues in a group intervention for women. Comm Ment Health J; 38(6): 475–85.
Hayes, S. C. (2003). Acceptance and Commitment Therapy. New York: Guilford Press.
Hayes, S. C., Follette, V. M., Linehan, M. M. (eds). (2004). Mindfulness and Acceptance. New York: Guilford Press.
Herman, J. L. (1992). Complex PTSD: a syndrome in survivors of prolonged and repeated trauma. J Trauma Stress; 5: 377–91.
Hofmann, A., Sack, M. (2006). EMDR in der Behandlung von Patienten mit chronisch komplexer PTBS und schweren dissoziativen Störungen. In: Lamprecht F (Hg.). Praxisbuch EMDR. Modifizierungen für spezielle Anwendungsgebiete. Stuttgart: Klett-Cotta.
Holmes, E. A., Arntz, A., Smucker, M. R. (2007). Imagery rescripting in cognitive behavior therapy: images, treatment techniques and outcomes. J Behav Ther Exp Psychiatry; 38: 297–305.
Horowitz, M. J. (1973). Phase oriented treatment of stress response syndromes. Am J Psychother; 27: 506–15.
Horowitz, M. J. (1976). Stress Response Syndromes. New York: Aronson.
Huber, M. (2003). Wege der Trauma-Behandlung. Teil 2. Paderborn: Junfermann.
Janet, P., Raymond, F. (1898). Névroses et idées fixes. Paris: Alcon.
Janoff-Bulman, R. (1992). Shattered Assumptions: Towards a New Psychology of Trauma. New York: Free Press.
Kabat-Zinn, J. (2011). Zur Besinnung kommen. Freiamt im Schwarzwald: Arbor.
König, J., Resick, P. A., Karl, R., Rosner, R. (2012). Posttraumatische Belastungsstörung: Ein Manual zur Cognitive Processing Therapy. Göttingen: Hogrefe.
Krakow, B., Hollifield, M., Johnston, I., Koss, M., Schrader, R., Warner, T. D., Tandberg, D., Lauriello, J., McBride, I., Cutchen, I., Cheng, D., Emmons, S., Germain, A., Melendrez, D., Sancofa, D., Prince, H. (2001). Imagery rehearsal therapy for chronic nightmares in sexual assult survivors with posttraumatic stress disorder: a randomized controlled trial. JAMA; 286: 537–45.
Lenz, A. (2012). Psychisch kranke Kinder und ihre Eltern. Köln: Psychiatrieverlag.
Levine, P. A. (2010). In an Unspoken Voice. How the Body Releases Trauma and Restores Goodness. Berkeley: North Atlantic Books.
Levitt, J. T., Cloitre, M. (2005). A clinician's guide to STAIR/MPE: treatment for PTSD related to childhood abuse. Cogn Behav Pract; 12: 40–52.
Linehan, M. (1996). Dialektisch-Behaviorale Therapie der Borderline-Persönlichkeitsstörung. München: CIP-Medien.
Lubin, H., Lorei, M., Burt, J., Hohnson, D. R. (1998). Efficacy of psychoeducational group therapy in reducing symptoms of posttraumatic stress disorder among multiply traumatized women. Am J Psychiatry; 155: 1172–7.
Maercker, A. (Hg.) (2009). Posttraumatische Belastungsstörungen. Berlin: Springer.

Maslow, A. (1985). Psychologie des Seins. Frankfurt am Main: Fischer.
Mattheß, H., Nijenhuis, E. (2006). Wie behandeln wir Patienten mit schwerer struktureller Dissoziation der Persönlichkeit? In: Wöller W (Hg.). Trauma und Persönlichkeitsstörungen. Stuttgart: Schattauer; 465–82.
Molnar, B. E., Berkman, L. F., Buka, S. (2001). Psychopathology, childhood sexual abuse and other childhood adversities: relative links to subsequent suicidal behavior in the US. Psychol Med; 31: 965–77.
Neidhardt, E. J., Krakow, B., Kellner, R., Pathak, D. (1992). The beneficial effect of one treatment session and recording of nightmares on chronic nightmare sufferers. Sleep; 15: 470–3.
Nixon, M. K., Coutier, P. F., Aggarwal, S. (2002). Affect regulation and addictive aspect of repetitive self-injury in hospitalized adolescents. J Am Acad Child Adolesc Psychiatry; 41: 1333–41.
Ogden, P., Fisher, J. (2009). Sensorimotor psychotherapy. In: Courtois, C., Ford, J. D. (eds). Treating Complex Traumatic Stress Disorders. An Evidence-based Guide. New York: Guilford Press.
Pears, K., Fisher, P. A. (2005a). Developmental, cognitive, and neuropsychological functioning in preschool-aged foster children: Associations with prior maltreatment and placement history. J Dev Behav Pediatr; 26: 112–22.
Pears, K., Fisher, P. A. (2005b). Emotion understanding and theory of mind among maltreated children in foster care: Evidence of deficits. Dev Psychopathol; 17: 47–65.
Perry, B. D. (2002). The neurodevelopmental impact of violence in childhood. In: Schetky, D. H., Benede, E. P. (eds). Principles and Practices of Child and Adolescent Forensic Psychiatry. Washington, DC: American Psychiatric Publishing; 221–38.
Phillips, M., Frederick, C., Kierdorf, T. (2003). Handbuch der Hypnotherapie bei posttraumatischen und dissoziativen Störungen. Heidelberg: Carl Auer.
Ready, D. J., Shea, M. T. (2008). Group therapy. In: Ryes, G., Elhai, J. D., Ford, J. D. (eds). Encyclopedia of Psychological Trauma. Hoboke, NJ: Wiley; 301–3.
Reddemann, I. (2004). Psychodynamisch Imaginative Traumatherapie. (PITT) – das Manual. Stuttgart: Pfeiffer bei Klett-Cotta.
Roediger, E. (2009). Praxis der Schematherapie. Grundlagen – Anwendung – Perspektiven. Stuttgart: Schattauer.
Sachsse, U. (Hg.) (2004). Traumazentrierte Psychotherapie. Stuttgart: Schattauer.
Sack, M. (2004). Diagnostische und klinische Aspekte der komplexen posttraumatischen Belastungsstörung. Nervenarzt; 75: 451–9.
Sack, M. (2009). Therapieresistenz in der Behandlung von Persönlichkeitsstörungen. In: Schmauß, M., Bauer M (Hg.). Therapieresistenz bei psychischen Erkrankungen. München: Urban & Fischer bei Elsevier; 211–8.
Sack, M., Gromes,B. (2020). Schonende Traumatherapie 2. Aufl. Stuttgart: Schattauer.
Schauer, M., Neuner, F., Elbert, T. (2005). Narrative Expositionstherapie. Göttingen: Hogrefe.
Schmitz, U., Sachsse, U. (2004). Konzentrative Bewegungstherapie (KBT) zur Traumabewältigung. Ein handlungsorientierter Ansatz. Göttingen: Vandenhoeck & Ruprecht.
Schore, A. N. (2003). Affect Regulation and the Repair of the Self. New York: Norton.
Schulz v. Thun, F. (1999). Das »Innere Team« und situationsgerechte Kommunikation. Reinbek bei Hamburg: Rowohlt.
Schwartz, R. C. (2008). IFS. Das System der inneren Familie. Ein Weg zu mehr Selbstfürsorge. Norderstedt: Books on Demand GmbH.
Segal, Z. V., Williams, J. M., Teasdale, J. D. (2002). Mindfulness-based Cognitive Therapy for Depression. A New Approach to Preventing Relapse. New York: Guilford Press.
Seidler, G. H., Wagner, F. E. (2006). Comparing the efficacy of EMDR and trauma-focused cognitive-behavioral therapy in the treatment of PTSD: a meta-analytic study. Psychol Med; 36: 1515–22.
Shapiro, F., Maxfield, I. (2002). Eye Movement Desensitization and Reprocessing (EMDR): information processing in the treatment of trauma. J Clin Psychol; 58: 933–46.
Smucker, M. R., Dancu, C. V. (2005). Cognitive-Behavioral Treatment for Adult Survivors of Childhood Trauma. Imagery Rescripting and Reprocessing. Oxford: Aronson.
Steil, R., Ehlers, A., Clark, D. M. (2009). Kognitionsfokussierte Therapie der posttraumatischen Belastungsstörung. In: Maercker A (Hg.). Posttraumatische Belastungsstörungen. Berlin: Springer; 217–35.
Steil, R., Krüger, A., Dyer, A., Priebe, K., Feldmann, R. E., Bohus, M. (2010). Dialektisch-Behaviorale Therapie zur Behandlung der Posttraumatischen Belastungsstörung mit schwerer Störung der Emotionsregulation nach sexualisierter

Gewalt in Kindheit und Jugend. Trauma und Gewalt; 4(2): 106–17.
Steil, R., Jung, K., Stangier, U. (2011). Efficacy of a two-session program of cognitive restructuring and imagery modification to reduce the feeling of being contaminated in adult survivors of childhood sexual abuse: A pilot study. J Behav Ther Exp Psychiatry; 42: 325–9.
Steil, R., Dyer, A., Priebe, K., Bohus, M. (2012). Dialektisch-Behaviorale Therapie für Patienten mit schwerer PTBS nach sexuellem Missbrauch in der Kindheit. Stuttgart: Kohlhammer.
Steiner, B., Krippner, K. (2006). Psychotraumatherapie. Stuttgart: Schattauer.
Tedeschi, R. G., Calhoun, L. G. (1995). Trauma and Transformation: Growing in the Aftermath of Suffering. Thousand Oaks, CA: Sage Publications.
van der Hart, O., Nijenhuis, E., Steele, K. (2006). The Haunted Self. Structural Dissociation and the Treatment of Chronic Traumatization. New York: Norton.
van der Hart, O., Boon, S., Steele, K. (2011). Coping with Trauma-related Dissociation. Skills Training for Patients and their Therapists. New York: Norton.
van der Kolk, B. A. (2002). The assessment and treatment of complex PTSD. In: Yehuda R (ed). Traumatic Stress. New York: American Psychiatric Press; 1–29.
van der Kolk, B. A., Roth, S., Pelcovitz, D., Sunday, S., Spinazzola, J. (2005). Disorders of extreme stress: the empirical foundation of a complex adaptation to trauma. J Trauma Stress; 18: 389–99.
Watkins, J. G., Watkins, H. H. (2003). Ego-States. Theorie und Therapie. Heidelberg: Carl-Auer Systeme.
Wöller, W. (1998). Die Bindung des Missbrauchsopfers an den Missbraucher. Psychotherapeut; 43: 117–20.
Wöller W (Hg.) (2006). Trauma und Persönlichkeitsstörungen. Stuttgart: Schattauer.
Zoellner, T., Maercker, A. (2006). Posttraumatic growth in clinical psychology – a critical review and introduction of a two component model. Clin Psychol Rev; 26: 626–53.

MARTIN SACK, ULRICH SACHSSE

13 Therapiemethoden und Behandlungstechniken

13.1 Einleitung

Die Entwicklung und Verbreitung von Behandlungsstrategien unterliegen einer Fülle teils rationaler, teils irrationaler Faktoren. Am Beginn steht meist eine Expertin oder ein Experte einer bestimmten Therapierichtung (z. B. Judith Herman oder Marsha Linehan, Otto F. Kernberg oder Milton Erickson), die oder der für eine spezielle Patientengruppe ein bestimmtes therapeutisches Vorgehen entwickelt und lehrt. Im ersten Schritt bewährt sich das neue Vorgehen, indem es von Praktikern oder Klinikern angewendet wird. Wenn die Patienten ihren Therapeutinnen und Therapeuten vermitteln, dass ihnen dieses Vorgehen gut hilft und ihre Therapeuten dies dankbar bestätigen, wird die Methode weiter eingesetzt und findet Verbreitung. Therapeuten schätzen dankbare Patientinnen und Patienten und arbeiten gern erfolgreich.

Zunehmenden Einfluss auf die Etablierung neuer Therapiemethoden haben heute Internetauftritte, Chatrooms und Medienpräsenz. Auf diesem Weg vollzieht sich eine Art Demokratisierung der Therapieentwicklung – unabhängig von universitären Lehrmeinungen und Dogmen.

Gleichzeitig beinhaltet dieser Weg der Verbreitung von therapeutischen Vorgehensweisen die Gefahr der Entstehung von Guru-Effekten, Modeerscheinungen und »Glaubensgemeinschaften« mit großer Tradition und geringer Kontrolle.

Welche Vorgehensweisen zur Anwendung kommen, bestimmt sich zudem erfahrungsgemäß stark durch die Weiterbildung und Qualifikation der Psychotherapeuten sowie durch ihre Orientierung an bestimmten Therapieschulen und -verfahren, an der Therapie-Familien-Zugehörigkeit und am »Stallgeruch«. Gefordert werden allenthalben eine Validierung und wissenschaftliche Evidenz-Basierung von therapeutischen Vorgehensweisen, wobei die Evidenz-Basierung von Psychotherapie ihrerseits aktuell eine Sakralisierung erleidet (Leichsenring 2004; Leichsenring & Rüger 2004). Metaphern wie »Goldstandard« oder »State of the Art« belegen das. Andererseits existiert auf dem »Marktplatz der Psychotherapie« eine fast unüberschaubare Vielfalt von Therapiemethoden, Therapietechniken oder Kombinationen von Behandlungsstrategien, von denen nur ein kleiner Teil die Kriterien einer wissenschaftlichen Validierung erfüllt. Die Vielzahl der für die Behandlung von Patientinnen und Patienten mit komplexen Traumafolgestörungen angebotenen und im Rahmen von Weiterbildungen beworbenen Vorgehensweisen ist ausgesprochen groß. Es ist nahezu unmöglich, einen kompletten Überblick zu behalten, denn jeden Monat erscheinen neue Angebote im Internet. Wenn man alle diese spezialisierten Weiterbildungen und Kurse besuchen wollte, könnte man sein ganzes Berufsleben damit zubringen.

Auch für die Behandlung von Patienten mit komplexen Traumafolgestörungen gilt der Grundsatz: Psychische und psychosomatische Störungsbilder sollten nach diagnostischer Klärung zielgerichtet durch Anwendung von Therapievorgehensweisen behandelt werden, die idealiter empirisch validiert wirksam sind; Idealisten würden zudem fordern, dass die Evidenz-Forschung wissenschaftlich, nicht parteilich und Patienten-zentriert erfolgt. Evidenz-Studien sind nur zu häufig einfach ein besonders gut geplantes Werbemedium für ein bestimmtes Therapievorgehen.

Die Realität der Therapie von Patienten mit komplexen Traumafolgestörungen sieht anders aus. Nur eine kleine Zahl der in der Praxis eingesetzten Behandlungsmethoden und -techniken ist tatsächlich empirisch validiert; das lässt sich auch dem KPTBS-Kapitel der S3-Leitlinien entnehmen (Schäfer et al. 2019; vgl. Ehring et al. 2020). Dies trifft in besonderem Maße für Therapiestrategien zu, die in der Behandlung von Patienten mit dissoziativen Störungen Anwendung finden. Hier befinden wir uns immer noch eher in der Phase klinischen Experimentierens. Zudem ist die Forschung erschwert, weil dissoziative Störungen noch heterogener zu sein scheinen als etwa das Cluster »Borderline-Persönlichkeitsstörung«, das ja auch alles andere als homogen ist (Dulz et al. 2011). Wir müssen davon ausgehen, dass häufig auch Verfahren, die keine Evidenzbasierung besitzen oder die nur durch wenige Qualitätsmerkmale gekennzeichnet sind, in der Behandlung von Patienten mit komplexen Traumafolgestörungen zur Anwendung kommen. Zudem ist es schwierig, eine Übersicht zu gewinnen, da sich viele Therapiemethoden in den zur Anwendung kommenden Grundstrategien überschneiden oder sogar aus einer Kombination und Integration bereits bekannter psychotherapeutischer Techniken bestehen. Dass eine Methode nicht evidenzbasiert ist, bedeutet bekanntlich nicht, dass sie klinisch nicht wirkt, sondern dass sie bisher nicht entsprechend beforscht wurde.

Um bei der Vielfalt von Behandlungsmethoden die Übersicht zu bewahren, möchten wir an dieser Stelle versuchen, einen Überblick über häufig eingesetzte Therapiemethoden und -techniken zu vermitteln, der neben einer Beschreibung der jeweiligen Anwendungsbereiche und Qualitätsmerkmale auch eine Darstellung potenzieller Behandlungsrisiken enthält. Die folgende Zusammenstellung basiert auf den Ergebnissen einer Befragung unter Mitgliedern der Arbeitsgruppe »Komplexe Traumafolgestörungen der Deutschsprachigen Gesellschaft für Psychotraumatologie« (DeGPT). Die Hinweise der Experten zu ihnen bekannten psychotherapeutischen Methoden, die Anwendung in der Behandlung von Patienten mit komplexen Traumafolgestörungen finden, wurden gesammelt und zur Klärung der Evidenzbasierung auf der Grundlage einer Recherche in der Literaturdatenbank PubMed mit der aktuellen Forschungsliteratur abgeglichen. Wurden keine Forschungsartikel oder Übersichtsarbeiten zur Wirksamkeit einer Methode gefunden, fand eine ausführliche Recherche im Internet statt. Dabei wurden alle öffentlich zugänglichen Beschreibungen des Verfahrens und seiner therapeutischen Zielsetzungen, etwa auf Websites von Weiterbildungsanbietern oder in Therapiemanualen und Weiterbildungscurricula, ausgewertet. Einschlusskriterium für die Aufnahme einer Therapiemethode oder -technik in die Zusammenstellung war mindestens eine Publikation (Buch, Buch- oder Zeitschriftenartikel), in der sie dargestellt wird und die den Einsatz bei Patienten mit komplexen Traumafolgestörungen bzw. dissoziativen Störungen beschreibt. Dabei garantieren wir weder Vollständigkeit noch absolute Fairness oder Objektivität. Wir haben unsere Recherche zur publizierten Literatur über Behandlungsmethoden für Patientinnen und Patienten mit komplexen Traumafolgestörungen Ende 2021 aktualisiert. Eine wirklich valide Gewichtung wäre nur einer Arbeitsgruppe möglich, die alle Angebote selbst erlernt und erfahren hat. Den Leserinnen und Lesern dieses Buches bleibt nicht erspart, sich selbst eine fundierte Meinung zu bilden.

In der Umgangssprache werden die Begriffe Therapieverfahren, Behandlungsmethode und Therapietechnik häufig synonym verwendet. Um Unklarheiten zu vermeiden, werden wir diese Begriffe im Folgenden in einer jeweils klaren Definition gebrauchen.

Gemäß der Definition des Wissenschaftlichen Beirats Psychotherapie (2010) bezeichnet der Begriff **Therapieverfahren** eine Behandlungsstrategie, die auf einer umfassenden Theorie der Entstehung und Chronifizierung von Krankheiten basiert und in einem breiten Spektrum von Bereichen Anwendung finden kann (Beispiele: Verhaltenstherapie, Psychodynamische Psychotherapie).

Dem gegenüber ist unter **Behandlungsmethode** eine Behandlungsstrategie zu verstehen, die zur Behandlung lediglich einer oder mehrerer Störungen mit Krankheitswert geeignet ist (Beispiel: EMDR).

Der Begriff **Therapietechnik** wiederum bezeichnet eine konkrete Vorgehensweise, mit deren Hilfe die angestrebten Ziele im Rahmen der Anwendung psychotherapeutischer Methoden und Verfahren erreicht werden sollen (Beispiel: Angstexposition).

Wir werden damit leben müssen, dass manche Vorgehensweisen sich selbst anders einordnen und verstehen, als wir dies getan haben.

Da sich unsere Zusammenstellung auf Strategien für die Behandlung von komplexen Traumafolgestörungen beschränkt, haben wir es überwiegend mit Behandlungsmethoden zu tun, die mehr oder weniger spezifisch auf die Bedürfnisse von Patienten mit komplexen Traumafolgestörungen abgestimmt sind. Teilweise werden auch einzelne Behandlungstechniken zur Erreichung von Teilzielen, beispielsweise im Rahmen einer stabilisierenden Behandlung, als eigenständige Weiterbildung gelehrt. Auch diese wurden in unsere Übersicht aufgenommen. Die Zusammenstellung der berücksichtigten Behandlungsmethoden und Behandlungstechniken orientiert sich dabei an folgender Systematik:

- vorrangig konfrontative Methoden zur Behandlung von Traumafolgesymptomen
- psychodynamische und imaginative Methoden
- narrative Methoden
- hypnotherapeutische Methoden
- Techniken zur Ressourcenaktivierung und Stabilisierung
- in besonderer Weise methodenintegrative Behandlungsansätze
- adaptierte körperorientierte oder kreativtherapeutische Methoden
- weitere Behandlungsmethoden

Bereits an dieser Stelle wird deutlich, wie unbefriedigend und willkürlich jede Einteilung bleiben muss. Die konfrontative imaginative Screen-, Bildschirm-, Beobachter- oder Dokumentarfilm-Technik ist klinisch weitverbreitet. Wo soll sie eingeordnet werden? Bei den hypnotherapeutischen Methoden, wo sie aufgrund ihrer Entstehung hingehört? Oder bei den konfrontativen Methoden, weil sie klinisch und in ihren Behandlungszielen genau dort hineinpasst? Oder doch bei den psychodynamischen Methoden, weil die Bildschirmtechnik heute überwiegend von psychodynamisch orientierten Therapeutinnen und Therapeuten angewendet wird? Und wohin gehört das *Imagery Rescripting and Reprocessing* (IRRT) (Arntz et al. 2007; Smucker & Dancu 1999), eine aus der Verhaltenstherapie entwickelte Methode, die imaginativ arbeitet und hypnotherapeutische Elemente einsetzt? Wir werden bei unserer Einteilung mit einer erheblichen Unvollkommenheit leben müssen.

Alle Therapiemethoden und -techniken werden anhand von deskriptiven Merkmalen (Störungsmodell, Einsatzbereich, Zielsetzung, angenommene Wirkfaktoren) und Qualitätsmerkmalen (Ausarbeitungsgrad, klinische Anwendung, Evidenzbasierung, potenziell problematische Aspekte, Ausbildung) vorgestellt. Damit soll einerseits Übersicht hergestellt und andererseits die Grundlage für eine relativ objektive Einschätzung der Anwendbarkeit und des potenziellen Nutzens der Methoden und Techniken geschaffen werden.

Grundsätzlich sollte sich eine psychotherapeutische Behandlung natürlich nicht primär an einer bestimmten Therapiemethode oder -technik orientieren, sondern an den speziellen Behandlungsbedürfnissen und Zielsetzungen für die Therapie. Sie sollte also patientenzentriert und nicht methoden- oder verfahrenzentriert sein (Sack 2019). Viele Behandler wissen nicht, dass randomisierte kontrollierte Studien (RCT, *randomised controlled trial*) auf Goldstandard-Niveau für die individuelle Indikationsstellung und Behandlungsplanung irrelevant sein können, wenn im Einzelfall vorliegende individuelle Zielsetzungen behandlungsleitend sind (Sack 2019). Der Indikationsbereich von Behandlungsmethoden stellt daher ein besonders wichtiges Beschreibungsmerkmal dar.

Abhängig vom Grad der Komplexität der Traumafolgestörungen sind folgende **grundlegende Behandlungsnotwendigkeiten** zusätzlich zu einer leitliniengerechten konfrontativen Behandlung der Traumafolgesymptomatik zu berücksichtigen (→Kap. 12):

- Posttraumatische Belastungsstörung mit komorbider Symptomatik (z. B. Suchterkrankung, Angststörung, andere psychische Erkrankungen und sekundärpsychotische Phänomene):
  - Therapieplanung unter Berücksichtigung der Komorbidität
    - Berücksichtigung spezieller Bedingungen der Indikationsstellung konfrontativer Verfahren und Kontraindikationen
    - Hierarchisierung von Therapiezielen
  - Kombination der traumatherapeutischen Behandlung mit störungsspezifischen Ansätzen, bezogen auf die komorbide Problematik
  - Posttraumatische Belastungsstörung mit komorbider persönlichkeitsprägender Symptomatik (sog. Persönlichkeitsstörungen)
  - Förderung der Beziehungsfähigkeit und der Fähigkeit zur interpersonellen Kompetenz, Autonomie und Nähe-Distanz-Regulation
  - Aufbau selbstfürsorglicher Verhaltensweisen und Förderung von Alltagsressourcen
  - Vermittlung von Strategien zum Umgang mit Krisensituationen
  - Bearbeitung traumaassoziierter Emotionen und dysfunktionaler Kognitionen (z. B. Scham, Schuldgefühle, Ekel, Ablehnung der eigenen Person)
  - Posttraumatische Belastungsstörung mit komorbider dissoziativer Störung wie oben, zusätzlich:
  - Einsatz antidissoziativer Skills
  - Förderung von Wahrnehmung, Verstehbarkeit und Steuerungsfähigkeit zuvor dissoziierter Bereiche des Erlebens

Hervorzuheben ist, dass Methoden, die gezielt eine Überflutung anstreben, ein fast besinnungsloses Eintauchen in die traumatische Situation mit dem Ziel, Abreaktionen auszulösen (Sachsse 1996), obsolet sind, der Geschichte angehören. Sie beinhalten eine erhebliche Gefahr der Retraumatisierung und sind bestensfalls unwirksam. Alle aktuell durchgeführten Methoden streben eine kognitive und emotionale Kontrolle bei der Konfrontation mit der traumatischen Situation an.

Die folgende Zusammenstellung darf nicht mit einer Behandlungsleitlinie verwechselt werden; die aktualisierte S3-Leitlinie PTBS (Schaefer et al. 2019) enthält auch ein Kapitel KPTBS. Dazu wären die hier gesammelten Therapieverfahren viel zu heterogen und eine empirische Validierung als notwendige Grundlage einer objektiven Bewertung viel zu selten verfügbar. Unser Anliegen ist es, Information über verfügbare Therapiemethoden und Therapietechniken und deren grundlegende Zielsetzungen, Anwendungsbereiche und Qualitätsmerkmale bereitzustellen. Wir wünschen uns, dass es aufgrund dieser Informationen möglich wird, eine Übersicht zu gewinnen, um Indikationen und Nutzen sowie auch Risiken der verfügbaren Therapiemethoden besser als bisher einzuschätzen.

13.2 Vorrangig konfrontative Methoden zur Behandlung von Traumafolgesymptomen

Die vorrangig konfrontativen Methoden zur Behandlung von Traumafolgesymptomen sind anerkannter Standard für die Behandlung der Posttraumatischen Belastungsstörung (Schaefer et al. 2019). Es handelt sich um Verfahren, die eine ausgezeichnete Evidenzbasierung bezüglich der Behandlung von Patientinnen und Patienten mit nicht komplexer Posttraumatischer Belastungsstörung besitzen und sehr verbreitet zur Anwendung kommen. Sie werden auch häufig erfolgreich in der Behandlung von Patienten mit komplexen Traumafolgestörungen eingesetzt, um Symptome einer Posttraumatischer Belastungsstörung im engeren Sinne (Intrusionen, Vermeidungsverhalten, Numbing, Hyperarousal) zu reduzieren.

Zu den vorrangig konfrontativen Methoden gehören (→ Tab. 13-1):

- prolongierte Exposition PE in sensu
- Kognitiv-Behaviorale Traumatherapie und deren Varianten
- Eye Movement Desensitization and Reprocessing (EMDR)

Zielsetzungen der vorrangig konfrontativen Methoden sind der Abbau von Vermeidungsverhalten und die emotionale Verarbeitung der belastenden Erinnerung im Sinne einer Entängstigung und Verknüpfung der Erinnerung mit funktionaler Information (z. B. »es ist vorbei«, »ich habe so richtig gehandelt wie möglich«, »ich habe keine Schuld«). Vereinfacht formuliert gelingt es diesen Therapiemethoden, Menschen mit PTBS therapeutisch dosiert zu triggern und im getriggerten, intrusiven Zustand zu beruhigen, zu desensibilisieren, zu habituieren. Dadurch wird das vegetative Hyperarousal von den Bildern und Worten abgelöst, aus überflutenden Intrusionen werden unschöne, aber erträgliche Erinnerungen. Die Traumafolgesymptomatik wird gezielt exploriert und bearbeitet. Mögliche Anknüpfungspunkte

	Prolongierte Exposition	Kognitiv-Behaviorale Traumatherapie	Eye Movement Desensitization and Reprocessing (EMDR)
Störungsmodell	eine durch das Trauma eingeprägte Furchtstruktur führt durch Vermeidung zur Symptombildung (Angstmodell der Traumafolgestörungen)	Vermeidung und dysfunktionale Kognitionen behindern die Verarbeitung traumatischer Erfahrungen (kognitives Störungsmodell)	fragmentierte desintegrierte traumatische Erinnerungen verursachen Traumafolgesymptome (Informationsverarbeitungsmodell)
Einsatzbereich	Behandlung der spezifischen Traumafolgesymptomatik bei komplexen Traumafolgestörungen	gesamtes Spektrum der komplexen Traumafolgestörungen	gesamtes Spektrum der komplexen Traumafolgestörungen (ggf. mit modifiziertem Protokoll)
Zielsetzung	Reduktion von Angst und Vermeidungsverhalten, Reduktion von PTBS-Symptomen	Reduktion der Traumafolgesymptomatik, Bearbeitung von dysfunktionalen Kognitionen, Ressourcenaktivierung	Reduktion der Traumafolgesymptomatik, Ressourcenaktivierung
Angenommene Wirkfaktoren	Habituation durch Exposition	Bearbeitung traumaassoziierter dysfunktionaler Bewertungen und Einstellungen sowie Beenden des Vermeidungsverhaltens durch Konfrontation mit der belastenden Erinnerung	Modifikation und Integration traumatischer Erinnerungen *(Accelerated Information Processing)* durch Kombination von Konfrontation in Verbindung mit bilateraler Stimulation
Ausarbeitungsgrad	sehr hoch (manualisiert)	sehr hoch (manualisiert)	sehr hoch (manualisiert)
Klinische Anwendung	verbreitet, Akzeptanz allerdings teilweise gering (s. Disseminationsdebatte Cahill et al. 2006)	verbreitet, hohe Akzeptanz	verbreitet, hohe Akzeptanz
Evidenzbasierung	eine RCT für PTBS und Borderline-Persönlichkeitsstörung	mehrere RCT bei komplexer PTBS und PTBS + Borderline-Persönlichkeitsstörung	mehrere RCT bei komplexen Traumafolgestörungen

	Prolongierte Exposition	Kognitiv-Behaviorale Traumatherapie	Eye Movement Desensitization and Reprocessing (EMDR)
Potenzielle problematische Aspekte	potenzielle hohe Belastung für Patienten, Drop-out-Raten in Studien zur nicht komplexen PTBS teilweise hoch, keine spezielle Adaptation der Vorgehensweise an die Behandlung von Patienten mit komplexen Traumafolgestörungen	die Vielzahl der kognitiv-behavioralen Behandlungsmanuale und Verfahren erschwert die Orientierung	Standardprotokoll ist nicht für die Behandlung von Patienten mit komplexen Traumafolgestörungen adaptiert, alternative Protokolle sind jedoch verfügbar und werden in der Ausbildung gelehrt
Ausbildung	curriculare Ausbildung für Fachpsychotherapeuten, teilweise in die grundständige Ausbildung integriert	curriculare Ausbildung für Fachpsychotherapeuten, teilweise in die grundständige Ausbildung integriert	curriculare Ausbildung, international einheitliche Ausbildungsstandards (EMDRIA), Ausbildung teilweise auch für nicht Fachpsychotherapeuten mit fraglichen Standards zugänglich
Literatur (Auswahl)	Feeny et al. 2002	Cloitre et al. 2006, 2010; Resick et al. 2003; Steil et al. 2011	Korn 2009; van der Kolk et al. 2007

EMDRIA = Fachverband für Anwender der psychotherapeutischen Methode »Eye Movement Desensitization and Reprocessing« (EMDR); PTBS = Posttraumatische Belastungsstörung; RCT = *randomised controlled trial*, randomisiert kontrollierte Studie

Tab. 13-1: Vorrangig konfrontative Methoden zur Behandlung von Traumafolgesymptomen

sind Auslösereize im Alltag, »Trigger«, Fehlbewertungen (sog. dysfunktionale Kognitionen) bezüglich der eigenen Person bzw. der traumatischen Situation sowie belastende Erinnerungen mit zugehörigen Gedanken, Handlungsimpulsen und Sinneswahrnehmungen, die im Detail exploriert werden. Die konfrontative Arbeit an der Traumafolgesymptomatik geschieht in einem Halt und Sicherheit vermittelnden therapeutischen Rahmen und auf der Basis einer tragfähigen therapeutischen Beziehung. Wichtige Vorbedingungen für die Behandlung sind die Vermittlung eines Störungsmodells und die Erarbeitung einer Motivation zur konfrontativen Arbeit durch ausführliche Psychoedukation. Diese Arbeit erfordert zwingend einen Informed Consent.

Das von Ehlers und Clark (2000) vorgestellte Modell (→Tab. 13-1) beschreibt die möglichen Ansatzpunkte und Zielsetzungen für die konfrontative Behandlung bei Patientinnen und Patienten mit chronischen Traumafolgestörungen. Prinzipiell kann mit vergleichbarer Aussicht auf Erfolg alternativ primär entweder am Traumagedächtnis oder aber an den dysfunktionalen Kognitionen oder an den Körper-Engrammen angesetzt werden. Die verschiedenen vorrangig konfrontativen Therapiemethoden unterscheiden sich bezüglich der anteiligen Gewichtung, die dem Durcharbeiten von belastenden Erinnerungen oder der Desensibilisierung des sensiblisierten Vegetativums oder der Bearbeitung von Fehlbewertungen bezüglich der eigenen Person oder traumatischen Situation zugemessen wird.

Um die Bearbeitung und Integration von traumatischen Erinnerungen zu ermöglichen, richten sich **prolongierte Exposition in sensu** und ***Eye Movement Desensitization and Reprocessing*** (EMDR) primär auf eine fokussierte und kontrollierte Aktualisierung der im Traumagedächtnis gespeicherten Informationen. In der **Kognitiv-Behavioralen Traumatherapie** wird dagegen die Traumafolgesymptomatik zunächst anhand der dysfunktionalen Kognitionen wie beispielsweise Scham, Schuldgefühlen und negativer Selbstwertung exploriert und bearbeitet.

Beide Zugangsweisen zielen auf eine Reduktion von Vermeidungsverhalten und eine akzeptierende Zuwendung zu den traumatischen Belastungen und den damit zusammenhängenden Symptomen. In diesem Sinne sind auch die primär auf die Bearbeitung von dysfunktionalen Kognitionen ausgerichteten Methoden und deren Modifikationen als konfrontativ zu bezeichnen.

Die Notwendigkeit einer Anpassung der konfrontativen Methoden an die Behandlungserfordernisse von Patienten mit komplexen Traumafolgestörungen – insbesondere bezüglich der verminderten Toleranz von aversiven Affekten – wurde kontrovers diskutiert (Neuner 2008; Sachsse 2021). Emotional instabile Patienten haben instabile Emotionen, werden aber auch durch intensive Emotionen instabil. Es gibt nur wenige Behandlungsstudien, die die Effektivität von konfrontativen Behandlungen bei Patienten mit nicht komplexer und Komplexer Posttraumatischer Belastungsstörung tatsächlich verglichen haben. Feeny et al. (2002) und Resick et al. (2003) vertreten die Ansicht, dass von einer Wirksamkeit der konfrontativen Standardbehandlung auch bei Patienten mit komplexen Traumafolgestörungen auszugehen ist und die Behandlungstechnik keiner speziellen Modifikation bedarf. Diese Einschätzung wird durch eine Metaanalyse von Ehring et al. (2014) unterstützt. Cloitre et al. (2010) hingegen beschreiben die Notwendigkeit, konfrontative Behandlungen speziell auf die Bedürfnisse von Patientinnen mit sexuellen Traumatisierungen in der Kindheit auszurichten und durch stabilisierende Therapiemaßnahmen zu ergänzen. In einer randomisiert-kontrollierten Studie konnten Cloitre et al. (2010) einen signifikant besseren Behandlungserfolg durch die Kombination einer konfrontativen Behandlung mit Skills zur Regulation von Affekten und interpersonellen Beziehungen nachweisen. Dieser Befund unterstützt die ursprünglich von Herman (1994) beschriebene Notwendigkeit einer zunächst stabilisierenden, phasenorientierten Behandlung von Patienten mit komplexen Traumafolgestörungen, wie sie besonders im deutschsprachigen Raum vertreten wird (Reddemann & Sachsse 1998). Dabei ist zu bedenken, dass die gezielte Arbeit an der Regulation von traumaassoziierten Affekten und interpersonellen Problemen durchaus eine konfrontative Wirkung haben kann (Karatzias & Cloitre 2019).

In letzter Zeit werden zunehmend auch Modifikationen der konfrontativen Vorgehensweise selbst vorgeschlagen, um diese der verminderten Fähigkeit zur Affektregulation bei Patienten mit komplexen Traumafolgestörungen oder Borderline-Persönlichkeitsstörung mit chronifizierter PTBS (BPS+PTBS) anzupassen (Rost 2008; Rost 2016; Sack & Gromes 2020). Besonders Patienten mit dissoziativen Störungen laufen

Gefahr, nicht ausreichend von traumafokussierenden Behandlungstechniken zu profitieren, wenn es während der Behandlung zu akuten dissoziativen Symptomen kommt (Ebner-Priemer et al. 2009), oder sich durch überdosierte Konfrontation eher zu verschlechtern.

Zusammengefasst lässt sich daher sagen, dass die konfrontative Behandlung der individuellen Fähigkeit zur Affektregulation und damit der psychischen Stabilität von Patienten mit komplexen Traumafolgestörungen angepasst werden sollte. Einige Therapieprotokolle der Kognitiv-Behavioralen Traumatherapie tragen dieser Notwendigkeit explizit Rechnung und beziehen stabilisierende und konfrontative Therapieelemente mit ein. Auch im *Eye Movement Desensitization and Reprocessing* (EMDR) kommt bei komplexer Posttraumatischer Belastungsstörung inzwischen ein modifiziertes, der verminderten psychischen Belastbarkeit Rechnung tragendes Behandlungsprotokoll zum Einsatz (Hofmann 2009; Korn 2009; Parnell 2003). Anders als im Standardprotokoll werden zunächst Auslösereize und mit den traumatischen Belastungen in Zusammenhang stehende Stresssituationen im Alltag bearbeitet, bevor etwa eine Missbrauchserinnerung im Detail fokussiert wird (Sack & Gromes 2020).

In der Regel bestehen bei Patientinnen und Patienten mit komplexen Traumafolgestörungen über die konfrontative Behandlung hinaus weitere Therapiebedürfnisse, beispielsweise bezüglich der Themen Selbstwirksamkeit, Selbstakzeptanz, Affektwahrnehmung und Affektdifferenzierung, Beziehungsregulation und Bindungsfähigkeit. Diese Therapiethemen werden durch die primär konfrontativen Behandlungsmethoden alleine nur zum Teil abgedeckt und machen eine umfassendere Behandlungsplanung erforderlich. Es sei an dieser Stelle erwähnt, dass natürlich auch Psychoedukation eine sehr wertvolle therapeutische Intervention zur Behandlungsvorbereitung im Rahmen traumakonfrontativer Behandlungen ist (Liedl et al. 2018).

13.3 Psychodynamische und imaginative Methoden

Gemeinsam ist den psychodynamischen und imaginativen Methoden zur Behandlung von Patientinnen und Patienten mit komplexen Traumafolgestörungen, dass die Aktualisierung und Bearbeitung der Traumafolgesymptomatik in einem imaginären Raum – der sogenannten inneren Bühne (Reddemann 1998) – zur Klärung von sich in der Therapie aktualisierenden traumatischen Beziehungsmustern erfolgt. Hierdurch wird die Problematik auf einer Metaebene aktualisiert. Gleichzeitig wird die Fähigkeit zur Mentalisierung gezielt gefördert und dadurch Distanzierung und reflektierende Bearbeitung ermöglicht (Sachsse 2008a). Aus psychodynamischer Sicht lassen sich Traumafolgesymptome als Bewältigungs- und Anpassungsversuche verstehen; dies trifft besonders für die Folgen von durch Menschen verursachte Traumatisierungen und deren Auswirkungen auf das Selbstbild und die Beziehungsfähigkeit zu (Davies & Frawley 1994).

Behandlungen von Patienten mit Traumafolgesymptomen auf psychodynamischer Grundlage finden eine verbreitete Anwendung aufgrund der grundständigen Ausbildung vieler Psychotherapeuten in

	Psychodynamische Traumatherapie	Psychodynamisch Imaginative Traumatherapie (PITT)	Katathym Imaginative Psychotraumatherapie (KIP-T)
Störungsmodell	fragmentierte und desintegrierte Erinnerungen verursachen Symptome, traumatische Beziehungsmuster werden internalisiert und in aktuellen Beziehungen wiedererlebt	fragmentierte und desintegrierte Erinnerungen verursachen Symptome, traumatische Beziehungsmuster werden internalisiert und in aktuellen Beziehungen wiedererlebt	Traumatisierungen führen zu fragmentierten Erinnerungen, die nicht in das biografische Gedächtnis integriert werden können
Einsatzbereich	alle Formen von Traumafolgestörungen	alle Formen komplexer Traumafolgestörungen	alle Formen komplexer Traumafolgestörungen
Zielsetzung	Behandlung der Traumafolgestörung nach dem Phasenmodell (Stabilisierung, Traumaexposition, Integration)	Behandlung von Patienten mit komplexen Traumafolgestörungen nach dem Phasenmodell (Stabilisierung, Traumaexposition, Integration)	Verknüpfung von sensomotorischer, bildhafter und verbaler Ebene der traumatischen Erfahrung, Integration traumatischer Erfahrungen in die Lebensgeschichte und das Selbst
Angenommene Wirkfaktoren	Ressourcenförderung, Empathie und Beziehungsaufbau, Verbesserung der affektiven Regulationsfähigkeit durch imaginative Techniken, Konfrontation in sensu, Arbeit an dysfunktionalen Bewertungen und Einstellungen	Ressourcenförderung, Empathie und Beziehungsaufbau, Verbesserung der affektiven Regulationsfähigkeit durch imaginative Techniken, Konfrontation in sensu, Arbeit an dysfunktionalen Bewertungen und Einstellungen	Konfrontation in sensu, gezielte Ressourcenaktivierung, Aktivierung von Lösungsbildern
Ausarbeitungsgrad	hoch (manualisiert)	hoch (manualisiert)	hoch (Buchpublikation)
Klinische Anwendung	verbreitet	verbreitet	häufiger angewendet
Evidenzbasierung	eine randomisiert kontrollierte Studie: Brom et al. 1989	Wirksamkeit im stationären Behandlungsrahmen mit zwei naturalistischen Studien belegt	eine naturalistische Studie an Adoleszenten, ansonsten kein Wirksamkeitsnachweis

	Psychodynamische Traumatherapie	Psychodynamisch Imaginative Trauma-therapie (PITT)	Katathym Imaginative Psychotraumatherapie (KIP-T)
Potenzielle problematische Aspekte	Risiko des Therapie-abbruchs bei Bearbeitung der Traumafolge-symptomatik in der Übertragungsbeziehung	fehlende Evidenz-basierung im ambulanten Setting, Ausbildung an wenige Personen gebunden, keine Supervisoren-ausbildung	nahezu ausschließliche Nutzung des imaginativen Wahrnehmungskanals setzt ausreichende Fähigkeit zur Symbolisierung voraus
Ausbildung	teilweise in grund-ständige Ausbildung integriert	curriculare Ausbildung wird angeboten	curriculare Ausbildung wird angeboten
Literatur (Auswahl)	Davis & Frawley 1994; Sachsse 2004; Wöller et al. 2012, 2020	Reddemann 2004	Steiner & Krippner 2006

Tab. 13-2: Psychodynamische und imaginative Methoden

psychodynamischer Psychotherapie bzw. Psychoanalyse. Die Kombination von psychodynamischer Therapie mit ursprünglich aus der Hypnotherapie stammenden imaginativen Techniken hat sich in der Praxis bewährt und wird häufig eingesetzt (Reddemann 2004). Daraus hat sich eine Behandlungsrichtung entwickelt, die auf der inneren Bühne mit Ego-State-Gestalten arbeitet (Peichl 2007, Fritzsche 2020). Eine relativ neue Entwicklung sind imaginative Behandlungstechniken, die gezielt den Fokus auf eine Veränderung von Traumaerinnerungen legen, wie die Katathym Imaginative Traumatherapie und die *Imagery Rescripting and Reprocessing Therapy* (IRRT).

Zu den bei Patienten mit komplexen Traumafolgestörungen eingesetzten psychodynamischen und imaginativen Methoden zählen (→Tab. 13-2):

- Psychodynamische Traumatherapie
- Psychodynamisch Imaginative Traumatherapie (PITT)
- Katathym Imaginative Psychotraumatherapie (KIPT)

Psychodynamische Traumatherapie

Die Psychodynamische Traumatherapie versteht komplexe Traumafolgestörungen als eine durch traumatisierende Erfahrungen ausgelöste Störung der Beziehung zu sich selbst und zu anderen Menschen. Weniger das traumatische Ereignis als vielmehr die Folgen für die zentralen Beziehungen, das Welt- und Selbstverständnis stehen im Mittelpunkt der Behandlung. Besonderer Wert wird auf einen sorgfältigen Aufbau einer tragfähigen therapeutischen Beziehung und auf eine empathisch-wertschätzende therapeutische Haltung gelegt. Die Behandlungsplanung folgt flexibel-dynamisch dem von

Herman (1994) in der Nachfolge von Janet (Janet 1889) vorgeschlagenen Phasenmodell (Stabilisierung, konfrontative Arbeit an der Traumafolgesymptomatik, Wiederanknüpfung und Neuorientierung), ohne dass dies als starre Abfolge verstanden werden darf. Zur Stabilisierung werden im Rahmen der Psychodynamischen Traumatherapie auch imaginative Techniken eingesetzt. Dem Aufbau einer durch Selbstakzeptanz und Selbstfürsorge gekennzeichneten Haltung wird besondere Aufmerksamkeit gewidmet (Wöller et al. 2012). Die gezielte traumafokussierende Behandlung erfolgt im Rahmen psychodynamischer Therapien zur Behandlung von intrusiven Symptomen häufig unter Einsatz spezieller konfrontativer Techniken, beispielsweise mit *Eye Movement Desensitization and Reprocessing* (EMDR) oder Bildschirmtechnik. Ziel der Bearbeitung der Traumafolgesymptomatik ist die Integration der traumatischen Erfahrung in die individuelle Lebensgeschichte. Eine typische Domäne der Psychodynamischen Traumatherapie ist die Behandlung der Folgen von Traumatisierungen in nahen Beziehungen und deren Folgen, wie beispielsweise Ängste vor Menschen oder Beziehungsstörungen (Wöller 2006). Das Manual zur psychodynamischen Behandlung der komplexen posttraumatischen Belastungsstörung von Wöller et al. 2020 beschreibt ein fokussiertes störungsorientiertes therapeutisches Vorgehen, das sich an den Prinzipien strukturbezogener psychodynamischer Psychotherapie orientiert. Im Vordergurnd steht ein Arbeiten in und mit Beziehungen. Es nutzt in besonderem Maße ressourcenaktivierende Interventionen. Ziel ist, die durch beziehungstraumatische Lebensumstände unzureichend ausgebildeten Ich- Funktionen der Selbst- und Beziehungsregulation verfügbar zu machen, aber auch die mit hoher Stressbelastung einhergehenden abgespaltenen traumatischen Erinnerungsfragmente so zu modifizieren, dass sie zu abgeschlossenen Erinnerungen werden, die der Vergangenheit angehören und die Gegenwart nicht mehr beeinträchtigen.

Im Rahmen des psychodynamischen Therapieansatzes wurden speziell für die Behandlung von Patienten mit Borderline-Persönlichkeitsstörung Therapiemethoden entwickelt, die auch häufiger bei Patienten mit komplexen Traumfolgestörungen zum Einsatz kommen. Es handelt sich hierbei um die Übertragungsfokussierte Therapie nach Kernberg (Kernberg et al. 2008) und die Mentalisierungsbasierte Therapie nach Fonagy (Bateman & Fonagy 2008). Die Übertragungsfokussierte Therapie (engl. *Transference-focused Psychotherapy*, TFP) fokussiert primär auf die sich in der therapeutischen Beziehung darstellenden traumabedingten Beziehungsmuster und versucht diese durch Bewusstmachen und deutendes Verstehen zu bearbeiten und zu verändern. Die Mentalisierungsbasierte Therapie spezialisiert sich auf Möglichkeiten zur Verbesserung der Selbstregulation, kognitiven Distanzierung und des Problemverständnisses durch spiegelnde Förderung der Empathie und bewusstes Einnehmen einer reflektierenden Metaebene.

Psychodynamische Traumatherapie ist besonders zur Behandlung der Folgen von interpersonellen Traumatisierungen geeignet. Als nicht mehr zeitgemäß erscheint allerdings eine alleinige Bearbeitung traumatischer Beziehungsmuster in der Übertragungsbeziehung. Täter-Opfer-Reinszenierungen in der Therapie können als »maligne Regression« für Patienten unter Umständen mit einer so hohen emotionalen Belastung einhergehen, dass eine reflektierende Distanzierung situativ nicht mehr möglich ist. Dies kann dazu führen, dass der Therapeut subjektiv als real verletzend erlebt wird und Therapieabbruch droht. Durch traumatische Erfahrungen geprägte Beziehungsstörungen können durch distanzierend-reflektierende Bearbeitung von alltäglichen Konfliktsituationen schonender und die therapeutische Arbeitsbeziehung weniger gefährdend bearbeitet werden. Ein in dieser Weise anti-regressives Setting ermöglicht es, die Mentalisierung gezielt zu fördern und die Arbeitsbeziehung aufrechtzuerhalten (Sachsse 2008a).

Psychodynamisch Imaginative Traumatherapie (PITT)

Die Psychodynamisch Imaginative Traumatherapie ist eine speziell für die Behandlung von Patientinnen und Patienten mit komplexen Traumafolgestörungen entwickelte Methode (Reddemann 2004). Sie ergänzt Therapieprinzipien der Psychodynamischen Traumatherapie mit imaginativen Techniken und orientiert sich am Phasenmodell der Traumatherapie. Stabilisierung, Konfrontation und Neuorientierung folgen einander nicht zeitlich-schematisch, sondern kommen dynamisch behandlungsorientiert zur Anwendung. Dabei wird der Stabilisierung im Sinne der Verbesserung der Fähigkeit zur Affektregulation und zur Distanzierung von belastenden Erinnerungen ein besonderer Stellenwert zugemessen. Ursprünglich aus der Hypnotherapie stammende Imaginationsübungen, wie »Sicherer Innerer Ort«, »Tresorübung« oder »Lichtstrahlübung«, werden gezielt zur Selbstregulation eingesetzt und als »nur gutes« Gegengewicht zu destabilisierenden traumatischen Erinnerungen eingeübt. Imaginative Arbeit auf der »inneren Bühne« wird auch zur konfrontativen Arbeit an traumatischen Erinnerungen genutzt. Dabei werden bedarfsweise Hilfestellungen, beispielsweise durch imaginäre Helfer oder durch das dem traumatisierten Kind-Ich zur Hilfe kommende Erwachsene-Ich, gegeben. Es ist bemerkenswert, dass sich Übungen durchgesetzt haben, die das Modell von Maslow beinhalten: Sicherheit (Sicherer Innerer Ort) und soziale Unterstützung (Innere Helfer) zuerst, dann Selbstverwirklichung (Gestaltung des Inneren Gartens oder der Inneren Wohnung), ergänzt um Auftanken (Baumübung) (Maslow 1971).

Ein besonderer Schwerpunkt der Psychodynamisch Imaginativen Traumatherapie ist die Förderung von persönlichen Ressourcen als Selbstwirksamkeit und Reduzierung des fast immer anzutreffenden posttraumatischen Ohnmachtsempfindens. In allen drei Therapiephasen können Handlungsfähigkeit und Selbstakzeptanz durch Fokussierung auf persönliche Stärken und Fähigkeiten gefördert werden. Die Bearbeitung von traumatischen Erinnerungen auf der »inneren Bühne« erlaubt zudem gezielt die Förderung von Bewältigungserfahrungen. Hierdurch wird es für Patientinnen und Patienten möglich, ein Modell zum Umgang mit traumatischen Belastungen zu erlernen, das sich in den Alltag übertragen lässt, beispielsweise für den Umgang mit Triggerreizen oder Albträumen.

Traumakonfrontation im Rahmen der PITT geschieht über die Beobachter-Technik (Reddemann & Rentsch 2019). Ein Innerer Beobachter wird imaginativ etabliert, der gesteuert, distanziert die traumatische Szene wie ein Reporter schildert. Damit gelingt vielen Patienten teildissoziiert die Dosierung des affektiven Erlebens ohne Affektüberflutung. Ggfls. wird mit therapeutischer Hilfe einer Überforderung entgegengewirkt.

Die Psychodynamisch Imaginative Traumatherapie wird im deutschsprachigen Raum verbreitet im stationären und ambulanten Behandlungsrahmen eingesetzt.

Zwei naturalistische Studien ohne Vergleichsgruppe weisen die Wirksamkeit der stationären Behandlung bei Patienten mit komplexen Traumafolgestörungen nach (Lampe et al. 2008; Sachsse et al. 2006). Eine Evidenzbasierung im Bereich der ambulanten Psychotherapie fehlt bisher.

Kritiker weisen darauf hin, dass eine ausschließliche Fokussierung der Behandlung auf Stabilisierung und Ressourcenförderung potenziell schädlich sein kann, da die Traumafolgesymptomatik dann durch Vermeidung von Konfrontation weiter stabilisiert wird. Auf diese Kontroverse wurde bereits weiter oben hingewiesen (Neuner 2008; Reddemann 2011; Sachsse 2021).

Katathym Imaginative Psychotraumatherapie (KIPT)

Die Katathym Imaginative Psychotherapie (KIP; Kottje-Birnbacher et al. 2010) ist eine von Leuner und Mitarbeitern ursprünglich mit der Bezeichnung »Katathymes Bilderleben« entwickelte spezielle Methode der tiefenpsychologisch fundierten Psychotherapie. Die Katathym Imaginative Psychotraumatherapie nach Steiner und Krippner (2006) (Steiner 2019) arbeitet mit in der Kindheit Traumatisierten auf der Basis der psychodynamischen Traumakonzepte von Léon Wurmser. Dabei integriert KIPT Ergebnisse der Säuglingsforschung, Bindungstheorie, Neurowissenschaften und Psychotraumatologie sowie Ansätze anderer Traumatherapien wie etwa der Psychodynamisch Imaginativen Traumatherapie oder der Ego-State-Therapie.

Traumafolgen werden als Reaktion auf massive Schädigungen des Bindungssystems durch nahe Beziehungspersonen verstanden. Chronische Symptome, mangelnde Affektregulation, massive Scham- und Schuldgefühle, die Wendung der Aggressionen gegen die eigene Person sowie die Folgen für heutige Beziehungen stehen im Mittelpunkt der Behandlung. Basis ist eine, Halt und Sicherheit sowie Gleichrangigkeit (Fischer & Riedesser 1999) gewährende therapeutische Beziehung. Diese Basis wird über den gesamten Behandlungsprozess auch imaginativ, etwa durch hilfreiche innere Begleiter, erlebnisnah vermittelt und frühzeitig mentalisiert. Stabilisierende Imaginationen wie »die erwachsene Person am sicheren, geschützten Ort mit ihren hilfreichen Begleitern und ihrem unverletzten Kind«, nacheinander unter therapeutischer Begleitung und Anleitung zu einer Gesamtszene komponiert, wirken Affektüberflutungen entgegen und dienen der narzisstischen Restitution. Der mit der Motivvorgabe stets ausdrücklich einverstandene Patient schildert dem Therapeuten während der Imagination seine Bilder, Vorstellungen, Gefühle, Sinneswahrnehmungen und Körperempfindungen. Positiv getönte Empfindungen werden spiegelnd-verstärkend begleitet, die hilfreichen Begleiter als Ressource spezifischer Fähigkeiten und Möglichkeiten verstanden und aktiviert. Es werden Anregungen und Handlungsempfehlungen für die Imaginationen auf der »Bild-Ebene« vom Therapeuten gegeben, wo dies indiziert ist.

Die imaginative Stabilisierungsszene ist Ausgangsort für die Bearbeitung der Traumata und ihrer Folgen. Dort wird das traumatisierte Kind aufgesucht und an den sicheren, geschützten Ort gebracht und ein Unschädlichmachen der schädigenden Täteranteile angeregt, ebenso wie ein Unschädlichmachen archaischer Über-Ich-Introjekte. Die Auseinandersetzung mit bedrohlichen Gestalten (metaphorisch gefasst als innere Entwerter, Demütiger, unerbittliche Kritiker, Quäler) und traumagebundenen Gefühlen und Körperempfindungen (einem Gefühl eine Gestalt geben) geschieht auf der bildhaften Symbolebene. Im Symbolisierungsprozess können sowohl die intrusive Affektüberflutung und als auch das konstriktive Numbing moduliert werden. Dieses Vorgehen lehnt sich an die von Leuner (1955) als »Symbolkonfrontation« ausgearbeitete frühe Form der Traumakonfrontation an.

Die imaginative, schonende Konfrontation mit traumatischen Erinnerungen, die Differenzierung zwischen dem Hier und Heute als Erwachsener und dem Dort und Damals als Kind fördern Mentalisierungsprozesse, die Fähigkeit zur Symbolisierung und Abgrenzung sowie die Selbstwirksamkeit und Handlungskompetenz in der eigenen Innenwelt.

Die Steuerung durch den Therapeuten wird meist als Absicherung und Bereicherung empfunden, kann aber in Ausnahmefällen auch als manipulativ erlebt werden. Eine naturalistische schwedische Studie an traumatisierten Adoleszenten (Nilsson & Wadsby 2010) berichtet über signifikante Symptomverbesserungen.

13.4 Narrative Methoden

Das Versprachlichen von belastenden Erfahrungen ist als klassisches psychotherapeutisches Therapieelement (Pennebaker 1997) auch in der Behandlung von Traumafolgestörungen wirksam (Baddeley & Pennebaker 2011). Erzählen ist eine wesentliche Form der Identitätsbildung und der Verarbeitung von Belastungen. Personen, die anderen Menschen weniger offen verbal über ihre Erfahrungen berichten, profitieren vom Aufschreiben ihrer eigenen Erinnerungen. Primäre Ziele der Versprachlichung belastender Erinnerungen sind die Erarbeitung eines kohärenten Narrativs und die Integration der traumatischen Erfahrung in die individuelle Biografie.

Zu den Methoden mit einem besonderen Fokus auf der Arbeit an Narrativen über traumatische Erfahrungen zählen (→Tab. 13-3):

- Imagery Rescripting and Reprocessing Therapy (IRRT)
- Imagery Rehearsal Therapy (IRT)
- Narrative Expositionstherapie (NET)
- Testimony Therapy (TT)
- Life Review Therapy (LRT)

Alle sowohl rekonstruktiv als auch konstruktiv-synthetisch arbeitenden imaginativen Methoden müssen das Problem der *false memories* kritisch reflektieren und mit dem Patienten im Prozess der Konsensbildung offen diskutieren (ISTSS 2004). Bei offenen juristischen Fragestellungen kann jedes imaginative Vorgehen kontraindiziert sein, weil gezielt an den Erinnerungen gearbeitet wird und dadurch die Zeugentauglichkeit eines Opfer-Zeugen verringert werden kann (Loftus & Ketcham 1996; Stang & Sachsse 2014).

	Imagery Rescripting and Reprocessing Therapy (IRRT)	Narrative Expositionstherapie (NET)	Testimony Therapy (TT)	Life-Review Therapy (LRT)	Imagery Rehearsal Therapy (IRT)
Störungsmodell	fragmentierte und desintegrierte Erinnerungen verursachen Traumafolgesymptome, Vermeidungsverhalten stabilisiert die Symptomatik	fragmentierte und desintegrierte Erinnerungen verursachen Traumafolgesymptome, Vermeidungsverhalten stabilisiert die Symptomatik	fragmentierte und desintegrierte Erinnerungen verursachen Traumafolgesymptome, fehlende gesellschaftliche Anerkennung führt zu subjektivem Leid	fragmentierte und desintegrierte Erinnerungen verursachen Traumafolgesymptome und dysfunktionale Kognitionen	Albträume beruhen auf maladaptiven narrativen Mustern
Einsatzbereich	PTBS nach sexuellem Missbrauch	PTBS und komplexe Traumafolgestörungen, interkultureller Einsatz bei Opfern von Genozid und Kriegstraumatisierungen	Traumafolgestörungen insbesondere bei Opfern politischer und gesellschaftlicher Gewalt	PTBS und komplexe Traumafolgestörungen bei älteren Menschen	wiederkehrende Albträume und damit assoziierte Schlafstörungen
Zielsetzung	Exposition mit der traumatischen Erinnerung, Erarbeitung eines funktionellen Narrativs, Ermöglichung von Bewältigungserfahrungen	Exposition mit der traumatischen Erinnerung und Erarbeitung eines funktionalen Narrativs, Würdigung der Person und Biografie des Überlebenden	Erarbeitung eines schriftlichen oder auf Tonband aufgezeichneten Narrativs über die traumatische Erfahrung unter Einbeziehung der eigenen emotionalen Betroffenheit	Erarbeitung eines schriftlichen Narrativs über die traumatische Erfahrung unter Einbeziehung der eigenen emotionalen Betroffenheit	Umschreiben des Albtraums in eine Geschichte mit positivem Ausgang und Imagination vor dem Schlafengehen
Angenommene Wirkfaktoren	Exposition und Habituation, Umschreiben des Traumanarra-	narrative Rekonstruktion fragmentierter Erinnerungen	konfrontative Bearbeitung der erlebten Belastung, gesellschaft-	konfrontative Bearbeitung der erlebten Belastung, narrative	Korrektur des maladaptiven narrativen Musters

	Imagery Rescripting and Reprocessing Therapy (IRRT)	Narrative Expositionstherapie (NET)	Testimony Therapy (TT)	Life-Review Therapy (LRT)	Imagery Rehearsal Therapy (IRT)
	tivs in eine Geschichte mit positivem Ausgang		liche Anerkennung der Traumatisierung	Rekonstruktion, retrospektive Sinngebung	
Ausarbeitungsgrad	hoch (manualisiert)	hoch (manualisiert)	hoch	hoch (manualisiert)	hoch (manualisiert)
Klinische Anwendung	häufiger angewendet	an einzelnen Zentren vor allem im Rahmen von Projekten im Einsatz	international im Rahmen von Kampagnen eingesetzt	international häufig eingesetzt	häufig
Evidenzbasierung	Wirksamkeitsnachweis bei Borderline-Persönlichkeitsstörung und nicht komplexer PTBS	gut (mehrere kontrollierte Studien), Studien allerdings überwiegend bei Flüchtlingen	gut	gut	ausgezeichnet (mehrere kontrollierte Studien)
Potenziell problematische Aspekte	Umschreiben kann bezüglich der Realität von Traumaerinnerungen verunsichern	spezielle Strategien für die Behandlung von Patienten mit dissoziativen Störungen oder mit Selbstregulationsproblematik fehlen	Gefahr der Aktualisierung von Traumafolgesymptomen	Gefahr der Aktualisierung von Traumafolgesymptomen	nicht bekannt
Ausbildung	curriculare Ausbildung wird angeboten	curriculare Ausbildung verfügbar	im deutschsprachigen Raum derzeit nicht verfügbar	noch nicht verfügbar	nicht erforderlich
Literatur (Auswahl)	Arntz et al. 2007; Smucker & Dancu 1999	Schauer et al. 2005	Cienfuegos & Monelli 1983	Maercker 2002	Krakow et al. 2001

PTBS = Posttraumatische Belastungsstörung

Tab. 13-3: Narrative Methoden

Imagery Rescripting and Reprocessing Therapy (IRRT)

Imagery Rescripting and Reprocessing (Arntz et al. 2007; Smucker & Niederee 1995; Schmucker & Riedeburg-Tröscher 2019) kombiniert die verhaltenstherapeutische Expositionsbehandlung von traumatischen Erinnerungen in sensu mit der imaginativen Veränderung traumatischer Narrative. Die Technik wurde auf der Grundlage der verhaltenstherapeutischen Expositionsbehandlung speziell für die Therapie von erwachsenen Opfern sexueller Traumatisierungen in der Kindheit entwickelt (Smucker & Dancu 1999). Im Anschluss an das imaginative Durcharbeiten einer belastenden Erinnerung mittels klassischer Exposition wird die Erinnerung durch Bewältigungsbilder aktiv als Geschichte mit positivem Ausgang imaginiert. In einem nächsten Schritt werden Bedürfnisse nach Sicherheit und Schutz imaginativ im Sinn eines Nachversorgens beantwortet. Studienergebnisse weisen darauf hin, dass Gefühle von Schuld, Scham oder Ekel gut durch imaginatives Überschreiben von traumatischen Erinnerungen behandelbar sind (Arntz et al. 2007; Grunert et al. 2007, Raabe et al. 2015). Imaginatives Überschreiben von belastenden Erinnerungen wird zudem besser akzeptiert als ein rein expositionsorientiertes Vorgehen (Arntz et al. 2007). *Imagery Rescripting* ist nicht auf die Behandlung von traumatischen Kindheitserinnerungen beschränkt. Mit der gleichen Methode lassen sich auch im Alltag auftretende traumaassoziierte belastende Situationen bearbeiten, ohne notwendigerweise die zugrunde liegenden belastenden Erinnerungen zu aktualisieren, und dadurch Erfahrungen von Bewältigung gewinnen (Weertman & Arntz 2007, Morina et al. 2017). Diese Behandlungsstrategie bietet sich besonders bei weniger stabilen Patientinnen und Patienten an.

Der Zeitpunkt der Einführung der imaginativen Veränderung der traumatischen Geschichte ist kritisch. Wird diese zu früh vorgeschlagen, kann es bei Betroffenen unter Umständen zu einem Erleben erneuter Missachtung und »Nicht-Hören-Wollens« des belastenden Ereignisses kommen. Daher ist es wichtig, zu klären, ob die vorgeschlagene Veränderung des Narrativs den aktuellen Bedürfnissen des Patienten entspricht.

Eine relative Kontraindikation für den Einsatz von *Imagery Rescripting* besteht bei Patientinnen und Patienten, die durch Täter systematisch verunsichert wurden, ob ihre Erinnerungen tatsächlichen Erlebnissen entsprechen, z.B. im Kontext organisierter Gewalt. In diesem Fall wäre zunächst die Rekonstruktion eines kohärenten Narrativs über das Trauma das Behandlungsziel.

Imagery Rehearsal Therapy (IRT)

Imagery Rehearsal Therapy ist eine speziell für die Behandlung von wiederkehrenden Albträumen eingesetzte narrative Behandlungstechnik (Krakow et al. 2001a). Die Behandlung besteht in dem Umschreiben des Albtraums in eine Geschichte mit positivem Ausgang.

Der positiv umformulierte Albtraum wird vor dem Schlafengehen gelesen und imaginiert. Diese einfach und leicht umzusetzende Intervention hat sich in mehreren kontrollierten Behandlungsstudien als wirksam erwiesen und gilt als Behandlungsoption der Wahl zur Reduktion der Häufigkeit und Schwere von Albträumen auch bei Patientinnen und Patienten mit komplexen Traumafolgestörungen (Krakow et al. 2001b, Belleville et al. 2018).

Narrative Expositionstherapie (NET)

Die Narrative Expositionstherapie (Schauer et al. 2005) ist eine manualisierte Kurzintervention zur Behandlung von Traumafolgestörungen, die ursprünglich speziell für Opfer politischer Verfolgung und für kriegstraumatisierte Zivilisten in Krisenregionen entwickelt wurde und inzwischen breit in der Behandlung von Traumafolgestörungen Anwendung findet. Ziel der Narrativen Expositionstherapie ist die Integration traumatischer Erfahrungen in die persönliche Biografie und damit die Reduktion der Traumafolgesymptomatik.

Betroffene werden zunächst über die Ursache traumabedingter psychischer Beschwerden und das Behandlungsrationale informiert. Es wird eine Behandlungsvereinbarung getroffen. In der ersten Therapiesitzung wird eine Lebenslinie entworfen und mithilfe eines Seiles auf den Boden gelegt, Symbole für die wichtigsten positiven und negativen Lebensereignisse werden auf der Lebenslinie platziert. In den weiteren Sitzungen findet eine narrative Bearbeitung der traumatischen Erfahrungen statt. Dabei wird darauf geachtet, dass belastende emotionale Inhalte im Detail und ohne Vermeidung verbalisiert werden, gleichzeitig wird immer wieder auf die Gegenwart fokussiert. Das erarbeitete Traumanarrativ wird vom Therapeuten aufgeschrieben und zu Beginn der nächsten Sitzung vorgelesen. Die Arbeit an belastenden Erinnerungen erfolgt so lange, bis eine zusammenhängende und vollständige Schilderung erarbeitet werden konnte. Die Behandlung endet mit einer Fokussierung auf Wünsche und positive Zukunftserwartungen. Am Ende unterzeichnen Patient, Therapeut und Übersetzer das vollständige Dokument. Dieses kann im Sinne der *Testimony Therapy* an Rechtsanwälte, den Internationalen Gerichtshof Den Haag oder Menschenrechtsorganisationen weitergegeben werden.

Besonderheit der Narrativen Expositionstherapie ist, dass die Narration von »Angesicht zu Angesicht« erfolgt und dadurch eine besondere Unmittelbarkeit und Intensität erreicht (Neuner et al. 2009). Die Methode wurde international mehrfach in Entwicklungsländern nach Katastrophen bzw. bei Geflüchteten und Asylbewerbern eingesetzt und in ihrer Wirksamkeit evaluiert (Robjant & Fazel 2010). Eine Evaluation dieser Therapiemethode in der Anwendung bei komplexen Traumafolgestörungen von Betroffenen aus Nicht-Entwicklungsländern steht noch aus (Siehl et al. 2020).

Testimony Therapy (TT)

Die *Testimony Therapy* wurde von chilenischen Ärzten und Psychologen während der Pinochet-Diktatur entwickelt (Cienfuegos & Monelli 1983). Sie war ursprünglich eine Mischung aus Therapie und politischer Kampagne und hatte zum Ziel, Folter und Menschenrechtsverletzungen öffentlich zu dokumentieren, anzuprangern und damit gleichzeitig die Betroffenen zu entlasten. Wichtiger Bestandteil ist das Dokumentieren und Niederschreiben der traumatischen Erlebnisse im Sinne des Ablegens eines Zeugnisses.

Zusammen mit einem Therapeuten erstellt der Betroffene ein Dokument über seine Lebensgeschichte, wobei ein besonderes Gewicht auf eine detaillierte Schilderung der traumatischen Erlebnisse gelegt wird. Das verschriftlichte Narrativ wird schrittweise in mehreren Sitzungen ausgearbeitet und ergänzt, bis eine stimmige und inhaltlich vollständige Beschreibung erreicht wurde. Dieser Bericht wird von dem Betroffenen und dem Therapeuten unterschrieben. Das Dokument kann, sofern gewünscht, dem Internationalen Gerichtshof Den Haag oder einer Menschenrechtsorganisation zur Verfügung gestellt werden, um auf die Zustände in den jeweiligen Staaten aufmerksam zu machen.

Ziel der Arbeit an der individuellen Geschichte ist die Einordnung der traumatischen Erinnerungen in das autobiografische Gedächtnis. Die *Testimony Therapy* folgt der Annahme, dass vor allem das Schweigen einer Heilung im Wege stehe. Somit kommt der Exposition im Zuge der Verfassung eines schriftlichen Berichts über das Trauma eine heilsame Funktion zu. Ein weiterer wichtiger Aspekt ist die Veränderung problematischer Interpretationen und Bewertungen der traumatischen Erfahrungen.

Die *Testimony Therapy* hat weltweit Verbreitung gefunden. Sie lag politisch auch den Truth Commissions in Südafrika von Desmond Tutu und Nelson Mandela zugrunde, durch die ein Bürgerkriteg verhindert werden konnte. Ein Nachweis der empirischen Wirksamkeit wurde durch eine naturalistische Studie bei 20 in den USA lebenden Kriegsflüchtlingen aus Bosnien dokumentiert (Weine et al. 1998). Der Einsatz der *Testimony Therapy* bei komplexen Traumafolgestörungen, die nicht durch Kriegstraumatisierungen oder Flucht bedingt sind, ist bislang nicht empirisch untersucht. Varianten dieser Therapiemethode kommen auch im Rahmen von Internet-Therapie zum Einsatz (Knaevelsrud et al. 2011; Wagner et al. 2011).

Life Review Therapy (LRT)

Die *Life-Review Therapy*, oder in der deutschen Übersetzung »Lebensrückblickstherapie«, zählt zu den narrativen Therapien und ist in der Konzeption und Vorgehensweise der *Testimony Therapy* bzw. der Narrativen Expositionstherapie sehr ähnlich. In einem therapeutisch begleiteten Prozess wird die Lebensgeschichte durch Erzählen chronologisch erinnert, strukturiert und bewertet (Knaevelsrud et al. 2011; Kuwert & Knaevelsrud 2009). Eine manualisierte Ausarbeitung zur Anwendung der *Life-Review Therapy* für ältere Menschen mit der Symptomatik einer Posttraumatischen Belastungsstörung erfolgte durch Maercker (2002). Neben dem Ziel der Erarbeitung einer kohärenten Lebensgeschichte wird die Integration der belastenden traumatischen Erfahrungen in die Biografie des älteren Menschen gefördert. Es geht darum, eine angemessene Bilanzierung des eigenen Lebens zu finden und eine Sinnhaftigkeit in der eigenen Lebensgeschichte zu erkennen. Medium ist die Erzählung des eigenen Lebens, es geht nicht primär um ein Wiedererleben im Sinne von Exposition. Hauptziel der *Life-Review The-*

rapy ist die Modifikation dysfunktionaler Bewertungen über erlebte Belastungen. Eine Validierung bei Patientinnen und Patienten mit komplexen Traumafolgestörungen ist bislang nicht erfolgt.

13.5 Hypnotherapeutische Methoden

Hypnotherapeutische Therapieelemente haben eine große Verbreitung in der Traumatherapie gefunden, auch wenn dies nicht immer offensichtlich ist. Die Bearbeitung von belastenden Erinnerungen auf der »inneren Bühne« oder am imaginären Bildschirm basiert auf grundlegenden Behandlungselementen der Hypnotherapie (Bandler & Grinder 1994). Aber auch die Arbeit mit Ich-Zuständen (Ego-States) ist eine genuin hypnotherapeutische Behandlungstechnik. Hypnotherapeutische Techniken nutzen die Vorstellungskraft, um emotionale Zustände zu verändern, und knüpfen an die bei Patienten mit komplexen Traumafolgestörungen oft vorhandene Fähigkeit zur Dissoziation an. Gezielte und gesteuerte Dissoziation kann helfen, Belastungen während der konfrontativen Arbeit zu dosieren oder sich bei Erinnerungsauslösern im Alltag emotional zu distanzieren. Da die Arbeit mit Imaginationen eine wichtige Grundlage der Hypnotherapie ist, gibt es zudem eine hohe Überschneidung hypnotherapeutischer mit imaginativen Techniken.

Zu den hypnotherapeutischen Methoden im engeren Sinne zählen (→ Tab. 13-4):

- hypnotherapeutische Techniken zur Konfrontation in sensu
- Ego-State-Therapie
- Behandlung nach dem Modell der Strukturellen Dissoziation
- Trauma Recapitulation with Imagination, Motion and Breath (TRIMB)

Hypnotherapeutische Techniken zur Konfrontation in sensu

Die in der Traumatherapie sicherlich bekannteste hypnotherapeutische Technik ist die Bearbeitung traumatischer Erinnerungen mithilfe eines imaginären Bildschirms. Die Bildschirmtechnik ist eine sehr gut steuerbare Technik zur konfrontativen Bearbeitung belastender Erinnerungen und auch ein Element der Psychodynamisch Imaginativen Traumatherapie (PITT; Reddemann 2004). Sie nutzt die Möglichkeit, traumatische Erinnerungen oder in gleicher Weise auch angstbesetzte Zukunftsprojektionen an einem imaginären Bildschirm ablaufen zu lassen und dort zu beobachten. Die Arbeit mit dem imaginären Bildschirm stellt eine Distanzierung dar, da das belastende Material »außerhalb« und in räumlicher Distanz wahrgenommen wird. Der Patient blickt auf den imaginären Bildschirm, der Therapeut kann durch seine Körperhaltung oder mit Gesten zur Unterstützung des szenischen Rahmens beitragen. In dialogischer Weise wird Schritt für Schritt an einzelnen Szenen »eines alten Films« gearbeitet oder mit der »Film-Technik« ein »Dokumentarfilm« der traumatischen Szene erstellt (Lüdecke et al. 2010). Die verschiedenen Wahrnehmungsebenen der traumatischen Erinnerung (Ver-

	Hypnotherapeutische Techniken zur Konfrontation in sensu	Ego-State-Therapie	Behandlung nach dem Modell der Strukturellen Dissoziation	Trauma Recapitulation with Imagination, Motion and Breath (TRIMB)
Störungsmodell	fragmentierte und desintegrierte Erinnerungen verursachen Traumafolgesymptome, Vermeidungsverhalten stabilisiert diese Symptomatik	traumatischer Stress führt zu passagerem Verlust der integrativen Funktionen des Bewusstseins und dadurch zur Fragmentierung von Erinnerungsinhalten und Abspaltung von Persönlichkeitsanteilen	traumabedingte Reduktion der psychischen Integrationsfähigkeit und Entwicklung von Persönlichkeitsanteilen	Bindungen an Täter behindern die Entwicklung der Person
Einsatzbereich	alle Formen komplexer Traumafolgestörungen	komplexe Traumafolgestörungen, insbesondere dissoziative Störungen	komplexe Traumafolgestörungen, insbesondere dissoziative Störungen	komplexe Traumafolgestörungen
Zielsetzung	konfrontative Bearbeitung der Traumafolgesymptomatik mit maximaler Steuerbarkeit durch bedarfsweise Distanzierung, z. B. am imaginären Bildschirm	Aufheben eines vermeidenden Umgangs mit Persönlichkeitsanteilen, Exploration mit der Zielsetzung einer Kooperation aller Persönlichkeitsanteile, Verbesserung der Funktionalität im Alltag, Ressourcenaktivierung	Bearbeitung von phobischem Vermeidungsverhalten, traumatischen Erinnerungen etc., Förderung der Alltagsfunktionalität, Integration der Persönlichkeitsanteile	Befreiung von Verstrickungen durch imaginäres Trennen emotionaler Bindungen
Angenommene Wirkfaktoren	Exposition, fragmentierte Traumasynthese, Herstellen eines Gegenwartsbezugs und Relativierung traumatischer Ängste	Förderung der inneren Kommunikation und der Selbstregulation durch Zuwendung zu problematischen bzw. ressourcevollen Persönlichkeitsanteilen	Integration von Persönlichkeitsanteilen über Synthese und Realisation, d. h. Gegenwartsorientierung (Präsentifikation), und der persönlichen Zuschreibung von traumatischem Erleben (Personifikation)	hypnotherapeutische Prinzipien

	Hypnotherapeutische Techniken zur Konfrontation in sensu	**Ego-State-Therapie**	**Behandlung nach dem Modell der Strukturellen Dissoziation**	**Trauma Recapitulation with Imagination, Motion and Breath (TRIMB)**
Ausarbeitungsgrad	eher gering	hoch	hoch (Buchveröffentlichung)	manualisiert
Klinische Anwendung	sehr verbreitet	verbreitet, besonders in der Behandlung von Patienten mit dissoziativen Störungen	verbreitet, besonders in der Behandlung von Patienten mit komplexen dissoziativen Störungen	weniger verbreitet
Evidenzbasierung	keine Studien explizit zur Wirksamkeit der Bildschirmtechnik, fehlende Evidenzbasierung, jedoch hohe klinische Evidenz für Wirksamkeit von Exposition in sensu	keine Studien explizit zur Wirksamkeit der Interventionen, fehlende Evidenzbasierung	keine Studien explizit zur Wirksamkeit der Interventionen, fehlende Evidenzbasierung	keine
Potenzielle problematische Aspekte	Gefahr der Aktualisierung von Traumafolgesymptomen	potenziell können Fragmentierungstendenzen und Vermeidungsverhalten durch Arbeit mit Ich-Anteilen gefördert werden	relativ komplexes Theorie- und Behandlungsmodell	es handelt sich um eine einzelne hypnotherapeutische Technik, nicht um eine umfassende Methode
Ausbildung	teilweise in Curricula integriert	teilweise in Ausbildungscurricula der Hypnotherapie integriert, spezielle curriculare Ausbildung wird angeboten	Ausbildungscurricula verfügbar	verfügbar
Literatur (Auswahl)	Phillips und Frederick 1995	Fritzsche und Hartmann 2010; Peichl 2007	Mattheß und Nijenhuis 2006; van der Hart et al. 2006	Spangenberg 2008

Tab. 13-4: Hypnotherapeutische Methoden und Techniken

halten, Affekt, körperliche Wahrnehmung, Gedanken) können in einer an die individuelle Belastbarkeit angemessenen und dosierten Weise bearbeitet und integriert werden.

Die sogenannte »Beobachtertechnik« stellt eine Variante der Bildschirmtechnik dar (Reddemann & Sachsse 1998). Die Distanzierung von der am imaginären Bildschirm ablaufenden traumatischen Erinnerung wird bedarfsweise durch Fokussierung auf die im Hier und Jetzt das damalige Geschehen beobachtende Person verstärkt. Noch mehr Distanz schafft die Dokumentarfilm-Technik, bei der Patientinnen und Patienten ihre inneren Szenen affektarm im kognitiv-rationalen Dialog mit dem Therapeuten aktiv und somit selbstwirksam gestalten (Sachsse i.V.).

Obwohl es sich um eine verbreitet eingesetzte, klinisch erfolgreiche Methode handelt, wurde die Wirksamkeit der Bildschirmtechnik in der Behandlung von Patientinnen und Patienten mit Traumafolgestörungen bisher nicht empirisch validiert. Im Rahmen verhaltenstherapeutischer Methoden ist imaginative Arbeit allerdings umfangreich validiert, zum Beispiel in der Prolongierten Exposition PE (s.o.). Wie bei allen konfrontativen Verfahren ist auch bei der Bildschirmtechnik die Indikation zur Arbeit an belastenden Erinnerungen sorgfältig zu stellen, um Überlastungsreaktionen zu vermeiden.

Ego-State-Therapie

Als Ego-State-Therapie wird hypnotherapeutische Arbeit mit Selbstanteilen, oder synonym Ich-Zuständen, bezeichnet (Fritzsche & Hartman 2010, Rießbeck 2013, Rießbeck 2019, Fritzsche 2020). Die hypnotherapeutische Teilearbeit wurde von Milton Erickson begründet und später vom Ehepaar Watkins (Watkins & Watkins 1997) als Ego-State-Therapie weiter ausdifferenziert. Seit den 1980er Jahren findet die Ego-State-Therapie relativ häufig Anwendung in der Behandlung von Patientinnen und Patienten mit Posttraumatischen Belastungsstörungen und dissoziativen Störungen (Peichl 2007; Phillips & Frederick 1995). Gegenwärtig wird die Arbeit mit Ich-Anteilen auch durch die Schematherapie propagiert (Roediger 2009).

Die Begriffe »Ich-Anteil« oder »Ego-State« sind Hilfsbegriffe, die einen akzentuierten Aspekt der Persönlichkeit beschreiben. Die Grundidee ist dabei, dass ein persönliches Problem, beispielsweise »Angst haben«, nicht als generalisierter Zustand, in dem sich die Person befindet, gesehen wird, sondern als eine Facette, eben als ein Anteil der Gesamtpersönlichkeit betrachtet wird. Es kann dann beispielsweise über »die ängstliche Seite« oder »den ängstlichen Anteil« oder »die Ängstliche« gesprochen werden. Damit bleibt immer eine beobachtende Ebene erhalten, von der aus das Problem betrachtet werden kann. Ähnliche Vorgehensweisen finden sich auch in der Transaktionsanalyse, der Gestalt-Therapie, dem Psychodrama und der Systemischen Aufstellungsarbeit.

Ein Vorteil dieses Kommunikationsmodells ist, dass keine Pathologisierung erfolgt und Problemlösungen auf eine einfache und kreative Weise gefunden werden können. Um Lösungswege zu finden, kann die Patientin gebeten werden, den betroffenen Ich-Anteil direkt zu befragen, um etwa bestimmte Bedürfnisse oder Befürchtungen zu klären. Auf die gleiche Weise ist es möglich, gezielt Zuwendung und Selbstfürsorge auszuüben. Über das In-Kontakt-Treten mit eigenen Selbst-Anteilen wird die Kommunikation nach innen erleichtert und strukturiert. Beispielsweise kann eine Konferenz aller an der Lösung eines Problems beteiligten Selbst-Anteile am »Inneren Konferenztisch« einberufen werden (Schwartz 1995) oder es lassen sich innere Ratgeber und Helfer befragen, die zur Problemlösung beitragen könnten. Auch die Kommunikation mit inneren »Widersachern« oder beispielsweise ängstlichen Selbstanteilen kann oft sehr effektiv klären, warum bestimmte Schwierigkeiten im Alltag immer wieder auftreten und wie eine passende Problemlösung aussehen könnte.

Die Innere-Kind-Arbeit ist ein Spezialfall der Arbeit mit »Ich-Anteilen« (Herbold & Sachsse 2012), diese bezieht jedoch alle an dem Problem beteiligten bzw. zur Lösung hilfreichen »Ich-Anteile« mit ein. Das sogenannte »Innere Kind« ist ein kindlicher »Selbstanteil« mit einem definierten Alter und den zugehörigen altersentsprechenden Bedürfnissen und Fähigkeiten.

In der Anwendung der Ego-State-Therapie ist entscheidend, dass eine »Als-ob-Perspektive« gewahrt werden kann. Die Arbeit mit Persönlichkeitsanteilen darf nicht dazu führen, dass Spaltungstendenzen in der Persönlichkeit gefördert werden. Es wäre kontraproduktiv, wenn Patientinnen und Patienten ihre Probleme (z.B. Zuspätkommen in die Therapiestunde) etwa mit dem Verweis auf beteiligte Persönlichkeitsanteile entschuldigen und auf diese Weise Verantwortung abgeben. Während mehr an der klassischen Hypnotherapie orientierte Therapeuten Selbstanteile direkt ansprechen und explorieren, hat sich im Rahmen der Psychodynamischen Traumatherapie bewährt, Patienten anzuleiten, selbst mit den erwachsenen Anteilen Kontakt mit anderen Selbstanteilen aufzunehmen und Lösungen zu finden. Diese Vorgehensweise hat den Vorteil, dass Selbstexploration und Selbstregulation geübt und gezielt gefördert werden und Vermeidungsverhalten bezüglich der Zuwendung zu schwierigen »Inneren Zuständen« reduziert wird.

Die Ego-State-Therapie im Einsatz bei Patientinnen und Patienten mit komplexen Traumafolgestörungen ist nicht empirisch validiert.

Behandlung nach dem Modell der Strukturellen Dissoziation

Das Modell der Strukturellen Dissoziation (van der Hart et al. 2006) beschreibt eine stufenweise Desintegration der Persönlichkeit in Abhängigkeit von der Schwere traumatischer Erfahrungen mit der Folge einer Verminderung der psychischen Integrationsfähigkeit und der Entwicklung von Persönlichkeitsanteilen. Diese können zum einen traumavermeidend, zum anderen traumaassoziiert ausgeprägt sein und werden in primäre, sekundäre und tertiäre Dissoziation unterschieden. Primärer Fokus der Therapie sind die Reduktion phobischen Vermeidungsverhaltens bezüglich der Wahrnehmung von Persönlichkeitsanteilen und traumatischen Erinnerungen sowie die Förderung der Alltagsfunktionalität durch Verbesserung von adaptiven Verhaltensweisen. Durch konsequente Förderung der Gegenwartsorientierung (Präsentifikation) und der persönlichen Zuschreibung von Reduktion dissoziativer Bewältigungsmechanismen und damit zur psychischen Stabilisierung führt (Matthеß & Nijenhuis 2006). Das Behandlungsmodell der Strukturellen Dissoziation findet bei Patienten mit komplexen Traumafolgestörungen Anwendung, insbesondere wenn auch dissoziative Störungen einschließlich der Dissoziativen Identitätsstörung vorliegen.

Das Behandlungsmodell der Strukturellen Dissoziation ist relativ komplex und benötigt auch aufgrund der speziellen Begrifflichkeiten Einarbeitungszeit. Eine Validierung der Wirksamkeit in der Behandlung von Patienten mit komplexen Traumafolgestörungen liegt noch nicht vor.

Trauma Recapitulation with Imagination, Motion and Breath (TRIMB)

Trauma Recapitulation with Imagination, Motion and Breath ist eine hypnotherapeutische Methode zur Bearbeitung von Auslösereizen und Traumabelastungen, insbesondere wenn diese durch interpersonelle Traumatisierungen bedingt sind. Die Methode wurde durch Riten indigener Kulturen inspiriert und kombiniert Imagination, Atmung und Bewegung (Spangenberg 2008, Spangenberg 2019). Es handelt sich um eine schonende konfrontative Methode, die auf eine komplette Bearbeitung von Traumaerinnerungen verzichtet und sich primär mit traumaassoziierten emotionalen Verstrickungen beschäftigt.

Eine belastende Alltagssituation, die im Kontext mit interpersonellen Triggern steht, wird imaginativ visualisiert. In der Folge werden noch bestehende Bindungen zu Täterfiguren und verstrickende Gefühle mit einer Kombination aus forcierter Atmung und lateralen Kopfbewegungen sowie der imaginativen Vorstellung einer aktiven Durchtrennung der Verbindungen zwischen Gefühlen und szenischer Erinnerung oder durch die Imagination positiver Bilder gelöst. Ziel ist die Entschärfung von Triggerreizen und eine verstärkte Orientierung in der Gegenwart. Als Vorteil wird beschrieben, dass Patienten nach einer Einführungs- und Übungsphase die Technik eigenständig einsetzen können, was die Selbststeuerung und Selbstwirksamkeit deutlich erhöhe und die Abhängigkeit gegenüber den Therapeuten vermindere.

Eine Evidenzbasierung von *Trauma Recapitulation with Imagination, Motion and Breath* fehlt. Eine Eigenständigkeit der Methode ist nur schwer erkennbar. Vielmehr lässt sie sich als eine hypnotherapeutisch basierte Technik zur Bearbeitung von Auslösereizen verstehen. Entsprechend ist eine Einbettung von *Trauma Recapitulation with Imagination, Motion and Breath* in einen Gesamtbehandlungsplan notwendig.

13.6 Techniken zur Ressourcenaktivierung und Stabilisierung

Ressourcenaktivierung und Stabilisierung haben Symptomreduktion und Förderung der Funktionalität im Alltag zum Ziel (Gromes 2020). Als Gegengewicht zur Beeinträchtigung durch Traumafolgesymptome werden selbstregulative Fertigkeiten trainiert und Strategien zur Distanzierung von belastenden Emotionen und Erinnerungen geübt. Psychische Ressourcen sind persönliche Fähigkeiten, beispielsweise zur Regulation von Affekten und Impulsen, zur Wahrnehmung der eigenen Emotionen, zur interpersonellen Kommunikation und zur Regulierung von Beziehungen. Auch die Fähigkeiten zur Anpassung an wechselnde Anforderungen und Umweltbedingungen sowie kreative Lösungen für Probleme zu finden, lassen sich zu den persönlichen Ressourcen zählen. Ein weiterer, in der Psychotherapie oft unterschätzter Bereich von Ressourcen sind stabile Wertüberzeugungen und Glaubenseinstellungen, die es ermöglichen, Sinnhaftigkeit und Hoffnung auch in schwierigen Lebenssituationen zu empfinden (Linden et al. 2007; Sachsse 2011b). Damit verbunden ist auch die Fähigkeit, sich seiner eigenen Identität als Person sicher zu sein und ein stabiles Selbstwertgefühl zu erleben.

Da die Verfügbarkeit von persönlichen Ressourcen für die Bewältigung der Folgen traumatischer Ereignisse ausgesprochen wichtig ist, haben psychotherapeutische Methoden zur Ressourcenaktivierung einen hohen Stellenwert in der Behandlung traumatisierter Menschen. Dies gilt gleichermaßen für die Stabilisierung im Sinne einer Entaktualisierung von Traumafolgesymptomen. Ressourcenausbau und Ressourcen aktivierende Angebote des Therapeuten wirken umso besser und nachhaltiger, je genauer sie auf die emotionalen Bedürfnisse und äußeren Lebensumständen des Patienten abgestimmt sind.

Folgende Techniken zur Ressourcenaktivierung und Stabilisierung werden im Einzelnen vorgestellt (→ Tab. 13-5):

- Training von Fertigkeiten
- Imaginationsübungen
- Achtsamkeitsbasierte Stabilisierung
- Tiergestützte Stabilisierung

Der prolongierte Einsatz stabilisierender Therapieelemente bei Patientinnen und Patienten mit Traumafolgestörungen wird kontrovers diskutiert (Sachsse 2021). Neuner (2008) weist darauf hin, dass nach dem aktuellen Forschungsstand leitliniengerechte konfrontative Behandlungsmaßnahmen auch ohne vorherige stabilisierende Therapiemaßnahmen bei Patienten mit komplexen Traumafolgestörungen zum Einsatz kommen könnten. Andere Autorinnen und Autoren warnen nachdrücklich vor einem Einsatz konfrontativer Techniken ohne vorherige ausreichende Stabilisierung (Reddemann 2011). Eine randomisiert-kontrollierte Studie (Cloitre et al. 2010) konnte einen signifikanten Behandlungsvorteil einer Kombination stabilisierender und konfrontativer Behandlungselemente nachweisen. Beim Vergleich mehrerer empirisch validierter Trauma zentrierter Methoden wurde deutlich, dass alle die Elemente Psychoedukation und Information, Stabilisierung der Affektregulation, Konfrontation auch mit Imaginationen, Arbeit an Affekten sowie Neuorientierung nach der traumatischen Erfahrung enthalten (Schnyder et al. 2015) Vor Indikationsstellung einer konfrontativen Bearbeitung der Traumafolgesymptomatik sollte in jedem Fall der individuelle Bedarf an Stabilisierung ermittelt werden (Schaefer et al. 2019; S3-Leitlinie Posttraumatische Belastungsstörung). Beim Einsatz und Nicht-Einsatz von Traumakonfrontationstechniken ist die Persönlichkeit der Therapeutinnen und Therapeuten ein sicherlich sehr relevanter Faktor.

	Training von Fertigkeiten	**Imaginationsübungen**	**Achtsamkeitsbasierte Stabilisierung**	**Tiergestützte Stabilisierung**
Störungsmodell	Kindheitstraumatisierungen behindern die Entwicklung von Fähigkeiten zur Selbstregulation und zur Regulation von Beziehungen	Traumatisierungen führen zur Fokussierung auf Symptome und negative Gedanken	Traumatisierungen führen zur Fokussierung auf Symptome und negative Gedanken	kindliche Traumatisierungen führen häufig zu Selbstwertproblemen und Rückzugsverhalten sowie Angst vor Menschen
Einsatzbereich	komplexe Traumafolgestörungen	alle Formen von Traumafolgestörungen	alle Formen von Traumafolgestörungen	komplexe Traumafolgestörungen
Zielsetzung	Übernahme von Selbstverantwortung, Training von Fertigkeiten zur Affektregulation, zur Selbstfürsorge und zur Regulation in zwischenmenschlichen Beziehungen	Ressourcenaktivierung, Förderung von Strategien zur Selbstregulation	Defokussierung und Distanzierung von belastenden Erinnerungen und traumaassoziierten Symptomen, Förderung der Gegenwartsorientierung	Stabilisierung durch therapeutisch angeleitete Beziehungsaufnahme zu Tieren, Ermöglichen positiver Beziehungserfahrungen
Angenommene Wirkfaktoren	strukturierte Vermittlung von Skills, Comittment	Fokussierung positiver Emotionen und positiver innerer Bilder	Ressourcenaktivierung durch gezielte Aufmerksamkeitslenkung und akzeptierender Selbstwahrnehmung, antidissoziative Wirkung der Fokussierung auf die Gegenwart	Förderung des Selbstwerterlebens und der Beziehungsfähigkeit
Ausarbeitungsgrad	Manual, Buchpublikation	Buchpublikationen	Buchpublikationen	gering
Klinische Anwendung	verbreitet	sehr verbreitet	verbreitet	noch wenig verbreitet
Evidenzbasierung	mehrere randomisiert kontrollierte Studien bei Borderline-Persönlichkeitsstörung	keine	mehrere randomisiert kontrollierte Studien zur achtsamkeitsbasierten Stressbewältigung	keine

	Training von Fertigkeiten	Imaginationsübungen	Achtsamkeitsbasierte Stabilisierung	Tiergestützte Stabilisierung
Potenziell problematische Aspekte	DBT enthält keine konfrontativen Therapieelemente (ergänzende Methode DBT-PTBS)	auch positive Übungsinhalte können potenziell Auslöser für belastende Erinnerungen sein	nicht bekannt	Vermeidungsverhalten bezüglich zwischenmenschlicher Kontakte sollte nicht gefördert werden
Ausbildung	curriculare Weiterbildung	im Rahmen von Traumatherapie-Curricula (z. B. DeGPT)	curriculare Ausbildung verfügbar	Weiterbildungsangebote im Bereich tiergestützter Pädagogik
Literatur (Auswahl)	Bohus & Wolf 2009; Linehan 1996	Huber 2005; Reddemann 2004	Kabat-Zinn 2007	Nestmann 1994

DBT = Dialektisch-Behaviorale Therapie; DeGPT = Deutschsprachige Gesellschaft für Psychotraumatologie; PTBS = Posttraumatische Belastungsstörung

Tab. 13-5: Techniken zur Ressourcenaktivierung und Stabilisierung

Training von Fertigkeiten

In den letzten Jahren wurden zunehmend manualisierte Trainings zur Förderung selbstregulativer und interpersoneller Fertigkeiten publiziert. Sicherlich am bekanntesten und in der Anwendung am meisten verbreitet ist das Training von Fertigkeiten (»Skills-Training«) im Rahmen der Dialektisch-Behavioralen Therapie (DBT; Bohus & Wolf 2009; Linehan 1996). Die Dialektisch-Behaviorale Therapie ist ein Behandlungskonzept für Patientinnen und Patienten mit Borderline-Persönlichkeitsstörungen und umfasst Einzeltherapie, Fertigkeitentraining in der Gruppe (»Skills-Gruppen«), Telefonkontakte in Krisensituationen sowie regelmäßige Intervision der Therapeuten. Im Fertigkeitentraining werden Kenntnisse und Übungen zur achtsamen Wahrnehmung, Regulationsstrategien bei Anspannung und starken Affekten sowie interpersonelle Fertigkeiten und Strategien zur Regulation des Selbstwertes vermittelt. Eigentlich als ambulantes Behandlungsprogramm konzipiert, wird das Fertigkeitentraining in vielen Kliniken auch bei Patientinnen und Patienten mit Traumafolgestörungen mit dem Ziel einer Stabilisierung und Verbesserung der Funktionalität im Alltag eingesetzt (Unckel 2004). Die Wirksamkeit in der Behandlung von Patienten mit Borderline-Störungen ist durch mehrere randomisiert-kontrollierte Studien belegt. Inzwischen wurde DBT erweitert für Patienten mit chronischer PTBS und schweren Störungen der Emotionsregulation (Steil et al. 2010). Nach einer Phase der Stablilisierung mit klassischer DBT folgt eine spezifisch auf die Behandlungsbedürfnisse von Patientinnen und Patientien mit komplexen Traumafolgestörungen zugeschnittene Therapie, die eine Bearbeitung von traumabezogenen Escape-Strategien (z. B. habitueller Dissoziation), Reduktion des Wiedererlebens durch Exposition und Bearbeitung traumabezogener Gefühle, wie Scham, Schulderleben und negativem Selbsterleben umfaßt. DBT-PTSD ist bezüglich der Wirksamkeit empirisch validiert (Bohus et al. 2020).

Speziell auf die Behandlungsbedürfnisse von Patienten mit komplexen Traumafolgestörungen infolge sexueller Traumatisierungen in der Kindheit zugeschnitten ist das *Skills-Training in Affect and Interpersonal Regulation* (STAIR) von Cloitre et al. (2002). Das manualisierte Trainingsprogramm besteht aus acht einstündigen Einzeltherapiesitzungen mit Psychoedukation, Übung von Fertigkeiten und Arbeitsaufgaben für Zuhause. Schwerpunkte des Trainings sind die Verbesserung der Regulation von Affekten und des Umgangs mit interpersonellen Problemen. Die Wirksamkeit von STAIR auch hinsichtlich einer Verbesserung der spezifischen Traumafolgesymptomatik wurde in zwei kontrollierten Behandlungsstudien nachgewiesen (Cloitre et al. 2006; Cloitre et al. 2010).

Auch für Patientinnen und Patienten mit dissoziativen Störungen wurde ein Trainingsmanual publiziert, das Psychoedukation und spezielle Übungseinheiten zur Förderung der Gegenwartsorientierung und zur Verbesserung der Selbstwahrnehmung und Selbstregulation umfasst (Boon et al. 2011). Das Manual wurde in Studien bei Patienten in Holland und Finnland eingesetzt, die Ergebnisse sind jedoch noch nicht publiziert. Betroffene mit komplexer Dissoziativer Störung profitieren nach klinischer Erfahrung von dem Selbst-Hilfe-Buch »Schritt für Schritt ins Leben« (Striebel 2008).

Imaginationsübungen

Die Aktivierung von Ressourcen mithilfe von Imaginationsübungen ist besonders dann hilfreich, wenn eine allgemeine Verbesserung der Selbstfürsorge erreicht werden soll. Mehr als bei anderen Methoden ist beim Einsatz von Imaginationen eine vom Therapeuten unabhängige Möglichkeit gegeben, für sich selbst zu sorgen und die innere Befindlichkeit zu verbessern (Huber 2005; Reddemann 2004).

Imaginationsübungen nutzen die Kraft archetypischer Bilder von Schutz und Sicherheit zur emotionalen Beruhigung (Achterberg 1990). Die Arbeit mit wohltuenden und ressourcenaktivierenden inneren Bildern wird durch suggestive hypnotherapeutische Elemente ergänzt. Ziel ist es, eigene Kraftreserven zu erschließen. Imagination ist somit ein »Handwerkszeug« zur bewussten Einflussnahme auf die Befindlichkeit.

Imaginationen unterstützen in ihrer ressourcenaktivierenden Funktion vermutlich den Auf- bzw. Ausbau eines neuronalen Ressourcennetzwerkes. Es ist bekannt, dass Imagination wahrscheinlich die gleichen neuronalen Netzwerke wie konkretes Handeln aktiviert (Decety & Grèzes 2006). Daher trainieren Leistungssportler ihre Bewegungsabläufe auch auf der imaginativen Ebene. Eine empirische Validierung der Wirksamkeit von Imaginationsübungen als Bestandteil der Psychodynamisch Imaginativen Traumatherapie (PITT) im stationären Rahmen liegt vor (Lampe et al. 2008). Eine empirische Validierung der Wirksamkeit von Imaginationsübungen allein in der Anwendung bei Patienten mit komplexen Traumafolgestörungen fehlt aktuell noch, ist nach klinischer Erfahrung aber auch nicht zu erwarten. Imaginationsübungen allein sind auch nach klinischer Erfahrung selten ausreichend.

Solange sich Patienten in einem emotional kritischen und hochbelasteten Zustand befinden – beispielsweise, wenn sie immer wieder Angst haben, von andrängenden Erinnerungen überflutet zu werden oder sich aufzulösen –, sollten keine neuen Imaginationsübungen vermittelt werden.

Es muss berücksichtigt werden, dass es den Betroffenen möglicherweise nicht ausreichend gut gelingt, den Fokus auf die Inhalte der Übung zu halten. Die Ruhe während der Imaginationsübung kann dazu führen, dass mühsam in Schach gehaltene belastende Gedanken aufsteigen, die zu einer weiteren psychischen Destabilisierung führen und dann einen dissoziativen Zustand auslösen. Darüber hinaus würde der Betroffene sich in einer für ihn schwer steuerbaren Situation wiederfinden und sich schlimmstenfalls wieder einmal hilflos ausgeliefert fühlen. Davon abgesehen, dass solch ein Erlebnis entmutigend und zudem seelisch und körperlich erschöpfend ist, kann es auch auf der Beziehungsebene zwischen Patient und Therapeut zu Belastungen führen. »Handfestes«, wie etwa die Hochstress-Skills der Dialektisch-Behavioralen Therapie oder im Alltag bewährte Regulationsstrategien, helfen in schweren Krisen mehr als »Vorgestelltes«.

Achtsamkeitsbasierte Stabilisierungsübungen

Achtsamkeitsbasierte Stabilisierungsübungen (*Mindfulness-Based Stress Reduction*, MBSR) ist ein von Kabat-Zinn in den späten 1970er Jahren in den USA entwickeltes Programm zur Stressbewältigung (Kabat-Zinn 2007). Es basiert auf der gezielten Lenkung von Aufmerksamkeit und der Einübung erweiterter Achtsamkeit sowie auf Übungen zur achtsamen Körperwahrnehmung, die aus körpertherapeutischen und körperpsychotherapeutischen Methoden abgeleitet wurden. Die Achtsamkeitsbasierte Stabilisierung knüpft an Traditionen des Yoga und der hinduistischen Philosophie an. Übungselemente wie die Sitzmeditation und Gehmeditation stammen aus der buddhistischen Meditationspraxis. Im Vordergrund der Übungen steht das nicht wertende Annehmen, eine akzeptierende Gewahrsamkeit. Ein Programm von täglich 45 Minuten sieht folgende Übungselemente vor:

- achtsame Körperwahrnehmung (Body-Scan)
- achtsame Ausführung einer Anzahl von Yogaübungen
- Einüben des »Stillen Sitzens« (Sitzmeditation)
- achtsames Ausführen langsamer Bewegungen, etwa in der Form traditioneller Gehmeditation

Eine fehlende Fähigkeit zum achtsamen Umgang mit belastenden Emotionen ist ein potentiell wichtiger ätiologischer Faktor bei der Entstehung von komplexen Traumafolgestörungen (Kratzer et al. 2018). Die Förderung der Selbstwahrnehmung und von Achtsamkeit lassen sich als eine übergeordnete therapeutische Strategie in der Behandlung von Patienten insbesondere mit schweren Traumatisierungen in der Kindheit verstehen. Die Achtsamkeit soll auf das Handeln und Verhalten im täglichen Leben übertragen werden. Das Training von Achtsamkeit ist auch ein Therapieelement der Dialektisch-Behavioralen Therapie. Verschiedene verhaltenstherapeutische Programme zur Behandlung Posttraumatischer Belastungsstörungen setzen zudem Übungselemente aus der Achtsamkeitsbasierten Therapie ein. Eine ganze Reihe von klinischen Studien konnten positive Wirkungen des Achtsamkeitstrainings bei verschiedenen Formen psychosomatischer Beschwerden einschließlich Ängsten oder Panikattacken nachweisen (Goldberg et al. 2018). Die Wirksamkeit des Achtsamkeitstrainings in der Behandlung von komplexen Traumafolgestörungen wurde allerdings noch nicht untersucht.

Tiergestützte Psychotherapie

Während die tiergestützte Therapie mit Pferden im Rahmen der Reittherapie bereits eine etablierte Therapiemaßnahme ist, die besonders im Bereich der Behandlung von Kindern und Jugendlichen mit psychischen Erkrankungen Anwendung findet, hat sich die tiergestützte Therapie in den letzten Jahren erst entwickelt und ausdifferenziert. Die Kontaktaufnahme mit Haustieren, beispielsweise Hunden, kann als stabilisierende Maßnahme eingesetzt werden, um die Alltagsbewältigung zu fördern und den Gegenwartsbezug beispielsweise bei stark ausgeprägter dissoziativer Störung zu verbessern. Allerdings werden Haustiere schon seit längerer Zeit in der Behindertenpädagogik oder bei älteren Menschen zur Stimmungsaufhellung und zur Förderung der Alltagsorientierung mit Erfolg eingesetzt (Fine 2010; Nestmann 1994). Eine Beziehungsaufnahme mit Tieren ist auch schwer beeinträchtigten oder hochängstlichen Personen möglich. Eine besondere Indikation der tiergestützten Stabilisierung besteht bei Kindern, Jugendlichen und Erwachsenen mit Bindungsstörungen (Parish-Plass 2008). Beim Einsatz tiergestützter therapeutischer Interventionen ist grundsätzlich darauf zu achten, dass die Funktionalität im Alltag verbessert werden soll, ohne gleichzeitig Vermeidungsverhalten (z. B. Vermeiden zwischenmenschlicher Kontakte) zu fördern und dadurch die bestehenden Ängste potentiell weiter zu chronifizieren. Erste Studienergebnisse belegen positive Effekte tiergestützter Interventionen als adjuvante therapeutische Methode im Kontext traumafokussierender Therapie bei Patientinnen und Patienten mit komplexen Traumafolgestörungen (O'Haire et al. 2015).

13.7 Kombinationen verschiedener Methoden

Die im Folgenden zusammengefassten Methoden basieren auf einer Integration von Behandlungselementen verschiedener therapeutischer Schulen und wären daher nur schwer einer einzigen Kategorie von Interventionsstrategien zuzuordnen. Zu den integrativen Methoden zur Behandlung von Patienten mit komplexen Traumafolgestörungen gehören (→ Tab. 13-6):

- Brief Eclectic Psychotherapy (BEP)

- Integration gestalttherapeutischer und traumatherapeutischer Ansätze
- Emotionsfokussierte Traumatherapie (EFT)
- Integrative Systemaufstellungen (ISA) in der Traumatherapie
- Techniken Ressourcenfokussierter und Symbolhafter Traumabearbeitung (TRUST)
- DBT-PTBS
- (Körper-, Ressourcen- und Systemorientierte Traumatherapie (KReST))

	Brief Eclectic Psychotherapy (BEP)	**Integrative Gestalttherapie**	**Emotionsfokussierte Therapie (EFT)**	**Integrative Systemaufstellungen (ISA)**	**Techniken Ressourcenfokussierter und Symbolhafter Traumabearbeitung (TRUST)**	**DBT-PTBS**
Störungsmodell	Vermeidung und dysfunktionale Kognitionen behindern die Verarbeitung traumatischer Erfahrungen	unabgeschlossene Handlungsimpulse während des Traumas lösen Symptome aus	Traumatisierungen führen zu emotionaler Dysregulation	Traumatisierungen lösen systemische Störungen aus	Traumatisierungen führen zu einem Verlust an persönlichen Ressourcen und zu spezifischen Symptomen	Emotionale Dysregulation und Vermeidungsstrategien verhindern die Verarbeitung traumatischer Erfahrungen
Einsatzbereich	PTBS auch nach Kindheitstraumatisierung	alle Formen von Traumafolgestörungen	komplexe Traumafolgestörungen	komplexe Traumafolgestörungen	komplexe Traumafolgestörungen, auch bei Traumafolgestörungen infolge körperlicher Erkrankungen	KPTBS mit und ohne Borderline Persönlichkeitsstörung
Zielsetzung	Abbau von Vermeidungsverhalten, Korrektur dysfunktionaler Bewertungen, Initiieren eines Trauerprozesses	Förderung von Bewältigungsressourcen, Korrektur dysfunktionaler Bewertungen, Integration traumatischer Erfahrungen	empathischer Aufbau einer tragfähigen Arbeitsbeziehung, Modifikation maladaptiver emotionaler Schemata durch Exposition	Konfrontation durch Aufstellen	ressourcenorientierte Bearbeitung von Traumafolgesymptomen durch Integration verschiedener Therapiemethoden	Ressourcenaktivierung, Abbau von Escape Strategien Korrektur dysfunktionaler Bewertungen (Scham, Schuld), Traumakonfrontation, Reintegration

	Brief Eclectic Psychotherapy (BEP)	Integrative Gestalttherapie	Emotionsfokussierte Therapie (EFT)	Integrative Systemaufstellungen (ISA)	Techniken Ressourcenfokussierter und Symbolhafter Traumabearbeitung (TRUST)	DBT-PTBS
Angenommene Wirkfaktoren	imaginative Konfrontation, biografische Einordnung, Abschiedsritual	Förderung der Gegenwartsorientierung dialogische Konfrontation	Abbau von Vermeidungsverhalten, emotionales Lernen	emotionale Verarbeitung und Integration der traumatischen Erfahrung	Ressourcenaktivierung, bildnerisches Gestalten, imaginäre Traumakonfrontation, Trauerarbeit, Entwicklung von Zukunftsperspektiven	Multimethodales Konzept zur Behandlung der KPTBS
Ausarbeitungsgrad	Manual, Buchpublikation	Buchpublikation	Buchpublikation	Buchpublikation	Buchpublikation	Manual
Klinische Anwendung	verbreitet (NL, D, CH)	weniger verbreitet	Unklar	unklar	weniger verbreitet	verbreitet
Evidenzbasierung	mehrere Studien bei nicht komplexer PTBS	keine	mehrere kontrollierte Studien	keine	naturalistische Studie bei onkologischen Patienten	mehrere RCT bei komplexer PTBS
Potenziell problematische Aspekte	Methode wurde für nicht komplexe PTBS entwickelt, spezielle Strategien für die Behandlung von Patienten mit dissoziativen Störungen oder mit Selbstregulationsproblematik fehlen	spezielle Strategien für die Behandlung von Patienten mit dissoziativen Störungen oder mit Selbstregulationsproblematik fehlen	spezielle Strategien für die Behandlung von Patienten mit dissoziativen Störungen fehlen	Anbieter teilweise nicht psychotherapeutisch qualifiziert, unbeabsichtigte Aktualisierung von Traumaerinnerungen bei Mitpatienten durch Aufstellen	es handelt sich um eine Strategie zum differenziellen Einsatz von Therapietechniken, nicht um eine eigenständige Behandlungsmethode	Starker Fokus auf Dysfunktionalität von Verhalten

	Brief Eclectic Psychotherapy (BEP)	Integrative Gestalttherapie	Emotionsfokussierte Therapie (EFT)	Integrative Systemaufstellungen (ISA)	Techniken Ressourcenfokussierter und Symbolhafter Traumabearbeitung (TRUST)	DBT-PTBS
Ausbildung	curriculare Ausbildung	verfügbar	verfügbar	verfügbar	verfügbar	DBT-PTBS
Literatur (Auswahl)	Gersons et al. 2000	Butollo & Karl 2012	Paivio & Pascual-Leone 2010	Eidmann 2009	Diegelmann 2007	Emotionale Dysregulation und Vermeidungsstrategien verhindern die Verarbeitung traumatischer Erfahrungen

CH = Schweiz; D = Deutschland; NL = Niederlande; PTBS = Posttraumatische Belastungsstörung

Tab. 13-6: Kombinationen aus verschiedenen Behandlungstechniken

Brief Eclectic Psychotherapy (BEP)

Brief Eclectic Psychotherapy ist ein integrativer manualisierter Ansatz zur Behandlung von Traumafolgestörungen, der psychodynamische und kognitiv-behaviorale therapeutische Elemente vereint. *Brief Eclectic Psychotherapy* ist problemfokussiert und umfasst 16 Sitzungen à 45–60 Minuten. Diese Methode wurde von Gersons et al. (2000) ursprünglich entwickelt, um Polizisten mit Posttraumatischer Belastungsstörung zu behandeln. Das Vorgehen unterscheidet sich von der traumafokussierten behavioralen Therapie dadurch, dass das Ziel der Exposition eher eine Katharsis als eine Habituation der traumatischen Angst ist. Ein besonderes Kennzeichen ist auch der Einsatz von Erinnerungszeichen und Abschiedsritualen, wie sie sonst in der Trauerarbeit eingesetzt werden. Psychodynamische Therapieelemente, wie die Reflektion der Verbindung zwischen früheren Lebenserfahrungen und der Verarbeitung traumatischer Belastungen im Erwachsenenalter, werden genutzt, um eine Sinnzuschreibung und Integration der traumatischen Erfahrungen zu ermöglichen. Ziel der Behandlung ist es, die traumatische Erfahrung in die persönliche Biografie zu integrieren und einen Abschluss mit den belastenden Erinnerungen zu finden. *Brief Eclectic Psychotherapy* wird in die folgenden fünf Schritte unterteilt:

1. Psychoedukation
2. Imaginationsübungen
3. Rekonstruktion der traumatischen Erinnerung
4. Integration der traumatischen Erfahrung in die persönliche Biografie
5. Abschiedsritual

Die Wirksamkeit der *Brief Eclectic Psychotherapy* in der Behandlung von Patientinnen und Patienten mit akuten Traumafolgestörungen wurde in mehreren randomisierten Studien nachgewiesen (Schnyder et al. 2011). Das Therapie-Protokoll wird mittlerweile auch bei anderen Patientengruppen mit Posttraumatischen Belastungsstörungen eingesetzt auch mit besonderem Behandlungsfokus zur Förderung posttraumatischer Reifungserfahrungen (Nijdam et al. 2018). Eine empirische Überprüfung der Wirksamkeit bei Patienten mit komplexen Traumfolgestörungen fehlt.

Integration gestalttherapeutischer und traumatherapeutischer Therapieansätze

Aus Sicht der humanistischen Therapietradition, zu der auch die Gestalttherapie zählt, sind Folgen von Traumatisierungen vor allem durch eine Störung der Beziehung zur Welt gekennzeichnet, verbunden mit Verunsicherung und einem Herausfallen aus den normalen Lebensbezügen. Die Traumafolgesymptomatik lässt sich als Bewältigungsversuch und Anpassungsleistung verstehen. In der Behandlung gilt es besonders, persönliche Bewältigungsressourcen zu mobilisieren sowie die traumatische Erfahrung mit dem Ziel der Integration und einer Förderung der Persönlichkeitsentwicklung durchzuarbeiten. Aus gestalttherapeutischer Sicht lässt sich eine traumatische Erfahrung als nicht abgeschlossene Gestaltbildung verstehen, da Handlungsimpulse unterbrochen und nicht zu Ende gebracht werden konnten. Die traumatische Erfahrung kann in der Folge zu einer bleibenden Fokussierung auf das Trauma und in gestalttherapeutischer Terminologie damit zu einem Figur/Hintergrund-Problem führen. Die vergangene Erfahrung, die eigentlich in den Hintergrund gehört, bleibt anhaltend im Vordergrund der Aufmerksamkeit (Maragkos et al. 2006).

Zu den Behandlungstechniken der humanistischen und gestalttherapeutischen Methoden gehören Aufmerksamkeits- und Wahrnehmungsübungen zur Fokussierung der Orientierung in der Gegenwart. Traumatische Belastungen werden im Rahmen einer Halt gebenden therapeutischen Beziehung mithilfe von Rollenspielen, beispielsweise mit der Stuhl-Technik, in dialogischer Form durchgearbeitet. Zielsetzungen sind die Erarbeitung einer realistischen Bewertung der traumatischen Situation und der Wiederaufbau eines Gefühls von Handlungsfähigkeit und Selbstwert (Butollo & Karl 2012).

Publizierte Studien zur empirischen Validierung der Wirksamkeit integrativ gestalttherapeutischer bzw. humanistischer Therapieansätze bei Patienten mit komplexen Traumafolgestörungen liegen nur für die non-komplexe PTBS vor (Butollo et al. 2018).

Emotionsfokussierte Traumatherapie (EFT)

Die Emotionsfokussierte Traumatherapie ist eine Behandlungsmethode, die Konzepte der Kognitiven Verhaltenstherapie mit beziehungs- und bindungsorientierten Therapieelementen verknüpft (Greenberg & Paivio 1997). Bei Patientinnen und Patienten mit Traumafolgestörungen soll durch akzeptierende Zuwendung zu maladaptiven Emotionen eine Reduktion von Symptomen emotionaler Dysregulation erreicht werden. Besonderer Wert wird dabei auf eine empathische therapeutische Beziehungsgestaltung als Grundlage der Behandlung gelegt. Informationen zur Funktion von Emotionen und zum Umgang mit ihnen werden durch Psychoedukation vermittelt. Da Emotionen als Quelle therapeutischer Veränderungen angesehen werden, wird das unmittelbare Erleben von Emotionen in den Mittelpunkt der Therapie gestellt. Die Arbeit an maladaptiven emotionalen Schemata wird durch prozessorientiertes Arbeiten (z. B. Arbeit mit zwei Stühlen wie in der Gestalttherapie) unterstützt.

Eine Buchpublikation beschreibt den Einsatz der Emotionsfokussierten Therapie explizit bei Patienten mit komplexen Traumafolgestörungen (Paivio & Pascual-Leone 2010). Die Wirksamkeit der Emotionsfokussierten Therapie in der Behandlung von Patienten mit komplexen Traumafolgestörungen ist durch zwei kontrollierte Studien belegt.

Integrative Systemaufstellungen (ISA) in der Traumatherapie

Die Methode der Integrativen Systemaufstellungen in der Traumatherapie (Eidmann 2009) verknüpft Elemente der Ego-State-Therapie nach Watkins und Watkins (1997), der Psychodynamisch Imaginativen Traumatherapie (Reddemann 2004) und eines lösungsorientierten psychodynamischen Therapiekonzepts (Fürstenau 2002) vor dem Hintergrund eines systemischen Verständnisses der Folgen von Traumatisierungen. Dabei verzichtet diese Methode in entscheidenden Aspekten auf eine theoretische Orientierung an Bert Hellinger, die insbesondere für Traumapatienten oft schädliche, da retraumatisierende Auswirkungen haben kann. Aufstellungsarbeit im Rahmen der Integrativen Systemaufstellungen findet weitgehend in der Langzeit-Gruppe statt und wird durch Einzeltherapie ergänzt sowie verarbeitet. Die Elemente der Integrativen Systemaufstellungen können ressourcenaktivierend, stabilisierend, konfrontierend und systemisch integrierend eingesetzt werden. Die häufig berechtigte Kritik an systemischen Gruppenaufstellungen an Wochenenden, die stark mobilisieren und labilisieren kann, dann aber nicht durchgearbeitet und verarbeitet wird, trifft hier nicht zu, weil die Gruppenarbeit die Einzeltherapie ergänzt und vice versa. Im Feld der Systemaufstellungen ist jeder Interessierte gut beraten, besonderes Augenmerk auf die psychotherapeutische Grundausbildung und generelle Qualifikation der Anbieter zu legen.

Techniken Ressourcenfokussierter und Symbolhafter Traumabearbeitung (TRUST) mit Conflict Imagination and Bilateral Stimulation (CIPBS)

Die Techniken Ressourcenfokussierter und Symbolhafter Traumabearbeitung (TRUST; Diegelmann 2007, Diegelmann & Isermann 2016, Diegelmann & Isermann 2018) sind ein integrativer Behandlungsansatz, der auf den Konzepten von Salutogenese, Resilienz und positiver Psychologie basiert und zunächst für die Psychoonkologie entwicklet wurde (Diegelmann et al. 2020). Techniken aus verschiedenen Psychotherapieverfahren werden für die Behandlung von Patienten mit Traumafolgestörungen genutzt, auch KPTBS. Es geht um den gezielten Einsatz von Imaginationen, um kognitive Arbeit an dysfunktionalen Überzeugungen, um Arbeit mit Symbolen und Metaphern sowie um körperbezogene Interventionen. Die Bilaterale Stimulation, ein Element des EMDR, wird hierbei sowohl zur Ressourcenstärkung als auch zur schonenden Traumabearbeitung genutzt. CIPBS *(Conflict Imagination, Painting and Bilateral Stimulation)*, eine Art »gemaltes« EMDR, ist ein spezifisches Verfahren zur schonenden, kreativen Form der Traumabearbeitung (Diegelmann 2007, Diegelmann & Isermann 2016). Ein belastendes Bild wird über Tapping schonend schrittweise desensibilisiert und verarbeitet. Die Entwicklungsschritte werden jeweils als Bild gemalt, bis ein befriedigendes Ergebnis erreicht ist.

TRUST fördert gezielt individuelle Bewältigungsressourcen und stärkt Selbstheilungspotenziale zur Förderung der Resilienz. Diese Prinzipien sind besonders bei Menschen mit wenig ausgeprägten Affektregulationskompetenzen hilfreich, da durch eine aktive therapeutische Vorgehensweise gezielt individuelle Resilienzerfahrungen aktiviert werden: Das *TRUST-Protokoll zur Resilienzstärkung* zielt auf eine Stärkung des Selbstwirksamkeitserlebens durch die Aktivierung von hilfreichen Eigenschaften und individuellen früheren Problemlöseerfahrungen. In einem strukturierten Prozess werden in fünf Schritten diese jeweils erarbeitet und mit der bilateralen Stimulation verankert. Besonders bedeutsam ist dabei der fünfte Schritt: im Unterschied zur sog. Absorptionstechnik (Münker-Kramer & Rost 2016) wird beim TRUST-Protokoll zum Abschluss spontan für das neue Erleben eine Metapher, ein Symbol oder ein Wort unter bilateraler Stimulation gefunden. Diese Symbolisierung der neuen Erfahrung stärkt die Mentalisierungsfähigkeit und kann zukünftig als Ankerreiz genutzt werden.

TRUST wurde in einer Pilotstudie bei onkologischen Patientinnen sowie durch eine Therapeutenbefragung (Diegelmann 2007) validiert, allerdings erfolgte bisher keine Peer-Review-Publikation.

Körper-, Ressourcen- und Systemorientierte Traumatherapie (KReST)

Eine Weiterentwicklung der Beobachter- oder Screen-Technik ist KReST: Körper-, Ressourcen- und Systemorientierte Traumatherapie (Besser 2019). Nach einer Phase der Information und Ressourcenaktivierung erfolgt die Konfrontation mit der Screentechnik unter Nutzung des EMDR-Protokolls. Gesteuert und dosiert werden während der Exposition die zugehörigen Emotionen angesteuert und unmittelbar mit Körperarbeit, Atemtechniken, hypnotherapeutischem Reframing und innerem Dialog desensibilisiert. KReST wird sowohl bei Monotrauma als auch modifiziert bei KPTBS angewendet. Eine empirische Evaluierung steht aus.

Traumaspezifisch adaptierte körperpsychotherapeutische Methoden

Der Körper bietet sich als Zugang für die Behandlung von Traumafolgestörungen an. Traumatisierungen gehen mit körperlichen Stressreaktionen einher und hinterlassen Spuren im Körpergedächtnis (van der Kolk 1994). Gleichzeitig sind die traumatischen Erinnerungen auch auf der körperlichen Ebene, wie in der Zeit von damals, eingefroren. So wie es zu Intrusionen von visueller oder akustischer Wahrnehmung kommen kann, können auch körperliche Symptome als sogenannte somatoforme Intrusionen oder *body-flash-backs* wiederholt werden. Gleichzeitig bietet der Körper einen besonders wirksamen Zugang zur Regulierung von Erregung. Weiterführende Zielsetzung einer körperpsychotherapeutischen Stabilisierung wäre dann, ein basales, körperlich verankertes Sicherheitsgefühl wiederzufinden oder vielleicht erstmals bewusst zu erfahren. Entscheidend ist, dass es gelingt zu lernen, Gefühle zu tolerieren, die auftauchen, wenn die Fähigkeit zur Selbstwahrnehmung durch Zuwendung zum Körper verbessert wird.

Es gibt mittlerweile eine fast unübersehbare Vielfalt an körpertherapeutischen Methoden in der Psychotherapie. Im Handbuch der Körpertherapie wird erwähnt, dass es über 200 verschiedene Körpertherapiemethoden gibt (Marlock & Weiss 2006). Wir können hier nur einige ausgewählte Methoden beschreiben, die besonders häufig bei Patientinnen und Patienten mit Traumafolgestörungen eingesetzt werden (→Tab. 13-7):

- traumaadaptiertes Yoga
- Somatic Experiencing
- Hakomi
- Konzentrative Bewegungstherapie (KBT)
- Pesso-Therapie
- andere körpertherapeutische Methoden (Qigong, Tai-Chi, Feldenkrais, Methoden der energetischen Psychologie, Wen Do)
- Entspannungsverfahren

	Trauma-adaptiertes Yoga	Konzentrative Bewegungstherapie (KBT)	Pesso-Therapie	Somatic Experiencing	Hakomi
Störungsmodell	Traumatisierungen führen zu psychosomatischen Symptomen	Traumatisierungen führen zu psychosomatischen Symptomen	Traumatisierungen hinterlassen Spuren im »Körpergedächtnis«, die zu Symptomen führen können	Traumatisierungen hinterlassen Spuren im »Körpergedächtnis«, die zu Symptomen führen können	Traumatisierungen führen zu seelischen und körperlichen Symptomen der Dysregulierung
Einsatzbereich	alle Formen von Traumafolgestörungen	komplexe Traumafolgestörungen	alle Formen von Traumafolgestörungen	alle Formen von Traumafolgestörungen	alle Formen von Traumafolgestörungen
Zielsetzung	Förderung positiver Körperwahrnehmung, Ressourcenaktivierung	Ermöglichen emotionaler Lernerfahrungen, Bewusstmachen von Körperreaktionen und emotionalen Blockaden	Auflösen dysfunktionaler Schemata durch szenische Wiederholung und Entkoppelung körperlicher und emotionaler Reaktionen	Auflösen von Traumafolgesymptomen durch »zu Ende führen« von Handlungsimpulsen	Regulation von Erregungszuständen durch achtsame Zuwendung, Stabilisierung
Angenommene Wirkfaktoren	Entspannung, Lösung emotional-körperlicher Blockaden, Ressourcenförderung	Lernen in dyadischen Beziehungen, Förderung der Reflektionsfähigkeit und der Wahrnehmung von Emotionen	emotionale Lernerfahrungen, Erfahrungen positiver Bewältigung	emotionale Lernerfahrungen	Achtsamkeit
Ausarbeitungsgrad	hoch, Buchpublikation	Buchpublikation	Buchpublikation	Buchpublikation	Buchpublikation
Klinische Anwendung	noch wenig verbreitet	verbreitet, vor allem im stationären Rahmen	weniger verbreitet	weniger verbreitet	weniger verbreitet

	Trauma-adaptiertes Yoga	Konzentrative Bewegungs-therapie (KBT)	Pesso-Therapie	Somatic Experiencing	Hakomi
Evidenz-basierung	mehrere klinische Studien speziell zu traumafokussiertem Yoga	mehrere klinische Studien, nicht speziell bei traumatisierten Patienten	eine kontrollierte Behandlungsstudie bei Kindheitstrauma (Ryum et al. 2008)	keine	keine
Potenziell problematische Aspekte	Fokussierung der Wahrnehmung auf den Körper kann belastende Erinnerungen auslösen	Fokussierung der Wahrnehmung auf den Körper kann belastende Erinnerungen auslösen	Fokussierung der Wahrnehmung auf den Körper kann belastende Erinnerungen auslösen	Fokussierung der Wahrnehmung auf den Körper kann belastende Erinnerungen auslösen	Fokussierung der Wahrnehmung auf den Körper kann belastende Erinnerungen auslösen
Ausbildung	verfügbar	verfügbar	verfügbar	verfügbar	verfügbar
Literatur (Auswahl)	Weiser & Dunemann-Gulde 2010	Schmitz 2004	Schrenker 2010	Levine 1998	Kurtz 1994

Tab. 13-7: Traumaspezifisch adaptierte körperpsychotherapeutische Methoden

Traumaadaptiertes Yoga

Yoga ist eine traditionelle, aus Asien stammende, umfassend persönlichkeitsbildende Methode, die auf dem Einsatz von körperlichen Übungen, Atemlenkung und Geistesschulung basiert. Ein wesentliches Ziel ist die Verbesserung des Körpergefühls und der Selbstwahrnehmung sowie damit verbunden eine Förderung der Fähigkeit zur Distanzierung von unangenehmen Affekten und zur Selbstberuhigung. Yoga wird – in adaptierter Form – auch in der Behandlung von Patientinnen und Patienten mit Traumafolgestörungen eingesetzt (Emerson & Hopper 2011; Spinazzola et al. 2011; Weiser & Duneman-Gulde 2010).

Traumaadaptiertes Yoga ist gekennzeichnet durch speziell auf die Bedürfnisse von traumatisierten Patienten abgestimmte Yoga-Übungen, z. B. durch vorsichtigen Einsatz von Übungen im Beckenbereich und durch Verzicht auf Korrekturen von Yoga-Körperhaltungen durch Berühren des Yoga-Schülers. Auch wird auf eine achtsame, lenkende und leitende Sprache geachtet, um traumabezogene Auslösereize zu vermeiden. Betroffene werden durch eine anleitende Sprache quasi an die Hand genommen und nicht mit ihrem beunruhigend empfundenen Körper alleingelassen. Übungen können mit geöffneten Augen durchgeführt werden, um die Intensität der Körperwahrnehmung und -empfindung zu dosieren.

Für Betroffene mit Traumafolgestörungen bietet Yoga eine Schulung der Körperwahrnehmung, bei der gezielt das Beachten körperlicher Grenzen (z. B. Schmerzreaktionen) gefördert wird. Yoga fördert das körperliche Sicherheitsgefühl und hilft Regulationsstrategien bei körperlichen Stressreaktionen zu erlernen. Vorteilhaft ist, dass eigenständig Übungen durchgeführt werden können und dadurch das Erleben eigener Kompetenzen und Handlungsfähigkeit gefördert wird.

Die Wirksamkeit des Einsatzes von Yoga bei Patienten mit Traumafolgestörungen ist durch mehrere Studien validiert (van der Kolk et al. 2014): In einer kontrollierten Studie bei 184 Tsunami-Opfern führte die Anwendung von acht Sitzungen Yoga im Vergleich zur Warteliste zu einer signifikanten Beschwerdebesserung, eine Kombination von Yoga mit Expositionsbehandlung brachte keine signifikante zusätzliche Besserung (Descilo et al. 2010). Emerson und Hopper (2011) berichten über eine unpublizierte randomisiert-kontrollierte Studie mit acht Sitzungen Hatha-Yoga im Vergleich zu Dialektisch-Behavioralen Therapie. Es fanden sich in beiden Gruppen eine signifikante Reduktion der Posttraumatischen Belastungsstörungen sowie eine Verbesserung der Stimmung. Yoga führte zu einer signifikanten Reduktion von Belastungssymptomen bei militärischen Einsatzkräften in Kriegsgebieten (Stoller et al. 2012). Trauma-adaptiertes Yoga zählt inzwischen zu den hinsichtlich ihrer Wirksamkeit am besten untersuchten adjuvanten Therapiemethoden in der Behandlung von Patientinnen und Patienten mit chronischer und komplexer PTBS (van der Kolk et al. 2014, Gallegos et al. 2017, Rhodes et al. 2016).

Somatic Experiencing

Somatic Experiencing (SE) ist ein körperpsychotherapeutisches Verfahren, das von der Annahme ausgeht, dass posttraumatische Symptome durch Angst unterbrochene physiologische Reaktionen sind (Levine 1998). In einem Nacherleben der traumatischen Situation werden unvollendete Flucht- oder Abwehrimpulse auf der Ebene des körperlichen Erlebens zu Ende gebracht. Dieses Denken lag schon der Traumatherapie von Simmel im Ersten Weltkrieg zugrunde (Simmel 1918). Man könnte auch sagen, dass *Somatic Experiencing* einem aus der Gestalttherapie bekannten Therapieprinzip folgt.

Zur Begründung dieses Therapieansatzes beschreibt Levine (1998), wie sich Wildtiere in Gefahrensituationen verhalten. Eine Antilope, die von einem Gepard gejagt wird, zeigt, wenn sie keine Chance mehr hat, diesem zu entkommen, eine »Erstarrungsreaktion«, oft auch als »Totstellreflex« bezeichnet. Sobald sie jedoch außer Gefahr ist, schüttelt sich die Antilope am ganzen Körper. Dadurch werden die Nachwirkungen der Stressbelastung abgebaut, sie erlangt die Kontrolle über ihren Körper zurück. Nach Levine entwickeln sich Symptome einer Posttraumatischen Belastungsstörung, wenn wir das Eintreten in das Erstarren, das Verweilen darin und das spätere Wiederaustreten nicht zu einem natürlichen Abschluss bringen können. Zielsetzung der Behandlung ist die Integration verlorengegangener oder zersplitterter (dissoziierter) Teile der Erfahrung. Der primäre Ansatzpunkt hierfür sind motorische Impulse und Reaktionen, die während des Traumas erlebt wurde.

Mehrere kontrollierte Behandlungsstudien belegen die Wirksamkeit von SE nach akuten Traumatisierungen (Leitch et al. 2009, Brom et al. 2017). Studien zur Behandlung von Patienten mit komplexen Traumafolgestörungen liegen noch nicht vor (Kuhfuß et al. 2021). *Somatic Experiencing* ist vom Ansatz auf die Behandlung von akuten Traumafolgesymptomen ausgelegt, wird aber auch bei Patienten mit komplexen Traumafolgestörungen eingesetzt. SE sollte bei KPTBS nur im Rahmen eines umfassenden Therapieplanes durch umfassend ausgebildete Therapeuten erfolgen.

Hakomi

Hakomi ist ein Körperpsychotherapieverfahren, das auf dem Grundprinzip Achtsamkeit im Kontext buddhistisch geprägter Bewusstseinsschulung basiert (Kurtz 1994). In der therapeutischen Arbeit wird das Bewusstsein des Patienten auf das gegenwärtige Empfinden gerichtet, um über eine intensivere Körperwahrnehmung eine Fokussierung auf das aktuelle Erleben zu ermöglichen.

Der Körper wird im Hakomi als Zugangsmöglichkeit zu einem vertieften Bewusstsein genutzt. Dabei wird davon ausgegangen, dass der Körper Verhalten, Gefühle, Erinnerungen und Sichtweisen organisiert und widerspiegelt. Die körperlichen Signale sollen auf eine achtsame Weise wahrgenommen und verstanden werden. Dadurch wird ein unmittelbarer Zugang zu einer sonst häufig verdrängten oder nicht sichtbaren Ebene des Erlebens ermöglicht. Hakomi setzt achtsames Körperbewusstsein ein, um eine tiefere Wahrnehmung der eigenen Befindlichkeit im gegenwärtigen Erleben erreichen zu können. Mit körperlichen Interventionen, die präzise und achtsam durchgeführt werden, wird die Aufmerksamkeit gelenkt. Dadurch werden neue Erfahrungen der Selbstwahrnehmung ermöglicht.

Die Evidenz zur Wirksamleit von Hakomi bei Patientinnen und Patienten mit komplexen Traumafolgestörungen ist bislang lediglich durch eine publizierte nicht-kontrollierte Studie mit relativ kleiner Fallzahl belegt (Gene-Cos et al. 2016).

Konzentrative Bewegungstherapie (KBT)

Konzentrative Bewegungstherapie ist ein handlungsorientierter Ansatz der Psychotherapie. Handelnd und spielend werden Grenzen gezogen, Nähe und Distanz reguliert und Inhalte verändert. Konzentrative Bewegungstherapie beruht als körperorientierte Methode auf entwicklungs- und tiefenpsychologischen Modellen (Schmidt 2006). Aus heutiger Perspektive hat die Konzentrative Bewegungstherapie viele Elemente der systemischen Aufstellungsarbeit vorweggenommen. Konzentrative Bewegungstherapie wird stabilisierend und zur sehr dosierten Konfrontation für die Traumatherapie adaptiert eingesetzt (Schmitz 2004). Die Methode kann als Einzel- oder Gruppentherapie Anwendung finden und hat vor allem im Rahmen stationärer psychosomatischer Behandlungen in Deutschland weite Verbreitung.

Wesentliche Elemente einer Behandlung mit Konzentrativer Bewegungstherapie sind an therapeutischen Zielsetzungen orientiertes handelndes Explorieren und Experimentieren, aber auch das szenische Verstehen sowie die verbale Auseinandersetzung und Reflektion über das Erlebte. Zielsetzung ist eine Integration der auf der emotional-sensomotorischen Ebene gewonnenen Erfahrungen mit der begrifflichen, kognitiven Ebene.

Wie bei allen erlebnisaktivierenden Verfahren ist in der Anwendung von Konzentrativer Bewegungstherapie auf individuelle Belastungsgrenzen zu achten, da im szenischen Wiedererleben traumatische Erinnerungen aktiviert werden können.

Die Wirksamkeit dieser Methode bei Patientinnen und Patienten mit komplexen Traumafolgestörungen wurde bislang nicht empirisch evaluiert.

Pesso-Therapie

Pesso-Therapie ist eine erlebnisorientierte Körperpsychotherapiemethode, die darauf zielt, traumatisch bedingte Entwicklungsdefizite im Sinne einer nachträglichen Persönlichkeitsreifung zu behandeln (Pesso & Perquin 2008; Schrenker 2010). Zielsetzung sind das Bewusstmachen und die Befriedigung von unerfüllten Entwicklungsbedürfnissen aus der Kindheit, beispielsweise aufgrund von Erfahrungen mangelhafter Versorgung mit Nahrung, Unterstützung und Zuwendung oder fehlenden Schutzes persönlicher Grenzen. Hierzu werden szenische Gegenbilder zu problematischen Situationen im Alltag oder aus der Lebensgeschichte konstruiert und in der Therapiegruppe durchgespielt, wodurch Erfahrungen von Bewältigung und Fürsorge ermöglicht werden.

Dabei wird jeweils mit einem Gruppenteilnehmer in einem begrenzten Zeitrahmen gearbeitet. Der Therapeut und die anderen Gruppenmitglieder stellen sich als Mitspieler zur Verfügung und spielen bestimmte Rollen aus der aktuellen Lebenssituation oder aus der Biografie der Patienten. Zielsetzung ist die Bearbeitung einer schwierigen gegenwärtigen Situation oder einer persönlichen Frage durch Veranschaulichung im Rollenspiel und Ergründen aller Aspekte der Situation. Aus der Kenntnis der Umstände und unter Einbeziehung der körperlichen Wahrnehmungsebenen wird eine heilende Szene konstruiert, die eine Befriedigung von in der problematischen Situation vernachlässigten Bedürfnissen ermöglicht. Hierdurch wird eine Bewältigungserfahrung gemacht, die anschließend reflektiert und in den Alltag übertragen werden kann.

Die Pesso-Therapie ähnelt in der Vorgehensweise gestalttherapeutischen Interventionen und der Aufstellungsarbeit. Eine Besonderheit der Pesso-Methode ist die gezielte Veränderung traumatischer Erinnerungen im Sinne einer positiven Umformulierung von szenischen Narrativen.

Eine empirische Validierung der Pesso-Therapie in der Anwendung bei Patientinnen und Patienten mit komplexen Traumafolgestörungen liegt noch nicht vor.

Andere körpertherapeutische Methoden

Qigong ist verwandt mit dem von den Bewegungsabläufen her anspruchsvolleren ***Tai-Chi*** (Tai Chi Chuan). *Qigong* und *Tai-Chi* sind übende körpertherapeutische Verfahren aus der asiatischen Tradition.

Qigong und *Tai-Chi* bestehen aus einer Reihe von einfachen, langsam und mit bewusster Aufmerksamkeit durchgeführten Bewegungsfolgen, die, verbunden mit Atemübungen, den Energiefluss im Körper harmonisieren sollen. Durch Fokussierung der Wahrnehmung auf die Kontrolle von Bewegungen können Körperspannung und muskuläre Fehlhaltungen gelöst werden. Ziel der Übungen ist die Entwicklung von Flexibilität und die Förderung des Flusses innerer Energie (Qi) sowie des körperlichen Wohlbefindens.

Eine spezielle Adaptation der Übungstechniken von Qigong oder *Tai-Chi* für Patientinnen und Patienten mit Traumafolgestörungen ist nicht erforderlich, da die traditionellen Bewegungsfolgen in beiden Techniken ein sehr geringes Potenzial zur Auslösung traumatischer Erinnerungen haben. *Qigong* und *Tai-Chi* bieten für Patienten mit komplexen Traumafolgestörungen eine Möglichkeit, auf einfache und schonende Weise körperliche Ressourcen, wie z. B. Wohlbefinden, Energie und Reduktion von unangenehmen Körperwahrnehmungen, zu erfahren. Als übende Methoden können *Qigong* und *Tai-Chi* selbst angewandt und gut im Alltag eingesetzt werden. Beide Methoden sind besonders in psychosomatischen Kliniken verbreitet im Einsatz. Eine empirische Evidenz für die Wirksamkeit bei Patientinnen und Patienten mit Traumafolgestörungen liegt nicht vor.

Die **Feldenkrais-Methode** ist ein übendes körpertherapeutisches Verfahren, bei dem die Wahrnehmung des eigenen Körpers, der Körperlage und Beweglichkeit durch gezielte Übungsaufgaben verbessert werden soll (Feldenkrais 1984). Feldenkrais erweitert die Bewusstheit über habituelle Körperhaltungen und Bewegungsmuster mit der Zielsetzung, die Beweglichkeit für Körper und Geist zu erhöhen. Da Feldenkrais explizit nicht die emotionale Seite der Körpererfahrung anzielt, sondern die physikalische, ist es für Patientinnen und Patienten mit komplexen Traumafolgestörungen oft besonders gut tolerabel und akzeptierbar (Bleick 2008; Sachsse 2008b).

Unter dem Überbegriff **»Energetische Psychologie«** werden verschiedene Varianten von Techniken zusammengefasst, die dadurch gekennzeichnet sind, dass aus der Akupunktur bekannte Meridianpunkte mit den Fingern beklopft werden (Bohne 2007). Zu diesen Techniken zählen ***Thought Field Therapy*** (TFT), ***Emotional Freedom Technique*** (EFT) und ***Meridian-Tapping***. Klopftechniken werden zur Selbstberuhigung und Stabilisierung bei Patienten mit Traumafolgestörungen eingesetzt. Hierbei wird durch rhythmisches Klopfen (Tapping) bestimmter Körperpunkte eine Reduktion von Angst und Spannung angestrebt. Dieselben Techniken werden auch zur Kurzexposition bei Ängsten oder bei Traumafolgesymptomen mit dem Ziel einer Reduktion belastender Affekte angewandt.

Die therapeutische Wirksamkeit von Tapping-Techniken (überwiegend »Emotional Freedom Technique«) in der Behandlung von Patientinnen und Patienten mit chronischen, teilweise auch komplexen Traumafolgestörungen wurde mit einer Reihe von Studien belegt. Eine kontrollierte Studie bei Kriegsveteranen (Church 2010), eine naturalistische Studie bei durch Kriegsfolgen verwaisten und traumatisierten Jugendlichen in Ruanda (Sakai et al. 2010) sowie eine naturalistische Studie bei Flüchtlingen in den

USA (Folkes 2002) wiesen signifikante Behandlungserfolge nach. Eine randomisiert-kontrollierte Studie verglich *Emotional Freedom Technique* mit EMDR bei Patienten mit Posttraumatischer Belastungsstörung, wobei beide Behandlungen zu einer signifikanten Besserung von Traumafolgesymptomen führten (Karatzias et al. 2011).

Aus unserer Sicht problematisch erscheint die von einigen Anhängern der Tapping-Techniken vertretene Ansicht, dass sich mithilfe dieser Techniken praktisch alle psychischen Störungsbilder in kürzester Zeit erfolgreich behandeln lassen würden.

Wen Do ist eine speziell für Frauen und Mädchen entwickelte Form der geistigen und körperlichen Selbstbehauptung und Selbstverteidigung. *Wen Do* hat die Zielsetzung, Frauen zu unterstützen, innere Entschlossenheit und Selbstvertrauen zu stärken, sodass sie sich in bedrohlichen oder gefährlichen Situationen schützen und ihre persönlichen Grenzen wahren können. Es werden Techniken zur Selbstbehauptung beispielsweise durch Einsatz der Stimme und der Körpersprache vermittelt. *Wen Do* ist speziell auch auf die Bedürfnisse von traumatisierten Mädchen und Frauen ausgerichtet.

Entspannungsverfahren

Entspannungsverfahren, wie etwa **autogenes Training, Progressive Muskelrelaxation** (PMR) oder **Atemtherapie**, werden besonders im Kontext von stationären Behandlungen auch bei Patientinnen und Patienten mit komplexen Traumafolgestörungen eingesetzt. Zielsetzung der Entspannungsverfahren ist die Reduktion von Körperanspannung und der begleitenden vegetativen Symptome, die häufig Teil der posttraumatischen Stresssymptomatik sind, sowie eine Verbesserung der Körperwahrnehmung.

Der Einsatz von Entspannungsverfahren bei Patienten mit komplexen Traumafolgestörungen bedarf besonderer Vorsicht, da durch die Fokussierung der Wahrnehmung auf den eigenen Körper, verbunden mit Entspannung, traumatische Erinnerungen typischerweise in Form von Körperflashbacks reaktiviert werden können. Entspannung bedeutet partielles Aufgeben von (muskulärer) Kontrolle und Loslassen. Bei entsprechender Disposition können ungewollt belastende Affekte oder traumatische Erinnerungen an die Oberfläche kommen, was subjektiv sehr unangenehm erlebt werden kann und dann unter Umständen als Kontrollverlust wahrgenommen wird.

Aus diesem Grund sollten Entspannungsverfahren bei Patientinnen und Patienten mit komplexen Traumafolgestörungen nur im Kontext eines umfassenden Behandlungskonzepts eingesetzt werden. Gegebenenfalls ist im Einzelfall zu überprüfen, ob Entspannung förderlich ist oder eher zur Destabilisierung führt. Für den Einsatz von Entspannungsverfahren bei Patienten mit Traumafolgestörungen liegen keine empirischen Studien vor.

13.8 Traumaadaptierte Behandlungskonzepte in Kunsttherapie, Tanztherapie und Musiktherapie

Künstlerische Therapiemethoden ermöglichen auf eine spielerisch-kreative Weise »Inszenierungen« von persönlichen Erfahrungen, innerer Not, Wünschen oder Lösungen. Dabei wird ein künstlerisches Medium für den Ausdruck genutzt. Zu den besonderen Kennzeichen der kreativtherapeutischen Methoden gehören vielfältige Möglichkeiten von Ressourcenaktivierung und Lösungsorientierung, die sich im therapeutischen Prozess erarbeiten und erleben lassen. Kreativtherapeutische Mittel lassen sich einerseits dazu nutzen, Probleme und Belastungen zu aktualisieren und therapeutisch zu bearbeiten, andererseits kann mit ihnen Distanz zu belastenden Erinnerungen oder Emotionen hergestellt werden. Das Betrachten eines Bildes, die aufmerksame Wahrnehmung einer Tonfolge oder die Analyse einer getanzten Bewegungsfolge erlauben bei Bedarf eine distanzierte Betrachtung und Analyse der in der Gegenwart entstandenen Ausdrucksform, die als Spiegel der seelischen Befindlichkeit verstanden werden kann. Das künstlerische Medium ist als »Drittes« in der Therapie immer anwesend und kann als Bezugspunkt reflektierend genutzt werden (Sachsse 2011a). Zu den Besonderheiten der künstlerischen Therapiemethoden gehören die Multimodalität der beteiligten Wahrnehmungs- und Ausdrucksebenen sowie, durch die Interaktion mit dem Medium bedingt, eine verminderte Kontrollierbarkeit der im Therapieprozess hervorgebrachten Produkte. Gleichzeitig können im Handeln beglückende Erfahrungen durch Eintauchen in einen schöpferischen Prozess gemacht werden, dessen Ergebnisse zu Beginn noch nicht abzusehen sind und die nicht selten zu überraschenden Lösungen führen. Erfahrungen mit kreativen Prozessen im Kontext künstlerischer Therapie können Mut machen, Veränderungen im eigenen Leben zu wagen, und bieten sich daher als Modell für persönliche Entwicklung und für die Umsetzung von therapeutischen Zielen an.

Traumatherapeutische Behandlungsstrategien lassen sich sehr gut – in entsprechend adaptierter Form – im Rahmen von erlebnisorientierten und künstlerischen Therapiemethoden umsetzen. Die Wirksamkeit künstlerischer und kreativtherapeutischer Ansätze bei Patienen mit PTBS ist durch eine Reihe von Studien belegt (Baker et al. 2018). Dies trifft für stabilisierende Interventionen genauso zu wie für die Arbeit an belastenden Erinnerungen sowie die Auseinandersetzung mit versäumten Entwicklungsmöglichkeiten und bleibenden Schädigungen, beispielsweise infolge von Traumatisierungen in der Kindheit.

Eine sorgfältige Indikationsstellung für den Einsatz erlebnisaktivierender Verfahren im Rahmen eines Gesamtbehandlungsplans ist erforderlich. Die Vorgehensweise muss, wie bei allen anderen Therapiemethoden auch, an die individuelle Belastbarkeit sowie an die jeweiligen vordringlichen Therapieziele angepasst werden.

Die Gestaltung mit bildnerischen Mitteln in der **Kunsttherapie** wird bereits seit längerer Zeit als Therapieelement bei Patientinnen und Patienten mit Traumafolgestörungen im Rahmen stationärer Behandlungen eingesetzt. Aus der Auseinandersetzung mit den spezifischen Behandlungsbedürfnissen von Patienten mit Traumafolgestörungen und durch Integration des aktuellen Wissens aus der Traumatherapie wurden dezidierte Konzepte zur kunsttherapeutischen Behandlung entwickelt (Gromes 2008; Lücke 2001). Während inzwischen viel praktische Erfahrung mit der Anwendung von Kunsttherapie in multimodalen Therapiesettings – meist im Rahmen stationärer oder teilstationärer Behandlung – gewonnen wurde, ist noch nicht ausreichend geklärt, ob auch eine alleinige Behandlung mit traumaadaptierter Kunsttherapie bei Patienten mit komplexen Traumafolgestörungen geeignet ist. Kunsttherapie bietet die Möglichkeit, durch die bildnerische Gestaltung auch nicht sprachlich zugänglichen Erfahrungen und Zuständen Ausdruck zu verleihen und sich mit diesen in einem therapeutischen Prozess auseinanderzusetzen (Schouten et al. 2015).

Auch in der **Tanztherapie** wurden in den letzten Jahren traumaspezifische Behandlungsstrategien aufgegriffen und entsprechend adaptiert (Moore & Stammermann 2009; Sander & Schedlich 2007). Spezifischer Ansatzpunkt ist die Bewegung als Ausdrucksform und als Medium zwischenmenschlicher Interaktion. In der Tanztherapie lassen sich Therapiethemen wie Nähe und Distanz, Kontaktaufnahme, körperlicher Ausdruck, Lebendigkeit, Kraft und Kompetenz erlebnisnah mit dem Ziel der emotionalen, kognitiven und körperlichen Integration bearbeiten.

Die **Musiktherapie** eröffnet einen »nonverbalen« Zugang zu emotionalem Erleben sowie entsprechende Ausdrucks- und Gestaltungsmöglichkeiten. Musik ist für viele Menschen eine Ressource und ermöglicht oft einen besonders leichten Zugang zu positiven Emotionen. Sowohl die aktive wie die rezeptive Musiktherapie (z. B. *Guided Imagery and Music*) können auf die Behandlungsbedürfnisse von Patienten mit Traumafolgestörungen ausgerichtet werden (Maack 2004, Wölfl & Siebert 2020). Auf der Ebene der musikalischen Interaktion lassen sich Verstehen fördern und Lösungen finden (Weiß 2008). Strukturierte Musik kann eine »Containerfunktion« für emotionale Zustände und Erinnerungen bieten. Musiktherapie hat sich in besonderer Weise im Einsatz bei traumatisierten Flüchtlingen bewährt, da sprachliche Kommunikationsbarrieren aufgehoben werden (Orth 2001, Beck 2021). Patientinnen und Patienten mit Traumafolgestörungen benötigen im therapeutischen Rahmen einen in besonderem Maße dosierten Umgang mit Musik, da durch dynamische Elemente oder durch plötzliche laute Geräusche Stress ausgelöst werden kann. Freie musikalische Improvisation kann bei Patienten mit Traumafolgestörungen eine Gratwanderung zwischen aufdeckendem und dadurch klärendem Therapieprozess und emotionaler Überforderung darstellen und bedarf seitens des Musiktherapeuten besonderer Feinfühligkeit und Erfahrung.

13.9 Potenziell problematische Behandlungsmethoden

Die nachfolgend genannten Methoden können nach unserer Erfahrung für die Behandlung von Patienten mit komplexen Traumafolgestörungen allein, ambulant, außerhalb eines stationären oder teilstationären Gesamtbehandlungsplanes nicht empfohlen werden – sie »berühren« sehr oft viel zu intensiv und direkt das »Traumamaterial«, das dann unkontrolliert wieder ins Bewusstsein gelangen kann. Durch Einsatz dieser Methoden besteht die Gefahr der ungewollten und ungesteuerten Aktualisierung von traumatischen Erinnerungen, verbunden mit einer Überflutung aversiver Reize. Eine Anwendung dieser Methoden sollte – sofern überhaupt indiziert – nur durch sehr erfahrene

Behandler erfolgen und im Kontext eines Gesamtbehandlungsplans bzw. im Rahmen einer stationären Behandlung erfolgen.

Zu den in dieser Hinsicht potenziell problematischen Behandlungsmethoden bei Patientinnen und Patienten mit komplexen Traumafolgestörungen gehören:

- energetisch mobilisierende Methoden
  - Bioenergetik
  - Primärtherapie
  - holotropes Atmen
- erlebnisaktivierende Methoden, verbunden mit intensiver körperlicher Berührung
  - Rolfing
  - Postural Integration
  - Polarity
  - Reiki
  - Bonding
- in besonderem Maße regressionsfördernde Methoden
  - aquatische Körperarbeit
  - Rebirthing
  - Pränataltherapie

Energetisch mobilisierende Methoden

Energetisch mobilisierende Methoden, beispielsweise aus der Bioenergetik oder der Primärtherapie oder auch durch forcierte Hyperventilation, können unter Umständen zu schnell emotionale Blockaden auflösen und zu heftigen Abreaktionen, verbunden mit Flashbackerleben, führen. Zielsetzung dieser Methoden ist eine Katharsis durch das Wiedererleben belastender Erinnerungen. Da die Möglichkeiten zur Steuerung intensiver emotionaler Reaktionen im Rahmen der energetisch mobilisierenden Methoden eingeschränkt sind, kann es zur Überschwemmung mit aversiven Affekten und Erinnerungen mit dem Risiko einer nachfolgenden Destabilisierung kommen.

Aus diesem Grund besteht eine relative Kontraindikation zum Einsatz von energetisch mobilisierenden Methoden in der Behandlung von Patientinnen und Patienten mit komplexen Traumafolgestörungen.

Erlebnisaktivierende Methoden, verbunden mit intensiver körperlicher Berührung

Erlebnisaktivierende Methoden, verbunden mit intensiver körperlicher Berührung, werden im Rahmen von köpertherapeutischen Interventionen eingesetzt, um auf der Ebene des körperlich-emotionalen Erlebens korrigierende Erfahrungen zu ermöglichen. Zu den Zielsetzungen dieser Methoden gehören die Korrektur fehlender frühkindlicher Bindungserfahrungen und die Förderung von Beziehungsfähigkeit durch in der therapeutischen körperlichen Berührung erlebte positive Erfahrungen von Gehalten-Werden und von zwischenmenschlicher Nähe in einer sicheren Beziehung.

So nachvollziehbar diese Zielsetzungen sind, so schwierig gestaltet sich die Steuerung und deren Einsatz, da Betroffene oft große Sehnsucht und Erwartungen bezüglich dieser Methoden haben, aber gleichzeitig auch Ängste im Umgang mit Nähe und Berührung bestehen. Da durch direkten Körperkontakt leicht Nähe-Distanz-Grenzen überschritten werden, kann es statt zu korrigierenden Erfahrungen zum Erleben erneuter Grenzverletzungen kommen. Der Einsatz von körperorientierten erlebnisaktivierenden Methoden setzt daher viel Einfühlungsvermögen und therapeutische Selbsterfahrung voraus.

Aus unserer Sicht besteht aufgrund der potenziellen Schädigungsgefahr eine relative Kontraindikation dieser Methoden in der Anwendung bei Patientinnen und Patienten mit komplexen Traumafolgestörungen, besonders wenn diese Methoden als alleinige Therapieform eingesetzt werden.

In besonderem Maße regressionsfördernde Techniken

In besonderem Maße regressionsfördernde Techniken erlauben eine subjektiv erlebte Altersregression, verbunden mit einer vertieften Wahrnehmung eigener emotionaler Bedürfnisse, oder ermöglichen einen Zugang zu archaischen emotionalen Reaktionen, wie sie in der frühen Kindheit erlebt werden können, beispielsweise als Erinnerung an Verlassenheitsängste. Zielsetzung regressionsfördernder Techniken ist es, einen emotionalen Zugang zu eigenen Bedürfnissen oder zu primären emotionalen Reaktionen zu ermöglichen, da diese eine wichtige motivationale Grundlage für Handlungen und Entscheidungen sind. Zu den typischen Folgen von Traumatisierungen in der Kindheit zählt das Erleben des Mangels ausreichend erlebter Bedürfnisbefriedigung. Die Fähigkeit zur Regression ist eine wichtige Ressource, um Kraft und Erholung zu finden und Bedürfnisse, beispielsweise nach Versorgung und Zuwendung, zu stillen.

In besonderem Maße regressionsfördernde Techniken induzieren tranceartige Zustände tiefer Entspannung und schränken dadurch kognitive Steuerungsfunktionen ein. Durch die ausgeprägte Regression tritt eine passagere Einschränkung der Fähigkeit zur Mentalisierung ein. Daher können Erfahrungen von Kontrollverlust oder Entgrenzung resultieren, die zu einer nachhaltigen Verunsicherung führen oder als Wiederholung traumatischer Grenzverletzungen erlebt werden können.

Aus diesem Grund besteht eine relative Kontraindikation zum Einsatz regressionsfördernder Methoden in der Behandlung von Patientinnen und Patienten mit komplexen Traumafolgestörungen.

13.10 Ausblick

Eine große Fülle von Therapiemethoden wird mit unterschiedlichen Zielsetzungen in der Behandlung von Patientinnen und Patienten mit komplexen Traumafolgestörungen eingesetzt. Nur ein kleiner Teil davon ist in der Anwendung empirisch validiert. Die Überprüfung der Wirksamkeit von Psychotherapiemethoden ist zwar aufwendig, aber mit geeigneten Studiendesigns methodisch ohne Weiteres durchführbar. Um eine optimale Behandlung zu ermöglichen, wäre es wichtig zu wissen, welche Methoden für welche Störungsbereiche oder Zielsetzungen effektiv genutzt werden können. Therapiemethoden, die speziell für die Behandlung von Patienten mit Traumafolgestörungen entwickelt wurden und als solche unterrichtet werden, sollten daher hinsichtlich der Wirksamkeit evaluiert sein, d. h. ihre Wirksamkeit sollte mit Standardverfahren verglichen sein. Dies wäre ein minimal zu fordernder Qualitätsstandard, sobald eine Therapiemethode verbreitet und »auf den Markt« gebracht wird. Nur so lässt sich ein Missbrauch verhindern.

Als Standard im Rahmen stationärer Behandlungen hat sich mittlerweile eine Kombination verschiedener Therapiemethoden etabliert. Traumafokussierende Methoden werden mit erlebnisorientierten Verfahren und mit eher auf Stabilisierung ausgerichteter Gruppentherapie kombiniert. Die Erforschung der Wirksamkeit kombinierter Behandlungssettings in unterschiedlichen Kombinationen und in Abhängigkeit von individuellen Therapiebedürfnissen befindet sich erst in den Anfängen.

Literatur

Achterberg, J. (1990). Gedanken heilen: Die Kraft der Imagination – Grundlagen einer neuen Medizin. Reinbek: Rowohlt.

Arntz, A., Tiesema, M., Kindt, M. (2007). Treatment of PTSD: a comparison of imaginal exposure with and without imagery rescripting. J Behav Ther Exp Psychiatry; 38: 345–70.

Baddeley, J. L., Pennebaker, J. W. (2011). A post-deployment expressive writing intervention for military couples: a randomized controlled trial. J Trauma Stress; 24: 581–85.

Bandler, R., Grinder, J. (1994). Neue Wege der Kurzzeit-Therapie. Neurolinguistische Programme. Paderborn: Jungfermann.

Bateman, A. W., Fonagy, P. (2008). Psychotherapie der Borderline-Persönlichkeitsstörung: Ein mentalisierungsgestütztes Behandlungskonzept. Gießen: Psychosozial-Verlag.

Besser, L.-U. (2019). Screentechnik KReST (Körper-, Ressourcen- und Systemorientierte Traumatherapie). Eine sanfte Methode der Traumakonfrontation, -systhese und -integration. Traumakonfrontation – Traumaintegration. Therapiemethoden im Vergleich. H. Rießbeck and G. Müller. Stuttgart, Kohlhammer: 33–59.

Bleick, S. (2008). Wenn der Körper Angst auslöst. Feldenkrais-Arbeit für Frauen mit Posttraumatischer Belastungsstörung. Feldenkrais Forum; 2: 15–8.

Bohne, M. (2007). Feng Shui gegen das Gerümpel im Kopf. Blockaden lösen mit Energetischer Psychologie. Reinbek bei Hamburg: Rowohlt.

Bohus, M., Wolf, M. (2009). Interaktives Therapieprogramm für Borderline-Patienten. Therapeuten-Version. Stuttgart: Schattauer.

Bohus, M., Kleindienst, N., Hahn, C., Müller-Engelmann, M., Ludäscher, P., Steil, R., et al. (2020). Dialectical Behavior Therapy for Posttraumatic Stress Disorder (DBT-PTSD) Compared With Cognitive Processing Therapy (CPT) in Complex Presentations of PTSD in Women Survivors of Childhood Abuse: A Randomized Clinical Trial. JAMA Psychiatry; 77(12):1235–45.

Boon, S., Steele, K., van der Hart, O. (2011). Coping with Trauma-related Dissociation: Skills Training for Patients and Therapists. New York: WW Norton.

Brom, D., Kleber, R. J., Defares, P. B. (1989). Brief psychotherapy for posttraumatic stress disorders. J Consult Clin Psychol; 57(5): 607–12.

Butollo, W., Karl, R. (2012). Dialogische Traumatherapie – Manual zur Behandlung der Posttraumatischen Belastungsstörung. Stuttgart: Klett-Cotta.

Cahill, S. P., Foa, E. B., Hembree, E. A., Marshall, R. D., Nacash, N. (2006). Dissemination of exposure therapy in the treatment of posttraumatic stress disorder. J Trauma Stress; 19(5): 597–610.

Church, D. (2010). The treatment of combat trauma in veterans using EFT (Emotional Freedom Techniques): A pilot protocol. Traumatology; 16(1): 55–65.

Cienfuegos, J., Monelli, C. (1983). The testimony of political repression as a therapeutic instrument. Am J Orthopsychiatry; 53: 43–51.

Cloitre, M., Koenen, K. C., Cohen, L. R., Han, H. (2002). Skills training in affective and interpersonal regulation followed by exposure: a phase-based treatment for PTSD related to childhood abuse. J Consult Clin Psychol; 70(5): 1067–74.

Cloitre, M., Cohen, L., Koenen, K. C. (2006). Treating Survivors of Childhood Abuse. New York: Guilford.
Cloitre, M., Stovall-McClough, K. C., Nooner, K., Zorbas, P., Cherry, S., Jackson, C. L., Gan, W., Petkova, E. (2010). Treatment for PTSD related to childhood abuse: a randomized controlled trial. Am J Psychiatry; 167(8): 915–24.
Davies, J. M., Frawley, M. G. (1994). Treating the Adult Survivor of Childhood Sexual Abuse: A Psychoanalytic Perspective. New York: Basic Books.
Decety, J., Grèzes, J. (2006). The power of simulation: imagining one's own and other's behavior. Brain Res; 1079(1): 4–14.
Descilo, T., Vedamurtachar, A., Gerbarg, P. L., Nagaraja, D., Gangadhar, B. N., Damodaran, B., Adelson, B., Braslow, L. H., Marcus, S., Brown, R. P. (2010). Effects of a yoga breath intervention alone and in combination with an exposure therapy for post-traumatic stress disorder and depression in survivors of the 2004 South-East Asia tsunami. Acta Psychiatr Scand; 121(4): 289–300.
Diegelmann, C. (2007). Trauma und Krise bewältigen: Psychotherapie mit TRUST (Techniken ressourcenfokussierter und symbolhafter Traumabearbeitung). Stuttgart: Klett-Cotta.
Diegelmann, C. & Isermann, M. (2016). Ressourcenorientierte Psychoonkologie. Psyche und Körper ermutigen (3. Aufl.). Stuttgart: Kohlhammer.
Diegelmann, C. & Isermann, M. (2018). Kraft in der Krise. Ressourcen gegen die Angst (4. Aufl.). Stuttgart: Klett-Cotta.
Diegelmann, C., Isermann, M., Zimmermann, T. (2020). Therapie-Tools Psychoonkologie. Weinheim: Beltz.
Dulz, B., Herpertz, S. C., Kernberg, O. F., Sachsse, U. (2011). Handbuch der Borderline-Störungen. 2. Aufl. Stuttgart: Schattauer.
Ebner-Priemer, U. W., Mauchnik, J., Kleindienst, N., Schmahl, C., Peper, M., Rosenthal, M. Z., Zachary M Flor, H., Bohus, M. (2009). Emotional learning during dissociative states in Borderline personality disorder. J Psychiatry Neurosci; 34(3): 214–22.
Ehlers, A., Clark, D. M. (2000). A cognitive model of posttraumatic stress disorder. Behav Res Ther; 38(4): 319–45.
Ehring, T., Hofmann, A., Kleim, B., Liebermann, P., Lotzin, A., Maercker, A., Neuner, F., Reddemann, O., Schäfer, I., Schellong, J. (2020). Psychotherapeutische Behandlung der Posttraumatischen Belastungsstörung bei Erwachsenen. Trauma & Gewalt, 14(2), 92–100.
Eidmann, F. (2009). Trauma im Kontext: Integrative Aufstellungsarbeit in der Traumatherapie. Göttingen: Vandenhoeck & Ruprecht.
Emerson, D., Hopper, E. (2011). Overcoming Trauma through Yoga: Reclaiming your Body. Berkeley, Calif: North Atlantic Books.
Feeny, N. C., Zoellner, L. A., Foa, E. B. (2002). Treatment outcome for chronic PTSD among female assault victims with Borderline personality characteristics: a preliminary examination. J Pers Disord; 16(1): 30–40.
Feldenkrais, M. (1984). Bewußtheit durch Bewegung. Frankfurt am Main: Suhrkamp.
Fine, A. H. (2010). Handbook on Animal-Assisted Therapy: Theoretical Foundations and Guidelines for Practice. Amsterdam: Elsevier Academic Press.
Fischer, G. (2000). Mehrdimensionale psychodynamische Traumatherapie: MPTT; Manual zur Behandlung psychotraumatischer Störungen. Heidelberg: Asanger.
Fischer, G., Riedesser, P. (1999). Lehrbuch der Psychotraumatologie. München: Reinhardt.
Folkes, C. E. (2002). Thought field therapy and trauma recovery. Int J Emerg Ment Health; 4(2): 99–103.
Fritzsche, K., Hartman, W. (2010). Einführung in die Ego-State-Therapie. Heidelberg: Carl-Auer.
Fürstenau, P. (2002). Psychoanalytisch verstehen – systemisch denken – suggestiv intervenieren. Stuttgart: Pfeiffer bei Klett-Cotta.
Gersons, B. P., Carlier, I. V., Lamberts, R. D., van der Kolk, B. A. (2000). Randomized clinical trial of brief eclectic psychotherapy for police officers with posttraumatic stress disorder. J Trauma Stress; 13(2): 333–47.
Greenberg, L. S., Paivio, S. C. (1997). Working with Emotions in Psychotherapy. New York: Guilford Press.
Gromes, B. (2008). Ressourcenorientierte Kunsttherapie mit traumatisierten Menschen. In: Martius, P., Spreti, F, Henningsen P (Hg.). Kunsttherapie bei psychosomatischen Störungen. München: Urban & Fischer bei Elsevier; 93–102.
Grunert, B. K., Weis, J. M., Smucker, M. R., Christianson, H. F. (2007). Imagery rescripting and reprocessing therapy after failed prolonged exposure for post-traumatic stress disorder following industrial injury. J Behav Ther Exp Psychiatry; 38(4): 317–28.

Herbold, W., Sachsse, U. (2007). Das so genannte Innere Kind. Vom Inneren Kind zum Selbst. Stuttgart: Schattauer.

Herman, J. L. (1994). Die Narben der Gewalt. Traumatische Erfahrungen verstehen und überwinden. München: Kindler.

Hochauf, R. (2007). Frühes Trauma und Strukturdefizit: Ein psychoanalytisch-imaginativ orientierter Ansatz zur Bearbeitung früher und komplexer Traumatisierungen. Kröning: Asanger.

Hofmann, A. (2009). EMDR: Therapie psychotraumatischer Belastungssyndrome. 4. Aufl. Stuttgart: Thieme.

Huber, M. (2005). Der innere Garten. Paderborn: Junfermann.

ISTSS (2004). Kindheitstraumata – erinnert: ein Report zum derzeitigen wissenschaftlichen Kenntnisstand und zu seinen Anwendungen. Traumazentrierte Psychotherapie. U. Sachsse. Stuttgart, New York, Schattauer: 413–436.

Janet, P. (1889). L' automatisme psychologique. Paris, Felix Alcan.

Kabat-Zinn, J. (2007). Achtsamkeit und Meditation im täglichen Leben. Freiamt am Schwarzwald: Arbor.

Karatzias, T., Power, K., Brown, K., McGoldrick, T., Begum, M., Young, J., Loughran, P., Chouliara, Z., Adams, S. (2011). A controlled comparison of the effectiveness and efficiency of two psychological therapies for posttraumatic stress disorder: eye movement desensitization and reprocessing vs. emotional freedom techniques. J. Nerv Ment Dis; 199(6): 372–8.

Kernberg, O. F., Yeomans, F. E., Clarkin, J. F., Levy, K. N. (2008). Transference Focused Psychotherapy: overview and update. Int J Psychoanalysis; 89: 601–20.

Knaevelsrud, C., Böttche, M., Kuwert, P. (2011). Integrative Testimonial Therapie: eine biographisch narrative Schreibtherapie zur Behandlung von posttraumatischen Belastungsstörungen bei ehemaligen Kriegskindern. Psychotherapie im Alter; 8(29): 27–40.

Korn, D. L. (2009). EMDR and the treatment of complex PTSD: A review. J EMDR Pract Res; 3: 264–78.

Kottje-Birnbacher, L., Sachsse, U., Wilke, E. (2010). Psychotherapie mit Imaginationen. Bern: Hans Huber.

Krakow, B., Johnston, L., Melendrez, D., Hollifield, M., Warner, T. D., Chavez-Kennedy, D., Herlan, M. J. (2001a). An open-label trial of evidence-based cognitive behavior therapy for nightmares and insomnia in crime victims with PTSD. Am J Psychiatry; 158(12): 2043–7.

Krakow, B., Hollifield, M., Johnston, L., Koss, M., Schrader, R., Warner, T. D., Tandberg, D., Lauriello, J., McBride, L., Cutchen, L., Cheng, D., Emmons, S., Germain, A., Melendrez, D., Sandoval, D., Prince, H. (2001b). Imagery rehearsal therapy for chronic nightmares in sexual assault survivors with posttraumatic stress disorder: a randomized controlled trial. JAMA; 286(5): 537–45.

Kurtz, R. (1994). Hakomi: Eine körperorientierte Psychotherapie. München: Kösel.

Kuwert, P., Knaevelsrud, C. Gerontopsychotraumatologie. In: Maercker A (Hg.). Posttraumatische Belastungsstörungen. 3. Aufl. Heidelberg: Springer 2009; 427–40.

Lansch, D. (2016). Die Vier-Felder-Technik. In: C. Rost (Hg.) EMDR zwischen Struktur und Kreativität, Junfermann, Paderborn, S. 314–348

Lampe, A., Mitmansgruber, U., Gast, U., Schüssler, L., Reddemann, L. (2008). Therapieevaluation der Psychodynamisch Imaginativen Traumatherapie (PITT) im stationären Setting. Neuropsychiatrie; 3: 189–97.

Leichsenring, F. (2004). Randomized controlled versus naturalistic studies: A new research agenda. Bull Menninger Clin; 68: 137–51.

Leichsenring, F., Rüger, U. (2004). Psychotherapeutische Behandlungsverfahren auf dem Prüfstand der Evidence Based Medicine (EBM). Randomisierte kontrollierte Studien vs. naturalistische Studien – Gibt es nur einen Goldstandard? Psychosom Med Psychother; 50: 203–17.

Leitch, M. L., Vanslyke, J., Allen, M. (2009). Somatic experiencing treatment with social service workers following Hurricanes Katrina and Rita. Soc Work; 54(1): 9–18.

Leuner, H. (1955). Symbolkonfrontation, ein nichtinterpretierendes Vorgehen in der Psychotherapie. Schweiz Arch Neurol Psychiatr; 76: 23–49.

Leutner, S. (2019). Heilsame Netzwerke – EST und EMDR: Ein roter Faden für den Behandlungsprozess. Traumakonfrontation – Traumaintegration. Therapiemethoden im Vergleich. H. Rießbeck and, G. Müller. Stuttgart, Kohlhammer: 90–119.

Levine, P. A. (1998). Trauma-Heilung: Das Erwachen des Tigers; unsere Fähigkeit, traumatische Erfahrungen zu transformieren. Essen: Synthesis.

Linden, M., Rotter, M., Baumann, K., Lieberei, B. (2007). Posttraumatic Embitterment Disorder. Toronto: Hogrefe & Huber Publishers.
Linehan, M. M. (1996). Dialektisch-behaviorale Therapie der Borderline-Störung. München: CIP-Medien.
Loftus, E., Ketcham, K. (1996). The Myth of Repressed Memory: False Memories and Allegations of Sexual Abuse. New York: St. Martin's Press.
Lücke, S. (2001). Kunst- und Gestaltungstherapie im Prozess der Traumaheilung. In: Reddemann, L. (Hg.). Imagination als heilsame Kraft. Zur Behandlung von Traumafolgen mit ressourcenorientierten Verfahren. Stuttgart: Klett-Cotta; 132–65.
Lüdecke, C., Sachsse, U., Faure, H. (2010). Sucht – Bindung – Trauma. Psychotherapie von Sucht und Traumafolgen im neurobiologischen Kontext. Stuttgart: Schattauer.
Maack, C. (2004). Rezeptive Musiktherapie als Psychotherapie für Menschen mit Persönlichkeitsstörungen. In: Timmermann T (Hg.). Empfinden – Hören – Sehen: Welche Zugänge wählen nonverbale Psychotherapien? Am Beispiel der Diagnose: Persönlichkeitsstörung. Wiesbaden: Reichert.
Maercker, A. (2002). Life-review technique in the treatment of PTSD in elderly patients: rationale and Ttree single case studies. J Clin Geropsychology; 8: 239–49.
Maragkos, M., Rosner, R., Butollo, W. (2006). Ein integrativer Ansatz zur Behandlung der PTBS: Kombination von Gestalttherapie und Verhaltenstherapie. In: Maercker A (Hg.). Psychotherapie der Posttraumatischen Belastungsstörungen. Stuttgart: Thieme; 86–101.
Marlock, G., Weiss, H. (2007). Handbuch der Körperpsychotherapie. Stuttgart: Schattauer.
Maslow, A. H. (1971). The farther reaches of human nature. New York, The Viking Press.
Mattheß, H., Nijenhuis, E. R. (2006). Wie behandeln wir Patienten mit schwerer struktureller Dissoziation der Persönlichkeit? Therapeutische Möglichkeiten bei schwerer dissoziativer Persönlichkeitsdesintegration. In: Wöller W (Hg.). Trauma und Persönlichkeitsstörungen: Psychodynamisch-integrative Therapie. Stuttgart: Schattauer; 465–82.
Moore, C., Stammermann, U. (2009). Bewegung aus dem Trauma: Traumazentrierte Tanz- und Bewegungspsychotherapie. Stuttgart: Schattauer.
Münker-Kramer, E. & Rost, C. (2016). Die Absorptionstechnik, In: C. Rost (Hg.) EMDR zwischen Struktur und Kreativität, Junfermann, Paderborn, S. 131–132
Nestmann, F. (1994). Tiere helfen heilen. Wiss Z TU Dresden; 43: 64–74.
Neuner, F. (2008). Stabilisierung vor Konfrontation in der Traumatherapie – Grundregel oder Mythos? Verhaltenstherapie; 18(2): 109–18.
Neuner, F., Schauer, M., Elbert, T. (2009). Narrative Exposition. In: Maercker A (Hg.). Posttraumatische Belastungsstörungen. 3. Aufl. Heidelberg: Springer; 301–20.
Nilsson, D., Wadsby, M. (2010). Symboldrama, a psychotherapeutic method for adolescents with dissociative and PTSD symptoms: A pilot study. J Trauma Dissociation; 11(3): 308–21.
Orth, J. (2001). Between abandoning and control: Structure, security and expression in music therapy with traumatised refugees in a psychiatric clinic. In: Verwey M (Hg.). Trauma und Ressourcen. Curare Sonderband 16. Berlin: Verlag für Wissenschaft und Bildung; 189–97.
Paivio, S. C., Pascual-Leone, A. (2010). Emotion-focused Therapy for Complex Trauma: An Integrative Approach. Washington, DC: American Psychological Association.
Parish-Plass, N. (2008). Animal-assisted therapy with children suffering from insecure attachment due to abuse and neglect: a method to lower the risk of intergenerational transmission of abuse? Clin Child Psychol Psychiatry; 13(1): 7–30.
Parker, C., Doctor, R., Selvam, R. (2011). Somatic therapy treatment effects with tsunami survivors. Traumatology; 14: 103–8.
Parnell, L. (2003). EMDR-Therapie mit Erwachsenen. Kindheitstrauma überwinden. Stuttgart: Klett-Cotta.
Peichl, J. (2007). Innere Kinder, Täter, Helfer & Co. Ego-State-Therapie des traumatisierten Selbst. Stuttgart: Klett-Cotta.
Pennebaker, J. W. (1997). Opening Up: The Healing Power of Expressing Emotion. New York: Guilford Press.
Pesso, A., Perquin, L. (2008). Die Bühnen des Bewusstseins: PBSP – ein ressourcenorientierter, neurobiologisch fundierter Ansatz der Körper-, Emotions- und Familientherapie. München: CIP-Medien.
Phillips, M., Frederick, C. (1995). Healing the Divided Self: Clinical and Ericksonian Hypno-

therapy for Post-traumatic and Dissociative Conditions. New York: WW Norton.

Reddemann, L. (1998). Psychotherapie auf der inneren Bühne. Persönlichkeitsstörungen; 2(2): 88–96.

Reddemann, L. (2004). Psychodynamisch Imaginative Traumatherapie. PITT – Das Manual. Stuttgart: Klett-Cotta.

Reddemann, L. (2011). Stabilisierung in der Traumatherapie – eine Standortbestimmung. Trauma und Gewalt; 5: 256–63.

Reddemann, L., Sachsse, U. (1998). Traumazentrierte Psychotherapie II: Traumaexposition zur Traumasynthese. Persönlichkeitsstörungen; 2(2): 72–108.

Reddemann, L., Fischer, G. (2010). Worauf es ankommt: Psychodynamische Traumatherapien. Psychotherapie; 15: 263–78.

Reddemann, U., Rentsch, I. (2019). Die Beobachtertechnik zur Traumakonfrontation in der Psychodynamisch Imaginativen Traumatherapie PITT. Traumakonfrontation – Traumaintegration. Therapiemethoden im Vergleich. H. Rießbeck und G. Müller. Stuttgart, Kohlhammer: 163–181.

Resick, P. A., Nishith, P., Griffin, M. G. (2003). How well does cognitive-behavioral therapy treat symptoms of complex PTSD? An examination of child sexual abuse survivors within a clinical trial. CNS Spectr; 8(5): 340–55.

Rießbeck, H. (2019). Traumaverarbeitung in der Ego-State-Therapie. Traumakonfrontation – Traumaintegration. Therapiemethoden im Vergleich. H. Rießbeck und G. Müller. Stuttgart, Kohlhammer: 60–89.

Robjant, K., Fazel, M. (2010). The emerging evidence for Narrative Exposure Therapy: a review. Clin Psychol Rev; 30(8): 1030–9.

Roediger, E. (2009). Praxis der Schematherapie: Grundlagen, Anwendung, Perspektiven. Stuttgart: Schattauer.

Rost, C. (2008). Ressourcenarbeit mit EMDR: Bewährte Techniken im Überblick. Paderborn: Junfermann.

Ryum, T., Vogel, P. A., Hagen, R., Stiles, T. C. (2008). Memories of early attachment: the use of PBI as a predictor of outcome in Pesso-Boyden System Psychomotor (PBSP) group therapy, Cognitive-Behavioural Group Therapy (CBGT), Individual Cognitive-Behavioural Therapy (CBT) and Individual Treatment As Usual (TAU) with adult out-patients. Clin Psychol Psychother; 15(4): 276–85.

Sachsse, U. (2004). Traumazentrierte Psychotherapie. Stuttgart: Schattauer.

Sachsse, U. (2008a). Die therapeutische Beziehung als Matrix der Pathologie und Nachreifung? In: Hermer, M., Röhrle B (Hg.). Handbuch der therapeutischen Beziehung. Band 1: Allgemeiner Teil. Tübingen: DGVT; 773–98.

Sachsse, U. (2008b). Kommentar zu Bleick, Susanne: Wenn der Körper Angst auslöst. Feldenkrais Forum; 2: 15–8.

Sachsse, U. (2011a). Der Dritte Raum als Gestaltung der therapeutischen Beziehung bei komplex Traumatisierten. In: Sinapius, P., Niemann, A. (Hg.). Das Dritte in Kunst und Therapie. Frankfurt am Main: Peter Lang; 145–55.

Sachsse, U. (2011b). Sinngebung bei schweren Persönlichkeitsstörungen. In: Dulz, B., Herpertz, S. C., Kernberg, O. F., Sachsse, U. (Hg.). Handbuch der Borderline-Störungen. 2. Aufl. Stuttgart: Schattauer; 870–9.

Sachsse, U., Vogel, C., Leichsenring, F. (2006). Results of psychodynamically oriented trauma-focused inpatient treatment for women with complex posttraumatic stress disorder (PTSD) and Borderline personality disorder (BPD). Bull Menninger Clin; 70(2): 125–44.

Sachsse, U. (1996). Selbstverletzendes Verhalten. Psychodynamik – Psychotherapie. Das Trauma, die Dissoziation und ihre Behandlung. Göttingen, Zürich, Vandenhoeck & Ruprecht.

Sachsse, U. (2021). Behandlungsdiagnose Komplexe Posttraumatische Belastungsstörung KPTBS Persönlichkeitsstörungen PTT 25(3).

Sack, M. (2010). Schonende Traumatherapie – Ressourcenorientierte Behandlung von Traumafolgestörungen. Stuttgart: Schattauer.

Sack, M. (2019). Individualisierte Psychotherapie. Ein methodenübergreifendes Behandlungskonzept. Stuttgart, Schattauer.

Sakai, C. E., Connolly, S. M., Oas, P. (2010). Treatment of PTSD in Rwandan child genocide survivors using thought field therapy. Int J Emerg Ment Health; 12(1): 41–9.

Sander, E., Schedlich, C. (2007). Traumaadaptierte Tanz- und Ausdruckstherapie. In: Voigt, S., Voigt B. (Hg.). Körper und Kunst in der Psychotraumatologie. Stuttgart: Schattauer.

Schaefer, I., Gast, U., et al. Eds. (2019). S3 – Leitlinie Posttraumatische Belastungsstörung. Berlin, Springer.

Schauer, M., Neuner, F., Elbert, T. (2005). Narrative exposure therapy (NET) training manual: A short-term intervention for traumatic stress

disorders in children and adolescents. Göttingen: Hogrefe & Huber.
Schmidt, E. (2006). Lehrbuch Konzentrative Bewegungstherapie: Grundlagen und klinische Anwendung. Stuttgart: Schattauer.
Schmitz, U. (2004). Konzentrative Bewegungstherapie (KBT) zur Traumabewältigung. Ein handlungsorientierter Ansatz. Göttingen: Vandenhoeck & Ruprecht.
Schmucker, M., Riedeburg-Tröscher, I. (2019). Imagery Rescripting & Reprocessing Therapy (IRRT) bei Traumafolgestörungen. Traumakonfrontation – Traumaintegration. Therapiemethoden im Vergleich. H. Rießbeck und G. Müller. Stuttgart, Kohlhammer: 120–149.
Schnyder, U., Ehlers, A., et al. (2015). »Psychotherapien für PTBS: Was haben sie gemeinsam?« European Journal of Psychotraumatology 6(11): 1–11.
Schrenker, L. (2010). Die Behandlung traumatischer Störungen mit Pesso-Therapie. Psychotherapie; 15: 279–96.
Schwartz, R. C. (1995). Internal Family Systems Therapy. New York: Guilford Press.
Simmel, E. (1918). Kriegsneurosen und Psychisches Trauma. Ihre gegenseitigen Beziehungen dargestellt auf Grund psycho-analytischer, hypnotischer Studien. Leipzig: Otto Nemnich.
Smucker, M. R., Niederee, J. (1995). Treating incest-related PTSD and pathogenic schemas through imaginal exposure and rescripting. Cogn Behav Pract; 2(1): 63–92.
Smucker, M., Dancu, C. V. (1999). Cognitive Behavorial Treatment for Adult Survivors of Childhood Trauma: Imagery Rescripting & Reprocessing Therapy. Northvale, NJ: Roman Littleford Press.
Spangenberg, E. (2008). Dem Leben wieder trauen. Traumaheilung nach sexueller Gewalt. Düsseldorf: Patmos.
Spangenberg, E. (2019). Traumaintegration mit TRIMB – Trauma Recapitulation with Imagination Motion and Breath. Traumakonfrontation – Traumaintegration. Therapiemethoden im Vergleich. H. Rießbeck und G. Müller. Stuttgart, Kohlhammer: 206–232.
Spinazzola, J., Rhodes, A. M., Emerson, D., Earle, E., Monroe, K. (2011). Application of yoga in residential treatment of traumatized youth. J Am Psychiatr Nurses Assoc; 17(6): 431–44.
Stang, K., Sachsse, U., Friedrichsen, G. (2007). Trauma und Justiz: Juristische Grundlagen für Psychotherapeuten – psychotherapeutische Grundlagen für Juristen. Stuttgart: Schattauer.
Stang, K., Sachsse, U. (2014). Trauma und Justiz. Stuttgart, New York, Schattauer.
Steil, R., Dyer, A., Priebe, K., Kleindienst, N., Bohus, M. (2011). Dialectical behavior therapy for posttraumatic stress disorder related to childhood sexual abuse: a pilot study of an intensive residential treatment program. J Trauma Stress; 24(1): 102–6.
Steil, R., Krüger, A., et al. (2010). DBT-PTBS. Dialektisch Behaviorale Therapie zur Behandlung Posttraumatischer Belastungsstörung mit schwerer Störung der Emotionsregulation nach sexualisierter Gewalt in Kindheit und Jugend. Trauma & Gewalt 4(2): 106–117.
Steiner, B., Krippner, K. (2006). Psychotraumatherapie: Tiefenpsychologisch-imaginative Behandlung von traumatisierten Patienten. Stuttgart: Schattauer.
Steiner, B. (2019). Traumakonfrontation in der Katathym Imaginativen Psychotraumatherpaie KIPT. Traumakonfrontation – Traumaintegration. Therapiemethoden im Vergleich. H. Rießbeck und G. Müller. Stuttgart, Kohlhammer: 182–204.
Stoller, C. C., Greuel, J. H., Cimini, L. S., Fowler, M. S., Koomar, J. A. (2012). Effects of sensory-enhanced yoga on symptoms of combat stress in deployed military personnel. Am J Occup Ther; 66(1): 59–68.
Striebel, C. (2008). Schritt für Schritt ins Leben. Ein kompaktes Selbsthilfebuch für Menschen mit Dissoziativer Identitätsstörung und Zwischenformen. Leipzig: Engelsdorfer.
Unckel, C. (2004). Dialektisch Behaviorale Therapie (DBT). In: Sachsse, U. (Hg.). Traumazentrierte Psychotherapie. Stuttgart: Schattauer; 178–83.
van der Hart, O., Nijenhuis, E., Steele, K. (2006). The Haunted Self: Structural Dissociation and the Treatment of Chronic Traumatization. New York: Norton.
van der Kolk, B. A. (1994). The body keeps the score. Memory and the evolving psychobiology of posttraumtic stress. Harvard Rev Psychiatry; 1: 253–65.
van der Kolk, B. A., Spinazzola, J., Blaustein, M. E., Hopper, J. W., Hopper, E. K., Korn, D. L., Simpson, W. B. (2007). A randomized clinical trial of eye movement desensitization and reprocessing (EMDR), fluoxetine, and pill placebo in the treatment of posttraumatic stress disorder: treat-

ment effects and long-term maintenance. J Clin Psychiatry; 68(1): 37–46.
van der Kolk, B. A., Stone, L., et al. (2014). Yoga as an Adjunctive Treatment for Posttraumatic Stress Disorder: A Randomized Controlled Trial. J Clin Psychiatry 75(6): 559–565.
Wagner, B., Schulz, W., Knaevelsrud, C. Efficacy of an Internet-based intervention for post-traumatic stress disorder in Iraq: A pilot study. Psychiatry Res 2011; 195: 85–8.
Watkins, J. G., Watkins, H. H. (1997). Ego States. Theory and Therapy. New York: Norton.
Weertman, A., Arntz, A. (2007). Effectiveness of treatment of childhood memories in cognitive therapy for personality disorders: a controlled study contrasting methods focusing on the present and methods focusing on childhood memories. Behav Res Ther; 45(9): 2133–43.
Weine, S. M., Kulenovic, A. D., Pavkovic, I., Gibbons, R. (1998). Testimony psychotherapy in Bosnian refugees: a pilot study. Am J Psychiatry; 155(12): 1720–6.
Weiser, R., Dunemann-Gulde, A. (2010). Yoga in der Traumatherapie. Stuttgart: Klett-Cotta.
Weiß, R. (2008). Trauma und Musiktherapie – Ansätze und Wege in der Trauma und Musiktherapie – Ansätze und Wege in der musiktherapeutischen Behandlung psychisch traumatisierter Menschen. Musikther Umsch; 29: 5–25.
Wissenschaftlicher Beirat Psychotherapie Verfahrensregeln zur Beurteilung der wissenschaftlichen Anerkennung von Methoden und Verfahren der Psychotherapie (2010). http://www.wbpsychotherapie.de/downloads/Methodenpapier28.pdf. (Zugriff am 24. 6. 2012).
Wöller, W. (2006). Trauma und Persönlichkeitsstörungen: Psychodynamisch-integrative Therapie. Stuttgart: Schattauer.
Wöller, W., Leichsenring, F., Leweke, F., Kruse, J. (2012). Psychodynamic psychotherapy for posttraumatic stress disorder related to childhood abuse – Principles for a treatment manual. Bull Menninger Clin; 76(1): 69–93.
Wöller, W., Lampe, A., Schellong, J., Leichsenring, F., Kruse, J. & Mattheß, H. (2020). Psychodynamische Therapie der komplexen posttraumatischen Belastungsstörung: Ein Manual zur Behandlung nach Kindheitstrauma. Klett-Cotta.

MARTIN SACK, ARCHONTULA KARAMEROS

14 Was ist nachteilig für die Behandlung und sollte vermieden werden?

Dass therapeutische Bemühungen nicht immer zum erwünschten Ergebnis führen und sogar potenziell schädigende Auswirkungen haben können, sollte nicht übersehen werden. Eine Grundregel in der Medizin lautet: Was wirksam ist, hat auch unerwünschte Wirkungen. Oder frei nach Paracelsus: Die Dosis macht das Gift. Diese Regel trifft auch für die Behandlung von Patienten mit komplexen Traumafolgestörungen zu.

Die Ausrichtung der Behandlung auf die Bedürfnisse von Patientinnen und Patienten mit komplexen Traumafolgestörungen hilft, unerwünschte therapeutische Entwicklungen zu vermeiden. Dennoch gibt es eine Reihe typischer Probleme, die trotz eines gut gemeinten und engagierten therapeutischen Vorgehens zu fehlendem Behandlungserfolg führen können. Ungünstige Entwicklungen in der Therapie haben häufig Ursachen, die in einer unzureichenden Beachtung von eigentlich vorhersehbaren *Risiken und Nebenwirkungen* der Behandlung liegen. Daher ist es wichtig, ungünstige Therapiebedingungen und potenziell schädliche Verläufe nach Möglichkeit bereits vorherzusehen und in der Therapie abzuwenden (Sack 2009, Sack & Gromes 2020). Vermeidbare ungünstige Bedingungen in der Behandlung von Menschen mit komplexen Traumafolgestörungen wären beispielsweise:

- Es wurden keine klaren Rahmenbedingungen und Grenzen für die Behandlung vereinbart.
- In der Behandlung werden regressive Tendenzen zu sehr gefördert.
- Therapieschädigendes Verhalten wird nicht konsequent beantwortet.
- Destabilisierende Außenbedingungen werden nicht genügend beachtet, z. B. destruktive Beziehungen und fortdauernder Täterkontakt, fehlende Sicherheit im häuslichen Umfeld (wie häusliche Gewalt), fehlende psychosoziale Ressourcen (Finanzen, Wohnung, Arbeit, soziale Unterstützung).
- Selbstfürsorgliche Verhaltensweisen werden nicht ausreichend gefördert.

Die Klärung und Vereinbarung von **Rahmenbedingungen** zu Beginn der Therapie ist von hoher Bedeutung.

> Ohne klare Rahmenbedingungen laufen Behandlungen gerade bei Patienten mit komplexen Traumafolgestörungen Gefahr, zum Agierfeld und Schauplatz therapeutischer Krisen zu werden.

Dies trifft besonders dann zu, wenn Beziehungstraumatisierungen in der Kindheit erlebt wurden und die Gefahr besteht, dass sich traumatische Beziehungsmuster in der Behandlungsbeziehung aktualisieren.

Zu den klärungsbedürftigen Rahmenbedingungen gehören:

- Absprachen bezüglich der Zielsetzung der Behandlung

- Absprachen bezüglich der voraussichtlichen Behandlungsdauer
- Absprachen bezüglich des Prozederes bei notwendigen Absagen vereinbarter Termine
- Umgang mit potenziell selbstgefährdenden Symptomen wie Suizidalität, Selbstverletzung und Substanzmissbrauch
- Kontaktmöglichkeit in Krisensituationen bzw. Erreichbarkeit von Krisendiensten oder psychiatrischen Notaufnahmen

Entscheidend sind die Klarheit und Deutlichkeit, mit denen die Grenzen der Behandlung vereinbart und geschützt werden. Natürlich sollten die zu vereinbarenden Rahmenbedingungen nicht nur benannt und zur Bedingung der Behandlung erklärt, sondern auch in ihrer Notwendigkeit begründet werden.

Für das Gelingen einer Therapie ist eine zugewandte und aktiv unterstützende therapeutische Haltung entscheidend. Andererseits ist es aber notwendig, Selbstverantwortung und Selbstfürsorge zu fördern, um den Patienten anzuhalten, sich selbst aktiv um seine Genesung zu bemühen. Diese Zielsetzung gelingt, wenn therapeutische Strategien transparent gemacht und Patienten als aktive Partner in die Behandlung einbezogen werden.

Regressive therapeutische Entwicklungen sind sicherlich eines der häufigsten Therapieprobleme. So hilfreich ein verständnisvolles und fürsorgliches therapeutisches Verhalten für den Aufbau einer tragfähigen therapeutischen Beziehung ist, so sehr kann dies selbst zum Problem werden, wenn Patienten sich zunehmend passiv verhalten und die therapeutische Zuwendung konsumierend genießen. Patientinnen und Patienten, die in der Kindheit und Jugend traumatisiert wurden, leiden sehr häufig auch an mangelnden Erfahrungen von emotionaler Unterstützung, Akzeptanz und liebevoller Zuwendung. Eine Psychotherapie stellt eine Chance dar, diese Mangelerfahrungen zu erkennen und deren Auswirkungen im heutigen Leben zu reflektieren.

Nicht selten werden schon in der therapeutischen Kontaktaufnahme Wünsche nach Unterstützung im Sinne von **Nachversorgung** formuliert, und häufig binden sich Patienten relativ schnell intensiv emotional an ihre Therapeuten. Regressive Entwicklungen sind damit fast schon vorprogrammiert und werden manchmal in gut gemeinter therapeutischer Absicht noch gefördert. Oft lässt sich beobachten, wie im Rahmen einer psychotherapeutischen Behandlung Teile der Selbständigkeit aufgegeben werden. Die Betroffenen erleben sich zunehmend als ohnmächtig und hilflos und erwarten vom Therapeuten oder vom Team eine Lösung ihrer Problematik. Es ist wichtig, solche Entwicklungen rechtzeitig zu erkennen, anzusprechen und zu erklären und die *erwachsenen Seiten* des Patienten zu fördern, beispielsweise zunächst durch Aktivierung persönlicher Ressourcen.

Fehlende Fortschritte in der Behandlung von Menschen mit Traumafolgestörungen können auch durch **destabilisierende äußere Belastungsfaktoren** bedingt sein. In erster Linie muss dabei an aktuelle destruktive Beziehungen gedacht werden. Dieser Punkt wird leicht übersehen, wenn der Patient isoliert von seinem sozialen Umfeld betrachtet und behandelt wird. Unsichere persönliche Lebensverhältnisse, etwa durch einen gewalttätigen Partner oder durch äußere Bedrohung, können sich unmittelbar destabilisierend auswirken und behindern den Fortschritt einer psychotherapeutischen Behandlung. Häufiger ist ein Stagnieren der Therapie Hinweis auf destabilisierende äußere Belastungen.

Es sollte im Therapieverlauf wiederholt nachgefragt werden, ob Patienten in sicheren persönlichen Verhältnissen leben oder fortwährenden Traumatisierungen bzw. einer Bedrohung durch Täter ausgesetzt sind.

Falls dies der Fall ist, müssen der Schutz vor weiterer Traumatisierung und gegebenenfalls der Ausstieg aus destruktiven Beziehungen vorrangiges Ziel der Behandlung werden. Besonders wenn es sich um organisierte Täterkreise handelt, sollten professionelle Hilfsangebote – wie sie beispielsweise von fachkompetenten Beratungsstellen oder anderen Hilfsorganisationen angeboten werden – zum Ausstieg aus der Beziehung zu den Tätern genutzt werden. Therapeutinnen und Therapeuten sollten sich nicht scheuen, den behindernden Einfluss einer gewalttätigen Beziehung auf den Therapiefortschritt bzw. auf das Erreichen von Therapiezielen deutlich zu benennen.

Gerade bei traumatisierten Patienten mit komorbider persönlichkeitsprägender Symptomatik im Sinne von Bindungs- und Beziehungsstörungen können **interaktionelle Schwierigkeiten**, die sich an Rahmenbedingungen der Behandlung festmachen, ein erstes Anzeichen für eine problematische Entwicklung in der psychotherapeutischen Behandlung sein. Der Patient kommt unpünktlich, Absprachen werden nicht oder nur teilweise eingehalten, vereinbarte Hausaufgaben werden nicht gemacht. Im stationären Behandlungsrahmen werden die im Therapievertrag vereinbarten Grenzen der Hausordnung nicht gewahrt, und es kommt wiederholt zu Regelverstößen. Beim Behandler entsteht der Eindruck, dass die Therapiemotivation nicht ausreichend vorhanden ist bzw. der Patient seine Bedürftigkeit nach Aufmerksamkeit und Beachtung auf regressive oder aggressive Weise ausagiert. Wird die gewünschte Zuwendung oder Extrabehandlung nicht gewährt, fühlt sich der Patient in dieser Situation häufig unverstanden, nicht ausreichend beachtet oder zu Unrecht kritisiert und abgelehnt. Ein Teil der Traumafolgestörung reinszeniert sich in dieser Situation als Störung der Beziehung zum Therapeuten oder zum Behandlerteam. Es ist in diesen Fällen oft schwierig, als Therapeut einen positiven Bezug zum Patienten aufrechtzuerhalten, da das patientenseitige Verhalten als respektlos und destruktiv erlebt werden kann. Andererseits besteht die Gefahr, aufgrund des Wissens um die störungsspezifische Natur dieser Probleme zu lange Nachsicht und Geduld aufzubringen und dadurch die destruktive Symptomatik zu stabilisieren.

Wird die Gefährdung des therapeutischen Arbeitsbündnisses nicht angesprochen und geklärt, um gemeinsam nach Änderungsmöglichkeiten zu suchen, kann es zu einer weiteren Eskalation von therapiestörenden Verhaltensweisen kommen, beispielsweise zu verstärktem autodestruktivem Verhalten wie Alkohol- oder Drogenkonsum, Selbstverletzung oder Suizidimpulsen.

Eine **Eskalation von impulsiven selbstschädigenden oder fremdgefährdenden Handlungen** gefährdet die Therapie und macht klare Grenzsetzungen erforderlich. Als letzte Möglichkeit bleibt natürlich der Abbruch einer ambulanten Psychotherapie oder die Entlassung aus der stationären Behandlung.

Ein professioneller Umgang mit Beziehungsstörungen in der Therapie ist dadurch gekennzeichnet, derartige negative therapeutische Entwicklungen möglichst frühzeitig zu erkennen und aufzuhalten.

Sind Beziehungsstörungen ein Teil der Symptomatik, ist es hilfreich, sich auf potenzielle Schwierigkeiten in der Gestaltung der therapeutischen Beziehung einzustellen. Wenn möglich sollte diese Symptomatik, die häufig als Folge kindlicher traumatischer Beziehungserfahrungen verstanden werden kann, offen angesprochen und explizit zum Gegenstand der Behandlung gemacht werden. Optimal ist es, wenn Rahmenbedingungen geschaffen werden können, die ungesteuertes oder agierendes Verhalten erst gar nicht aufkommen lassen. Eine konsequent ressourcenorientierte Behandlung, die regressive Tendenzen nur in geringem Maße begünstigt, Erfahrungen von Kompetenz und Selbstwirksamkeit hingegen fördert und zudem einen klaren und strukturierten Rahmen bietet, wäre für diese Zielsetzung ideal.

Erfahrungsgemäß ist der Aufbau selbstfürsorglicher Verhaltensweisen in der Behandlung von Menschen mit komplexen Traumafolgestörungen essenziell. Wenn Patienten nicht zu einer aktiven Fürsorge für sich selbst und zu einem pflegsamen Umgang mit ihren eigenen Ressourcen motiviert werden können, kann nicht mit einer anhaltenden Besserung der Symptomatik gerechnet werden. Eine wichtige Voraussetzung für das Gelingen einer Therapie ist daher die grundsätzliche Bereitschaft, zu lernen, mit sich und anderen fürsorglich umzugehen.

Nicht selten findet sich bei Patientinnen und Patienten mit komplexen Traumafolgestörungen eine ausgeprägte **Abwertung und Ablehnung der eigenen Person**. Diese aversiven und ablehnenden Bewertungen sind als Teil der Traumafolgesymptomatik zu verstehen und sollten in der Therapie bearbeitet werden, da eine anhaltende Selbstablehnung positive Entwicklungen behindern kann und viel Leid im Alltag erzeugt. Bei allem Verständnis für die bei Patienten mit komplexen Traumafolgestörungen häufig bestehenden Schwierigkeiten mit der Selbstakzeptanz muss zumindest eine grundsätzliche Bereitschaft zur Überwindung dieser Symptomatik gefordert werden. Natürlich müssen fehlende Kompetenzen gegebenenfalls erst erlernt und nicht vorhandene Ressourcen aufgebaut werden. Dennoch ist die aktive Mitwirkung am Gelingen der Behandlung unabdingbar für den Behandlungserfolg. Manchmal hilft die Aufklärung, dass psychotherapeutische Behandlungen ganz wesentlich als Hilfe zur Selbsthilfe zu verstehen sind und nicht als kontinuierliche Hilfeleistung im Sinne von Betreuung.

Um auf die beschriebenen, bei Menschen mit komplexen Traumafolgestörungen während des Therapieprozesses potenziell auftretenden Probleme angemessen eingehen zu können, ist eine entsprechende therapeutische Ausbildung erforderlich.

Die Behandlung von komplexen Traumafolgestörungen basiert insofern auch maßgeblich auf dem professionellen Training des Therapeuten, auf seiner geeigneten Qualifikation und Kompetenz. Neben dem notwendigen therapeutischen Handwerkszeug benötigt der Therapeut emotionale Belastbarkeit bzw. Resilienz wie auch persönliche Reife, die es ihm erlauben, mit affektiv bedingter Verschlossenheit und schwierigen Beziehungsdynamiken, die häufig beim Patienten im Zusammenhang mit komplexen Traumafolgestörungen und komorbiden Störungen auftreten, umzugehen. Therapeutinnen und Therapeuten, die kein entsprechendes Training haben und sich nicht in einer fortlaufenden (Team-)Supervision befinden, haben häufig Schwierigkeiten, Probleme im therapeutischen Prozess zu antizipieren und damit kompetent umzugehen. Hierzu gehören, wie schon ausgeführt, sowohl Übertragungs- und Gegenübertragungsprobleme als auch andere problematische Reaktionsmuster des Patienten (übermäßige Forderungen, Opposition, anklammerndes Verhalten, wiederholtes Nichteinhalten von Vereinbarungen usw.). Ohne entsprechende Schulung können diese beim Therapeuten leicht zu **Be-**

handlungsfehlern führen und seinerseits die Therapie sabotieren. Ist der Therapeut darauf innerlich nicht vorbereitet und verfügt er über keine Kenntnisse für die vielschichtigen Prozesse sowohl innerhalb einer Therapiesitzung als auch im gesamten Therapieverlauf, wird er dazu neigen, schnell frustriert, vermeidend und durch sonstige Stressverhaltensweisen automatisch zu reagieren, was wiederum beim Patienten in der Regel zu einer Reaktanz mit S teigerung der Symptomatik führt, wegen deren nachteiliger Konsequenzen er ja nun aber gerade in die Therapie gekommen war.

Es können also auch auf Therapeutenseite Verhaltensweisen auftreten, die in der Behandlung komplexer Traumafolgestörungen nachteilig oder gar schädigend sind und daher vermieden werden sollten:

- mangelnde Aufmerksamkeit (Termin/wichtige Information wird vergessen)
- Ungleichgewicht von Akzeptanz und Veränderung
- Unfähigkeit oder Unwillen, den aktuellen Leidensdruck beim Patienten auszuhalten
- Nachgiebigkeit und Inkonsistenz aufgrund von Müdigkeit oder Langeweile

Die durchaus herausfordernde therapeutische Arbeit kann im ungünstigen Fall auch zu Burnout-Problemen aufseiten des Therapeuten führen.

Um die eigene Behandlungsmotivation aufrechtzuerhalten, benötigen Psychotherapeuten daher regelmäßige kollegiale Unterstützung.

Für das Gelingen einer Psychotherapie bei komplexen Traumafolgestörungen sollten Psychotherapeuten an einer begleitenden Konsultations-, Supervisions- oder Intervisionsgruppe teilnehmen. Eine kontinuierliche Konsultation und Anleitung zu einem achtsamen und selbstfürsorglichen Umgang mit sich selbst gewährleisten am ehesten, dass die Therapeutin oder der Therapeut sich als Person mit der notwendigen Klarheit, Präzision und Anteilnahme möglichst konstant in jedem einzelnen Augenblick einzubringen vermag. Auf diese Weise kann ein für beide Seiten dann oftmals auch sehr bereichernder therapeutischer Lernprozess gelingen.

Weiterführende Literatur

Kinsler, P. J., Courtois, C. A., Frankel, A. S. (2009). Therapeutic alliance and risk management. In: Courtois, C. A., Ford, J. D. (eds). Treating Complex Traumatic Stress Disorders. New York: Guilford Press; 183–202.

Pearlman, L. A., Saakvitne, K. W. (1995). Trauma and the Therapist: Countertransference and Vicarious Traumatization in Psychotherapy with Incest Survivors. New York: Norton.

Pearlman, L. A., Courtois, C. A. (2005). Clinical applications of the attachment framework: relational treatment of complex trauma. J Traum Stress; 18: 449–59.

Sack, M. (2009). Therapieresistenz bei Persönlichkeitsstörungen. In: Schmauß, M., Messer T (Hg.). Therapieresistenz bei psychischen Erkrankungen. München: Urban & Fischer; 211–8.

Sack, M., Gromes, B. (2020). Schonende Traumatherapie. 2. Aufl., Stuttgart: Schattauer.

Villatte, M., Villatte, J. L., Hayes, S. H. (2016). Mastering the Clinical Conversation. New York: The Guilford Press.

Yalom, I. D. (2010). Existentielle Psychotherapie. 4. Aufl., Bergisch Gladbach: EHP – Verlag Andreas Kohlhage.

GUSTAV WIRTZ

15 Pharmakologische Behandlungsansätze bei komplexen Traumafolgestörungen

Posttraumatische Störungen und insbesondere komplexe Traumafolgestörungen konfrontieren mit einer erheblichen Behandlungskomplexität. Begründet ist dies zum einen in der Vielschichtigkeit der Symptomatik auf biologischer, psychischer, interaktioneller und sozialer Ebene. Zum anderen ergeben sich durch Art und Schwere der Traumatisierung, sowie durch das Lebensalter und den sozialen Kontext, in dem Traumatisierung erfolgt, störungs- und kulturspezifische sowie personenbezogene Besonderheiten. Während die Kategorisierung und phänomenologische Zusammenfassung der unterschiedlichen ätiologischen Bedingungen und Krankheitssymptome zu einem syndromalen Störungsbild für die wissenschaftliche und gesellschaftspolitische Diskussion einen hohen Stellenwert hat, ergibt sich für die therapeutischen Strategien weiterer Differenzierungsbedarf.

In Anlehnung an die unterschiedlichen pathogenetischen Modellvorstellungen werden aktuell vielfältige Therapiemethoden in der Behandlung eingesetzt und erprobt. Seit mehr als 15 Jahren liegen wissenschaftliche Analysen in Form von Vergleichs-, Kontrollstudien und randomisierten Kontrollstudien zur posttraumatischen Belastungsstörung vor, die in die *S3-Leitlinie Posttraumatische Belastungsstörung* Eingang gefunden haben (Schäfer et al. 2019). Dabei ist die Studienlage zur (psycho-)pharmakologischen Behandlung komplexer Traumafolgestörungen auch weiterhin übersichtlich, was dazu führt, dass sich diese weitgehend an den Erfahrungen und Evidenzen zur posttraumatischen Belastungsstörung orientiert.

Mit Blick auf den weiterhin hohen Forschungsbedarf auf diesem Feld hat eine kritische Diskussion zur Konzeptualisierung von neuen Herangehensweisen zum Einsatz von Psychopharmaka begonnen, die über den Ansatz hinausgeht, dass im Rahmen der PTBS quasi eine Angsterkrankung behandelt würde (Abdallah et al. 2019). Diskussionspunkte sind aber auch der Stellenwert eines manualisierten psychotherapeutischen Vorgehens und die Kombination mit der psychopharmakologischen Behandlung, z.B. mit D-Cycloserin (Baker et al. 2017) oder 3,4-Methylendioxy-N-methylamphetamin (MDMA) (Amoroso et al. 2016).

Als klinische Handlungslinie für die Behandlung komplexer Traumafolgestörungen und der posttraumatischen Belastungsstörung im Speziellen ergeben sich deshalb Empfehlungen, die Behandlungsprinzipien formulieren und im klinischen Kontext eine Auswahl der einzelnen einzusetzenden therapeutischen Verfahren und deren Kombination notwendig machen.

Obwohl in der Regel eine ambulante psychotherapeutische Behandlung das Mittel der Wahl darstellt, kann bei hoher Instabilität der Betroffenen, pathogenem Umfeld oder erheblichem Schweregrad der akuten oder chronischen Symptomatik ein stationärer Aufenthalt indiziert sein (Frommberger & Keller 2007, Frommberger et al. 2014). Gerade in solch komplexen Situationen wird dann häufig auch eine pharmakologische Behandlung eingeführt. Ist ein einmaliger stationärer Aufenthalt nicht ausreichend, kann eine **Intervalltherapie** mit Wechsel zwischen stationärer und ambulanter Therapie angezeigt sein. Ziel ist es, eine ausreichende Stabilisierung und Bewältigungsmöglichkeit des Alltags zu erreichen, um dann im weiteren Verlauf gegebenenfalls eine Traumakonfrontation durchzuführen. Diese Vorgehensweise in der Therapieplanung beruht bislang nur auf klinischer Erfahrung.

Eine **Kombination von Therapien wie Psychotherapie und Pharmakotherapie** ist bisher wissenschaftlich nur wenig untersucht (Abdallah et al. 2019, Hetrick et al. 2010). In einer kleinen Studie wurde ein direkter Vergleich zwischen Psychotherapie (**Kognitive Verhaltenstherapie**) und Psychopharmakotherapie (**Paroxetin**; Frommberger et al. 2004) durchgeführt und zeigte eine ähnliche Wirksamkeit beider Verfahren in der Symptomreduktion. In einer weiteren Studie wurde die Wirksamkeit von Sertralin plus Exposition verglichen mit Exposition plus Placebo ohne signifikante Unterschiede für die Gruppen (Tripp et al. 2020).

Einen neuen und möglicherweise erfolgversprechenden Therapieansatz stellt die Kombination von MDMA und Psychotherapie dar (Mithoefer et al. 2018).

Placebokontrollierte, randomisierte Studien untersuchten bisher ausschließlich Patienten mit Trauma Typ I. Auf diese Patienten beziehen sich auch die Ergebnisse von Meta-Analysen. Für Patienten mit Trauma Typ II bzw. komplexer posttraumatischer Belastungsstörung oder dissoziativen Störungen liegt dieser Evidenzgrad der Studien bisher nicht vor. Hier steht die klinische Erfahrung im Vordergrund. Eine einfache Übertragung der Studien auf den klinischen Alltag ist daher nur sehr eingeschränkt möglich.

Erste Ansätze zur psychopharmakologischen Behandlung bestanden in der Gabe von **Benzodiazepinen und Beta-Rezeptoren-Blockern** mit dem Ziel, eine Entwicklung der posttraumatischen Belastungsstörung zu verhindern. Während sich die Gabe von Benzodiazepinen kontraindiziert gezeigt hat, konnten unter dem Beta-Rezeptoren-Blocker Propranolol, sechs bis zwölf Stunden nach dem Trauma für eine Woche verabreicht, konditionierte Reaktionen reduziert werden, was sich in einer neueren Studie bestätigt (Brunet et al. 2018).

Klinischen Erfahrungsberichten zufolge kann eine adrenerge Dysregulation im Rahmen des Hyperarousal ebenfalls mit nichtselektiven Beta-Rezeptoren-Blockern (z. B. Propranolol), **Alpha-2-Agonisten** (z. B. Clonidin) und **Alpha-1-Antagonisten** (z. B. Prazosin) behandelt werden. **Risperidon**, fünf Tage nach dem Trauma gegeben, zeigte eine Reduktion von Schlafstörungen, Albträumen und Übererregbarkeit.

Patienten mit einem Benzodiazepin als Frühintervention wiesen im weiteren Verlauf mehr posttraumatische Belastungsstörungen und Depressionen als die Kontrollgruppe auf (Frommberger & Maercker 2007).

Insgesamt ist der Einsatz von Benzodiazepinen in der Behandlung der posttraumatischen Belastungsstörung sehr kritisch einzuschätzen, da sie zwar einen dämpfenden Einfluss auf das Nervensystem ausüben und somit auch Hyperarousal-Symptome dämpfen können, gleichzeitig aber als einzige in der Behandlung der posttraumatischen Belastungsstörung eingesetzte Substanzen mit einem erheblichen Suchtpotenzial einhergehen und darüber hinaus in klinischen Studien keine spezifische Wirksamkeit auf Symptome einer posttraumatischen Belastungsstörung zeigten (Braun et al. 1990; Gelpin et al. 1996). Weiterhin beeinträchtigt die Gabe von Benzodiazepinen die Reintegration traumatischer Erinnerungen und verhindert eine optimale psychotherapeutische Behandlung, z. B. im Sinne einer Expositionsbehandlung (Guina et al. 2015).

Beim Vollbild einer posttraumatischen Belastungsstörung reduzierten in älteren Studien die **trizyklischen Antidepressiva** (TZA) Amitriptylin oder Imipramin und der **irreversible Monoaminoxidase-(MAO-)Hemmer** Phenelzin teilweise die Symptome einer posttraumatischen Belastungsstörung. Eine Meta-Analyse (van Etten & Taylor 1998) fand die höchsten Effektstärken für die Stoffklasse der **selektiven Serotonin-Wiederaufnahmehemmer** (*selective serotonin reuptake inhibitor*, SSRI). Unter den in kontrollierten Studien geprüften SSRI (Fluoxetin, Paroxetin, Sertralin) oder dem **reversiblen MAO-Hemmer** Moclobemid wurden über weniger gravierende Nebenwirkungen und Therapieabbrüche berichtet als unter den trizyklischen Substanzen oder unter den irreversiblen MAO-Hemmern. In einer Netzwerk-Metanalyse erwiesen sich Desipramin, Fluoxetin, Paroxetin, Risperidon, Sertralin und Venlafaxin geringgradig effektiver als Placebo (Cipriani et al. 2018).

Für alle Symptombereiche, d.h. sowohl für Intrusionen, Vermeidungsverhalten als auch Übererregbarkeit, wurde eine Symptomreduktion mit den SSRI Fluoxetin, Paroxetin und Sertralin gezeigt. In einer kontrollierten Studie zeigte das **Antidepressivum** Venlafaxin eine gleich gute Wirksamkeit wie Sertralin, auch wurde das ebenfalls dual wirkende Antidepressivum Duloxetin in einer klinischen Studie als wirksam auf das gesamte Symptomspektrum eingesetzt. Bei psychotischen, wie z.T. auch bei therapieresistenten Patienten mit posttraumatischer Belastungsstörung wurde in kontrollierten Studien für die neueren **Antipsychotika** Risperidon, Quetiapin und Olanzapin (in Kombination mit einem SSRI) eine signifikante Besserung der Symptomatik berichtet, die Antipsychotika Aripiprazol (in Kombination mit einem SSRI) und Clozapin zeigten in einzelnen Fällen in derselben Indikation ebenfalls eine gute Wirksamkeit. Auch **Antiepileptika** wie Carbamazepin, Gabapentin, Lamotrigin und Tiagabin waren partiell erfolgreich, in einzelnen Fällen wurde auch Topiramat eingesetzt. Bandelow et al. (2008) haben die jeweiligen Studien in ihrer Übersicht zusammengefasst.

Als bisher einzige Medikamente haben die selektiven Serotonin-Wiederaufnahmehemmer (SSRI) Sertralin und Paroxetin die Zulassung für die Indikation posttraumatische Belastungsstörung in den USA und Deutschland.

Im Cochrane-Review von Stein et al. (2006) zeigte sich in der Therapie der posttraumatischen Belastungsstörung eine signifikante Überlegenheit von Medikamenten gegenüber Placebo. Die Autoren weisen auf das breite Wirksamkeitsspektrum der Substanzen hin, sehen die SSRI als Mittel der ersten Wahl und betonen ihre Bedeutung bei einer notwendigen Langzeittherapie. Auch die Guidelines der amerikanischen Psychiatergesellschaft APA (Ursano et al. 2004) sehen die SSRI als Mittel der ersten Wahl in der PTBS-Behandlung, allerdings wird auch auf den hohen Placeboeffekt von ca. 40 % in der Psychopharmakotherapie bei PTBS hingewiesen (Cipriani et al. 2018, Hoskins et al. 2015).

Aus klinischer Sicht sind bei der Pharmakotherapie sowohl eine ausführliche Aufklärung über das Krankheitsbild und die Symptome als auch eine supportive Gesprächsführung unerlässlich, um die Compliance zu sichern. Es ist zu beachten, dass die Patienten oft empfindlich auf die Medikamente reagieren. Daher empfiehlt sich zu Beginn eine sehr niedrige Dosierung, die langsam bis zur maximalen Dosis gesteigert werden kann. Bis ein Therapieerfolg eintritt, kann ein längerer Zeitraum verstreichen, als dies für depressive Störungen bekannt ist. Erst wenn sich nach acht bis zwölf Wochen kein ausreichender Therapieerfolg eingestellt hat, ist das Medikament zu wechseln. Die Dauer der Medikamenteneinnahme sollte langfristig erfolgen und wird mit zwölf bis 24 Monaten empfohlen – in Abhängigkeit von der Dauer der vorbestehenden und dem Ausmaß gegenwärtiger Symptome einer posttraumatischen Belastungsstörung (Bandelow et al. 2008; Foa et al. 1999).

Der Wert der **Antidepressiva** in der Therapie der posttraumatischen Belastungsstörung wird unterstrichen durch die Befunde von Vermetten et al. (2003), die nach neun bis zwölf Monaten Behandlung mit Paroxetin nicht nur eine Verbesserung der Gedächtnisleistung, sondern auch eine Volumenzunahme des Hippocampus fanden.

> Zusammenfassend ist zu beachten, dass, obwohl psychotherapeutische Verfahren Mittel der ersten Wahl sind, Hyperarousal und/oder gleichzeitig auftretende depressive Symptomatik gelegentlich so intensiv sind, dass psychotherapeutische Interventionen erst nach oder mit Unterstützung durch eine psychopharmakologische Behandlung, wie oben geschildert, gelingen. Allerdings stellt die Therapie mit Psychopharmaka keine kausale Behandlungsmöglichkeit von intrusivem Erleben dar.

Aktuell erfolgen diesbezüglich interessante Untersuchungen über Wirkstoffe an Cannabinoid-Rezeptoren (s. z. B. Fraser 2009; Ganon-Elazar & Akirav 2012). Teilweise experimentell bzw. probatorisch werden weitere Therapieoptionen zur Reduktion von PTBS-Symptomen in unterschiedlichen Erkrankungsphasen überprüft, so der Einsatz von Ketamin (Brodeur et al. 2020; Feder et al. 2021), Cannabinoiden und synthetischen Cannabinoiden (Orsolini et al. 2019), Psychedelika (Psilocybin u. a., Krediet et al. 2020), Opioiden (Dahlby et al. 2020) und neuroaktiven Steroiden (Glucocorticoide, 17β-Estradiol, u. a., Rasmusson et al. 2017).

Die psychopharmakologische Behandlung der komplexen posttraumatischen Belastungsstörung unterscheidet sich kaum von der der »einfachen« posttraumatischen Belastungsstörung, es ist lediglich zu beachten, dass die Behandlungsstrategien der komplexen posttraumatischen Belastungsstörung den Strategien bei Therapieresistenz weitestgehend entsprechen.

Aus klinischer Erfahrung lässt sich darüber hinaus ableiten, dass Patienten mit einer komplexen posttraumatischen Belastungsstörung oft sehr empfindlich auf die Gabe von Psychopharmaka reagieren, weshalb es sich empfiehlt, die Eindosierung mit einer eher niedrigen Medikamentendosis zu beginnen und die Dosis langsamer zu steigern als z. B. beim Einsatz von SSRI üblich (z. B. initiale Dosis von Paroxetin 5 mg). Ähnlich wie bei der Behandlung der »einfachen« posttraumatischen Belastungsstörung kann bis zur Therapieresponse ein längerer Zeitraum notwendig sein, sodass Patienten in dieser Zeit in ihrer Compliance besonders zu unterstützen sind.

Auf kontrollierten Studien beruhende Evidenz existiert in diesem Zusammenhang nicht. Die Studienlage zur Behandlung der komplexen posttraumatischen Belastungsstörung weist lediglich einzelne offene Studien und Fallberichte auf, kontrollierte Studien fehlen vollständig, placebokontrollierte oder doppelblinde placebokontrollierte

Studien liegen nicht vor. Außerdem ist die Grenzziehung zur therapieresistenten chronischen posttraumatischen Belastungsstörung häufig nicht klar. Auch eine systematische Erfassung von Diagnosestellung, Erhebung von Komorbiditäten oder Beeinflussungsfaktoren in der klinischen Praxis erfolgt kaum. Letztlich fehlt weiterhin eine systematische Untersuchung von »Wechselstrategien«, sei dies entweder zwischen Medikamenten unterschiedlicher Wirkstoffklassen oder zwischen verschiedenen Therapieansätzen.

Bandelow et al. (2008) geben einen guten Überblick zu offenen Studien und Fallberichten sowie zum Einsatz unterschiedlicher Pharmaka auch bei Therapieresistenz.

Im Vordergrund steht dabei der **Einsatz von SSRI allein oder in Kombination mit neueren Antipsychotika** wie Quetiapin (Hamner et al. 2003), Olanzapin (Jakovljevic et al. 2003), Aripiprazol (Kellner 2007), Clozapin (Wheatley et al. 2004) und Risperidon (Rothbaum et al. 2008), wobei gelegentlich auch die Gabe des Antipsychotikums ohne SSRI erfolgt. Die Ergebnisse sind zum Teil vorteilhaft, allerdings wird für Quetiapin und Clozapin größtenteils nur eine Verbesserung von Schlafstörung und/oder psychotischer Symptomatik beschrieben, während die übrigen Kombinationen die gesamte Symptomatik einer posttraumatischen Belastungsstörung verbessern sollen.

Hier ist auf die Diskussion von Bering et al. (2009) hinzuweisen, die darstellen, dass der Einsatz von Antipsychotika auch beim »psychotischen Verlaufstyp« kritisch sein könnte.

Ebenfalls häufig werden **Kombinationsbehandlungen mit SSRI und Antiepileptika** als *mood stabilizer* beschrieben. So werden Phenytoin, Carbamazepin, Gabapentin, Lamotrigin, Topiramat, Valproat, Levetiracetam, Pregabalin und Tiagabin eingesetzt. Die Behandlungsergebnisse sind dabei zum Teil widersprüchlich, wobei insbesondere Kombinationen mit Lamotrigin und Topiramat, aber auch Pregabalin die gesamte Symptomatik der posttraumatischen Belastungsstörung verbessern sollen. Antiepileptika werden zum Teil auch als Monotherapie eingesetzt.

Weiterhin wird beschrieben, dass Venlafaxin in der Behandlung der therapieresistenten posttraumatischen Belastungsstörung als Monotherapie und in Kombination mit anderen Antidepressiva oder Antipsychotika wirksam sein kann (Hamner & Frueh 1998), ebenso Prazosin (z.B. Peskind et al. 2003); für diese Substanz gibt es auch die Beobachtung, dass sie therapieresistente Schlafstörungen günstig beeinflussen kann. Weiterhin wurden in einer offenen Studie Kreatin-Monohydrat (Amital et al. 2006) und in einer Fallserie 3-Acetyl-7-Oxo-Dehydroepiandrosteron (Sageman & Brown 2006) mit einer gewissen Wirksamkeit eingesetzt.

In Anbetracht dieser Studienlage ist eine Trennung von Evidenz und klinischer Erfahrung praktisch nicht möglich, da fast alle erwähnten Publikationen im Grunde klinische Erfahrung wiedergeben, die sich mit der Erfahrung der Autoren deckt: Neben dem Ausdosieren der Standardtherapie mit SSRI ist zunächst entweder ein Wechsel auf ein anderes Antidepressivum oder dann die Kombination mit einem neueren Neuroleptikum oder einem Antiepileptikum angezeigt, wobei eine Präferenz der einzelnen einzusetzenden Medikamente aufgrund der sehr unterschiedlichen Ergebnisse zum jetzigen Zeitpunkt noch nicht gegeben werden kann. Früh genug sollte eine langfristige Therapieplanung unter Einschluss psychotherapeutischer Methoden, Abklärung von Komorbiditäten und Belastungsfaktoren erfolgen.

Die pharmakologische Behandlung von dissoziativen Symptomen, die im Rahmen der komplexen posttraumatischen Belastungsstörung vermehrt auftreten können, und auch der dissoziativen Störungen ist ebenfalls wenig durch Studien untersucht, geschweige denn abgesichert (Priebe et al. 2009). Bisherige pharmakologische Studien betrafen das endogene Opioid-System, das serotonerge und das glutamaterge System. Der Opioid-Antagonist Naltrexon reduzierte in offenen Studien dissoziative Symptome bei Patientinnen mit Borderline-Persönlichkeitsstörungen (BPS) sowie bei Patienten mit Depersonalisationsstörung. Der mögliche Wirkungsmechanismus von Lamotrigin, das die Glutamat-Ausscheidung blockiert, könnte mit der als Ursache der Ketamin-induzierten Dissoziation vermuteten gesteigerten Neurotransmission an Non-NMDA-Rezeptoren zusammenhängen. Auch für Lamotrigin fand sich jedoch lediglich in einer offenen klinischen Studie eine Reduktion von Depersonalisation (Hertzberg et al. 1999).

Im Zusammenhang mit einer komplexen posttraumatischen Belastungsstörung muss mitunter eine komorbide Borderline-Persönlichkeitsstörung (BPS) diagnostiziert werden. In diesen Fällen kann ein Rückgreifen auf Empfehlungen zur Pharmakotherapie der Borderline-Persönlichkeitsstörung hilfreich sein (s. z. B. Stoffers & Lieb 2011).

Abbildung 15-1 gibt entsprechend den ausgeführten Erfahrungen und Empfehlungen ein mögliches Vorgehen in der psychopharmakologischen Behandlung der komplexen posttraumatischen Belastungsstörung wieder.

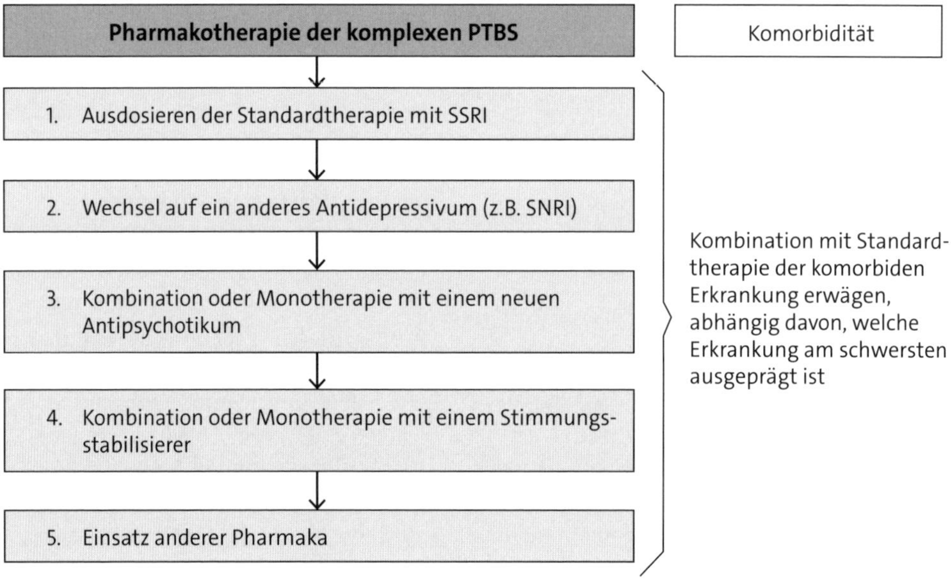

Abb. 15-1: Vorgehen in der psychopharmakologischen Behandlung der komplexen posttraumatischen Belastungsstörung

Literatur

Abdallah, C., Averill, L., Akiki, T., Raza, M., Averill, C., Gomaa, H., Adikey, A., Krystal, J. (2019). The Neurobiology and Pharmacotherapy of Posttraumatic Stress Disorder (PTSD)Annu Rev Pharmacol Toxicol. January 06; 59: 171–189.

Amital, D., Vishne, T., Roitman, S., Kotler, M., Levine, J. (2006). Open study of creatine monohydrate in treatment-resistant posttraumatic stress disorder. J Clin Psychiatry; 67: 836–7.

Amoroso, T., Workman, M. (2016). Treating posttraumatic stress disorder with MDMA-assisted psychotherapy: A preliminary meta-analysis and comparison to prolonged exposure therapy. J Psychopharmacol 30:595–600.

Baker, J. F., Cates, M. E., Luthin, D. R. (2017). D-cycloserine in the treatment of posttraumatic stress disorder. Mental Health Clinician 7:88–94.

Bandelow, B., Zohar, J., Hollander, E., Kasper, S., Möller, H. J. (2008). World Federation of Societies of Biological Psychiatry (WFSBP) Guidelines for the Pharmacological Treatment of Anxiety, Obsessive-Compulsive and Post-Traumatic Stress Disorders – First Revision. World J Biol Psychiatry; 9: 248–312.

Bering, R., Bredenbeck, C., Fischer, G. (2009). Die Psychopharmakotherapie der Posttraumatischen Belastungsstörung im Verlaufsmodell. ZPPM; 7: 9–23.

Braun, P., Greenberg, D., Dasberg, H., Lerer, B. (1990). Core symptoms of posttraumatic stress disorder unimproved by alprazolam treatment. J Clin Psychiatry; 51: 236–8.

Brodeur, J., Mancine, R., Ley, A., Magen, J. (2020). Does Peritraumatic Ketamine Reduce Symptoms of Post-Traumatic Stress Disorder? Spartan Med Res, J. Oct 30;5(2):17647.

Brunet, A., Saumier, D., Liu, A., Streiner, D. L., Tremblay, J., Pitman, R. K. (2018). Reduction of PTSD Symptoms With Pre-Reactivation Propranolol Therapy: A Randomized Controlled Trial. Am J Psychiatry. May 1;175(5):427–433.

Cipriani, A., Williams, T., Nikolakopoulou, A., Salanti, G., Chaimani, A., Ipser, J., et al. (2018). Comparative efficacy and acceptability of pharmacological treatments for post-traumatic stress disorder in adults: A network meta-analysis. Psychol Med; 48(12):1975–84.

Dahlby, L., Kerr, T. (2020). PTSD and opioid use: implications for intervention and policy. Subst Abuse Treat Prev Policy. Mar 16;15(1):22.

Feder, A., Costi, S., Rutter, S. B., Collins, A. B., Govindarajulu, U., Jha, M. K., Horn, S. R., Kautz M), Corniquel, M., Collins, K. A., Bevilacqua, L., Glasgow, A. M., Brallier, J., Pietrzak, R. H., Murrough, J. W., Charney, D. S. (2021). A Randomized Controlled Trial of Repeated Ketamine Administration for Chronic Posttraumatic Stress Disorder. Am J Psychiatry. Feb 1;178(2):193–202.

Foa, E., Dancu, C. V., Hembree, E. A., Jaycox, L. H., Meadows, E. A., Street, G. P. (1999). A comparison of exposure therapy, stress inoculation training, and their combination for reducing posttraumatic stress disorder in female assault victims. J Consult Clin Psychology; 67: 194–200.

Fraser, G. A. (2009). The use of a synthetic cannabinoid in the management of treatment-resistant nightmares in posttraumatic stress disorder (PTSD). CNS Neurosci Ther; 15(1): 84–8.

Frommberger, U., Keller R (Hg.) (2007). Empfehlungen von Qualitätsstandards für stationäre Traumatherapie. Indikation, Methoden und Evaluation stationärer Traumatherapie in Rehabilitation, Akutpsychosomatik und Psychiatrie. Lengerich: Pabst.

Frommberger, U., Maercker, A. (2007). Posttraumatische Belastungsstörung (ICD-10: F4). In: Voderholzer, U., Hohagen F (Hg.). Therapie psychischer Erkrankungen. State of the Art. 3. Aufl. München, Jena: Urban und Fischer.

Frommberger, U., Stieglitz, R. D., Nyberg, E., Richter, H., Novelli-Fischer, U., Angenendt, J., Zaninelli, R., Berger, M. (2004). Comparison between paroxetine and behaviour therapy in patients with Posttraumatic Stress Disorder (PTSD) – a pilot study. Int J Psychiatry Clin Pract; 8: 19–23.

Frommberger, U., Angenendt, J., Berger, M. (2014). Post-traumatic stress disorder – a diagnostic and therapeutic challenge. Dtsch Arztebl Int; 111(5):59–65

Ganon-Elazar, E., Akirav, I. (2012). Cannabinoids prevent the development of behavioral and endocrine alterations in a rat model of intense stress. Neuropsychopharmacology; 37(2): 456–66.

Gelpin, E., Bonne, O., Peri, T., Brandes, D., Shalev, A. Y. (1996). Treatment of recent trauma survivors with benzodiazepines: a prospective study. J Clin Psychiatry; 57: 390–4.

Guina, J., Rossetter, S. R., DeRhodes, B. J., Nahhas, R. W., Welton, R. S. (2015). Benzodiazepines for PTSD: A Systematic Review and Meta-Analysis. J Psychiatr Pract. Jul; 21(4):281–303.

Hamner, M. B., Frueh, B. C. (1998). Response to venlafaxine in a previously antidepressant treatment resistant combat veteran with posttraumatic stress disorder. Int Clin Psychopharmacol; 13: 233–4.

Hamner, M. B., Deitsch, S. E., Brodrick, P. S., Ulmer, H. G., Lorberbaum, J. P. (2003). Quetiapine treatment in patients with posttraumatic stress disorder: an open trial of adjunctive therapy. J Clin Psychopharmacol; 23: 15–20.

Hertzberg, M. A., Butterfield, M. I., Feldmann, M. E., Beckham, J. C., Sutherland, S. M., Connor, K. M. (1999). A preliminary study of lamotrigine for the treatment of posttraumatic stress disorder. Biol Psychiatry; 45: 1226–9.

Hetrick, S. E., Purcell, R., Garner, B., Parslow, R. (2010). Combined pharmacotherapy and psychological therapies for posttraumatic stress disorder (PTSD). Cochrane Common Mental Disorders Group, Herausgeber. Cochrane Database Syst Rev. .

Hoskins, M., Pearce, J., Bethell, A., Dankova, L., Barbui, C., Tol, W. A., et al. (2015). Pharmacotherapy for post-traumatic stress disorder: Systematic review and meta-analysis. Br J Psychiatry; 206(02):93–100.

Jakovljevic, M., Sagud, M., Mihaljevic-Peles, A. (2003). Olanzapine in the treatment resistant, combat related PTBS – a series of case reports. Acta Psychiatr Scand; 107: 394–6.

Kellner, M. (2007). Aripirazole in a therapy resistant patient with Borderline personality and post-traumatic stress disorder. Pharmacopsychiatry; 40: 41.

Krediet, E., Bostoen, T., Breeksema, J., van Schagen, A., Passie, T., Vermetten, E. (2020). Reviewing the Potential of Psychedelics for the Treatment of PTSD. Int J Neuropsychopharmacol. Jun 24;23(6):385–400.

Mithoefer, M. C., Mithoefer, A. T., Feduccia, A. A., Jerome, L., Wagner, M., Wymer, J., Holland, J., Hamilton, S., Yazar-Klosinski, B., Emerson, A., Doblin, R. (2018). 3,4-methylenedioxymethamphetamine (MDMA)-assisted psychotherapy for post-traumatic stress disorder in military veterans, firefighters, and police officers: a randomised, double-blind, dose-response, phase 2 clinical trial. Lancet Psychiatry. Jun; 5(6):486–497.

Orsolini, L., Chiappini, S., Volpe, U., Berardis, D., Latini, R., Papanti, G. D., Corkery, A. J. M. (2019). Use of Medicinal Cannabis and Synthetic Cannabinoids in Post-Traumatic Stress Disorder (PTSD): A Systematic Review. Medicina (Kaunas). Aug 23; 55(9):525.

Peskind, E. R., Bonner, L. T., Hoff, D. J., Raskind, M. A. (2003). Prazosin reduces trauma-related nightmares in older men with chronic posttraumatic stress disorder. J Geriatr Psychiatry Neurol; 16: 165–71.

Priebe, K., Stiglmayr, C., Schmahl, C. (2009). Dissoziative Störungen (ICD-10: F44). In: Voderholzer, U., Hohagen F (Hg.). Therapie psychischer Erkrankungen. State of the Art. 4. Aufl. München, Jena: Urban und Fischer.

Rasmusson, A. M., Marx, C. E., Pineles, S. L., Locci, A., Scioli-Salter, E. R., Nillni, Y. I., Liang, J. J., Pinna (2017). Neuroactive steroids and PTSD treatment. G(4). Neurosci Lett. 2017 May 10; 649: 156–163.

Rothbaum, B. O., Killeen, T. K., Davidson, J. R., Brady, K. T., Connor, K. M., Heekin, M. H. (2008). Placebo-controlled trial of risperidone augmentation for selective serotonin reuptake inhibitor-resistant civilian posttraumatic stress disorder. J Clin Psychiatry; 69: 520–5.

Sageman, S., Brown, R. P. (2006). 3-acetyl-7-oxo-dehydroepiandrosterone for healing treatment-resistant posttraumatic stress disorder in women: 5 case reports. J Clin Psychiatry; 67: 493–6.

Schäfer, I., Gast, U., Hofmann, A., Knaevelsrud, C., Lampe, A., Liebermann, P, Lotzin, A., Maercker, A., Rosner, R., Wöller, W. (2019). S3-Leitlinie Posttraumatische Belastungsstörung. Berlin: Springer.

Stein, D. J., Ipser, J. C., Seedat, C. (2006). Pharmacotherapy for post-traumatic stress disorder (PTSD). Cochrane Database Syst Rev; CD002795.

Stoffers, J., Lieb, K. (2011). Pharmakotherapie der Borderline-Persönlichkeitsstörung. In: Dulz, B., Herpertz, S. C., Kernberg, O. F., Sachsse, U. (Hg.). Handbuch der Borderline-Störungen. 2. Aufl. Stuttgart: Schattauer.

Tripp, J. C., Norman, S. B., Kim, H. M., Venners, M. R., Martis, B., Simon, N. M., Stein, M. B., Allard, C. B., Rauch, S. A. M. (2020). PROGrESS Study

Team. Residual symptoms of PTSD following Sertraline plus enhanced medication management, Sertraline plus PE, and PE plus placebo. Psychiatry Res. 2020 Sep; 291:113279.

Ursano, R. J., Bell, C., Eth, S., Friedman, M., Norwood, A., Pfefferbaum, B., Pynoos, J. D., Zatzick, D. F., Benedek, D. M., McIntyre, J. S., Charles, S. C., Altshuler, K., Cook, I., Cross, C. D., Mellman, L., Moench, L. A., Norquist, G., Twemlow, S. W., Woods, S., Yager, J. (2004). Work Group on ASD and PTSD; Steering Committee on Practice Guidelines. Practice guideline for the treatment of patients with acute stress disorder and posttraumatic stress disorder. Am J Psychiatry; 161(11 Suppl): 3–31.

Van Etten, M., Taylor, S. (1998). Comparative efficacy of treatments for posttraumatic stress disorder: a meta-analysis. Clin Psychol Psychother; 5: 126–45.

Vermetten, E., Vythilingam, M., Southwick, C., Charney, D., Bremner, J. (2003). Long-term treatment with paroxetine increases verbal declarative memory and hippocampal volume in posttraumatic stress disorder. Biological Psychiatry; 54: 693–702.

Wheatley, M., Plant, J., Reader, H., Brown, G., Cahill, C. (2004). Clozapine treatment of adolescents with posttraumatic stress disorder and psychotic symptoms. J Clin Psychopharmacol; 24: 167–73.

ANNE DYER, STELLA GULDNER

16 Evidenzbasierte Standards der Behandlung von Kindern und Jugendlichen mit komplexen Traumafolgestörungen

16.1 Einleitung

Die häufigste Form einer multiplen Traumatisierung in der Kindheit und Jugend ist der sexuelle Missbrauch (Childhood Sexual Abuse, CSA). Aus der Retrospektive berichteten 7,9 % der Männer und 19,7 % der Frauen einen sexuellen Missbrauch erlebt zu haben (Pereda et al. 2009). Wurde ein sexueller Missbrauch in der Kindheit erlebt, liegt die Wahrscheinlichkeit, eine posttraumatische Belastungsstörung (PTBS) zu entwickeln, in deutschen Studien zwischen 28,8 % (Perkonigg et al. 2000) und 35,3 % (Maercker et al. 2008). Eine internationale Meta-Analyse zeigt vergleichbare Inzidenzraten bei Kindern und Jugendlichen: Es entwickelten 25 % der Kinder und Jugendlichen eine klinisch signifikante PTBS-Symptomatik nach dem Erleben eines oder mehrerer interpersoneller Traumata (Alisic et al. 2014). Laut den Daten von Sachser et al. (2017) erfüllten ca. 40 % der Kinder mit PTBS die Kriterien einer sogenannten komplexen PTBS (KPTBS).

Die komplexe PTBS wird in der 11. Neuauflage der Internationalen statistischen Klassifikation der Krankheiten und verwandter Gesundheitsprobleme (ICD: *International Statistical Classification of Diseases and Related Health Problems*) als eigene Diagnose aufgeführt. Für die Diagnose einer KPTBS müssen die Kernsymptome der PTBS (Wiedererleben, Vermeidungsverhalten und ein anhaltendes Bedrohungsleben) als Folge eines oder mehrerer traumatischer Erlebnisse vorhanden sein. Zusätzlich werden ausgeprägte Emotionsregulationsschwierigkeiten, ein anhaltend negativ geprägtes Selbstbild mit Gefühlen von Schuld, Wertlosigkeit und Scham, sowie Schwierigkeiten in der Beziehungsgestaltung zu anderen Menschen beschrieben.

Doch was sind vielversprechende psychotherapeutische Interventionen zur Behandlung von (k)PTBS? Richtlinien verschiedener Fachgesellschaften bieten Klinikern Informationen über die nach neuestem Wissensstand bestmögliche Diagnostik und Behandlungsverfahren für die jeweilige Erkrankung. Die Richtlinien entstehen auf der Basis von Studien zur Wirksamkeit manualisierter Behandlungsverfahren. Zu den qualitativ besten und damit aussagekräftigsten Untersuchungen zählen randomisiert kontrollierte Studien. In diesen wird das zu untersuchende Verfahren gegen ein weiteres

Behandlungsverfahren getestet. Außerdem erfolgt die Zuweisung der Patienten in die Behandlungsarme per Zufall. Idealerweise sind die Diagnostiker verblindet. Da jede Richtlinie unterschiedliche Schwerpunkte setzt, werden in diesem Kapitel anerkannte Richtlinien zur Behandlung der PTBS bei Kindern und Jugendlichen von vier internationalen Fachgesellschaften sowie der Deutschen Fachgesellschaft zu Rate gezogen:

- American Academy of Child and Adolescent Psychiatry (2010)
- International Society for Traumatic Stress Studies (Forbes et al. 2020)
- National Institute of Clinical Excellence (2018)
- Deutschsprachige Gesellschaft für Psychotraumatologie (Schäfer et al. 2019)

Um einen Überblick über den aktuellen Wissensstand und die darauf basierenden Empfehlungen zu ermöglichen, werden zunächst die Fachgesellschaften und die Erstellungsmethoden der Richtlinien vorgestellt. Im weiteren Verlauf werden die empfohlenen Verfahren einzeln beleuchtet und die zugrundeliegende Evidenz diskutiert. Dabei fokussiert dieses Kapitel auf eine Auswahl der bekanntesten und bedeutsamsten Verfahren. Darüber hinaus gibt es jedoch eine Vielfalt an Interventionen und manualisierten Verfahren, die nach weiterer klinischer Forschung und Evidenz verlangen.

American Academy of Child and Adolescent Psychiatry. Die American Academy of Child and Adolescent Psychiatry (AACAP) ist die führende US-amerikanische medizinische Vereinigung. Die Mitglieder sind Kinder- und Jugendpsychiater sowie interessierte Mediziner. Die Richtlinien sollen die Diagnose und Behandlung einer posttraumatischen Belastungsstörung bei Kindern und Jugendlichen erleichtern. Die aktuell vorliegende Richtlinie wurde 2010 veröffentlicht. Die ausführliche Literaturrecherche nach publizierten und im Druck befindlichen randomisiert kontrollierten Studien fand im Mai 2007 statt, sodass jüngere Arbeiten nicht berücksichtigt sind.

Richtlinien der International Society for Traumatic Stress Studies. Die International Society for Traumatic Stress Studies (ISTSS) ist eine internationale, interdisziplinäre Fachgesellschaft, die sich zum Ziel gesetzt hat, die Weiterentwicklung des Wissens speziell über traumatischen Stress sowie dessen Austausch zu fördern. Die revidierten Richtlinien in der von führenden Experten veröffentlichten dritten Ausgabe des Buches Effective Treatments for PTSD (Forbes et al. 2020) beinhalten ein Kapitel, in dem die empfohlenen Verfahren zur psychotherapeutischen Behandlung von Kindern und Jugendlichen diskutiert werden. Diese umfassen:

- Traumafokussierte kognitive Verhaltenstherapie (TF-KVT) und adaptierte Manuale für das Vorschulalter (Preschool PTSD Treatment; PPT)
- Kognitive Therapie (CT-PTSD)
- Prolongierte Exposition für Jugendliche (PE-A)
- Eye Movement Desensitization and Reprocessing (EMDR)
- Schul- und gruppenbasierte Interventionen

Die Autoren begründen ihre Empfehlungen auf einer meta-analytischen Evaluation von randomisiert kontrollierten, auf Englisch verfassten (RCT-)Studien, die im Zeitraum zwischen 2008 und 2018 veröffentlicht oder im Druck befindlich waren und die explizit die Effektivität einer Intervention auf entweder PTBS oder klinisch relevante Symptome einer posttraumatischen Belastung als Primärdiagnose messen, die mindestens seit drei Monaten bestehen. Die eingeschlossenen Artikel beinhalten zumindest ein Instrument zur Erfassung der Symptomatik einer posttraumatischen Belastungsstörung (bspw. ein strukturiertes klinisches Interview oder validierte Selbstbeurteilungsfragebögen). Weiterhin messen eingeschlossene RCT-Studien die Wirksamkeit der Interventionen im Vergleich zu bspw. Kontrollbedingungen wie *treatment as usual* (TAU), der Warteliste oder anderer minimaler Interventionen.

Die Bedeutsamkeit der eingeschlossenen Studien wurde im Rahmen von Qualitätskriterien, u.a. mithilfe der Einschätzung durch das GRADE-System (www.gradeworkinggroup.org), der gezeigten Effektivität der jeweiligen Intervention und sonstiger Faktoren, beurteilt. Darauf basierend sprechen die Autoren eine starke oder Standard-Empfehlung aus bzw. attestieren eine niedrige Wirkung, eine neu entstehende Beweislage oder eine unzureichende Beweislage für eine Empfehlung. Die eingeschlossenen Studien im Bereich der Behandlung von PTBS im Kinder- und Jugendalter umfassen die Klassen »starke Empfehlung«, »Interventionen mit neu entstehender Beweislage« und »unzureichende Beweislage« für eine Empfehlung.

National Institute for Health and Clinical Excellence. Das *National Institute for Health and Clinical Excellence* (NICE) ist eine britische, unabhängige Organisation, die sich das Ziel gesetzt hat, nationale Richtlinien zur Förderung des Wohlbefindens, zur Prävention und Behandlung von Krankheiten zu entwickeln. Die Empfehlungen wurden von einem multidisziplinären Expertenteam entwickelt. Die Richtlinien sollen eine hochqualifizierte Behandlung für Betroffene ermöglichen.

Die Datenbasis für die vorliegenden Richtlinien bildeten systematische Reviews, randomisiert kontrollierte Studien sowie noch im Reviewprozess befindliche randomisiert kontrollierte Studien.

Psychologische Interventionen werden als Gruppen von Interventionen gefasst:

- Traumafokussierte kognitive Verhaltenstherapie (einschließlich der kognitiven Therapie, *Cognitive Processing Therapy*, *Compassion-focused Therapy*, Prolongierte Expositionstherapie, Virtuelle Realitäts-Expositionstherapie, *Imagery Rehearsal Therapy*, achtsamkeitsbasierte kognitive Therapie, Narrative Expositionstherapie)
- Nicht-traumafokussierte kognitive Verhaltenstherapien
- Debriefing
- Eye Movement Desensitization and Reprocessing (EMDR)
- Hypnotherapie
- Psychodynamische Therapie
- Weitere Verfahren: Counseling, kombinierte somatische und kognitive Therapien, Elterntraining oder Familieninterventionen, Spieltherapie, Selbsthilfegruppen, psychosoziale Interventionen, weitere, nicht-pharmazeutische Interventionen

Mit nur wenigen Ausnahmen sei, so die Einschätzung der Autoren, die Qualität der zugrundeliegenden Studien niedrig bis sogar sehr niedrig. Diese Einschätzung wird begründet durch eine ungünstige Randomisierung oder fehlende Verblindung der Diagnostiker. Zudem sei die Zahl eingeschlossener Patienten häufig sehr niedrig, oder Ergebnisse seien nicht präzise genug berichtet worden.

Als zentrale Ergebniskriterien benennen die Autoren die Reduktion der PTBS-Symptomatik auf validierten Skalen, die Remission der PTBS-Diagnose bzw. Symptome und Response bzgl. der Symptomatik auf die Behandlung. Die Reduktion der Teilnehmerzahl im Verlauf einer Studie galt als Hinweis für die Akzeptanz und/oder Verträglichkeit der Behandlung. Als wichtige, aber keinesfalls kritische Kriterien galten u.a. die Reduktion der dissoziativen Symptome, Verbesserung der persönlichen oder sozialen Funktionsfähigkeit und Reduktion der Symptome einer koexistenten Störung (z.B. Depression oder Ängstlichkeit). Dem Fremdrating wurde eine größere Bedeutung zugemessen als dem Selbstrating, da eine Verblindung während eines Fremdratings eher möglich ist.

Deutschsprachige Gesellschaft für Psychotraumatologie. Die Deutschsprachige Gesellschaft für Psychotraumatologie (DeGPT) unter dem Dachverband der Arbeitsgemeinschaft der Wissenschaftlichen Medizinischen Fachgesellschaften e.V. (AWMF) arbeitet gemeinschaftlich mit internationalen Fachgesellschaften (bspw. der ISTSS) an der Förderung von Forschung und Kommunikation zu Trauma-assoziierten psychischen Störungen sowie der Lehre und Ausbildung von interdisziplinären Berufsgruppen.

Die Empfehlungen repräsentieren den klinischen Konsens der Mitglieder der Leitliniengruppe. Die Richtlinien gruppieren die bisher vorhandenen Verfahren in traumafokussierte, nicht-traumafokussierte und phasenbasierte Interventionen, die teilweise miteinander überlappen und übereinstimmende Techniken nutzen. Die im Detail beschriebenen Verfahren sind:

- Traumafokussierte kognitive Verhaltenstherapie (TF-KVT)
- Prolongierte Exposition für Jugendliche (PE-A)
- Kognitive Therapie (CT-PTSD)
- Kinderversion der Narrativen Expositionstherapie (KIDNET)
- Kognitive Verarbeitungstherapie, angepasst für verschiedene Entwicklungsstufen (E-KVT)
- Eye Movement Desensitization and Reprocessing (EMDR)
- Verschiedene schul- und gruppenbasierte Interventionen

Die 2019 erschienene S3-Leitlinie zur Behandlung von Kindern und Jugendlichen mit Traumafolgestörungen (Schäfer et al. 2019) umfasst u.a. Empfehlungen zur psychotherapeutischen Behandlung von Kindern und Jugendlichen mit PTBS und der in der ICD-11 neu definierten KPTBS. Dabei stützen sich die Autoren hauptsächlich auf zwei Meta-Analysen, die Daten aus 135 Studien (RCTs und kontrollierte Studien; Gutermann et al. 2016) bzw. 41 Studien (ausschließlich RCTs; Morina et al. 2016) berücksichtigen. Die Güte der Meta-Analysen wurde gemessen an der Transparenz der systematischen Recherche, der Beschreibung der Ein- und Ausschlusskriterien, der Qualitätsbewertung der eingeschlossenen Primärstudien, dem Vorliegen der extrahierten Daten der Primärstudien sowie der Rückschlüsse und Interpretation der Datenlage. Beide berichteten Meta-Analysen erfüllen alle genannten Kriterien ausnahmslos.

Übereinstimmende Empfehlungen der verschiedenen Richtlinien. Die vorgestellten Richtlinien empfehlen übereinstimmend vornehmlich die traumafokussierten kognitiven Verhaltenstherapien (TF-KVT) bei traumatisierten Kindern und Jugendlichen, teilweise in Abhängigkeit von dem Entwicklungsstand der Patienten, und die Einbeziehung der Bezugspersonen. Dies beruht zu einem großen Teil auf der aktuellen Studienlage, die zu einem Großteil RCT-Studien zu KVT widerspiegelt. Im Weiteren werden nun die am stärksten empfohlenen Verfahren zusammen mit der aktuellen Evidenzlage vorgestellt.

16.2 Traumafokussierte kognitive Verhaltenstherapie

Zu den traumaspezifischen Verfahren der kognitiven Verhaltenstherapie (Traumafocused Cognitive Behavioural Therapy, TF-CBT) zählt eine Bandbreite verschiedener Therapieansätze (s. auch Cohen 2009). Grundsätzlich zielen diese Verfahren auf eine Auseinandersetzung des Patienten mit seinen traumatischen Erinnerungen ab. Die Patienten machen die Erfahrung, Erinnerungen an das Trauma erleben zu können, ohne von diesen beherrscht zu werden. Um in die Lage versetzt zu werden, sich mit den Erinnerungen auseinanderzusetzen, werden typischerweise Stress-Management-Skills zur Vorbereitung auf die Exposition vermittelt. Zu den wohl am besten untersuchten Verfahren gehört der Ansatz von Cohen et al. (2017). Unter dem Akronym **PRACTICE** beinhaltet er folgende wesentlichen Komponenten: **P**arental treatment – Psychoedukation der Eltern über kindliche und elterliche Reaktionen auf ein Trauma, **R**elaxations- und Stressmanagementtechniken, **A**ffektive Expressions- und Modulationstechniken, **C**ognitive coping skills – Techniken zur kognitiven Verarbeitung, **T**rauma-Narrativ und kognitive Verarbeitung der kindlichen Traumaerfahrung, **I**n-vivo-Exposition gegenüber Schlüsselreizen, **C**onjoint – gemeinsame Kind-Eltern-Sitzungen, **E**nhancing safety and future development – Verbesserung der Sicherheit und der weiteren Entwicklung. Eine graduierte Trauma-Exposition wird angeraten. Verschiedene Formen der traumaspezifischen Verfahren der kognitiven Verhaltenstherapie nutzen unterschiedliche Kombinationen und Dosierungen der entsprechenden Komponenten, jeweils in Abhängigkeit von der Zielpopulation und der Art des Traumas.

Sämtliche Richtlinien empfehlen eine Behandlung der PTBS durch eine TF-CBT. Bei milder Ausprägung einer PTBS oder einer subsyndromalen PTBS bei massiver Funktionseinschränkung wird eine alleinige Behandlung mit Hilfe einer TF-CBT empfohlen. Die traumafokussierten kognitiven Verhaltenstherapien (TF-CBT) gelten als die empirisch am besten untermauerten Verfahren (Cohen et al. 2017). Eine zusätzliche medikamentöse Behandlung sollte bei einer schweren Form der PTBS bei komorbiden Störungen oder einer unzureichenden Besserung unter alleiniger Psychotherapie eingeleitet werden. Komorbide psychische Störungen sollen durch angemessene Interventionen berücksichtigt werden. Die traumafokussierte kognitive Verhaltenstherapie wurde bereits mehrfach für verschiedene Patientengruppen modifiziert.

Empfehlungen der einzelnen Richtlinien und deren Begründung

Die **Richtlinien der AACAP** beziehen sich auf 20 veröffentlichte randomisiert kontrollierte Studien zur traumafokussierten kognitiven Verhaltenstherapie, in denen insgesamt mehr als 500 Kinder untersucht wurden, die deutliche signifikante Verbesserungen im Vergleich zu üblicher kommunaler Versorgung (Deblinger et al. 1996), nicht-direktiver supportiver Therapie (Cohen & Mannarino 1996, 1998b), kindzentrierter Therapie (Cohen et al. 2004) und Wartelistenkontrollen (King et al. 2000) zeigten. Die Besserungen zeigten sich in der PTBS-Symptomatik aber auch bei Depression, internalisierender

Symptomatik, generellen Verhaltensproblemen und erhöhter Schamreaktionen bei sexuell missbrauchten Kindern. Die Behandlungserfolge konnten auch im Folgezeitraum von einem Jahr beibehalten werden. Die behandelten Kinder waren drei bis 17 Jahre alt.

Auch das entsprechende Behandlungsprogramm für Gruppen (*Cognitive-Behavioral Intervention for Trauma in Schools, CBITS*; Stein et al. 2003) wurden durch viele randomisiert kontrollierte Studien bei Kindern mit posttraumatischer Belastungsstörung im Vergleich zu Wartelistenkontrollen, aber auch zu aktiven, alternativen Behandlungsverfahren auf ihre Wirksamkeit hin überprüft.

Die Richtlinien der AACAP empfehlen einen Einbezug der Eltern bzw. Bezugspersonen. Dieser Einbezug trage zu einer besseren Wirksamkeit der Behandlung bei (Deblinger et al. 1996). Geringere elterliche Belastung (Cohen & Mannarino 1998b; Pfefferbaum et al. 1999) und stärkere elterliche Unterstützung (Cohen & Mannarino 2000) führen zu einem verbesserten Behandlungserfolg.

Laut den **Richtlinien der ISTSS** bewies die traumafokussierte kognitive Verhaltenstherapie in 20 bisher veröffentlichten RCT-Studien ihre Überlegenheit gegenüber aktiven Kontrollgruppen (non-direktive supportive Therapie, kindzentrierte Therapie) sowie Wartelistenkontrollen bei der Besserung der Symptomatik einer posttraumatischen Belastungsstörung, Depression, internalisierender Symptomatik, bei generellen Verhaltensproblemen und erhöhter Schamreaktionen bei sexuell missbrauchten Kindern (Cohen et al. 2017). Daher spricht die ISTSS hier eine starke Empfehlung aus.

Während ältere Kinder (> 7 Jahre) wie auch Jugendliche relativ häufig untersucht wurden, ist die Datenlage bei jüngeren Kindern recht dünn. Die Autoren stellen außerdem fest, dass eine Behandlung des Kindes und der gesamten Familie einer alleinigen Behandlung der Bezugspersonen vorzuziehen ist. Im Vorschulalter empfehlen die Autoren das KVT-basierte *Preschool PTSD Treatment* (PPT; Scheeringa 2015), das in einer RCT Studie seine Wirksamkeit gegenüber einer Kontrollbedingung zeigte (Scheeringa et al. 2011).

Die **NICE-Richtlinien** betonen die Bedeutung der hohen Zahl von RCTs zu den Verfahren der TF-CBT. Es konnten immerhin 28 Studien eingeschlossen werden; hierdurch wurden viele Subgruppenanalysen möglich. Eine große Bandbreite von Traumatypen (Autounfälle, Kriegserfahrungen, sexuelle Gewalt und gemischte Traumatisierungen), einfache und mehrfache Traumatisierungen, sämtliche spezifische traumafokussierte Verfahren und verschiedene Behandlungssettings (nur im Einzelsetting, mit Bezugspersonen oder einer Gruppe) konnten durch die Verfahren der TF-CBT erfolgreich behandelt werden.

Eine relativ höhere Effizienz attestieren die Autoren sowohl der traumafokussierten kognitiven Therapie als auch der Narrativen Expositionstherapie. Auch scheinen Kinder und Jugendliche, die einmalig traumatisiert wurden, besser von der Behandlung zu profitieren als Kinder und Jugendliche mit mehrfacher Traumatisierung. In einem Einzelsetting scheint die Symptomatik effektiver reduziert zu werden als bei einer Gruppenbehandlung.

Kinder und Jugendliche sämtlichen Alters profitierten von der Behandlung. Es wurden allerdings nur zwei Gruppen von Kindern verglichen: jünger und älter als sieben Jahre. Grundsätzlich schwierig ist die Beurteilung der geeigneten Therapie für Kinder unter sieben Jahren. Sie wird erschwert durch den Mangel an randomisiert kontrollierten Studien sowie fehlende Diagnostikinstrumente für diese Altersgruppe. Die höhere Abbruchquote der Behandlung im Vergleich zur Wartelistebehandlung sei nachteilig, aber vernachlässigbar.

Die NICE-Richtlinie differenziert zwischen einem zeitlich frühen Behandlungsbeginn einer Traumatisierung (1–3 Monate nach Traumatisierung) bzw. einem späteren Beginn (>3 Monate nach Beginn einer Traumatisierung). Nur eine einzelne Studie (Catani 2009) bezog sich auf eine relativ frühe Behandlung von Traumatisierungsfolgen. Hier wurde die TF-CBT mit Meditation verglichen. Die zeitlich verzögerte Behandlung (>3 Monate nach Traumatisierung) wurde deutlich häufiger untersucht: 19 RCTs verglichen TF-CBT mit Warteliste, *treatment as usual* oder keiner Behandlung. Zugrundeliegende Traumatisierungen waren in den genannten Studien überwiegend gemischt (acht Studien), weitere zwei Studien untersuchten nur Opfer sexueller Gewalt. In elf Studien lagen bei den untersuchten Kindern und Jugendlichen multiple Traumatisierungen vor, in sieben Studien einzelne traumatische Ereignisse.

Die **Richtlinien der DeGPT** orientieren sich an bestehenden Richtlinien (Australische Richtlinien, Australian Centre for Posttraumatic Mental Health 2013; NICE-Richtlinien, National Institute for Health and Clinical Excellence 2005; Cochrane Review, Gillies et al. 2012; Leitlinien der WHO 2013) sowie an zwei aktuellen Meta-Analysen (Gutermann et al. 2016; Morina et al. 2016). Die kognitiven Verhaltenstherapien gelten als bestuntersuchte Therapieform bei PTBS im Kindes- und Jugendalter. Die kontrollierten Effektstärken lagen im mittleren bis hohen Bereich für die Reduktion von PTBS-Symptomen. Insbesondere kognitive und expositionsbasierte Interventionen sowie die TF-KVT nach dem Manual von Cohen et al. (2017; 2. Auflage) konnten sehr große Effekte erzielen (Gutermann et al. 2016). Die meisten randomisierten kontrollierten Studien liegen für das Manual nach Cohen et al. (2017) vor.

Im Folgenden stellen wir einzelne Behandlungsverfahren vor, die neben PRACTICE in den verschiedenen Richtlinien explizit Erwähnung finden.

Die adaptierte Version der **Narrativen Expositionstherapie (KIDNET)** (Schauer et al. 2005, 2017) ist auf Kinder ausgerichtet, die multiple und schwere Traumatisierungen (bspw. organisierte Traumatisierungen wie Krieg und Folter oder schwere chronische Traumatisierungen wie häusliche Gewalt oder wiederholter sexueller Missbrauch) überlebten. Nach einer Psychoedukation unterstützt der Therapeut das Kind in der Erstellung eines Lebensnarrativs, welches die Erzählung sowohl angenehmer als auch traumatischer Lebensereignisse umfasst.

Laut DeGPT- und ISTSS-Richtlinien liegen aktuell noch keine ausreichenden Evidenzen vor, um eine Empfehlung für KIDNET auszusprechen. Hierbei spielt vor allem die Generalisierung der bisherigen Ergebnisse eine große Rolle – die vorgelegten Studien wurden vornehmlich bei Kindern mit Kriegs- oder Fluchterfahrungen getestet (Ertl et al. 2011; Ruf et al. 2010).

Seeking Safety (Najavits 2002) ist ein Verfahren, welches ursprünglich zur Behandlung Erwachsener mit PTBS und komorbidem Substanzmissbrauch entwickelt wurde. Expositionsverfahren können optional eingesetzt werden. Der Fokus liegt jedoch auf dem Gewinn von Sicherheit und neuer, gesunder Ideale. Es existiert sowohl ein Gruppen- als auch ein individuelles Behandlungsprogramm. Das Programm erwies in bislang einer RCT-Studie für weibliche Adoleszente laut AACAP eine gute Wirksamkeit (Najavits et al. 2006). Die NICE-Richtlinien kommen aufgrund der Datenlage zu einem anderen Schluss. Sie empfiehlt das Programm nicht zur primären Behandlung der PTBS, da in der Studie von Najavits und Kollegen (2006) primär Depression und Substanzmissbrauch als Ergebnisvariable erfasst wurden.

Kognitive Therapie (CT-PTSD) für PTBS beruht auf dem kognitiven Model von Ehlers und Clark (2000) und beinhaltet in der adaptierten Form für Kinder und Jugendliche acht Phasen (Smith et al. 2010): Psychoedukation, Ressourcenaktivierung *(reclaiming your life)*, Imagination als Verfahren zur Traumaexposition *(imaginal reliving)*, kognitive Umstrukturierung, Rescripting *(updating the trauma memory)*, Diskriminationstraining *(working with triggers)*, Exposition in vivo und Bezugspersonenarbeit. Die kognitive Therapie zeigte laut der ISTSS-Richtlinie eine gute Wirksamkeit bei Kindern mit einzelnen Trauma-Erlebnissen in zwei RCT-Studien (Meiser-Stedmann et al. 2017; Smith et al. 2007).

Prolongierte Expositionstherapie für Jugendliche (PE-A) von Riggs und Kollegen (2020) ist ein phasenbasierter Ansatz, der auf die emotionale Verarbeitung der Trauma-Erinnerungen abzielt. PE-A beinhaltet eine motivationale Abklärung, Psychoedukation und eine Vorbereitung der Expositionsphase, die eigentliche Expositionsphase und eine weitere Phase zur Rückfallprävention. PE-A wies in zwei Studien mit Jugendlichen bessere Effekte im Vergleich zu einer Kontrollbedingung nach (Gilboa-Schechtmann et al. 2010; Foa et al. 2013) und wird insofern von der Richtlinie der ISTSS ebenfalls als wirksames Verfahren der TF-CBT eingestuft.

Wirksamkeit bei komplex traumatisierten Kindern

Zum jetzigen Zeitpunkt fehlen Studien, die anhand der neuen ICD-11-Kriterien Aussagen über die gesonderte Behandlung von Kindern und Jugendlichen mit KPTBS zulassen. Die bisherigen Manuale beziehen sich auf andere Definitionen der komplexen PTBS, wie Traumatisierung durch sexuellen und/oder physischen Missbrauch. Durch den Mangel an Primärstudien zu KPTBS können nach aktuellem Stand lediglich post-hoc Analysen der bereits vorliegenden Studien zu Rate gezogen werden. Allerdings zeigt sich, dass in den zugrundeliegenden Studien eine Vielzahl von Patienten mit einem *childhood sexual abuse* oder anderen schwerwiegenden, komplexen Traumatisierungen behandelt wurden.

Aus diesem Grund geht die ISTSS von einer Wirksamkeit der TF-KVT bei komplex traumatisierten Kindern aus. Unklar sei weiterhin, ob Kinder und Jugendliche mit einer KPTBS-Symptomatik gesonderte Interventionen benötigen. Gegen die Annahme von gesonderten Interventionen spreche, dass eine vergleichbare Wirkung der Behandlung bei Patienten mit PTBS und KPTBS laut einer retrospektiven Studie (Sachser et al. 2017) vorliegt. Allerdings sei die Symptomlast vor und nach der Intervention generell erhöht gewesen (Sachser et al. 2017).

Einzelne phasenbasierte Manuale zielen darauf, in einem ersten Schritt funktionale Strategien im Umgang mit aversiven Emotionen und Kognitionen zu erarbeiten. Die Schwere der Beeinträchtigung im Bereich der Emotionsregulation, der Selbstwahrnehmung und der interpersonellen Beziehungsgestaltung soll reguliert werden können, bevor eine Expositionsbehandlung stattfindet.

Besonders hervorgehoben werden in der ISTSS- sowie der DeGPT-Richtlinie das **Skills Training in Affect and Interpersonal Regulation (STAIR**; Cloitre et al. 2006), welches für jugendliche Patienten angepasst wurde: **STAIR Narrative Therapy for Adolescents (SNT-A**; Gudiño et al. 2017), sowie die ebenfalls für Jugendliche adaptierte Version **Developmentally Adapted Cognitive Processing Therapy (D-CPT, dt. E-KVT**; Matulis et al. 2017). Für die SNT-A liegen zwei Pilotstudien bei Jugendlichen mit gemischten Resultaten vor (Gudiño et al. 2017; Gudiño et al. 2016), während die E-KVT sich in einer Pilotstudie und einer RCT-Studie bewährt (Matulis et al. 2017; Rosner et al. 2019). Die größten Effekte wurden hier vor allem während der Expositionsphase gezeigt, daher ist unklar, ob und in welchem Zusammenspiel andere Therapieelemente wie Strategien zur Emotionsregulation (bspw. Skillstrainings), in erhöhtem Maße wirkungsvoll und notwendig sind.

16.3 Eye Movement Desensitization and Reprocessing

Bei der Anwendung der *Eye Movement Desensitization and Reprocessing* (EMDR) bei Kindern wird das bekannte EMDR-Protokoll so detailliert wie möglich befolgt (Spates et al. 2009). EMDR beinhaltet verschiedene Therapiephasen, wobei die ersten beiden Phasen auf der Erarbeitung des Traumanarrativs, Symptomanamnese und Erarbeitung von Coping-Strategien beruhen. Die zentrale Phase der EMDR besteht aus einer folgenden Exposition, während der die Kinder bzw. Jugendlichen sich auf kritische Momente des Traumas und den damit einhergehenden körperlichen und gedanklichen Inhalten beschäftigen und gleichzeitig visuelle oder taktile Stimulation durch den Therapeuten erleben. Allerdings wird vor der Durchführung des Protokolls üblicherweise stärkeres Gewicht auf die Etablierung einer sicheren Umgebung gelegt, welche positive Emotionen hervorruft. Entsprechend dem Entwicklungsstand können zusätzliche kleine Modifikationen durchgeführt werden (visuelle Skalen, auditive Stimulation, verkürzte Sitzungen).

Empfehlungen der einzelnen Richtlinien und deren Begründung

EMDR wird von der **AACAP** als ein effektives Behandlungsverfahren für Erwachsene mit posttraumatischer Belastungsstörung eingeschätzt, die Richtlinien kritisieren aber gleichzeitig methodologische Probleme in den RCT-Studien, in denen Kinder untersucht wurden.

Eine randomisiert kontrollierte Studie erbrachte den Nachweis der Wirksamkeit gegenüber einer Wartelistenkontrolle (Ahmad et al. 2007). Allerdings sei EMDR derart modifiziert worden, dass eine starke Annäherung an die kognitive Psychotherapie stattgefunden habe. Diese Annäherung, so die Autoren der Studie (Ahmad & Sundelin-Wahlsten 2008), sei jedoch der Grund für die Anwendbarkeit des Verfahrens bei Kindern.

Da innerhalb der letzten Jahre viele weitere hochrangige Studien durchgeführt wurden, spricht die **ISTSS** im Gegensatz zu der älteren Richtlinie der AACAP eine starke Empfehlung für die Behandlung von Kindern und Jugendlichen mit PTBS im Rahmen von EMDR aus. Die ISTSS stützt sich auf eine 2009 veröffentlichte Meta-Analyse von sieben Studien (Rodenburg et al. 2009), die die Wirksamkeit von EMDR bei Kindern und Jugendlichen mit PTBS bei mittlerer Effektstärke belegt.

Eine erste Studie (Chemtob et al. 2002) war zuvor bereits in der Lage, bei Kindern, die dreieinhalb Jahre nach einem Hurrikan unter einer posttraumatischen Belastungsstörung litten, innerhalb von drei Sitzungen signifikante Veränderungen nachzuweisen. In einer Vergleichsstudie von EMDR mit kognitiver Verhaltenstherapie bei 14 sexuell missbrauchten iranischen Mädchen zwischen zwölf und 13 Jahren zeigte sich eine Überlegenheit von EMDR hinsichtlich der Sitzungszahl und der Menge benötigter Hausaufgaben (Jaberghaderi et al. 2004). Es zeigte sich keine Differenz bezüglich der Reduktion der Symptomatik einer PTBS.

Über die Meta-analytische Evidenz hinaus bestätigten sich die Ergebnisse seither in zwei weiteren Studien, in denen sich eine signifikante Reduktion der PTBS-Symptomatik nach acht Sitzungen sowie einer Nachfolgeuntersuchung nach einem einzelnen Trauma-Ereignis zeigten (de Roos et al. 2017). Im Vergleich zu TF-CBT wurden ähnliche Effekte bestätigt (Diehle et al. 2015).

Die Autoren der **NICE-Richtlinien** sowie der **DeGPT-Richtlinien** kritisieren ebenfalls weiterhin vor allem eine schwache Datenlage – für den Einsatz von EMDR bei Kindern und Jugendlichen liege nur eine limitierte Evidenz vor. EMDR gilt daher als vielversprechend, sei aber noch nicht genügend abgesichert. Für die Verfahrensgruppe EMDR konnten laut NICE-Richtlinien drei RCTs aufgenommen werden, die EMDR mit Warteliste bzw. TAU verglichen. Erste Daten weiterer kontrollierter und unkontrollierter Studien lägen vor, konnten allerdings aufgrund der Einschlusskriterien nicht in die Analyse aufgenommen werden. Diese Daten sind jedoch vielversprechend und weisen auf eine mögliche Effektivität von EMDR hin.

Bezüglich der eingeschlossenen Studien schnitt EMDR im direkten Vergleich mit der TF-CBT zwar ähnlich gut ab, allerdings fehlten laut NICE-Richtlinien die ausreichende statistische Power. Aufgrund der beträchtlichen vorliegenden Datenbasis für die TF-CBT werde laut den Autoren ein hoher Anspruch an weitere Verfahren gestellt. Dies erschwert es für weitere Verfahren jedoch enorm, empfohlen zu werden.

Wirksamkeit bei komplex traumatisierten Kindern

Eine einzelne Studie (Jaberghaderi et al. 2004) untersuchte die Effektivität von EMDR bei sexuell missbrauchten Kindern. Grundsätzlich kann auf dieser bestehenden Datengrundlage vermutet werden, dass EMDR auch bei komplex traumatisierten Kindern und Jugendlichen genutzt werden kann, allerdings ist die Datenlage aus Sicht der zitierten Richtlinien sehr dünn.

16.4 Psychodynamische Verfahren

Im Rahmen einer psychodynamischen Psychotherapie fokussiert der Therapeut auf die spezifische Bedeutung, welche das Kind dem traumatischen Ereignis zuweist (Lieberman et al. 2009). Eltern oder andere wichtige Bezugspersonen werden als Bündnispartner in die Behandlung einbezogen, um das Gefühl von Sicherheit wiederherzustellen sowie beruhigende Routinen zu etablieren.

Ziel ist die Förderung der Persönlichkeitskohärenz und der gesunden Entwicklung. Infolge einer Traumatisierung wird häufig das traumatische Erlebnis nachgestellt. Interventionen während dieses Spielens zielen auf die Beseitigung kognitiver Missverständnisse bezüglich der eigenen Rolle während des Traumas und seiner Folgen. Üblicherweise wird ein Elternteil oder eine primäre Bezugsperson in die Behandlung eingeschlossen. In speziellen, die Beziehung fokussierenden Verfahren werden die Eltern oder Bezugspersonen systematisch einbezogen. Psychotherapie mit Jugendlichen beinhaltet deutlich mehr psychoedukative Elemente.

Während psychodynamische Verfahren in den Überarbeitungen der **ISTSS-Richtlinien** keine Erwähnung mehr finden, benennt die **AACAP** eine randomisiert kontrollierte Studie, die psychodynamische traumafokussierte Verfahren einsetzte. Diese untersuchte drei bis fünf Jahre alte Kinder, die häuslicher Gewalt ausgesetzt waren (Lieberman et al. 2005). Direkt nach Abschluss der Therapie war eine Reduktion der Symptomatik einer posttraumatischen Belastungsstörung beobachtbar, sechs Monate nach Ende der Therapie waren Symptome einer posttraumatischen Belastungsstörung allerdings nicht untersucht worden (Lieberman et al. 2006).

Die **NICE-Richtlinien** konnten diesen RCT ebenfalls einschließen. Aufgrund der geringen Datenbasis entschlossen sich die Autoren jedoch, psychodynamische Behandlung bei PTBS nicht zu empfehlen.

Eine weitere randomisiert kontrollierte Studie (Trowell et al. 2002) findet Erwähnung in den Leitlinien der **DeGPT** und wies auf die Überlegenheit individueller psychoanalytischer Psychotherapie gegenüber Psychoedukation in Gruppen für Kinder und Jugendliche mit der Erfahrung eines sexuellen Missbrauchs hin. Die Autoren der Richtlinie stellen fest, dass sich zwar die Gesamtmenge der Behandlungsstunden entsprachen, die zeitliche Dauer der Behandlung jedoch von Trowell et al. (2002) nicht genannt wird. Auf dieser Grundlage konnte ebenfalls keine Empfehlung ausgesprochen werden.

Wirksamkeit bei komplex traumatisierten Kindern

Die genannten Studien zu den psychodynamischen Verfahren wurden primär bei komplex traumatisierten Kindern durchgeführt. Einzelne randomisiert kontrollierte Studien geben Hinweise auf die Wirksamkeit der Verfahren.

16.5 Schulbasierte Behandlungen für Kinder und Jugendliche

Mehrere Gründe sprechen für eine Verortung von Traumatherapie in den schulischen Kontext (Jaycox et al. 2009): Durch die Etablierung von Behandlungsprogrammen im öffentlichen Raum der Schule wird eine überwältigende Mehrheit traumatisierter Kinder erreicht, unter anderem aufgrund der niedrigeren Hemmschwelle zur Teilnahme. Weiterhin leiden die kindlichen Opfer infolge der Traumatisierung häufig unter einer Einschränkung der schulischen Leistungsfähigkeit. Insbesondere wenn eine Traumatisierung in der Schule selbst stattfand, sollten ihre Folgen auch dort behandelt werden.

Die Techniken der vorliegenden Behandlungsverfahren entstammen primär der kognitiven Verhaltenstherapie und werden, in Anpassung an das schulische Umfeld, primär in Gruppen durchgeführt (DeGPT, S. 62). Auch die Anzahl der Elternsitzungen ist im schulischen Setting deutlich reduziert. Häufig sind die schulischen Interventionsprogramme kürzer als die individualisierten Behandlungsprogramme. Hierdurch sind auch die konfrontativen Elemente begrenzt. Meist sind die Verfahren, die im Schulsetting durchgeführt wurden, auf die Akutphase nach einem Monotrauma beschränkt (Idsoe et al. 2017).

Laut der Richtlinie der AACAP ist der Einsatz von Behandlungsprogrammen im schulischen Umfeld empirisch gut abgesichert. Im Falle eines traumatischen Ereignisses, welches eine große Zahl von Kindern betrifft, sollte nach Ablauf eines Monats im schulischen oder kommunalen Umfeld das Vorliegen einer posttraumatischen Belastungsstörung überprüft werden.

Aufgrund der Vielfalt bestehender Programme werden hier nur diejenigen vorgestellt, für die zum Zeitpunkt der Literaturrecherchen randomisiert kontrollierte Studien vorlagen bzw. die sich auf Kinder und Jugendliche mit komplexen Traumatisierungen beziehen.

Cognitive-Behavioral Intervention for Trauma in Schools (CBITS) (Jaycox 2003) ist ein Gruppenprogramm, welches sich an Kinder mit Traumatisierungen vielfältiger Art richtet. Es fokussiert Symptomreduktion sowie den Aufbau von Fertigkeiten zur Affektregulation bzw. zum Angstabbau. Auch Methoden zur Traumakonfrontation wie z. B. Imagination, Malen oder Entwicklung eines Traumanarrativs sind im Rahmen von Einzelsitzungen durch einen Gruppentherapeuten integriert. Teilnehmen können Kinder ab dem späten Grundschulalter. Laut der **AACAP-Richtlinie** existiert eine randomisiert kontrollierte Studie sowie eine kontrollierte Studie, die die Überlegenheit des CBITS-Gruppenprogramms gegenüber einer Warteliste (Kataoka et al. 2003; Stein et al. 2003) demonstrierte.

Die **Richtlinie der ISTSS** empfiehlt ebenfalls CBITS als evidenzbasiertes Behandlungsprogramm für Traumatisierung vielfältiger Art (Jaycox et al. 2010). Als Adaptationen werden »Bounce Back« für Kindergärten (Langley et al. 2015) und »Support for Students exposed to Trauma« für Schüler genannt. Letzteres ist von nicht-klinischem Personal durchführbar (Jaycox 2009).

Weitere evidenzbasierteProgramme sind: »Trauma-focused Treatment in Schools« (Amaya-Jackson 2003; zuvor »Multimodality Trauma Treatment«, MMTT; March et al. 1998) und »UCLA-Trauma/Grief Program« (Layne et al. 2001; Saltzmann et al. 2001; verkürzte Version von Goenjian et al. 2005, Layne et al. 2008).

Zu den evidenzbasierten Behandlungsprogrammen zum Einsatz bei Katastrophen, Terrorismus und Krieg gehören die kognitiv-behaviorale Therapie (Macy et al.

2003), »Overshadowing the Threat of Terrorism« (OTT; Berger et al. 2007), »Students Experiencing Stress« (ERASE-S; Gelkopf & Berger 2009), »Maile Project« (Chemtob et al. 2002), »Catastrophic Stress Intervention« (Hardin et al. 2003) und ein Programm nach Wolmer und Kollegen (2005). Das Interventionsprogramm **»Overshadowing the Threat of Terrorism«** (**OTT**; Berger et al. 2007) umfasste beispielsweise Psychoedukation und die Vermittlung von Skills, um Kindern beim Umgang mit andauernder Belastung durch Terrorismus zu helfen.

Zum Zeitpunkt der ISTSS-Richtlinienerstellung lagen keine Effektivitätsstudien für folgende, komplexe Traumatisierung fokussierende Behandlungsprogramme vor: Das Programm **»Life Skills/Life Stories«** wurde für die Bedürfnisse von High-School-Schülerinnen mit der Vorgeschichte von sexuellem Missbrauch adaptiert (Cloitre et al. 2002). **»Trauma Adaptive Recovery Group Education and Therapy«** (**TARGET-A**), adaptiert für Adoleszente (Ford et al. 2001), fokussiert auf Selbstregulation, Gedächtnis, interpersonelles Problemlösen und Stress Management. **Structured Psychotherapy for Adolescents Responding to Chronic Stress** (**SPARCS**; DeRosa & Pelcovitz 2008) wurde für Teenager beiden Geschlechts nach Gewalterfahrung entwickelt und fokussiert auf Bewältigung, Beziehung und Verbesserung des aktuellen Funktionsniveaus. Es beinhaltet keine direkten Expositionsverfahren.

16.6 Sonstige Verfahren

Die NICE- und ISTSS-Richtlinien zählen mehrere Verfahren (z. B. Emotional Freedom Technique, kombinierte TF-CBT mit Elterntraining, Counselling, Spieltherapie, traumafokussierte expressive Kunsttherapie, Mindbody skills, Elterntraining und Familientherapie) auf, für die jedoch nur limitierte Effizienznachweise vorliegen. Die Datenbasis sei so gering, dass eine Empfehlung nicht ausgesprochen werden konnte.

Die AACAP-Richtlinien benennen außerdem Therapieverfahren wie restriktive »Wiedergeburtstherapien« oder andere Verfahren, die Druck ausüben, Nahrungsmittel oder Wasser vorenthalten oder auf andere Weise einschränken. Diese werden klar nicht befürwortet.

16.7 Zusammenfassende Bemerkungen zu den vorgestellten Richtlinien

In den letzten Jahren wurden verschiedene Richtlinien durch mehrere Organisationen und Fachgesellschaften entwickelt und vorgestellt. Vier wesentliche Richtlinien, die sich zur Behandlung von Kindern und Jugendlichen äußern, wurden in diesem Kapitel aufgegriffen. Diese Richtlinien divergieren bezüglich ihrer Ziele und Methoden.

Die Besonderheit der Richtlinien der American Academy of Child and Adolescent

Psychiatry (**AACAP** 2010) ist die primär psychiatrische Ausrichtung der Autoren im Vergleich zu anderen multidisziplinären Arbeitsgruppen. Die Richtlinien der International Society for Traumatic Stress Studies (**ISTSS**; Foa et al. 2009; Forbes et al. 2020) haben den Anspruch, die Bandbreite möglicher Interventionen abzubilden und den entsprechenden Forschungsstand aufzuzeigen. Die Richtlinien des UK National Institute of Health and Clinical Excellence (**NICE** 2018) wiederum fokussieren auf die Wirksamkeit der Verfahren. Um die Umsetzung in die klinische Praxis zu fördern, werden in der neuesten Version der NICE-Richtlinien klare Vorgaben zur Umsetzung der Behandlung gegeben. Zu guter Letzt setzen sich die Richtlinien der **DeGPT** das Ziel, die Handlungssicherheit der Berufsgruppen, die an der Versorgung von Personen mit PTBS beteiligt sind, zu erhöhen und dadurch die Behandlung der Betroffenen zu verbessern.

Durch die unterschiedlichen Auswahlkriterien erklären sich die Unterschiede der zugrunde liegenden Literatur. Trotz der deutlichen Differenzen zwischen den Richtlinien kommen sie zu ähnlichen Ergebnissen: Sämtliche Richtlinien befürworten den Einsatz psychotherapeutischer Behandlungen, falls eine posttraumatischen Belastungsstörung bei Kindern und Jugendlichen vorliegt.

Die **AACAP** rät zu Verfahren, welche die kindlichen traumatischen Erfahrungen fokussieren, die Eltern in die Behandlung einschließen und nicht nur eine Symptomreduktion, sondern auch eine Verbesserung der Funktionalität, der Resilienz und/oder des Entwicklungsverlaufs zum Ziel haben.

Die von der **ISTSS** empfohlenen Interventionen weisen gemeinsame Elemente auf, die aufgrund von störungsrelevanten Mechanismen wirksam sind. Zu diesen störungsrelevanten Mechanismen gehören das Zusammenspiel zwischen Gedanken, Gefühlen und Verhalten, die Vermeidung traumaassoziierter Reize sowie die Mechanismen der operanten Konditionierung, die zur Aufrechterhaltung der Symptomatik beitragen. Die empfohlenen Programme beinhalten üblicherweise Module zur Psychoedukation von Patienten und ggf. deren Bezugspersonen, Strategien zum Aufbau funktionaler Coping-Strategien im Umgang mit aversiven Gedanken, Emotionen und Körperempfindungen, weitere Module zur Exposition und kognitiven Umstrukturierung, sowie ggf. unterstützende Maßnahmen für die Bezugspersonen.

Ähnlich empfiehlt auch die Richtlinie der **DeGPT** den Einsatz einer traumafokussierten kognitiven Verhaltenstherapie. Eltern und Bezugspersonen sollten einbezogen und der Entwicklungsstand des Kindes bzw. Jugendlichen berücksichtigt werden. Liegt eine komplexe PTBS vor, sollte eine Kombination traumafokussierter Techniken erfolgen. Der Schwerpunkt sollte auf der Verarbeitung der Erinnerung an die traumatischen Erlebnisse und/oder ihrer Bedeutung liegen. Techniken zur Emotionsregulation und zur Verbesserung von Bindungsproblemen sollten ebenfalls genutzt werden. Weitere Probleme und Symptombereiche, wie z.B. das Risiko weiterer Viktimisierung bei Opfern von Gewalt, Aggressivität, Trauerprozesse, soziale Neuorientierung, Neubewertung und Selbstwertstabilisierung, sollten abgeklärt und in der Behandlung berücksichtigt werden. Liegen schwerwiegende komorbide Störungen bzw. Symptome und akute Suizidalität vor, sollten vor dem Einsatz traumafokussierter Techniken zunächst Interventionen zur Therapie dieser Störungen durchgeführt werden. Zu Beginn der Behandlung sollte die aktuelle Gefährdung des Kindes bzw. des Jugendlichen abgeklärt werden. Das Kindeswohl sollte gesichert werden.

Entsprechend ihres Auftrags ist die **NICE**-

Richtlinie sehr konkret: Bei jüngeren Kindern zwischen fünf und sechs Jahren sollte bei Vorliegen einer PTBS-Diagnose oder bei wichtigen Symptomen einer subsyndromalen PTBS ein Verfahren aus dem Verbund der traumafokussierten kognitiven Verhaltenstherapien angeboten werden, wenn das traumatische Ereignis länger als einen Monat zurückliegt. Vorher sollte ein aktives Monitoring mit Folgeterminen angeboten werden.

Eine entsprechende Therapieform sollte bei Kindern und Jugendlichen zwischen sieben und 17 Jahren ein bis drei Monate nach einem traumatischen Ereignis ermöglicht werden. Ist die TF-CBT nicht erfolgreich oder wurde sie abgelehnt, kann Kindern und Jugendlichen zwischen sieben und 17 Jahren, bei denen das traumatische Ereignis länger als drei Monate zurückliegt, EMDR angeboten werden.

Die angebotene TF-CBT sollte auf einem validierten, dem Alter angepassten Manual basieren und von erfahrenen Klinikern unter Supervision angewendet werden. Es werden sechs bis zwölf Sitzungen als ausreichend erachtet. Erscheint dies klinisch notwendig z.B. bei multipler Traumatisierung, sollten mehr Sitzungen ermöglicht werden. Eltern oder Bezugspersonen sollten in die Behandlung involviert werden. Die NICE-Guidelines (2018) informieren den Kliniker zudem über die sinnvollen Bestandteile der TF-CBT:

- Psychoedukation zu den typischen Reaktionen auf traumatische Ereignisse sollte durchgeführt werden.
- Es sollten Strategien vermittelt werden, um Erregung und Flashbacks zu managen.
- Ein besonderer Fokus ist auf die aktuelle Sicherheit der Patienten zu legen.
- Die Behandlung sollte die Elaboration und Prozession der traumatischen Erinnerungen beinhalten.
- Trauma-bezogene Gefühle wie Scham, Schuld, Verlust und Ärger sollten bearbeitet werden.
- Die Therapie sollte eine Restrukturierung der Trauma-bezogenen Bedeutung für das Individuum beinhalten.
- Vermeidungsverhalten sollte reduziert werden.
- Das Ende der Therapie sollte vorbereitet werden.
- Booster-Sitzungen sollten angeboten werden (z.B. an Jahrestagen oder anderen wichtigen Daten).

Literatur

Amay-Jackson, L., Rwynolds, V., Murray, M.C., McCarthy, G., Nelson, A., Cherney, M.S., et al. (2003). Cognitive – behavioral treatment for pediatric posttraumatic stress disorder: Protocol and application in school and community settings. Cogn Behav Pract; 10(3): 204–213.

Australian Centre for Posttraumatic Mental Health (2013). Australian guidelines for the treatment of acute stress disorder and posttraumatic stress disorder. Melbourne.

Ahmad, A., Sundelin-Wahlsten, V. (2008). Applying EMDR on children with PTSD. Eur Child Adolesc Psychiatry; 17: 127–32.

Ahmad, A., Larsson, B., Sundelin-Wahlsten, V. (2007). EMDR treatment for children with PTSD: results of a randomized controlled trial. Nord J Psychiatry; 61: 349–54.

Alisic, E., Zalta, A.K., van Wesel, F., et al. (2014). Rates of post-traumatic stress disorder in trauma-exposed children and adolescents: Meta-analysis. Br J Psychiatry; 204(5): 335–340.

American Academy of Child and Adolescent Psychiatry (2010). Practice Parameter for the Assessment and Treatment of Children and Adolescents With Posttraumatic Stress Disorder. J Am Acad Child Adoles Psychiatry; 49: 414–30.

Berger, R., Pat-Horenczyk, R., Gelkopf, M. (2007). School-based intervention for prevention and treatment of elementary students' terror-related distress in Israel: A quasi-randomized controlled trial. J Trauma Stress; 20: 541–52.

Catani, C., Kohiladevy, M., Ruf, M., et al. (2009). Treating children traumatized by war and Tsunami: a comparison between exposure therapy and meditation-relaxation in North-East Sri Lanka. BMC Psychiatry; 9: 22.

Celano, M., Hazzard, A., Webb, C., McCall, C. (1996). Treatment of traumagenic beliefs among sexually abused girls and their mothers: an evaluation study. J Abnorm Child Psychol; 24: 1–17.

Chemtob, C., Nakashima, J., Hamada, R. (2002). Psychosocial intervention for postdisaster trauma symptoms in elementary school children: A controlled community field study. Arch Pediatr Adolesc Med; 156: 211–6.

Cloitre, M., Koenen, K., Cohen, L., Han, H. (2002). Skills training in affective and interpersonal regulation followed by exposure: A phase-based treatment for PTSD related to childhood abuse. J Consult Clin Psychol; 70: 1067–74.

Cloitre, M., Cohen, L. R., Koenen, K. C. (2006). Treating survivors of childhood abuse: Psychotherapy for the interrupted life. New York: Guilford Press.

Cohen, J., Mannarino, A. P. (1996). A treatment outcome study for sexually abused preschool children: initial findings. J Am Acad Child Adolesc Psychiatry; 35: 42–50.

Cohen, J. A., Mannarino, A. P. (1997). A treatment study for sexually abused preschool children: outcome during a one-year follow-up. J Am Acad Child Adolesc Psychiatry; 36: 1228–35.

Cohen, J. A., Mannarino, A. P. (1998a). Factors that mediate treatment outcome of sexually abused preschool children: six- and 12-month follow-up. J Am Acad Child Adolesc Psychiatry; 37: 44–51.

Cohen, J., Mannarino, A. (1998b). Interventions for sexually abused children: initial treatment findings. Child Maltreatment; 3: 17–26.

Cohen, J. A., Mannarino, A. P. (2000). Predictors of treatment outcome in sexually abused children. Child Abuse Negl; 24: 983–94.

Cohen, J. A., Deblinger, E., Mannarino, A. P., Steer, R. A. (2004). A multisite, randomized controlled trial for children with sexual abuse-related PTSD symptoms. J Am Acad Child Adolesc Psychiatry; 43: 393–402.

Cohen, J., Mannarino, A., Knudsen, K. (2005). Treating sexually abused children: 1 year follow up of a randomized controlled trial. Child Abuse Negl; 29: 135–45.

Cohen, J., Mannarino, A., Deblinger, E. (2017). Treating trauma and traumatic grief in children and adolescents. 2nd ed. New York: Guildford Press.

Cohen, J., Mannarino, A., Deblinger, E., Berliner, L. (2009). Cognitive-Behavioral Therapy for Children and Adolescents. In: Foa, E. B., Keane, T. M., Friedman, M. J., Cohen J (eds). Effective Treatments for PTSD: Practice Guidelines from the International Society for Traumatic Stress Studies. 2nd ed. New York: The Guilford Press; 223–44.

Deblinger, E., Lippman, J., Steer, R. (1996). Sexually abused children suffering posttraumatic stress symptoms: Initial treatment outcome findings. Child Maltreatment; 1: 310–21.

Deblinger, E., Mannarino, A., Cohen, J., Steer, R. (2006). A follow up study of a multi-site, randomized, controlled trial for children with sexual abuse related PTSD symptoms. J Am Acad Child Adolesc Psychiatry; 45: 1474–84.

de Roos, C., Oord, S., Zijlstra, B., Lucassen, S., Perrin, S., Emmelkamp, P., et al. (2017). Comparison of eye movement desensitization and reprocessing therapy, cognitive behavioral writing therapy, and wait-list in pediatric posttraumatic stress disorder following single-incident trauma: A multicenter randomized clinical trial. J Child Psychol Psychiatry; 58(11): 1219–1228.

DeRosa, R., Pelcovitz, D. (2008). Group treatment for chronically traumatized adolescents: Igniting SPARCS of change. In: Brom, J., Pat-Horenczyk, R., Ford J (eds). Treating traumatized children: Risk, resilience, and recovery. London: Routledge; 225–39.

Diehle, J., Opmeer, B. C., Boer, F., Mannarino, A. P., Lindauer, R. J. L. (2015). Trauma-focused cognitive behavioral therapy or eye movement desensitiziation and reprocessing: What works in children with posttraumatic stress symptoms?: A randomized controlled trial. Eur. Child Adolesc. Psychiatry; 24(2): 227–236.

Ertl, V., Pfeiffer, A., Schauer, E., Elbert, T., Neuner, F. (2011). Community-implemented trauma-therapy for former child soldiers in northern Uganda: A randomized controlled trial. JAMA; 306(5).

Foa, E. B., Keane, T. M., Friedman, M. J. (2009). Effective treatments for PTSD: Practice guidelines from the International Society for Traumatic Stress Studies. New York, NY: Guilford Press.

Foa, E. B., McLean, C. P., Capaldi, S., Rosenfield, D. (2013). Prolonged exposure vs supportive counseling for sexual abuse-related PTSD in adolescent girls: A randomized clinical trial. JAMA; 310(24): 2650–2657.

Forbes, D., Creamer, M., Bisson, J. I., Cohen, J. A., Crow, B. E., Foa, E. B., Friedman, M. J., Keane, T. M., Kudler, H. S., Ursano, R. J. (2010). A guide to guidelines for the treatment of PTSD and related conditions. J Trauma Stress; 23: 537–52.

Forbes, D., Bisson, J. I., Monson, C. M., Berliner, L. (eds) (2020). Effective Treatments for PTSD. New York: The Guilford Press.

Ford, J., Mahoney, K., Russo, E. (2001). TARGET and FREEDOM (for children). Farmington: University of Connecticut Health Center.

Gelkopf, M., Berger, R. (2009). A school-based, teacher-mediated prevention program (ERASE-Stress) for reducing terror-related traumatic reactions in Israeli youth: a quasi-randomized controlled trial. J Child Psychol Psychiatry; 50(8): 962–971.

Gilboa-Schechtman, E., Foa, E. B., Shafran, N., Aderka, I. M., Powers, M. B., Rachamim, L., et al. (2010). Prolonged exposure versus dynamic therapy for adolescent PTSD: A pilot randomized controlled trial. J Am Acad Child Adolesc Psychiatry; 49(10): 1034–1042.

Gillies, D., Taylor, F., Gray, C., O'Brien, L., D'Abrew, N. (2012). Psychologicaltherapiesforthetreatment of post-traumatic stress disorder in children and adolescents. Cochrane Common Mental Disorders Group, Herausgeber. Cochrane Database Syst Rev.

Goenjian, A., Walling, D., Steinberg, A., Karayan, I., Najarian, L., Pynoos, R. (2005). A prospective study of posttraumatic stress and depressive reactions among treated and untreated adolescents 5 years after a catastropic disaster. Am J Psychiatry; 162: 2302–8.

Gudiño, O. G., Leonard, S., Stiles, A. A., Havens, J. F., Cloitre, M. (2017). STAIR Narrative therapy for adolescents. In: Landolt, M. A., Cloitre, M., Schnyder U (eds). Evidence-based treatments for trauma related disorders in children and adolescents. Cham: Springer International Publishing. S. 251–71.

Gudiño, O. G., Leonard, S., Cloitre, M. (2016). STAIR-A for girls: A pilot study of a skills-based group for traumatized youth in an urban school setting. J Child Adolesc Trauma; 9(1):67–79.

Gutermann, J., Schreiber, F., Matulis, S., Schwartzkopf, L., Deppe, J., Steil, R. (2016). Psychological Treatments for symptoms of posttraumatic stress disorder in children, adolescents, and young adults: A meta-analysis. Clin Child Fam Psychol Rev; 19(2): 77–93.

Hardin, S., Weinrich, M., Garrison, C., Addy, C., Hardin, T. (2003). Effects of a long-term psychosocial nursing intervention on adolescents exposed to catastrophic stress. Issues Ment Health Nurs; 23: 537–51.

Idsoe, T., Dyregrov, A., Dyregrov, K. (2017). School-based Interventions. In: Landolt, M. A., Cloitre, M., Schnyder U (eds). Evidence-based treatments for trauma related disorders in children and adolescents. Cham: Springer International Publishing. S. 465–82.

Jaberghaderi, N., Greenwald, R., Rubin, A., Zand, S., Dolatabadi, S. (2004). A comparison of CBT and EMDR for sexually abused Iranian girls. Clin Psychol Psychother; 58: 113–28.

Jaycox, L. (2003). Cognitive-behavioral intervention for trauma in schools. Longmont, CO: Sopris West Educational Services.

Jaycox, L., Stein, B., Amaya-Jackson, L. (2009). School-Based Treatments for Children and Adolescents. In: Foa, E. B., Keane, T. M., Friedman, M. J., Cohen J (eds). Effective Treatments for PTSD: Practice Guidelines from the International Society for Traumatic Stress Studies. 2nd ed. New York: The Guilford Press; 327–45.

Jaycox, L. H., Cohen, J. A., Mannarino, A. P., Walker, D. W., Langley, A. K., Gegenheimer, K. L., et al. (2010). Children's mental health care following Hurricane Katrina: A field trial of trauma-focused psychotherapies. J. Trauma. Stress; 23(2): 223–231.

Johnston, J. R. (2003). Group interventions for children at risk from family abuse and exposure to violence: a report of a study. J Emot Abuse; 3: 203–26.

Kataoka, S. H., Stein, B. D., Jaycox, L. H., Wong, M., Escudero, P., Tu, W., Zaragoza, C., Fink, A. (2003). A school-based mental health program for traumatized Latino immigrant children. J Am Acad Child Adolesc Psychiatry; 42: 311–8.

King, N. J., Tonge, B. J., Mullen, P., Myerson, N., Heyne, D., Rollings, S., Martin, R., Ollendick, T. H. (2000). Treating sexually abused children with posttraumatic stress symptoms: a randomized clinical trial. J Am Acad Child Adolesc Psychiatry; 39: 1347–55.

Langley, A. K., Gonzalez, A., Sugar, C. A., Solis, D., Jaycox, L. (2015). Bounce back: Effectiveness of an elementary school-based intervention for

multicultural children exposed to traumatic events. J. Consult. Clin. Psychol; 83(5): 853–865.
Layne, C. M., Pynoos, R. S., Cardenas, J. (2001). Wounded adolescence: School-based group psychotherapy for adolescents who sustained or witnessed violent injury. In: Shafii, M., Shafii S (eds). School violence: Contributing factors, management, and prevention (pp. 163–180). Washington, DC: American Psychiatric Press.
Layne, C. M., Saltzman, W. R., Poppleton, L., Burlingame, G. M., Pašalić, A., Duraković, E., et al. (2008). Effectiveness of a school-based group psychotherapy program for war-exposed adolescents: A randomized controlled trial. J. Am. Acad. Child Adolesc. Psychiatry; 47(9):1048–1062.
Lieberman, A., van Horn, P., Ghosh Ippen, C. (2005). Toward evidence-based treatment: Child-parent psychotherapy with preschoolers exposed to marital violence. J Am Acad Child Adolesc Psychiatry; 44: 1241–8.
Lieberman, A., Ippen, C., van Horn, P. (2006). Child-parent psychotherapy: 6-month follow-up of a randomized controlled trial. J Am Acad Child Adoles Psychiatry; 45: 913–8.
Lieberman, A., Ghosh Ippen, C., Marans, S. (2009). Psychodynamic Therapy for Child Trauma. In: Foa, E. B., Keane, T. M., Friedman, M. J., Cohen, J. (eds). Effective Treatments for PTSD: Practice Guidelines from the Internation Society for Traumatic Stress Studies. 2nd ed. New York: The Guilford Press; 370–87.
Macy, R., Bary, S., Noam, G. (2003). Youth facing threat and terror: supporting preparedness and resilience. In New directions for youth development. San Francisco: Jossey-Bass; 51–79.
Maercker, A., Forstmeier, S., Wagner, B., Glaesmer, H., Brahler, E. (2008). [Post-traumatic stress disorder in Germany. Results of a nationwide epidemiological study]. Nervenarzt; 79: 577–86.
March, J., Amaya-Jackson, L., Murray, M., Schulte, A. (1998). Cognitive-behavioral psychotherapy for children and adolescents with posttraumatic stress disorder after a single-incident stressor. J Am Acad Child Adolesc Psychiatry; 37: 585–93.
Matulis, S., Resick, P. A., Rosner, R., Steil, R. (2014). Developmentally adapted cognitive processing therapy for adolescents suffering from post-traumatic stress disorder after child- hood sexual or physical abuse: A pilot study. Clin Child Fam Psychol Rev; 17(2):173–90.
Meiser-Stedman, R., Smith, P., McKinnon, A., Dixon, C., Trickey, D., Ehlers, A., et al. (2017). Cognitive therapy as an early treatment for post-traumatic stress disorder in children and adolescents: A randomized controlled trial addressing preliminary efficacy and mechanisms of action. J Child Psychol Psychiatry; 58(5): 623–633.
Morina, N., Koerssen, R., Pollet, T. V. (2016). Interventions for children and adolescents with post-traumatic stress disorder: A meta-analysis of comparative outcome studies. Clin Psychol Rev; 47: 41–54.
Najavits, L. M. (2002). Seeking Safety: A treatment manual for PTSD and substance abuse. New York: Guilford Press.
Najavits, L. M., Gallop, R. J., Weiss, R. D. (2006). Seeking safety therapy for adolescent girls with PTSD and substance use disorder: a randomized controlled trial. J Behav Health Serv Res; 33: 453–63.
National Institute of Health and Clinical Excellence (2018). Post-traumatic stress disorder (PTSD). National Health and Clinical Practice Guideline Number 116. Ref Type: Online Source.
Pereda, N., Guilera, G., Forns, M., Gomez-Benito, J. (2009). The prevalence of child sexual abuse in community and student samples: a meta-analysis. Clin Psychol Rev; 29: 328–38.
Perkonigg, A., Kessler, R. C., Storz, S., Wittchen, H. U. (2000). Traumatic events and post-traumatic stress disorder in the community: prevalence, risk factors and comorbidity. Acta Psychiatr Scand; 101: 46–59.
Pfefferbaum, B., Nixon, S. J., Krug, R. S., Tivis, R. D., Moore, V. L., Brown, J. M., Pynoos, R. S., Foy, D., Gurwitch, R. H. (1999). Clinical needs assessment of middle and high school students following the 1995 Oklahoma City bombing. Am J Psychiatry; 156: 1069–74.
Riggs, D. S., Tate, L., Chrestman, K., Foa, E. B. (2020). Prolonged Exposure. In: Forbes, D., Bisson, J. I., Monson, C. M., Berliner, L. (eds). Effective Treatments for PTSD. New York: The Guilford Press.
Rodenburg, R., Benjamin, A., de Roos, C., Mejer, A. M., Stams, G. J. (2009). Efficacy of EMDR in children: A meta-analysis. Clin. Psychol. Rev; 29(7): 599–606.
Rosner, R., Rimane, E., Frick, U., Guterman, J., Hagl, M., Renneberg, B., et al. (2019). Developmentally adapted cognitive processing therapy for youth with PTSD symptoms after sexual and physical abuse: A randomized clinical trial. JAMA Psychiatry; 76(5): 484–491.

Ruf, M., Schauer, M., Neuner, F., Schauer, E., Catani, C., Schauer, E. (2007). KIDNET – a highly effective treatment approach for traumatized refugee children. European Conference on Traumatic Stress, Opatja, Croatia.
Ruf, M., Schauer, M., Elbert, T. (2010). Prävalenz von traumatischen Stresserfahrungen und seelischen Erkrankungen bei in Deutschland lebenden Kindern von Asylbewerbern. Z Klin Psychol Psychother; 39(3):151–60.
Sachser, C., Keller, F., Goldbeck, L. (2017). Complex PTSD as proposed for ICD-11: validation of a new disorder in children and adolescents and their response to Trauma-Focused Cognitive Behavioral Therapy. J Child Psychol Psychiatry; 58(2): 160–168.
Saltzman, W. R., Pynoos, R. S., Layne, C. M., Steinberg, A. M., Aisenberg, E. (2001). Trauma- and grief-focused intervention for adolescents exposed to community violence: Results of a school-based screening and group treatment protocol. Group Dyn. Theory Res. Pract; 5: 291–303.
Saxe, G., Ellis, H., Fogler, J., Hansen, S., Sorkin, B. (2005). Comprehensive care for traumatized children: An open trial examines treatment using trauma systems therapy. Psychiatric Annals; 53: 443–8.
Schauer, M., Neuner, F., Elbert, T. (2005). Narrative Exposure Therapy (NET). A Short-Term Intervention for Traumatic Stress Disorders after War, Terror or Torture. Seattle: Hogrefe.
Schauer, M., Neuner, F., Elbert, T. (2017). Narrative Exposure Therapy for children and adolescents (KIDNET). In: Landolt, M. A., Cloitre, M., Schnyder, U., Herausgeber. Evidence-based treatments for trauma related disorders in children and adolescents. Cham: Springer International Publishing. S. 227–50.
Scheeringa, M. S. (2015). Treating PTSD in preschoolers: A clinical guide. New York: Guilford Press.
Scheeringa, M. S., Weems, C. F., Cohen, J. A., Amaya-Jackson, L., Guthrie, D. (2011). Trauma-focused cognitive-behavioral therapy for posttraumatic stress disorder in three through six year-old children: A randomized clinical trial. J Child Psychol Psychiatry; 52(8): 853–860.
Schäfer, I., Gast, U., Hofmann, A., Knaevelsrud, C., Lampe, A., Liebermann, P., Lotzin, A., Maercker, A., Rosner, R., Wöller, W. (2019). S3-Leitlinie Posttraumatische Belastungsstörung. Berlin: Springer Verlag.
Smith, P., Perrin, S., Yule, W., Clark, D. M. (eds). (2010). Post traumatic stress disorder: Cognitive therapy with children and young people. London: Routledge.
Smith, P., Yule, W., Perrin, S., Tranah, T., Dalgeish, T., Clark, D. (2007). Cognitive behavior therapy for PTSD in children and adolescents: A preliminary randomized-controlled trial. J Am Acad Child Adolesc Psychiatry; 46: 1051–61.
Spates, C., Koch, E., Cusack, K., Pagoto, S., Waller, S. (2009). Eye Movement Desensitization and Reprocessing. In: Foa, E. B., Keane, T. M., Friedman, M. J., Cohen, J. (eds). Effective Treatments for PTSD: Practice Guidelines from the Internation Society for Traumatic Stress Studies. 2nd ed. New York: The Guilford Press; 279–305.
Stallard, P., Velleman, R., Salter, E., Howse, I., Yule, W., Taylor, G. (2006). A randomised controlled trial to determine the effectiveness of an early psychological intervention with children involved in road traffic accidents. J Child Psychol Psychiatry; 47: 127–34.
Stein, B. D., Jaycox, L. H., Kataoka, S. H., Wong, M., Tu, W., Elliott, M. N., Fink, A. (2003). A mental health intervention for schoolchildren exposed to violence: a randomized controlled trial. JAMA; 290: 603–11.
Trowell, J., Kolvin, I., Weeramanthri, T., Sadowski, H., Berelowitz, M., Glaser, D., Leitch, I. (2002). Psychotherapy for sexually abused girls: Psychopathological outcome findings and patterns. Br J Psychiatry; 180: 234–47.
WHO (2013). Guidelines for the management of conditions specifically related to stress. Geneva: World Health Organization.
Wolmer, L., Laor, N., Dedeoglu, C., Siev, J., Yazgan, Y. (2005). Teacher-mediated intervention after disaster: A controlled three-year follow-up of childreńs functioning. J Child Psychol Psychiatry; 46: 1161–8.

THOMAS HENSEL

17 Psychotherapie komplexer Traumafolgestörungen bei Kindern und Jugendlichen

Wie die Küche jedes Landes über ihre eigenen Zutaten, Gewürze und Zubereitungsmethoden verfügt und so zu einer bunten Vielfalt des Büffets beiträgt, hat auch jeder Psychotherapieansatz seine eigenen Grundessenzen und Geschmackspräferenzen. Alternativ zu diesem Szenario stünde dann der weltweit identische Einheitsburger zur Verfügung. Wir haben die Wahl.«
(Wampold 2019, S. 65)

17.1 Einleitung

Die fachgerechten Behandlungsmöglichkeiten komplexer Traumafolgestörungen im Kindes- und Jugendalter haben sich im deutschsprachigen Raum in den letzten Jahren enorm entwickelt. Inzwischen verfügen geschätzte 25% der Kinder- und Jugendlichenpsychotherapeutinnen über eine fundierte Traumaausbildung nach den Richtlinien der Fachgesellschaft DeGPT. Die traumaorientierte Sichtweise auf psychische Störungen hat sich als fünftes Paradigma neben dem humanistischen, tiefenpsychologischen, lerntheoretischen und systemischen etabliert (Sack 2019). Dieses quantitative Wachstum war begleitet von einer differenzierteren Konzeptualisierung komplexer Traumafolgestörungen und einer erweiterten Sichtweise auf die Behandlungsoptionen.

Als wichtigste neue Erkenntnis bleibt festzuhalten, dass die olympiadehafte Suche nach *dem* effektivsten und evidenzbasiertesten Verfahren ins Leere gelaufen ist. Spätestens seit der Feststellung des Instituts für Qualität und Wirtschaftlichkeit im Gesundheitswesen (IQWiG), das im Auftrag des Gemeinsamen Bundesausschuss (G-BA) in elfjähriger – an pharmakologischen Kriterien orientierter – Prüfung »keine ausreichende Aussagen zum Nutzen (der Richtlinienverfahren TH) identifizieren« konnte (zit. n. Kriz 2020, S. 37), hat sich diese an einzelnen Verfahren orientierte Sichtweise als wenig sinnvoll erwiesen.

Jetzt gilt es sich neu auszurichten, sich nach einem neuen, weniger dogmatischen Paradigma bei der Konzeptualisierung der Psychotherapie komplexer Traumafolgestörungen im Kindes- und Jugendalter umzuschauen. Die neue Sichtweise muss in erster Linie der klinischen Erfahrung Rechnung tragen, dass es im deutschsprachigen Raum ein gutes Dutzend in ihrer Erscheinung und ihrem Vorgehen doch sehr unterschiedliche Therapieverfahren gibt, die sich alle als klinisch wirksam erwiesen haben. Der Bogen reicht von den klassischen kognitiv-behavioralen Therapieformen, EMDR, IRRT/IREM, Metakognitive Therapie, Progressive Counting über imaginative Verfahren wie PITT-KID® und TRIMB bis zu narrativer Methodik (KIDNET, ResonaT) und traumabezogener Spieltherapie, die am Bewusstsein des Kindes vorbei das traumatische Material auf der analogen Ebene des Spiels verarbeitet.

Weiter ist der Erkenntnis von Rief und Strauß (2018, S. 8) Rechnung zu tragen, die erwarten, »dass – schlicht und einfach aufgrund der Tatsache, dass Komorbidität die Regel und nicht die Ausnahme ist, transdiagnostische Interventionen und auch verfahrensübergreifende Modelle und Prinzipien in Zukunft (wieder) an Bedeutung gewinnen.«

Es hat sich gezeigt, dass Psychotherapie allein, ohne eine adäquate Umgebung und ein angepasstes Beziehungsangebot im Alltag dieser Kinder und Jugendlichen, nicht ausreichend ist. Ein therapeutisches Milieu (Gahleitner 2011), ob in einer Einrichtung oder Familie, in der die Bezugspersonen aus einer traumapädagogischen Ausrichtung (Bausum et al. 2009; Weiß 2006; Hensel 2012) präsent sind und handeln, stellt einen unverzichtbaren Aspekt im Heilungsgeschehen dar.

Last not least müssen die Therapeutinnen und Therapeuten ihre Hausaufgaben machen und sich als Person in die Lage versetzen, das vorhandene Therapiewissen auch umzusetzen. Scheeringa et al. (2017, S. 326) schreiben dazu: »Evidenzbasierte Methoden der Traumabehandlung sind strukturierte Interventionen, die relativ mehr therapeuten-direktiv als andere Formen von Psychotherapie sind. Der Widerwille von Teilen der Psychotherapeuten, direktiv vorzugehen, ist kontraproduktiv. Direktives und strukturiertes Vorgehen wird von traumatisierten Kindern und Jugendlichen toleriert, und sie profitieren davon.« (Übersetzung TH). In einer Befragung deutscher Verhaltenstherapeuten (Pittig & Hoyer 2017) verzichtete fast die Hälfte der Befragten auf Expositionsverfahren, d. h. auf eine absichtsvolle und strukturierte Problemaktualisierung. Das wichtigste Motiv für diese Vermeidung lag in der Angst der Therapeuten vor der eigenen Hilflosigkeit im Angesicht von intensiven negativen Gefühlen der Klienten. Hier wird – aus meiner Sicht – die Fehlentwicklung in der (verhaltenstherapeutischen) Ausbildung von (Kinder- und Jugendlichen-)Psychotherapeutinnen deutlich, die der Person des Therapeuten und ihrer Entwicklung hin zu einer Unerschrockenheit und Reife, die für die Konfrontation mit existenziellem Leid der Klienten erforderlich ist, keinerlei Rechnung mehr trägt.

17.2 Komplexe Traumafolgestörung im Kindes- und Jugendalter – Die Theorie

Hinter der Begrifflichkeit »komplexe Traumafolgestörung« verbirgt sich ein vielseitiges und differenziertes Konzept, über das innerhalb der Fachwelt unterschiedliche Auffassungen bestehen. Insofern stellt das im Folgenden beschriebene Modell das Verständnis des Autors dar.

Die Erfahrungsgrundlage

Das grundlegende Paradigma der Traumapsychotherapie liegt in der ätiologischen Orientierung dieses Ansatzes. Aufbauend auf den Ergebnissen der Adverse Childhood Experiences (ACE)-Studie (Felitti et al. 1998; Felitti 2002) werden belastende Lebenserfahrungen (in der Kindheit) als quasi-kausale Ursache psychischer Pathologie gesehen. Es

Ständiger oder wiederholter Vertrauensbruch von Bezugspersonen oder anderen wichtigen Personen im Leben des Kindes und Exposition – vor dem 18. Lebensjahr – in mindestens einem der folgenden Erfahrungsbereiche:
Erfahrungen aktiver Gewalt *Emotionale Gewalt* ▪ ***Verbale Aggression*** (demütigende, beschuldigende oder extrem angsteinflößende Kommunikation) ▪ ***Emotionale Manipulation*** (das Kind in eine Situation bringen, die in ihm Scham hervorruft, in der es sich schuldig fühlt oder die ihm Angst macht, mit der Absicht, die emotionalen Wünsche des Täters zu befriedigen oder das Kind dazu zu bringen, Dinge gegen seinen Willen zu tun, oder Dinge, die dem Kind viel bedeuten, wegzunehmen oder zu zerstören) ▪ ***Zeuge häuslicher Gewalt sein*** (anwesende Erwachsene absichtsvoll demütigen oder erniedrigen, damit drohen, sich gegenseitig oder andere Familienmitglieder zu verletzen, oder Familienmitglieder körperlich verletzen, indem sie schubsen, schlagen, treten, Gegenstände werfen oder mit Waffen aufeinander losgehen)
Körperliche Gewalt (mit Gegenständen schlagen, absichtlich Schmerzen zufügen, die Wunden oder blaue Flecke hinterlassen oder medizinischer Hilfe bedürfen, schubsen, treten, das Kind an den Haaren ziehen, das Kind mit Waffen bedrohen, das Kind zwingen, sich auszuziehen oder sich auf andere Weise vor anderen zu demütigen) ▪ ***Extreme körperliche Bestrafung*** (aus vorgeblich disziplinarischen Gründen mit Gegenständen werfen, absichtlich Schmerzen zufügen, die Wunden oder blaue Flecke hinterlassen oder medizinischer Hilfe bedürfen, das Kind zwingen, sich auszuziehen oder sich auf andere Weise vor anderen zu demütigen) ▪ ***Sexualisierte Gewalt*** (Erwachsene oder ältere Kinder berühren den Körper des Kindes auf sexuelle Weise oder zwingen das Kind, die Täter auf sexuelle Weise zu berühren, oder sie zwingen das Kind zu anderen Aktivitäten mit sexuellem Hintergrund oder tatsächlich zu Geschlechtsverkehr – oral, anal oder vaginal)
Erfahrungen passiver Gewalt ▪ ***Emotionale Vernachlässigung*** (Nichterfüllen der emotionalen Grundbedürfnisse des Kindes, fehlende emotionale Unterstützung bei kindlichem Stresserleben, Desinteresse an der sozialen und emotionalen Entwicklung des Kindes oder an den schulischen Leistungen, Hausaufgaben usw. oder die Erwartung an das Kind, dass es Situationen, denen es nicht gewachsen ist oder in denen es nicht sicher ist, selbst bewältigen muss) ▪ ***Körperliche Vernachlässigung*** (Nichterfüllung der Grundbedürfnisse des Kindes wie Essen, Bekleidung, körperliche Sicherheit, angemessene Betreuung, Zahnpflege und Gesundheit)

Quelle: Teicher & Samson (2013); Übersetzung: Simone Monschein & Thomas Hensel

Tab. 17-1: Phänomenologie aktiver und passiver Gewalterfahrungen nach Teicher & Samson (2013)

gibt einen Konsens darüber, dass interpersonelle Gewalterfahrungen ein bedeutsamer ätiologischer Faktor für die Entwicklung komplexer Traumafolgestörungen sind. Teicher & Samson (2013) haben eine Phänomenologie aktiver und passiver Gewalterfahrungen in der Kindheit (Missbrauch, Misshandlung, Vernachlässigung) entworfen, die im Folgenden zitiert wird (→Tab. 17-1).

Zur Objektivierung dieser Erfahrungen wurde der sogenannte MACE-Fragebogen (Teicher & Parigger 2015) entwickelt. Für die deutsche Übersetzung (KERF) liegt eine Validierung vor (Isele et al. 2014). Der KERF-Fragebogen kann über die Erstautorin bezogen werden (dorothea.isele@vivo.org) und ermöglicht eine differenzierte Erfassung unterschiedlicher Formen interpersoneller Gewalt in der Kindheit.

Teicher und Samson (2013) konnten differenzielle Effekte der einzelnen Gewaltformen feststellen. Die für die kindliche Seele toxischste Schädigung wird durch emotionale Gewalt als Kombination von Zeugenschaft häuslicher Gewalt und verbalem Missbrauch hervorgerufen. Generell hat eine höhere Belastung eine stärkere Beeinträchtigung zur Folge (Dosis-Effekt; Copeland et al. 2007; Copeland et al. 2018). Das Erleben unterschiedlicher Formen interpersoneller Gewalt führt zu Synergieeffekten und einem überproportional erhöhten Risiko, psychische Störungen zu entwickeln (Putnam et al. 2013). Wie die Forschung zeigt (Cook et al. 2003), sind die Eltern zu 80 % die Gewaltausübenden.

Die Phänomenologie

Während bei Monotraumatisierung höhere Raten an PTBS mit den spezifischen Symptomen (Flashbacks, Albträume, etc.) auftreten, finden wir bei interpersonellen Gewalterfahrungen hauptsächlich sogenannte *trauma unrelated symptoms* (Jonkman et al. 2013; Maerker et al. 2013). Ackermann et al. (1999) konnten zeigen, dass Jungen vornehmlich externalisierende Störungen (Störung des Sozialverhaltens, ADHS, oppositionelles Verhalten) und Mädchen internalisierende Störungen (Trennungsangst, Phobien) entwickeln. Dierkhising (2013) fand bei 66 % inhaftierter Jugendlichen, dass die interpersonelle Gewalt vor dem sechsten Lebensjahr begann und ihren prozentual höchsten Wert im ersten Lebensjahr hatte. Verschiedene Autoren (Briere et al. 2008, Greeson et al. 2013, Jonkman et al. 2013) führen aus, dass mit steigender Belastung (ACE-Punktwert) die Anzahl der komorbiden Diagnosen linear zunimmt. Afifi et al. (2019) fanden einen hoch signifikanten Zusammenhang zwischen harter körperlicher Bestrafung und antisozialem Verhalten im frühen Erwachsenenalter. Carr et al. (2013) fassen ihr Review wie folgt zusammen: »Early Life Stress ist ein wichtiger Faktor bei der Entstehung und Auslösung psychiatrischer Störungen. Er erhöht die Wahrscheinlichkeit, an irgendeiner psychiatrischen Störung zu erkranken, verschlimmert die Symptomatik und hält die Störung aufrecht« (Übersetzung TH). Im Einleitungstext zum Kapitel trauma- und belastungsbezogene Störungen des DSM-5 (APA 2015) wird auf diesen Umstand der möglichen Symptomvielfalt nach Belastung ebenfalls hingewiesen: »Psychologische Stresssymptome infolge der Konfrontation mit einem traumatischen oder stressreichen Ereignis können sehr verschieden sein« (APA 2015, S. 361).

Selbst diese begrenzte Auswahl verdeutlicht, dass sich aus interpersonellen Gewalterfahrungen in der (frühen) Kindheit im Prinzip jede psychische Störung entwickeln kann und dass die klassische posttraumatische Belastungsstörung eher eine Randdiagnose darstellt.

Die Funktionalität der Symptomatik

Wie wir aus der Vielfältigkeit der (komorbiden) Symptomatik schließen können, ist eine rein phänomenologische Betrachtungsweise der Folgen (früh-)kindlicher interpersoneller Gewalterfahrungen unzureichend. Eine Analogie aus der somatischen Medizin soll dies verdeutlichen. Ein Patient kommt zu seinem Arzt und klagt über *entzündete Augenlider, arthritische Kniebeschwerden und Schmerzen beim Wasserlassen.* Werden die Symptome isoliert und ohne Zusammenhang betrachtet, geht der Bezug zur zugrunde liegenden Erkrankung, in diesem Fall einer Gonorrhö, verloren. Mit dieser ätiologischen Sichtweise ist das diagnostische Modell der *Komorbidität* infrage gestellt. Van der Kolk (2009, S. 579) schreibt dazu: »Durch die Aufspaltung der vollen Bandbreite der traumabezogenen Probleme in scheinbar nicht zugehörige ›komorbide‹ Zustände besteht die Gefahr, dass fundamentale traumabezogene Störungen einer wissenschaftlichen Untersuchung vorenthalten bleiben und Kliniker wenig hilfreiche Heilbehandlungen anwenden. Der unterschiedlichen Phänomenologie liegt ein einheitlicher Tiefenaspekt zugrunde (mangelnde Affektregulation bzw. chronische Stressdysregulation). Dies wird vom Kind subjektiv als Kontrollverlust erlebt. Auch nicht-traumaorientierte Ansätze (Berking 2010, S. 8) argumentieren in die gleiche Richtung: »Interventionen, die auf Verbesserung des Tiefenaspekten (gestörte Emotionsregulation) abzielen, sind bei einer ganzen Reihe von Störungen effektiv.«

Funktionell lässt sich die Symptomatik als traumakompensatorisches Schema (Fischer & Riedesser 1998) am besten verstehen. Die Bedeutung der Symptombildung liegt darin, die traumabedingten Gefühle und Körperempfindungen so weit als möglich vom Bewusstsein fernzuhalten. Dies kann auf unterschiedliche Weise geschehen, wie die folgende Auflistung zeigt:

Die Symptomatik *hilft*

- ein Kontrollgefühl zu generieren.
  Dies ist bei Zwangsstörungen und bei der Anorexie offensichtlich, kann aber auch bei vielen anderen Störungsbildern beteiligt sein.
- belastende Gefühle direkt zu vermeiden.
  Hier sind Angststörungen aller Art gemeint, die kein ausgeprägtes gegen-regulatorisches Coping-Verhalten beinhalten.
- das Fühlen und Spüren an sich zu betäuben.
  Dissoziative Symptome, depressive Zustände und Suchtmittelmissbrauch bringen es mit sich, dass belastendes Erleben nicht mehr gespürt wird.
- eine unmittelbare Spannungsabfuhr zu bewirken.
  Hierzu zählen Impulskontrollstörungen jeglicher Art und spezifische Formen von Störung des Sozialverhaltens.
- eine große Komplexität zu entwickeln, die dem Klienten eine größere Vielfalt von kompensatorischen Handlungsmöglichkeiten bietet: Symptomentwicklung vom Schneeball zur
- Lawine.

Diese Sichtweise hat gravierende Auswirkungen auf das therapeutische Handeln. Die Behandlung erfolgt transdiagnostisch, ist auf die zugrundeliegenden Belastungserfahrungen – als Ausgangspunkt der emotionalen Dysregulation – bezogen und ist nicht primär diagnoseorientiert.

Die Diagnostik

Im Bereich der Diagnostik hat es in den letzten Jahren erhebliche Fortschritte im Bereich der trauma- und stressorbezogenen Störungen gegeben. Im DSM-5 wurde (aus ökonomischen Gründen; Andreas Märker) die Diagnose einer komplexen PTBS sowohl für Erwachsene als auch für den Kinder- und Jugendlichenbereich zwar nicht eingeführt, aber mit Ausweitung der Diagnosekriterien für eine einfache PTBS und der neuen Diagnose eines dissoziativen Subtypus PTBS sind wesentliche Phänomene komplexer Traumatisierung jetzt beschrieben. Außerdem wurden spezifische Kriterien für Kinder unter sechs Jahren aufgenommen.

Die für das DSM-5 vorgeschlagene Kategorie *developmental trauma disorder*, die eine sehr differenzierte Erfassung von Symptomen nach interpersonellen Gewalterfahrungen ermöglicht, wurde weiter beforscht und hat sich als valide und reliabel erwiesen (Denton et al. 2017; Ford et al. 2018: Morelli et al. 2021).

Die wichtigste erfreuliche Neuerung stellt aber die Diagnose »komplexe posttraumatische Belastungsstörung« (KPTBS: 6B41 ICD-11) dar. Die Diagnose erfordert das Vorliegen eines Ereigniskriteriums und mindestens je ein Symptom aus den drei Bereichen einer (einfachen) PTBS sowie zusätzliche Symptome in drei Bereichen: Emotionsdysregulation, chronisches negatives Selbstkonzept und Probleme in Beziehungen. Mit dem *International Trauma Questionnaire (ITQ-KJ)* liegt bereits ein erforschtes Diagnoseinstrument für Kinder und Jugendliche im Alter von sieben bis 17 Jahren vor (Haselgruber et al. 2020a; Haselgruber et al. 2020b). Diese Diagnose stellt einen seit Langem geforderten substantiellen Fortschritt dar. Komplexe Traumatisierung muss jetzt nicht mehr durch eine Reihe von komorbiden Hilfsdiagnosen kodifiziert werden. Die drei Zusatzkriterien für die KPTBS haben sich von der rein phänomenologischen Beschreibung gelöst und verweisen auf zugrundeliegende Konzepte und Dynamiken (Emotionsdysregulation, Selbstkonzept) (→ Tab. 17-2).

Außerdem lassen sich Misshandlungen in dem neuen System deutlich präziser erfassen. Neben der Art der Misshandlung (z. B. sexuell, psychisch, körperlich) sind Spezifizierungen möglich in Bezug auf Art und Körperregion der Verletzung, den Täter, den Ort des Ereignisses sowie die Aktivität während der Verletzung.

Dennoch müssen weiterhin schwerwiegende Einwände gegen eine rein kategoriale Diagnostik als ausschließliche Grundlage einer Behandlungsplanung erhoben werden. Da ist zunächst das Ereigniskriterium zu nennen. Gefordert ist *ein extrem bedrohliches oder entsetzliches Ereignis oder eine Reihe von Ereignissen*. Copeland et al. (2010) fanden heraus, dass eine PTBS bei Kindern in zwei Drittel der Fälle durch sogenannte leichte Stressoren wie Verluste und Kränkungen hervorgerufen werden und nicht durch Bedrohungsszenarien. Nach Anders et al. (2012) sind Alltagskränkungen für die Entwicklung einer traumagesteuerten Dynamik weitaus bedeutsamer als das A-Krite-

Traumakriterium	
Ein oder mehrere Ereignisse von extrem bedrohlicher oder entsetzlicher Natur (auch erlebte Todesbedrohung aufgrund summativer traumatischer Erfahrungen, z. B. Hunger, Kriegshandlungen, Sklaverei, Verfolgung, Folter, sowie durch fortgesetzte häusliche Gewalt, wiederholte sexuelle oder physische Gewalt in der Kindheit)	
Symptomkriterien PTBS	**Symptomkriterien komplexe PTBS**
Wiedererleben ▪ Albträume, in denen Teile des Erlebnisses wiederauftauchen oder die einen klaren Bezug zu dem Ereignis haben. ▪ Sich aufdrängende intensive Bilder oder Erinnerungen im Alltag, in denen das Erlebnis lebendig wiedererlebt wird	**Störungen der Emotionsregulation** ▪ Starke emotionale Reaktionen verbunden mit Schwierigkeiten, sich wieder zu beruhigen ▪ Sich emotional wie abgestumpft oder taub fühlen
Vermeidungsverhalten ▪ Vermeiden von inneren Auslösern, die an das Ereignis erinnern (z. B. Gedanken, Gefühle, oder Körperempfindungen) ▪ Vermeiden von äußeren Auslösern, die an das Ereignis erinnern (z. B. Menschen, Orte, Gesprächsthemen, Gegenstände)	**Negatives Selbstkonzept** ▪ Sich selbst als Versager erleben, Schuldgefühle ▪ Gefühle von Wertlosigkeit und Scham
Anhaltendes Bedrohungserleben ▪ Extreme Wachsamkeit und das Gefühl immer »auf der Hut« sein zu müssen ▪ Unruhe und Schreckhaftigkeit	**Probleme in nahen Beziehungen** ▪ Sich von anderen Menschen distanziert oder entfremdet fühlen ▪ Schwierigkeiten, emotionale Nähe zu anderen Menschen zu empfinden
Erhebliche Beeinträchtigung im Alltag	
▪ Negative Auswirkung auf soziale Kontakte und Beziehungen zu anderen Menschen ▪ Beeinträchtigung der Berufstätigkeit und Arbeitsfähigkeit ▪ Beeinträchtigung in anderen wichtigen Lebensbereichen (z. B. Kindererziehung, Schule und Berufsausbildung oder anderen wichtigen Aktivitäten)	

Tab. 17-2: Zusatzkriterien für die KPTBS

rium. Die Trennung von wichtigen Bezugspersonen, der Verlust einer schützenden und fürsorglichen Versorgung, emotionaler Missbrauch und Vernachlässigung, sowie eine dissoziationsgesteuerte Traumadynamik passen weiterhin nicht zum aktuellen Ereigniskriterium als einer Voraussetzung für die Diagnose. Darüber hinausgehend zeigt die klinische Erfahrung, dass die Trennung zwischen potenziell traumatischen und nicht-traumatischen Erfahrungen, sogenannten small-t-Traumata für die Behandlungsplanung irrelevant ist. Es ist sinnvoller, von einem Stressorkontinuum zu sprechen. Die subjektive Bedeutung einer Belastungserfahrung lässt sich nicht an einem Außenkriterium festmachen (Dritte-Person-Perspektive), sondern nur aus der Innensicht des Betroffenen (Erste-Person-Perspektive).

Ein weiterer bedeutender Einwand bezieht sich darauf, dass die komplexe PTBS nicht mit der Kategorie »komplexe Traumafolgestörung« gleichgesetzt werden darf. Wie die Forschung zeigt, stellen die klassischen PTBS-Symptome nur eine Randdiagnose dar. Beispielsweise wiesen in der Studie von Ackermann et al. (1998) lediglich 36% der misshandelten und missbrauchten Kinder die Diagnose PTBS auf, während andere Diagnosen deutlich häufiger vorkamen.

Die mindeste Anforderung, die an eine adäquate kategoriale Diagnostik, wäre ein obligatorisches Screening auf Belastungserfahrungen bei *allen* Störungsbildern (ADHS, Angststörungen, Depression, Störung des Sozialverhaltens usw.). Die Behandlung erfolgt dann zunächst transdiagnostisch und belastungsbezogen und nicht primär diagnoseorientiert (Stressor First-Prinzip).

Die therapeutischen Ansätze

Es gibt kein Stand-alone-Verfahren für die Behandlung komplexer Traumafolgestörungen im Kindes- und Jugendalter. Allen im deutschsprachigen Raum klinisch angewandten Ansätze liegen – in je spezifischer Weise – die drei allgemeinen Faktoren zur Nachverarbeitung von verzerrt symbolisierten Belastungserfahrungen (Rogers 2016) zugrunde. Entsprechend dem Wirkfaktorenmodell von Grawe (1998, 2004) ist eine Problemaktualisierung in Kombination mit ressourcenhaften Elementen die grundlegende Voraussetzung für eine Auflösung psychischer Dysfunktionalität. »Wenn es in einer Therapiesitzung zu Problemaktualisierungen kommt, die mit starken negativen oder aversiven Gefühlen und Körperempfindungen verbunden sind, dann wird es nur dann zu einem produktiven Sitzungsergebnis kommen, wenn gleichzeitig mit den Problemen in starkem Ausmaß auch Ressourcen der Klientin aktiviert sind/werden.« (Grawe 1998; S. 94). Dieser Nachverarbeitungsprozess muss für das Kind in einem Feld von gefühlter Sicherheit und Kontrollempfinden stattfinden, damit es während des Prozesses nicht dissoziiert oder überwältigt wird, sondern mit dem traumatischen Material assoziiert bleiben kann, bis es sich auflöst. Die Aufgabe der Therapeutin besteht darin, mit den drei Bällen (Aktualisierung, Ressourcenaktivierung, Aufrechterhaltung des dualen Fokus) in kind- und situationsangemessener Weise flexibel zu jonglieren (Hensel 2020).

Betrachtet man die einzelnen Vorgehensweisen genauer, so lassen sich die Verfahren danach unterscheiden, ob sie eher top-down arbeiten oder bottom-up orientiert sind. Erstere versuchen auf das dysfunktionale Selbstkonzept, etwa durch kognitive Umstrukturierung, Einfluss zu nehmen (tf-kbT, Metakognitive Therapie), während Bottom-up-Verfahren die Prozessierung der dysfunktionalen Emotionen unmittelbar adressieren (EMDR). Ein weiteres Unterscheidungsmerkmal liegt darin, dass manche Verfahren mit einer möglichst präzisen Rekonstruktion des Traumas arbeiten (KIDNET, IRRT), während andere Vorgehensweisen das Trauma ohne ein ausführliches Eingehen auf das damalige Geschehen prozessieren (ResonaT, EMDR, TRIMB). Für andere Verfahren (Progressive Counting, TRIMB, PITT-KID©) steht eine möglichst schonende und die Bedeutung eines sicheren dualen Fokus betonende Vorgehensweise im Mittelpunkt. Last not least berufen sich die verschiedenen Ansätze auf unterschiedliche Formen des Lernens. Die beiden wichtigsten neurobiologischen Prozesse der Trauma-Auflösung sind die Extinktion (Prenoveau et al. 2013, Vervliet et al. 2013) und die Gedächtnisrekonsolidierung (Schiller et al. 2010, 2013; zu den wichtigsten Unterschieden: Hensel 2020, S. 96 f). Der Vorteil traumabezogener spieltherapeutischer Verfahren (Weinberg 2006, 2010) und narrativer Ansätze mit Tierprotagonisten (ResonaT; Hiller & Hensel 2019) liegt darin, traumatische Inhalte sehr schonend, d. h. ohne bewusste selbstbezogene Wahrnehmung durch das Kind, zu aktualisieren und zu verarbeiten.

Eine eingehende Darstellung der verschiedenen Verfahren sprengt den Rahmen dieses Kapitels. Einen umfassenden Überblick über die bekanntesten Methoden bieten Landolt & Hensel (2012). Einen verfahrenübergreifenden, integrativen Ansatz (Stressorbasierte Psychotherapie) stellt Hensel (2020) vor.

Angesichts dieser Vielfalt an Erklärungsmodellen und Vorgehensweisen (Wampold 2019, S. 65) sind vom Therapeuten *die* drei bis vier Verfahren auszuwählen, die persönlich als stimmig erlebt (größte persönliche Allegianz; Strauß et al. 2009) und mit Freude und Zuversicht praktiziert werden.

17.3 Die klinische Praxis

Die Psychotherapie mit dem Kind bzw. Jugendlichen

Selbst die Kenntnis der geforderten drei bis vier therapeutischen Verfahren ist keineswegs ausreichend, um erfolgreich und mit Freude mit diesen Kindern und Jugendlichen auf Dauer psychotherapeutisch arbeiten zu können. Die Prozessierung der alten und aktuellen Belastungserfahrungen ist dabei in der Regel nicht das Problem. Bestimmte Schwierigkeiten treten regelhaft in der Vorbereitungsphase auf, und ohne die Fähigkeit eines konstruktiven Umgangs damit wird die Therapeutin mit dem Jugendlichen zusammen in der Vermeidung steckenbleiben und in einer ausschließlich stabilisierenden oder »bindungsorientierten« Weise interagieren.

Wie schon in der Einleitung erwähnt, müssen Therapeutinnen und Therapeuten sich ihrer eigenen Ängste bewusst sein und prüfen, inwieweit sie diese auf die Kinder und Jugendlichen projizieren. Dies drückt sich oft in der unterstellten Notwendigkeit langer Stabilisierungsphasen aus. Dazu zwei Stimmen: »Wenn ein traumatisiertes Kind oder Jugendlicher in der Lage ist, darüber zu sprechen, was ihm widerfahren ist, dann ist es vorzuziehen, sofort mit einer evidenzbasierten Traumaintervention ohne vorherige Stabilisierungsphase zu beginnen« (Lindauer 2015, S. 1; Übersetzung TH). Und noch einmal Scheeringa: »Evidenzbasierte Methoden der Traumabehandlung sind strukturierte Interventionen, die relativ mehr therapeuten-direktiv sind als andere Formen von Psychotherapie. Der Widerwille mancher Psychotherapeuten, direktiv vorzugehen, ist kontraproduktiv. Direktives und strukturiertes Vorgehen wird von traumatisierten Kindern und Jugendlichen toleriert, und sie profitieren davon« (Scheeringa et al. 2017, S. 326; Übersetzung TH). Etwas salopp ausgedrückt könnte man sagen: Es braucht so viel Stabilisierung, bis die Therapeutin stabil ist. Eine weitere ungünstige Annahme stellt die Behauptung dar, dass das Kind, das interpersonelle Gewalt erlebt hat, erst einmal eine Bindung an den Therapeuten aufbauen müsse, bevor mit der Traumaverarbeitung begonnen werden könne. Gerade die neueren Entwicklungen hin zu einer kompakten frühzeitigen Bearbeitung der traumatischen Erfahrungen zeigen das Gegenteil (Reeson et al. 2020). In einer Studie konnte gezeigt werden, dass bei jungen Frauen mit komplexen Traumafolgestörungen sechs EMDR-Sitzungen an drei aufeinanderfolgenden Tagen den gleichen (guten) Effekt hatte wie 17 wöchentliche EMDR-Sitzungen (Smith 2016). Die oft beschworene notwendige Schonung und Stabilisierung des Klienten ist in den meisten Fällen eine Therapeutenvariable.

Eine weitere Therapeutenvariable liegt in der Angst, Führung zu übernehmen und als Experte aufzutreten. Hier ist das Thema *Psychoedukation* angesprochen. Gerade bei Traumafolgestörungen hat der Jugendliche eine inhaltliche Expertise über die Wurzeln seiner aktuellen Belastung und seiner Symptome. Zudem ist der Jugendliche (oft) akut belastet (oder dissoziiert) und durch Gefühle wie Scham unfähig, sich zu artikulieren. Dem Jugendlichen gleich in den ersten Sitzungen ein traumastrukturiertes Narrativ seines Lebens zu erzählen, entlastet, stiftet Hoffnung und öffnet den Jugendlichen für die weiteren therapeutischen Schritte.

Dem MASTR-Manual (Greenwald 2002; Hensel 2007) für eine traumabezogene Psychotherapie mit Jugendlichen mit Störung des Sozialverhaltens folgend, eröffnet der Therapeut die dritte Sitzung, nachdem er in der zweiten Sitzung eine Trauma- und Ressourcenanamnese durchgeführt hat, dessen Ergebnisse in das Narrativ einfließen, wie folgt (redigiertes Transkript, Name des Jugendlichen verändert; siehe im folgenden Kasten):

Therapeut: Ich hatte Dir ja gesagt, dass ich Dich kennenlernen möchte und dass ich Dir dann erzählen möchte, was ich von Dir und deinem Leben verstanden habe. Das würde ich Dir gerne als Geschichte erzählen. Ich habe mir so vorgestellt, ich gehe in eine Videothek, und dann sehe ich da plötzlich eine DVD, da steht Robin drauf. Ich denke: Robin, ich kenne doch einen Robin. Also, ich leih den Film aus, und schaue ihn mir zu Hause an. Es ist ein Film über einen Robin, 17 Jahre. Und wie der Film anfängt, das weißt Du: Robin kommt auf die Welt – ein perfektes Baby! Ein wunderschöner Junge! Große Freude bei allen! Endlich ist Robin da! Das Warten ist vorbei. Das geht aber nicht lange gut, weil es den Eltern nicht gut geht. Die Mutter kann sich nicht so richtig kümmern, und dem Vater geht's auch nicht so gut. Der neigt dazu, irgendwie auszurasten. Und so kommt's relativ schnell, dass diese glückliche Zeit von Robin vorbei ist. Die schlimme Zeit fängt damit an, dass er als Kleinkind von diesem Hund bedroht wird, und er Todesangst hatte. Und dann wird es erst richtig schlimm. Der Vater schlägt ihn, die Polizei kommt ins Haus. Und dann fängt diese Geschichte mit dieser Erpressung durch die zwei Mitschüler an, so dass er sich nicht mehr zur Schule traut. Das kommt raus. Der Vater flippt völlig aus, bedroht ihn mit der Pistole, hält ihn über die Schleuse, misshandelt ihn, und irgendwann ist es einfach so weit, dass er zu Hause nicht mehr wohnen kann, weil sein Leben in Gefahr ist. Er muss ins Heim, er haut ab, kommt in die Psychiatrie. Das heißt, er hat einen Haufen Scheiße erleben müssen. Und wenn man so was erleben muss, dann fühlt sich das an, als ob man Steine in den Rucksack kriegt. Das hat schlimme Gefühle zur Folge. Todesangst, man wird wahnsinnig wütend, man könnte die ganze Welt umbringen und in die Luft sprengen. Und das Schlimme ist, er ist diese schlimmen Gefühle nicht mehr losgeworden, der Robin. Die haben sich bei ihm eingenistet. Und was dann passiert ist, das ist einfach, dass er dann Sachen machen muss, die er eigentlich nicht machen will. Aber weil er so schlimme Gefühle hat, kann er oft nicht anders. Er hat dann angefangen zu kiffen, weil das für ihn einfach eine Möglichkeit ist, Spannung abzubauen, um nicht mehr diesen ganzen Scheiß im Hinterkopf haben zu müssen. Kiffen ist keine besonders gute Sache auf Dauer, wenn man das so intensiv macht. Aber für ihn war's einfach eine Möglichkeit, mal rauszukommen aus diesem Stress und dieser Spannung, die diese schlimmen Gefühle von früher verursachten. Was ihm noch große Schwierigkeiten macht ist, dass er leicht ausflippt, wenn er provoziert wird. Irgendein Idiot braucht bloß irgendetwas zu ihm sagen, und schon schießen in ihm diese alten Wut- und Rachegefühle wieder hoch. Das hat ihm eine Menge Ärger eingebracht. Eigentlich will er das nicht. Er will einfach ganz vernünftig seine Schule machen, mit Leuten auskommen, Beruf lernen. Aber diese alten Gefühle, die hängen ihm einfach total nach, diese Wut auf andere Leute. Er ist dann so voller Rachegedanken, dass er sie verschlagen könnte. Weiß nicht, ob er es manchmal auch macht. Und manchmal passiert es ihm sogar – obwohl er es nicht will, obwohl er eigentlich ein sehr tierlieber Jugendlicher ist – dass er manchmal seine Wut und seine Rache auch an Tieren auslassen muss. Er will das nicht, und es tut ihm hinterher oft leid. Aber er hat sich dann einfach nicht mehr im Griff, weil seine Wut und seine Rache so stark sind, dass er die Kontrolle verliert. Und so kommt es, dass der Robin einfach eine ganze Menge Probleme hat, die er eigentlich nicht gerne hat und nicht haben möchte. Die er aber deswegen hat, weil er so viel Scheiße erlebt hat und diese schlimmen Erfahrungen so viele schlimme Gefühle in ihm hervorrufen und er diese Gefühle nicht mehr los wird. So ist das in dem Film.

Kinder und Jugendliche aktiv und professionell zu motivieren, die eigenen Ängste vor der Aktualisierung der Belastungsgefühle zu überwinden, ist eine Aufgabe, auf die die allermeisten Kinder- und Jugendlichentraumatherapeutinnen nicht vorbereitet sind. Dabei ist es durchgängige klinische Erfahrung, dass die Kinder und Jugendlichen ihr kompensatorisch entwickeltes Schutzschema (Symptome) bewusst und unbewusst als ich-synton erleben und es in der Therapie zunächst »verteidigen«.

Motivierende Gesprächsführung (Miller & Rollnick 2015), hier das Vorgehen der Wahl, wird häufig nicht im Rahmen der Weiterbildung von Psychotherapeuten unterrichtet. Erst, wenn die Kinder und Jugendlichen verstehen (Psychoedukation), dass die traumabedingten Gefühle nicht ihre wirklichen Gefühle sind (ich-dystones Erleben), hat die Therapeutin eine Chance auf ein *Informiertes Einverständnis* des Kindes, diese Gefühle loswerden zu wollen. Damit sind nur einige der Herausforderungen der Behandlung von Kindern und Jugendlichen mit komplexen Traumafolgestörungen benannt. Eine ausführliche Darstellungen findet sich in Hensel (2020).

Bezugspersonenarbeit

Komplex traumatisierte Kinder und Jugendliche brauchen mehr Unterstützung als ein- bis zweimal ambulante Psychotherapie in der Woche. Sie benötigen ein Lebensumfeld, das sie in ihrem Alltag (Schule, Einrichtung, Pflege- und Adoptivfamilie) in adäquater, d. h. psychotraumatologisch geschulter Weise unterstützt und begleitet. Die »alte« Aufteilung in Therapie und Pädagogik macht bei diesen Kindern keinen Sinn, da sie sich nur in einem ganzheitlichen Umfeld, in dem alle »am selben Strang ziehen« (Hensel 2012), entwickeln können. Aus der Erkenntnis heraus, dass intuitive Alltagspädagogik, die in der Regel implizit verhaltenstherapeutisch orientiert ist und versucht, mit Hilfe von Kontingenzen das Verhalten von Kindern zu beeinflussen, bei diesen Kindern und Jugendlichen schlichtweg nicht wirkt und Bezugspersonen hilflos zurücklässt, hat sich seit einigen Jahren die Traumapädagogik als spezialisierter Arbeitsbereich der Pädagogik (Bausum et al. 2009; Weiß 2013; Gahleitner et al. 2014; Weinberg 2015) entwickelt.

Für die Bezugspersonenarbeit, die zentraler Bestandteil einer traumaorientierten Psychotherapie Minderjähriger ist, bedeutet das Folgendes: Der Therapeut muss die Bezugspersonen (Adoptiv- und Pflegeeltern, Bezugserzieherinnen) aktiv für eine traumapädagogisch ausgerichtete Sicht- und Handlungsweise gegenüber den Kindern und Jugendlichen mit komplexen Traumafolgestörungen gewinnen. Es sind insbesondere vier in der Regel unbewusste Vorstellungen, die das Erziehungsverhalten von Bezugspersonen bestimmen und die sich ungünstig auf den Umgang mit Kindern und Jugendlichen mit komplexen Traumafolgestörungen auswirken:

1. Die Kinder und Jugendlichen sind (ab einem gewissen Alter) für ihr Verhalten verantwortlich. Folglich könnte der Jugendliche sich anders verhalten, wenn er wollte bzw. sich bemühen würde.
2. Unerwünschtes Verhalten kann und soll über von Bezugspersonen verhängte Konsequenzen gesteuert werden. Dies geschieht über »Bestrafung« oder »Entzug von bisherigen Vorteilen«. Gewünschtes Verhalten wird belohnt. Die Bezugsperson nimmt an, dass das Kind durch diese Vorgehensweise etwas Positives lernen kann.
3. Wenn ich den Kinder und Jugendlichen mit Liebe und Wertschätzung begegne, helfe ich ihnen, ihre Probleme zu überwinden, und sie werden sich entwickeln.
4. Es gibt eine Erwartung auf eine Verhältnismäßigkeit der (emotionalen) Reaktionen der Kinder. Auf einen »kleinen Anlass« sollte eine gemäßigte (emotionale) Reaktion erfolgen.

Die innere Wirklichkeit dieser Kinder und Jugendlichen mit komplexen Traumafolgestörungen sieht anders aus. In sogenannten Triggersituationen – und das sind die Situationen, die für die Bezugspersonen die eigentliche Herausforderung darstellen – verläuft die Dynamik in der Regel wie in der folgenden Abbildung (aus Gahleitner et al. in Gahleitner et al. 2014, S. 270) dargestellt.

Durch die Konfrontation mit Erinnerungsauslösern wird das Kind in die alten Traumagefühle hineinkatapultiert (existentielles Verlassenheitsgefühl, Ohnmacht, Todesangst). Dies aktiviert das traumakompensatorische Schema eines Gegenangriffs (»Der Wutritter«; persönliche Mitteilung Dorothea Weinberg). Das Kind erleidet einen Kontrollverlust infolge intensiver, nicht mehr regulierbarer, existentieller Gefühle. Für dieses Gefühl und die daraus folgende Handlung kann das Kind nicht verantwortlich gemacht werden, da es keine Freiheits-

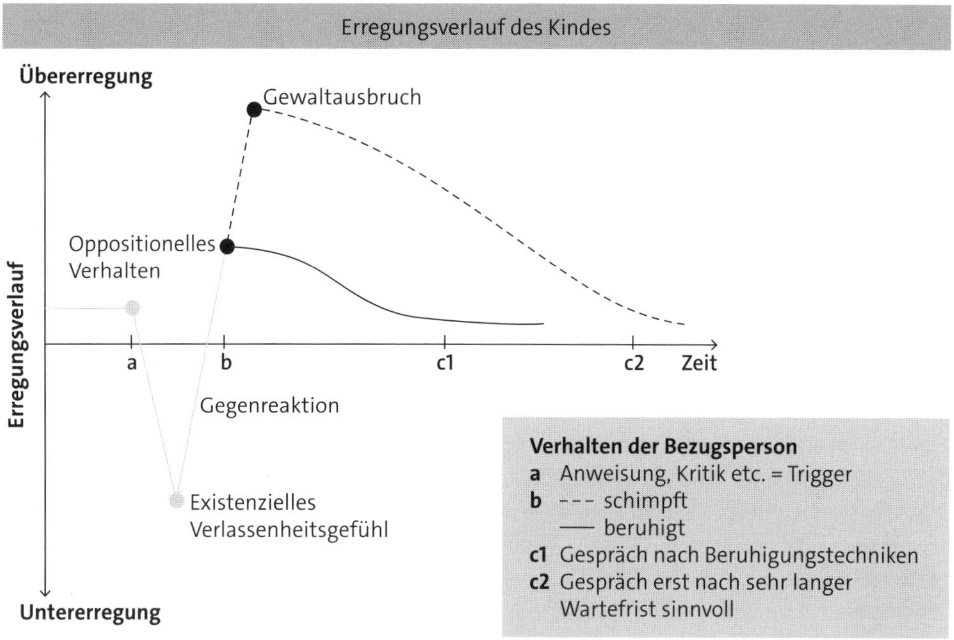

Abb. 17-1: Erregungsverlauf des Kindes (Gahleitner et al. 2014)

grade in dieser Situation hat. Später, wenn die gegenseitige Emotionsregulation erfolgt ist, ist über Wiedergutmachung zu sprechen. Dieses Verhalten ist in keiner Weise über Konsequenzen (etwa Handy-Entzug) beeinflussbar. Negative Konsequenzen verschlechtern nur die Beziehung, bestätigen das negative Selbstbild des Kindes und führen zu keinerlei adaptivem Lernen. Die Bezugspersonen müssen für das Kontrollverlustmodell gewonnen werden. Ansonsten ist nicht mit einem Therapieerfolg zu rechnen.

Neben diesem notwendigen kognitiven Reframing ist der wichtigere Teil für die Bezugspersonen emotionale Selbstregulation in diesen »Hochrisikosituationen« zu entwickeln. Kinder und Jugendliche mit (frühen) Gewalterfahrungen haben in der Regel keine spannungs- und emotionsregulierenden Eltern in ihrer Entwicklung erlebt. Diese Funktion müssen die Bezugspersonen im Alltag erfüllen, damit diese Kinder nachreifen können. Bezugspersonen müssen ein *Modell für Emotionsregulation* sein bzw. werden. Nur wenn es den Bezugspersonen gelingt, auf die Ausbrüche und Beschimpfungen der Jugendlichen »cool und präsent« zu bleiben, haben diese Jugendlichen eine Chance, sich zu entwickeln und die Bezugspersonen die Möglichkeit, den Alltag ohne Burnout zu überstehen. Die schockierende Botschaft an die Bezugspersonen lautet daher: »Sie müssen sich zuerst ändern!« Die Bezugspersonen müssen üben und trainieren, ihre eigenen Signale für heftige Gefühle genauer und achtsamer wahrzunehmen, Fähigkeiten zur Selbstberuhigung (tiefes Atmen) entwickeln und in der Therapie in Rollenspielen adäquates (non-)verbales Verhalten lernen. Außerdem ist es notwendig, mit den Bezugspersonen selber traumatherapeutisch (etwa mit EMDR) zu arbeiten, da die Erfahrungen von unkontrollierbaren Wutausbrüchen und Beschimpfungen selber als traumatisch und von Hilflosigkeit, Ohnmacht und Scham geprägt erlebt werden und oft nicht integriert werden können. Viele Psychotherapien von Kindern und Jugendlichen scheitern daran, dass die Bezugspersonen dazu nicht bereit oder nicht in der Lage sind. Auf die Punkte 3. und 4. der intuitiven alltagspädagogischen Annahmen kann hier aus Platzgründen nicht näher eingegangen werden (Hensel 2012; Weinberg 2015).

17.4 Zusammenfassung

Die Psychotherapie komplexer Traumafolgestörungen im Kindes- und Jugendalter hat in den letzten Jahren große Fortschritte gemacht. Die ätiologischen Grundlagen und die kompensatorischen Erscheinungsformen der Symptomatik sind verstanden, und mit der ICD-11 liegt erstmals – trotz weiter bestehender grundsätzlicher Kritik an einer kategorialen Diagnostik – ein wohldefiniertes und valides Diagnoseinstrument vor. Es gibt eine Bandbreite klinisch wirksamer Interventionen, so dass sowohl auf Therapeuten- wie Klientenseite eine Passung möglich ist. Die Notwendigkeit einer spezifischen traumapädagogisch ausgerichteten Bezugspersonenarbeit hat sich als notwendig erwiesen. Last not least müssen sich die Therapeutinnen ihren eigenen Ängsten vor der Trauma-Aktualisierung stellen, ihre bisherigen Annahmen im Lichte der neuen wissenschaftlichen Erkenntnisse überprüfen und der Entwicklung der eigenen Person hin zu Unerschrockenheit und Tiefe bewusste Bedeutung geben, um nicht mit dem Kind in seinen kompensatorischen Schutzmustern hängen zu bleiben.

Literatur

Ackerman, P. T., Newton, J. E., McPherson, W. B., Jones, J. G., Dykman, R. A. (1998). Prevalence of posttraumatic stress disorder and other psychiatric diagnoses in three groups of abused children (sexual, physical, and both). Child Abuse and Neglect. 22(8): 759–774.

Afifi, T. O., Fortier, J., Sareen, J., Taillieu, T. (2019). Associations of Harsh Physical Punishment and Child Maltreatment in Childhood With Antisocial Behaviors in Adulthood. JAMA Network Open. 2(1), e187374.

Anders, S. L., Ba, S., Shallcross, B. A., Frazier, P. A. (2012). Beyond Criterion A1: The Effects of Relational and Non-Relational Traumatic Events. Journal of Trauma & Dissociation; 13: 134–151.

APA (2015). Diagnostisches und Statistisches Manual Psychischer Störungen DSM-5. Göttingen: Hogrefe.

Bausum, J., Besser, L., Kühn, M., Weiß, W. (2009). Traumapädagogik. Weinheim: Juventa.

Berking, M. (2010). Training der emotionalen Kompetenz. Berlin: Springer.

Briere, J., Kaltmann, S., Green, B. L. (2008). Accumulated Childhood Trauma and Symptom Complexity. Journal of Traumatic Stress; 21(2): 223–226.

Carr, C. P., Martins, C. M. S., Stingel, A. M., Lemgruber, V. B., Juruena, M. F. (2013). The Role of Early Life Stress in Adult Psychiatrc Disorders. A Sytematic Review According to Childhood Trauma Subtypes. Journal of Nervous & Mental Disease, 201(12): 1007–1020.

Cook, A., Blaustein, M., Spinazzola, J., van der Kolk, B. (Eds.) (2003). Complex Trauma in children and adolescents. White paper from the National Child Traumatic Stress Network.

Copeland, W. E., Keller, G., Angold, A., Costello, E. J. (2007). Traumatic events and posttraumatic stress in childhood. Archives of General Psychiatry; 64: 577–584.

Copeland, W. E., Keeler, G., Angold, A., Costello, E. J. (2010). Posttraumatic Stress without trauma in children. American Journal of Psychiatry; 167(9): 1059–65.

Copeland, W. E., Lilly Shanahan, L., Hinesley, J., Chan, R., Aberg, K., Fairbank, J., van den Oord, E. J., Costello, E. (2018). Association of Childhood Trauma Exposure With Adult Psychiatric Disorders and Functional Outcomes. JAMA Network Open. 2018;1(7):e184493.

Denton, R., Frogley, C., Jackson, S., John, M., Querstret, D. (2017). The assessment of developmental trauma in children and adolescents: a systematic review. Clinical Child Psychology and Psychiatry; 22(2): 260–287.

Dierkhising, C. B., Ko, S. J., Woods-Jaeger, B., Briggs, E. C., Lee, R., Pynoos, R. S. (2013). Trauma histories among justice-involved youth: findings from the National Child Traumatic Stress Network. European Journal of Psychotraumatology; 4: 20274.

Felitti, V. J., Anda, R. F., Nordenberg, D., Williamson, D. F., Spitz, A. M., Edwards, M. (1998). The relationship of adult health status to childhood abuse and household dysfunction. American journal of preventive medicine; 14: 245–258.

Felitti, V. J. (2002). Belastungen in der Kindheit und Gesundheit im Erwachsenenalter. Die Verwandlung von Gold in Blei. Zeitschrift für psychosomatische Medizin und Psychotherapie; 48(4): 359–369.

Fischer, G., Riedesser, P. (1998). Lehrbuch der Psychotraumatologie. München: UTB.

Ford, J. D., Spinazzola, J., van der Kolk, B., Grasso, D. J. (2018). Toward an Empirically Based Developmental Trauma Disorder Diagnosis for Children: Factor Structure, Item Characteristics, Reliability, and Validity of the Developmental Trauma Disorder Semi-Structured Interview. The Journal of Clinical Psychiatry; 79(5): 17m11675.

Gahleitner, S. (2011). Das therapeutische Milieu in der Arbeit mit Kindern und Jugendlichen. Trauma- und Beziehungsarbeit in stationären Einrichtungen. Psychiatrie Verlag: Bonn.

Gahleitner, S. B., de Hair, A., Weinberg, D., Weiß, W. (2014). Traumapädagogische Diagnostik und Intervention. In Gahleitner, S. B., Hensel, T., Baierl, M., Kühn, M., Schmid, M. (Hg.) (2014). Traumapädagogik in psychozozialen Handlungsfeldern. Weinheim: Beltz-Juventa.

Gahleitner, S., Hensel, T., Baierl, M., Kühn, M., Schmid, M. (2014). Traumapädagogische Konzepte in verschiedenen psychosozialen Handlungsfeldern. Weinheim: Beltz-Juventa.

Grawe, K. (1998). Psychologische Therapie. Göttingen: Hogrefe.

Grawe, K. (2004). Neuropsychotherapie. Göttingen: Hogrefe.

Greenwald, R. (Ed) (2002). Trauma and juvenile delinquency. New York: Haworth.

Greeson, J. K. P., Briggs, E. C., Layne, C. M., Belcher, H. M. E., Ostrowski, S. A., Kim, S., Lee, R. C., Vivrette, R. L., Pynoos, R. S. & Fairbank, J. A. (2013). Traumatic Childhood Experiences in the 21st Century: Broadening and Building on the ACE Studies With Data From the National Child Traumatic Stress Network. Journal of Interpersonal Violence; 20(10): 1–21.

Haselgruber, A., Iva, K. & Lueger-Schuster, B. (2020a). Validation of ICD-11 PTSD and complex PTSD in foster children using the International Trauma Questionnaire. Actapsychiatrica Scandinavica; 141(1): 60–73.

Haselgruber, A., Iva, K. & Lueger-Schuster, B. (2020b). Symptom structure of ICD-11 Complex Posttraumatic Stress Disorder (CPTSD) in trauma-exposed foster children: examining the International Trauma Questionnaire – Child and Adolescent Version (ITQ-CA). European Journal of Psychotraumatology; 11(1) 1818974.

Hensel, T. (Hg.) (2007a). EMDR mit Kindern und Jugendlichen. Ein Handbuch. Göttingen: Hogrefe.

Hensel, T. (2007b). Traumazentrierte Psychotherapie (EMDR) bei Jugendlichen mit Störungen des Sozialverhaltens. In: EMDR mit Kindern und Jugendlichen. Ein Handbuch. Hensel, T. (Hg.). Göttingen: Hogrefe, 268–298.

Hensel, T. (2012). Liebe allein reicht nicht. Über die Arbeit mit Pflege- und Adoptiveltern und anderen Bezugspersonen chronisch beziehungstraumatisierter Kinder. Trauma & Gewalt; 6: 2–9.

Hensel, T. (2020). Stressorbasierte Psychotherapie. Belastungssymptome wirksam transformieren – ein integrativer Ansatz. 2. Auflage Stuttgart: Kohlhammer.

Hiller, R., Hensel, T. (2019). ResonaT – Ressourcenorientierte narrative Traumatherapie mit Kindern und Jugendlichen mit komplexen Traumafolgestörungen. 2. Auflage. Göttingen: Vandenhoeck & Ruprecht.

Isele, D., Teicher, M. H., Ruf-Leuschner, M., Elbert, T., Kolassa, I. T., Katharina Schury, K., Schauer, M. (2014). KERF – Ein Instrument zur umfassenden Ermittlung belastender Kindheitserfahrungen Erstellung und psychometrische Beurteilung der deutschsprachigen MACE (Maltreatment and Abuse Chronology of Exposure) Scale. Zeitschrift für Klinische Psychologie und Psychotherapie; 43(2): 121–130.

Jonkman, C. S., Verlinden, E., Bolle, E. A., Lindauer, R. J. L. (2013). Traumatic Stress Symptomatology After Child Maltreatment and Single Traumatic Events: Different Profiles. Journal of Traumatic Stress; 26(2): 225–232.

Kriz, J. (2020). Die lautlose Psychotherapie-Bombe. Gesprächspsychotherapie und Personzentrierte Beratung; 51(1): 37.

Landolt, M. A., Hensel, T. (2012). Traumatherapie bei Kindern und Jugendlichen. Göttingen: Hogrefe.

Lindauer, R. J. L. (2015). Trauma treatment for children and adolescents: Stabilizing or trauma-focused therapy? European Journal of Psychotraumatology; 6: 27630.

Maercker, A., Brewin, C. R., Bryant, R. A., Cloitre, M., van Ommeren, M., Jones, L. M., Humayan, A., Kagee, A., Llosa, A. E., Rousseau, C., Somasundaram, D. J., Souza, R., Suzuki, Y., Weissbecker, I., Wessely, S. C., First, M. B., Reed, G. M. (2013). Diagnosis and classification of disorders specifically associated with stress: Proposals for ICD-11. World Psychiatry; 12(3): 198–206.

Miller, W. R., Rollnick, S. (2009). Motivierende Gesprächsführung. 3. Auflage. Freiburg: Lambertus-Verlag.

Morelli, N. M., Villodas, M. T. (2021). A Systematic Review of the Validity, Reliability, and Clinical Utility of Developmental Trauma Disorder (DTD) Symptom Criteria. Clinical Child and Family Psychological Review.

Pittig, A., Hoyer, J. (2017). Exposition aus Sicht niedergelassener Verhaltenstherapeutinnen und Verhaltenstherapeuten. Zeitschrift für Klinische Psychologie und Psychotherapie; 46: 223–235.

Prenoveau, J. M., Craske, M. G., Liao, B., Ornitz, E. M. (2013). Human fear conditioning and extinction: Timing is everything ... or is it? Biological Psychology; 9: 59–68.

Putnam, K. T., Harrsi, W. W., Putnam, F. W. (2013). Synergistic Childhood Adversities and Complex Adult Psychopathology. Journal of Traumatic Stress; 26(4): 435–442.

Reeson, M., Polzin, W., Pazderka, H., Agyapong, Greenshaw, A. J., Hnatko, G., Wie, Y., Szymanski, L., Silverstone, P. H. (2020). A Novel 2-week Intensive Multimodal Treatment Program for CSA Survivors is Associated with Mental Health Benefits for Females aged 13–16. Journal of the Canadian Academic Child Adolescent Psychiatry; 29(3): 165–176.

Rief, W., Strauß, B. (2018). Integratives Störungsmodell als Grundlage der Therapieplanung. Psychotherapeut; 63: 401–408.

Rogers, C. R. (2016). Eine Theorie der Psychotherapie, der Persönlichkeit und der zwischenmenschlichen Beziehungen. Entwickelt im Rahmen des klientenzentrierten Ansatzes. München: Reinhardt: München.

Sack, M. (2019). Individualisierte Psychotherapie. Ein methodenübergreifendes Behandlungskonzept. Stuttgart: Schattauer.

Scheeringa, M. S., Lilly, M. E., Staiger, A. B., Heller, M. L., Jones, E. G., Weems, C. F. (2017). Do Children and Adolescents Have Different Types of Trauma Narratives and Does It Matter? Reliability and Face Validation for a Narrative Taxonomy. Journal of Traumatic Stress; 30: 323–327.

Schiller, D., Kanen, J. W., LeDoux, J. E., Monfils, M. H., Phelps, E. A. (2013). Extinction during reconsolidation of threat memory diminishes prefrontal cortex involvement. Proceedings of the National Academy of Sciences USA; 110(50): 20040–45.

Schiller, D., Monfils, M. H., Raio, C. M., Johnson, D. C., Ledoux, J. E., Phelps, E. A. (2010): Preventing the return of fear in humans using reconsolidation update mechanisms. Nature; 463: 49–53.

Smith, J. (2016). AUDIT OF INTENSIVE EMDR VS WEEKLY EMDR in IAPT Service Isle of Wight. Presentation at the EMDR Europe Congress in The Hague.

Spangenberg, E. (2016). Behutsame Traumaintegration (TRIMB). Stuttgart: Klett-Cotta.

Strauß, B. (Projektleiter), Barnow, S., Brähler, E., Fegert, J., Fliegel, S., Freyberger, H. J., Goldbeck, L., Leuzinger-Bohleber, M., Willutzki, U. (2009). Forschungsgutachten zur Ausbildung von Psychologischen Psychotherapeuten und Kinder- und Jugendlichenpsychotherapeuten.

Teicher, M. H., Parigger, A. (2015). Modified Adverse ChildhoodExperience Scale, version 0.9; inspired by the ACE Scale. In: M. Schauer, F. Neuner & T. Elbert (Eds.), Narrative Exposure Therapy (NET). A Short-Term Intervention for Traumatic Stress Disorders (2nd ed.). Cambridge, MA/Göttingen: Hogrefe Publishing.

Teicher, M. H., Samson, J. A. (2013): Childhood maltreatment and psychopathology: A case for ecophenotypic variants as clinically and neuro-

biologically distinct subtypes. American Journal of Psychiatry; 170(10): 1114–1133.
van der Kolk, B. A. (2009). Entwicklungstrauma-Störung: Auf dem Weg zu einer sinnvollen Diagnostik für chronisch traumatisierte Kinder. Praxis der Kinderpsychologie und Kinderpsychiatrie; 58: 572–586.
Vervliet, B., Craske, M. G., Hermans, D. (2013). Fear extinktion and relapse: State of the art. Annual Review of Clinical Psychology; 9: 215–248.
Wampold, B. E. (2019). A Smorgasbord of PTSD Treatments: What does this say about integration? Journal of Psychotherapy Integration; 29(1): 65–71.
Weinberg, D. (2006): Traumatherapie bei Kindern. Stuttgart: Klett-Cotta.
Weinberg, D. (2010): Psychotherapie mit komplex traumatisierten Kindern: Behandlung von Bindungs- und Gewalttraumata der frühen Kindheit. Stuttgart: Klett-Cotta.
Weinberg, D. (2015). Verletzte Kinderseele. Was Eltern traumatisierter Kinder wissen müssen und wie sie richtig reagieren. Stuttgart: Klett-Cotta.
Weiß, W. (2013). Philipp sucht sein Ich. Weinheim: Beltz, Juventa.

FLORIAN ZIEGLER

18 Komplexe Traumafolgestörungen bei älteren Patientinnen und Patienten

18.1 Einleitung

Der Beginn des Alters wird ganz unterschiedlich definiert. Nach der Definition der Weltgesundheitsorganisation (WHO) gilt als alt, wer das 65. Lebensjahr vollendet hat. Es ist bekannt, dass das kalendarische Alter für die Bestimmung, wer »zu den Alten gehört«, nicht ausreicht. Das Alter tritt sehr differenziert in Erscheinung und wird individuell ganz unterschiedlich erlebt. Auch der Wandel des Alterserlebens und des Altersbildes im Laufe der Zeiten spielt hier eine Rolle. Begriffe wie »das dritte/vierte Lebensalter« gehen auf den englischen Soziologen Peter Laslett (1995) zurück. Er teilt das Leben der Menschen in vier Phasen ein.

Als **drittes Lebensalter** wird der Lebensabschnitt bezeichnet, in welchem die »jungen Alten« oder *best agers* ab dem 60. Lebensjahr nach der aktiven Familien- und Berufsphase über Zeit, Gesundheit und oft finanzielle Mittel verfügen, um ihr Leben nach eigenen Vorstellungen zu gestalten.

Das **vierte Lebensalter** markiert demgegenüber einen Lebensabschnitt, in dem der Mensch entweder einen großen Teil seiner physischen, psychischen und materiellen Ressourcen dem täglichen Selbsterhalt widmet und für die Bewältigung des Alltags aufbraucht oder sogar in Abhängigkeit von pflegenden Menschen oder Institutionen gerät. Definitionsgemäß beginnt das »vierte Lebensalter« mit dem chronologischen Alter. In den Industrieländern ist das heute mit etwa 80 Jahren (Baltes 2003). Die neuere gerontologische Forschung weist darauf hin, dass die Übergänge zwischen dem dritten vierten Lebensalter fließend sind.

In diesem Kapitel geht es um Menschen, die aufgrund traumatischer Lebenserfahrungen in psychosozial wichtigen Entwicklungsphasen ihres Lebens – heute über 50 Jahre alt, meist jedoch deutlich älter – ärztliche oder psychologische Hilfe bzw. Beratung in Anspruch nehmen. Im Sinne einer differenziellen Psychotraumatologie werden Traumata unterschiedlicher Genese unterschieden. Menschen können unter Umständen 30 und mehr Jahre nach einem erlittenen Trauma durch die Anforderungen des Alterungsprozesses eine »Traumareaktivierung« erleiden. Dies wird von einer »Retraumatisierung« unterschieden (Heuft 1999).

Die erste Hälfte des 20. Jahrhunderts mit zwei Weltkriegen gilt als die am intensivsten erforschte Phase deutscher und europäischer Geschichte. Die schrecklichen und lang anhaltenden Folgen bei den Opfern durchlebten Leidens umfassen Erfahrungen zahlreicher Verluste (Eltern, Geschwister, Ehepartner, Haus, Umwelt und Heimat) und brutaler Gewalt in vielfältiger Form. Erst allmählich werden die Erfahrungen dieser Katastrophen und ihre Auswirkungen erkannt und anerkannt. Studien ergaben, dass bis zu 5 % aller älteren Menschen aus deutschen und englischen Regionen aufgrund der Erlebnisse im Zweiten Weltkrieg unter einer chronischen Posttraumatischen Belastungsstörung leiden (Hunt & Robbins 2001; Maercker et al. 1999) Die traumatischen Erfahrungen haben nicht bei allen älteren Menschen zu einer Posttraumatischen Belastungsstörung geführt, es kann jedoch im Abstand von 30 und mehr Jahren zu einer **Traumareaktivierung** kommen. Beispielsweise können politische Krisen (Golfkrieg) frühe Traumatisierungen mit akuter Symptombildung reaktivieren. Viele erleben den körperlichen Alterungsprozess wegen der drohenden Abhängigkeit und Hilflosigkeit als enorm beängstigend. Dieses emotionale Erleben kommt demjenigen in der traumatischen Situation sehr nahe und kann so zur Reaktivierung traumatischer Erfahrung führen. Es kann sich dabei ein breites Spektrum von Symptomen entwickeln, die sowohl für »neurotische« oder »somatoforme« Störungen als auch für Posttraumatische Belastungsstörungen typisch sind.

Für die Therapie bei einer **Traumareaktivierung** sind aufgrund der langen Latenz auch historisch-politische Kenntnisse notwendig. Generell ist daher für alle im psychosomatisch/psychiatrischen Bereich tätigen Berufsgruppen zusätzlich zur psycho-biosozialen auch eine psycho-historische Perspektive notwendig.

Akute Traumatisierungen durch schwere Erkrankungen, Unfälle und Verluste, aber auch durch »Gewalt gegen alte Menschen« im öffentlichen Raum, in Familie und in Institutionen können neben einer massiven Belastungsreaktion zurückliegende, »abgespaltene« Traumatisierungen reaktualisieren. Sexualisierte Gewalt spielt bei »alten Frauen« eine erhebliche Rolle. Man muss davon ausgehen, dass sie mehr als junge Frauen heute unter häuslicher Gewalt, Massenvergewaltigungen im und nach dem Zweiten Weltkrieg, Zwangsprostitution in den Lagerbordellen der KZs und in der Besatzungszeit gelitten haben, was gesundheitliche Folgen hatte. Diese Erfahrungen werden oft in Pflegesituationen mobilisiert. Traumatogene Erfahrungen können durch ihre extreme, gewalttätige und rohe Qualität nicht nur schreckliche Erinnerungsbilder erzeugen, sondern intrapsychische Verbindungen und die Fähigkeit zum Vertrauen zerstören.

Laut Barwinski und Fischer (2010) ist das Alter in psychotraumatologischer Hinsicht eine »sensible Phase«, denn dieses Lebensalter ist gekennzeichnet durch eine verstärkte Wendung nach innen und zur eigenen Vergangenheit hin, was allerdings nicht zwangsläufig eine Abwendung von der Welt bedeuten müsse. Zum anderen dürfte ein physiologischer, psychobiologisch bedingter Abbau von Kontroll- und Abwehrmechanismen eine Rolle spielen. Weiterhin kann die allgemein höhere Krankheitsbelastung in diesem Lebensabschnitt als Erklärung dienen. Eine Repräsentativstudie zu Posttraumatischen Belastungsstörungen in Deutschland kam zu dem Ergebnis, dass bei den über 65-Jährigen eine dreifach höhere Rate Posttraumatischer Belastungsstörungen besteht (Maercker et al. 2008).

Zur Differenzierung unterschiedlicher Formen der Traumatisierung hat sich bei älteren Menschen folgende Unterscheidung bewährt (Barwinski & Fischer 2010):

1. chronische Traumastörungen, die auf früheren Traumata beruhen
2. aktuelle bzw. chronische Folgen, die auf im höheren Alter erlebte Traumata (aktuelle Traumata) zurückgehen
3. verzögert auftretende Folgestörungen, die im Alter wieder auftreten und auf frühere Traumata zurückzuführen sind

18.2 Formen der Traumatisierung

Chronische Traumastörungen

Chronische Traumastörungen, die auf früheren traumatischen Lebenserfahrungen beruhen, wie beispielsweise die chronische Posttraumatische Belastungsstörung, können durch alle bekannten Traumaarten ausgelöst werden. Aufgrund der biografischen Bedingungen der heute lebenden älteren Generation sind dies spezifische Erinnerungen an Krieg, Vertreibung und Verfolgung mit allen seinen unmittelbar oder durch Zeugenschaft erlittenen Ereignissen. Die Mitte der 1920er bis 1940er Jahre Geborenen erlebten in Deutschland als Kinder bzw. Jugendliche das Dritte Reich, den Zweiten Weltkrieg und die schwierige Nachkriegszeit. Sie waren in der Kinder- und Jugendzeit weitgehend passiv dem damaligen Geschehen ausgeliefert, mit zunehmendem Lebensalter aber auch aktiv daran beteiligt. Diese Menschen erlebten in großem Umfang belastende, schädigende bis traumatisierende Erfahrungen wie Bombenangriffe, Ausbombung, Zerstörung der Städte, Evakuierung, Verschickung, Flucht, Vertreibung und späteres Aufwachsen in einer fremden, oft feindselig eingestellten Umwelt, einhergehend mit langen Hungerperioden, Verarmung und sozialem Abstieg der Eltern. Die lang anhaltende Abwesenheit der Väter durch Kriegsteilnahme oder Gefangenschaft, die psychische und physische Versehrtheit nach deren Rückkehr bzw. der Verlust von Vater, Mutter, Geschwistern oder Großeltern werden als hochgradig schädigend und traumatisierend angesehen. Hinzu kommen die aktiven und passiven Gewalterfahrungen durch Verwundung oder das Miterleben von Tötung und Vergewaltigung (die Gesamtheit der Vergewaltigungen wird auf 1,9 Mio. geschätzt, davon 1,4 Mio. in den ehemaligen deutschen Ostgebieten und bei der Flucht und Vertreibung, 500 000 in der späteren sowjetischen Besatzungszone und 100 000 in Berlin). Diese Einflüsse wirkten je nach Geburtsjahrgang in den verschiedenen Entwicklungsphasen der damaligen Kinder und Jugendlichen unterschiedlich lange – manchmal nur wenige Monate, oft jedoch auch mehrere Jahre, für manche noch bis in die Nachkriegszeit. Sie traten in unterschiedlichen Kombinationen auf, sodass es zu kumulativen Traumatisierungen kommen konnte. In der Regel machten viele damalige Kinder und Jugendliche drei bis vier derartige belastenden Erfahrungen (Frey & Schmitt 2003; Radebold 2004).

Für die damals betroffenen Kinder und Jugendlichen standen offensichtlich nicht in ausreichendem Maße protektive Einflüsse zur Verfügung. Heutige Aussagen zu den Folgen dieser zeitgeschichtlichen Erfahrungen stützen sich auf kumulierte Psychotherapie-Erfahrungen (Radebold 2000, Radebold 2005; Radebold & Heuft 2006; Radebold et al. 2009), Erinnerungsarbeit (Ewers et al. 2006) und Ergebnisse aus früheren und laufenden Längsschnitt- sowie aktuellen repräsentativen Querschnittstudien. Die möglichen und wahrscheinlichen Folgen sind spezifische Störungen im Sinne einer partiellen oder kompletten Posttraumatischen Belastungsstörung in chronifizierter Form sowie unspezifische Störungen wie Angsterkrankungen, Depressionen, funktionelle und Anpassungsstörungen, Persönlichkeitsveränderungen und körperliche Erkrankungen (Radebold 2010). Noch heute lassen sich folgende spezifische, als typisch anzusehende Verlaufsmuster erworbener psychosozialer und psychischer Störungen aufgrund dieser zeitgeschichtlich bedingten Erfahrungen beschreiben:

- seit der schädigenden bzw. traumatisierenden Erfahrung fortbestehende, chronifizierte und bis heute anhaltende Störungen (partielle oder komplette Posttraumatische Belastungsstörung), die sich in bestimmten Situationen symptomatisch verstärken können
- erworbene und anerzogene, typische Ich-syntone Einstellungen und Verhaltensweisen der »Kriegskinder« (sparsam, altruistisch, geringe Rücksichtnahme auf sich selbst, freundlich, angepasst, »funktionierend«, planend bzw. organisierend, sich absichernd, abfragbar)
- chronifizierte schwere Anpassungsstörungen und Persönlichkeitsveränderungen mit Entwicklung schwerer Beziehungsstörungen (wiederholte Beziehungsabbrüche bzw. Beziehungsunfähigkeit), Identitätsstörungen (verunsicherte oder eingeschränkte psychosexuelle Identität, Identitätsbrüche) und prognostisch ungünstige Lebenseinstellungen(vorsichtige, skeptische bis misstrauische Einstellungen); diese entwickelten sich allmählich nach der Jugendzeit und manifestierten sich spätestens ab dem mittleren Erwachsenenalter als störend
- aufgrund eines zunächst »erfolgreichen« psychischen Bearbeitungsprozesses abgekapselte und abgespaltene traumatische Erfahrungen manifestieren sich oft nach dem 60. Lebensjahr anlässlich von Traumareaktivierung oder Retraumatisierung teilweise in Form von Angsterkrankungen und Depressionen
- spätestens nach dem 60. Lebensjahr, häufiger schon im mittleren Erwachsenenalter auftretende Depressionen, häufig im Zusammenhang mit drohenden oder eingetretenen Trennungen und Verlusten (Verwitwung, Bedrohung der eigenen Autonomie infolge von Hilfs- und Pflegebedürftigkeit, demenzielle Erkrankung mit abgeschwächter Abwehrstruktur)

Die Chronizität von traumatischen Belastungsstörungen ist gut dokumentiert, dabei wird von Symptomen berichtet, die mehr als 50 Jahre lang bestehen. Die Verschlimmerung kann als Reaktion auf Jahrestage des Traumas, Wechsel der Lebensbedingungen sowie auf Belastungen und traumatische Ereignisse zurückgeführt werden (Scaturo & Hayman 1992).

Die mit dem Altern verbundenen Risikofaktoren für die Verschlimmerung oder Reaktivierung chronischer, auch subsyndromaler Traumafolgestörungen (Hermann & Bäurle 2010; Heuft 2004) bestehen in

- Krankheit,
- körperlichem Funktionsverlust,
- Verlust von Menschen,
- Veränderung in arbeitssozialen und familiären Rollen.

Aktuelle bzw. chronische Traumafolgen

Zu den früher erlebten Traumata tritt die Möglichkeit, im höheren Lebensalter erneut Opfer eines traumatischen Geschehens zu werden. Die kriminellen Gewalterlebnisse, die im Alter zwar zahlenmäßig nicht häufiger werden, sind dafür subjektiv oft bedeutsamer als in früheren Lebensphasen (Maercker 2002a). Andere Arten altersbezogener akuter Traumatisierungen sind z. B. plötzliche körperliche Schäden (Stürze), lebensbedrohliche Erkrankungen sowie Folgen der Gewalt gegenüber pflegebedürftigen Personen.

Die durch die aktuellen Erfahrungen ausgelösten traumaspezifischen Symptome entsprechen dabei häufig den psychischen Veränderungen, wie sie auch durch altersbegründete Prozesse entstehen können. Schlafstörungen, innere Unruhe, Konzentrationsschwierigkeiten, Verwirrtheit und Orientierungslosigkeit, aber auch Teilnahmslosigkeit und Apathie sowie psychosomatische Beschwerden wie Magen- oder Kopfschmerzen können somit Symptome intrusiver Phänomene oder aber Ausdruck einer zugrunde liegenden Depression sein.

Hier die richtige Diagnose zu stellen ist wichtig, um ursächlich behandeln zu können. Liegen traumatische Ereignisse den Symptomen zugrunde, sollte nach Barwinski und Fischer (2010) der »natürliche Verarbeitungsprozess« gefördert werden. Die meisten Betroffenen mit Traumafolgestörungen zeigen einen Verlauf, der sich durch drei Phasen kennzeichnet:

- Nach einer Schockphase folgt die »Einwirkungsphase«, in der die Betroffenen erst realisieren, was ihnen zugestoßen ist. In dieser Phase bestehen Symptome, wie sie für die traumatische Reaktion typisch sind: Reizüberflutung im Wechsel mit Vermeidung.
- Bei einem günstigen Krankheitsverlauf erreichen die Betroffenen die »Erholungsphase« und nehmen ihr Leben ohne schwerwiegende psychische Beeinträchtigungen wieder auf.
- Bei einer nicht geglückten Traumaverarbeitung kann es zur Chronifizierung kommen, die sich in unterschiedlichen Störungsbildern zeigt.

Nach Barwinski und Fischer (2010) sollte bei der Verarbeitung aktueller Traumata darauf geachtet werden, dass die Betroffenen nicht in einem Pol der akuten Traumareaktion stecken bleiben. Betroffene, die intrusive Phänomene zeigen und unter Affektüberflutungen leiden, werden aufgrund ihrer auffälligen Symptomatik in der Regel behandelt. Aus traumatologischer Sicht sollte über Dosierungs- und Distanzierungstechniken versucht werden, den Betroffenen einen Umgang mit ihren Affekten und den intrusiven Erinnerungen zu ermöglichen, um in den biphasischen Wechsel zwischen Intrusion und Vermeidung zurückzufinden, der letztlich zu einer Verarbeitung traumatischer Erfahrungen führt.

Die Betroffenen, die im »Pol der Vermeidung« stecken bleiben, stören nicht, sind ruhig und brauchen scheinbar keine Aufmerksamkeit. Diese Patientengruppe benötigt jedoch auch dringend fachgerechte Behandlung, um den natürlichen Verarbeitungsprozess von Erinnerung und Vermeidung wieder in Gang zu setzen.

Verzögert auftretende Folgestörungen

Folgestörungen, die im höheren Lebensalter wieder auftreten und auf frühere Traumata zurückzuführen sind, haben verschiedene Ursachen, z.B. Veränderung des sozialen Status im Alter durch Berentung, Abnahme von Ansehen und Bedeutung in gesellschaftlichen und familiären Zusammenhängen, fehlende Ablenkung durch Arbeit und soziale Kontakte sowie die Reaktivierung alter Traumata durch aktuelle traumatische Erfahrungen.

Im höheren Lebensalter zeigt sich ein lange zurückliegendes Trauma in einer anderen Art und Weise als in früheren Lebensabschnitten, weil die Bewältigungsmöglichkeiten durch die psychischen, körperlichen und sozialen Alterungsprozesse, die damit einhergehenden Probleme und deren Bewältigungsprozesse verändert werden.

Das höhere Alter weist eine veränderte Gedächtnisorganisation und -funktion auf:

- generell häufigeres Erinnern bei mehr Erinnerungsreichtum gegenüber jüngeren Menschen
- selektives Erinnern als bevorzugter Erinnerungsstil, wobei die traumatische Lebensphase mental ausgespart wird
- Kohärenz der Erinnerung an das Trauma nimmt ab, was aber subjektiv auf das »nachlassende Gedächtnis« zurückgeführt wird
- Symptome entkoppeln sich von traumabezogenen Inhalten, d. h. Traumata sind in Albträumen nicht erkennbar oder Hyperarousal-Symptome sind zunehmend weniger an traumaassoziierte Stimuli gebunden

Das kann dazu führen, dass die Erinnerung an das Trauma weniger Angst- und affektbesetzt erlebt wird, sondern eher als ein »trauriger Schicksalsschlag«, der die Lebensbilanz im Vergleich zu anderen Menschen negativ gestaltet. Gemeinsam mit den jungen Menschen, die an Traumafolgestörungen leiden, sind die »Fähigkeit zum Trauern um Verluste, die Sinngebung der eigenen Erfahrungen und die Akzeptanz der Vergangenheit sowie das Erreichen von Ego-Integrität im höheren Alter wesentliche Faktoren der Genesung von PTBS« (Aarts & van den Velde 2000; Maercker 2002b).

18.3 Alt gewordene Überlebende des Holocaust

Überlebende des Holocaust leiden unter einer spezifischen Form der Posttraumatischen Belastungsstörung. Seit etwa 15 Jahren suchen Überlebende der Nazi-Verfolgung und deren Angehörige (Jüdinnen und Juden, politisch Verfolgte, Sinti, Roma; Zeugen Jehovas; Homosexuelle, sogenannte »Asoziale«) vermehrt psychosoziale Einrichtungen auf (»AMCHA« in Jerusalem oder »ESRA« in Wien). Dabei wird festgestellt, dass viele der Holocaust-Überlebenden noch nie über die traumatisierenden Erlebnisse gesprochen haben. Das Schweigen diente einerseits als Selbstschutz, um nicht von Schmerz, Trauer und Aggression überschwemmt zu werden, andererseits diente es dem Schutz der eigenen Kinder, denen sie die grässliche Realität nicht zumuten wollten. Zudem fehlte in den westeuropäischen Ländern nach dem Krieg für das Leid der Verfolgten das Interesse, da die Erinnerungen nicht erwünscht waren und alle mit dem Wiederaufbau beschäftigt waren. Mangelnde Solidarität mit den Opfern, ausbleibende Rehabilitation, unangemessene bis gar keine Bestrafung der Täter und fehlende Entschädigung wirkten zusätzlich destabilisierend und setzten die Traumatisierung fort. Die Verfolgten der Schoah waren also nicht nur politische Opfer, sie wurden auch von der Gesellschaft verlassen.

Das sogenannte Überlebenden-Syndrom ist gekennzeichnet durch Albträume, Flashbacks, Konzentrationsstörungen, Schwierigkeiten mit der Aggressionsregulierung, Depression, Abwehr von Trauerverarbeitung, unartikulierte Gefühle des Andersseins, Überlebens-Schuldgefühle, Kontaktschwierigkeiten, sexuelle Störungen, unterschiedliche Ängste und psychosomatische Störungen.

Schuldanerkennung, Wiedergutmachung und Bestrafung der Täter sind von Menschen, die unter Verfolgung gelitten haben, von großer psychischer Bedeutung.

Zwischen Überlebenden, die bei der Befreiung erwachsen waren, und denen, die noch nicht das 16. Lebensjahr erreicht hatten, ist nach Tauber und Vyssoki (2004) ein Unterschied in der Symptomatik und Therapie zu erkennen. Die von den Nazis verfolgten Kinder, die sogenannten *Child-survivors*, wurden erst seit Ende der 1970er Jahre Gegenstand der wissenschaftlichen Forschung. Die älteren Überlebenden hatten bereits ein Leben »vorher«, das ihnen eine gewisse Ordnung und Sicherheit vermitteln konnte. Je jünger ein Kind bei der Deportation war, desto weniger psychodynamisch stützende Mechanismen und Ich-strukturelle Möglichkeiten zur Bewältigung dieser Traumatisierungen waren vorhanden. Die Trennung dieser Kinder von ihren Angehörigen erfolgte in einem besonders verletzbaren Alter und nur ein Fünftel der überlebenden Kinder konnte nach dem Krieg wieder in die eigene schützende Familie zurückkehren. Sie hatten es besonders schwer, sich nach dem Krieg eine Existenz aufzubauen, und leiden darunter, dass sie aufgrund ihres damaligen Alters nur eine lückenhafte Erinnerung an die Zeit ihrer Qualen haben. Alle, die vor 1945 noch nicht 16 Jahre alt waren, mussten ihre Schulausbildung abbrechen, und dieses Verbot, lernen zu dürfen, haben viele bis heute nicht verwunden – was auch für viele Kriegskinder zutrifft. Besonders für Überlebende, die als Kind traumatisiert wurden, ist die gesellschaftliche Anerkennung wichtiger als alles andere.

Nach Tauber und Vyssoki (2004) bestehen weiterhin gravierende Unterschiede zwischen den Traumatisierungen von Holocaust-Opfern und Soldaten des Zweiten Weltkrieges. Die Menschen in den Konzentrationslagern konnten in keiner Form die tägliche Todesbedrohung mit Abwehrmechanismen wie Verdrängung und Verleugnung kompensieren oder die eigenen Aggressionen in Aktivität umsetzen. In der »Hierarchie des Schreckens« standen jüdische Häftlinge »ganz unten« und hatten nach der Befreiung oft noch weniger Heimat als zuvor. Die einzige Abwehrmöglichkeit bestand offenbar in einem Zustand des »Sich-tot-Stellens«. Die Menschen waren nach der Befreiung physisch und psychisch erschöpft, doch statt einer Erholungsphase erlebten die meisten, dass sie nicht erwünscht waren. Auch die Zeit nach der Rückkehr in die alte Heimat verlief für viele dramatisch. Hans Keilson (2005) weist auf eine Traumatisierung in drei Sequenzen hin: Der beginnende Terror der Nazis bildet den ersten Abschnitt, die direkte Verfolgung mit Aufenthalt in Lagern oder im Versteck den zweiten und die Nachkriegsperiode den dritten Teil.

Bei Holocaust-Überlebenden kann der notwendige Umzug ins Altenheim oder die Einlieferung ins Krankenhaus Erinnerungen an Deportation und alle damit zusammenhängenden Traumatisierungen auslösen. Gefühle wie Angst, Wut, Verleugnung und Hass, die mit nicht gelebter Trauer verbunden sind, können aufbrechen. Das Gefühl, auf die Hilfe anderer angewiesen zu sein, ist für viele nicht nur sehr kränkend, sondern verursacht auch aufgrund ungünstiger Beziehungserfahrungen Misstrauen und Angst. Der Suizid als Ausweg aus der Ohnmacht dürfte hier eine bedeutende Rolle spielen. 24 % der Holocaust-Überlebenden eines israelischen Gesundheitszentrums versuchten Suizid gegenüber 8 % der Senioren, die nicht zur Gruppe der Holocaust-Überlebenden gehörten (www.aerztlichepraxis.de; Tauber & Vyssoki 2004).

Transgenerationale Traumaweitergabe und transgenerationale Traumatisierung

Die Transgenerationale Weitergabe traumatischer Erfahrungen ist bisher vor allem aus der Holocaust-Forschung bekannt. Holocaust-Forscher sprechen von einem »Pakt des Schweigens« zwischen ehemaligen KZ-Häftlingen und ihrer späteren Umgebung. Die Untersuchungen zur transgenerationalen Auswirkung des Holocaust ergeben, dass dieser »Pakt des Schweigens« zu weiteren Reinszenierungen des Traumas führt (Fischer & Riedesser 1998). Im Rahmen dieser Forschungen wurden verschiedene Konzepte entworfen, um diese Wiederholungen verständlich zu machen. So entwickelte beispielsweise Kerstenberg (1990, 1993) das Konzept der Transposition. Dies beschreibt einen »Vorgang, durch den sich die Kinder von Holocaust-Überlebenden in die traumatische, jedoch nie besprochene Erlebniswelt der Eltern einfühlen«. Dabei übernehmen sie imaginativ verschiedene Rollen: z. B. von verstorbenen, früheren Bezugspersonen ihrer Eltern, von Verfolgtem und Verfolger, und erfahren dadurch die Gefühle und Affekte der lebensbedrohlichen Gesamtsituation.

Während in den Konzepten der Transposition und Konkretisierung die Aktivität von den Kindern ausgeht, betont Kogan (Kogan 1998) die Aktivität der Eltern, ihre Kinder in Rollen und Konstellationen der eigenen unverarbeiteten Vergangenheit hineinzudrängen, was traumatische Auswirkungen auf die Kinder hat (Lamparter et al. 2010).

In der Beschäftigung der Wissenschaftler mit der Thematik der transgenerationalen Traumaweitergabe der Holocaust-Überlebenden wird erkennbar, dass nach über 75 Jahren nach dem Holocaust die Folgen von Extremtraumatisierung in den nachfolgenden Generationen weiterleben. Die emotionalen Grenzen zwischen Traumatisierten und deren Nachkommen sind durchlässig und oft finden sich Erinnerungsspuren von Traumatisierungen der Elterngeneration im Erleben der Nachkommen, die das Ergebnis verbaler oder nonverbaler Delegation der Elterngeneration sind. Diese Traumalast ist den nachfolgenden Generationen oftmals nicht bewusst und Traumafolgestörungen werden bei Nachkommen, besonders wenn sie bislang perfekt adaptiert waren, nicht als solche erkannt. Symptome können beispielsweise bei Ereignissen auftreten, die an die Traumatisierung der Eltern erinnern und so zu einer »Traumareaktualisierung« der Nachkommen führen. (Bertram von der Stein 2014)

18.4 Traumatisierende Folgen von Verfolgungsbedingungen in der ehemaligen DDR

Zwischen 1945 und 1989 gab es etwa 300 000 politische Gefangene in der ehemaligen DDR. Die Verfolgung begann mit den von der Sowjetunion betriebenen Speziallagern und Gefängnissen von 1945–1950. Von den damaligen ca. 127 000 Häftlingen starb etwa ein Drittel, mehr als 700 wurden hingerichtet. In den 1950er Jahren gab es Einschüchterung und die Entfernung Andersdenkender durch drastische Haftstrafen mit körperlichen Übergriffen, tage- und nächtelangen Verhören, Isolationshaft. Oft wurden keine

Gerichtsverfahren durchgeführt. Gründe für die Verfolgung waren nach dem Mauerbau 1961 versuchte Republikflucht, Spionagetätigkeit, Herabwürdigung des Staates oder Aufbau staatsfeindlicher Organisationen. Mit dem Rückgang körperlicher Gewalt wurden subtilere Methoden der »psychologischen Folter« eingesetzt, wobei Prozesse der Entpersönlichung und der gezielten Wahrnehmungsirritation im Zentrum der Zersetzung der Seelen durch die »operative Psychologie« standen. Aber auch außerhalb der Haftanstalten fanden zersetzende Maßnahmen Andersdenkender mittels Bespitzelung durch Bekannte, Freunde und Verwandte statt und es wurde gezielt auf die Binnenstruktur von Familien eingewirkt. Dadurch wurde ein Klima von Verrat und Misstrauen geschaffen (Behnke & Trobisch 1998). Nach Trobisch-Lütge (2004) war es nach einer Inhaftierung von zentraler Bedeutung, ob der Betroffene in den Binnenraum der DDR entlassen wurde oder direkt in die Bundesrepublik Deutschland kam. Ein verlängertes Inhaftierungsgefühl nach der Haftentlassung in die DDR durch weitere Überwachungsmaßnahmen oder »erzieherische Einflüsse« der Staatssicherheit ebenso wie die Ausweitung der Maßnahmen auf Familienangehörige unterstützten eine Verfestigung der traumatischen Erfahrung. Die Zwangsunterbringung von Kindern inhaftierter oder ausgewiesener Systemgegner ist ein Beispiel.

Ein Großteil der politisch Verfolgten der DDR-Diktatur sahen sich auch nach der Wiedervereinigung einem retraumatisierenden Einfluss ausgesetzt, indem es zum einen in ihrem Erleben kaum Würdigung für die Opfer gab. Andererseits erkannten viele ihre ehemaligen Verfolger als neue Funktionsträger wieder, deren höheren Rentenbezügen eigene karge Renten gegenüberstanden, die meist Folge früherer beruflicher Benachteiligung waren. Viele Betroffene sind infolge ihrer starken inneren Bindung an die Täter mit vernichtenden Vorstellungen über sich konfrontiert und sehen diese durch aversive Reaktionen der Außenwelt bestätigt. Die konsequent auf Zersetzung zielende Taktik der ehemaligen Staatssicherheit ist verantwortlich für das Fortbestehen eines paranoiden Klimas, das sich auf alle Lebensbereiche ausbreitet und maßgeblich die Verarbeitung der traumatischen Erfahrungen verhindert.

18.5 Sexualisierte Gewalt in der Lebensgeschichte alter Frauen

Traumatisierende Erfahrungen wie sexualisierte Gewalt in der Kindheit, Vergewaltigung in der Ehe und frauenspezifische Erlebnisse in der Kriegs- und Nachkriegszeit wurden meist von den gegenwärtig alten Frauen (älter als 75 Jahre) nicht thematisiert und aufgearbeitet und werden mit zunehmender Hilfsbedürftigkeit reaktualisiert.

Geräusche, Gerüche und körperliche Pflegemaßnahmen, besonders im Intimbereich, erinnern die Betroffenen an erlebte schreckliche Situationen. Die auftretenden Abwehrreaktionen im Sinne von Depression, Aggression, Angst oder Verweigerung werden häufig als Symptome von Alterskrankheiten wie einer Demenz oder einer Altersdepression interpretiert, ohne einen Zusammenhang mit der Lebensgeschichte herzustellen.

Etwa 22 % aller Frauen in Deutschland haben sexualisierte Gewalt in der einen oder anderen Form erfahren, die sich schädlich auf die Gesundheit auswirkte. Man muss bedenken, dass die heute alten Frauen über die häusliche Gewalt hinausgehende traumatisierende Gewalteinwirkung wie Massenvergewaltigung im und nach dem Zweiten Weltkrieg, Zwangsprostitution in den Lagerbordellen der Konzentrationslager (Wickert 2000) oder später bis 1948 durch amerikanische Soldaten (Böhmer 2004) erlebt haben.

Hilfebedürftig und alt gewordene Frauen können ihre Lebensstrategien, die ihnen geholfen haben, ihr Leben nach traumatischen Erfahrungen zu bewältigen, nicht mehr aufrechterhalten. Je länger und schwerer die traumatischen Erlebnisse waren und je weniger diese ins Leben integriert werden konnten, desto wahrscheinlicher, schwerer und länger anhaltend treten die Folgen und Symptome auf. Neben der Aufgabe von Kontrolle durch nachlassende Kraft und Angewiesensein auf Hilfe, was das Gefühl von Ohnmacht wiederbelebt, wird durch die notwendige Körperpflege in den persönlichen Intimraum eingegriffen, was wiederum traumatisierend erlebt werden kann. Da bei älteren Menschen das Kurzzeitgedächtnis nachlässt, rückt das Langzeitgedächtnis mit seinen Erinnerungen an die Vergangenheit, Kindheit und Jugend in den Vordergrund. Mit diesen Erinnerungen, die wieder so nah und präsent sind, können durch aktuelle Geräusche, Gerüche und körperliche Erfahrungen alte (traumatische) Erfahrungen reaktualisiert werden. Die gewollte oder ungewollte Gewalt in der Pflege spielt als Retraumatisierung sicher eine große Rolle. Auch medizinische Behandlungen, besonders invasive Methoden wie rektaler Einlauf zum Abführen oder zur Untersuchungsvorbereitung sowie das Legen eines Blasenkatheters, können einen traumatisierenden Charakter haben. Verweigert eine alte Frau das Essen und wird es ihr gegen ihren Willen verabreicht, erinnert es sie vielleicht an eine orale Vergewaltigung und löst bei ihr Panik aus.

Es ist daher wichtig, das vorhandene Symptom nicht ausschließlich als Zeichen einer Alterskrankheit anzusehen und zu behandeln, sondern die Symptome einer Traumafolgestörung differenzialdiagnostisch im Auge zu behalten.

18.6 Therapiebesonderheiten

Traumatherapeutische Maßnahmen sind bei älteren Menschen nicht weniger Erfolg versprechend als bei Jüngeren und sollten bei entsprechender Indikation nicht ungenutzt bleiben. Die Einordnung des Traumas in die eigene Lebensrückschau hat sich bei älteren Patienten bewährt. Wenn ein Therapeut bewusst und zielgerichtet hilft, die traumatische Erfahrung neben die positiven Aspekte der persönlichen Lebensgeschichte einzuordnen, verändern sich Emotionalität und Motivation hin zu positiven Zuständen und die traumatische Erfahrung wird ein Teil der eigenen Lebensgeschichte, wie andere Erfahrungen auch. Damit ist nicht gemeint, dass Ältere ihre Traumata nicht aufarbeiten sollten, sondern wie in allen Altersgruppen ist es auch hier das vordringliche Ziel, traumatische Erfahrungen in einer Form zu bearbeiten, die nicht zur Retraumatisierung der Betroffenen führt (Barwinski & Fischer 2010).

Nach einem akuten Trauma sollte die psychotherapeutische »Erstversorgung« zur psychischen Stabilisierung Hand in Hand mit somatischen Notfallinterventionen gehen. Hat sich eine PTBS mit den entsprechenden Symptomen wie Schlafstörungen, Ängsten, vegetativen Symptomen und Desintegrationsgefühl entwickelt, können unterstützend Antidepressiva zur partiellen Reduktion des REM-Schlafes indiziert sein. Dies kann zu einer Abschwächung quälender Nachhallerinnerungen beitragen. Ziele einer fokusgeleiteten Therapie sind die Wiedergewinnung der Selbstkontrolle, die Wiedererrichtung der Abwehr und eine Reintegration der Persönlichkeit. Die »Spätbehandlung« posttraumatischer Störungsbilder erfordert gerade bei den älteren Patienten historisch-politische Kenntnisse. Bei älteren Patientinnen und Patienten können wir zwar meist von stabilen Ich-Funktionen ausgehen, jedoch besteht die Gefahr, diese Patienten – unter dem Vorwand, ihre Gefühle schonen zu wollen – mit einer zudeckenden therapeutischen Vorgehensweise erneut mit ihren Erinnerungen alleinzulassen. Die Angst des Therapeuten, durch direktes Nachfragen schreckliche Ereignisse auszulösen, führt mitunter zur Vermeidung des »Traumathemas«.

Jüngere Therapeutinnen und Therapeuten müssen immer damit rechnen, geprüft und entwertet zu werden. Oft bleibt unklar, in welchem Ausmaß der ältere Patient unter schädigenden und traumatisierenden Erfahrungen gelitten hat. Deshalb ist es nach Radebold (2010) für Therapeuten wichtig, sich über die damals bestehenden Verhältnisse und Ereignisse in Europa zu informieren. Historisch-politische Kenntnisse sind notwendig, um diese Menschen in dem, was sie erlebt haben, zu verstehen. Nicht selten stößt dies einen Selbstreflexionsprozess bei den Therapeuten an, wie die eigene Lebensgeschichte durch die Geschichte beeinflusst wurde.

Im Hinblick auf die therapeutischen Möglichkeiten sind weder ein Nihilismus noch ein unkritischer Optimismus angemessen. Die therapeutischen Bemühungen sollten nicht verschleiern, dass Psychotherapie nicht heilen kann, was Menschen in den seelischen Strukturen anderer Menschen zerstört haben. Aber sie kann helfen, das Erlebte als Teil der eigenen Lebensgeschichte zu integrieren und zu akzeptieren.

18.7 Das »Problem der Übertragung« in der Behandlung alter Menschen

Neben den bekanntermaßen schwierigen Übertragungsphänomenen bei der Behandlung von Menschen mit komplexen Traumafolgestörungen hat das hohe Alter der Patientinnen und Patienten fast immer Auswirkungen auf die therapeutische Beziehung und das Übertragungsgeschehen. Im Gegensatz zur »klassischen« Übertragungskonstellation wird die therapeutische Beziehung mit Älteren von Anfang an bereits bei der Kontaktaufnahme, der Verabredung der Therapie und in den Therapiesitzungen durch die veränderte Altersrelation bestimmt. Der Behandler ist meist deutlich jünger als der Patient. Brähler et al. (2003) sprechen von einer **»umgekehrten Übertragungskonstellation«**, wodurch die in der Relation jüngeren Behandler zunächst in die Position von »Kindern« oder »Enkelkindern« gesetzt und entsprechend erlebt werden. Die übertragenen Gefühle, Wünsche, Impulse und Sehnsüchte des älteren Patienten richten sich insbesondere auf frühere Erfahrungen mit Jüngeren. Der Wunsch nach mächtigen, beschützenden Eltern-Imagines ist selbstverständlich auch bei Älteren vorhanden. Er wird durch die umgekehrte Übertragungskonstellation zwar überlagert, spielt aber häufig eine entscheidende Rolle.

Der Wunsch Älterer nach einer beschützenden, Sicherheit gebenden, wohlwollenden Hilfestellung in der Therapie steht im Konflikt mit ihrer ablehnenden Haltung, über traumatische Lebensereignisse, aktuelle Probleme, Schwierigkeiten und Kränkungen mit Jüngeren reden zu müssen, denen sie kaum ausreichende Kompetenz und Lebenserfahrung zugestehen. Diese Konstellation birgt die Gefahr negativer Übertragungen.

Da es sich bei den komplex traumatisierten Älteren häufig wegen ihrer multimorbiden Störungen um vereinsamt lebende, depressive, sich resignativ zurückgezogene Menschen mit multiplen körperlichen Beschwerden und Erkrankungen handelt, konfrontieren sie die meist jüngeren Therapeuten mit den vielen negativen, von Jüngeren gefürchteten bis abgelehnten Aspekten des Alterns und Altseins – wie Verlust, Krankheit, Behinderung, Lebensbegrenzung, Sterben, Tod. Außerdem konfrontiert die Arbeit mit Älteren (früher meist Realität, heute oft Fantasie) mit denjenigen Menschen, die in unterschiedlicher Form am Dritten Reich und am Nationalsozialismus beteiligt waren und aus Sicht Jüngerer dafür in Verantwortung stehen. Durch die Begegnung mit Älteren kommt der jüngere Behandler in Kontakt mit der eigenen Geschichte, der Lebensgeschichte der Eltern und Großeltern und mit deren politischen, sozialen und historischen Vergangenheit. Die Rolle dieser Älteren war sehr unterschiedlich: Täter, Mitverantwortliche, Mitläufer, Verfolgte, aktiv und passiv Betroffene und vielfach passiv geschädigte Menschen. So werden oft erst im Kontakt mit Älteren wichtige Fragen bezüglich der eigenen Familiengeschichte wach. Die Behandlung Älterer setzt eine eigene bewusst gekannte und akzeptierte Familiengeschichte sowie Kenntnisse über zeitgeschichtliche Zusammenhänge voraus, um die in der Behandlung auftauchenden Probleme der **Eigenübertragung** zu erkennen (Heuft et al. 2006, S. 219 ff.).

Literatur

Aarts, P., op den Velde, W. (2000). Eine früher erfolgte Traumatisierung und der Prozeß des Alterns. In: van der Kolk, B. A., McFarlane, A. C., Weisaeth, L. (Hg.). Traumatic Stress – Grundlagen und Behandlungsgrundsätze. Paderborn: Jungfermann; 289–306.

Baltes, P. B. (2003). Das hohe Alter – mehr Bürde als Würde? Max-Planck-Forschung; 2: 15–9.

Barwinski, R., Fischer, G. (2010). Erinnerung und traumatischer Prozess im Alter. ZPPM; 4: 9–21.

Behnke, K., Trobisch, S. (1998). Panik und Bestürzung auslösen. Die Praxis der ›operativen Psychologie‹ des Staatssicherheitsdienstes und ihre traumatisierenden Folgen. In: Müller, K. D., Stephan, A. (Hg.). Die Vergangenheit lässt uns nicht mehr los. Haftbedingungen politischer Gefangener in der SBZ/DDR und deren gesundheitliche Folgen. Berlin: Berlin Verlag; 173–95.

Böhmer, M. (2004). Erfahrungen sexualisierter Gewalt in der Lebensgeschichte alter Frauen. Psychotherapie im Alter; 3: 100–10.

Brähler, E., Decker, O., Radebold, H. (2003). Beeinträchtigte Kindheit und Jugendzeit im Zweiten Weltkrieg. Fassbare Folgen bei den Geburtsjahrgängen 1930–1945. Psychosozial; 92: 51–9.

Ewers, H. H., Mikota, J., Reulecke, J., Zinnecker, J. (Hg.) (2006). Erinnerungen an Kriegskindheiten. Erfahrungsträume, Erinnerungskultur und Geschichtspolitik unter sozial- und kulturwissenschaftlicher Perspektive. Weinheim: Juventa.

Frey, C., Schmitt, M. (2003). Kindheitsbelastungen und psychische Störungen im Erwachsenenalter – Ergebnisse der Interdisziplinären Langzeitstudie des Erwachsenenalters (ILSE). In: Radebold, H. Kriegsbeschädigte Kindheiten: die Geburtsjahrgänge 1930–32 bis 1945–48. Kenntnis und Forschungsstand. Psychosozial; 92: 33–8.

Hermann, M. L., Bäurle, P. (2010). Traumata, warum werden sie im Alter wieder aktiv? ZPPM; 4: 31–9.

Heuft, G. (2004). Traumatisierung im Lebenslauf und Trauma-Reaktivierung im Alter. Psychotherapie im Alter; 3: 23–35.

Heuft, G., Kruse, A., Radebold, H. (2006). Lehrbuch der Gerontopsychosomatik und Alterspsychotherapie. 2. Aufl. München, Basel: Ernst Reinhardt.

Hunt, N., Robbins, I. (2001). The long-term consequences of war: the experience of World War II. Aging Mental Health; 5: 183–90.

Keilson, H. (2005). Sequentielle Traumatisierung bei Kindern. Untersuchung zum Schicksal jüdischer Kriegswaisen. Gießen: Psychosozial.

Lamparter, U., Holstein, C., Apel, L., Thießen, M., Wierling, D., Möller, B., Wiegand-Grefe, S. (2010). Die familiäre Weitergabe von Kriegserfahrungen als Gegenstand interdisziplinärer Forschung: Zeitschrift für Psychotraumatologie, Psychotherapiewissenschaft, Psychologische Medizin Jg. 8, Heft 1;9–23.

Laslett, P. (1995). Das dritte Alter. Historische Soziologie des Alterns (Orig.-Titel: A fresh map of live, 1989). München: Juventa.

Maercker, A. (2002a). Posttraumatische Belastungsstörungen und komplizierte Trauer – Lebensrückblicks- und andere Interventionen. In: Maercker A (Hg.). Alternspsychotherapie und Klinische Gerontopsychologie. Heidelberg: Springer; 245–82.

Maercker, A. (Hg.) (2002b). Alterspsychotherapie und Klinische Gerontopsychologie. Besonderheiten der BTB im Alter. Heidelberg: Springer; 250.

Maercker, A., Herrle, J., Grimm, I. (1999). Dresdner Bombennachtsopfer 50 Jahre danach. Eine Untersuchung patho- und salutogenetischer Variablen. Z Gerontologie Psychiatrie; 3: 157–67.

Maercker, A., Forstmeier, S., Wagner, B., Glaesmer, H., Brähler, E. (2008). Posttraumatische Belastungsstörungen in Deutschland. Ergebnisse einer gesamtdeutschen epidemiologischen Untersuchung. Nervenarzt; 79: 577–87.

Radebold, H. (2000). Abwesende Väter. Göttingen: Vandenhoeck & Rupprecht.

Radebold, H. (2003). Kriegsbeschädigte Kindheiten: die Geburtsjahrgänge 1930–32 bis 1945–48. Kenntnis und Forschungsstand. Psychosozial; 92: 9–15.

Radebold H (Hg.) (2004). Kindheiten im II. Weltkrieg und ihre Folgen: Gießen: Psychosozial.

Radebold, H. (2005). Die dunklen Schatten unserer Vergangenheit. Stuttgart: Klett-Cotta.

Radebold, H. (2010). Zeitgeschichtliche Erfahrungen und ihre Folgen – Notwendige weitere Perspektiven bei der Psychotherapie Älterer. ZPPM; 4: 23–8.

Radebold, H., Heuft, G. (2006). Bleiben (Kriegs-) Traumata potentiell lebenslang ein Risikofaktor? – Wir haben eine Geschichte, wir sind Geschichte und wir verkörpern Geschichte. ZPPM; 4: 39–52.

Radebold, H., Bohleber, W., Zinnecker, J. (Hg.) (2009). Transgenerationale Weitergabe kriegsbelasteter Kindheiten. Interdisziplinäre Studien zur Nachhaltigkeit historischer Erfahrungen über vier Generationen. 2. Aufl. Weinheim: Juventa.

Reddemann, L. (2004). Spätfolgen von Traumatisierungen – Möglichkeiten und Erfordernisse stationärer Therapie. Psychotherapie im Alter; 3: 49–58.

Scaturo, D. J., Hayman, P. M. (1992). The Impact of Combat Trauma Across the Family Life Cycle: Clinical Considerations. J Traumatic Stress; 5(2): 273–88.

Stein, von der B. (2014). Die Heterogenität jüdischer Schicksale im Spiegel später Aufarbeitung in Psychoanalyse und Psychotherapie. Psychotherapie im Alter; 4: 499–516.

Tauber, T., Vyssoki, D. (2004). Alt gewordene Überlebende des Holocaust. Psychotherapie im Alter; 3: 79–88.

Trobisch-Lütge, S. (2004). Traumatisierende Folgen von DDR-Unrecht bei heute über 60-Jährigen. Psychotherapie im Alter; 3: 89–99.

Wickert, C. (2002). Tabu Lagerbordell. Vom Umgang mit der Zwangsprostitution nach 1945. In: Eschenbach, I., Jacobeit, S., Wenk S (Hg.). Gedächtnis und Geschlecht. Deutungsmuster in Darstellungen des nationalsozialistischen Genozids. Frankfurt/New York: Campus; 41–58.

HELMUT RIEßBECK, KERSTIN RIEßBECK

19 Patientinnen und Patienten mit Behinderungen

19.1 Einleitung

Menschen mit Behinderungen können keinesfalls als eine Gruppe angesehen werden. Zu heterogen sind die Lebensbedingungen, denen sie sich stellen müssen, zu vielfältig sind die Einschränkungen und erfordern für Diagnostik und Therapie Grundüberlegungen, die noch weitergehend als für andere Gruppen gleichzeitig differenzierend und holistisch, hoch individualisiert und auf das gesamte ökologische Gefüge hin ausgerichtet sind.

Menschen mit Behinderung, insbesondere Menschen mit intellektuellen Einschränkungen oder Sinnesbehinderungen, haben ein erhöhtes Risiko traumatische Belastungen zu erfahren und Opfer von zwischenmenschlicher Gewalt auf körperlicher, psychischer und sexueller Ebene zu werden (Hennicke 2015; Hornberg 2012; Schröttle 2015; Zemp 1996).

Dies beginnt bereits im **Säuglingsalter** für die immer zahlreicher werdenden Menschen, die aufgrund des Fortschrittes der prä- und postnatalen Intensivmedizin nicht immer mit voller Gesundheit rechnen können, sondern auch mit Beeinträchtigungen und Dauerbeschädigungen überleben (Singer 2006). Im Rahmen der medizinischen Notfallsituationen bei Frühgeburt oder Geburtskomplikationen sind es vor allem Hypoxie, direkte mechanische Druckschädigung im Geburtskanal und Kreislaufstress, die extrem und häufig lebensbedrohlich sind. Daneben wurden die durch intensivmedizinische Maßnahmen entstehenden Schmerzreize bei Säuglingen und Kleinkindern lange Jahre systematisch unterschätzt (Grunau et al. 2006). Insbesondere bei bereits pränatal bekannt gewordenen syndromalen Erkrankungen (Singer 2006) kann es durch notwendige medizinische Maßnahmen zu erheblichem Stress für das Ungeborene kommen. Weit weniger untersucht ist, wie sich die belastenden Informationen, denen die Schwangere und ihre Mitbetroffenen ausgesetzt sind, auf das Wohlergehen des Fetus und seine spätere Entwicklung auswirken. Als sicher kann gelten, dass sich psychosozialer Stress negativ sowohl im Hinblick auf eine Frühgeburtlichkeit als auch auf die Bindung zum werdenden Kind auswirkt (Sticker & Brandt 2007).

Die direkt nach der Geburt einsetzenden Bindungsreize durch Geruch, Hautkontakt und den Stillvorgang an sich, ergänzt durch rhythmische Geräusche und Bewegung, werden teilweise oder vollständig außer Kraft gesetzt (Brisch 2000; Papousek 1996). Es ist wahrscheinlich, dass diese frühen Belastungserfahrungen bis in das Erwachsenenalter hineinwirken können, insbesondere im Bereich der Wahrnehmung und auf verschiedenen Ebenen der Erregungssteuerung (Brisch 2010; Brisch & Hellbrügge 2003). Gerade im Entstehen begriffen, wird die familiäre Bindung an den Säugling durch dessen körperliche Schädigung oder Retardierung, und im Besonderen bei syndromalen Erkrankungen mit ungewisser Prognose, erheblich beeinflusst (Thyen et al. 2002). Neben der intensiven Angst um das neue Familienmitglied kommt es oft zu versteckter oder offener Ablehnung (gerade bei entstellenden Anomalien) und zur Ausbildung von verstrickten oder vermeidenden Bindungsmustern. Viele Eltern fühlen sich darüber hinaus im Umgang mit ihrem behinderten Kind überfordert, vor allem wenn es auffälliges Verhalten zeigt. Die Anzahl der Trennungen bei Paaren ist wahrscheinlich erhöht, wenn »Problemkinder« geboren werden. Sind selbst psychosozial stabile Familien durch behinderte Kinder in ihrer Funktion anfällig, gefährden schwierige vorbestehende Familienverhältnisse die Eltern in der Übernahme ihrer Verantwortung und Betreuung. Auch die Möglichkeit der sekundären Traumatisierung der Eltern durch die Begleitung des Kindes sollte bedacht werden.

Wir können davon ausgehen, dass neben der erschütterten Bindung mit der Folge von Ablehnung und Ausgrenzung direkte Misshandlungen von behinderten Menschen mit hoher Dunkelziffer in nennenswertem Umfang vorkommen. Gerade in westlichen Gesellschaften, die ein hohes Maß an Funktionsfähigkeit körperlich und mental erwarten, ist eine Tendenz zur Ausgrenzung zu erwarten und damit eine eher wachsende Bereitschaft zur Verweigerung von Förderung, Vernachlässigung und Misshandlung der Betroffenen. Somit stellt die Gruppe mit frühkindlichen Beeinträchtigungen wahrscheinlich die komplizierteste Gruppe im Hinblick auf eine Entwicklungstraumatisierung dar. Selbst bei gutem anamnestischem Material dürfte es dann bei Erwachsenen schwierig sein, diese wesentlichen Faktoren in eine Therapie mit einzubeziehen.

Menschen mit Behinderung sind in hohem Maße von der Qualität der Beziehungen in ihrer sozialen Umgebung abhängig. In der **jugendlichen Entwicklungsphase** sind Menschen mit Behinderung vor allem hinsichtlich ihres Selbstwertgefühls in einer sehr viel labileren Lage als Gleichaltrige ohne Behinderungen. Selbst wenn diese Problematik im familiären Bezugssystem noch gut aufgefangen wird, ist dies in der sozialen Umgebung regelhaft nicht mehr der Fall. Behinderte Menschen werden deutlich häufiger stigmatisiert und letztlich auch wesentlich öfter Opfer von Gewalt. Nach einer umfangreichen Befragung sind Frauen mit Behinderung zwei- bis dreimal häufiger von sexueller Gewalt betroffen als im Bevölkerungsdurchschnitt (Hornberg 2012, S. 21). So werden geistig behinderte Frauen fast doppelt so häufig Opfer sexualisierter Gewalt wie Gleichaltrige (Schröttle 2015; Zinsmeister 2006). Behinderte sind nicht nur leichte Beute. Bei bestimmten Behinderungen offerieren sie Tätern mutmaßliche Hilflosigkeit. Sind Menschen gerade im Zusammenhang mit ihrer Behinderung bereits traumatisiert, kann ein neuerlicher Übergriff möglicherweise ohne jegliche Gegenwehr vor sich gehen. Verteidigungsstrategien sind selten vertraut oder eingeübt. Manche Betroffenen eignen sich ein Opferschema an und versuchen mit Wehrlosigkeit Anpassung zu erreichen. Überwiegend stammen die Täter aus der Umgebung der behinderten Menschen, zum Teil sind es ebenfalls Behinderte, die mit den Opfern zusammenleben oder arbeiten (Zemp 1997). Wie bei nichtbehinderten Menschen auch ist allerdings der Hauptort des sexuellen Übergriffs die familiäre Umgebung. Da Behinderte meist über wenig alternative Kompensationsmöglichkeiten verfügen, wiegt der Verrat in der Familie noch schwerer.

Liegt eine frühkindliche Traumatisierung vor, erscheint eine an den Kompetenzen des Kindes ausgerichtete Förderung erschwert. Verhaltensauffälligkeiten, insbesondere mit Übererregung, Impulsivität und ungesteuerter Aggression, aber auch Apathie können das klinische Bild bestimmen. Bei Menschen mit Behinderung mit frühkindlichen Traumatisierungen muss mit dem Auftreten von elementarem Reflexgeschehen auf Triggerreize auch noch im **Erwachsenenalter** gerechnet werden. Dissoziative Barrieren zwischen verschiedenen Wahrnehmungs- und Bewusstseinszuständen oder Amnesien müssen dabei bereits als relativ reife Hirnleistungen gelten. Hinzu tritt ein weiteres Problem. Selbst wenn gutes anamnestisches Material vorhanden sein sollte, gestaltet es sich bei den späteren Erwachsenen oft schwierig, diese wesentlichen Faktoren in eine Therapie einzubeziehen.

19.2 Diagnostik bei Menschen mit Behinderungen und Komplextrauma

Wenn auch davon auszugehen ist, dass die peri- und posttraumatischen Symptome bei Menschen mit Behinderung denen Nichtbehinderter gleichen, so sind doch vielfältige Überlagerungsphänomene denkbar. Behinderungen selbst führen möglicherweise zu Symptomen von Vermeidung oder Überkompensation, die sich mit denen des posttraumatischen Prozesses mischen. So erscheint es folgerichtig, zunächst das diagnostische Augenmerk darauf zu richten, welche Phänomene der Behinderung und Einschränkung bzw. deren Folgen zuzuordnen sind und in welcher Verbindung sie mit traumatischen Belastungserfahrungen stehen (Glasenapp 2015). Insbesondere bei Behinderungen, die intensive medizinische Interventionen zur Folge hatten, ist mit einer Verschränkung der Problemebenen zu rechnen. Schmerzen unterschiedlichster Verursachung können bei Menschen mit Kommunikationsbeeinträchtigung häufig nicht mitgeteilt werden und bleiben dann ohne spezifische Diagnostik unerkannt (Belot 2009). Bereits vor Beginn der Untersuchung sollten Informationen darüber vorhanden sein, in welchem Umfang kognitive Einschränkungen, Kommunikationsbeeinträchtigungen, Konzentrations- und Ausdauerschwierigkeiten vorliegen, um optimale Untersuchungsbedingungen herstellen und evtl. auch entsprechende Hilfsmittel bereithalten zu können. Häufiger wird die Fremdanamnese mit familiären und außerfamiliären Bezugspersonen eine Rolle spielen. Im Idealfall wird es sogar möglich sein, Behinderte in ihrer Alltagsumgebung kennenzulernen und dort auch nach Möglichkeit zu therapieren.

Für die Vollständigkeit der Diagnostik erscheint es notwendig, Daten auf folgenden Ebenen zu erheben (Fliß 2008, S. 255):

- individuell:
  - Symptome, Verhaltensauffälligkeiten
  - Beeinträchtigung von Wahrnehmungskanälen, Sprachverarbeitung, Kommunikationsfähigkeit
  - Lebensgeschichte, insbesondere Bedingungen der Entstehung der Behinderung
  - somatische Beeinträchtigung (z. B. motorisch, vegetativ) (s. a. Sarimski 1997)
  - Schmerzen

  - Entwicklungshemmungen, intellektuelle Einschränkungen
  - Kompetenzen und Defizite
- familiär
  - Stellung in der Familie, Etikettierung, evtl. Stigmatisierung
  - Beziehungserfahrungen
  - Beziehung zwischen innerfamiliären und äußeren Hilfsstrukturen
- sozial
  - aktuelle Lage, existenziell, Beziehungsnetz, kulturell
  - Ausmaß der Integration im nachbarschaftlichen bzw. kommunalen Alltag
  - Beziehungen zu behinderungsspezifischer Bezugsgruppe

Auch wenn derzeit nur kasuistische Erfahrungen vorliegen, Untersuchungsergebnisse und Studien für die traumaspezifische Therapie dieses Personenkreises praktisch nicht vorliegen, kann als sicher gelten, dass Diagnostik und Therapie noch stärker individualisiert sein müssen als bei nicht behinderten komplex traumatisierten Menschen und darüber hinaus ein höheres Zeitkontingent benötigen.

In der Diagnostik kann – insbesondere bei Menschen mit Intelligenzminderung oder Mehrfachbehinderung – die Anwesenheit von Bezugspersonen hilfreich sein. Diese können emotionale und kommunikative Barrieren überwinden helfen und die Aussagen des betroffenen Patienten ergänzen. Posttraumatische Symptome wie z.B. das Hyperarousal, Flashbacks oder dissoziative Reaktionen treten auch bei Menschen mit Intelligenzminderung auf, sind als solche jedoch schwerer zu erkennen und werden immer noch oft als auffälliges Verhalten dem Behinderungsbild zugeschrieben *(diagnostic overshadowing)*. Bzgl. der Diagnosestellung PTBS bei Menschen Intelligenzminderung wurden im englischsprachigen Raum erste Instrumente zur Selbsteinschätzung entwickelt, welche in deutscher Sprache validiert wurden. Es handelt sich um LANTS *(Lancaster and Northgate Trauma Scales)*, sowie IES-IDs *(Impact of Event Scale for people with Intellectual Disabilities)*. Die Selbstberichte geben wichtige Hinweise auf die inneren Zustände der Betroffenen und sind für eine zuverlässige Diagnostik von Traumasymptomen unerlässlich. Diese diagnostischen Instrumente sind für Menschen mit leichter bis mittelgradiger Intelligenzminderung geeignet, die sich sprachlich mitteilen können (Brüseke et al. 2020). Insbesondere bei der Diagnostik von dissoziativen Störungen kommt es bei Menschen mit Behinderung immer noch häufig zu Fehlinterpretationen. Dissoziative Phänomene werden als herausforderndes Verhalten, manchmal als psychotische Symptome gedeutet, dissoziative Anfälle als Epilepsie fehldiagnostiziert (Köller & Hoffmann 2021).

Im Jahr 2019 wurde im Rahmen der Änderung der Psychotherapie-Richtlinien durch den gemeinsamen Bundesausschuss ein zusätzliches Behandlungskontingent für erwachsene Patientinnen und Patienten mit Intelligenzminderung geschaffen (zwei zusätzliche Psychotherapeutische Sprechstunden, zwei zusätzliche probatorische Sitzungen, in denen Bezugspersonen einbezogen werden können). Auch im weiteren Psychotherapieverlauf können Bezugspersonen mit einbezogen werden (für jeweils vier Sitzungen, eine Sitzung für den Einbezug von Bezugspersonen). Für Menschen mit Hörschädigung besteht ein rechtlicher Anspruch auf einen Gebärdensprachdolmetscher.

19.3 Körperbehinderungen

Die große Bandbreite an körperlichen Einschränkungen schließt vielfältige psychische Folgereaktionen ein. So sind Körperbehinderungen als Ergebnis eines traumatischen Erlebnisses eng mit deren psychischen Traumafolgen verflochten; oder Behinderungen können mit sozialen Ausgrenzungen, die als solche belastend erlebt wurden, verknüpft sein. Körperliche Einschränkungen können auch mit dafür verantwortlich sein, dass Übergriffe überhaupt entstehen. Eine Behinderung kann durch Signale mangelnder Abwehrbereitschaft Täter geradezu ermutigen. Besonders zu berücksichtigen sind auch Tätergruppen, die z. T. ideologisch fixiert feindselige Haltungen gegenüber Menschen mit Behinderung intendieren. Insbesondere motorische Defizite oder Störungen der Wahrnehmung verhindern sonst übliche körperliche Abwehrstrategien. Aber auch umgekehrt ziehen häufig traumatisierende Erfahrungen in der Entwicklung im späteren Leben körperliche wie auch seelische Behinderungen nach sich (Hornberg 2012, S. 20).

Die Veränderungen der Körperfunktionen und des Körperbildes beeinflussen unter Umständen nachhaltig die therapeutische Beziehung und erfordern eine Anpassung der Grundstrategien, insbesondere hinsichtlich der Dynamik der Abhängigkeit und des narzisstischen Gleichgewichts. Verleugnung oder Bagatellisierung der körperlichen Behinderung sind gerade bei einer Summe von zusätzlich traumatisierenden Belastungen verständlich, werden aber auf längere Sicht jede Therapie hemmen. Daher erscheint es zweckmäßig, alle Ressourcen in die Anfangsphase der Therapie einzubeziehen, die mit Coping und der Überwindung von Einschränkungen zu tun haben. Dazu zählt auch die sinnvolle Verbindung mit helfenden und unterstützenden Einrichtungen und Gruppen. Im günstigsten Fall findet sich eine positive Identifizierung mit Subgruppen.

19.4 Sinnesbehinderungen

Da sinnesbehinderte Menschen den Ausfall eines oder mehrerer Sinneskanäle kompensieren müssen, besteht eine erhöhte Stressbelastung mit entsprechenden Folgeerscheinungen wie Ermüdung, Erschöpfung und raschere Irritierbarkeit.

Daneben müssen wir heutzutage davon ausgehen, dass insbesondere gehörlose und blinde Frauen in ungleich höherer Weise von psychischer, körperlicher und sexueller Gewalt betroffen sind als andere Menschen mit Behinderungen (Hornberg 2012, S. 26), Gewalt die sich auch im Erwachsenenleben fortsetzt, gerade dann, wenn die Betroffenen in Institutionen betreut werden.

Durch die Einschränkungen der Orientierung und entsprechende Fehlwahrnehmungen sind vor allem dissoziative Mechanismen stärker wirksam. Daneben ist die Komorbidität mit wahnhaften Erkrankungen als besonders schwer interpretierbar zu berücksichtigen. Erkrankungen aus dem schizophrenen Formenkreis sind zwar nicht häufiger als in der Normalbevölkerung, aber die Diagnostik erweist sich als schwierig, wenn Kommunikationsbarrieren nicht sorgfältig überbrückt werden.

Es gibt keine Erkenntnisse darüber, ob diagnostische Instrumente für dissoziative Störungen bei Menschen mit Sinnesbehinderungen valide eingesetzt werden können. Zunächst muss damit gerechnet werden, dass sowohl Erfahrungen der Derealisation wie auch der Absorption bei diesem Personenkreis häufiger auftreten, je nachdem, welche Sinneskanäle beeinträchtigt sind. Man kann vermuten, dass die Fragmentierung von Wahrnehmung bei diesem Personenkreis, da körperlich in gewisser Weise vorgegeben, leichter auftritt und zu Desorientierung führt.

In der Diagnostik wird großer Wert auf die Belastungserfahrungen zu legen sein, die der Behinderte aufgrund der Sinnesbehinderung selbst erleben musste.

Sehbehinderte und blinde Menschen sind häufiger Angst- und Bedrohungssituationen ausgesetzt, daneben anhaltend den Erfahrungen ausgeprägter Abhängigkeit z. B. in Haushalt und Straßenverkehr. Traumatische Erfahrungen von Angst, Ohnmacht und Hilflosigkeit können z. B. bei Blinden allein durch Beinaheunfälle entstehen oder bei der plötzlichen Verhinderung der vertrauten Begleitperson. Sehende erhalten in sozialen Situationen durch die Mimik und Körperhaltung der anderen Beteiligten einen großen Teil der emotionalen Informationen. Von diesen Körperbotschaften sind Blinde ausgeschlossen, auch dies kann zu einer Beeinträchtigung des Sicherheitsempfindens führen.

Gehörlose Menschen sind in ihrer Kommunikation in der Regel auf Gebärden angewiesen. Die deutsche Gebärdensprache ist seit 2002 mit dem Behindertengleichstellungsgesetz (BGG, § 6) als Sprachsystem für gehörlose Menschen gesetzlich anerkannt. In der Kommunikation mit Hörenden bei der medizinischen Versorgung und im Kontakt mit Behörden besteht ein Anspruch auf einen Dolmetscher. Eine kleine Zahl von Gehörlosen ist in der Lage, von den Lippen abzulesen und zu artikulieren. In allen sozialen Kontakten mit der hörenden Welt sehen sie sich aber schnell ausgeschlossen. **Schwerhörige Menschen** sind in der Regel an der Welt der Hörenden orientiert. Sie machen, oft noch mehr als Gehörlose, die ja in der Gebärdensprache entspannt kommunizieren können, die Erfahrung, am Rande zu stehen oder ausgeschlossen zu sein. So haben Schwerhörige alleine durch die Sinnesbehinderung eine deutlich erhöhte Stressbelastung (Wirth 2003; Wirth 2010).

Taubblinde und Hörsehbehinderte sind in besonderer Weise von Angst und damit Dauerstress betroffen. Die Genese der doppelten Sinnesbehinderung ist sehr häufig syndromal. Beim Usher-Syndrom sind die Betroffenen von Geburt an gehörlos, bzw. schwerhörig. In der Pubertät, bzw. im frühen Erwachsenenalter wird die Sehbehinderung manifest. Eine langsam zunehmende Sehfeldeinschränkung kann bis zur Erblindung führen. Die Hauptproblematik der Betroffenen liegt in chronischem Stress in ihrem Lebensalltag, in der Erfahrung sozialer Isolation (Högner 2014), wie auch in der chronischen Verlusterfahrung, die für sich genommen schon traumatisierende Qualität besitzen kann.

Lautsprachlich orientierte Taubblinde kommunizieren im Wesentlichen über das sogenannte »Lormen« (ein in die Hand geschriebenes Alphabet). Bei gebärdensprachlich orientierten Taubblinden erfolgt der kommunikative Austausch ausschließlich über taktiles Gebärden, d. h. das Abfühlen der Gebärden des Kommunikationspartners.

Wer als Therapeut mit sinnesbehinderten traumatisierten Menschen arbeitet, sollte mit der Lebenswelt, den Alltagserfahrungen und den Kommunikationshilfen in gewissem Umfang vertraut sein. Ansonsten wird es allzu leicht Irrtümer und Missverständnisse geben. Im ungünstigsten Fall ordnen Therapeuten z. B. Vermeidungsstrategien der Traumatisierung zu, die für die Sinnesbehinderung an sich funktional sein können.

Berührungen haben für Sinnesbehinderte häufig eine ganz andere Bedeutung, sie sind in der Therapie ungleich wichtiger. Bei Taubblindheit sind sie der wesentliche Sinneskanal. Hier gilt es einerseits Möglichkeiten von Berührung zuzulassen, auch wenn die Kommunikation über einen Dolmetscher erfolgt, gleichzeitig aber sensibel damit umzugehen. Plötzliche Berührung ohne Vorankündigung oder Berührung von hinten kann den Betroffenen hochgradig irritieren oder als übergriffig erlebt werden. Hier kann die Therapie nichtbehinderter traumatisierter Menschen vermutlich gerade in Bezug auf Achtsamkeit und direkte Körperkommunikation noch einiges von der Therapie Sinnesbehinderter lernen.

Menschen, die von einer Hörschädigung oder Taubblindheit betroffen sind, haben einen gesetzlichen Anspruch auf einen Gebärdensprach-, bzw. Taubblindendolmetscher. Wünschenswert wäre wegen der Komplexität der Kommunikation und des dadurch bedingten erhöhten Zeitbedarfs eine Erhöhung des Stundenkontingents für Psychotherapie.

19.5 Intelligenzminderung

Das Bundesteilhabegesetz hat die Rahmenbedingungen für gesellschaftliche Teilhabe und Inklusion von Menschen mit Behinderung verbessert. Dennoch sind vor allem Menschen mit Intelligenzminderung und Mehrfachbehinderung oftmals Stigmatisierung und Marginalisierung ausgesetzt, nicht selten mit traumatischen Folgen. Auch unabhängig davon ergeben sich hier in der Behandlung von Traumafolgestörungen besondere Herausforderungen (Schanze 2014).

Vor Beginn der Therapie sollten eine Diagnose des Schweregrades der Intelligenzminderung, sowie eine Diagnostik des emotionalen Entwicklungsniveaus vorliegen (Kolb 2014). Hilfreich ist es darüber hinaus zu wissen, an welchen Stellen sich die Intelligenzminderung im Alltag besonders auswirkt. Notwendig ist es auch, möglichst genau die Gedächtnisleistungen zu kennen, da diese darüber entscheiden, wie mit traumatischen Netzwerken gearbeitet werden kann (Fliß 2008, S. 257 ff.).

Therapieziele sind besonders anzupassen und regelmäßig mit den vertrauten Bezugspersonen des Patienten abzusprechen. Abhängig vom Grad der Intelligenzminderung und der Einschränkung in der Kommunikation müssen therapeutische Methoden modifiziert werden. Interventionen sind auf die konkreten Bedürfnisse der Patientinnen und Patienten abzustimmen (Irblich & Blumenschein 2011), das heißt, dass dem begrenzten Symbolisierungs- und Abstraktionsvermögen Rechnung getragen werden muss. Deshalb empfiehlt es sich, Interventionen anzuwenden, die sich im Bereich der Kindertherapie als nützlich erwiesen haben, insbesondere auch im Bereich der Gestaltungstherapie. Allerdings geht es auch hier um eine entwicklungsgerechte Anwendung (Irblich 2003, S. 371 ff.). Gerade dann, wenn bei schwereren Intelligenzdefiziten Verhaltensauffälligkeiten das klinische Bild bestimmen, sind diese das primäre Ziel der Therapie. Die Therapie muss dem Umstand Rechnung tragen, dass ritualisierende Wiederholungen oft zur Stabilität beitragen und nicht vorschnell als Zwangsphänomene abgewertet werden dürfen. Die gezielte Einführung von Ritualen ist hier insbesondere ein Instrument der Stabilisierungsphase.

Die Methodik des *Eye Movement Desensitization and Reprocessing* (EMDR) findet zunehmend Anwendung in der traumabezogenen Psychotherapie von Menschen mit Intelligenzminderung (Mevissen 2010; Schrader 2012; Dosen 2018). Hierzu gibt es auch erste positive Ergebnisse einer randomisierten Pilotstudie (Karatzia et al. 2019).

Je stärker die Einschränkung, desto mehr steht der Handlungsdialog im Vordergrund. Traumatische Erfahrungen können bei dieser Personengruppe noch viel weniger in ein Narrativ gebracht werden, der spontane Handlungsdialog verlangt eine Erforschung, erforderlichenfalls durch klärende Dritte.

Gerade bei Menschen mit Intelligenzminderung ist es notwendig, die traumabezogene Psychotherapie durch traumapädagogische Maßnahmen zu ergänzen. In den letzten zehn Jahren sind Mitarbeiterinnen und Mitarbeiter der Institutionen der Behindertenhilfe zunehmend dabei, sich in dem Bereich Traumafachberatung und Traumapädagogik weiter zu qualifizieren, um Menschen mit Intelligenzminderung mit Traumafolgestörungen »traumasensibel« in ihrem Lebensalltag unterstützen zu können (Kessler 2016).

19.6 Mehrfachbehinderungen

Leider steigt die Wahrscheinlichkeit, Vernachlässigung und/oder Misshandlung zu erleben, je umfassender Behinderungen die Lebensvollzüge bestimmen (Engfer 2005, S. 10). Bei dieser Personengruppe ist dies wohl die häufigste Traumatisierungsform. Oberste Priorität ist das Fortwirken traumatogener Faktoren so gut wie möglich zu verhindern. Erst dann eröffnen sich Möglichkeiten zur Umarbeitung spezifischer Traumaerfahrungen. Spezifische Traumatherapie mit der Aufarbeitung der traumatischen Erfahrung wird nur selten gelingen. Ganz im Vordergrund stehen die »ökologischen Elemente« der Therapie. Das heißt, dass der Ort des Alltagslebens für die Einschränkungen verträglich sein muss, so viel Eigenständigkeit wie möglich erlauben sollte – bei anhaltend objektiv erlebbarem wie subjektiv spürbarem Schutz und Halt. Hier ist die korrektive Alltagserfahrung gegenüber früherer Vernachlässigung oder auch Überforderung ein zentrales Ziel. Erforderlich ist daher die Einbindung von Traumatherapie in das gesamte soziale Netz. Es gilt, gemeinsam mit dem Betreuungssystem an der Entwicklung eines optimalen Erholungsumfeldes zu arbeiten. Häufiger wird Traumatherapie hier die Hauptaufgabe in der Beratung von Angehörigen, sowie der Schulung von Mitarbeitern haben, deren Ressourcen zu nutzen und sie bei ihren oft schwierigen Aufgaben in der Begleitung der Betroffenen zu stärken (Fellner 2008).

19.7 Fazit

Zusammenfassend ist festzustellen, dass es keine sachlichen Hinderungsgründe gibt, die eine Therapie von Menschen mit Komplextraumatisierung und Behinderungen weniger aussichtsreich machen als bei Menschen ohne zusätzliche Einschränkungen. Man kann sogar annehmen, dass Menschen, die sich dauerhaft mit Einschränkungen auseinandersetzen müssen, von einer spezifischen traumabezogenen Therapie weitergehend profitieren, da durch Verringerung der traumatischen Last unbedingt erforderliche Kräfte für die Lebensbewältigung frei werden. Allerdings sollten Therapeutinnen und Therapeuten mit der Erfahrungswelt von Behinderten ohne Traumatisierung vertraut sein. Die Anforderungen hinsichtlich der angemessenen Kommunikation können wesentlich höher sein, ebenso der Zeitaufwand für Absprachen mit den Betroffenen und ihren Unterstützungssystemen. Trotz der Erhöhung der Behandlungskontingente hat diese Patientengruppe in der ambulanten Psychotherapie deutlich erschwerte Zugangsbedingungen (Werther 2005), die nur durch eine weitere Spezialisierung von niedergelassenen Psychotherapeuten ausgeglichen werden können. Von daher ist die Forderung berechtigt, die Besonderheiten der Gruppe traumatisierter Menschen mit Behinderungen in der Aus- und Weiterbildung auch von traumatologisch orientierten Psychotherapeuten angemessen zu berücksichtigen.

Literatur

Belot, M. (2009). Bogen zur Evaluation der Schmerzzeichen bei Jugendlichen und Erwachsenen mit Mehrfachbehinderung. In: Maier-Michalitsch, N. (Hg.). Leben pur – Schmerz bei Menschen mit schweren und mehrfachen Behinderungen. Dortmund: Verlag Selbstbestimmtes Leben.

Brisch, K. H. (2000). Schutz- und Risikofaktoren für die Bindungsfähigkeit von Frühgeborenen. In: Koch-Kneidl, L., Wiesse J (Hg.). Frühkindliche Interaktion und Psychoanalyse. Göttingen: Vandenhoeck & Ruprecht; 91–106.

Brisch, K. H. (2010). Bindung und frühe Störung der Entwicklung. Stuttgart: Klett-Cotta.

Brisch, K. H., Hellbrügge, T. (2003). Bindung und Trauma. Stuttgart: Klett-Cotta.

Brüseke, J., Rittmannsberger, D. & Lueger-Schuster, B. (2020). Diagnostik von Traumafolgestörungen bei Menschen mit intellektueller Beeinträchtigung. Validierung des LANTS und des IES-IDs in deutscher Sprache. Trauma & Gewalt, 14 (3), 205–215.

Došen, A. (2018. Psychische Störungen und Verhaltensauffälligkeiten bei Menschen mit intellektueller Beeinträchtigung. Ein integrativer Ansatz für Kinder und Erwachsene. 2. überarbeitete Auflage. Göttingen: Hogrefe.

Engfer, A. (2005). Formen der Misshandlung von Kindern – Definitionen, Häufigkeiten Erklärungsansätze. In: Egle, U., Hoffmann, S. O., Joraschky, P., Sexueller Missbrauch, Misshandlung, Vernachlässigung, Stuttgart, Schattauer.

Fellner, S. (2008). Belastung von Eltern eines Kindes mit schwerster Behinderung. Wien: Universität Wien, Fakultät Pflegewissenschaften.

Fliß, C. (2008). Spezifische Anforderungen an die Unterstützung geistig behinderter traumatisierter Menschen. In: Fliß, C., Igney, C. (Hg.). Handbuch Trauma und Dissoziation. Lengerich: Pabst Science Publishers; 250–68.

Glasenapp, J. (2015). Besondere Bedingungen in der Diagnostik und Therapie. In: Hennicke, K. (Hg.): Seelische Verletzungen (Trauma) bei Menschen mit geistiger Behinderung – Wahrnehmen, Betreuen, Behandeln. Dokumentation der Arbeitstagung der DGSGB am 14. November 2014 in Kassel. Berlin: Materialien der DGSGB (Bd. Nr. 33),19–38.

Glasenapp, J. (2019). Psychotherapie für Menschen mit geistiger Behinderung. Änderungen der Richtlinie machen den Weg frei zu einer verbesserten Versorgung. Projekt Psychotherapie, 2/2019, 12–14.

Grunau, R., Holsti, L., Peters, J. (2006). Long-term consequences of pain in human neonates. Semin Fetal Neonatal Med; 11(4): 268–75.

Högner, N. (2014). Entwicklung und Evaluation eines Fragebogens zur Erfassung der Häufigkeit und Intensität von Stress durch externe Stressoren bei Personen mit Usher-Syndrom Typ II [Dissertation] Heidelberg: Median.

Hornberg, C., Schröttle, M. (Projektleitung) (2012). Bundesministerium für Familie und Gesundheit: Lebenssituation und Belastungen von Frauen mit Beeinträchtigungen und Behinderungen in Deutschland, Rostock Publikationsversand der Bundesregierung.

Irblich, D. (2003). Problematische Erlebens- und Verhaltensweisen geistig behinderter Menschen. In: Stahl, B., Irblich, D. (Hg.). Menschen mit geistiger Behinderung. Göttingen: Hogrefe.

Irblich, D., Blumenschein, A. (2011). Traumatisierung geistig behinderter Menschen und pädagogische Handlungsmöglichkeiten. Trauma & Gewalt; 1: 84–93.

Karatzias, T., Brown, M., Taggar, L., Truesdale, M., Sirisena, C., Walley, R. et al. (2019). A mixed-methods, randomized controlled feasibility trial of Eye Movement Desensitization and Reprocessing (EMDR) plus Standard Care (SC) versus SC alone for DSM-5 Posttraumatic Stress Disorder (PTSD) in adults with intellectual disabilities. Journal of Applied Research in Intellectual Disabilities, 32, 1–13.

Kessler, T. (2016). Behindert uns nicht! Ansätze, Ideen und Entwicklungsaufgaben für eine Traumapädagogik in der Behindertenpädagogik. In: Weiß, W., Kessler, T., Gahleitner, S. B. (Hg.): Handbuch Traumapädagogik. Weinheim und Basel: Belz Verlag.

Kolb, J. (2014). Emotionaler Entwicklungsstand, Erfassung und Umsetzung im aktiven Milieumanagement. In Schanze, C. (Hg.): Psychiatrische Diagnostik und Therapie bei Menschen mit Intelligenzminderung. Ein Arbeits- und Praxisbuch für Ärzte, Psychologen, Heilerziehungspfleger und -pädagogen. 2. überarbeitete und erweiterte Auflage. Stuttgart: Schattauer, 43–51.

Köller, W. & Hoffmann, K. (Hg.) (2021). Dissoziative Störungen bei Menschen mit Intelligenzminderung Beeinträchtigungen durch dissoziative Verhaltens- und Erlebensweisen Dokumentation der Fachtagung der DGSGB am 8. November 2019 in Kassel. Berlin: Materialien der DGSGB (Bd. Nr. 37).

Meir, S. (2015). Besondere Bedingungen in der Diagnostik und der Therapie. In: Hennicke, K. (Hg.): Seelische Verletzungen (Trauma) bei Menschen mit geistiger Behinderung – Wahrnehmen, Betreuen, Behandeln. Dokumentation der Arbeitstagung der DGSGB am 14. November 2014 in Kassel. Berlin: Materialien der DGSGB (Bd. Nr. 33), 13–18.

Mevissen, L., Lievegoed, R. & de Jongh, A. (2010). EMDR Treatment in People with mild ID and PTSD: 4 Cases. Psychiatric Quarterly, 2011, 82 (1), 43–57.

Papousek, M. (1996). Frühe Eltern-Kind-Beziehung: Gefährdung und Chancen in der Frühentwicklung von Kindern mit genetisch bedingten Anlagestörungen. Kindh Entwickl; 5(1): 45–52.

Sarimski, K. (1997). Entwicklungspsychologie genetischer Syndrome. Göttingen: Hogrefe.

Schanze, C. (Hg.) (2014). Psychiatrische Diagnostik und Therapie bei Menschen mit Intelligenzminderung. Ein Arbeits- und Praxisbuch für Ärzte, Psychologen, Heilerziehungspfleger und -pädagogen. 2. überarbeitete und erweiterte Auflage. Stuttgart: Schattauer.

Schrader, C. (2012). Mit den Augen die Seele bewegen. Marburg: Lebenshilfe Verlag.

Schröttle, M. (2015). Lebenssituationen und Gewalterfahrungen von Frauen mit sogenannter geistiger Behinderung in Deutschland. In: Mattke, U. (Hg.): Sexuell traumatisierte Menschen mit geistiger Behinderung. Forschung – Prävention – Hilfen. Stuttgart: Kohlhammer, 29–39.

Singer, D. (2006). Die Langzeitprognose von Frühgeborenen: Was sich hinter den Statistiken verbirgt. Z Geburtshilfe Neonatol; 210(2): 50–9.

Sticker, E. J., Brandt, I. (2007). Bonner Longitudinalstudie (BLS): Bewältigung von Entwicklungsproblemen frühgeborener Kinder bis ins Erwachsenenalter. In: Fooken, I., Zinnecker, J. (Hg.). Trauma und Resilienz. Weinheim: Juventa; 63–74.

Thyen, U., Hagedorn-Greiwe, M., Queisser-Luft, A. (2002). Das Kind mit Behinderung in Familie und Gesellschaft. Monatsschr Kinderheilkd; 150(9): 1112–25.

Werther, F. (2005). Warum finden Menschen mit geistiger Behinderung so schwer einen ambulanten Therapieplatz? Psychotherpeutenj; 2: 116–22.

Wirth, W. (2003). Trauma und Hörbehinderung. Hamburg: Signum.
Wirth, W. (2010). Schwerhörigkeit – Trauma und Coping. Heidelberg: Median.
Zemp, A., Pirche, E., Schoibl, H. (1997). Sexualisierte Gewalt im behinderten Alltag – Jungen und Männer mit Behinderung als Opfer und Täter, Projektbericht, Netzwerk für Sozialforschung, 08/1997, Bundesministerin für Frauenangelegenheiten und Verbraucherschutz Bundes-Rep. Österreich.
Zemp, A., Pircher, E. (1996). Weil das alles weh tut mit Gewalt – Sexuelle Ausbeutung von Mädchen und Frauen mit Behinderung, Bundesministerin für Frauenangelegenheiten und Verbraucherschutz Bundes-Rep. Österreich 09/1996.
Zinsmeister, J. Sexuelle Gewalt gegen behinderte Menschen – Hintergründe und rechtliche Aspekte. Bremen: Interdisziplinäres Forum Forensik 2006.

CLAUDIA FLIẞ

20 Behandlung von Opfern organisierter Gewalt

Menschen, die im Rahmen organisierter Gewalt komplexe Traumatisierungen erlitten haben, sind in der Regel Opfer von zahlreichen, andauernden und vielschichtigen Schädigungen geworden. Bei einer therapeutischen Arbeit mit Betroffenen organisierter Gewalt muss dieser Hintergrund angemessen berücksichtigt werden. Die in der Regel entstandenen komplexen Traumafolgestörungen, häufig in Form von Dissoziativen Identitätsstörungen mit zahlreichen komorbiden Störungen, erfordern eine lang andauernde und komplexe Psychotherapie. Parallel dazu sind in der Regel weitere professionelle Maßnahmen erforderlich: eine gute medizinische Versorgung, eine versierte psychiatrische Mitbehandlung, gegebenenfalls eine begleitende medikamentöse Behandlung, ambulante psychiatrische Betreuung, betreute Wohnsituationen und/oder intensive private Unterstützung durch nicht involvierte Freunde.

Bisher gibt es keine international einheitlich gebräuchlichen Definitionen der verschiedenen Ausprägungen organisierter Gewalt. Auf der Seite des Unabhängigen Beauftragten für sexuellen Missbrauch findet sich die folgende Definition »Als organisierte sexualisierte Gewalt bezeichnet man die systematische Anwendung schwerer sexualisierter Gewalt in Verbindung mit körperlicher und psychischer Gewalt durch mehrere Täter und/oder Täterinnen oder Täternetzwerke. Häufig ist sie mit kommerzieller sexueller Ausbeutung, wie zum Beispiel Zwangsprostitution oder der Herstellung von Missbrauchsdarstellungen verbunden.

Dient eine Ideologie als Begründung oder Rechtfertigung von Gewalt, bezeichnet man dies als rituelle Gewalt. Eine solche Ideologie kann religiös sein und beispielsweise im Kontext von Sekten und Kulten vorkommen oder sich aus einer politischen Überzeugung, zum Beispiel in rassistischen oder faschistischen Gruppierungen, ableiten.« (vgl. https://beauftragter-missbrauch.de/themen/definition/organisierte-sexualisierte-und-rituelle-gewalt). Organisierte Gewalt schließt willkürliche Inhaftierung und Geiselnahme, Folter und grausame oder erniedrigende Behandlung sowie Scheinhinrichtungen ein. Neben vielen Überschneidungen und Gemeinsamkeiten in den Methoden und Auswirkungen organisierter Gewalt gibt es Unterschiede, die berücksichtigt werden müssen. Ziel der Folter ist das Zerbrechen der Identität und Persönlichkeit des Gefolterten (Lüderitz 2005; Sironi 1997). Dies ist ein absichtlicher Zerstörungsprozess. Die Ausbildung von Folterern geht noch weiter, wie Sironi anhand ihrer Studien über Diktaturen aufzeigt: »Der Prozess ist derselbe wie in traditionellen Initiationsritualen: Zerstörung der vorhandenen Identität (durch Gewalt und Erniedrigungen), Bildung einer neuen Identität und schließlich der Vollzug der Aufnahme in die entsprechende Spezialeinheit des Militärs. Ihr erster Akt der Zugehörigkeit ist die Folterung eines Gefangenen« (Sironi 1997, S. 52). Diktaturen wissen, dass diese Neuformung der Identität noch effektiver und nachhaltiger mit Kindern gelingt, so z.B. in der Ausbildung von Kindersoldaten: »Erwachsene zwingen Kinder zu töten. Es scheint leichter, Kinder auszubilden als Erwachsene, sie einzuschüchtern, zu kontrollieren und am Desertieren zu hindern« (Boia 1997, S. 69).

Hilfreich für die Therapie von Folteropfern ist, wenn an ein Leben vor dem Trauma wieder angeknüpft werden kann, d.h. an die vor der Folter vorhandenen bzw. verinnerlichten individuellen Stärken, guten Erinnerungen und kulturellen Werte. Folter ist Entmenschlichung, nach der Folter fühlen sich die Geschädigten oft völlig fremd in dieser Welt. Ein Folteropfer kann nur wieder heimisch werden in der Welt, wenn es sich aus dem Griff des verinnerlichten Folterers befreien kann. Die Psychotherapie mit Folteropfern muss deshalb neben traumatherapeutischen Techniken auch kulturelle, gesellschaftliche und politische Perspektiven beinhalten (Gurris 1996; Maier & Schnyder 2007; medica mondiale e.V. 2006; Medico International 1997; Sironi 1997). Gewalt und Folter an kleinen Kindern bewirken besonders tiefgehende Folgen, weil die Persönlichkeit noch in Entwicklung ist und in der Therapie häufig nicht an »ein Leben davor« angeknüpft werden kann.

In diesem Kapitel liegt der Schwerpunkt auf der Arbeit mit Opfern Ritueller Gewalt als einer spezifischen Ausprägung organisierter Gewalt, die häufig schon bei Kindern ab der Geburt zielgerichtet eingesetzt wird.

Als Arbeitsdefinition der Herausgeberinnen des Handbuches »Rituelle Gewalt« wurde formuliert: »Rituelle Gewalt findet in der Regel statt in Gruppierungen mit hierarchischen und männlich dominierten Strukturen, oft generationenübergreifend und mit langer Tradition. In manchen Gruppierungen sind die Handlungen in ein Glaubenssystem eingebettet. Andere Gruppierungen täuschen ein Glaubenssystem nur vor, um andere Interessen (Macht, Geld, Sadismus) verwirklichen zu können. Das Wissen über Ziele, Strukturen und Handlungen der Gruppierung liegt bei einem oder wenigen Mächtigen, die dies nach dem Motto divide et impera (teile und herrsche) untereinander aufteilen. Macht und Wissen werden in absteigenden Hierarchie-Ebenen geringer. Verbindungen zu anderen Bereichen der Organisierten Kriminalität (Menschenhandel, sexuelle Ausbeutung jeglicher Art, Drogen etc.) sind üblich. Die Klassifizierung der Gruppierungen ist aufgrund des von außen kaum zugänglichen Wissens schwierig« (Fliß & Igney 2010, S. 11 f.).

In Gruppen, die Rituelle Gewalt anwenden, werden Entscheidungen nach dem Kosten-Nutzen-Prinzip getroffen. Unter anderem wegen der strafrechtlichen Relevanz der meisten Handlungen besteht ein Schweigegebot, dessen Bruch durch die Gruppe geahndet wird. Ausstiegswillige werden unter Druck gesetzt, erpresst, verfolgt oder – als letztes Mittel – getötet. Funktionalität und Gehorsam werden in manchen Gruppierungen durch lebenslange Konditionierung der Mitglieder gewährleistet, die mit Situationen von Todesbedrohung und Ausweglosigkeit verbunden sind. Dabei wird, folgt man Berichten Betroffener, meistens schon ab Geburt oder vorgeburtlich absichtlich eine dissoziative Identitätsstruktur mit verschiedenen, voneinander abgespaltenen Persönlichkeitsanteilen erzeugt, die im Inneren des Menschen die Machtausübung und Kontrolle fortsetzen. Die Welt der Rituellen Gewalt findet parallel zu unserer Alltagswelt statt und spiegelt sich in einer Aufteilung der Persönlichkeit in dissoziierte Selbstanteile wider. Die in der Regel ausgeprägte Amnesie der »Alltagspersönlichkeiten« für die Welt der Rituellen Gewalt erschwert das Verlassen der Gruppe zusätzlich. Die wechselseitige Kontrolle der Mitglieder untereinander wird zusätzlich verstärkt durch emotionale Bindungen untereinander (Eltern, Geschwister, eigene Kinder, Verwandte, Freundschaften).

In der Arbeit der Autorin mit betroffenen Opfern organisierter Gewalt hat sich ein **integratives traumatherapeutisches Konzept** bewährt (Fliß et al. 2018, Fliß 2008, Fliß 2012). In diesem Kapitel wird ein Leitfaden für wesentliche Aspekte des traumatherapeutischen Vorgehens hervorgehoben.

Insbesondere bei voneinander getrennt agierenden Persönlichkeitsanteilen erscheint ein integrativer Ansatz sinnvoll, der die traumatischen Erlebnisse einzelner Persönlichkeitsanteile ebenso wie die Dynamik der inneren Persönlichkeitsstruktur berücksichtigt, die mit der Dynamik einer Gruppe traumatisierter Menschen zu vergleichen ist. Die Persönlichkeitsanteile einer dissoziativen Persönlichkeitsstruktur bei vorliegender Dissoziativer Identitätsstörung zeigen sich im selben Körper in verschiedenen Zuständen, mehr oder weniger traumatisiert, mit unterschiedlichem Entwicklungsstand von frühkindlich bis erwachsen und manchmal auch älter und reifer als das Körperalter, mit verschiedenen emotionalen Befindlichkeiten, kognitiven Strukturen sowie in unterschiedlicher körperlicher Verfassung. Entwicklungsstand, Emotionen, Kognitionen und Traumatisierung zeigen sich im Körper, sobald eine Persönlichkeit aktiv und erkennbar wird.

Treten in der therapeutischen Situation verschiedene Persönlichkeitsanteile in unterschiedlicher Verfassung auf, muss dies bei der Auswahl traumatherapeutischer Methoden und Techniken berücksichtigt werden.

Gut entwickelten und reifen Persönlichkeitsanteilen muss auf erwachsenen Ebenen begegnet werden, kindliche Persönlichkeitsanteile sind entsprechend ihrem Entwicklungsstand zu behandeln. Die konfrontative Bearbeitung der Traumafolgesymptomatik sollte auf die spezifischen Bedürfnisse und an den Entwicklungsstand der beteiligten Selbst-Anteile angepasst werden. In der Arbeit mit kindlichen Persönlichkeitsanteilen können Methoden und Techniken aus der Kindertherapie zum Einsatz kommen. Auch die Sprache muss zum Entwicklungsstand passen. Der Sprachgebrauch der Therapeutin und ihr Verhalten sollten an die jeweiligen Persönlichkeitsanteile angepasst werden.

In einigen Therapien kann der therapeutische Kontakt durchgängig mit der **»Alltagspersönlichkeit«** geführt werden. Diese übernimmt dann die Rolle, zwischen den anderen Persönlichkeitsanteilen und der Therapeutin zu vermitteln. In einem solchen Setting hat die Therapeutin eher die Funktion eines Coaches. Diese Arbeitsweise ist mit teilverbundenen Persönlichkeitsanteilen in der Regel hilfreich, kann hingegen bei einer ausgeprägten dissoziativen Persönlichkeitsstruktur aus Sicht der Autorin nicht verlangt werden, da bei einer sehr fragmentierten Persönlichkeitsstruktur ein einzelner Persönlichkeitsanteil zu dieser Leistung nicht unbedingt in der Lage ist. Häufig ist es möglich, ein Team aus verschiedenen Persönlichkeitsanteilen zusammenzusetzen, die den Kontakt zur Therapeutin und die Organisation der inneren Arbeit übernehmen.

Findet sich eine Bereitschaft bei einem betroffenen Menschen, ein Team von Persönlichkeitsanteilen für den Kontakt in der Therapie und für die Organisation der therapeutischen Arbeit zusammenzustellen, sollten sich kompetente Persönlichkeitsanteile zusammenfinden, die im inneren System handeln und Einfluss nehmen können. Dies müssen nicht unbedingt nur erwachsene Persönlichkeitsanteile sein, es gibt in dissoziativen Persönlichkeitsstrukturen auch kompetente und handlungsfähige kindliche Persönlichkeitsanteile. Durchsetzungsvermögen, Wehrhaftigkeit und eine hohe Handlungskompetenz finden sich insbesondere bei scheinbar destruktiven oder zunächst täterloyalen Persönlichkeitsanteilen. Wenn diese Persönlichkeitsanteile bereit sind, gelerntes destruktives Verhalten zu beenden, können sie Verarbeitungsprozesse gut unterstützen. Sie haben in der Regel die extremsten Situationen erlebt und ausgehalten, wenn erstarrte und hilflose Persönlichkeitsanteile überfordert waren. Kooperieren diese starken Persönlichkeitsanteile mit der Therapeutin, können viele Informationen abgefragt und eine Orientierung innerhalb der Struktur erarbeitet werden, auch zu einem sinnvollen Vorgehen bei der Traumatherapie.

Unabhängig von der Kontaktform zwischen den Persönlichkeitsanteilen einer dissoziativen Persönlichkeitsstruktur und der Therapeutin besteht ein wesentliches Therapieziel im Aufbau von Kontakt und Kooperation zwischen den Persönlichkeitsanteilen.

Über eine Kommunikation im Inneren lernen sich die Persönlichkeitsanteile allmählich kennen, tauschen die erlittenen Schädigungen aus und unterstützen sich gegenseitig. Sie lernen die jeweilige Rolle und die Leistungen aller anderen zum Überleben der zahlreichen und extremen Belastungen im Gesamtzusammenhang erkennen und wertschätzen. Die dazu erforderliche Fragmentierung der Gesamtpersönlichkeit wird allmählich überbrückt und die Erlebnisse können in einem sorgsamen Prozess aus dem Traumagedächtnis heraus in das Bewusstsein geholt und verarbeitet werden. Die Erfahrungen werden zunehmend ins autobiografische Gedächtnis integriert (Boos 2005).

Ist ein betroffener Mensch auf erwünschte Verhaltensweisen komplex konditioniert (programmiert) worden, kann die Gestaltung des traumatherapeutischen Prozesses nicht grundsätzlich frei gewählt werden. Die Persönlichkeitsanteile sind im Rahmen der langjährigen Programmierung von den Tätern auf vielfältiges erwünschtes Verhalten abgerichtet worden (Baphomet 2010; Fliß 2012; Fliß et al. 2010; Schramm 2010, Fliß et al. 2018). Erwünschtes Verhalten wird an Signale gebunden, sodass die Täter unauffällig für Außenstehende das für sie gerade günstige Verhalten auslösen können. Auch in einer Traumatherapie können aus Versehen solche Signale auftreten, die weder von den Betroffenen noch von der Therapeutin vorhersehbar waren (Musik, Klappern, Handbewegungen, Farben, Bilder, christliche Symbole).

Fähigkeiten, Eigenschaften und das Verhältnis der Persönlichkeitsanteile der inneren Struktur zueinander wurden von den Tätern bewusst verteilt und in ein weitgehend funktionales inneres Gleichgewicht gebracht.

Ziele einer Traumatherapie bestehen darin, die erlebten Traumata zu be- und verarbeiten. Mithilfe traumatherapeutischer Arbeit können sich Persönlichkeitsanteile im Sinne von Gesundung und zunehmender eigener Entscheidungsfähigkeit selbst verändern.

Diese Veränderungen destabilisieren parallel dazu das von den Tätern erstellte innere Gleichgewicht. Es dauert in der Regel lange und es sind zahlreiche traumatherapeutische Prozesse mit vielen Persönlichkeitsanteilen erforderlich, damit betroffene Menschen die innere Kommunikation und Kooperation so entwickeln und die innere

Struktur der Persönlichkeitsanteile so verändern können, dass sie selbst über ihre ausgeprägten Fähigkeiten und Eigenschaften verfügen und entscheiden können, wofür sie sie einsetzen möchten.

Menschen aus Kreisen organisierter Gewalt suchen eine Therapie nicht unbedingt bewusst mit den oben formulierten Zielen aus, sondern meistens wegen einer entstandenen Dysfunktionalität der inneren Persönlichkeitsstruktur. Manche Betroffenen sind im Alltagsbewusstsein amnestisch für ihre Abhängigkeit von Tätern. Die Dysfunktionalität einer Persönlichkeitsstruktur ist in der Regel mit Symptomen verbunden, die daraus entstandenen Störungen fallen in die Indikation für eine Psychotherapie.

> Oft wird erst im Rahmen einer solchen Psychotherapie für die Betroffenen selbst im Alltagsbewusstsein erkennbar, dass sie von Tätern aus der organisierten Gewalt missbraucht und ausgenutzt werden.

Entsteht dann ein eigener Wille, diese Situation zu beenden, muss die komplexe Abhängigkeit von den Tätern im Rahmen eines Ausstiegs allmählich abgebaut werden. Die Schwierigkeiten, den Kontakt zu den Tätern zu beenden, werden im Kapitel »Psychotherapie bei noch bestehendem Täterkontakt« beschrieben (→Kap. 21).

> Auch wenn Betroffenen im Alltagsbewusstsein die Abhängigkeit von Tätern bewusst geworden ist und sie eine Traumatherapie zur gezielten Unterstützung eines Ausstiegs aufsuchen, wirken sich **vorhandene Programmierungen** massiv aus. Hinzu kommt, dass Täter aus der organisierten Gewalt nicht tatenlos zusehen, wenn ihre Opfer ihrem Einflussbereich entkommen wollen. Sie nutzen die ihnen bekannten Signale rücksichtslos und lösen Programmabläufe aus, welche die Betroffenen zu ihnen zurückbringen sollen (Rückholprogramme; Baphomet 2010; Fliß 2012).

Kann durch ausreichenden äußeren Schutz für Betroffene in solchen Zeiten eine Rückkehr verhindert werden, lösen die Täter gnadenlos Autoaggressions- und Suizidprogramme aus. Die damit verbundenen Belastungen überfordern in der Regel sowohl die Persönlichkeitsanteile der inneren Struktur eines betroffenen Menschen als auch die unterstützenden Professionellen. Autoaggressive und suizidale Handlungen müssen verhindert und Wunden versorgt werden. Die innere Persönlichkeitsstruktur wird in solchen Phasen extrem dysfunktional. Alle Beteiligten, die Betroffenen wie die unterstützenden Menschen, benötigen Geduld und Durchhaltevermögen.

> Auch solche von den Tätern ausgelösten Programmabläufe können mit Traumakonfrontationen und anderen traumatherapeutischen Techniken beeinflusst und verändert werden.

Traumakonfrontationen sind nach eigener Erfahrung deshalb besonders sinnvoll und hilfreich, weil bei laufenden Programmen ohnehin die davon betroffenen Persönlichkeitsanteile das von den Tätern erwünschte Verhalten in einem Flashback ausführen. Der erkennbare Flashback kann mit Traumakonfrontation direkt bearbeitet und durch Reorganisation (Keleman 1990) beendet werden. Reagieren die Persönlichkeitsanteile eines Programms nicht mehr automatisiert mit den brutal erlernten und von den Tätern erwünschten Verhaltensweisen, sondern können zeitlich und räumlich im Hier und Heute orientiert werden, entsteht allmählich eine von den Tätern unabhängige eigene Handlungsweise. Mit den konditionierten Handlungen verbundene körperliche und emotionale Anspannungen können mit therapeutischen Techniken allmählich reduziert und durch Täter induzierte Denkmuster können in Gesprächen und sorgsamen Reflektionen (sokratischer Dialog) überprüft sowie verändert werden.

Haben die Täter auch nur manchmal noch Zugriff auf eine Betroffene, strafen sie sie selbst und in ihrem Beisein auch andere Menschen, an denen ihr etwas liegt. Oft muss eine Betroffene selbst wieder brutale Handlungen ausführen. Die damit verbundenen neu entstandenen und retraumatisierenden Belastungen müssen danach verarbeitet werden.

Auch wenn diese Phase im Ablösungsprozess von den Tätern mit hohen Belastungen für eine Betroffene verbunden ist, hat sich im Gegensatz zu den bisherigen lebensgeschichtlichen Erfahrungen etwas Wesentliches verändert: Die Betroffene ist mit ihren Belastungen nicht mehr durchgängig allein und sie erlebt, dass ihr geglaubt wird.

Sie macht außerdem die Erfahrung, dass mit professioneller und/oder privater menschlicher Unterstützung eigene Einflussfähigkeit entwickelt und umgesetzt werden kann. Parallel zu den weitergehenden Belastungen läuft ein intensiver Lernprozess zu neuen, anderen Erfahrungen mit sich selbst und mit anderen Menschen, die vor Beginn der Unterstützung nicht möglich waren.

Zeitgleich zur Belastung laufender Programme, ob durch die Täter oder durch die Therapie ausgelöst, muss eine Betroffene sich in Traumakonfrontationen mit zahlreichen vergangenen, extrem belastenden Erlebnissen auseinandersetzen.

Die traumatherapeutische Arbeit muss in der Regel hochfrequent erfolgen und flexibel in der Verwendung therapeutischer Methoden und Techniken und damit dem jeweiligen Bedarf der Persönlichkeitsanteile angepasst sein.

Kenntnisse aus der Entwicklungspsychologie und kindertherapeutische Ansätze sind neben bekannten traumatherapeutischen Techniken ebenso hilfreich wie körperorientierte Techniken, sofern Betroffene deren Einsatz zustimmen können und wollen (Fliß & Konstantin 2008). Umfassende therapeutische Kenntnisse bieten Betroffenen verschiedene therapeutische Möglichkeiten an, aus denen sie je nach Bedarf der Persönlichkeitsanteile wählen können. So können stabilisierende Techniken (Reddemann 2001; Rost 2008) für manche Persönlichkeitsanteile ausgesprochen wirksam sein, für andere hingegen gar nicht. Eher kognitiv ausgerichtete Persönlichkeitsanteile können besser mit kognitiven Ansätzen umgehen, für emotional geprägte Persönlichkeitsanteile ist die therapeutische Beziehung wesentlich. Nach eigener Erfahrung ist es, unabhängig von traumatherapeutischen Kenntnissen und Erfahrungen, für Betroffene jedoch wichtiger, dass ihnen ihre Erlebnisse geglaubt und sie empathisch sowie konsequent unterstützt und begleitet werden. Zum jetzigen Zeitpunkt liegen im therapeutischen Bereich noch wenige Kenntnisse und Erfahrungen in dieser Arbeit vor und können nicht vorausgesetzt werden.

Wir Therapeuten befinden sich uns selbst in einem langwierigen Lernprozess. Positiv zu vermerken ist die zunehmende Bereitschaft und das Interesse bei Therapeuten und vielen anderen Professionellen, sich mit Betroffenen organisierter Gewalt auseinanderzusetzen und die Realität dieser extremen Gewalt anzuerkennen.

Um Betroffene aus Zusammenhängen organisierter Gewalt nachhaltig unterstützen zu können, müssen Therapeuten auch

> die Realität eigener Grenzen der Belastbarkeit wahrnehmen und anerkennen. Achtsamkeit und Selbstfürsorge sind grundlegend wichtig. Effektive therapeutische Hilfe ist nach eigener Erfahrung nur in einem größeren Netzwerk von Professionellen möglich.

Da es nach wie vor keine finanzierten Möglichkeiten zu den Erfordernissen einer Ausstiegsbegleitung gibt, ist eine Betroffene oft auch auf private Unterstützung angewiesen. Hoffnung auf perspektivisch erreichbare Verbesserungen in der Versorgung kann über die deutschlandweite Studie geschöpft werden (Nick et al. 2019, Nick et al. 2020) Beteiligte Menschen, Professionelle und private Unterstützer (zu deren Bedeutung s. Rüppell 2008) sollten ebenso wie die Persönlichkeitsanteile einer Betroffenen in regelmäßigem Austausch stehen und guten Kontakt und Kooperation miteinander entwickeln. Probleme und Konflikte müssen angesprochen und Lösungen gemeinsam entwickelt werden.

Literatur

Baphomet (2010). Konditionierung und Programmierung. In: Fliß, C., Igney, C. (Hg.). Handbuch Rituelle Gewalt. Lengerich: Pabst Science Publishers; 153–67.

Boia, E. jr. (1997). Timangane – über psychische Heilung ehemaliger Kindersoldaten. In: Medico International e. V. (Hg.). Schnelle Eingreiftruppe »Seele«: auf dem Weg in die therapeutische Weltgesellschaft. Texte für eine kritische »Trauma-Arbeit«. Frankfurt am Main: Medico International e. V. ; 68–78.

Boos, A. (2005). Kognitive Verhaltenstherapie nach chronischer Traumatisierung. Göttingen: Hogrefe.

Fliß, C. (2008). Ambulante Traumatherapie. In: Fliß, C., Igney, C. (Hg.). Handbuch Trauma und Dissoziation. Lengerich: Pabst Science Publishers; 101–38.

Fliß, C. (2012). Konditionierung und Programmierung der Nachfolgegeneration in Kulten. Trauma & Gewalt; 4: 330–41.

Fliß, C., Konstantin, K. (2008). Berührungen in der Psychotherapie. Trauma & Gewalt; 2(2): 96–105.

Fliß, C., Igney, C. (Hg.) (2010). Handbuch Rituelle Gewalt. Lengerich: Pabst Science Publishers.

Fliß, C., Igney, C., Bracken, R. v. (2010). Zur Definition Rituelle Gewalt. In: Fliß, C., Igney, C. (Hg.). Handbuch Rituelle Gewalt. Lengerich: Pabst Science Publishers; 11–6.

Fliß, C., Prins, R. & Schramm, S. (2018). Befreiung des Selbst. Therapiekonzepte zum Ausstieg aus organisierter Ritueller Gewalt. Kröning: Asanger.

Fliß, C., Prins, R. (2015). uch der Hoffnung. Wege aus der Macht organisierter Täterwelten in ein selbstbestimmtes Leben. Kröning: Asanger.

Gurris, N. (1996). Seelisches Trauma durch Folter – Heilung durch Psychotherapie? In: Graessner, S., Gurris, N., Pross, C. (Hg.). Folter. An der Seite der Überlebenden. Unterstützung und Therapien. München: Beck; 49–82.

Keleman, S. (1990). Embodying Your Experience. Oldenburg: Transform-Verlag.

Lindström, H. & Sniehotta, J. (2016). Abwegig. Überleben und Therapie bei ritueller Gewalt. Kröning: Asanger.

Lüderitz, S. (2005). Wenn die Seele im Grenzbereich von Vernichtung und Überleben zersplittert. Auswirkungen auf Behandlungskonzepte der Dissoziativen Identitätsstörung. Paderborn: Junfermann.

Maier, T., Schnyder, U. (Hg.) (2007). Psychotherapie mit Folter- und Kriegsopfern. Bern: Huber.

Medico International e. V. (Hg.) (1997). Schnelle Eingreiftruppe »Seele«: auf dem Weg in die therapeutische Weltgesellschaft. Texte für eine kritische »Trauma-Arbeit«. Frankfurt am Main: Medico International e. V. .

Medica mondiale e. V., Karin Griese (Hg.) (2006). Sexualisierte Kriegsgewalt und ihre Folgen. Handbuch zur Unterstützung traumatisierter Frauen in verschiedenen Arbeitsfeldern. Frankfurt am Main: Mabuse-Verlag.

Miller, A. (2014). Jenseits des Vorstellbaren. Therapie bei Ritueller Gewalt und Mind Control. Kröning: Asanger.

Nick, S., Schröder, J., Briken, P. & Richter-Appelt, H. (2019). Organisierte und Rituelle Gewalt in Deutschland Praxiserfahrungen, Belastungen und Bedarfe von psychosozialen Fachkräften. Trauma & Gewalt 13. Stuttgart: Klett Cotta, 114–127.

Nick, S., Schröder, J., Briken, P. & Richter-Appelt, H. (2018). Organisierte und rituelle Gewalt in Deutschland Kontexte der Gewalterfahrungen, psychische Folgen und Versorgungssituation. Trauma & Gewalt 12. Stuttgart: Klett Cotta, 244–261.

Reddemann, L. (2001). Imagination als heilsame Kraft. Zur Behandlung von Traumafolgen mit ressourcenorientierten Verfahren. Stuttgart: Klett-Cotta.

Rost, C. (2008). Ressourcenarbeit mit EMDR. Bewährte Techniken im Überblick. Paderborn: Junfermann.

Rüppell, A. (2008). Soziale Unterstützung traumatisierter Menschen: Begleitung durch FreundInnen, PartnerInnen und andere Angehörige. In: Fliß, C., Igney, C. (Hg.). Handbuch Trauma und Dissoziation. Lengerich: Pabst Science Publishers; 101–38.

Schramm, S. (2010). Systematische Kinderabrichtung in Deutschland. In: Fliß, C., Igney, C. (Hg.). Handbuch Rituelle Gewalt. Lengerich: Pabst Science Publishers; 141–52.

Sironi, F. (1997). Kann man sich aus dem Griff des Folterers befreien? In: Medico International e. V. (Hg.). Schnelle Eingreiftruppe »Seele«: auf dem Weg in die therapeutische Weltgesellschaft. Texte für eine kritische »Trauma-Arbeit«. Frankfurt am Main: Medico International e. V. ; 49–56.

CLAUDIA FLIẞ

21 Psychotherapie bei noch bestehendem Täterkontakt

In der Literatur zu traumatherapeutischen Ansätzen findet sich häufig – meistens unauffällig und wie nebenbei erwähnt – ein Satz wie »und es darf kein Täterkontakt mehr bestehen« (Baurhenn 2010, S. 8). Dieser Satz ist hier wie in zahlreichen weiteren Quellen als eine von mehreren Bedingungen für eine Traumatherapie mit Aussicht auf Erfolg genannt und in diesem Zusammenhang sicherlich richtig. Beim Begriff »bestehender Täterkontakt« werden in der Regel »schädlich« und »gefährlich« assoziiert. Dies muss aus meiner Sicht jedoch genauer betrachtet werden. Zunächst stellt sich die Frage, was unter bestehendem Täterkontakt zu verstehen ist. Was ist ein Kontakt mit dem Täter? Wer ist als Täter zu definieren? Und welche Auswirkungen hat wann welche Form von Kontakt?

In diesem Kapitel wird ein Leitfaden für wesentliche Aspekte einer Psychotherapie bei noch bestehendem Täterkontakt hervorgehoben.

> Wichtig für eine Verarbeitung traumatisierender Erlebnisse ist das kognitive und emotionale Bewusstsein, dass »es vorbei ist«. Finden schädigende Situationen dauerhaft statt, müssen sie im Sinne der Verhaltenstherapie als aufrechterhaltende Faktoren für eine Störung definiert und beendet werden. Die Beseitigung aufrechterhaltender Faktoren kann aber durchaus als ein Teilziel einer Psychotherapie angesehen und bearbeitet werden. Bei Opfern organisierter Gewalt und insbesondere bei Menschen, die von klein auf massiver Indoktrination und Gehirnwäsche ausgesetzt waren, kann dieses Teilziel einen großen Bestandteil einer Psychotherapie ausmachen. Ohne eine therapeutische Unterstützung haben diese Menschen nach eigenen bisherigen Erfahrungen keine Chance, die Auswirkungen von Indoktrination und Gehirnwäsche so weit zu reduzieren, dass sie von sich aus keinen Kontakt zu den Tätern mehr aufnehmen.

Kontakt mit einem Täter kann in unterschiedlicher Form stattfinden: persönlich, allein oder zusammen mit anderen Menschen, telefonisch, schriftlich, über das Internet, formal, oberflächlich, mit oder ohne direkten Kontakt im selben Raum. So kann eine Frau nach sexuellem Missbrauch durch den Großvater diesem Täter bei Familienfeiern gelegentlich begegnen, ohne ein Wort mit ihm zu wechseln. Eine Familienfeier kann genauso gut eine Gelegenheit für den Täter darstellen, der Frau aufzulauern und sie in einem anderen Raum erneut zu vergewaltigen. Eine Begegnung aus der Distanz kann von der Frau sogar dazu genutzt werden, ihre Abgrenzungsfähigkeit und Wehrhaftigkeit dem Täter gegenüber unter Beweis zu stellen und Erfolgserlebnisse zu verbuchen. Eine erneute Vergewaltigung fällt dagegen eindeutig unter neue Schädigung als aufrechterhaltenden Faktor für die bestehenden Störungen.

Schädigend kann durchaus auch schon ein Kontakt mit dem Umfeld des Täters sein. Ein Kontakt mit der Großmutter, die von den sexuellen Übergriffen ihres Mannes auf das Enkelkind wusste oder etwas ahnte, kann ebenso wie ein direkter Kontakt mit dem Großvater belastende Erinnerungen und Flashbacks auslösen. Die Großmutter hat selbst keine Tat verübt, ein Kontakt mit ihr fällt von den schädigenden Auswirkungen auf indirekte Weise jedoch ebenfalls unter Täterkontakt.

Ein **Täterkontakt** könnte folgendermaßen definiert werden:

Ein Täterkontakt ist der fortgesetzte Kontakt eines Menschen zu dem/den die Störungen (mit-)verursachenden Schädiger/n mit einer zusätzlich schädigenden und/oder einer retraumatisierenden Wirkung mit dem Effekt, dass die Störungen aufrechterhalten werden und eine (trauma-)therapeutische Arbeit kaum oder keinen nachhaltigen Erfolg haben kann.

In den oben genannten Beispielen wird vorausgesetzt, dass die betroffene Frau selbst über den Kontakt zum Täter oder zum Umfeld entscheiden und die damit verbundene Gefährdung, Schädigung und Reaktivierung vorhandener Schäden einschätzen kann. Diese Voraussetzung ist bei Menschen mit komplexen Traumafolgestörungen und damit verbundenen dissoziativen Symptomen nicht unbedingt gegeben. Ein Täterkontakt kann bei Vorliegen einer Dissoziativen Identitätsstörung von einzelnen Persönlichkeitsanteilen ohne Wissen anderer Persönlichkeitsanteile stattfinden, die die damit verbrachte Zeit nur als Zeitlücke wahrnehmen. Fragt eine Therapeutin eine Betroffene nach Täterkontakt, wird der Persönlichkeitsanteil mit der Zeitlücke überzeugt antworten, es habe nichts Derartiges stattgefunden. Ist die Therapeutin (noch) nicht im Kontakt mit vielen/allen Persönlichkeitsanteilen eines inneren Systems, wird sie nichts vom Täterkontakt erfahren. Der fehlende Kontakt der Persönlichkeitsanteile untereinander ist Teil einer dissoziativen Identitätsstruktur. Ein wesentliches Ziel einer Traumatherapie mit Menschen mit Dissoziativen Störungen besteht in der Entwicklung dieses inneren Kontaktes. Mit zunehmendem Kontakt der Persönlichkeitsanteile untereinander und zur Therapeutin kann allmählich eingeschätzt werden, ob noch Kontakt zu Tätern besteht und gegebenenfalls zu wem und wann. Erst dann kann erarbeitet werden, warum ein Täterkontakt selbst oder von den Tätern gesucht wird und warum er stattfindet, obwohl er schädigend wirkt.

Erst wenn ein Mensch die fortgesetzte Schädigung durch einen weiter bestehenden Täterkontakt kognitiv und emotional wahrnehmen und bewusst erfassen kann, kann er die Motivation für eine Veränderung seines bisherigen Verhaltens entwickeln.

Es ist also notwendig, in einer therapeutischen Bearbeitung mögliche Motivationen zum Aufrechterhalten eines Täterkontakts zu identifizieren und kritisch zu beleuchten. Motivationen für fortgesetzten Täterkontakt können in bestehenden Bindungen und Liebe zu ihm und/oder seinem Umfeld, in einer ambivalenten Beziehung zum Täter, in Angst vor seinen Reaktionen auf Kontaktabbruch, in Schuldgefühlen und schlechtem Gewissen, in eigener Übernahme von Verantwortung für den Täter, materieller Abhängigkeit und sonstigen menschlichen Motiven für die Aufrechterhaltung von Kontakt bestehen. Eine weitere Ursache für andauernde Täterkontakte ist die fehlende Selbstkontrolle durch die dissoziative Persönlichkeitsstruktur.

Komplexe Traumafolgestörungen beginnen in der Regel im frühen Kindesalter und wirken insgesamt auf die Persönlichkeitsentwicklung (Fliß & Timmermann 2008). Bindungsmuster sind oft ambivalent entwickelt. Bei einer dissoziativen Persönlichkeitsstruktur können unterschiedliche Bindungsmuster außerdem auf verschiedene Persönlichkeitsanteile verteilt sein. So kann die für das Überleben und für die Entwicklung eines Kindes erforderliche Bindung an eine Bezugsperson von einem oder mehreren Persönlichkeitsanteilen erlebt werden, ohne dass eine bewusste Kenntnis von der parallel auch stattfindenden Schädigung besteht. Die Schädigungen werden von anderen Persönlichkeitsanteilen erlebt und ausgehalten. Die Spaltung der gegensätzlichen Erfahrungen mit derselben Bezugsperson ist notwendig, um im Macht- und Einflussbereich der Bezugsperson überleben zu können. Ein Teil der Traumatherapie besteht unter anderem darin, dass die Persönlichkeitsanteile die gegensätzlichen Erfahrungen miteinander teilen und gleichzeitig aushalten lernen. Dies ist bei überlebensnotwendigen Spaltungen in der Regel aber erst in einer späteren Therapiephase möglich.

Bei der Betrachtung des Aufbaus dissoziativer Persönlichkeitsstrukturen wird deutlich, dass ein fortgesetzter Täterkontakt erst mit Sicherheit ausgeschlossen werden kann, wenn alle Persönlichkeitsanteile bekannt und im Kontakt untereinander sind.

Diese Erkenntnis- und Veränderungsprozesse sind wiederum nur mit intensiver traumatherapeutischer Unterstützung erreichbar.

Sind neben und trotz der Schädigungen Liebe und Zuneigung zum Täter entstanden und erhalten geblieben, muss sich ein Mensch nicht nur im Sinne von Selbstschutz vom Täter abgrenzen lernen, sondern er verliert gleichzeitig eine wichtige Bezugsperson. Ist eine wesentliche Bezugsperson wie der Vater der Täter gewesen und war er neben der Schädigung auch zugewandt, kann dies für eine Frau auch die erste Erfahrung einer Liebesbeziehung zu einem Mann beinhalten. Eine solche verfrühte Prägung ist ausgesprochen belastend und schädigend für spätere Partnerbeziehungen. Liebe zur Bezugsperson Vater ist verknüpft mit erwachsener missbräuchlicher Sexualität und Zuwendung. Eine Distanzierung von einem solchen Täter erfordert ein vorheriges kognitives und emotionales Bewusstsein über diesen Zusammenhang.

Bei einem Menschen mit traumatisierenden Erfahrungen finden sich regelhaft Schuldgefühle. Allein eine diffuse emotionale Wahrnehmung, dass an einem Erlebnis etwas falsch ist, genügt, um Gedanken auszulösen, dass man selbst etwas dagegen hätte unternehmen müssen. Schuldgefühle werden außerdem von Tätern suggeriert: »Weil du so hübsch bist/weil du böse bist/weil du meine Tochter bist, geschieht dir das.« Schuldgefühle werden von traumatisierten Menschen zwar von allein oder relativ bald in einer Therapie kognitiv richtig dem Einfluss des Erlebnisses und des Täters zugeordnet, bleiben aber oft dennoch bestehen. In Therapien wird meistens deutlich, dass das Aufrechterhalten der Schuldzuweisung an sich selbst vor einer kognitiven und emotionalen Realisierung der eigenen Ohnmacht und Hilflosigkeit schützt. Auch die Wahrnehmung der bewussten Handlung des Täters ist schwer zu verkraften und eigenes Schulderleben bietet eine Erklärung an, die weniger bedrohlich wirkt als das Erkennen der Rücksichtslosigkeit und des Egoismus des Täters. Ein schlechtes Gewissen schützt den Täter und nicht das Opfer. Dieser Erkenntnisprozess muss vom Opfer aber erst geleistet werden. Ein traumatisierter Mensch übernimmt Verantwortung für einen Täter, den er liebt und/oder den er als schwächer als sich selbst erlebt. Der Täter wird davor geschützt, die Verantwortung für die eigenen schädigenden Handlungen übernehmen zu müssen.

Haben sich viele und ausgeprägte Persönlichkeitsanteile entwickelt, beziehen sich die Probleme der Distanzierung vom Täter/von Tätern auf mehrere dieser Persönlichkeitsanteile. Auch die oben genannten Hinderungsgründe können innerlich in vielfältiger Weise entstanden und auf verschiedene Fragmente der Gesamtpersönlichkeit verteilt sein. Entsprechend müssen in einer Therapie multiple Motive zum Beibehalten des Täterkontakts bearbeitet und abgebaut werden.

Sind Betroffene in Familien groß geworden, die an organisierter Kriminalität beteiligt sind, finden Traumatisierungen in der Regel sowohl im Familienalltag als auch im Bereich der organisierten Gewalt statt. Wenn ein Opfer von Gewalt in einer Familie aufgewachsen ist, die einer Sekte oder einem Kult angehört, führen die massiven und andauernden Traumatisierungen in der Regel zu dissoziativen Identitätsstrukturen. Das innere System der Persönlichkeitsanteile ist vielfältig indoktriniert und oft einer Gehirnwäsche ausgesetzt worden. Das gesamte Denken und Empfinden ist vielfach fehlgelenkt worden, eine Entwicklung zu eigenständigem Denken und Entscheiden wurde oft behindert bis verhindert. Die Beeinträchtigung der gesamten Persönlichkeitsentwicklung findet sich in großer Bandbreite im inneren System eines derart aufgewachsenen Menschen.

> In der Therapie muss letztlich mit einer großen Gruppe von Persönlichkeitsanteilen gearbeitet werden, von der jede/r Einzelne auf verschiedene Weise geschädigt sein kann und eine besondere und spezifische Unterstützung benötigt. Oft ist eine gesamte und konsequente Entscheidung gegen einen weiteren Kontakt mit Tätern erst nach einer langen und intensiven therapeutischen Bearbeitungszeit möglich. Solange einzelne Persönlichkeitsanteile weiterhin Kontakt zu Tätern aufnehmen, können alle anderen Persönlichkeitsanteile trotz eigener Entscheidung gegen einen Täterkontakt weiter Schaden nehmen.

Diesen Mechanismus und diese Zugriffsmöglichkeiten machen sich nach Berichten Betroffener insbesondere Kulte zunutze, indem sie ihre Nachwuchsgeneration gezielt »programmieren«. Kinder werden von klein auf gezielt traumatisiert und auf erwünschte Handlungen konditioniert (Fliß 2010; Fliß et al. 2018). Die mit der Traumatisierung verbundene Angst und die stattfindende kognitive, emotionale und körperliche Belastung bewirken Gehorsam bei einem Kind, das dem Täter/den Tätern ausgeliefert ist. Signale werden in die Traumatisierung eingebunden und mit einer erwünschten Handlung verknüpft, die das Kind bei einer erneuten Wahrnehmung des Signals sofort ausführt, um die dadurch ausgelöste Angst und Belastung zu beenden. Durch eine Aneinanderreihung konditionierter Verhaltensweisen (Programme) entstehen Handlungsabläufe, die an verschiedene Persönlichkeitsanteile gebunden sind. In Flashbacks führen verschiedene Persönlichkeitsanteile konditionierte Handlungen in einer Reihe aus, die letztlich zum von Tätern erwünschten Ziel führen.

Programme können folgendermaßen definiert werden:

> Programme enthalten zusammengesetzte konditionierte Verhaltensweisen und durch Trigger aneinandergebundene Persönlichkeitsanteile einer dissoziativen Identitätsstruktur, die diese Verhaltensweisen unter hohem Traumastress und meistens ohne eine bewusste Realisierung der aktuellen Situation in einem Flashback

> umsetzen. Programme können von den Tätern oder von inneren Programmierern durch konditionierte Auslöser in Gang gesetzt und gestoppt werden. Programme sind aus mehreren Unterprogrammen zusammengesetzt. Die Unterprogramme bestehen wiederum aus mehreren Ketten von Persönlichkeitsanteilen und daran konditionierten Verhaltensweisen (Fliß 2012, S. 336).

Als Programmierer werden Persönlichkeitsanteile eines inneren Systems bezeichnet, die im Auftrag der Täter den Ablauf der konditionierten Verhaltensweisen auf deren Signale hin eigenständig auslösen. Diese steuernden Persönlichkeitsanteile haben ebenso wie die ausführenden Persönlichkeitsanteile eine eigene Motivation, den Tätern zu gehorchen. Eine Motivation kann z. B. darin bestehen, Verletzungen von sich oder anderen Menschen abzuwenden. Auch positive Verstärkung erwünschten Verhaltens durch Belohnung, Lob und Aufwertung kann motivierend wirken.

Bei Kindern aus Kulten werden Rückholprogramme konditioniert, die den Tätern den andauernden Täterkontakt garantieren. Täter sichern sich selbst damit gegen eine Strafverfolgung ab und schützen sich vor dem Verlust ihrer Nachfolgegeneration. Sie haben damit zuverlässig Zugriff auf ihre Kinder und in der Regel auch weitere Mitglieder des Kults und können sie für ihre eigenen Interessen und die des Kults einsetzen. Durch den garantierten Zugriff können Täter Ungehorsam konsequent und zuverlässig bestrafen und setzen dies auch bei einzelnen Persönlichkeitsanteilen eines Menschen mit einer dissoziativen Persönlichkeitsstruktur ein, die nicht mehr gehorchen wollen. Durch die Rückholprogramme können die Täter außerdem immer wieder Informationen von ihren Mitgliedern erhalten, welche Inhalte in der Therapie bearbeitet werden.

> Wenn ein Rückholprogramm vorliegt, kann eine Betroffene nicht eigenständig entscheiden, den Kontakt zu den Tätern abzubrechen.

Signale der Täter (Handy-Ton, Pfiff, verschiedenste spezifische Alltagsgeräusche) lösen einen Handlungsablauf aus, an dessen Ende sie sich ungewollt bei den Tätern wiederfindet. Erst wenn wesentliche und innerlich einflussreiche Persönlichkeitsanteile eines inneren Systems das Beenden des Täterkontakts unterstützen, können diese Programme unterbrochen und/oder gelöscht werden. Dazu müssen die täterloyalen Persönlichkeitsanteile untereinander sowie mit vielen anderen Persönlichkeitsanteilen kooperieren, gegen die sie im Laufe der belasteten Lebensgeschichte von den Tätern gezielt aufgehetzt wurden. Die erforderliche innere Kooperation vieler und wichtiger Persönlichkeitsanteile eines inneren Systems muss erst aufgebaut werden und ist in der Regel mit vielen Traumakonfrontationen verbunden. Häufig werden erst in einer traumatherapeutischen Bearbeitung die vielfältigen Manipulationen der Täter deutlich. Auch die manchmal entstandene Eigenmotivation einflussreicher Persönlichkeitsanteile für die innere Distanz von anderen Persönlichkeitsanteilen kann erst überprüft und abgebaut werden, wenn die Manipulationsstrategien der Täter deutlich werden. Dazu müssen wiederum viele Persönlichkeitsanteile eigene Erfahrungen in Fragmenten zusammentragen, aus denen in mühsamer Arbeit die Manipulationsstrategie der Täter deutlich werden kann. Die täterloyalen Persönlichkeitsanteile sind grundsätzlich gegen Menschen der Gesellschaft und insbesondere der gesellschaftlichen Hilfesysteme aufgehetzt und voreingenommen. Es muss also auch eine ausreichende Kooperation zwischen ihnen und der Therapeutin entwickelt werden, sodass gemeinsam eine umsetzbare Strategie zur Beendigung des Täterkontakts entwickelt werden kann.

> Rückholprogramme müssen von einem Menschen mit einer dissoziativen Persönlichkeitsstruktur aufgelöst oder zumindest ausreichend beeinflusst werden können, bevor ein Täterkontakt wirklich beendet werden kann.

Die **Auflösung von Programmen** kann folgendermaßen definiert werden:

> Programme sind aufgelöst und laufen nicht mehr automatisiert ab, wenn alle daran beteiligten Persönlichkeitsanteile ihre eigene damit verbundene Traumatisierung durchgearbeitet haben, die Auslöser gelöscht und die Persönlichkeitsanteile im Hier und Heute orientiert sind (Fliß 2012).

Es ist nun vermutlich deutlich geworden, dass der anfänglich zitierte Satz **zum Beenden des Täterkontakts** für eine Traumatherapie von Menschen mit Gewalterfahrungen insbesondere durch ihre Bezugsperson(en) nicht durch eine einfache Entscheidung umzusetzen ist.

> Therapie mit Menschen, die noch im Kontakt mit Tätern sind, könnte anders definiert werden: Ist ein von Gewalt betroffener Mensch zu Beginn einer Therapie noch im Kontakt mit dem/den für die Schädigungen verantwortlichen Täter/n, sollte ein wesentliches Teilziel der Therapie in der Erarbeitung des Kontaktabbruchs bestehen. Die behindernden Faktoren sollten eruiert und abgebaut werden. Erst danach können die Folgen von Traumatisierungen mit traumaspezifischer Psychotherapie ausreichend reduziert oder beseitigt werden. Noch bestehender Täterkontakt darf kein Ausschlusskriterium für eine Psychotherapie sein.

Nach meiner Erfahrung haben die meisten Menschen aus Zusammenhängen organisierter Gewalt bei Therapiebeginn noch Täterkontakt. Setzt man den Abbruch des Täterkontakts als Bedingung für eine Therapie voraus, bleiben die meisten Betroffenen ohne Hilfe. Vielfältige Unterstützung ist eine wesentliche Voraussetzung und Bedingung für einen allmählichen und schrittweisen Abbruch des Täterkontakts.

Wichtig ist aus meiner Sicht, dass Therapeuten sich der damit meistens verbundenen harten Arbeit bewusst sind und sich der Entscheidung stellen, wie weit sie diesen belastenden Prozess begleiten und unterstützen können und wollen.

Es mag schwierig sein, einen begonnenen Therapieprozess zu unterbrechen, wenn man feststellt, dass man sich diese Belastungen nicht zumuten kann oder will. Aus eigener Sicht ist aber ein Abbruch der Therapie unter Angabe dieser nachvollziehbaren Gründe für Menschen mit komplexen Traumafolgestörungen eher zu verkraften als eine lapidar wirkende Aufforderung, den noch bestehenden Täterkontakt zu beenden. Die damit verbundenen erforderlichen Schritte sind für diese Menschen in den meisten Fällen ohne Unterstützung und Begleitung nicht umsetzbar. Benennt die Therapeutin klar ihre eigenen Grenzen, entwickelt der Mensch zumindest nicht zusätzlich zum Verlust der Therapeutin noch das Gefühl, (wieder) versagt zu haben oder therapieresistent zu sein.

Der komplex traumatisierte Mensch kann mit den Informationen zu einem möglichen Vorgehen zur Beendigung des Täterkontakts selbst versuchen, die erforderliche Unterstützung an anderer Stelle zu bekommen. Selbst eine erarbeitete Erkenntnis, dass nach erfolgter Programmierung im Rahmen organisierter Gewalt durch zu viele überzeugte täterloyale Persönlichkeitsanteile der Täterkontakt nicht beendet werden kann, mag für eine Betroffene hilfreich für weitere Lebensentscheidungen sein. Diese Erkenntnis ist sicherlich schmerzhaft, kann aber vor weiteren gefährlichen Versuchen schützen, die letztlich nicht gelingen können.

Literatur

Baurhenn, U. (2010). Psychotraumatologie. Gewalterfahrungen bewältigen. Bremer Ärzte J; 05/10; 5–9.

Fliß, C., Prins, R. & Schramm, S. (2018). Befreiung des Selbst. Therapiekonzepte zum Ausstieg aus organisierter Ritueller Gewalt. Kröning: Asanger.

Fliß, C. (2012). Konditionierung und Programmierung von Nachfolgegenerationen in Kulten. In: Trauma und Gewalt; 4: 330–41.

Fliß, C., Timmermann, U. (2008). Trauma und Traumafolgen: Erklärungsmodelle. In: Fliß, C., Igney, C. (Hg.). Handbuch Trauma und Dissoziation. Lengerich: Pabst Science Publishers; 72–97.

Fliß, C., Prins, R. (2015). Buch der Hoffnung. Wege aus der Macht organisierter Täterwelten in ein selbstbestimmtes Leben. Kröning: Asanger.

Lindström, H. & Sniehotta, J. (2016). Abwegig. Überleben und Therapie bei ritueller Gewalt. Kröning: Asanger.

Melina (2010). Aussteigen – eine Innensicht. In: Fliß, C., Igney, C. (Hg.). Handbuch Rituelle Gewalt. Lengerich: Pabst Science Publishers; 187–94.

Miller, A. (2014). Jenseits des Vorstellbaren. Therapie bei Ritueller Gewalt und Mind Control. Kröning: Asanger.

SASKIA HEYDEN

22 Behandlung von Tätern mit komplexen Traumafolgestörungen

Zur Behandlung komplex traumatisierter Täter sind Konzepte nötig, die überhaupt erst einmal anerkennen, dass ein großer Anteil inhaftierter (Gewalt-)Straftäter tatsächlich traumatisiert ist. Dies geschieht in den letzten Jahren noch etwas zögerlich, vermutlich weil unser Strafsystem nicht vorsieht, Täter auch als Opfer wahrzunehmen und dies gesellschaftlich auch nicht gerade erwünscht ist. Ferner ist ein realistisches Erklärungsmodell für Ursachen und Auslöser der Straftaten nötig, sowie eine möglichst empirisch fundierte Idee, was den Tätern hilft, mit ihrem gewalttätigen Handeln oder Missbrauchsverhalten aufzuhören.

In Deutschland und in den USA hat man erst in den letzten Jahren begonnen, geeignete Konzepte zu entwickeln und einzusetzen. Bis dahin wurden ohne empirische Grundlage unterschiedliche kognitiv-behaviorale oder psychodynamische Ansätze verfolgt (Trestman et al. 2007; vgl. Levenson 2013). Erwähnenswert ist, dass erst im Jahr 2017 allgemeine ethische Richtlinien für die Behandlung im Maßregelvollzug veröffentlicht wurden (Müller et al. 2017).

22.1 Täterverhalten als Folge komplexer Traumatisierungen

Neben körperlichen und psychischen Erkrankungen ist die Entwicklung von **gewalttätigem Verhalten** eine mögliche Folge komplexer Traumatisierungen (Heyden 2011). Wenn im Folgenden von Tätern die Rede ist, bedeutet das nicht, dass alle Täter männlich sind und die Opfer weiblich. Im Gegenteil – Frauen können ihren Partnern (Archer 2000; Langhinrichsen-Rohling 2005) und ihren Kindern (BMFSFJ 2005; Bock 2003) gegenüber genauso so gewalttätig sein wie Männer und gerade Missbrauchstäter wurden in ihrer Kindheit signifikant häufig von Frauen sexuell missbraucht (Harten 1995; Ryan et al. 1996). Da aber die große Mehrheit der (inhaftierten) Straftäter männlich ist – 2020 waren es beispielsweise 94,31 % (https://www.destatis.de/DE/Themen/Staat/Justiz-Rechtspflege/_inhalt.html#sprg235918) – habe ich mich für das Maskulinum empfohlen, um nicht den Eindruck einer Gleichverteilung zu erwecken.

Gut belegt ist mittlerweile, dass insbesondere innerfamiliäre Vernachlässigung, Zurückweisung, Misshandlung und Missbrauch interpersonelle und intrapsychische Prozesse und Dynamiken in Gang setzen, die aus manchen Opfern Täter werden lassen. Dazu gehören:

- die Verinnerlichung der erlebten Gefahr, Gewalt und Unberechenbarkeit, die in der Folge als einzig mögliche Realität erlebt werden; das (oft gewalttätige) Agieren bleibt die einzige Möglichkeit der Kommunikation präverbaler Erlebnisse und damit der einzige Weg, das Trauma zu repräsentieren (Fonagy et al. 2004);

- die Introjektion des »traumatischen Systems« (Hirsch 1998; Sachsse 2004), um Ohnmacht, Hilflosigkeit und überflutende existenzielle Angst erträglich zu machen; die traumatisierende Beziehung wird als Modell gespeichert, die Haltung des Täters assimiliert; später kann dann die internalisierte Gewalt in der Rolle als Täter oder als Opfer agiert werden, ohne dass die Betreffenden einen inneren Zusammenhang zu den früheren Erfahrungen bemerken;
- die typischen Merkmale der Borderline-Struktur, wie z.B. Defizite in der Fähigkeit zur Affektregulation und Impulskontrolle, der Realitätswahrnehmung und -prüfung, der Selbst-Objektdifferenzierung, Identitätsdiffusion, archaische Ängste und eine noch eingeschränktere Mentalisierungsfähigkeit als Borderline-Patient:innen in psychiatrischen Kliniken (Fonagy 2004);
- schwere Bindungsstörungen; so haben beispielsweise Missbrauchstäter zu mindestens 70 % einen vermeidenden oder ängstlich-vermeidenden Bindungsstil (Lehmann 2005); das bedeutet u. a., dass sie sehr misstrauisch in Beziehungen und bezüglich der Wahrnehmung und Integration von Gefühlen sowie interpersoneller Fähigkeiten behindert sind, sie erleben die Umwelt grundsätzlich als feindselig und unvorhersehbar (Lehmann 2005; Levinson & Fonagy 2004);
- eine mangelhafte Empathiefähigkeit (Bauer 2006), sodass sie u. U. gar nicht begreifen, dass oder warum andere unter ihren Handlungen leiden;
- spezifische Bewältigungsstrategien, die angewendet wurden, um mit den Erfahrungen irgendwie zurechtzukommen, insbesondere die projektive Identifizierung; diese erleichtern Gewalthandlungen sich selbst oder anderen gegenüber (Heyden 2011).

Die Reinszenierungen eigener Opfererfahrungen sind demnach als Bewältigungsversuche zu verstehen. Sie haben zudem eine entlastende Funktion und dienen der Entledigung eigener Opferanteile. Traumatisierungen, zu denen kein oder wechselnder und inkonsistenter Zugang besteht, werden eher in der Wiederholung ausagiert als Traumatisierungen, die auch als solche erinnert und interpretiert werden können (Wetzels 1997). Die abgespaltenen Affekte werden auf andere projiziert und dann in ihnen bekämpft. Als »andere« bieten sich Schwächere, wie z.B. (eigene) Kinder an, die sich nicht wehren können. Studien über Kindesmisshandlung haben gezeigt, dass ein emotionaler und kognitiver Zugang zu den traumatischen Erfahrungen und ihre subjektive Bewertung als Misshandlung und damit als falsch die Gefahr der Wiederholung verringern (Egeland & Susman-Stillman 1996; Leifer et al. 2004).

22.2 Komplex traumatisierte Straftäter

Es bestand in der Fachwelt bis vor wenigen Jahren keine Einigkeit darüber, ob Gewalt- und Sexualstraftäter überhaupt als selbst traumatisiert angesehen werden sollten. Wissenschaftliche Studien haben dies aber mittlerweile ausreichend belegt (vgl. Driessen et al. 2006). Dennoch wird in vielen Einrichtungen noch immer die Haltung vertreten, dass die Behandlung nicht auf Heilung ausgerichtet sein dürfe, weil (beispielsweise sexuelle) Devianz als veränderungsresistente Disposition zu verstehen sei. Entsprechende Behandlungsansätze zielen auf eine lebenslange Selbstkontrolle der devianten Impulse der Täter (Brand 2006; Müller-Isberner & Cabeza 1999; Schneider 1998).

Literatur über Täter mit komplexen Traumafolgestörungen und Behandlungskonzepte finden sich am ehesten in der forensischen Literatur, da es sich hier um überführte Straftäter handelt, an denen Studien durchgeführt und die zu einer Behandlung gezwungen werden. Ohne äußeren Zwang begeben sich traumatisierte Täter selten in psychotherapeutische Behandlung, da sie oft wenig unter den Traumafolgen leiden – sie agieren die selbst erfahrenen Traumatisierungen in den Beziehungen zu ihren Opfern aus (Hirsch 2004). Ein guter Überblick über mögliche psychodynamische Zusammenhänge findet sich bei Dammann (2008a, S. 192 f.). Strafrechtlich (noch) nicht auffällig gewordene traumatisierte Täter erleben sich eher als Opfer und kommen höchstens darüber in Behandlung. Bis weit in die 2000er Jahre sahen viele Fachleute komplex traumatisierte Straftäter noch als schwer oder unbehandelbar an und es gab keine spezifische Behandlungsansätze für sie (Fricke & Reddemann 2000; Levenson 2013; Bernstein et al. 2021). »It should be noted that the treatment programs to date generally are not developed for the treatment of personality disorders, *per se*. Rather, there is an acknowledgment that the presence of a personality disorder typically complicates treatment and makes functional improvement more difficult.« (Trestman et al. 2007, S. 231).

Borderline- und dissoziale Persönlichkeitsstörungen sind in der Regel Folge komplexer Traumatisierungen in der Kindheit (z. B. MacIntosh et al. 2015, DeLisi et al. 2019). Je nach Gründlichkeit der Erfassungsmethoden findet man bei inhaftierten Straftäterpopulationen bis zu 35,2 % (oftmals undiagnostizierte) Borderline-Persönlichkeitsstörungen (Vicens et al. 2012) und bis zu 25,5 % (Slade & Forrester 2013) dissoziale Persönlichkeitsstörungen, sowie andere psychische Erkrankungen, die ebenfalls Trauma-Hintergründe haben können. Eine Überblicksarbeit (Baranyi et al. 2018) an insgesamt 21 099 Häftlingen in 20 Ländern ergab zudem eine Punkt-Prävalenz für PTBS von 6,2 % bei männlichen und 21,1 % bei weiblichen Häftlingen, was in etwa 5- bzw. 8-fach höher ist als in der Allgemeinbevölkerung (Baranyi et al. 2018, S. 142). Die Autoren der Studie problematisieren, dass die Raten aus ärmeren Ländern sehr viel niedriger sind als aus westlichen Staaten. Es ist somit davon auszugehen, dass diese Zahl eine Untergrenze darstellt.

Täter-Therapie findet in Deutschland hauptsächlich in forensischen Kliniken (Maßregelvollzug) und in Sozialtherapeutischen Anstalten (Regelvollzug) statt. In forensischen Kliniken befinden sich gefährliche Täter mit einer psychiatrischen Diagnose und hoher Rückfallgefahr. Sexualstraftäter mit einer Haftstrafe von über zwei Jahren müssen in Deutschland in einer Sozialtherapeutischen Anstalt behandelt werden. Diese Patientengruppen weisen zu mindestens 50 % mindestens eine Persönlichkeitsstörung auf (Fazel & Danesh 2002; Frädrich &

Pfäfflin 2000; von Schonfeld et al. 2006, Vicens et al. 2011). Komplex Traumatisierte befinden sich also sowohl in psychiatrischen und psychosomatischen Kliniken sowie in ambulanten Praxen als auch in Gefängnissen – und im Falle noch unaufgedeckter Gewalt- und Sexualdelikte »auf der Straße«.

Opfer als Täter tauchten bis zur Jahrtausendwende in Fachpublikationen kaum auf (Dulz et al. 2000, S. 498). Nur zu jugendlichen Tätern gibt es schon seit längerem eine größere Anzahl an Studien und Artikeln und der Zusammenhang zwischen eigener Traumatisierung und gewalttätigem Verhalten für Jugendliche ist mittlerweile ausreichend belegt (vgl. Zettler 2020).

Kürzlich hat es eine Trendwende gegeben und man stellte fest, dass sich auch der Behandlungserfolg erwachsener Täter verbessern lässt, »... wenn die psychischen Folgen von Gewalterfahrungen und traumatischen Erlebnissen in die Straftäterbehandlung einbezogen werden« (Hosser & Bosold 2005, S. 77; s. auch Bauriedl 2002, Levenson 2013).

22.3 Behandlungsziele

Da das Behandlungsziel in der Straftätertherapie nicht in erster Linie in der Heilung der psychischen Erkrankung, sondern im Schutz der Gesellschaft (**Rückfallprävention**) liegt, interessieren sich viele Einrichtungen nach wie vor nicht ausreichend für die Traumatisierung vieler Täter, obwohl (neuere) Studien eindeutig belegen, dass von komplex traumatisierten Tätern eine erhöhte Rückfallgefährdung ausgeht (Grann et al. 2008; vgl. Dalsklev et al. 2019; Jäggi et al. 2016; Kim et al. 2016; Seifert et al. 2018).

22.4 Behandlungsmethoden

Die möglicherweise wichtigste Erkenntnis aus der Tätertherapieforschung lautet: »Es gibt keine Methode, mit der allein alle (forensisch) psychotherapeutischen Aufgaben zu lösen wären« (Pfäfflin & Kächele 2002, S. 261; s. auch Andrews & Bonta 2003; Bauriedel 2002; DGfS 2007; Schneider & Weißig 2008). Sicher ist auch, dass Therapieverfahren für komplex traumatisierte Täter jenseits manualisierter Rückfallpräventionsprogramme notwendig sind, will man diese Patientengruppe erreichen. Es scheint sich zudem mittlerweile die Erkenntnis durchzusetzen, dass die Kosten für eine längere und intensivere Therapie sich lohnen, da dadurch das Rückfallrisiko gesenkt werden kann.

Traumatherapie

Aus **traumatherapeutischer Sicht** wäre ein konfrontatives Arbeiten mit traumatisierten Tätern zu Behandlungsbeginn kontraindiziert, da dies ihre dysfunktionalen Bewältigungsstrategien eher noch verstärke (vgl. Levenson 2013). Die Patienten müssten sich eigentlich zuerst stabilisieren, bevor man mit ihnen an den eigenen Traumatisierungen arbeiten kann, danach erst könnte eine fruchtbare Auseinandersetzung mit ihren Straftaten erfolgen. Bevor sie echte Opferempathie, soziale Kompetenzen, Verantwortungsübernahme und Beziehungsfähigkeit entwickeln könnten, wäre eine kognitive, affektive und körperliche Integration der eigenen traumatischen Erfahrungen notwendig (Fricke & Reddemann 2000; Pfäfflin 2000; Reddemann & Sachsse 1997). Andererseits leiden viele traumatisierte Täter gerade nicht unter posttraumatischen Symptomen, sodass der Nutzen einer unmodifizierten Traumatherapie für diese Patienten fraglich ist. Hinzu kommt, dass sie ja nicht nur Opfer, sondern eben auch Täter sind und die ausschließliche Konzentration auf eine Seite letztlich äußerer Ausdruck der inneren Spaltung der Täter ist und damit u. U. die Pathologie noch verstärken könnte. Interessant ist, dass die Ausbildung einer Posttraumatischen Belastungsstörung bei Gewalt- und Sexualstraftätern als prognostisch günstig gewertet wird, weil angenommen wird, dass sie mit wachsendem Zugang zu sich selbst zu leiden beginnen (Minne 2010, S. 121).

Traumatherapeutische Konzepte für Straftäter mit PTBS kommen in Gefängnissen erst seit ca. zehn Jahren zum Einsatz. So wurde beispielsweise das TICC (*trauma-informed correctional care*) entwickelt, eine Fortbildung für Gefängnispersonal, die vermittelt wie man mit Straftätern mit PTBS-Symptomatik (nicht) umgehen sollte (Miller & Najavits 2012).

Das TIC (*trauma-informed care*) ist eine Fortbildung für die Behandlung komplex traumatisierter Täter, die sich als Ergänzung zu bestehenden therapeutischen Ansätzen versteht. Es wird aktuelles Wissen über die Funktionsweise und destruktiven Beziehungsdynamiken komplex traumatisierter Patienten vermittelt (Levenson & Willis 2019). Aggressives und missbräuchliches Verhalten wird unter dem Blickwinkel des frühen Traumas betrachtet. TIC betont die Stärken vor der Pathologie und die Entwicklung von sozialen Fertigkeiten vor der Symptom-Reduktion. Außerdem soll das Konzept dafür sorgen, dass die missbräuchlichen Dynamiken sich nicht unerkannt in der helfenden Beziehung wiederholen (Levenson 2013). Es wird allerdings nicht erklärt, wie das Personal diese Fähigkeiten erlangen soll. Eine rein theoretische Wissensvermittlung dürfte da nicht ausreichen. Aus Sicht der Autorin wären dazu viele Jahre Selbsterfahrung nötig.

Kognitive Verhaltenstherapie

In der Straftäterbehandlung haben sich kognitiv-verhaltenstherapeutische und deliktorientierte Verfahren mit dem Ziel der Rückfallprävention durchgesetzt (Hoffmann & Kluttig 2006; Trestman et al. 2007), da sie relativ einfach durchzuführen sind und ihre Wirksamkeit für andere Patientengruppen empirisch belegt ist. Bis ungefähr 2010 kamen hauptsächlich standardisierte, **manualisierte Behandlungsprogramme im Gruppenformat** zur Anwendung (Lamott & Pfäfflin 2009), deren Richtlinien für nichtforensische Patienten entwickelt wurden (Stone 2008). Die Inhalte waren nach dem Baukastenprinzip zusammengestellt: Verantwortungsübernahme für die begangenen Straftaten, Modifikation des kriminogenen Denkens, Aufbau von Opfer-Empathie, Aufbau sozialer Kompetenzen, Training von Selbstsicherheit, Wut-Management und, wenn nötig, Behandlung von Alkohol- und Drogenabhängigkeit (vgl. Trestman et al. 2007).

Während psychoedukative Ansätze durchaus hilfreich in der Täterbehandlung sein können, indem sie – ohne Widerstand oder Abwehr auszulösen – kognitive Veränderungen bewirken und zudem auch von weniger erfahrenen Personen angewandt werden können, hat es sich gezeigt, dass eine zu starke Betonung auf die Inhalte von *Relapse-Prevention*-Programmen (RP; nach Pithers 1990) die Defizite der Täter zu sehr betont und damit eher Vermeidung auslöst, was sich langfristig ungünstig auswirkt (Frost et al. 2009). Hinzu kommt, dass der klassische *Relapse-Prevention*-Ansatz Behandlungsmilieus produzieren kann, die von Antagonismus und Konkurrenz geprägt sind, was Zielen wie Abbau gewalttätiger Verhaltensweisen, Aufbau konstruktiver sozialer Interaktionsstile und Resozialisation widerspricht (Frost et al. 2009). Der Behandlungserfolg dieser Ansätze hält sich, wenig überraschend, in Grenzen (Ross 2013).

Die bekanntesten Modelle zur allgemeinen Straftäterrehabilitation aus den vergangenen Jahrzehnten sind das *Risk-Need-Responsivity-Modell* (RNR) und *Good Lives Modell* (GLM). Das RNR fasst empirisch nachgewiesene wirksame Prinzipien für eine erfolgversprechende Therapie zusammen. Dazu gehören das Risikoprinzip (die Ausrichtung der Therapie am Rückfallrisiko), das Bedürfnisprinzip (Interventionen müssen auf die Veränderung für die Straftaten ursächlicher Faktoren fokussiert sein), das Ansprechbarkeitsprinzip (am erfolgversprechendsten sind kognitiv-behaviorale Interventionen, die auf die jeweilige Persönlichkeit, sowie Lern- und Erlebensstile des Straftäters abgestimmt sind). Kritisiert wird am RNR, dass es zu sehr an den Straftaten orientiert ist, zu vage bezüglich der Umsetzung bleibt und die Operationalisierbarkeit zur Überprüfung der Kriterien in den jeweiligen Institutionen schwach ist. (Schmidt 2019, S. 216).

Das *Good-Lives-Modell* (GLM; Ward & Stewart 2003) vertritt einen konstruktiven therapeutischen Umgang mit den Tätern vor dem Hintergrund eines humanistischen Menschenbildes. Solche Ansätze betonen weniger die individuelle Pathologie, sondern fokussieren auf die Entwicklungs- und Beziehungsbedürfnisse der Täter (Ware et al. 2010, S. 736). Das GLM geht davon aus, dass eine Therapie dem Straftäter zur Entwicklung einer prosozialen Identität verhelfen muss, wenn sie das Rückfallrisiko senken will (Schmidt 2019, S. 218). Es gibt bislang allerdings (noch) keine empirischen Daten, die die Wirksamkeit belegen (ebda., S. 219; vgl. Grønnerød et al. 2015).

Manche der Therapiekonzepte drücken in erster Linie ein grundsätzlich fehlendes Verständnis für die Bedeutung komplexer Traumatisierungen aus: So sieht beispielsweise ein Manual für eine ambulante Täter-Gruppentherapie des bekannten holländischen Tätertherapeuten Ruud Bullens mit 30 Sitzungen für die vierte Sitzung die Thematisierung eigener Opfererfahrungen vor (van Beek & Bullens 2004). Dies ist keineswegs eine Ausnahme (vgl. David et al. 2005, S. 26 f.). Wer mit komplex traumatisierten Patienten psychotherapeutisch gearbeitet hat, weiß, dass eine nachhaltige Bearbeitung schwerer Beziehungstraumata ein langwieriger Prozess ist, der sich oft über Jahre vollzieht.

Es gibt einige kognitiv-behaviorale Ansätze, die explizit auf die Traumatisierung der Täter ausgerichtet sind, wie z. B. die Dialektisch-Behaviorale Therapie – Forensik (DBT-F) bzw. die Integrativ-behaviorale Therapie (IBT), eine an den Maßregelvollzug angepasste Modifikation der Dialektisch-Behavioralen Therapie (DBT; nach Linehan), die ursprünglich explizit für traumatisierte Borderline-Patientinnen entwickelt wurde. Die IBT beinhaltet neben der Einzel- und Gruppentherapie eine Phase, in der traumatisierten Tätern gesondert eine Traumatherapie mit EMDR oder Expositionstechnik angeboten wird (Schneider & Weißig 2008, S. 381).

Ein großer Nachteil der DBT ist, dass nicht explizit an der Bindungs- bzw. Beziehungsstörung gearbeitet wird (Dammann 2008b, S. 149).

In einem aktuellen Review über Programme für gewalttätige (Ehe-)Männer wird die Berücksichtigung der Traumatisierung der Täter in die (bisher erfolglosen) Interventionsprogrammen als Paradigmenwechsel bezeichnet (Voght et al. 2020)!

Manche kognitiv-verhaltenstherapeutischen Therapien übernehmen Elemente anderer Schulen (Berner et al. 2004, 2007), was nicht nur positiv bewertet wird (Hoffmann 2011, S. 48). Manche Kombinationen aus Kognitiver Verhaltenstherapie und psychodynamischer Therapie scheinen jedoch vielversprechend. Beispielhaft für das stationäre Setting soll hier die österreichische Sonderanstalt Mittersteig erwähnt werden, in der die Patienten mit Kognitiver Verhaltenstherapie beginnen und danach eine tiefenpsychologische Behandlung erhalten (Frottier 2008).

Psychodynamisch orientierte Therapien

Psychodynamisch orientierte Therapeuten setzen i. d. R. voraus, dass Täter zuvor selbst Opfer waren und ihre Straftaten unbewusste motiviert und im Sinne eines Symptoms als Ausdruck einer Psycho- und Beziehungspathologie zu verstehen sind. Daher sind die Behandlungsansätze beziehungsorientiert und zielen auf eine strukturelle Veränderung und Bearbeitung der schweren Beziehungsstörungen ab. Entsprechend wichtig ist das Erleben von Objektkonstanz in der therapeutischen Beziehung: »Die erste wichtige Veränderung ... beginnt im Bereich der Bindung bzw. mit der Fähigkeit, neue Objekte zu introjizieren ... In Anwesenheit eines konstanten Objekts ... entwickelt sich allmählich die Fähigkeit zur Selbstreflexion, ... Objektwahrnehmung, Subjekt-Objekt-Differenzierung ...« und schließlich Opfer-Empathie (Minne 2010, S. 126; s. auch Bauriedl 2002; Schott 2009). Folglich wird eine tiefenpsychologisch oder (modifiziert) analytische Tätertherapie deutlich komplexer und differenzierter sein, länger dauern und erfordert eine langjährige qualifizierte psychotherapeutische Ausbildung, die vermutlich im Bereich der Straftätertherapie als zu kostenintensiv eingeschätzt wird, zumal die Bearbeitung der Traumatisierung nicht das primäre Behandlungsziel ist. Forensische Kliniken haben sich seit den 1980er Jahren von psychodynamischen Behandlungsmethoden abgewandt (vgl. Schmidt 2019). Seit den 2010er Jahren werden sie in Deutschland »... wieder zunehmend in Maßregel- und Justizvollzug durchgeführt und evaluiert« (Hoffmann 2012).

Ein tiefenpsychologisches Verfahren, das den Anforderungen nach empirischer Überprüfbarkeit und Manualisierung entspricht, ist eine modifizierte Version der *Transference-focused Psychotherapy* (TFP; Übertragungsfokussierte Psychotherapie) nach Kernberg (Clarkin et al. 2008) – die *Transference-focused Forensic Psychotherapy* (TFFP) mit über die Rückfallprävention hinausgehenden Therapiezielen, nämlich persönliche Artikulationsfähigkeit auf dem Boden einer Integration von Täter- und Opferaspekten in die Gesamtpersönlichkeit und Entwicklung von Trauerfähigkeit (Schneider-Lehmann & Lohmer 2008, S. 219). Obwohl die TFFP eigentlich als Einzeltherapie konzipiert ist, wird sie mit Gruppentherapie kombiniert (Dammann 2008b, S. 175) und ist idealerweise in das Konzept einer **»therapeutischen Gemeinschaft«** integriert (Kluttig 2008, S. 248). Die Behandlung erfolgt unter Hierarchisierung der Ziele sowie starker Beachtung von Suizidalität und jedes den Fortgang der Therapie gefährdenden Verhaltens (Kluttig 2008, S. 160). Wie für eine psychodynamische Therapie üblich werden keine Fertigkeiten vermittelt, sondern es wird davon ausgegangen, dass sich Verhaltensprobleme ändern werden und lösen lassen, wenn die Täterpatienten sich besser verstehen und abgespaltene Partialobjektbeziehungen integriert haben (Kluttig 2008, S. 149).

Für psychotisch oder niedrig strukturierte Borderline-Delinquenten wird die Psychodynamisch-Supportive Forensische Psychotherapie (PSFP) empfohlen (Lackinger & Zimprichová 2008, S. 76).

In manche Behandlungskonzepte wurden Elemente der Bindungstheorie aufgenommen. Es wurde begonnen, die Mentalisierungsbasierte Therapie (MBT) für Straftäter zu modifizieren (Ross et al. 2009; Hoffmann et al. 2012; Lamott & Pfäfflin 2009; Pfäfflin et al. 2008; Lackinger 2008b). Diese Therapieform ist für komplex traumatisierte Täter indiziert, weil sie speziell auf die Folgen von Beziehungstraumata und die daraus resultierenden Mentalisierungsdefizite der Täter ausgerichtet ist (Bolm 2009).

Der Kontext, in dem die Behandlung stattfindet, spielt eine nicht unwesentliche Rolle für den Behandlungserfolg. Einrichtungen, die mit dem Konzept einer **»therapeutischen Gemeinschaft«** (Ware et al. 2010; Hoffmann et al. 2012) arbeiten, also beziehungs-, ressourcen- und entwicklungsorientiert sind, Verantwortungsübernahme stärken sowie die Therapie intensivieren und vertiefen, sind für beziehungsgestörte und traumatisierte Täterpatienten sicherlich besser geeignet als Strafanstalten und traditioneller Maßregelvollzug, die (re-)traumatisierend wirken (Levenson & Willis 2019, S. 490; Miller & Najavits 2012).

Schematherapie

Aktuell erfolgversprechend scheint eine von Bernstein et al. (2007; Keulen-de Vos et al. 2014) auf die Forensik angepasste Variante der Schematherapie nach zu sein. Die Schematherapie versteht sich allgemein als integrativer Behandlungsansatz für Persönlichkeitsstörungen, in welchem kognitive, behaviorale, psychodynamische, beziehungsorientierte und humanistische Elemente zur Anwendung kommen. Die Behandlung in der Forensik fokussiert hauptsächlich auf die Veränderung der frühen maladaptiven Schemata, der Zustände von Wut, Impulsivität, Aggression, Überlegenheit, Unehrlichkeit und Manipulation und fördert gesunde Zustände von Selbst-Reflexion, Selbst-Regulation und emotionale Bindung zu anderen (Bernstein et al. 2019, S 654 f).

Die forensische Schematherapie ist mittlerweile als erste evidenzbasierte Therapie für persönlichkeitsgestörte (Vom Typus B) Straftäter in den Niederlanden anerkannt (Bernstein et al. 2019, S 655), weshalb sie kurz vorgestellt werden soll.

Im Gegensatz zu kognitiv-behavioralen Ansätzen ist die Behandlungsdauer auf zwei bis drei Jahre angelegt und das Konzept betont traumatisierende Beziehungserfahrungen in der Kindheit (Keulen-de Vos et al. 2014).

Die Therapie besteht aus zwei groben Phasen. Am Anfang stehen individuelle Einschätzung und Konzeptualisierung auf Seiten der Therapeut:innen (keine Selbstverständlichkeit in der Forensik), sowie Psychoedukation der Patienten hinsichtlich des Therapiekonzepts und der Begrifflichkeiten, was es dem Patienten ermöglichen soll, seine inneren Zustände auf wertfreie Weise besprechen zu können. Im zweiten Teil wird daran gearbeitet, die Macht früher maladaptiver Schemata und Coping-Strategien zu reduzieren, um dysfunktionale Verhaltensmuster langfristig aufzubrechen und gesündere Bewältigungsstrategien zu implementieren, so dass der Patient seine emotionalen Bedürfnisse auf konstruktivere Weise beantwortet bekommen kann. Die Bestandteile werden psychodynamisch geschulten Therapeut:innen bekannt vorkommen. Um diese nicht zu verfälschen, verwende ich hier die Originalbegriffe von Bernstein et al. (2019):

- »**Limited Re-Parenting**«: Innerhalb der therapeutischen Beziehung werden einige der unbeantworteten oder frustrierten emotionalen Grundbedürfnisse des Patienten beantwortet. Dieses Element bezeichnen Keulen de-Vos et al. (2014, S. 17) als »Herz der Schematherapie«.
- »**Emphatic Confrontation**«
- »**Here and now therapy relationship**«
- »**Cognitive techniques**«
- »**Experiential techniques**«: Die erneute Verarbeitung der emotionalen Bestandteile früher maladaptiver Schemata und Schema Modi durch Übungen wie Rollenspiel und imaginierte Umschreibung.
- »**Behavorial techniques**«: Modifizierung von maladaptivem Verhalten durch die Praktizierung alternativer, gesunder Verhaltensweisen sowohl innerhalb als auch außerhalb der Therapiestunden.
- »**Schema mode work**«: Anwendung o. g. Techniken mit einer Betonung auf die Schema Modi, z. B. indem der Therapeut die Ausdrucksweise der Schematherapie verwendet.

Bernstein et al. (2021) belegen die Wirksamkeit der Schematherapie hinsichtlich der Rehabilitation einer Hochrisiko-Gruppe gewalttätiger Straftäter mit Borderline-, narzisstischer, paranoider, dissozialer oder kombinierter Persönlichkeitsstörung, die in acht niederländischen Forensiken untergebracht und alle ein bis zwei Jahre neu begutachtet wurden. Der Behandlungserfolg wurde u. a. darin bemessen, ob die Täter (unbeaufsichtigten) Ausgang bekamen. Diese Studie weist nach, was eigentlich logisch ist, nämlich dass schwer persönlichkeitsgestörte aggressive Täter eine intensive Langzeit-Behandlung benötigen, die der Schwere ihrer Erkrankung gerecht wird (Bernstein et al. 2021, S. 11). Die Ergebnisse sind unter der Einschränkung zu sehen, dass die Effekte bezüglich einer verringerten Rückfallrate sich in der Realität erst noch zeigen müssen.

Gruppensetting

Einig ist man sich darüber, dass eine Gruppentherapie Bestandteil jeder Tätertherapie sein sollte, u.a. da sich Leugnungsverhalten, Bagatellisierung und Projektion in der Gruppe durch »Peers« effektiver reduzieren lassen sowie Spaltungsdynamiken sichtbar und bearbeitbar werden (vgl. Berner et al. 2007; Bullens & Egg 2004; Feil & Knecht 2007; Habermann et al. 2007; Lamott & Pfäfflin 2009; Moster et al. 2008; Preuss 2007; Keulen-de Vos et al. 2014). Allerdings sind die Ansätze unterschiedlich. Häufig wird die Gruppe nur als Vehikel für die Übermittlung der Inhalte benutzt, im Sinne einer Therapie in der Gruppe, und das Potenzial der Gruppe als therapeutischer Wirkfaktor ignoriert (Frost et al. 2009). Gruppentherapeutische Wirkfaktoren (Yalom 1996), wie Installation von Hoffnung, Universalität des Leidens, Altruismus und soziale Unterstützung, korrigierende Erfahrungen, interpersonales Lernen und Kohäsion, sind nur unter der Voraussetzung realisierbar, dass es sich um eine Therapieform und ein Setting handelt, in der die Täterpatienten Vertrauen aufbauen können. Hierzu würden jedoch qualifizierte Therapeut:innen benötigt, die in Forensik und Maßregelvollzug Mangelware sind (Beier et al. 2000). Empirisch nachgewiesen ist, dass das Gruppenklima wesentlich zum Behandlungserfolg beiträgt (ein nicht gerade überraschendes Ergebnis) (vgl. Levenson 2013). Gemeint sind hier vor allem Kohäsion, Bindung, Fürsorge und Freundschaft zu den Mitgliedern, ein möglichst großer Handlungsspielraum sowie die Möglichkeit, sich emotional auszudrücken. Ebenfalls belegt ist, dass das Gruppenklima durch die Gruppenleiter:innen beeinflusst wird. Positiv wirken sich flexible, offene und unterstützende Leiter:innen aus, die die Teilnehmer dazu ermutigen, ihre Gefühle auszudrücken. Ein direktiver Stil ist nur hilfreich, wenn er vor dem Hintergrund von Fürsorge im Gegensatz zu Formalität angewendet wird (Beech & Hamilton-Giachritsis 2005; Marshall 2005; Marshall et al. 2003; Marshall et al. 2013). Demnach wären also weniger strukturierte psychodynamisch orientierte Therapiegruppen mit einem rezeptiven Gruppenklima (Frost et al. 2006) besser geeignet als strukturierte und manualisierte Trainingsgruppen. Hoffmann und Kluttig (2006) beschreiben, wie lange es in einer 1997 installierten analytischen Gruppentherapie in einem forensischen Setting gedauert hat, bis sich Vertrauen entwickeln konnte. Dann aber hätten Gruppenmitglieder begonnen, über ihre eigenen Opfererfahrungen zu sprechen, und danach erst habe die Gruppe im Sinne einer Holding-Funktion wirken können, sodass auch über die Straftaten gearbeitet werden konnte.

Auch für die Behandler:innen kann die Arbeit in der Gruppe hilfreich und entlastend sein. Inzestuöse Dynamiken von Geheimhaltung, Selbstbetrug, Isolation, Täuschung und Kollusion werden bestenfalls durch Aufdeckung und eine *containende* Gruppenatmosphäre ersetzt (Welldon 1996, S. 69), Qualitäten von Containment und Einsicht, die eine Einzeltherapie nicht leisten könne, werden ermöglicht (Welldon 1997, S. 19).

22.5 Besonderheiten bei der therapeutischen Arbeit mit komplex traumatisierten Tätern

Die Behandlung komplex traumatisierter Täter gestaltet sich aus mehreren Gründen schwierig (Heyden & Jarosch 2010). Eine große Herausforderung für Psychotherapeut:innen ist es, mit Opfer und Täter in ein und derselben Person konfrontiert zu sein. Um den Täterpatienten zu erreichen, müssen die Therapeut:innen eine emotionale Beziehung zu ihm eingehen, dabei müssen sie parteiisch sowohl für das Opfer als auch für seinen Patienten sein. Für eine gelingende Tätertherapie sind die Wahrung von technischer Neutralität bei einer gleichzeitig wohlwollenden, wertschätzenden und akzeptierenden therapeutische Haltung (Dulz et al. 2000, S. 498; Beech & Hamilton-Giachritsis 2005; Bogaerts et al. 2005; Bullens & Egg 2004; Hoffmann 2011; Wößner 2006; Levenson 2013) notwendig.

Täter-Opfer-Dynamiken sind auch in der Psychotherapie außerhalb der Strafjustiz nicht selten. Bei der Behandlung von Borderline-Störungen werden beispielsweise häufig destruktive (Täter-)Anteile sichtbar und »es ist eine Herausforderung für den Therapeuten, ... in den Opfern eben nicht nur das Opfer zu sehen« (Kernberg 2011, S. 698). Gerade bei Borderline-Störungen ist es für einen langfristigen Behandlungserfolg grundsätzlich notwendig, auch die Täter-Introjekte wahrzunehmen und zu bearbeiten (Sachsse 2004), d.h. die Bearbeitung der Identifikation mit dem Täter, »... was im Gegensatz zur konstanten Bemühung der Traumatherapie steht, eine positive Übertragungsatmosphäre zu schützen« (Kernberg 2011, S. 697).

Eine erfolgreiche Behandlung setzt voraus, dass die Behandler:innen selbst vom Veränderungswunsch der Täter überzeugt sind (Bauriedl 2002; Lackinger 2008a).

Bei der therapeutischen Arbeit mit diesen schwer persönlichkeitsgestörten Patienten ist ein umfassendes Wissen über ihre Manipulationsstrategien, Spaltungsneigung, Mechanismen der projektiven Identifizierung, Übertragungs- und Gegenübertragungsdynamiken ebenso nötig wie stabile, regelmäßige Vernetzung mit Mitbehandler:innen und entsprechende Supervision.

Die Einstellung der Therapeut:innen hinsichtlich des Settings (Justizvollzugsanstalt, Forensik, sozialtherapeutische Anstalt) dürfte für den Umgang des Täters mit seiner Situation bedeutsam sein: ob er seine Zeit absitzt und sich nur bestraft und misshandelt fühlt oder ob er die Situation eines gesicherten Milieus als Chance für Entwicklung und Veränderung wahrnehmen kann. Ware et al. (2010, S. 733) betonen, dass ein gesichertes Setting wie der Maßregelvollzug im Gegensatz zu weniger oder ungesicherten Umgebungen Reflexion, Intensität und Aufbau innerer Grenzen ermöglichen kann. Therapeut:innen sollten sich darüber im Klaren sein, dass die Straftäter die »... Container-Funktion fast komplett an die Gesellschaft« delegiert haben (Lackinger 2008a, S. 12).

Literatur

Andrews, D. A., Bonta, J. (2003). The psychology of criminal conduct. 3rd ed. Cincinnati, Ohio: Anderson Publishing Company.
Archer, J. (2000). Sex differences in aggression between heterosexual partners: A meta-analytic review. Psychol Bull; 126: 651–80.
Baranyi, G., Cassidy, M., Fazel, S., Priebe, S., Mundt, A. P. (2018). Prevalence of Posttraumatic Stress Disorder in Prisoners. Epidemiologic Reviews; 40(1): 134–145.
Bauer, J. (2006). Warum ich fühle, was du fühlst: Intuitive Kommunikation und das Geheimnis der Spiegelneurone. München: Heyne.
Bauriedl, T. (2002). Beziehungsanalytische Arbeit mit Sexualstraftätern im Strafvollzug. Recht & Psychiatrie; 2: 54–63.
Beech, A. R., Hamilton-Giachritsis, C. E. (2005). Relationship between therapeutic climate and treatment outcome in group-based sexual off ender treatment programms. Sex Abuse; 17: 127–40.
Beier, K. M., Hartmann, U., Bosinski, H. A. (2000). Bedarfsanalyse zur sexualmedizinischen Versorgung. Sexuologie; 7: 63–95.
Berner, W., Preuss, W. F., Hill, A., Lietz, K. (2004). Tiefenpsychologisch-integrative Tätertherapie. PiD; 5: 128–34.
Berner, W., Preuss, W. F., Briken, P. (2007). Therapie bei sexueller Delinquenz. In: Sigusch, V. (Hg.). Sexuelle Störungen und ihre Behandlung. Stuttgart: Thieme; 3808–22.
Bernstein, D. P., Arntz, A., Vos, M. D. (2007). Schema focused therapy in forensic settings: Theoretical model and recommendations for best clinical practice. International Journal of Forensic Mental Health, **6**(2): 169–183.
Bernstein, D. P., Nijman H. L. I., Karos, K., Keulen-de Vos, M., de Vogel, V., Lucker, T. P. (2019). Schema Therapy for Forensic Patients. In: The Wiley International Handbook of Correctional Psychology. Chichester, UK: John Wiley & Sons Ltd; 654–668
Bernstein, D. P., Keulen-de Vos, M., Clercx, M., de Vogel, V., Kersten, G. C. M., Lancel, M., Jonkers, P. P., Bogaerts, S., Slaats, M., Broers, N. J., Deenen, T. A. M., Arntz, A. (2021). Schema therapy for violent PD offenders: a randomized clinical trial. Psychological Medicine; 1–15.
Bock, M. (2003). Häusliche Gewalt – ein Problemaufriss aus kriminologischer Sicht. Sicherheit und Kriminalität; 53: 25–31.
Bogaerts, S., Vervaeke, G., Goethals, J. (2005). A comparison of relational attitude and personality disorders in the explanation of child molestation. Sex Abuse; 16: 37–41.
Bolm, T. (2009). Mentalisierungsbasierte Therapie (MBT): für Borderline-Störungen und chronifizierte Traumafolgen. Köln: Dtsch Ärzte-Verlag.
Brand, T. (2006). Verurteilte Sexualstraftäter: Evaluation ambulanter psychotherapeutischer Behandlung. Kölner Schriften zur Kriminologie und Kriminalpolitik, Bd. 11. Hamburg: LIT.
Bullens, R., Egg, R. (2004). Therapiemotivation bei Missbrauchstätern. Bewährungshilfe. Soziales. Strafrecht. Kriminalpolitik; 50: 273–86.
Clarkin, J. F., Yeomans, F. E., Kernberg, O. F. (2008). Psychotherapie der Borderline-Persönlichkeit. Manual zur psychodynamischen Therapie. 2. Aufl. Stuttgart: Schattauer.
Dalsklev, M., Cunningham, T., Travers, Á., McDonagh, T., Shannon, C., Downes, C., Hanna, D. (2019). Childhood trauma as a predictor of reoffending in a Northern Irish probation sample. Child Abuse Negl; 97: 104168.
Dammann, G. (2008a). Antisoziale Dimensionen in der Pathologie von Borderline-Patienten. In: Lackinger, F., Dammann, G., Wittmann, B. (Hg.). Psychodynamische Psychotherapie bei Delinquenz. Stuttgart: Schattauer; 184–96.
Dammann, G. (2008b). Einführung in die TFP der Borderline Störung. In: Lackinger, F., Dammann, G., Wittmann, B. (Hg.). Psychodynamische Psychotherapie bei Delinquenz. Stuttgart: Schattauer; 147–75.
David, K. P., Wegner, K., Mielke, F., Grein, N. (2005). Ambulante Tätertherapie. Arbeit mit Sexual- und Gewalttätern. Kiel: Beratungsstelle im Packhaus.
DeLisi, M., Drury, A. J., Elbert, M. J. (2019). The etiology of antisocial personality disorder: The differential roles of adverse childhood experiences and childhood psychopathology. Comprehensive Psychiatry; 92: 1–6.
Deutsche Gesellschaft für Sexualforschung (DGfS) (Hg.) (2007). Behandlungsleitlinie Störungen der sexuellen Präferenz. Praxisleitlinien

in Psychiatrie und Psychotherapie, Bd. 8. Heidelberg: Steinkopff.
Driessen, M., Schroeder, T., Widmann, B., Schönfeld, C.-E. & Schneider, F. (2006). Childhood trauma, psychiatric disorders, and criminal behaviour in prisoners in Germany: A comparative study in incarcerated women and men. The Journal of Clinical Psychiatry, 67: 1486–1492.
Dulz, B., Schreyer, D., Nadolny, A. (2000). Stationäre Psychotherapie: von haltender Funktion, technischer Neutralität und persönlicher Sympathie. In: Kernberg, O. F., Dulz, B., Sachsse, U. (Hg.). Handbuch der Borderline-Störungen. Stuttgart: Schattauer; 483–513.
Egeland, B., Susman-Stillman, A. (1996). Dissociation as a mediator of child abuse across generations. Child Abuse Negl; 20: 1123–32.
Fazel, S., Danesh, J. (2002). Serious mental disorders in 23000 prisoners: A systematic review of 62 surveys. Lancet; 359: 545–50.
Feil, M. G., Knecht, G. (2007). SOTP im Maßregelvollzug – erste Erfahrungen. In: Berner, W., Briken, P., Hill, A. (Hg.). Sexualstraftäter behandeln mit Psychotherapie und Medikamenten. Köln: Dtsch Ärzte-Verlag; 69–83.
Finkelhor, D. (1988). The trauma of child sexual abuse. Two modells. In: Wyatt, G. E., Powell, G. J. (eds). Lasting effects of child sexual abuse. Newbury Park, CA: Sage; 61–81.
Fonagy, P. (2004). The Developmental Roots of Violence in the Failure of Mentalization. In: Pfäfflin, F., Adshead, G. (eds). A Matter of Security. The Application of Attachment Theory to Forensic Psychiatry and Psychotherapy. London, New York: Jessica Kingsley Publishers; 13–56.
Fonagy, P., György, G., Jurist, E. L., Target, M. (2004). Affektregulierung, Mentalisierung und die Entwicklung des Selbst. Stuttgart: Klett-Cotta.
Frädrich, S., Pfäfflin, F. (2000). Zur Prävalenz von Persönlichkeitsstörungen bei Strafgefangenen. Recht & Psychiatrie; 18: 95–104.
Fricke, P., Reddemann, L. (2000). Dem Täter im Opfer begegnen. Forensische Psychiatrie und Psychoterapie; 7.
Frost, A., Daniels, K., Hudson, S. M. (2006). Disclosure strategies among sex offenders: A model for understanding the engagement process in groupwork. J Sex Aggr; 12: 227–44.
Frost, A., Ware, J., Boer, D. P. (2009). An integrated groupwork methodology for working with sex offenders. J Sex Aggr; 15: 21–38.
Frottier, P. (2008). TFP als Baustein eines stationärenTherapiekonzeptes für zurechnungsfähige, gefährliche und geistig abnorme Rechtsbrecher. In: Lackinger, F., Dammann, G., Wittmann, B. (Hg.). Psychodynamische Psychotherapie bei Delinquenz. Stuttgart: Schattauer; 257–68.
Grann, M., Danesh, J., Fazel, S. (2008). The association between psychiatric diagnosis and violent re-offending in adult offenders in the community. BMC Psychiatry; 8(1): 92–98.
Grønnerød, C., Grønnerød, J. S., and Grøndahl, P. (2015). Psychological Treatment of Sexual Offenders Against Children: A Meta-Analytic Review of Treatment Outcome Studies. Trauma, Violence & Abuse; 16(3): 280–290.
Habermann, N., Briken, P., Berner, W. (2007). Ambulante Nachsorge für aus der Haft entlassene Sexualstraftäter. In: Berner, W., Briken, P., Hill, A. (Hg.). Sexualstraftäter behandeln. Köln: Dtsch Ärzte-Verlag; 113–5.
Harten, H. C. (1995). Sexualität, Mißbrauch, Gewalt. Das Geschlechterverhältnis und die Sexualisierung von Aggressionen. Opladen: Westdeutscher Verlag.
Heyden, S. (2011). Vom Opfer zum Täter – Mechanismen der Traumatransmission. Klinische Sozialarbeit. Z Psychosoz Prax Forsch; 7: 4–7.
Heyden, S., Jarosch, K. (2010). Missbrauchstäter. Phänomenologie – Psychodynamik – Therapie. Stuttgart: Schattauer.
Hirsch, M. (2004). Opfer als Täter – über die Perpetuierung der Traumatisierung. PTT 1998; 1: 32–5.
Hirsch, M. (2004). Psychoanalytische Traumatologie – Das Trauma in der Familie. Stuttgart: Schattauer.
Hoffmann, K. (2011). Stationäre Behandlungskonzepte. PTT; 15: 45–52.
Hoffmann, K. (2012). Psychoanalytisch begründete Ansätze in der forensischen Psychiatrie und Psychotherapie. Forum der Psychoanalyse; 28(4): 395–412.
Hoffmann, K., Kluttig, T. (2006). Psychoanalytic and Group-Analytic Perspectives in Forensic Psychotherapy. Group Analysis; 39: 9–23.
Hoffmann, K., Ross, T., Mielke, R., Kluttig, R., Fontao de Roß, M. (2012). Gruppen in der forensischen Psychotherapie. In: Strauß, B., Mattke, D. (Hg.). Gruppenpsychotherapie. Lehrbuch für die Praxis. Stuttgart: Thieme; 427–38.
Hosser, D., Bosold, C. (2005). Posttraumatische Belastungsstörungen bei Inhaftierten. Prax Rechtspsychol; 15: 68–84.

Jäggi, L. J., Mezuk, B., Watkins, D. C., Jackson, J. S. (2016). The relationship between trauma, arrest, and incarceration history among black americans: Findings from the National Survey of American Life. Society and Mental Health; 6(3): 187–206.

Kernberg, O. F. (2000). Persönlichkeitsentwicklung und Trauma – theoretische und therapeutische Anmerkungen. In: Kernberg, O. F., Dulz, B., Sachsse, U. (Hg.). Handbuch der Borderline-Störungen. Stuttgart: Schattauer; 525–36.

Keulen-de Vos, M. E., Bernstein, D. P., Arntz, A. (2014). Schema Therapy for Aggressive Offenders with Personality Disorders. In: Tafrate, R. (Hg.). Forensic CBT: A Handbook for Clinical Practice. New Jersey: Wiley; (66–83).

Kim, E. Y., Park, J., Kim, B. (2016). Type of childhood maltreatment and the risk of criminal recidivism in adult probationers: A cross-sectional study. BMC Psychiatry; 16: 294–302.

Kluttig, T. (2008). TFP in der stationären Forensischen Psychiatrie und Psychotherapie. In: Lackinger, F., Dammann, G., Wittmann B (Hg.). Psychodynamische Psychotherapie bei Delinquenz. Stuttgart: Schattauer.

Lackinger, F. (2008a).Psychoanalytische Strukturdiagnostik und Deliktanalyse bei persönlichkeitsgestörten Delinquenten. In: Lackinger, F., Dammann, G., Wittmann, B. (Hg.). Psychodynamische Psychotherapie bei Delinquenz. Stuttgart: Schattauer; 3–37.

Lackinger, F. (2008b). Übertragungsfokussierte Psychotherapie für persönlichkeitsgestörte Rechtsbrecher. Psychologie in Österreich; 2: 138–148.

Lackinger, F., Zimprichová, D. (2008). Zur Indikation von TFP bei Straftätern. In: Lackinger, F., Dammann, G., Wittmann, B. (Hg.). Psychodynamische Psychotherapie bei Delinquenz. Stuttgart: Schattauer; 66–80.

Lamott, F., Pfäfflin, F. (2009). Psychotherapie für Straftäter. Ein Überblick. Psychotherapeut; 54: 245–50.

Langhinrichsen-Rohling, J. (2005). 10 Greatest »Hits«: Important Findings and Future Directions for Intimate Partner Violence Research. J Interpers Violence; 20(1): 108–18.

Lehmann, E. (2005). Bindung, Angst und Aggression. Dissertation. Hamburg: Universität Hamburg.

Leifer, M., Kilbane, T., Kalick, S. Vulnerability or resilience to intergenerational sexual abuse: the role of maternal factors. Child Maltreat 2004; 9: 78–91.

Levenson, J. (2013). Incorporating trauma-informed care into evidence-based sex offender treatment. Journal of Sexual Aggression; 20(1): 9–22.

Levenson, J. S., Willis, G. M. (2019). Implementing Trauma-Informed Care in Correctional Treatment and Supervision, Journal of Aggression, Maltreatment & Trauma; 4: 481–501

Levinson, A., Fonagy, P. (2004). Offending and attachment. The relationship between interpersonal awareness and offending in a prison population with psychiatric disorder. Can J Psychoanal; 12: 225–51.

Loeffler, H. C., Prelog, A. J., Prabha Unnithan, N., Pogrebin, M. R. (2010). Evaluating Shame Transformation in Group Treatment of Domestic Violence Offenders. Int J Off Ther Comp Criminol; 54: 517–36.

MacIntosh, H. B., Godbout, N., Dubash, N. (2015). Borderline Personality Disorder: Disorder of Trauma or Personality, a Review of the Empirical Literature. Canadian Psychology; 56(2): 227–241.

Marshall, W. L. (2005). Therapist style in sexual offender treatment: influence on indices of change. Sex Abuse; 17: 109–16.

Marshall, W. L., Fernandez, Y. M., Serran, G. A., Mulloy, R., Thornton, D., Mann, R. E. (2003). Process variables in the treatment of sexual off enders: A review of the relevant literature. Aggression Violent Behav; 8: 205–34.

Marshall, W. L., Burton, D. L., Marshall, L. E. (2013). Features of treatment delivery and group processes that maximize the effects of offender programs. In, J. L. Wood & T. A. Gannon (Hg.), Crime and Crime Reduction: The Importance of Group Processes New York: Routledge: 159–174.

Miller, N. A., Najavits, L. M. (2012). Creating trauma-informed correctional care: a balance of goals and environment. European Journal of Psychotraumatology; 3:1: 1–8.

Minne, C. (2010). Psychoanalytische Beiträge zur Behandlung in der forensischen Psychiatrie. Psychotherapeut; 55: 121–7.

Moster, A., Wnuk, D. W., Jeglic, E. L. (2008). Cognitive behavioral therapy interventions with sex offenders. J Correct Health Care; 14: 109–21.

Müller-Isberner, R., Cabeza, S. G. (1999). Kriminalpräventive Ansätze bei persönlichkeitsgestörten Rechtsbrechern. PTT; Sonderband: 91–6.

Müller, J. L., Saimeh, N., Briken, P., Eucker, S., Hoffmann, K., Koller, M., Wolf, T., Dudeck, M.,

Hartl, C., Jakovljevic. A.-K., Klein, V., Knecht, G., Müller-Isberner, R., Muysers, J., Schiltz, K., Seifert, D., Simon, A., Steinböck, H., Stuckmann, W., Weissbeck, W., Wiesemann, C., Zeidler, R. (2017). Standards für die Behandlung im Maßregelvollzug nach §§ 63 und 64 StGB. Interdisziplinäre Task-Force der DGPPN. Nervenarzt; 88(1): 1–29.
Pfäfflin, E. (2000). Psychodynamische Behandlung von Straftätern. Recht & Psychiatrie; 18: 52–6.
Pfäfflin, E., Kächele, H. (2002). Muss Forensische Psychotherapie neu erfunden werden? In: Wischka, B., Jesse, J., Klettke, W., Schaffer, R. (Hg.). Justizvollzug in neuen Grenzen. Modelle in Deutschland und Europa. Lingen: Kriminalpädagogischer Verlag; 254–71.
Pfäfflin, F., Lamott, F., Fontao, M. I., Ross, T. (2008). Mentalisierung und Forensische Psychotherapie. In: Lackinger, F., Dammann, G., Wittmann B (Hg.). Psychodynamische Psychotherapie bei Delinquenz. Stuttgart: Schattauer; 316–25.
Pithers, W. D. (1990). Relapse prevention with sexual aggressors. In: Marshall, W. L., Laws, D. R., Barbaree, H. E. (eds). Handbook of sexual assault. New York: Plenum Press; 343–61.
Preuss, W. F. (2007). Das Hamburger Modell der ambulanten Gruppenpsychotherapie für pädosexuelle Männer. In: Berner, W., Briken, P., Hill, A. (Hg.). Sexualstraftäter behandeln. Köln: Dtsch Ärzte-Verlag; 85–112.
Reddemann, L., Sachsse, U. (1997). Stabilisierung. PTT; 3: 113–47.
Ross, T., Pfäfflin, F., Fontao, M. I. (2009). Persönlichkeitsstörungen im Straf- und Maßregelvollzug. Ausgewählte Ergebnisse der Grundlagen- und Behandlungsforschung. Schweiz Z Psychiatrie Neurologie; 9: 9–14.
Ryan, G., Myioshi, T. J., Metzner, J. L., Krugman, R. D., Fryer, G. E. (1996). Trends in an national sample of sexually abusive youths. J Am Acad Child Adolesc Psychiatry; 34: 17–25.
Sachsse, U. (2004). Täter-Introjekte und Opfer-Introjekte: Fremdkörper im Selbst. In: Sachsse, U. (Hg.). Traumazentrierte Psychotherapie. Stuttgart: Schattauer; 216–28.
Schmidt, A. F. (2019). Ein kritischer Vergleich des Risk-Need-Responsivity Ansatzes und des Good Lives Modells zur Straftäterrehabilitation. Bewährungshilfe – Soziales • Strafrecht • Kriminalpolitik; 66(3): 211–223.
Schneider, H. J. (1998). Die Verbesserung des Schutzes der Gesellschaft vor gefährlichen Sexualstraftätern. Juristen Z; 53: 436–45.
Schneider, W. F., Weißig, N. (2008). Integrative-behaviorale Psychotherapie. Anwendung und Bedeutung der DBT im Maßregelvollzug. In: Lackinger, F., Dammann, G., Wittmann, B. (Hg.). Psychodynamische Psychotherapie bei Delinquenz. Stuttgart: Schattauer; 366–91.
Schneider-Lehmann, A., Lohmer, M. (2008). Supervisorische Erfahrungen mit Forensischer TFP. In: Lackinger, F., Dammann, G., Wittmann, B. (Hg.). Psychodynamische Psychotherapie bei Delinquenz. Stuttgart: Schattauer; 218–25.
Schonfeld v., C. E., Schneider, F., Schroder, T., Widmann, B., Botthof, U., Driessen, M. (2006). Prävalenz psychischer Störungen, Psychopathologie und Behandlungsbedarf bei weiblichen und männlichen Gefangenen. Nervenarzt; 77: 830–41.
Schott, M. (2009). Psychoanalytisch orientierte Psychotherapie im Maßregelvollzug. Behandlung schwer gestörter Patienten. Psychotherapeut; 54: 251–6.
Slade, K., Forrester, A. (2013). Measuring IPDE-SQ personality disorder prevalence in pre-sentence and early-stage prison populations, with subtype estimates. International Journal of Law and Psychiatry; 36(3–4): 207–212.
Stone, M. H. (2008). Grenzen der Behandelbarkeit und Kontraindikationen von TFP bei forensischen Patienten. In: Lackinger, F., Dammann, G., Wittmann, B. (Hg.). Psychodynamische Psychotherapie bei Delinquenz. Stuttgart: Schattauer; 226–41.
Trestman, R. L., Eucker, S., Müller-Isberner, R. (2007). The Treatment of Personality-Disordered Offenders in Germany. Journal of the American Academy of Psychiatry and the Law; 35: 229–34.
van Beek, D., Bullens, R. (2004). Manualisierte ambulante Gruppentherapie für pädosexuelle Straftäter. Recht & Psychiatrie; 2: 84–94.
van der Kolk, B. A., McFarlane, A. C. (2000). Trauma – ein schwarzes Loch. In: van der Kolk, B. A., McFarlane, A. C., Weisaeth, L. (Hg.). Traumatic Stress. Grundlagen und Behandlungsansätze. Paderborn: Junfermann; 28–45.
Vicens, E., Tort, V., Dueñas, R. M., Muro, A., Pérez-Arnau, F., Arroyo, J. M., Acín, E., De Vicente, A., Guerrero, R., Lluch, J., Planella, R., Sarda, P. (2011). The prevalence of mental disorders in Spanish prisons. Criminal Behaviour and Mental Health; 21: 321–332.
Ward, T., Stewart, C. A. (2003). The treatment of sex offenders: Risk Assessment and the good lives model. Prof Psychol Res Pract; 34: 353–60.

Ware, J., Frost, A., Hoy, A. (2010). A Review of the Use of Therapeutic Communities With Sexual Offenders. Int J Off Ther Comp Criminol; 54: 721–42.

Welldon, E. V. (1996). Group-analytic psychotherapy in an out-patient setting. In: Cordess, C., Cox M (eds). Forensic Psychotherapy: Crime, Psychodynamics and the Offender Patient. London: Jessica Kingsley Publishers; 63–82.

Welldon, E. V. (1997). Let the Treatment Fit the Crime: Forensic Group Psychotherapy. Group Analysis; 30: 9–26.

Wetzels, P. (1997). Gewalterfahrungen in der Kindheit. Sexueller Missbrauch, körperliche Misshandlung und deren langfristige Konsequenzen. Baden-Baden: Nomos.

Wößner, G. (2006). Typisierung von Sexualstraftätern. Ein empirisches Modell zur Generierung typenspezifischer Behandlungsansätze. Berlin: Duncker & Humblot.

Yalom, I. (1996). Theorie und Praxis der Gruppenpsychotherapie. Ein Lehrbuch. Stuttgart: Klett-Cotta.

Zettler, H. R. (2020). Much to Do About Trauma: A Systematic Review of Existing Trauma-Informed Treatments on Youth Violence and Recidivism. Youth Violence and Juvenile Justice; 19(3): 1–22.

BRITTA MENNE, RAHEL SCHÜEPP, HELGA MATTHEẞ

23 Komplexe Traumafolgestörungen und Borderline-Persönlichkeitsstörung

23.1 Einleitung

Bei der Borderline-Persönlichkeitsstörung (BPS) finden sich laut DSM-5 und ICD-11 ein tiefgreifendes Muster von Instabilität in zwischenmenschlichen Beziehungen, im Selbstbild und in den Affekten sowie eine deutliche Impulsivität. Der Beginn liegt im frühen Erwachsenenalter und das Muster zeigt sich in verschiedenen Situationen. Neben den allgemeinen Diagnosekriterien für eine Persönlichkeitsstörung müssen mindestens fünf der neun DSM-5-Kriterien (→ Tab. 23-1) zur Diagnosestellung erfüllt sein (APA 2013).

Aufgrund der affektiven Dysregulation, der Impulsivität, wiederholter Selbstverletzungen und der suizidalen Tendenz gehören Menschen mit einer Borderline-Persönlichkeitsstörung zu einer Patientengruppe, welche die behandelnden Fachkräfte im Gesundheitswesen besonderes herausfordert.

Im Rahmen verschiedener Therapieschulen wurden unterschiedliche störungsspezifische Behandlungskonzepte erarbeitet. Zu den evidenzbasierten Verfahren bei einer Borderline-Persönlichkeitsstörung gehören:

- Dialektisch-Behaviorale Therapie (DBT) (Bohus 2019; Linehan 1993, 2008)
- Übertragungsfokussierte Psychotherapie (Clarkin et al. 2001)
- Mentalisierungsbasierte Therapie (Bateman & Fonagy 2004)
- Schematherapie/Schemafokussierte Therapie (Young et al. 2003, dt. 2005)

Einen guten Überblick über die herkömmlichen störungsspezifischen Behandlungskonzepte gibt die S2-Leitlinie zu Persönlichkeitsstörungen der Arbeitsgemeinschaft der Wissenschaftlichen Medizinischen Fachgesellschaften (AWMF). Die Leitlinie (Register Nr. 038/015) ist auf der Homepage der AWMF unter www.awmf.org zu finden.

Während die Mehrzahl der Menschen mit einer Borderline-Persönlichkeitsstörung auf die genannten Verfahren gut anspricht, gibt es Subgruppen, die aufgrund spezifischer Komorbiditäten von den herkömmlichen störungsspezifischen Behandlungskonzepten nicht ausreichend profitieren. Zu diesen zählen Borderline-Patientinnen und -Patienten mit komorbider Posttraumatischer Belastungsstörung (PTBS) und verschiedene weitere Komorbiditätssubgruppen, wie dissoziative Störungen, Aufmerksamkeitsdefizit/Hyperaktivitätsstörung (ADHS) oder Drogen- und Alkoholabhängigkeit (Foa et al. 2009; Schauenburg et al. 2007; Wöller 2013). Für diese Subgruppen wurden inzwischen die Behandlungskonzepte spezifische weiterentwickelt (Steil et al. 2011, Bohus et al. 2020, Wöller et al. 2020). Bei der Behandlungsplanung spielt die diagnostische Zu-

Borderline-Persönlichkeitsstörungen	DESNOS	Überein-stimmung
1. Impulsivität in mindestens zwei potenziell selbstschädigenden Bereichen	5. Impulsive und risikoreiche Verhaltensweisen	++
2. Wiederholte suizidale Handlungen, Selbstmordandeutungen oder -drohungen oder Selbstverletzungen	6. Selbstdestruktives und suizidales Verhalten	++
3. Affektive Instabilität infolge einer ausgeprägten Reaktivität der Stimmung	7. Chronische Affektdysregulation 9. Verzweiflung und Hoffnungslosigkeit	++
4. Chronisches Gefühl von Leere	10. Verlust der bisherigen Lebensüberzeugungen	–
5. Unangemessene, heftige Wut oder Schwierigkeiten, die Wut zu kontrollieren	8. Schwierigkeit, Ärger zu modellieren; Tendenz, andere zum Opfer zu machen	+
6. Identitätsstörung: ausgeprägte und andauernde Instabilität des Selbstbildes oder der Selbstwahrnehmung	4. Änderungen der Selbstwahrnehmung: chronische Schuldgefühle, Selbstvorwürfe, Gefühl, nichts bewirken zu können 10. Verlust bisheriger Lebensüberzeugungen	(+)
7. Muster instabiler, aber intensiver zwischenmenschlicher Beziehungen mit Wechsel zwischen den Extremen Idealisierung und Entwertung	1. Unfähigkeit, zu vertrauen und Beziehungen mit anderen aufrechtzuerhalten 2. Tendenz, erneut Opfer zu werden 3. Tendenz, andere zum Opfer zu machen	+
8. Verzweifeltes Bemühen, tatsächliches oder vermutetes Verlassenwerden zu vermeiden	–	–
9. Vorübergehende, durch Belastungen ausgelöste paranoide Vorstellungen oder dissoziative Symptome	11. Gefühl, fortgesetzt geschädigt zu werden 12. Amnesie 13. Dissoziation 14. Somatisierung	+

– = keine Übereinstimmung; (+) = Übereinstimmung mit Einschränkungen; + = Übereinstimmung; ++ = sehr gute Übereinstimmung

Tab. 23-1: Übereinstimmung der Kriterien von Borderline-Persönlichkeitsstörungen nach DSM-IV und »Disorders of Extreme Stress Not Otherwise Specified« (DESNOS) (nach Driessen et al. 2002)

ordnung zur Entität der Borderline-Persönlichkeitsstörung oder dem Konstrukt der Komplexen Posttraumatischen Belastungsstörung eine nicht unwesentliche Rolle. Gleichzeitig ist diese Zuordnung bis heute schwierig und nicht immer eindeutig (Driessen et al. 2002; Lewis & Grenyer 2009; Sack et al. 2011, Cloitre et al. 2014; Jowett et al. 2020).

Nach Zanarini et al. (2006) steigt das Risiko eines schlechten Behandlungserfolges mit dem Erleben von sexuellem Missbrauch in der Kindheit und substanzgebundenen Abhängigkeitserkrankungen in der Familienanamnese.

Ambulante und stationäre Behandlungserfahrungen zeigen, dass gerade die Überschneidungsbereiche Borderline-Persönlichkeitsstörung plus komplexe Traumafolgestörung sowie Borderline-Persönlichkeitsstörung plus schwere Dissoziation eine besondere Herausforderung an die therapeutische Kunst stellen. Daher lohnt es, diese Gruppen im Folgenden besonders ins Blickfeld zu nehmen.

23.2 Borderline-Persönlichkeitsstörung und komplexe Traumafolgestörungen

Die Prävalenz von traumatischen Erfahrungen und Posttraumatischer Belastungsstörung bei Borderline-Patientinnen und -Patienten wurde in etlichen Studien bestätigt (Fossati et al. 1999; Gunderson & Sabo 1993; Zanarini et al. 1997, 2006; Zlotnik et al. 2002). Zanarini et al. (2002) untersuchten 290 Patientinnen und Patienten mit Borderline-Persönlichkeitsstörungen. 62,4 % gaben sexuellen Missbrauch, 86,2 % andere Formen des Kindsmissbrauches und 92,1 % Vernachlässigung an.

Solche Forschungsergebnisse und klinische Beobachtungen führten zu einer kontroversen, und bis heute immer noch nicht vollständig abgeschlossenen, Diskussion darüber, ob die Borderline-Persönlichkeitsstörung nicht besser als eine komplexe posttraumatische Störung zu konzipieren sei (Driessen et al. 2002; Golier et al. 2003; Sack 2004; Schauenburg et al. 2007, Ford & Courtois 2020). Begründet ist diese Sichtweise vor allen Dingen dadurch, dass es zwischen beiden Störungsbildern hohe symptomatische Überschneidungen gibt und neben einer hohen genetischen Varianz (46 %) als Ursache für die Borderline-Persönlichkeitsstörung v. a. individuellen Stress assoziierte Umweltfaktoren (56 %) eine bedeutende ursächliche Rolle zugeschrieben wird. Zu diesen Umweltfaktoren zählen insbesondere sexueller und emotionaler Missbrauch, sowie Vernachlässigung oder andere schwere Bindungsstörungen (Ford & Courtois 2021). Schwere sexuelle Traumatisierung, so zeigt die Literatur übereinstimmend, ist für die BPS besonders typisch, kommt allerdings gewöhnlich im Sinne einer kumulativen Traumatisierung gemeinsam mit mütterlicher Vernachlässigung oder mütterlichem emotionalen Missbrauch vor (Herpertz 2021, Ford & Courtois 2021).

Dazu kommt, dass die für einen Teil der Borderline-Symptomatik verantwortlich gemachten neurobiologischen und hirnmorphologischen Veränderungen dieselben fronto-limbischen Regelkreise betreffen, die auch mit der Symptomatik eine komplexen Traumafolgestörung in Zusammenhang gebracht werden (Herpertz 2021).

Eine Gegenüberstellung zeigt eine hohe Überschneidung beider Störungsbilder, die in nachfolgenden Untersuchungen immer wieder bestätigt werden konnten (Driessen 2002, Jowett et al. 2020, Ford & Courtois 2021). Bei beiden Diagnosen finden sich ausgeprägte Störungen des Bewusstseins und der Wahrnehmung in Form von dissoziativen Symptomen und Pseudohalluzinationen. Ebenso Schwierigkeiten, Gefühle wahrzunehmen oder angemessen zu regulieren, und mehr oder weniger stark ausgeprägte Impulsivität, vor allem bezüglich Suizidalität und Selbstverletzungsverhalten. Bei beiden Diagnoseeinheiten findet sich ein Selbstbild, das von Selbstunsicherheit, Selbsthass, Scham und Schuldgefühlen geprägt ist. Auch im Bereich der körperlichen Symptome und der Schwierigkeiten einer realistischen Einschätzung des eigenen Körperschemas gibt es deutliche Übereinstimmungen. Damit verbunden zeigen sich in beiden diagnostischen Gruppen ausgeprägte Schwierigkeiten in der vertrauensvollen, vorausschauenden Regulation von Beziehungen, vor allem im Bereich der Sexualität (Dulz et al. 2009).

Gleichzeitig gibt es jedoch auch viele Unterschiede, weshalb sowohl die neue ICD-11 als auch das DSM-5 am Konzept getrennter Entitäten festhalten. Die ICD-11 legt in ihrem Konzept der komplexen Traumafolgestörung nunmehr spezifisch fest, dass für diese Diagnose komplexe posttraumatische Belastungsstörung das klinische Bild einer posttraumatischen Belastungsstörung als Basisvoraussetzung erfüllt sein muss. Das klinische Bild einer posttraumatischen Belastungsstörung wiederum liegt lediglich bei ca. 60 % der z. B. stationär in Deutschland behandelten Borderline-Patientinnen und -Patienten vor (Bohus 2019). Dies, obwohl die Prävalenz an interpersoneller Traumatisierung hoch ist (Ford & Courtois 2021).

Unterschiede fanden sich bei Driesen auch hinsichtlich der Symptome »innere Leere« versus »Verlust von bisherigen Lebensüberzeugungen«, wobei beide Kriterien relativ unscharfe und vor allem Letzteres im Zusammenhang mit frühen Traumatisierungen ein sehr unzuverlässiges Kriterium ist. Unterschiede werden außerdem hinsichtlich der Beziehungsstabilität beschrieben. Während sich Borderline-Patientinnen und -Patienten verzweifelt darum bemühen, tatsächliches oder vermeintliches »Verlassenwerden« zu vermeiden, ihre Beziehungen und ihr Selbstbild oft instabil sind und ihr Verhalten von Impulsivität und Suizidalität geprägt ist, zeigen viele Patienten mit der Diagnose Komplexe Posttraumatische Belastungsstörung diese Verhaltensmuster eher weniger (Jowett 2020). Hier stehen eher intensiver diffuser emotionaler Stress und eine relativ stabile Selbstwahrnehmung von Wertlosigkeit, Scham und Schuldgefühlen mit einem Gefühl des Verrats, der Angst vor Nähe und einer starken emotionalen Distanz in Beziehungen im Vordergrund (Ford & Courtois 2021).

Entsprechend konnten neuere Studien auch zeigen, dass der Unterschied zwischen Borderline-Störung und komplexer posttraumatischer Belastungsstörung ganz erheblich durch unterschiedliche Leitaffekte zum Ausdruck kommt. Bei Borderline-Patientinnen und -Patienten, anders als bei KPTBS-Patienten, kann Ärger als der zentrale Leitaffekt angesehen werden, der erheblich zu allgemeinem Leiden beiträgt, während Freude dieses Leiden vermindert. Für Personen mit KPTBS konnte dieser Zusammenhang so nicht bestätigt werden, hier sind eher Schuld, Scham und Angst leitend.

Trotz der hohen Komorbidität und der Symptomüberlappung zwischen den beiden Diagnoseeinheiten wird also deutlich, dass die Borderline-Persönlichkeitsstörung als Komplexe Posttraumatische Belastungsstörung nicht hinreichend erklärt werden kann.

Vielmehr ist von einer hohen Komorbidität auszugehen, die allerdings nicht nur zwischen komplexer posttraumatischer Belastungsstörung und Borderline-Störung, sondern auch zwischen anderen Störungsbildern besteht. So konnten u.a. Golier et al. (2003) zeigten, dass die Prävalenz von Posttraumatischer Belastungsstörung z.B. bei Paranoider Persönlichkeitsstörung noch höher ist als bei Borderline-Persönlichkeitsstörung.

In einer Multicenterstudie von Sack et al. (2012) wurde die Prävalenz der Komplexen Posttraumatischen Belastungsstörung bei Patientinnen und Patienten mit einer Borderline-Persönlichkeitsstörung untersucht. In fünf spezialisierten Zentren wurden Traumafolgestörungen bei Patienten mit einer Borderline-Persönlichkeitsstudie mit standardisierter Interviewdiagnostik erhoben. Die Ergebnisse dieser Multicenterstudie (Sack et al. 2012) bestätigen mit 79 % die hohe diagnostische Überschneidung mit der Posttraumatischen Belastungsstörung (F43.1). Die Überschneidung von Borderline-Persönlichkeitsstörung mit der Komplexen Posttraumatischen Belastungsstörung liegt bei 55 % und bei 41 % fanden sich schwere dissoziative Störungen mit Fragmentierungssymptomen. Der Vergleich der Gruppe Borderline-Persönlichkeitsstörung und Komplexe Posttraumatische Belastungsstörung mit der Gruppe Borderline-Persönlichkeitsstörung ohne Komplexe Posttraumatische Belastungsstörung ergab, dass Borderline-Patienten mit Komplexer Posttraumatischer Belastungsstörung über signifikant stärkere depressive Symptome, dissoziative Symptome und somatoforme Körperbeschwerden berichteten und damit eine insgesamt höhere Symptombelastung hatten als die Vergleichsgruppe. Eine Untersuchung von Cloitre und Mitarbeitern, konnten zeigen, dass Patienten, die sowohl die Kriterien für eine Borderline-Persönlichkeitsstörung als auch für eine KPTBS erfüllen, insbesondere dadurch gekennzeichnet sind, dass sie, im Gegensatz zu reinen KPTBS-Patienten, vielfältiger traumatisiert waren. Also z.B. neben sexualisierter Gewalt gleichzeitig auch schwere emotionale und körperliche Vernachlässigung oder andere körperliche Gewalt erfahren haben (Cloitre et al. 2014; Jowett 2020).

Auf der Basis dieser Ergebnisse benennen die Autoren folgende Konsequenzen für die Behandlung: »Eine spezifisch auf die Behandlung der Traumafolgesymptomatik ausgerichtete Psychotherapie kann bei entsprechender Komorbidität für Patienten mit Borderline-Persönlichkeitsstörung von hohem Nutzen sein und zu einer Reduktion traumaassoziierter Symptome wie auch zu einer Verbesserung der Fähigkeit zur Affekt- und Selbstregulation führen« (Sack et al. 2012).

23.3 Studienlage zur Behandlung von Borderline-Persönlichkeitsstörung und Posttraumatischer Belastungsstörung

Najavits et al. (2009) zitieren in ihrer Übersicht zu Posttraumatischer Belastungsstörung und komorbiden Störungen zwei Studien, die explizit Behandlungsmethoden zu Borderline-Persönlichkeitsstörung und Posttraumatischer Belastungsstörung untersuchen.

Die Studie von Feeny et al. (2002) untersuchte die Methode *Prolonged Exposure* und das Stress-Impfungstraining. Die Autorinnen verglichen Behandlungserfolge bei Patienten mit Posttraumatischer Belastungsstörung mit und ohne Borderline-Persönlichkeitsstörung. Die Studie zeigt, dass beide Gruppen von den Methoden profitierten, dass allerdings der Zustand der Borderline-Gruppe am Behandlungsende schlechter war als bei der Gruppe ohne Borderline-Persönlichkeitsstörung.

Die Studie von Sachsse et al. (2006) untersuchte die Methoden der Psychodynamisch Imaginativen Traumatherapie (PITT), manualisiert von Reddemann (2004, 2011, 2021), und *Eye Movement Desensitization and Reprocessing* (EMDR) von Shapiro (1995, 2018). Verglichen wurden eine Patientengruppe mit Phase-1-Behandlung (keine traumafokussierte Behandlung) und eine Gruppe mit Phase-2-Behandlung (traumafokussierte Behandlung). Deutlich wurde, dass die Gruppe unter traumafokussierter Behandlung in Bezug auf Symptome signifikant bessere Ergebnisse zeigte.

Eine Erweiterung der Dialektisch-Behavioralen Therapie (DBT) für den Bereich Posttraumatische Belastungsstörung (DBT-PTBS) konnte hohe Effektstärken nachweisen und erwies sich im Vergleich zur etablierten *Cognitive-Processing-Therapy* in der Behandlung erwachsener Traumatisierter sogar als effektiver (Bohus et al. 2011, Bohus et al. 2020; Steil et al. 2011). Die inzwischen veröffentlichte S3-Leitlinie Posttraumatische Belastungsstörung der AWMF empfehlen:

> »Für eine KPTBS nach ICD-11 sollte die psychotherapeutische Behandlung mit einer Kombination traumafokussierter Technikenerfolgen, bei denen Schwerpunkte auf der Verarbeitung der Erinnerung an die traumatischen Erlebnisse und/oder ihrer Bedeutung liegen (siehe Empfehlung 5) sowie auf Techniken zur Emotionsregulation und zur Verbesserung von Beziehungsstörungen im Sinne der Bearbeitung dysfunktionaler zwischenmenschlicher Muster.«
> *(Schäfer et al. 2019).*

Eine differenzierte Empfehlung für die Behandlung bei der häufigen Komorbidität BPS wird in den Leitlinien nicht gegeben.

23.4 Therapieverfahren

Bei der Sichtung von Studien zu Traumafolgestörungen fällt auf, dass Persönlichkeitsstörungen im Studiendesign oft Ausschlusskriterien darstellen.

Wir stellen hier daher ausschließlich Verfahren und Methoden dar, die Traumafolgestörungen erfolgreich behandeln, in der Darstellung explizit auf die Komorbidität der Borderline-Persönlichkeitsstörungen eingehen und Borderline-Patientinnen und -Patienten in die Behandlung einbeziehen. Auf der Basis der vorliegenden Studien weisen die Ergebnisse darauf hin, dass sich die verwendeten therapeutischen Ansätze gegenüber den Kontrollgruppen, auch bezogen auf die zusätzlichen Symptomcluster der KPTBS, effektiv zeigten.

Dialektisch-Behaviorale Therapie (DBT)

Intensiv auseinandergesetzt mit Behandlungsempfehlungen für Patientinnen und Patienten mit Borderline-Persönlichkeitsstörung plus Posttraumatische Belastungsstörung haben sich Dyer et al. (2009) Steil et al. 2014 und Bohus et al. (2011, 2019, 2020). Ergebnis davon war die Entwicklung von DBT-PTBS.

Neben der Vermittlung von Selbstregulationsstrategien im Umgang mit stressinduzierter dissoziativer Symptomatik kommt der Unterbrechung von Vermeidungs- und Escape-Strategien eine besondere Bedeutung zu. Vermeidung ist nach Foa und Meadows (1997) der die Posttraumatische Belastungsstörung aufrechterhaltende Faktor, weshalb der Umgang mit Vermeidungsverhalten und Traumakonfrontation zentrales Element im Prinzip aller etablierten traumatherapeutischen Verfahren ist.

Borderline-Patienten haben besonders viele Vermeidungsstrategien verinnerlicht, um Problemverhaltensweisen und eine traumaassoziierte Symptomatik zu verhindern (Dyer et al. 2009; Steil et al. 2014, Bohus 2019). Bei den Meidungs- und Escape-Strategien handelt es sich sowohl um handlungsbezogenes als auch um kognitives oder emotionales Vermeiden. Dazu gehören u.a. die Neigung, Therapien abzubrechen, Selbsthass, Selbstverletzung, Intoxikation, Aggression, Beziehungsdestabilisierungen, Hochrisikoverhalten und/oder Dissoziation.

Mittels sorgfältiger Verhaltens- und Problemanalysen sollen die dysfunktionalen Escape-Strategien identifiziert und unterbrochen werden. Eine zentrale Rolle weisen Dyer, Steil und Bohus der Erarbeitung einer metakognitiven Kompetenz durch Achtsamkeitstraining und Anwendung von Validierungsstrategien zu (Dyer et al. 2009; Steil et al. 2014, Bohus 2019). Aufrechterhaltende Bedingungen in den verschiedenen sozialen Bereichen sollen konsequent analysiert und angegangen werden. Wenn lebensbedrohliches, therapiezerstörendes oder anhaltend krisengenerierendes Verhalten im Vordergrund steht, empfehlen sie, zunächst eine Dialektisch-Behaviorale Therapie mit Fertigkeiten- oder Skills-Training nach Linehan (2008; Bohus & Wolf 2018) durchzuführen.

Im weiteren Verlauf wird konsequent am Umgang mit Anspannung und dissoziativer Symptomatik sowie mit traumaassoziierten Emotionen gearbeitet. Empfohlen wird, der differenzierten Bearbeitung dysfunktionaler Emotionen wie Schuld, Scham und Ekel mittels klassischer kognitiver Interventionen sowie dem Training der Emotionsregulation besondere Aufmerksamkeit zu schenken und Strategien zu vermitteln, die den Patienten helfen, die emotionale Verwundbarkeit zu verringern.

Sobald Patienten schweres selbstverletzendes oder schädigendes dysfunktionales Verhalten unterlassen sowie missbrauchende Beziehungen beenden können und in der Lage sind, Gefühle zu regulieren, wird mit imaginativem Wiedererleben traumatischer Erinnerungen und Exposition in vivo begonnen, wobei wegen der erhöhten emotionalen Erregbarkeit besonders darauf zu achten sei, dass die Übererregung während der Exposition nicht zu hoch wird. Um Neulernen überhaupt zu ermöglichen (Bohus 2007, 2019), muss die Dissoziation aktiv durch den Therapeuten gestoppt werden.

DBT-PTBS gliedert sich in sieben thematische Behandlung Phasen jeder Behandlungsphase beinhaltet obligatorische und fakultative Behandlungsmodule, die sich schwerpunktmäßig dem Aufbau von Ressourcen zur Emotionsregulation, zur Relativierung von traumassoziierten Grundannahmen, zur Beendigung von dysfunktionalen Bewältigungsstrategien und zur Förderung eines Mitfühlenden Selbst und der Traumaexposition widmen, so dass, auf die vielen unterschiedlichen Symptomkonstellationen bei komplexer PTBS individuell eingegangen werden kann (Bohus 2019).

Phasen der DBT-PTBS Behandlung (Bohus 2019):

- Vorbereitung: Diagnostik, Aufklärung, Anti-Suizidvereinbarung.
- Phase 1: Planung und Motivation
- Phase 2: Bearbeitung der Trauma Models, Entscheidung für den neuen Weg
- Phase 3: Vermittlung von Skills und kognitiven Elementen
- Phase 4: Skills basierte Exposition
- Phase 5: Seinen Frieden machen
- Phase 6: Entfaltung des Lebens
- Phase 7: Abschied

Skills-Training zur affektiven und interpersonellen Regulation (STAIR) und Narrative Therapie (NT)

Die Behandlung im STAIR/NT-Konzept ist nicht explizit für die Behandlung von Borderline-Patienten mit komplexer Traumafolgesymptomatik konzipiert, aber grundsätzlich in ähnlicher Weise Skills-orientiert aufgebaut. Zwei Module kennzeichnen STAIR/NT: (Cloitre et al. 2014):

- Modul I: Emotionsregulation und interpersonelle Fertigkeiten
- Modul II: Erstellen von (Trauma-)narrativen

Im Modul I trägt STAIR/NT in ähnlicher Weise, wie die DBT-PTBS, der Tatsache Rechnung, dass neben der PTBS-Symptomatik besonders Probleme im Bereich der Emotionsregulation und der interpersonellen Beziehungsregulation die Symptomatik komplex Traumatisierter prägen. Störungen der Emotionsregulation werden im STAIR-Konzept vor allem ungünstigen elterlichen Interaktionsmustern zugeschrieben und Probleme in der interpersonalen Beziehungsgestaltung auf ungünstige Schemata zurückgeführt, die sich durch negative Beziehungserfahrungen gebildet haben. Ein wichtiges Ziel von STAIR/NT ist daher, die Patientinnen und Patienten zu befähigen in korrigierenden neuen Beziehungserfahrungen diese Schemata zu reflektieren und z. B. über Rollenspiele zu korrigieren und sich so von traumabedingten Beziehungs- und Verhaltensmustern zu lösen.

> »In seiner Struktur und seinen Interventionen legt die phasenorientierte Behandlung mit STAIR/NT Wert auf eine Balance zwischen der Arbeit an zurückliegenden traumatischen Erlebnissen und den damit verknüpften aktuellen Bedarfen hier und jetzt« *(Schäfer et al. 2019, S. 312).*

Modul II: Erstellen von (Trauma-)narrativen basiert auf einer modifizierten Version der prolongierten Exposition (PE). Sie dient dazu, Narrative von den traumatischen Erfahrungen zu erstellen

Cognitive Processing Therapy (CPT)

Die kognitive Verarbeitungstherapie (*Cognitive Processing Therapy*, CPT) ist eine hoch effiziente Verhaltenstherapie für posttraumatische Belastungsstörungen (Resick et al. 2014, König et al. 2012). Sie hat sich in Vergleichsstudien ebenfalls in der Behandlung von Borderline-Patienten mit posttraumatischer Belastungsstörung als hoch effektiv erwiesen (Bohus et al. 2020). CPT unterscheidet sich von rein kognitiven Theorien darin, dass nicht nur auf die, durch das Trauma ausgelösten dysfunktionalen Kognitionen geachtet wird, sondern auch darauf, wie das Ereignis im Kontext bereits bestehender Überzeugungen verarbeitet wird (König & Rosner 2014). Traumaschemata, misslingende Assimilation und Über-Akkommodation werden als Grundlage dysfunktionaler, die Symptomatik aufrechterhaltender Kognitionen, die als Hängepunkte oder Stolpersteine bezeichnet und in das Zentrum der Therapie gestellt werden. Erfasst und kognitiv verhaltenstherapeutisch bearbeitet werden diese Hängepunkte u. a. über das zweimalige Schreiben, die Analyse und das wiederholte Lesen von schriftlichen Traumaberichten. Ziel ist neben dem Aufdecken von Hängepunkten, die Entwicklung einer, im biographischen Gedächtnis leichter speicherbaren Narration sowie die Habituation an das Erlebte und damit verbundener Gefühle und Gedanken. Untersucht wurden auch Adaptionen wie z. B. *Cognitive Processing Therapy-Cognitive Therapy Only* (CPT-C) (Walter et al. 2014). Diese Form beinhaltet keinen schriftlichen Bericht mehr und führte in einer Studie zu einer schnelleren Symptomverbesserung und weniger Abbrüchen als bei einer Standard-CPT. Im neuesten Manual gilt modifizierte Form ohne Traumanarrativ inzwischen als normales Vorgehen, während das Vorgehen mit schriftlichem Traumabericht für Patientinnen und Patienten empfohlen wird, die eine besonders hohe Dissoziationsneigung aufweisen (Resick et al. 2014, König et al. 2014).

Psychodynamische Ansätze

Herkömmliche beziehungsorientierte psychodynamische Ansätze stoßen bei Patientinnen und Patienten mit Borderline-Persönlichkeitsstörung und Traumafolgestörungen psychodynamischelaut Sachsse (2004) rasch an ihre Grenzen, »weil nahe zwischenmenschliche Beziehungen per se leicht zu Triggern traumatischer Erfahrungen werden – auch, ja gerade die therapeutische Beziehung. Dann kann Trauma-Exposition weiterhelfen, der Aktualisierung des Dort-und-Damals entgegenzuwirken und wieder im Hier-und-Jetzt zu arbeiten« (Sachsse 2004, S. 352).

Die von Reddemann und Sachsse (1996, 1997, 1998, 2000) entwickelte und von Reddemann (2004, 2011, 2021) manualisierte Psychodynamisch Imaginative Traumatherapie (PITT) bewährt sich durch die achtsame und ressourcenorientierte Herangehensweise und die bewusst gestaltete Arbeitsbeziehung als stationärer und ambulanter Behandlungsansatz bei Patientinnen und Patienten mit komplexen Traumafolgestörungen mit und ohne Persönlichkeitsstörungen. Psychodynamisch Imaginative Traumatherapie zeichnet sich insbesondere durch die Förderung der Selbstheilungskräfte, der ressourcenaktivierenden Techniken und die Nutzung von Imagination zur Selbstberuhigung, Selbstfürsorge und Selbsttröstung aus.

Ein besonderes Augenmerk wird auf gerichtet: »In der PITT wird über das Medium einer hilfreichen Beziehung vor allem die Selbstbeziehung betont und mittels Imagination angeregt, diese neu zu gestalten und seelische Wunden damit einer Heilung zuzuführen. Dabei ist die Beachtung des Übertragungs-Gegenübertragungs-Geschehens von zentraler Bedeutung« (Reddemann 2004, S. 4).

Im Rahmen der Aufmerksamkeitsfokussierung auf das Arbeitsbündnis schlägt Reddemann (2011) vor, nachfolgendem Motto zu arbeiten: »Zwei Erwachsene kümmern sich gemeinsam um die Probleme, die jeweils im Zusammenhang mit früheren Erfahrungen stehen, d. h. bildlich gesprochen um Erfahrungen von ›jüngeren Ichs‹ in der Patientin« (Reddemann 2011, S. 82).

Als Voraussetzung für eine Traumabearbeitung werden Sicherheit, Selbstberuhigungs- und Selbsttröstungsfähigkeit und Kontrolle über dissoziatives Verhalten angestrebt. Zur schonenden Traumabearbeitung eignen sich die Beobachtertechnik (Reddemann 2004, 2021) oder die Bildschirmtechnik, gerade auch bei Patientinnen und Patienten mit einer Affektdysregulationsstörung, sehr gut.

Sachsse (2004) weist auf die gute Integrierbarkeit der EMDR-Methode (s. unten) im Rahmen der psychodynamischen Herangehensweise hin.

Wöller (2013) beschreibt die Psychodynamisch Integrative Therapie als wirksame Behandlungsstrategie zur Behandlung bindungs- und beziehungstraumatisierter Patientinnen mit Persönlichkeitsstörungen. Bei seinem phasenorientierten Modell geht es zunächst um Stabilisierung und Strukturaufbau. Dazu gehören:

- Sicherheit, Halt und Stärkung der Bewältigungskompetenz
- Emotionsregulierung und Selbstfürsorge
- Mentalisierung und die Entwicklung stabiler Repräsentanzen

Auf dieser Basis ist eine schonende Traumabearbeitung möglich. Konfliktbearbeitung und die Arbeit an maladaptiven Beziehungsmustern folgen nach der Traumabearbeitung.

Nach Wöller (2013, 2020) gelingt die initiale Beziehungsgestaltung am besten, wenn wir

- »den Patienten erläutern, dass wir ihre chaotische und oft manipulative Beziehungsgestaltung vor dem Hintergrund der Notwendigkeit einer Emotionsregulierung verstehen;
- eine haltende Beziehung zur externen Emotionsregulierung anbieten [...] und
- Techniken der Emotionsregulierung vermitteln«.

Die besonderen Anforderungen an die psychodynamische Therapie der komplexen Posttraumatischen Belastungsstörung unter Berücksichtigung ICD-11 haben Wöller et al. in ihrem Behandlungsmanual wie folgt konzeptualisiert (Wöller et al. 2020):

1. Die psychodynamische Therapiekonzeption folgt einem psychodynamischen, ressourcenbasierten Ansatz, der verhindert eine regressive, Übertragungsbeziehung herzustellen.
2. Sie gestattet explizit die Einbindung von Therapieelementen mit Herkunft aus anderen Therapieschulen.
3. Das psychodynamische Vorgehen soll sich an dem etablierten Phasenmodell orientieren und gleichzeitig flexibel und zyklisch anzuwenden verstanden werden.
4. Die bevorzugten einsichtsorientierten Interventionen sind Klärung und Konfrontation.
5. Nicht die Rekonstruktion der Vergangenheit, sondern die Modifikation der Mus-

ter des impliziten Beziehungswissens sind therapeutisch wirksam.
6. Bei der Konfrontation mit dem traumatischen Material wird strikt darauf geachtet, dass genügend positive Repräsentanzen aktiviert worden sind, um die traumatischen Erinnerungsfragmente damit zu assoziieren.

Eye Movement Desensitization and Reprocessing (EMDR)

EMDR nach Shapiro (1995, 2018) ist eine international anerkannte, sehr wirksame Therapiemethode zur Behandlung Posttraumatischer Belastungsstörungen.

EMDR steht als Abkürzung für *Eye Movement Desensitization and Reprocessing* – Augenbewegungen, Desensibilisierung und Neuverarbeitung.

Im Bereich der Komorbidität Traumafolgestörungen und Borderline-Persönlichkeitsstörungen zeigen Beschreibungen klinischer Erfahrungen, dass sich der Einsatz von EMDR lohnt (Wöller 2003; Müller & Sachsse 2009, 2010; Sachsse et al. 2006; Seliga 2009; Wesselmann & Potter 2009).

In einer Fallstudie beschreiben Brown und Shapiro (2006), wie durch die Bearbeitung der traumatischen Kindheitserinnerungen mit EMDR die dysfunktionalen Affekte verschwanden und die Patientin dadurch in ihrer Selbstbewertung, Affektkontrolle und in der Gestaltung zwischenmenschlicher Kontakte positiv gestärkt wurde.

Der Einsatz der EMDR-Methode bei Persönlichkeitsstörungen wird in eine spezifische Langzeittherapie eingebettet, diese kann sowohl einen tiefenpsychologischen, behavioralen oder anderen grundlegenden Behandlungsansatz haben. Bei schweren Persönlichkeitsstörungen mit instabiler Abwehr und dissoziativer Komorbidität empfehlen Wöller (2003) und Sack (2010, 2020) die Anwendung schonender und ressourcenstärkender Techniken der Traumabearbeitung in der EMDR-Behandlung.

Zur Entwicklung einer angemessenen Affektregulation empfehlen sich in der ersten Phase die Protokolle zur Entwicklung und Installation von Ressourcen mittels bilateraler Stimulation, die im Rahmen einer Einzelfallstudie in zwei Fällen nachweisen, dass sich dadurch Ärgerausbrüche und Selbstverletzungen deutlich verringern (Korn & Leeds 2002). Eine Vielzahl bewährter Techniken zur Ressourcenaktivierung mit EMDR wird von Rost (2014) beschrieben.

In den Fällen von komplexer Posttraumatischer Belastungsstörung und Komorbidität empfiehlt Hofmann et al. (2006, 2014) die Anwendung des »umgekehrten EMDR-Standardprotokolls [...] In diesem Fall müssen auch die erst langsam wachsende Affekttoleranz sowie die Dauerbelastung durch einen instabilen Alltag [...] bei der Behandlung berücksichtigt werden« (Hofmann et al. 2006, S. 101). Bei diesem Vorgehen liegt der Fokus in der Therapie zuerst auf der Bearbeitung der Belastungen, die mit der nahen Zukunft verbunden sind. Danach werden latente Krisenherde, Belastungen und Stress auslösende Trigger-Situationen in der Gegenwart fokussiert und mit verschiedenen Techniken der EMDR-Methode bearbeitet. Im dritten Schritt werden die belastenden Erinnerungen aus der Vergangenheit fokussiert und mit dem EMDR-Standardprotokoll bearbeitet.

Mosquera et al. (2014) unterscheiden sogenannte Basis Optionen zur Anwendung von EMDR bei Menschen mit Borderline-Persönlichkeitsstörungen, wobei sie darauf hinweisen, dass beim BPS Subtyp mit komplexen Dissoziationen noch weitere Differenzierungen notwendig seien. Die beschriebenen Optionen beinhalten zu Beginn Psychoedukation und die ressourcenstärkende EMDR-Technik RDI *(Resource Development and Installation)*, die Einführung der bilateralen Stimulation anhand von eingegrenzten dysfunktionalen Empfindungen und Alltagserfahrungen, die Arbeit an dysfunktionalem Abwehrverhalten (Vermeidung, Zwang, Themen der Übertragung) bis hin zur Bearbeitung von gegenwärtigen Alltagstriggern und dann schließlich dem Durcharbeiten von belastenden Erinnerungen und Traumata in der Biografie (Mosquera 2014, S. 82).

Wöller (2003) betont die Bedeutung eines tragfähigen Arbeitsbündnisses bei der Anwendung von EMDR bei Menschen mit Persönlichkeitsstörungen: »Notwendig ist auch die Reflexion der eigenen Gegenübertragung, um zu verhindern, dass EMDR zur Abwendung eigenen Ohnmachtserlebens oder zur Befriedigung eigener Größen- und Rettungsimpulse verwendet wird. In der Gegenübertragung des Therapeuten sind Rettungsimpulse ebenso wie Hass bewusst zu reflektieren, um ein Ausagieren zu verhindern« (Wöller 2003, S. 21).

Psychotherapie von Borderline-Persönlichkeitsstörung und Traumastörungen im Rahmen der Behandlung struktureller Dissoziation

Übereinstimmend mit Sack et al. (2012) bestätigten etliche Studien das häufige Vorkommen von dissoziativen Symptomen bei Borderline-Persönlichkeitsstörungen (Gershuny & Thayer 1999; Stiglmayr et al. 2001). Dissoziationen müssen unbedingt sorgfältig diagnostiziert und in der Therapieplanung ebenso sorgfältig berücksichtigt werden (Gast et al. 2006; Huber 2020; Mattheß & Nijenhuis 2006; Mattheß & Sack 2010).

Nach der Auffassung von van der Hart et al. (2008) besteht bei der Borderline-Persönlichkeitsstörung in der Regel eine sekundäre strukturelle Dissoziation; dies bedeutet, dass es mehr als zwei distinkte, nicht ausreichend integrierte Persönlichkeitsanteile gibt. Bei Patientinnen und Patienten mit einer Borderline-Persönlichkeitsstörung, bei welchen zusätzlich verschiedene dissoziative Zustände im Alltagsleben vorliegen, besteht sogar eine tertiäre strukturelle Dissoziation (→ Kap. 24). Die strukturelle Dissoziation unterscheidet »anscheinend normale Persönlichkeitsanteile« (ANPs) und »emotionale Persönlichkeitsanteile« (EPs), die auf der Basis unterschiedlicher Aktionssysteme voneinander dissoziiert sind: »Bei BPS wechseln in der Regel ein depressiver, ›leerer‹ ANP und aufgebrachte und überforderte EPs einander ab, wobei letztere auf ein früher erlebtes Trauma fixiert sind, das der Grund für die affektive Instabilität und die Reaktivität des Patienten sein kann [...] Einige dissoziierte Persönlichkeitsanteile nähern sich anderen Menschen und idealisieren diese, wohingegen andere die gleichen Personen vermeiden und in ihrem Wert herabsetzen, wodurch das Geschehen in Beziehungen sehr intensiv wird und diese instabil werden. Somit wetteifern unterschiedliche dissoziierte Persönlichkeitsanteile um die Erfüllung ihrer einander widersprechenden Bedürfnisse: Einige werden dazu getrieben, Bindungen zu entwickeln und bestehende verzweifelt aufrechtzuerhalten, während andere sich dazu getrieben fühlen, Bindungen generell zu vermeiden« (van der Hart et al. 2008, S. 143 f.).

Diesen unterschiedlichen Seiten mit zum Teil widersprüchlichen Handlungstendenzen, die sich untereinander, anderen Menschen oder traumatischen Inhalten gegenüber geradezu phobisch verhalten, ist in der Behandlung in besonderer Weise Rechnung zu tragen. Mattheß und Nijenhuis (2006) empfehlen dafür u. a. die Blendingtechnik: »Bei der Blendingtechnik wird mittels bilateraler Stimulation der Transfer von Aktionssystemen gefördert. Persönlichkeitsanteile, denen bestimmte Handlungsfertigkeiten fehlen (z. B. Abgrenzungsfähigkeit), können durch diese Technik auf besser entwickelte Aktionssysteme anderer Anteile zugreifen« (Mattheß & Nijenhuis 2006, S. 479).

SPEZIFISCHES PHASENORIENTIERTES VORGEHEN nach van der Hart et al. (2008)

Phase 1

- Die Überwindung der Phobie hinsichtlich Bindung und Bindungsverlust, bezogen auf die Therapeutin/den Therapeuten.
- Die Überwindung der Phobie hinsichtlich traumabedingter mentaler Handlungen.
- Die Überwindung der Phobie hinsichtlich dissoziierter Anteile.

Phase 2

- Die Überwindung der Phobie hinsichtlich traumatischer Erinnerungen.

Phase 3

- Integration der Persönlichkeit und Überwindung der Phobien hinsichtlich des normalen Lebens.

23.5 Ausblick

Ein vergleichender Blick zeigt bei allen beschriebenen Ansätzen, bei allen schulenspezifischen Unterschieden deutliche Gemeinsamkeiten. Wie ein roter Faden zeigt sich bei allen Ansätzen die Notwendigkeit, das therapeutische Handeln hierarchisch an Therapiezielen zu orientieren unter gleichzeitig flexibler Gestaltung der Therapie entlang der individuellen Ressourcen und Selbstregulationsfähigkeiten. Hierbei steht am Anfang eine bessere Funktionalität im Vordergrund. Nur mit einer guten und sicheren Basis im Alltag kann es im weiteren Therapieverlauf möglich sein, belastende Erinnerungen aufzuarbeiten. Dieses klar strukturierende Vorgehen gibt den Patientinnen und Patienten bei der Komplexität der Symptomatik Halt und Orientierung und kann häufig Eskalationen in der therapeutischen Beziehung verhindern oder begrenzen. Eine klare Struktur ermutigt neben den Patienten auch die Therapeuten angesichts der Option, sich weiterzuentwickeln, auch bei langjährigem Verlauf nicht nachzulassen und »dranzubleiben«, auch wenn der Weg oft anstrengend und (für beide Seiten) schwierig ist.

Dieses klar strukturierende Vorgehen gibt den Patienten bei der Komplexität der Symptomatik und angesichts der vielen »therapeutischen Baustellen« Halt und Orientierung und verhindert oder begrenzt Eskalationen in der therapeutischen Beziehung. Die Option, Schritt für Schritt auf eine weitere therapeutische Phase hinzuarbeiten, motiviert, dranzubleiben bei einem oft anstrengenden und langwierigen therapeutischen Weg.

Neben den Gemeinsamkeiten scheinen uns auch die unterschiedlichen Herangehensweisen der verschiedenen Therapieansätze gewinnbringend und wichtig. Zum einen, weil sie anspornen, den jeweiligen eigenen Ansatz weiterzuentwickeln, zu differenzieren sowie die Wirksamkeit mit Studien zu belegen, und zum anderen, weil verschiedene Ansätze unterschiedlichen diagnostischen Subgruppen, Bedürfnissen und Vorlieben von Betroffenen entgegenkommen. Gerade das letzte Argument ist angesichts der therapeutischen Herausforderungen, welche die Behandlung von Menschen mit Traumafolgestörungen und komorbiden Persönlichkeitsstörungen mit sich bringen, von besonderer Bedeutung.

Literatur

American Psychiatric Association, Herausgeber (2013). Diagnostic and statistical manual of mental disorders: DSM-5. 5. Aufl. Washington, D. C: American Psychiatric Association.

Bateman, A., Fonagy, P. (2004). Psychotherapy for Borderline Personality Disorder. Mentalization-based Treatment. Oxford: Oxford University Press.

Bohus, M. (2007). Borderline-Störungen. Fortschritte der Psychotherapie. Göttingen: Hogrefe 2019.

Bohus, M. (2007). Zur Versorgungssituation von Borderline-Patienten in Deutschland. PTT; 11: 149–53.

Bohus, M., Wolf, M. (2018). Interaktives Therapieprogramm für Borderline-Patienten. Therapeuten-Version. Stuttgart: Schattauer.

Bohus, M., Dyer, A. S., Priebe, K., Krüger, A., Steil, R. (2011). Dialektisch Behaviorale Therapie für Posttraumatische Belastungsstörung nach sexualisierter Gewalt in der Kindheit und Jugend (DBT-PTSD). Psychother Psych Med; 61: 140–7.

Bohus, M., Kleindienst, N., Hahn, C., et al. (2020). Dialectical behavior therapy for posttraumatic stress disorder (DBT-PTSD) compared with cognitive processing therapy (CPT) in complex presentations of PTSD in women survivors of childhood abuse. A randomized clinical trial. JAMA Psychiatry.

Brown, S., Shapiro, F. (2006). EMDR in the treatment of Borderline personality disorder. Clin Case Stud; 5: 403–20.

Clarkin, J. F., Yeomans, F. E., Kernberg, O. F. (2001). Psychodynamische Therapie der Borderline-Persönlichkeit. Manual zur Transference Focused Psychotherapy (TFP). Stuttgart: Schattauer.

Cloitre, M., Garvert, D. W., Brandon, W., et al. (2014). Distinguishing PTBS, Complex PTBS, and Borderline Personality Disorder: A latent class analysis. Eur. J. Psychotraumatology 5: 25097

Cloitre, M., Cohen, L. R. & Koenen, K. C. (2014). Sexueller Missbrauch und Misshandlung in der Kindheit – Ein Therapiemanual zur Behandlung komplexer Traumafolgen. Deutsche Übersetzung und Bearbeitung von Ingo Schäfer, Stephan Schubert-Heukeshoven und Maria Teichert. Göttingen: Hogrefe.

Driessen, M., Beblo, T., Reddemann, L., Rau, H., Lange, W., Silva, A., Berea, R. C., Wulff, H., Ratzka, S. (2002). Ist die Borderline-Persönlichkeitsstörung eine komplexe posttraumatische Störung? Nervenarzt; 73: 820–9.

Dulz, B., Benecke, C., Richter-Appelt, H. (Hg.) (2009). Borderline-Störungen und Sexualität. Ätiologie – Störungsbild – Therapie. Stuttgart: Schattauer.

Dulz, B., Herpertz, S. C., Kernberg, O. F., Sachsse, U. (Hg.) (2011). Handbuch der Borderline-Störungen. 2. Aufl. Stuttgart: Schattauer.

Dyer, A., Priebe, K., Steil, R., Krüger, A., Bohus, M. (2009). Dialektisch-Behaviorale Therapie zur Behandlung der Posttraumatischen Belastungsstörung mit schweren Störungen der Emotionsregulation. Verhaltensther Psychosoz Prax; 42(2): 283–307.

Feeny, N. C., Zoellner, L. A., Foa, E. B. (2002). Treatment outcome for chronic PTSD among female assault victims with Borderline personality characteristics: a preliminary examination. J Pers Disord; 16(1): 30–40.

Foa, E. B., Meadows, E. A. (1997). Psychosocial treatments for posttraumatic stress disorder: A critical review. Ann Rev Psychol; 48: 449–80.

Foa, E. B., Keane, T. M., Friedman, M. J. (2009). Effective Treatments for PTSD: Practice Guidelines from the International Society for Traumatic Stress Studies. New York: Guilford.

Ford, J. D., Courtois, C. A. (2021). Complex PTSD and Borderline personality disorder. Review. Borderline Personality Disorder and Emotion Dysregulation 8:16.

Fossati, A., Madeddu, F., Maffei, C. (1999). Borderline Personality Disorder and childhood sexual abuse: a meta-analytic study. J Pers Disord; 13: 268–80.

Gast, U., Rodewald, F., Hofmann, A., Mattheß, H., Nijenhuis, E., Reddemann, L., Emrich, H. M. (2006). Die dissoziative Identitätsstörung – häufig fehldiagnostiziert. Dtsch Ärztebl; 103(47): 193–200.

Gershuny, B. S., Thayer, J. F. (1999). Relations among psychological trauma, dissociative phenomena, and trauma-related distress: A review and integration. Clin Psychol Rev; 19(5): 631–57.

Golier, J. A., Yehuda, R., Bierer, L. M., Mitropoulou, V., New, A. S., Schmeidler, J., Silverman, J. M., Siever, L. J. (2003). The relationship of Borderline Personality Disorder to Posttraumatic Stress Disorder and traumatic events. Am J Psychiatry; 160: 2018–24.

Gunderson, J. G., Sabo, A. N. (1993). The phenomenological and conceptual interface between Borderline personality disorder and PTSD. Am J Psychiatry; 150: 19–27.

Hofmann, A. (2014). EMDR. Praxishandbuch zur Behandlung traumatisierter Menschen. 5. Aufl. Stuttgart: Thieme.

Hofmann, A., Galley, N., Solomon, R. (2006). EMDR – Therapie psychotraumatischer Belastungssyndrome. 3. Aufl. Stuttgart: Thieme.

Huber, M. (2020). Trauma und die Folgen. Trauma und Traumabehandlung, Teil 1. Paderborn: Junfermann.

Jowett, S., Karatzias, T., Albert, I. (2020). Multiple and interpersonal trauma are risk factors for both post-traumatic stress disorder and Borderline personality disorder: a systematic review on the traumatic backgrounds and clinical characteristics of comorbid post-traumatic stress disorder/Borderline personality disorder groups versus single-disorder groups. Psychol Psychother. ;93(3):621–38.

Jowett, S. Karatzias, T., Shevlin, M & Albert, I. (2020). Differentiating symptom profiles of ICD-11 PTSD, complex PTSD, and Borderline personality disorder: A latent class analysis in a multiply traumatized sample. Personality Disorders: Theory, Research, and Treatment, 11(1), 36–45.

König, J., Rosner, R. (2014). Cognitive Processing Therapy zur Behandlung der Posttraumatischen Belastungsstörung. Psychotherapeutenjournal 3; 265–273.

König, J., Resick, P. A., Karl, R. & Rosner, R. (2012). Posttraumatische Belastungsstörung. Ein Manual zur Cognitive Processing Therapy. Göttingen: Hogrefe

Korn, D., Leeds, A. (2002). Preliminary evidence of efficacy for EMDR resource development and installation in the stabilization phase of treatment of complex posttraumatic stress disorder. J Clin Psychol; 58(12): 465–87.

Lewis, K., Grenyer, B. F. (2009). Borderline personality or complex posttraumatic stress disorder? An update on the controversy. Harv Rev Psychiatry; 17(5): 322–8.

Linehan, M. M. (1993). Cognitive-Behavioral Treatment of Borderline-Personality Disorder. New York, London: Guilford (dt. Ausg.: Dialektisch-behaviorale Psychotherapie der Borderline-Störung. München: CIP-Medien 2008.

Linehan, M. M. (2008). Trainingsmanual zur Dialektisch-Behavioralen Therapie der Borderline-Persönlichkeitsstörung. München: CIP-Medien.

Mattheß, H., Nijenhuis, E. (2006). Wie behandelt man Patienten mit schwerer struktureller Dissoziation? In: Wöller W (Hg.). Trauma und Persönlichkeitsstörungen. Stuttgart: Schattauer: 465–82.

Mattheß, H., Sack, M. (2010). Bewährte und nützliche Strategien in der Behandlung von Patienten mit komplexen dissoziativen Störungen. PTT; 14(2): 104–16.

Mosquera, D., Leeds, A. M. & Gonzales, A. (2014). Application of EMDR Therapy for Borderline Personality Disorder. Journal of EMDR Practice and Research; 8(2): 74–89.

Müller, S., Sachsse, U. (2009). Langfristige Chancen und Grenzen in der Traumatherapie. Beobachtungen zum Langzeitverlauf der komplexen posttraumatischen Belastungsstörung (kPTBS). In: Jacobs, S. (Hg.). Neurowissenschaften und Traumatherapie. Göttingen: Universitätsverlag; 83–106.

Müller, S., Sachsse, U. (2010). Langzeitverläufe stationärer Psychotherapie bei komplexen Traumafolgestörungen. PTT; 14(2): 127–44.

Najavits, M. L., Ryngala, D., Back, E. S., Bolton, E., Mueser, T. K., Brady, T. K. (2009). Treatment of PTSD and comorbid disorders: In: Foa, B. E., Keane, M. T., Friedman, J. M., Cohen, A. L. (eds). Effective Treatments for PTSD. 2nded. New York: Guilford Press; 508–35.
Reddemann, L. (2004). Psychodynamisch Imaginative Traumatherapie PITT – Das Manual. Stuttgart: Klett-Cotta.
Reddemann, L. (2011). Psychodynamisch Imaginative Traumatherapie PITT – Das Manual. 6. Aufl. Stuttgart: Klett-Cotta.
Reddemann, L. (2021). Psychodynamisch Imaginative Traumatherapie PITT – Das Manual. 11. Aufl. Stuttgart: Klett-Cotta.
Reddemann, L., Sachsse, U. (1996). Imaginative Psychotherapieverfahren zur Behandlung in der Kindheit traumatisierter Patientinnen und Patienten. Psychotherapeut; 41: 169–74.
Reddemann, L., Sachsse, U. (1997). Traumazentrierte Psychotherapie. Teil, I. PTT; 3: 113–47.
Reddemann, L., Sachsse, U. (1998). Traumazentrierte Psychotherapie. Teil II. PTT; 2: 72–108.
Reddemann, L., Sachsse, U. (2000). Traumazentrierte Psychotherapie der chronifizierten komplexen Posttraumtischen Belastungsstörung vom Phänotyp der Borderline-Persönlichkeitsstörungen. In: Kernberg, O. F., Dulz, B., Sachsse, U. (Hg.). Handbuch der Borderline-Störungen. Stuttgart: Schattauer.
Resick, P. A., Monson, C. M., Chard, K. M. (2014). Cognitive processing therapy: Veteran/military version: Therapist and patient materials manual; Washington, DC: Department of Veterans' Affairs.
Rost, C. (2014). Ressourcenarbeit mit EMDR. Paderborn: Junfermann 3. Aufl.
Sachsse, U. (Hg.) (2004). Traumazentrierte Psychotherapie. Stuttgart: Schattauer.
Sachsse, U., Vogel, C., Leichsenring, F. (2006). Results of psychodynamically oriented trauma-focused in patient treatment for women with complex posttraumatic stress disorder (PTSD) and Borderline personality disorder (BPD). Bull Menninger Clin; 70(2): 125–44.
Sack, M. (2004). Diagnostische und klinische Aspekte der komplexen posttraumatischen Belastungsstörung. Nervenarzt; 75: 451–9.
Sack, M. (2010). Schonende Traumatherapie; Ressourenorientierte Behandlung von Traumafolgestörungen. Stuttgart: Schattauer.
Sack, M., Gromes, B. (2020). Schonende Traumatherapie; Ressourenorientierte Behandlung von Traumafolgestörungen. Stuttgart: Schattauer.
Sack, M., Sachsse, U., Dulz, B. (2011). Ist die Borderline-Persönlichkeitsstörung eine Traumafolgestörung? In: Dulz, B., Herpertz, S. C., Kernberg, O. F., Sachsse, U. (Hg.). Handbuch der Borderline-Störungen. 2. Aufl. Stuttgart: Schattauer; 197–202.
Sack, M., Sachsse, U., Overkamp, B., Dulz, B. (2012). Traumafolgestörungen bei Patienten mit Borderline-Persönlichkeitsstörung – Ergebnisse einer Multicenterstudie. Nervenarzt; 30: 1–7.
Schäfer, I., Borowski, J., Cloitre, M. (2019). Behandlung der komplexen PTBS mit STAIR/Narrative Therapie in A. Maercker (Hg.), Traumafolgestörungen, Springer.
Schäfer, I., Gast, U., Hofmann, A. et al. (Hg.) (2019). S3-Leitlinie Posttraumatische Belastungsstörung. Publiziert bei DeGPT: Deutschsprachige Gesellschaft für Psychotraumatologie; AWMF-Registernummer 155–001; Springer
Schauenburg, H., Broda, M., Bohus, M., Doering, S., Lohmer, M., Neher, M., Sachsse, U. (2007). Zur aktuellen Entwicklung der Konzeption und Behandlung von Borderline-Persönlichkeitsstörungen. Eine Expertenbefragung von Henning Schauenburg und Michael Broda. Psychotherapie im Dialog; 8(4): 305–10.
Seliga, M. (2009). Empirically supported treatment interventions for clients with posttraumatic stress disorder and comorbid Borderline personality disorder: A critical review. Praxis; 9: 61–9.
Shapiro, F. (1995). Eye Movement Desensitization and Reprocessing (EMDR): Basic principles; protocols, and procedures. New York: Guilford.
Shapiro, F. (2018). Eye Movement Desensitization and Reprocessing (EMDR): Basic principles; protocols, and procedures. New York: Guilford.
Steil, R., Dyer, A., Priebe, K., et al. (2011). Dialectical behavior therapy for posttraumatic stress disorder related to childhood sexual abuse: a pilot study of an intensive residential treatment program. J Trauma Stress; 24: 1026.
Stiglmayr, C., Shapiro, D., Stieglitz, R., Limberger, M., Bohus, M. (2001). Experience of aversive tension and dissociation in female patients with Borderline Personality Disorder a controlled study. J Psychiatr Res; 35(2): 111–8 (IF3.7).
van der Hart, O., Nijenhuis, E. R., Steele, K. (2008). Das verfolgte Selbst. Strukturelle Dissoziation. Die Behandlung chronischer Traumatisierung

(Originaltitel: The Haunted Self. Structural Dissociation and the Treatment of Chronic Traumatization). Paderborn: Junfermann.
van der Kolk, B. A. (2005). Developmental Trauma Disorder. Psychiatric Annals; 35: 401.
van der Kolk, B. A., Roth, S., Pelcovitz, D., Sunday, S., Spinazzola, J. (2005). Disorders of extreme stress: the empirical foundation of a complex adaptation to trauma. J Trauma Stress; 18: 389–99.
Walter, K. H., Dickstein, B. D., Barnes, S. M., Chard, K. M. (2014). Vergleich der Wirksamkeit von CPT mit CPT-C bei US-Veteranen in einem interdisziplinären stationären PTSD/SHT-Behandlungsprogramm; J Trauma-Stress. Aug; 27(4): 438–45.
Wesselmann D & Potter, A. E. (2009). Change in adult attachment status following treatment with EMDR: Three case studies. Journal of EMDR Practice and Research; 3(3): 178–191.
Wöller, W. (2003). EMDR in der Psychotherapie von Persönlichkeitsstörungen. ZPPM; 1: 17–24.
Wöller, W. (2013). Trauma und Persönlichkeitsstörungen. Stuttgart: Schattauer.
Wöller, W. Lampe, A., Mattheß, H., Schellong, J., Leichsenring, F., Kruse, J. (2020). Psychodynamische Therapie der komplexen posttraumatischen Belastungsstörung: Ein Manual. Schattauer.
Young, J. E., Klosko, J. S., Weishaar, M. E. (2003). Schema therapy: a practioner's guide. New York: Guilford Press (dt. Ausgabe: Schematherapie. Paderborn: Junfermann 2005).
Zanarini, M. C., Williams, A. A., Lewis, R. E., Reich, R. B., Vera, S. C., Marino, M. F., Levin, A., Yong, L., Frankenburg, F. R. (1997). Reported pathological childhood experiences associated with the development of Borderline personality disorder. Am J Psychiatry; 154: 1101–6.
Zanarini, M. C., Yong, L., Frankenburg, F. R., Hennen, J., Reich, D. B., Marino, M. F., Vujanovic, A. A. (2002). Severity of reported childhood sexual abuse and its relationship to severity of Borderline psychopathology and psychosocial impairment among Borderline inpatients. J Nerv Ment Dis; 190(6): 381–7.
Zanarini, M. C., Frankenburg, F. R., Hennen, J., Reich, D. B., Silk, K. R. (2006). Prediction of the 10-year course of Borderline personality disorder. Am J Psychiatry; 163: 827–32.
Zlotnick, C., Franklin, C. L., Zimmerman, M. (2002). Is comorbidity of posttraumatic stress disorder and Borderline personality disorder related to greater pathology and impairment? Am J Psychiatry; 159: 1940–3.

HELGA MATTHEß, RAHEL SCHÜEPP, MARTIN SACK

24 Dissoziative Störungen

24.1 Was ist eigentlich Dissoziation?

Der Begriff Dissoziation wurde schon früh von Pierre Janet (1894; van der Hart 1995; van der Hart et al. 1989) in die Psychiatrie und Psychotherapie eingeführt. Seit einigen Jahren ist Dissoziation als Diagnose auch in die Klassifizierungen der *International Classification of Diseases 10* (ICD-10) und des *Diagnostic and Statistical Manual of Mental Disorders IV*, Textrevision (DSM-4-TR) (APA 2000; Dilling et al. 1993) aufgenommen. Dennoch gibt es bis heute keine von der Fachwelt allgemein akzeptierte Konzeption des Begriffs. Es werden z. B. Befindlichkeiten, Zustände oder Erkrankungen als »dissoziativ« beschrieben. Manche Therapeuten bevorzugen den Begriff Dissoziation für offensichtliche bzw. an der Oberfläche erkennbare Erscheinungsbilder (wie Anzeichen oder Symptome), während andere den Begriff Dissoziation nur für strukturelle Veränderungen verwenden wollen, d. h. für das Eigentliche, was solchen Zeichen und Symptomen unterliegt. Konsens besteht darüber, dass die einer **Ich-Fragmentierung** zugrunde liegenden Mechanismen als »dissoziativ« benannt werden sollten. Eine Diskussion wird hauptsächlich darüber geführt, wie weit ins »Normale« reichende Erscheinungsbilder oder Phänomene noch als dissoziativ bezeichnet werden sollten. Unumstritten ist, dass es beides gibt – sowohl Dissoziation im »normalen Bereich« (häufig auch als Absorption beschrieben) als auch im »pathologischen Bereich«. Auch hier geht es darum, ob eine klare Grenze zwischen normal und pathologisch definierbar ist oder ob es einen allmählichen Übergang von normaler Alltagsdissoziation zu pathologischen Ausprägungen von Dissoziation gibt. Unklar ist auch, ob eine solche Grenze eher durch die quantitative Ausprägung und Einschränkung im Alltag oder durch qualitativ beschreibbare Phänomene beschrieben werden kann. Empirische Ergebnisse in diesem Bereich werfen mehr Fragen als Antworten auf.

Es lässt sich schwer entscheiden, ob bei den zugrunde liegenden Phänomenen ausschließlich mögliches aktives Verhalten des Betroffenen (also Fähigkeiten, Neigungen, Motive, Verteidigung, Flucht etc.) als dissoziativ charakterisiert werden sollte oder das, was der Betroffene für sich passiv erleidet (Teilung, Fragmentierung, Desintegration etc.; Dell & O'Neil 2009).

Unabhängig von der Achse normal – pathologisch können zwei unterschiedliche dissoziative Phänomene beschrieben werden: einmal die Fähigkeit zur Dissoziation per se und zum anderen die Multiplizität, die häufig gemeinsam auftreten können. Schließlich besteht auch noch die Möglichkeit, Dissoziation als Abwehr im psychodynamischen Sinne zu verwenden.

Die **Fähigkeit zur Dissoziation** (manchmal auch als Losgelöstheit oder *detachment* bezeichnet) umfasst eine Unterbrechung der normalen Integration psychischer Fähigkeiten oder Funktionen eines bestimmten Bewusstseins, das ein Selbstgefühl einschließt (APA 2000; DIMDI 1994). Dies umfasst z. B. das Erleben veränderter Bewusstseinszustände teilweise mit Entfremdungseindrücken gegenüber der eigenen Person oder der Umwelt. Begleitet werden diese Bewusstseinsveränderungen häufig von einer Distanzierung gegenüber den eigenen Gefühlen bis hin zur totalen Indifferenz. Zu den normalen Fähigkeiten zur Dissoziation zählen autohypnotische Fertigkeiten oder auch die Fähigkeit, mit konzentrierter Aufmerksamkeit ohne Ablenkung komplexe Aufgaben zu lösen. Zum pathologischen Bereich gehören z. B. Depersonalisation und dissoziative Amnesie.

Im Rahmen der dissoziativen Symptomatik beschreiben Menschen mit einer komplexen Traumafolgestörung oft ein **Fragmentierungserleben,** eine subjektive Wahrnehmung unterschiedlicher Bewusstseinszentren anstelle eines ganzheitlichen Selbst. Es wird häufig auch als Desintegration psychischer Inhalte oder als *compartmentalization* bezeichnet. Hier zeigt sich das Fehlen einer bewussten und willentlichen Kontrolle über kognitive, emotionale und handlungsbezogene Prozesse, die eigentlich einer willentlichen Steuerung unterliegen sollten. Innere Ich-Zustände wie Ego-States bei gesunden Probanden gehören hierbei zu den normalen Ausdrucksformen der Multiplizität, ebenso kulturell akzeptierte psychische Bewusstseinszustände wie Trancephänomene. Die Dissoziative Identitätsstörung und komplexere dissoziative Störungen sind Beispiele für die pathologische Darstellung der Multiplizität. Hier erzeugen diese Automatismen Symptome, ohne dass es für die Betroffenen die Möglichkeit einer selbstwirksamen Beeinflussung gibt. Dass es solche Phänomene gibt, pathologisch – normal, Multiplizität – Fähigkeit zur Dissoziation, ist bei den Experten nicht umstritten, jedoch gibt es Diskussionen darüber, ob alle vier Kategorien als Dissoziation bezeichnet werden sollten oder nur einige.

24.2 Dissoziation in der Diagnoseklassifikation ICD-11

Bereits in den älteren Klassifikationssystem ICD-10 (DIMDI 1994) als auch im DSM-4-TR (APA 2000) wird Dissoziation als »partieller oder vollständiger Verlust der normalerweise gelingenden Integration der jeweiligen Funktionen von Bewusstsein, Gedächtnis, Identität und Wahrnehmung« definiert. Hierbei beschränkt sich das DSM-4 auf psychische Phänomene, wohingegen in der ICD-10 als deskriptive Definition der Dissoziation auch sensorische und motorische Symptome erfasst werden, die unter der Symptomatik der Konversion zusammengefasst sind.

In der neuen Fassung der Diagnoseklassifikation der WHO (ICD-11) werden folgende unterschiedlichen Manifestationen dissoziativer Störungen beschrieben:

- dissoziative neurologische Symptomstörung (6B60),
- dissoziative Amnesie (6B61),
- Trancestörung (6B62),
- Besessenheitstrancestörung (6B63),
- dissoziative Identitätsstörung (6B64),
- partielle dissoziative Identitätsstörung (6B65) sowie
- Depersonalisations- und Derealisationsstörung (6B66).

Dissoziative Symptome müssen aktiv erfragt werden, da sie häufig aus Scham oder Angst, für »verrückt« gehalten zu werden, verborgen werden. Zudem sollte bei Verdacht auf eine Traumafolgestörung dringend auch eine strukturierte Diagnostik dissoziativer Symptome erfolgen. Im klinischen Alltag erweist sich dabei eine Kombination aus Screening mittels des Selbstratings für pathologische Dissoziation DES-T (Spitzer et al. 2015) sowie des strukturierten Interviews SKID-D (Gast et al. 2000) als gute Grundlage.

24.3 Dissoziation bei akuter Belastungsstörung und »einfacher Posttraumatischer Belastungsstörung«

Dissoziative Symptome sind auch in der Definition anderer Diagnosen zu finden, etwa bei der akuten Belastungsreaktion in Form von Bewusstseinseinengung, Stupor, Amnesie, bei der Posttraumatischen Belastungsstörung als Hypermnesie oder als Vigilanzminderung, d. h. einer Bewusstseinstrübung bzw. Bewusstseinseinengung. Bei der emotional instabilen Persönlichkeitsstörung (Depersonalisation oder Derealisation) sind Symptome aus dem dissoziativen Formenkreis expliziter Teil der Diagnosekriterien.

In vielen Studien wurde nachgewiesen (z. B. Murray et al. 2002), dass nicht nur eine peritraumatische Dissoziation, sondern auch eine weiterhin bestehende dissoziative Symptomatik die Entwicklung einer chronischen Posttraumatischen Belastungsstörung besser vorhersagt als andere Symptombereiche der Posttraumatischen Belastungsstörung. Interpretiert werden diese Ergebnisse als Nachweis, dass die Unfähigkeit der Betroffenen, traumatische Geschehen und deren Implikationen zu verarbeiten, Grundlage für die Entwicklung von chronischen Traumafolgestörungen ist. Dies scheint zu einer großen Bandbreite an Defiziten bei der Erinnerung an das traumatische Ereignis zu führen, die von den Schwierigkeiten einer genauen zeitlichen Einordnung der Geschehnisse mit Erinnerungsfragmentierung bis hin zu einer vollständigen dissoziativen Amnesie für das Ereignis selbst führen kann.

Dennoch bleibt auch bei der Diagnose einer akuten Posttraumatischen Belastungsstörung offen, aufgrund welcher seelischen Ursachen oder neurophysiologischen Grundlagen die Betroffenen akut und häufig auch langfristig diese Unfähigkeit zur Integration entwickeln. Vieles in der alltäglichen therapeutischen Erfahrung spricht dafür, dass diejenigen Betroffenen häufig Schwierigkeiten entwickeln, neue Erfahrungen zu integrieren, die aufgrund belastender Vorerfahrungen in der Kindheit (wie Belastungen durch emotionale oder physische Vernachlässigung, massive Bindungsstörung oder Gewalterfahrung) eine verminderte Integrationsfähigkeit zum Zeitpunkt der akuten Traumatisierung, aber auch im weiteren Verlauf des Lebens entwickelt haben. Somit könnte man davon ausgehen, dass diese Menschen bislang ihre kindlichen Belastungs- bzw. Defiziterfahrungen bis in das Erwachsenenalter gut kompensieren konnten und erst aufgrund einer erneuten (aktuellen) Traumatisierung eine Symptomatik von Krankheitswert entwickeln.

Es gibt Hinweise darauf, dass eine in der Kindheit erworbene Fähigkeit zur Dissoziation auch protektive Aspekte hat. Bei in der

Kindheit traumatisierten Patientinnen und Patienten mit ausgeprägten Dissoziativen Symptomen fanden sich beispielsweise signifikant weniger stark ausgeprägte Volumenminderungen des Hippocampus, die als typische Folge von anhaltenden Hochstresserfahrungen gelten (Irle et al. 2007).

24.4 Prävalenz dissoziativer Störungen

Dissoziative Störungentreten häufiger als allgemein angenommen auf. In der Regel unterscheidet man zwischen akuten und chronischen Formen der Dissoziation. Schätzungen für die Prävalenz gehen von leicht divergierenden, z. B. von kulturellen Faktoren abhängigen Raten bei 2–3 % (Spiegel et al. 2011) bzw. von bis zu 10 % (Loewenstein 1994) in der Allgemeinbevölkerung aus. Etwa 70 % der Menschen, die ein traumatisches Ereignis erleben, leiden während der Situation bzw. in den Stunden, Tagen oder Wochen danach unter dissoziativen Phänomenen. Bei den meisten Betroffen lassen diese innerhalb kürzester Zeit aber auch wieder nach (ISST-D 2011; Martínez-Taboas & Bernal 2000). Nur wenige werden kurz oder mittelfristig psychotherapeutisch behandelt, in der Regel reichen psychoedukative Gespräche aus.

Bei Patientinnen und Patienten, die psychiatrisch und/oder psychotherapeutisch behandelt werden, wird die Prävalenz dissoziativer Symptome mit bis zu 30 % angegeben, bei einer dissoziativen Störung schwanken die Angaben für diese Patienten zwischen 1 % und 6 % (Foote et al. 2006; Gast et al. 2001; Sar et al. 2000). Schwierigkeiten ergeben sich bei dieser Population durch differenzialdiagnostische Probleme, denn nach dissoziativen Symptomen muss in der Regel konkret gefragt werden. Sie werden von den Patienten einerseits aus Scham oder aus Angst, als »verrückt« oder psychotisch eingestuft zu werden, nicht genannt, andererseits kommt es häufig vor, dass die Symptome vollständig **Ich-synton** eingestuft werden, da sie in der Regel seit der frühen Kinderzeit auftreten und von den Betroffenen eher als »Normalzustand« und nicht als Symptom wahrgenommen werden. Zusätzlich erschwert sich häufig die Diagnosestellung, da auch komorbide (nicht-dissoziative) Symptome bzw. Erkrankungen, vorliegen, die eine zugrunde liegende dissoziative Störung vollständig maskieren können (Dell 2002; Steinberg 2004). So werden Patientinnen und Patienten mit Konversionssymptomen bzw. somatoformen dissoziativen Störungen anfangs oft in der Orthopädie, der Neurologie oder in der inneren Medizin behandelt. Letztlich führt eher eine Ausschlussdiagnose, d. h. es wird kein körperliches Äquivalent für die somatischen Beschwerden gefunden, dazu, die Betroffenen zu einer Psychotherapie zu bewegen.

Leider fehlen gute epidemiologische Verlaufsstudien für diese Patientengruppe. Die klinische Erfahrung zeigt, dass sich die meisten Symptome in der Zeit zwischen dem Beginn der Adoleszenz und dem dritten Lebensjahrzehnt manifestieren. Man geht davon aus, dass bei ca. 75 % der klinisch behandelten Populationen die relevanten Symptome in dieser Zeit diagnostiziert werden können (Spitzer & Freyberger 2007). Klinische Erfahrungen zeigen darüber hinaus, dass es bei komplex traumatisierten Patienten mit dissoziativen Symptomen überdurchschnittlich häufig im Alter zwischen

35 und 45 Jahren zu Dekompensationen der bis dahin angewandten Coping-Strategien kommt (z. B. ständiges Arbeiten, um von Intrusionen abgelenkt zu werden).

Hinweise auf einen umfangreicheren Behandlungsbedarf ergeben sich aus dem Ausmaß an fehlender integrativer Kapazität (wie bei der Dissoziativer Identitätsstörung, der Dissoziativer Fugue etc.) und aus Faktoren, die sich u. a. aus der inneren psychischen Entlastung ergeben, wie sie auch bei neurotischen Patienten zu finden sind. Beispielsweise kann Vermeidungsverhalten mit dissoziativer Symptomatik begründet werden oder die Symptomatik wird durch Verstärkungen aus dem Umfeld weiter aufrechterhalten (fürsorgliches Verhalten, wenn sich z. B. Patienten aufgrund einer dissoziativen Aphonie nur schriftlich verständigen können). Es ist entscheidend, dass die richtige Diagnose früh im Krankheitsverlauf gestellt wird und eine bestehende Komorbidität, z. B. eine Suchterkrankung, Zwangsstörung oder Essstörung in die Behandlungsplanung einbezogen wird.

Es gibt Hinweise, dass Erkrankungen mit ausgeprägter Desintegration psychischer Funktionen eher einen chronischen Verlauf nehmen, während Symptome wie Amnesie, somatoforme Störungen und Konversionsstörungen bevorzugt einen episodischen Verlauf aufweisen (Spitzer & Freyberger 2007). Die Komorbidität liegt bei dissoziativen Patienten mit Persönlichkeitsstörungen bei etwa 30 %; Phobien und andere Angsterkrankungen treten mit etwa 25–90 %, Depression und somatoformen Störungen mit 70–90 % bzw. mit ca. 15 % Wahrscheinlichkeit auf (Dammann & Overkamp 2011; Spitzer et al. 2006).

Insgesamt zeigt die klinische Erfahrung, dass dissoziative Symptome anfangs häufig in ihrer Darstellung mit den auslösenden Ereignissen inhaltlich, zeitlich und im Sinne einer eher maladaptiven Reaktionsweise korreliert sind. Im weiteren Verlauf der Erkrankung kommt es verstärkt zu Generalisierungen vor allem aufgrund von phobischer Vermeidung realer und psychischer Schlüsselreize (Nijenhuis et al. 1997).

24.5 Diagnostische Instrumente für dissoziative Symptome und Störungen

Auch wenn Dissoziation als Symptomatik bei vielen Traumafolgestörungen bedeutsam ist, werden zur Diagnostik dissoziativer Phänomene in der Regel nicht standardisierte Messinstrumente verwendet. In den USA entwickelte Screening- und Diagnoseinstrumente wurden mit der Zeit ins Deutsche übersetzt, der ICD-10 angepasst und validiert. In der Regel werden Screening-Instrumente und Selbstbefragungsbögen verwendet, die jedoch für eine endgültige Diagnosestellung nicht ausreichen. Hierzu sind das klinische Bild und eine ausführliche Diagnostik bzw. spezifische strukturierte Interviews notwendig.

Der bekannteste und am häufigsten verwendete Selbstbefragungsbogen ist die *Dissociative Experience Scale* (**DES**; Bernstein & Putnam 1986, 1993), die in einer deutschen, ICD-10-adaptieren Form als »Fragebogen zu Dissoziativen Symptomen« (**FDS**; Freyberger et al. 1998; Rodewald et al. 2006) vorliegt. Der Test kann als Screening-Instrument für dissoziative Phänomene verwendet werden, klinisch dient er oft als Vorlage bzw. Ausgangspunkt für weitergehende Fragen hinsichtlich dissoziativer Symptomatik, da dissoziative Reaktionsmechanismen (wie phobische Vermeidungstendenzen) eher bewusstseinsfern ablaufen und Symptome häufig Ich-synthon erlebt werden. Patienten fällt es in der Regel schwer, einzuschätzen, ob die jeweiligen Reaktionen bzw. Wahrnehmungen eher »normal« oder objektiv pathologisch sind. Vielen Kindern mit sexualisierter Gewalterfahrung wird vom Täter vermittelt, dass dieser ein Recht für solche Übergriffe habe bzw. dass das Unbehagen, die Angst oder die Schmerzen der Kinder eher in deren Überempfindlichkeit begründet seien.

Bei der DSM-4-adaptierten Ursprungsversion der *Dissociative Experience Scale* (Bernstein & Putnam 1993) wird für die Prädiktion einer Dissoziativen Identitätsstörung ein Cut-off-Wert von 30 verwendet. Dies bedeutet: Bei einem Mittelwert über 30 liegt eine schwere dissoziative Störung vor. Man kann davon ausgehen, dass mit 74% Wahrscheinlichkeit eine Dissoziative Identitätsstörung (DIS) korrekt identifiziert werden kann und mit 80% der Wahrscheinlichkeit die Probanden ausgeschlossen werden können, die nicht an einer Dissoziativen Identitätsstörung leiden (Bernstein & Putnam 1993). In einer deutschen Studie (Rodewald et al. 2006) wird als optimaler Cut-off-Wert ein Mittelwert von 13 Prozentpunkten (FDS, FDS-20) bzw. von 15 Punkten (bei der DES) ermittelt. Bei diesen Cut-off-Werten konnten mindestens 90% der hoch dissoziativen Patientinnen in der Stichprobe richtig identifiziert werden (Sensitivität), während die Spezifität der Skalen bei spez. = 0,89–0,90 lag (→ Tab. 24-1).

Insgesamt werden die Items faktorenanalytisch in die folgenden vier **Subskalen** eingeteilt:

Stichprobe	van Ijzendoorn & Schuengel 1996	Freyberger et al. 1998		Rodewald et al. 2006	
	DES	FDS	DES	FDS	DES
DIS	45,63	–		40,12	45,37
DD	41,15	17,09	18,12	–	–
Posttraumatische Belastungsstörung	35,29	–	–	25,37	28,95
DDNOS	32,58	–	–	10,38	12,77
Angststörungen	10,16	–	–	5,71	6,36
Schizophrenie	19,10	13,64	14,72	–	–
Psychiatriepatienten	16,39	7,29	8,06	7,42	8,70
Allgemeinbevölkerung	11,05	4,84	6,53	2,90	4,03

DD = dissociative disorder, dissoziative Störung; DDNOS = dissociative disorder not otherwise specified, nicht näher bezeichnete dissoziative Störung; DES = Dissociative Experience Scale; DIS = Dissoziative Identitätsstörung; FDS = Fragebogen zu Dissoziativen Symptomen

Tab. 24-1: Mittlere FDS-/DES-Werte aus verschiedenen Studien (nach Freyberger et al. 1998; Rodewald et al. 2006; van Ijzendoorn & Schuengel 1996)

1. Amnestische Dissoziation
2. Absorption/imaginierte Involviertheit
3. Depersonalisation/Derealisation
4. Konversion

Auch im FDS (DES) wird das unklare Konzept der Dissoziation wieder deutlich. So ist z. B. die Absorption kein spezifischer Faktor für eine pathologische Dissoziation, sondern kann auch bei Menschen, die müde bzw. abgelenkt sind, verstärkt auftreten. Mit dem **DES-Taxon** wurde versucht, spezifische Items herauszufiltern, die insbesondere pathologisch-dissoziative Phänomene bewerten (Waller et al. 1996).

Neben dem in Deutschland validierten Selbstbefragungsbogen FDS gibt es noch andere Selbstbeurteilungsbögen, zunächst der *Dissociation Questionnaire* (**DIS-Q**; Vanderlinden et al. 1991), der die Symptombereiche Absorption, Amnesie, Kontrollverlust, Identitätsverwirrung und -spaltung bewertet, sowie der *Somatoform Dissociation Questionnaire 20* (**SDQ-20**, Kurzform SDQ-5), der speziell somatoforme Symptomatik abfragt (Nijenhuis et al. 1996).

Bei allen Selbstbefragungsbögen und deren Anwendung mit einem Cut-off-Wert wird nicht berücksichtigt, dass das Phänomen Dissoziation als solches ein multidimensionales Phänomen ist (Briere et al. 2005). Liegen also die Screening-Werte über dem angegebenen kritischen Wert, sollte zur klaren Diagnosestellung einer dissoziativen Störung ein strukturiertes Interview durchgeführt werden. Bisher wurden zwei dieser Instrumente ins Deutsche übersetzt und validiert: das Strukturierte Klinische Interview für Dissoziative Störungen (**SKID-D**; Gast et al. 2000) als Übersetzung des *Structured Clinical Interview for DSM-4 Dissociative Disorders* (Steinberg 1994) und der Strukturierte Interviewleitfaden zur Diagnose dissoziativer Störungen (**SIDDS**; Overkamp 2005) als Übersetzung des *Dissociative Disorders Interview Schedule* (DDIS; Ross et al. 1989). Als weiteres Interview, das übersetzt, aber bisher noch nicht validiert wurde, steht das *Interview for Dissociative Disorders and Trauma-related Symptoms* (**IDDS**; Boon 2006) zur Verfügung.

24.6 Phänomenologie dissoziativer Symptome und Differentialdiagnostik

Dissoziative Symptome entstehen nicht nur aus dem Versagen neurokognitiver Funktionen. Subjektiv werden sie von den Betroffenen als innerlich aufspaltend empfunden. Dies kann als Verlust der Kontinuität der eigenen Erfahrung erlebt werden oder als sich wiederholende störende und nicht beherrschbare Eingriffe (z. B. in Form von Intrusionen) in die Gestaltung des täglichen Lebens, in das Funktionsniveau oder als Beschränkung der eigenen Wahrnehmung bzw. des Selbstgefühls.

In der **»Theorie der strukturellen Dissoziation«** (s. u.), die versucht, pathologisch-dissoziative Symptomatik mit evolutionären Faktoren bzw. neurobiologischen Erkenntnissen in ein ganzheitliches Konzept zu bringen (van der Hart et al. 2008), wird wie in der psychiatrischen Nomenklatur zwischen »negativen« und »positiven« Symptomen sowohl auf der psychischen wie auch auf der körperlichen Ebene unterschieden. »Negativ« bedeutet in diesem Fall, dass »etwas fehlt«, nämlich Erinnerungen, Emotionen, das Gefühl für den Körper etc., d.h., dass **negative dissoziative Symptome** die normale bewusste Funktionalität aufgrund von Erinnerungslücken, Defiziten in der Selbstwahrnehmung bzw. -steuerung auf seelischer oder körperlicher Ebene unterbrechen. **»Positive« dissoziative Symptome** zeichnen sich durch ein »Zuviel« aus, wie Flashbacks, d.h. ungebetene und willentlich nicht kontrollierbare Gefühle, Bilder, Gedanken, Erinnerungen etc. oder auf körperlicher Ebene durch somatische Beschwerden. Auch diese sich aufdrängende Symptomatik beeinträchtigt die subjektive Wahrnehmung, die Funktionalität oder die Handlungen der Betroffenen. Van der Hart et al. (2008) haben mit dieser Theorie versucht, ein ganzheitliches Konzept zu entwickeln, in dem sie die (auch in der Diagnostik der Posttraumatischen Belastungsstörung als qualitativ unterschiedlich aufgefassten) Symptome einem einheitlichen Ganzen, nämlich der fehlenden integrativen Kapazität, sowohl auf der somatischen wie auch auf der seelischen Ebene zuordnen und die Ursachen auf aversive Erlebnisse vor allem in der Kindheit der Betroffenen zurückführen (→Tab. 24-2).

Aufgrund des breiten Spektrums dissoziativer Symptomatik kommt es häufig zu differenzialdiagnostischen Problemen, die sich durch die Vielfalt und Schwankungen der auftretenden Beschwerden und die Variationsbreite der Komorbidität erklären lassen. Pathologische (strukturelle) Dissoziation ist ein Prozess, der sich aus dem Anpassungsversuch von Kindern an belastende, ihre noch nicht voll ausgereiften integrativen Fähigkeiten überschreitende Erfahrungen entsteht und sich im Erwachsenenalter vor allem anhand von maladaptiven Verhaltensweisen zeigt. Zwar sind die zugrunde liegenden **Defizite der integrativen Fähigkeiten** bei dissoziativen Patientinnen und Patienten ähnlich, da sich aber die jeweiligen zugrunde liegenden Ereignisse unterscheiden und natürlich auch die epigenetischen Faktoren breit variieren, ist das Beschwerdebild der betroffenen Menschen verschieden und abhängig von den Situationen sowie den damals zur Verfügung stehenden Coping-Mechanismen. Als Beispiele seien hier die tendenziell eher depressive Reaktion bei weiblichen und die häufig anzutreffende Neigung zur Aggression bei männlichen Betroffenen genannt. Hinzu kommen Schwankungen des Ausmaßes der Symptomatik, bhängig von den aktuellen Lebensbedingungen, die einerseits vermehrt zu maladaptiven Reaktionen führen können, falls Kompetenzen erforderlich sind, die in der Kindheit nicht

Psychisch	Somatisch
▪ negative Symptome – Amnesie – Depersonalisation – emotionale Betäubung	▪ negative Symptome – Schmerzlosigkeit – körperliche Betäubung – motorische Hemmungen
▪ positive Symptome – Stimmenhören – »gemachte« Emotionen – Wiedererleben des Traumas, affektive und kognitive Komponenten	▪ positive Symptome – lokalisierte Schmerzen – »gemachte« Körperempfindungen – Wiedererleben des Traumas, körperliche Komponenten

Tab. 24-2: Symptome der Dissoziation nach der »Theorie der strukturellen Dissoziation der Persönlichkeit« (nach Nijenhuis et al. 2001)

entwickelt werden konnten bzw. deren Entwicklung in der Kindheit nicht angemessen gefördert wurde. Andererseits kann eine pathologische strukturelle Dissoziation jahrelang fast blande oder eher unauffällig verlaufen, durch Vermeidungs- und andere Coping-Strategien der Betroffenen kompensiert und erst durch ein akutes Ereignis »getriggert« werden und ein Ausmaß klinischer Signifikanz entwickeln. Fraglich bleibt, ob noch andere physiologische Prozesse zugrunde liegen, denn klinisch ist auffällig, dass dissoziative Fähigkeiten bei bis zu diesem Zeitpunkt eher gut kompensierten Frauen im Alter von 35 bis 45 Jahren geringer werden und diese Symptome mit Krankheitswert entwickeln.

Zusätzlich weisen viele Patientinnen und Patienten mit anderen psychosomatischen und psychiatrischen Störungen dissoziative Phänomene auf, bei denen die Diagnose einer (pathologischen) dissoziativen Störung als Hauptdiagnose nicht gerechtfertigt ist.

Gelegentlich lassen sich dissoziative Störungen aufgrund ihrer klinischen Symptomatik nicht präzise von neurologischen Erkrankungen unterscheiden. Hierzu gehören epileptische Symptome, Enzephalomyelien, zerebrovaskuläre oder Kleinhirnerkrankungen. Auch eine somatoforme Symptomatik sollte regelhaft somatisch überprüft und abgeklärt werden. Es kommt gelegentlich vor, dass eine zugrunde liegende somatische Erkrankung, z. B. eine Schmerzerkrankung wie Fibromyalgie oder Rheuma, Patienten im Sinne einer Vermeidungsreaktion unterstützt, aversive Trigger zu umgehen. In solchen Fällen ist eine zweigleisige Behandlung, sowohl somatisch wie psychotherapeutisch notwendig.

Differenzialdiagnostisch und als Komorbidität neben einer dissoziativen Symptomatik sollte sowohl eine Borderline-Persönlichkeitsstörung, eine Narzisstische Persönlichkeitsstörung und auch eine Schizophrenie überprüft werden. Umgekehrt wird bei den gerade genannten Diagnosen häufig eine dissoziative Störung nicht erkannt. Es werden auch bei Patienten, die mit *rapid cycling* oder einer bipolaren Störung (fehl-)diagnostiziert sind, dissoziative Erkrankungen übersehen bzw. Pseudohalluzinationen falsch interpretiert.

Somatisch wie psychisch lässt sich eine dissoziative Diagnose letztlich oft erst über den **klinischen Verlauf** der Behandlung verifizieren, denn angemessen behandelt können Patientinnen und Patienten oft ihre komplette Symptomatik verlieren.

24.7 Ätiologie, Pathogenese und Dissoziationsmodelle

Allgemein scheint heute klar, dass es **verschiedene Wirkmechanismen** gibt, die dissoziative Phänomene verursachen (Dell 2009). Auch die psychotherapeutischen Schulen haben ihren theoretischen Grundlagen zufolge unterschiedliche Ätiologiekonzepte entwickelt.

Als erster Forscher untersuchte Janet Ende des 19. Jahrhunderts systematisch dissoziative Phänomene. Er prägte auch viele der noch heute geltenden Definitionen und Behandlungsstrategien, wie z. B. das Drei-Phasen-Modell (Janet 1889; van der Hart & Dorahy 2009; van der Hart et al. 1989). Janet war es auch, der den Namen »psychologische Dissoziation« geprägt hat und deutlich machte, dass die dissoziativen Phänomene aufgrund von psychischen Belastungsreaktionen als »automatismes psychologiques«, also als eher unbewusste Reaktionsmuster (auf kognitiver, intentionaler, emotionaler und Handlungsebene) entstünden.

Freud, der für eine Weile zusammen mit Janet bei dessen Lehrer, Charcot, in Paris gearbeitet hatte, fokussierte seine Aufmerksamkeit mehr auf die Hysterie und auf die Konversion, zu denen er auch die Dissoziation zählte (Freud & Breuer 1895). Für ihn resultieren hysterische bzw. dissoziative Symptome vor allem aus unbewussten Konflikten, d.h. als Abwehrvorgang aufgrund der Unvereinbarkeit subjektiv nicht tolerierbarer genital-sexueller Impulse, Wünsche oder Prozesse mit den inneren Normen, sodass die integrativen Funktionen des »Ichs« zumindest teilweise ausgeschaltet seien. Dies führe folglich dazu, dass die Betroffenen über Symptombildung sich selbst und die eigene Erinnerung an Traumatisierungen als fremdartig, Ich-dysthon und somit weniger intensiv erleben.

In den Modellen der Verhaltenstherapie geht man von einem **Vulnerabilitäts-Stress-Modell** aus (Fiedler 2009), wobei Dissoziation als autoregulative Verarbeitungsstörung belastender Erfahrungen betrachtet wird. Ein wichtiger Einfluss wird hier dem impliziten Gedächtnis zugeschrieben, das Erleben und Verhalten unbewusst steuert. Die früher postulierte Hypothese, dass erhöhte Suggestibilität (Merckelbach et al. 1999) als Risikofaktor für die Entwicklung von Dissoziation gesehen werden kann, scheint heute überholt (Dell 2009). Untersuchungen bezüglich einer **genetischen Disponibilität**, einer weiteren früheren Hypothese der Verhaltenstherapie bezüglich der Strukturellen Dissoziation, sind widersprüchlich (Jang et al. 1998; Waller & Ross 1997). Ausgehend von Behandlungen der Persönlichkeitsstörungen wurde die **Schematherapie** (Johnston et al. 2009; Young et al. 2003) entwickelt, eine Modifikation der Kognitiven Verhaltenstherapie. Es gibt Ansätze, die Schematherapie durch die Integration kognitiver, emotionaler und behavioraler Techniken aus verschiedenen Therapieschulen (u.a. der hypnotherapeutisch geprägten **Ego-State-Therapie**; Watkins & Watkins 1997/2003) auch für die Behandlung dissoziativer Patienten anzuwenden. Über das Moduskonzept (d.h. Persönlichkeitsanteile) können vulnerable und kritische Selbstanteile des Patienten (z.B. vulnerable Kind- und dysfunktionale Elternmodi) bzw. dysfunktionale Bewältigungsmodi symbolisiert und in Zusammenhang mit den Symptomen und interaktionellen Problemen des Patienten gebracht werden. Weiteres Kennzeichen der Schematherapie ist eine intensive Gestaltung der therapeutischen Beziehung.

Ein weiteres, schon sehr früh entwickeltes Modell, das häufig für die Beschreibung und Behandlung dissoziativer Fragmentierung angewandt wird, ist das **Ego-State-Modell**, das der Hypnotherapie, aber auch psychoanalytischen Konzepten zugeordnet werden kann (Watkins & Watkins 1997/2003). Hierbei wird das ursprüngliche Konzept Freuds (Ich, Es, Über-Ich) noch weiter unterteilt, indem das Ich (engl. *ego*) weiter in Subsysteme (Ego-States) unterteilt wird. Als pathogener Ursprung wird hier der Konflikt bzw. Mangel an Kooperation zwischen den verschiedenen Ego-States angenommen, während man in der psychoanalytischen Lehre von Konflikten zwischen dem unbewussten Es und den Regeln des Über-Ichs ausgeht, die durch das Ich moduliert werden müssen. Die Ego-State-Therapie beschreibt vor allem einen guten, konstruktiven Dialog der Selbstzustände und Möglichkeiten, zwischen den Ego-States Vereinbarungen zu treffen. Ziel einer Therapie ist es demnach nicht, eine Integration der einzelnen Persönlichkeitszustände zu erreichen.

Aufgrund der Fragmentierung von hoch dissoziativen Patientinnen und Patienten musste der hypnotherapeutische Ansatz der Ego-State-Therapie erweitert und modifiziert werden (Kluft 1982; Putnam 1989). Das weiterführende Modell zur Beschreibung **struktureller Schädigung**, das insbesondere entwicklungspsychologische Aspekte berücksichtigt (Cloitre et al. 2009; Dell & O'Neil 2009; Putnam 1997), änderte auch den Fokus der Therapie. Ziel wurde die Stärkung integrativer Funktionen der Betroffenen und die **Integration von Persönlichkeitsfragmenten**.

Auch wenn es bisher keinen Konsens darüber gibt, was der Begriff »Dissoziation« insgesamt beinhalten sollte (Dell & O'Neil 2009), kann als weiterer Schritt in der Entwicklung des Verständnisses strukturell-dissoziativer (d.h. pathologischer) Störungen die Integration neurobiologischer Erkenntnisse über psychische bzw. somatoforme Fragmentierung in die bisherigen Theorien der Ätiologie, Diagnose und Behandlungstechniken gesehen werden. Die bisher einheitlichste Theorie hierzu ist die **»Theorie der strukturellen Dissoziation«** (van der Hart et al. 2008). Hier wird die traumabezogene Dissoziation als mangelhafte oder fehlende Integration psychischer und körperlicher Komponenten traumatischer Erfahrung angesehen und für diese nachlassende Integration nach phylo- oder ontogenetischen Gründen gesucht. Je nach Schwere der dissoziativen Symptomatik wird zwischen **primärer, sekundärer und tertiärer struktureller Dissoziation** unterschieden. Aufgrund neurobiologischer Erkenntnisse kann man als Ursache für schwere (pathologische) dissoziative Störungen (das ist nach der Theorie der strukturellen Dissoziation die tertiäre Dissoziation) in der Regel von folgenden drei **Belastungsfaktoren** ausgehen (Nijenhuis & Mattheß 2006):

- bei extremen aversiven kumulativen Realtraumatisierungen (wie sexueller Missbrauch und frühe Erfahrungen von Gewalt jeglicher Art),
- bei unzureichender psychischer Fähigkeit, prätraumatisch, peritraumatisch und posttraumatisch das Erlebte zu integrieren,
- bei fehlender sozialer Unterstützung, Deprivation in der Kindheit und Jugend bzw. bei massiven Störungen im Bindungssystem,

Die strukturelle Dissoziation wird mit einem Mangel an natürlicher und notwendiger Integration zwischen **Aktionssystemen** erklärt; das sind, neurobiologisch ausgedrückt, emotional arbeitende Systeme (Panksepp 1998) bzw. **motivationale Systeme** (Liotti 2006). Diese dienen zum einen dem Umgang mit attraktiven Stimuli und sind im Alltag aktiv (**»anscheinend normaler Persönlichkeitsanteil«, ANP**), zum anderen organisieren sie das Verteidigungsverhalten bzw. das Verhalten bei Stress von Säugetieren. Häufig können in der Kindheit traumatisierte Menschen emotional belastende Systeme nicht integrieren, sie bleiben zumindest teilweise als eigenständige Persönlichkeitsanteile erhalten, die in ihrem Daseinsmodus im weiteren Lebensverlauf solcher Menschen auch eigene Erfahrungen und Entwicklungen durchleben können. Je nach äußeren bzw. inneren Stimuli wechseln dissoziative Patienten ihren Funktionsbereich – hoch funktional im »Alltags-Ich« oder ANP (anscheinend normaler Persönlichkeitsanteil) oder emotional belastet im **emotionalen Persönlichkeitsanteil (EP)**.

Zusammenfassend soll hier noch einmal darauf hingewiesen werden, dass Realtraumatisierungen zwar eine zentrale Rolle bei dissoziativen Störungen darstellen, aber der Rückschluss, dass Dissoziation immer mit Realtraumatisierungen in der Vergangenheit zusammenhängt, nicht gezogen werden kann und darf!

24.8 Konsensusdefinition der International Society for the Study of Trauma and Dissociation

Es sei noch die Konsensusdefinition der *International Society for the Study of Trauma and Dissociation* (ISSTD) vorgestellt, in der versucht wurde, möglichst alle unterschiedlichen Aspekte pathologischer dissoziativer Phänomene zusammenzufassen (nach Dell et al. 2009).

Die grundlegende Manifestation pathologischer Dissoziation ist eine teilweise oder vollständige Unterbrechung der normalen Integration der psychologischen Funktionsweise eines Menschen. Dissoziative Unterbrechungen verändern unerwartet die normale Funktionsweise eines Menschen, die dieser nicht leicht erklären kann. Jeder Aspekt des Bewusstseins und der psychologischen Funktionen eines Menschen kann durch die Dissoziation unterbrochen werden. Genauer gesagt kann Dissoziation unerwartet das Bewusstsein und die Erfahrungen der Betroffenen verändern bezüglich:

- Körper – Welt – Selbst
- Seele – Intentionalität – Wirkung
- Denken – Glauben – Wissen
- Wiedererkennen – Erinnern – Empfinden
- Wünsche – Sprechen – Handeln
- Sehen – Hören – Riechen
- Schmecken – Berühren
- usw.

Die häufigsten dissoziativen Intrusionen umfassen:

- Stimmenhören
- Depersonalisation
- Derealisation
- »gemachte« Gedanken
- »gemachter« innerer Druck
- »gemachte« Wünsche
- »gemachte« Emotionen
- »gemachte« Handlungen

Auch wenn einige dissoziative **Unterbrechungen des normalen Funktionierens** für einen Beobachter sichtbar sind (z. B. Konversionssymptome wie Blindheit oder Lähmungen), sind die meisten dissoziativen Symptome vollständig subjektiv (mit minimalen oder keinen Anzeichen); d.h. sie sind »unsichtbar« für andere.

Auch wenn einige dissoziative Unterbrechungen **Amnesie** umfassen (die nur später von den Betroffenen und manchmal überhaupt nicht entdeckt wird), schließt der größte Teil dissoziativer Erfahrungen keine Amnesie ein. Stattdessen werden die meisten dissoziativen Intrusionen bewusst im Moment ihres Auftretens erfahren. Und weil diese Unterbrechungen der normalen Funktionalität vollständig unerwartet sind, werden sie von den Betroffenen als erschreckende autonome Intrusionen in ihren normalen Reaktionen oder ihrem normalen Funktionieren erlebt (Dell & O'Neil 2009).

24.9 Behandlung dissoziativer Störungen

Die Therapie von Patientinnen und Patienten mit dissoziativen Störungen unterscheidet sich im Wesentlichen nicht von den Behandlungsansätzen für komplexe Traumata, die in diesem Buch beschrieben werden.

Es sei jedoch noch einmal darauf hingewiesen, dass das Hauptcharakteristikum jeder dissoziativen Störung die fehlende integrative Kapazität, bzw. das habituelle Vermeiden unangenehmer Wahrnehmungen und Emotionen der Betroffenen ist.

> Somit muss bei Patientinnen und Patienten mit komplexen Traumafolgestörungen besonders darauf geachtet werden, dass es im Verlauf der Behandlung nicht zu einer weiteren Fragmentierung kommt, sondern der Fokus auf eine Verstärkung integrativer Fähigkeiten zu legen ist.

Hierzu gehören zum einen die **Synthese**, d. h. eine Verbindung zwischen verschiedenen Elementen von Erlebnissen und Tatsachen herzustellen und zwischen diesen zu differenzieren (Janet 1907), die **Realisation**, d. h. Empfindungen, Gedanken, Bewegungen, Pläne, Fantasien und Träume sowie ein Selbstgefühl als eigen wahrzunehmen und zu akzeptieren **(Personifikation)**, sowie die Gegenwart, Vergangenheit und Zukunft in das Erlebte einzubinden und die zeitliche Zuordnung gleichzeitig zu differenzieren, sodass die Gegenwart möglichst real erlebt wird **(Präsentifikation)**.

Zielsetzungen und Planung der Behandlung

1. Bindung und Compliance in der therapeutischen Beziehung

Eine verlässliche und belastbare therapeutische Arbeitsbeziehung ist die Grundlage jeder erfolgreichen psychotherapeutischen Behandlung bei Menschen mit einer komplexen posttraumatischen Belastungsstörung. In der vertrauensvollen Beziehung sollten auftretende konflikthafte Krisen, aversive Gefühle und Ängste gemeinsam reflektiert werden und auch in schwierigen Therapiesituationen Beziehungskonstanz verlässlich aufrechterhalten werden. Nicht nur die Patientinnen und Patienten, sondern auch die Therapeutinnen und Therapeuten sollten vereinbarte Termine und Verabredungen zuverlässig einhalten hierzu gehört auch ein pünktlicher Anfang und pünktliches Ende der Therapiesitzung. Dies ist eine wichtige Basis gegenseitigen Vertrauens und Sicherheit in der Therapie. **Die therapeutische Beziehung soll sich grundlegend von früheren schädigenden Beziehungserfahrungen der Patientin unterscheiden** und den Patienten ein neues Beziehungsmodell anbieten: Der Therapeut bietet Beziehungskonstanz an ohne irgendwelche Voraussetzungen und ohne Erwartung einer Gegenleistung. Nähe und Vertrauen werden nicht ausgenutzt, Tendenzen zur Abhängigkeit werden im Blick behalten und notfalls direkt und respektvoll angesprochen. Eigenständigkeit und eigene Fähigkeiten der Patientin sollen gefördert werden, die eigene Verantwortung für sich selbst wie auch die eigene Fürsorglichkeit sollen insbesondere am Anfang der Therapie im Fokus stehen. Dies bedeutet auch, dass fortgesetztes überfürsorgliches therapeutisches Verhalten ungünstig ist und potentiell schädlich sein kann, denn die Patienten können Abhängigkeitstendenzen, die sie früher in potentiell missbräuchlichen Beziehungserfahrungen entwickelt haben, in der therapeutischen Beziehung erneut verstärken und gleichzeitig in Hoffnung auf therapeutische Unterstützung Zugriff auf eigene Fähigkeiten verlieren. Entstehen im therapeutischen Prozess Beziehungsverwicklungen, sollten diese sofort vom Therapeuten angesprochen werden und, falls möglich, Parallelen zu früheren missbräuchlichen Beziehungserwartungen herausgearbeitet werden. Insofern sollen Patientinnen und Patienten aktiv und mitverantwortlich an der Therapie beteiligt werden und in ihren eigenen Kompetenzen gefördert werden.

Patientinnen und Patienten mit dissoziativen Symptomen spüren oft ihre emotionale Befindlichkeit nicht, da sie wenig Kontakt zu sich selbst haben, ihre Gefühle nicht differenzieren und wahrnehmen können. Es kommt beim Behandler im therapeutischen Kontext so unter Umständen entweder zu einem Überengagement oder zu Frustration, wenn der Patient einen sehr hilflosen Eindruck macht, aber in Wirklichkeit nur temporär im Rahmen der dissoziativen Symptomatik von seinem Erleben abgeschnitten ist und aus diesem Grund das therapeutische Angebot nicht nutzen kann. Hier ist eine Reorientierung der Patientin notwendig mit der therapeutischen Haltung, das in der Regel die Patientin genügend Fertigkeiten hat, das Problem mit eigenen seelischen Mitteln zu lösen.

2. Förderung von Beziehungsfähigkeit

Die Beziehungsfähigkeit von Patientinnen und Patienten mit einer komplexen posttraumatischen Belastungsstörung ist aufgrund der dissoziativen Symptomatik sehr eingeschränkt. Hierzu gehört die Beziehung zu sich selbst, zum gegenwärtigen Erleben und die Beziehung zu anderen. Um die Wahrnehmung der Patienten nach innen und außen zu verbessern, ist es notwendig, differenziert die Fähigkeiten und Defizite der Patientin in den bisherigen Beziehungsgestaltung zu explorieren und sich einen Überblick zu verschaffen, welcher Förderbedarf auf den unterschiedlichen Ebenen der Beziehungsfähigkeit vorliegt. Die Wahl der Therapiemethode bzw. der Interventionen lässt sich dann entsprechend der jeweiligen Zielsetzung treffen. Die folgende Liste enthält Beispiele für Aspekte, die untersucht werden müssen:

Ebene der Beziehungsfähigkeit: Symptomatik (Auswahl)

Intrapersonale Beziehungsfähigkeit: Bezug zu sich selbst

- adäquater Bezug in die Gegenwart
- fehlende Selbstwahrnehmung
- Depersonalisation, Derealisation, Amnesien
- fehlender Selbstschutz
- fehlende Selbstfürsorge
- Affektphobie
- Identitätsunsicherheit

Interpersonelle Beziehungsfähigkeit: Bezug zu anderen

- Schlechte Wahrnehmung von anderen (unangemessene Attribuierungen)
- unangemessene Kontaktaufnahme zu anderen
- fehlende soziale Kontakte
- Gefahr der Reviktimisierung
- Probleme bei z. B. Nähe-Distanz, Abhängigkeit – Autarkie, Grenzsetzungen etc.
- Schwierigkeiten, Bedürfnisse, Wünsche oder die eigene Not zu benennen
- Störungen der Sexualität

Die Frage, wie sich Beziehungsfähigkeit im Rahmen einer therapeutischen Arbeitsbeziehung fördern lässt, ist nicht trivial. Wenn Beziehungen im Laufe der Biografie immer wieder als potenziell bedrohlich oder als Quelle von Enttäuschungen und Grenzverletzungen erlebt wurden, wird dies zwangsläufig Auswirkungen auf die Beziehungsaufnahme und die Qualität einer therapeutischen Beziehung haben. Zumindest muss davon ausgegangen werden, dass Nähe und Kontakt im Rahmen der Behandlung Stress auslösen und möglicherweise als bedrohlich erlebt werden kann. Gerade freundliche Zuwendung und gutgemeinte Fürsorge können Misstrauen auslösen oder das Erleben von Wertlosigkeit, Scham und Schuld verstärken. Zu bedenken ist auch, dass durch den

Aufbau einer therapeutischen Beziehung auch die Sehnsucht nach fürsorglicher Unterstützung und damit verbunden, Wünsche nach Kontakt, Nähe und Zuwendung verstärkt werden können und so eine regressive, eventuell destabilisierende Entwicklungsdynamik in Gang gesetzt werden kann. In der Folge fühlen sich Patientinnen und Patienten unter Umständen hilflos, zunehmend abhängig von einer konstanten und versorgenden therapeutischen Beziehung sowie selbst immer hilfsbedürftiger. Urlaube oder eine Erkrankung des Therapeuten können gegebenenfalls mit Verlustängste verbunden sein und schwere Krisen auslösen.

Auch aus diesen Gründen hat die Förderung von Selbstakzeptanz und Selbstwertgefühl besonders zu Beginn eine hohe Priorität, da hierdurch eine zunehmende Unabhängigkeit vom Therapeuten entwickelt werden kann. Es geht darum ein eigenes aktives Engagement für die Therapie zu entfalten, die eigene Wirksamkeit kennenzulernen und über positive Erfahrungen eigener Kompetenz, Handlungsfähigkeit und erfolgreichem Handeln aus der erlebten Ohnmacht und Hilflosigkeit herauszufinden. Die Förderung des Selbstwerterlebens und der eigenen, häufig verkannten, aber meist schon gut entwickelten Handlungskompetenz sind wichtige therapeutische Aufgaben, um einen therapeutischen Prozess in Gang zu bringen und die aktive Mitarbeit des Patienten zu fördern. Wichtige Schritte mit dieser Zielsetzung sind die Förderung von Bewusstsein für die eigenen Fähigkeiten und Kompetenzen sowie der gezielte Aufbau von Ressourcen entsprechend dem individuellen Bedarf.

Therapeutisches Vorgehen zur Förderung von Beziehungsfähigkeit
Aufbau einer tragfähigen therapeutischen Arbeitsbeziehung
Förderung der emotionalen Wahrnehmung
Eigene emotionale Bedürfnisse erkennen
Selbstakzeptanz, Selbstwertgefühl und Selbstwirksamkeit verbessern
Den Bezug zum eigenen Körper fördern
Eigene Grenzen wahrnehmen und vertreten lernen
Mit anderen Menschen adäquat in Beziehung treten lernen

Die Förderung von Beziehungsfähigkeit ist ein entwicklungsbezogenes Therapieziel das sowohl den Erwerb von spezifischen Kompetenzen wie auch Übung im Alltag und damit das Erproben neuer Verhaltensmöglichkeiten erfordert. Dies kann nur gelingen, wenn der Patient die bewusste Entscheidung trifft, Schutzverhalten und Vermeiden aufzugeben. Gewohnheitsmäßige Verhaltensmuster insbesondere in Bezug auf den Umgang mit eigenen emotionalen und körperlichen Wahrnehmungen müssen hierfür reflektiert und schrittweise nach und nach verändert werden. Diese Aufgabe ist für viele Patientinnen und Patienten eine Herausforderung, die Angst auslösen kann. Werden diese Themen jedoch nicht gezielt in der Therapie fokussiert, besteht eine hohe Wahrscheinlichkeit, dass die dissoziative Symptomatik aufrecht erhalten bleibt und auch das Rückzugsverhalten und die vorhandenen Probleme in zwischenmenschlichen Beziehungen unverändert fortbestehen.

3. Psychoedukation

Zu Beginn der Behandlung ist die Vermittlung eines Störungsmodells und die Förderung der Akzeptanz der bestehenden Problematik wichtig. Da dissoziative Symptome oft schon seit früher Kindheit bestehen, werden sie entweder als ich-synton und als »normal« erlebt oder insbesondere dann, wenn die Betroffenen Ausgrenzungsergebnisse hatten, als beschämend bzw. als persönliches Versagen missverstanden. Um Ängste und Befürchtungen zu relativieren, ist es hilfreich, gemeinsam ist den Patienten ein Verständnis für die Funktionalität der Symptomatik im Sinne einer überlebenswichtigen Schutzfunktion zu erarbeiten. Die dissoziative Symptomatik kann auf dieser Grundlage als biologisch und psychologisch sinnvolle Reaktion und als erworbene Fähigkeit, sich vor belastenden Wahrnehmungen zu schützen erklärt werden, im Sinne von: »Damals war dies so richtig und adaptiv, Sie haben sich geschützt und überlebt; heute müssen Sie eventuell etwas Neues lernen, weil es Ihnen so nicht mehr hilft«. Dies ist auch vor dem Hintergrund von Bedeutung, dass sich Patientinnen und Patienten mit komplexen Traumafolgestörungen und insbesondere Dissoziativen Störungen oft nicht ausreichend gegen Grenzverletzungen und Gewalt schützen können und entsprechend auch im Erwachsenalter Gefahr laufen, Opfer wiederholter Traumatisierungen zu werden.

Bei der Behandlung von Patienten mit komplexen Dissoziativen Störungen mit Fragmentierungssymptomen sollten Therapeutinnen und Therapeuten immer davon ausgehen, dass die Arbeitsbeziehung brüchig oder ambivalent sein kann, so dass beispielsweise Konflikte, Angst oder Überforderungserleben, die im Rahmen der Therapie aufkommen, vom Patienten nicht wahrgenommen oder unterdrückt und nicht kommuniziert werden. Gerade zu Beginn einer Therapie ist notwendig, das Verständnis und die Einsicht in das Krankheitsgeschehen der Patientin zu fördern, und die Diskrepanz zwischen dem »neuen« kognitiven Wissen und Erkenntnissen und »alten« Gefühlen herauszuarbeiten und dies möglicherweise in einem Anteilsmodell zu erklären. Psychoedukativ sollte deutlich gemacht werden, dass aufkommende Gefühle nicht immer als Realität oder Tatsachen bewertet werden sollten, sondern dass als erster Prozess immer die Frage steht: Sind meine Gefühle und emotionalen Reaktionen angemessen für die Gegenwart oder speisen diese sich aus Erinnerung an frühere belastende Situationen? Dies fördert die Differenzierungs- und Introspektionsfähigkeit im Sinne von: »ich bin mehr als mein Gefühl«.

Zusätzlich ist es wichtig, auf das zu achten, was nicht kommuniziert wird, etwa auf aggressive Impulse oder suizidale Gedanken. Diese möglicherweise ausgeblendeten oder vermiedenen Themen sollten durch den Therapeuten immer wieder aktiv angesprochen, in Bezug auf die Lebensgeschichte erklärt und dadurch in die Therapie einbezogen werden. Diese Strategie ist auch sinnvoll, damit Patientinnen und Patienten die Gewohnheit entwickeln, die für sie schwierigen oder unangenehmen Aspekte des Erlebens eigenständig in den Blick zu nehmen und beispielsweise als mögliche Belastungsfaktoren auch im Alltag zu berücksichtigen. Im therapeutischen Kontext ist das interessierte Nachfragen, aufmerksame Zuhören und die edukative Einordnung in früheres Erleben eine wichtige Unterstützung, um Patienten zu helfen, nach und nach besser mit sich in Kontakt zu kommen und zu lernen sich selbst zu explorieren und in Zusammenhang zu setzen und somit die Wahrnehmung innerer Zustände und Bedürfnisse zu erleichtern.

4. Akzeptanz von aktuellen Fähigkeiten und Überforderungen

Der behandelnde Therapeut sollte sich immer bewusst sein, dass Menschen mit einer komplexen posttraumatischen Belastungsstörung meist schon in der Kindheit eine Vielzahl von schwierigen Situationen bewältigen mussten und oft auch im weiteren Verlauf ihres Lebens gut funktional waren, eine (Schul-)Ausbildung absolviert, viele eine Familie gegründet haben und manchmal erst danach für sich eine Behandlung gesucht haben. Durch wechselnde Ich-Zustände und Funktionsebenen und durch die schon oben angesprochenen Sehnsüchte, regressiv versorgt und gesehen zu werden, kann es im therapeutischen Prozess dazu kommen, dass Kompetenzen und Fähigkeiten von Patienten nicht wahrgenommen und somit auch nicht gefördert werden. Im Sinne einer falsch verstandenen Fürsorge kann möglicherweise der Therapeut sowohl intrapsychisch wie auch in der Beziehungsgestaltung Aufgaben übernehmen, die der Patient, vielleicht mit ein bisschen Mühe, auch allein bewältigen könnte. Wie schon oben erwähnt, führt dies eher zu therapeutischen Abhängigkeitsbeziehungen und fördert nicht die Wahrnehmung des Patienten von eigener Selbstwirksamkeit. Deswegen ist es schon während der Anamneseerhebung wichtig, die jeweiligen Resilienzen und Copingstrategien explizit zu explorieren, zu würdigen und die Patientin darin zu unterstützen, immer wieder Eigenes auszuprobieren.

Jedoch kommt es andererseits auch aufgrund guter Funktionalität im Alltag und großer intellektueller Leistungsfähigkeit bei Patientinnen und Patienten oft zu einer Überschätzung und Überforderung auf seelischer Ebene. Für die Behandlungsplanung besonders relevant ist die Neigung im Alltag, schon bei geringer Belastung mit starken dissoziativen Symptomen zu reagieren, z. B. in Form von Derealisation und Depersonalisation, Fragmentierungserleben, Identitätsunsicherheit oder Amnesien. Wenn ein habituelles Schutzverhalten besteht, mit hoher Neigung, auf Belastung und Stress mit Wahrnehmungsvermeidung zu reagieren, sollte diese Problematik gezielt in den Fokus der Behandlung genommen werden. Gerade die Vermeidung affektiver Wahrnehmungen kann Fortschritte in der Behandlung erheblich behindern.

Das Prinzip Achtsamkeit, also das bewusste gegenwärtige Wahrnehmen, ist eine der Dissoziation gegengesetzte Haltung, die sich üben lässt und gezielt zur Regulation eingesetzt werden kann. Daher haben achtsamkeitsbasierte Techniken einen wichtigen Stellenwert in der Behandlung von Patienten mit Dissoziativen Störungen. Nach unserer Erfahrung ist die Kombination von Wahrnehmungsübungen mit körperpsychotherapeutischen Techniken zur Förderung von Selbstbezug und Selbstwahrnehmung besonders effektiv, um Dissoziation im Alltag zu reduzieren und die Gegenwartsorientierung zu fördern.

5. Entwickeln und Verstärken von Ressourcen, Strategien und neuen adaptiven Fertigkeiten

Dissoziation ist primär ein Schutz- und Bewältigungsmechanismus, der meist früh entwickelt wurde und im Laufe des Lebens weiter ausgebaut und perfektioniert wurde. Insofern ist es nicht sinnvoll, die dissoziative Symptomatik forciert in der Therapie aufzulösen, ohne dass vorher entsprechende alternative Verhaltensstrategien in der Therapie erarbeitet und im Alltag erprobt wurden. Hier ist der psychoedukative Ansatz wichtig, der zu Mikrokonfrontationen von belasteten Erinnerungen führt: beispielsweise nachzufragen, welche Funktion ein heute maladaptives Verhalten im früheren Leben hatte und mit der Patientin zu erarbeiten, wie sie heute in für sie ähnlichen Situationen eine angemessenere Verhaltensstrategie anwenden kann.

Patientinnen und Patienten mit komplexen Dissoziativen Störungen im Sinne von Fragmentierungssymptomen insbesondere mit Dissoziativer Identitätsstörung benötigen gezielte Unterstützung zur Förderung der Kommunikation nach innen und zur Reduktion von amnestischen Erinnerungsbarrieren im Alltag. Liegen erhebliche Regulationsprobleme oder soziale Probleme vor, oder ist die persönliche Sicherheit durch anhaltende Bedrohung und Traumatisierungen gefährdet, sollte nach Möglichkeit eine Behandlung im Rahmen eines multiprofessionellen Behandlernetzwerks erfolgen. In diesem Kontext sollten die Patienten darüber aufgeklärt werden, dass sie aufgrund vermehrter Achtsamkeit und Konfrontation in der bzw. durch die Therapie mehr wahrnehmen werden. Wichtig ist es daher, als Therapeut nicht zu schnell aufdeckend voranzugehen, etwa indem als erste Maßnahme eine Innere Landkarte aller Ich-Zustände erarbeitet wird und dadurch die Gefahr einer Destabilisierung erhöht wird. Hier wird es wichtig sein, sich vor allem auf Ich-Zustände mit Resilienz und mit heute noch adaptiven Copingstrategien zu fokussieren. Ein umsichtiges und initial langsameres Vorangehen führt in der Behandlung von Patientinnen und Patienten mit komplexen Dissoziativen Störungen erfahrungsgemäß sicherer und damit letztendlich schneller ans Ziel

Ziel der Therapie ist die Förderung innerer Verbundenheit und die Reduktion von selbst abwertenden oder sich selbst bekämpfenden Einstellungen. Schwierige, dominierende oder scheinbar destruktive Innere Seiten sollten möglichst früh exploriert und in ihrer Funktionalität und Intentionalität kennengelernt werden, damit vormals getrennte und abgespaltene Aspekte des Selbsterlebens gewürdigt, eingeordnet und letztlich integriert werden und so einer bewussten Regulation zugänglich gemacht werden können. Können dissoziative Schutzmechanismen reduziert werden, entwickeln die Patienten mehr Lebendigkeit und Lebensqualität. Extremere innere Zustände pendeln sich langsam auf eine gute Mitte ein, die unterschiedlichen Ich-Zustände nivellieren sich und die Wahrnehmung des Selbst wird kohärenter.

6. Krisenmanagement: Wahrnehmen, differenzieren und modulieren von psychophysischen Erregungszuständen in der Sitzung und außerhalb

Patientinnen und Patienten mit Dissoziativen Störungen geraten mitunter überraschend schnell in Krisen und erleben dann Zustände von Verzweiflung, fühlen sich bedroht, ohnmächtig und handlungsunfähig. Ihr Grundgefühl von Sicherheit, sofern überhaupt vorhanden, ist fragil und kann durch innere oder äußere Verunsicherungen immer wieder bedroht sein. Psychotherapie bedeutet Veränderung und kann daher ebenfalls als bedrohlich und verunsichernd erfahren werden, da bewährte Bewältigungsmechanismen z.B. mit Vermeidung und Verleugnung, durch die Therapie in Frage gestellt werden.

Krisen sollten grundsätzlich als Ausdruck einer unerträglichen Belastung und damit als Kommunikation einer auf andere Weise nur schwer mitteilbaren inneren Not verstanden werden. In diesem Sinne enthalten Krisen immer eine Botschaft und eine Aufforderung zu einer Handlung (Sack 2019). Die therapeutische Haltung sollte durch Klarheit geprägt sein. Schwieriges soll benannt und offen angesprochen werden. Hierzu gehören auch die Sorge, wenn Patienten sich selbst gefährden, oder die eigene Hilf- oder Ratlosigkeit, wenn es für Situationen noch keine befriedigenden Strategien oder guten Lösungen gibt, etwa bei anhaltenden Schlafstörungen oder Schmerzsymptomen.

Manchmal suchen Patienten dringend nach Unterstützung, z.B. bei sehr schwierigen äußeren Bedingungen und es entwickelt sich in der Therapie Druck aufgrund akuter

Symptome. Selbstverständlich muss in diesen Fällen situativ geklärt werden, was zu tun ist z. B. zunächst Sicherheit herstellen oder die dringliche soziale Problematik klären. Dennoch sollte sich die Therapie nicht über längere Zeit ausschließlich im Modus der Krisenbewältigung bewegen und somit nur reaktiv sein. Gegebenenfalls sollten die Therapieziele erneut hinterfragt werden und z. B. mehr auf die Förderung von Funktionsfähigkeit im Alltag fokussiert werden. Typischerweise muss immer wieder eine Balance zwischen einer engagierten therapeutischen Aktivität und einem Überengagement gefunden werden. Wo notwendig – etwa bei Selbstverletzen und Suizidalität – muss die Therapeutin klare Grenzen vertreten und die Patientin soweit möglich in Verantwortung genommen werden.

Auch wenn es in der Therapie und im Alltag eigentlich gut läuft und die dissoziative Symptomatik abnimmt, kann es zu krisenhaften Einbrüchen kommen. Häufig kommt es zu sogenannten Realisierungskrisen, wenn dissoziative Erinnerungsbarrieren abnehmen und Erinnerungen an traumatische Situationen verstärkt in das Bewusstsein treten. Dann kann die Patientin vielleicht erstmals ihre belastete Biografie in ihrem ganzen Ausmaß realisieren und erkennen, wie sie davon noch heute beeinträchtigt wird. In dieser Phase der Therapie setzen sich Patienten oft auch mit den möglicherweise bleibenden Folgen der Traumatisierungen auseinander. Eine pauschal negative Bilanz der aktuellen Lebenssituation und Zukunftsperspektive und das schmerzliche Bewusstwerden von versäumten Chancen in der eigenen Entwicklung kann zu verstärkten Suizidgedanken oder sogar akuter Suizidalität führen.

Wenn es in der Therapie trotz guter Planung und kontinuierlicher Arbeit nicht voran geht, oder aber nach erst erfolgreicher Arbeit Rückschritte eintreten, sollte bei Patienten mit dissoziativen Störungen immer auch an mögliche äußere Auslöser gedacht werden. Diese müssen gegebenenfalls wiederholt erfragt werden, da es sich für die Patienten oft um schambesetzte oder mit Ängsten verbundene Themen handelt. Insbesondere fehlende äußere Sicherheit und weiterbestehende destruktive Beziehungen mit anhaltender Gewalt und Bedrohung blockieren Therapiefortschritte. Äußere persönliche Sicherheit ist in diesem Fall vordringliches Therapiethema, bevor es mit anderen Themen weitergehen kann.

7. Identitätsunsicherheit

Ein weiterer therapeutisch wichtiger Aspekt der Behandlung von Patientinnen und Patienten mit dissoziativen Störungen ist das Erleben von Identitätsunsicherheit oder von einer bedrohten Identität, insbesondere in Situationen zwischenmenschlicher Nähe. Patienten erleben in nahen Beziehungen Stress, haben Angst, manipulierbar zu werden und die Kontrolle zu verlieren bis hin zu Gefühlen sich selbst aufzulösen. Oft besteht gleichzeitig die Angst, dem Gegenüber ausgeliefert zu sein oder große Sehnsucht nach Nähe und Beziehung.

Das Spektrum der Identitätsstörungen reicht von leichter Identitätsunsicherheit, beispielsweise in sozialen Situationen bis hin zu abrupten Wechseln von Stimmung und Verhaltensweisen, die dann auch für einen außenstehenden Beobachter deutlich wahrnehmbar sind. Eine Herausforderung für die Behandlung ist die Brüchigkeit der therapeutischen Arbeitsbeziehung bei schweren Dissoziativen Störungen, beispielsweise einer Dissoziativen Identitätsstörung. Aufgrund der Fragmentierung des Selbsterlebens und nicht integrierten, eventuell auch therapieablehnenden inneren Seiten kann es zu impulsiven Beziehungsabbrüchen kommen. Therapeutisch wichtig ist es, die Arbeitsbeziehung aufrecht zu erhalten und die alltagskompetenten inneren Seiten zu stärken sowie Handlungsfähigkeit und Erfahrungen von Bewältigung zu fördern. Dabei sollte auch darauf geachtet werden, die Kommunikation zwischen fragmentierten inneren Seiten der Persönlichkeit zu fördern. Gleichzeitig ist es für diese Patienten besonders wichtig, Alternativen zur Regulation und Bewältigung aufzubauen und den Zugang zu Ressourcen zu fördern.

8. Ansprechen und Verringern von Vermeidungsverhalten aktuell und antizipatorisch

Durch Stress akut verstärkte Dissoziation blockiert Lernvorgänge. Dies kann auch in der therapeutischen Situation ein Problem werden. Manche Patienten neigen dazu, während der Therapiestunde z. B. bei einem belastenden Thema, aus Selbstschutz aus dem Erleben »auszusteigen« und zu dissoziieren. Wichtig ist, dass Therapeuten dies wahrnehmen und dass der Grund für die Überforderung möglichst direkt geklärt werden kann. Geschieht dies nicht, ist es wahrscheinlich, dass sich der Patient in der nächsten Therapiestunde nicht oder nur teilweise an die besprochene Thematik erinnern kann und dass auch die gemeinsam erarbeiteten Klärungsschritte verloren gegangen sind.

9. Traumakonfrontative Behandlung

Wie schon weiter oben erwähnt, kommt es bei der Klärung der Entstehung und Entwicklung von heute maladaptiv Verhalten in der Kindheit schon während der initialen Behandlungsphase zu sogenannten Mikrokonfrontationen. Die Indikation zu einer erweiterten traumakonfrontativen Behandlung ist bei Patientinnen und Patienten mit Dissoziativen Störungen grundsätzlich sinnvoll, wenn nach guter Stabilisierung weiterhin traumatische Erinnerungen im Alltag zu Belastungssymptomen, zu Dysregulation oder zur Verstärkung dissoziativer Symptome führen. Entscheidend für eine erfolgreiche Bearbeitung von Traumafolgesymptomen ist die Bereitschaft und vor allem die Fähigkeit, belastende Erinnerungen ohne ausgeprägte Dissoziation (Depersonalisation, Rerealisation oder gar Funktionswechsel) zu aktualisieren und dadurch in der Vorstellung nochmals ins Erleben kommen zu lassen. Die dissoziative Schutzmechanismen behindern die Verarbeitung traumatischer Erinnerung, so dass einerseits die Indikation zur traumakonfrontativen Behandlung vom Ausmaß der vorliegenden dissoziativen Symptomatik abhängig ist, andererseits mit Hilfe schonender konfrontativer Techniken und Ressourcenaktivierung während der konfrontativen Behandlung darauf geachtet werden muss, die akute dissoziative Reaktionen zu begrenzen. Auch sind Fähigkeiten zur Distanzierung und Ressourcenaktivierung, sowie eine ausreichend tragfähige therapeutische Beziehung wichtige Voraussetzungen für eine erfolgreiche Bearbeitung aversiver Erinnerungen.

Gegebenenfalls kann mit einer alltagsnahen Belastungssituation eine erste Erfahrung mit dem Einsatz traumakonfrontativen Techniken gemacht werden und dann über das weitere Vorgehen entschieden werden. Es gibt jedoch auch Patienten mit schweren dissoziativen Störungen, die bezüglich einer traumakonfrontativen Therapie erstaunlich belastbar sind und ohne in Krisen zu geraten auch schwerste Kindheitstraumatisierungen gut durcharbeiten können und dadurch erhebliche Entlastung erfahren.

Gerade bei Patientinnen und Patienten mit Dissoziativen Störungen lassen sich Stabilisieren und traumakonfrontatives Arbeiten nicht als Therapiephasen voneinander trennen. Die therapeutische Erfahrung zeigt, dass die Bearbeitung von Stressoren im Alltag und traumatischen Erinnerungen im Einzelfall und bei sorgfältiger Indikation stabilisierend wirken kann. Dabei empfiehlt sich von der Gegenwart aus zu arbeiten und grundsätzlich begrenzte Aspekte des Traumas in den Blick zu nehmen. Insgesamt lässt sich jedoch sagen, dass eine gute integrativen Fähigkeit und Alltagfunktionalität auch ohne konfrontative Aufarbeitung hoch belasteter Traumaerinnerung möglich ist, wenn es dem Patienten gelingt, neue, heute adaptivere Strategien und Fertigkeiten als jene aus der Vergangenheit zu entwickeln, mit dem Wissen, dass es frühere Traumatisierungen in ihrem Leben gegeben hat und wie sich diese auf ihr Leben ausgewirkt haben.

Literatur

American Psychiatric Association (APA) (2000). Diagnostic and Statistical Manual of Mental Disorders: DSM-IV-TR (Vol. 4, revised). Michigan: University of Michigan, APA.

Bernstein, E. M., Putnam, F. W. (1986). Development, reliability, and validity of a dissociation scale. J Nerv Ment Dis; 174: 727–34.

Bernstein, E. M., Putnam, F. W. (1993). An update on the dissociative experiences scale. Dissociation; 6: 16–27.

Boon, S., Draijer, N., Mattheß, H. (2006). Unveröffentlichtes Manuskript.

Briere, J., Weathers, F. W., Runtz, M. (2005). Is dissociation a multidimensional construct? Data from the Multiscale Dissociation Inventory. J Trauma Stress; 18(3): 221–31.

Cloitre, M., Stolbach, B. C., Herman, J. L., Kolk, B., Pynoos, R., Wang, J., Petkova, E. (2009). A developmental approach to complex PTSD: childhood and adult cumulative trauma as predictors of symptom complexity. J Trauma Stress; 22(5): 399–408.

Cronin, E., Brand, B. L. & Mattanah, J. F. (2014). The impact of the therapeutic alliance on treatment outcome in patients with dissociative disorders. European Journal of Psychotraumatology, 5(0).

Dammann, G., Overkamp, B. (2011). Diagnose, Differentialdiagnose und Komorbidität dissoziativer Störungen des Bewusstseins. In: Reddemann, L., Hofmann, A., Gast, U. (Hg.). Psychotherapie der dissoziativen Störungen. Stuttgart: Thieme; 2–24.

Dell, P. F. (2002). Dissociative phenomenology of dissociative identity disorder. J Nerv Ment Dis; 190(1): 10–5.

Dell, P. F. (2009). Understanding dissociation. In: Dell, P. F., O'Neil, J. A. (eds). Dissociation and the Dissociative Disorders: DSM-V and beyond. New York: Routledge; 709–825.

Dell, P. F., O'Neil, J. A. (eds) (2009). Dissociation and the Dissociative Disorders: DSM-V and beyond. New York: Routledge.

Deutsches Institut für Medizinische Dokumentation und Information (DIMDI) (1994). ICD-10. Internationale statistische Klassifikation der Krankheiten und verwandter Gesundheitsprobleme, 10. Revision. Band I: Systematisches Verzeichnis. München, Wien, Baltimore: Urban & Schwarzenberg.

Dilling, H., Mombour, W., Schmidt, M. H. (1993). Internationale Klassifikation psychischer Störungen ICD-10. Bern, Stuttgart, Wien: Huber.

Fiedler, P. (2009). Dissoziative Störungen. In: Margraf, J., Schneider S (Hg.). Lehrbuch der Verhaltenstherapie. Band 2: Störungen im Erwachsenenalter. Heidelberg: Springer; 477–95.

Foote, B., Smolin, Y., Kaplan, M., Legatt, M., Lipschitz, D. (2006). Prevalence of dissociative disorders in psychiatric outpatients. Am J Psychiatry; 163(4): 623–9.

Freud, S., Breuer, J. (1991). Studien über Hysterie. 1895. Frankfurt am Main: Fischer.

Freyberger, H. J., Spitzer, C., Stieglitz, R. D., Kuhn, G., Magdeburg, N., Bernstein-Carlson, E. (1998). Fragebogen zu dissoziativen Symptomen (FDS). Deutsche Adaption, Reliabilität und Validität der deutschen Dissociative Experiences Scale (DES). Psychother Psychosom Med Psychol; 48: 223–9.

Gast, U., Oswald, T., Zündorf, F. (2000). Das Strukturierte Klinische Interview für DSM-IV Dissoziative Störungen (SKID-D). Deutsche Fassung. Göttingen: Hogrefe.

Gast, U., Rodewald, F., Nickel, V., Emrich, H. M. (2001). Prevalence of dissociative disorders among psychiatric inpatients in a German university clinic. J Nerv Ment Dis; 189: 249–57.

Gast, U. (2003). Das Konzept der Komplexen Dissoziativen Störungen. PDP – Psychodynamische Psychotherapie, 2(2), 79–90.

ISST-D (2011). http://www.isst-d.org/education/faq-dissociation.htm.

Janet, P. (1889). L'automatisme psychologique. Paris: Félix Alcan.

Janet, P. (1894). Etat mental des hysteriques. Paris: Rueff.

Janet, P. (1907). The major symptoms of hysteria. London, New York: Macmillan.

Jang, K. L., Paris, J., Zweig-Frank, H., Livesley, W. (1998). Twin study of dissociative experience. J Nerv Ment Dis; 186(6): 345.

Jepsen, E. K. K., Langeland, W. & Heir, T. (2013). Impact of dissociation and interpersonal functioning on inpatient treatment for early sexually abused adults. European Journal of Psychotraumatology, 4(0).

Johnston, C., Dorahy, M. J., Courtney, D., Bayles, T., O'Kane, M. (2009). Dysfunctional schema modes, childhood trauma and dissociation in Borderline personality disorder. J Behav Ther Exp Psychiatry; 40(2): 248–55.

Kluft, R. P. (1982). Varieties of hypnotic interventions in the treatment of multiple personality. Am J Clin Hypnosis; 24(4): 230–40.

Liotti, G. (2006). A model of dissociation based on attachment theory and research. J Trauma Dissoc; 7(4): 55.

Liotti, G. (1992). Disorganized/disoriented attachment in the etiology of the dissociative disorders. Dissociation; 5: 196–204.

Loewenstein, R. J. (1994). Diagnosis, epidemiology, clinical course, treatment and costeffectiveness of treatment for dissociative disorders and MPD: report submitted to the Clinton-Administration Task Force on Health Care Financing Reform. Dissociation; 7: 10–25.

Martínez-Taboas, A., Bernal, G. (2000). Dissociation, psychopathology, and abusive experiences in a nonclinical Latino university student group. Cultur Divers Ethnic Minor Psychol; 6(1): 32–41.

Merckelbach, H., Muris, P., Rassin, E. (1999). Fantasy proneness and cognitive failures as correlates of dissociative experiences. Pers Individ Differ; 26(5): 961–7.

Murray, J., Ehlers, A., Mayou, R. A. (2002). Dissociation and post-traumatic stress disorder: two prospective studies of road traffic accident survivors. Br J Psychiatry; 180(4): 363–8.

Nijenhuis, E., Mattheß, H. (2006). Traumabezogene Strukturelle Dissoziation der Persönlichkeit. PiD – Psychotherapie im Dialog; 7: 393–8.

Nijenhuis, E., Spinhoven, P., van Dyck, R., van der Hart, O., Vanderlinden, J. (1996). The development and psychometric characteristics of the Somatoform Dissociation Questionnaire (SDQ-20). J Nerv Ment Dis; 184: 688–94.

Nijenhuis, E., Spinhoven, P., van Dyck, R., van der Hart, O., Vanderlinden, J. (1997). The development of the Somatoform Dissociation Questionnaire (SDQ-5) as a screening instrument for dissociative disorders. Acta Psychiatr Scand; 96: 311–8.

Nijenhuis, E., van der Hart, O., Steele, K. (2001). Strukturelle Dissoziation der Persönlichkeit. Behandlung dissoziativer Störungen. Stuttgart: Thieme.

Overkamp, B. (2005). Differentialdiagnostik der dissoziativen Identitätsstörung (DIS) in Deutschland. Dissertation. München: Ludwig-Maximilians-Universität.

Panksepp, J. (1998). Affective Neuroscience: the Foundations of Human and Animal Emotions. New York: Oxford University Press.

Putnam, F. W. (1989). The Diagnosis and Treatment of Multiple Personality Disorder. New York: Guilford Press.

Putnam, F. W. (1997). Dissociation in Children and Adolescents: A Developmental Perspective. New York: Guilford Press.

Rodewald, F., Gast, U., Emrich, H. M. (2006). Screening for Major Dissociative Disorders with the FDS, the German Version of the Dissociative Experience Scale. Psychother Psychosom Med Psychol; 56(6): 249–58.

Ross, C. A., Heber, S., Norton, G. R., Anderson, D., Anderson, G., Barchet, P. (1989). The Dissociative Disorders Interview Schedule: A structured interview. Dissociation; 2(3): 169–89.

Sack, M., Sachsse, U., Schellong, J. (2013). Komplexe Traumafolgestörungen – Diagnostik und Behandlung von Folgen schwerer Gewalt und Vernachlässigung. Stuttgart: Schattauer.

Sack, M. (2019). Individualisierte Psychotherapie – ein methodenübergreifendes Behandlungskonzept. Schattauer, Stuttgart.

Sack, M., Gromes, B. (2020). Schonende Traumatherapie – Ressourcenorientierte Behandlung von Traumafolgestörungen. 2. Aufl., Schattauer, Stuttgart.
Sar, V., Tutkun, H., Alyanak, B., Bakim, B., Baral, I. (2000). Frequency of dissociative disorders among psychiatric outpatients in Turkey. Compr Psychiatry; 41(3): 216–22.
Spiegel, D., Loewenstein, R. J., Lewis-Fernández, R., Sar, V., Simeon, D., Vermetten, E., Cardena, E., Dell, P. F. (2011). Dissociative disorders in DSM-5. Depress Anxiety; 28(9): 824–52.
Spitzer, C., Freyberger, H. (2007). Dissoziative Störungen (Konversionsstörungen). Psychotherapeut; 52(3): 223–35.
Spitzer, C., Barnow, S., Freyberger, H. J., Grabe, H. J. (2006). Recent developments in the theory of dissociation. World Psychiatry; 5(2): 82–6.
Steinberg, M. (1994). Structured Clinical Interview for DSM-IV Dissociative Disorders – Revised (SCID-D-R) (Vol. 2). Washington, DC: American Psychiatric Press.
Steinberg, M. (2004). Systematic assessment of Posttraumatic Dissociation. In: Wilson, J. P., Keane, T. M. (eds). Assessing Psychological Trauma and PTSD. New York: Guilford Press; 122.
van der Hart, O. (1995). Pierre Janet en Sigmund Freud over hysterie, trauma en dissociatie. Ned Tijdschr Geneeskd; 139(43): 2183–6.
van der Hart, O., Dorahy, M. J. (eds) (2009). Dissociation: an Overview. New York: Taylor & Francis Group.
van der Hart, O., Brown, P., van der Kolk, B. A. (1989). Pierre Janet's treatment of posttraumatic stress. J Trauma Stress; 2: 379–95.
van der Hart, O., Nijenhuis, E. R., Steele, K. (2008). Das verfolgte Selbst. Strukturelle Dissoziation und die Behandlung chronischer Traumatisierung. Paderborn: Junfermann.
Vanderlinden, J., van Dyck, R., Vandereycken, W., Vertommen, H. (1991). Dissociative experiences in the general population in the Netherlands and Belgium: A study with the Dissociative Questionnaire (DIS-Q). Dissociation; 4: 180–4.
van Ijzendoorn, M. H., Schuengel, C. (1996). The measurement of dissociation in normal and clinical populations: Meta-analytic validation of the Dissociative Experiences Scale (DES). Clin Psychol Rev; 16(5): 365–82.
Waller, N., Putnam, F. W., Carlson, E. B. (1996). Types of dissociation and dissociative types: A taxometric analysis of dissociative experiences. Psychol Methods; 1(3): 300.
Waller, N. G., Ross, C. A. (1997). The prevalence and biometric structure of pathological dissociation in the general population: Taxometric and behavioral genetic findings. J Abnorm Psychol; 106: 499–510.
Watkins, J., Watkins, H. (1997/2003). Ego-States-Theorie und Therapie. Ein Handbuch. Heidelberg: Carl-Auer-Systeme.
Young, J. E., Klosko, J. S., Weishaar, M. E. (2003). Schema Therapy: A Practitioner's Guide. Cambridge: Cambridge University Press.

BARBARA ABDALLAH-STEINKOPFF, JENNY MIKA

25 Psychotherapeutische Behandlung traumatisierter geflüchteter Menschen

25.1 Einleitung

Kriegerische Auseinandersetzungen, bedingt durch den Kampf um Rohstoffe und Wasser, sowie ethnische und religiöse Konflikte können nicht allein als Produkt regionaler Krisen verstanden werden. Erst durch die Verstrickung und Einmischung anderer Nationen, insbesondere der Industriestaaten, in diese lokalen Konflikte aufgrund eigener wirtschaftlicher Interessen ist das Austragen von bewaffneten Kämpfen überhaupt erst für die regionalen Konfliktparteien finanziell auf längere Dauer möglich. Folge dieser jahrelangen Kriege ist Binnenflucht sowohl innerhalb des Landes als auch des jeweiligen Kontinents. Nur für eine Minderheit ist die Flucht aus Afrika oder Asien nach Europa finanziell möglich. Die Betreuung von Geflüchteten ist daher eine logische, aus politischen Umständen entstandene Folge und nimmt Länder wie Deutschland in die Pflicht, sich der Flüchtlingsproblematik anzunehmen.

Die kriegerischen Auseinandersetzungen im Heimatland und der gefahrvolle Fluchtweg sind Grund für eine hohe Rate an traumatischen Erfahrungen mit entsprechenden gesundheitlichen Folgen. Die gesundheitliche Versorgung ist jedoch in Deutschland für diese besonders behandlungsbedürftige Gruppe von Menschen durch rechtliche Regelungen stark eingeschränkt. Sprachbarrieren verhindern zudem auch häufig die psychotherapeutische Versorgung von traumatisierten geflüchteten Menschen. Dieser erschwerte Zugang zu psychiatrischer und psychotherapeutischer Hilfe führt dazu, dass viele Patient:innen erst nach einer längeren Leidensgeschichte mit einer bereits chronifizierten komplexen psychischen Symptomatik professionelle Hilfe aufsuchen. Für viele Ärzt:innen und Psychotherapeut:innen lässt sich dann der Fluchthintergrund als wesentliche Ursache für die Beschwerden nicht mehr erschließen. Ohne Verständnis für den politischen bzw. historischen Kontext der Traumatisierung und die damit verbundenen Symptome kommt es häufig zu falschen Diagnosen. So kann eine übersteigerte Reaktion auf Personen, wie Uniformierte, bei Patient:innen, die in ihrer Heimat häufig Razzien erlebt haben, im Rahmen einer Posttraumatischen Belastungsstörung nachvollziehbar sein. Sind die Ursachen jedoch unbekannt, wird in solchen Fällen oft fälschlicherweise eine **paranoide Symptomatik** diagnostiziert.

Die folgenden Ausführungen sollen daher einen Einblick in flüchtlingsspezifische Themen im Rahmen einer psychotherapeutischen Behandlung wie Diagnostik, Therapieziele und Therapiemethoden vermitteln.

Überlegungen zur Diagnostik

Die Anwendung der PTBS-Diagnose in der kulturübergreifenden Arbeit mit Geflüchteten erscheint grundsätzlich sinnvoll (Hinton & Lewis-Fernández 2011). Dennoch birgt die diagnostische Abklärung von Traumafolgestörungen bei Geflüchteten im Rahmen einer psychotherapeutischen Behandlung oft die Gefahr von Fehldiagnosen. Um diese zu vermeiden, gilt es insbesondere bei der Erfassung der Symptomatik, beim Einsatz von standardisierten Testverfahren sowie bei der Ermittlung des Ereigniskriteriums einige Aspekte zu berücksichtigen.

Eine angemessene Erfassung der Symptomatik sollte immer auch die Exploration der kulturspezifischen Krankheits- und Heilungskonzepte der Patient:innen beinhalten, denn wie sich Patient:innen die Symptome erklären und welche Behandlung sie erwarten unterscheidet sich interkulturell und hat direkten Einfluss auf die emotionale Reaktion, das Coping-Verhalten, das Hilfesuch-Verhalten sowie die Compliance (Petrie & Pennebaker 2004). Gerade religiös-magische Erklärungsmodelle, z.B. das nigerianische Juju, werden in der psychotherapeutischen Praxis mit Geflüchteten häufig benannt und können die Hoffnung auf eine Besserung der Symptome durch Psychotherapie trüben.

Im DSM-5 schlägt die APA (2013) zur Erfassung der kulturellen Dimension psychischer Erkrankungen das *Cultural Formation Interview* vor, welches von Mika et al. (2015) zur Diagnostik bei traumatisierten Geflüchteten modifiziert wurde. In diesem halbstrukturierten Interview werden die individuelle Erfahrung und Perspektive der Patient:innen, der soziale Kontext sowie die Perspektive der Landsleute der Patient:innen auf die psychischen Symptome erfragt. Ziel ist es, die kulturelle Validität der Diagnosen zu verbessern und Fehldiagnosen zu vermeiden.

Bei der Erfassung der Symptomatik erschwert auch die Tendenz bei Geflüchteten verschiedener kultureller Herkunft, psychisches Leiden körpernah zu präsentieren, die Zuordnung von Symptomen zu Störungsbildern in der ICD-10 oder dem DSM-5.

> Psychische Belastungen werden von Geflüchteten häufig über körperliche Missempfindungen ausgedrückt: Beispielsweise steht bei westafrikanischen Patient:innen die Empfindung, es würden Würmer oder Ameisen über die Haut kriechen, für das Erleben einer psychischen Belastung. Bei türkischen Patient:innen wird die Vorstellung von Trauer mittels der Formulierung »meine Leber fällt« oder verrückt zu werden durch »mein Kopf ist erkältet« beschrieben (Gün 2008). Fälschlicherweise wird die Darstellung psychischen Leidens mithilfe von Organchiffren in Deutschland fast immer als Hinweis für somatische Störungen interpretiert.

Neben dem kulturspezifischen Aspekt bei der Diagnostik besteht bei traumatisierten Geflüchteten zusätzlich das Problem einer Verflechtung von trauma- und postmigrationsspezifischen Symptomen.

Ebenso ist der Einsatz von Standardverfahren wie der Symptom-Checkliste 90 (SCL-90, Symptom-Checkliste bei psychischen Störungen) fragwürdig, wenn kulturelle Aspekte unberücksichtigt bleiben. Schüchternheit dem anderen Geschlecht gegenüber, Probleme, in der Öffentlichkeit zu essen usw. sind Verhaltensweisen, die in bestimmten Kulturen sozial erwünscht sind, sie können daher nicht als pathologisch gewertet werden. Das Gefühl zu haben, dass andere über einen sprechen, beobachtet und nicht verstanden zu werden, sind Alltagserfahrungen bei vielen Geflüchteten und spiegeln keine paranoiden Tendenzen wider.

Auch bei der Einschätzung und Definition der traumatischen Erfahrung als Ereigniskriterium ist der kulturelle Hintergrund von wesentlicher Bedeutung. Die geringe transkulturelle Validität des Begriffs des traumatischen Ereignisses zeigt das Ergebnis einer Studie von Sachs et al. (2008): Tibetische Geflüchtete in Indien bewerteten religiöse Verfolgung als existentiellere Bedrohung als Folterungen. Im Gegensatz zu Folter war in dieser Stichprobe religiöse Verfolgung ein signifikanter Prädiktor für psychische Belastung im Sinne von Angst, Depression, PTBS und Somatisierung.

Bei Geflüchteten sollten aus diesem Grund politische und historische sowie religiöse Faktoren bei der Einschätzung traumatischer Erfahrungen immer mitberücksichtigt werden, um deren Bedeutung für die jeweilige Flüchtlingsgruppe angemessen beurteilen zu können. Traumatische Erfahrungen können in diesem Kontext nicht nur auf der individuellen Ebene betrachtet werden. Sie sind im therapeutischen Prozess als kollektive Erfahrung einer über Generationen verfolgten Minderheit zu würdigen. So berichten Kurd:innen aufgrund des kollektiven Erlebens von Verfolgung über Generationen hinweg häufig in der Wir-Form von ihren traumatischen Erfahrungen.

Besonders schwer verständlich ist für viele deutsche Therapeut:innen der Umgang mit tabuisierten Aspekten einer traumatisierten Erfahrung. Insbesondere bei Menschen, die aus gemeinschaftsorientierten Gesellschaftsformen stammen, in denen das Überleben der/des Einzelnen ausschließlich von der Gemeinschaft (Familie, Clan oder Stamm) abhängt, wird das Verstoßenwerden aus der Gesellschaft wegen eines Tabubruchs als existenzielle Bedrohung erlebt.

Opfer von sexualisierter Gewalt, ein besonderes Tabu in allen Gesellschaften, haben aus diesem Grund große Ängste, diese Erfahrung mitzuteilen. Je stärker sich daraus Folgen für das gesellschaftliche Leben ergeben, desto eher wird diese traumatische Erfahrung verheimlicht. Für die Diagnoseerhebung besonders problematisch ist die Tendenz in vielen Kulturen, die Vergewaltigung zu umschreiben, wie z. B. die Aussage einer Bosnierin vor Gericht »ich musste für die Serben Kaffee kochen« oder »dem Mann wurde Schande angetan« als arabische Umschreibung für die Vergewaltigung einer verheirateten Frau.

Weiterhin ist zu berücksichtigen, dass die Mitteilungsbereitschaft von Opfern sexualisierter Gewalt gegenüber Sprachmittler:innen aus der eigenen Kultur beeinträchtigt sein kann (auf die besondere Rolle der Dolmetscher:innen wird noch eingegangen). Daher ist die Erfassung des Ereigniskriteriums für die Diagnose Posttraumatische Belastungsstörung in einigen Fällen kaum oder nur schwer möglich (zu weiteren Aspekten der Diagnostik im interkulturellen Bereich → Kap. 8).

25.2 Therapeutisches Vorgehen

Bedeutung der Traumaexposition

Auch in der therapeutischen Arbeit mit traumatisierten Geflüchteten können grundsätzlich die den Leitlinien entsprechenden Techniken angewendet werden (Liedl & Abdallah-Steinkopff 2017). So orientiert sich auch die Traumatherapie bei Geflüchteten an den Therapiekomponenten der ressourcenaktivierenden Stabilisierungsphase, der Traumaexposition und der Integration. Ziel einer Traumaexposition ist neben der Bearbeitung der traumarelevanten Inhalte unverarbeitete Schuldgefühle zu identifizieren und Überlebensstrategien, die während des Traumas gezeigt wurden, bewusst zu machen und zu würdigen.

Als hilfreiche Methode im Therapieprozess mit traumatisierten Geflüchteten hat sich das spiralförmige Vorgehen im Wechsel von Ressourcenaktivierung und Traumakonfrontation im Sinne einer schonenden Traumatherapie bewährt (Sack 2020). Nach Gurris & Wenk-Ansohn (2003) zeige die therapeutische Praxis, dass bei der Behandlung von Folteropfern die Mehrzahl der therapeutischen Prozesse vorwiegend ressourcenorientiert und stabilisierend bleibe. Die Traumaexposition betreffend sei traumazentrierte Arbeit erfahrungsgemäß häufig nicht als Durcharbeiten der gesamten traumatischen Erinnerung möglich. Es können jedoch zu verschiedenen Zeitpunkten des therapeutischen Prozesses Elemente und verschiedene Ebenen der traumatischen Sequenz fokussiert werden.

Auch im Hinblick auf die erschwerten Lebensumstände im Sinne eines belastenden Alltags und verschiedener Postmigrationsstressoren der Geflüchteten ist ein komplettes Durcharbeiten der gesamten traumatischen Erinnerung erschwert, da diese äußeren Faktoren immer wieder krisenhafte Zuspitzungen auslösen können, die stabilisierend und ressourcenorientiert bearbeitet werden müssen (→Abb. 25-1). In enger Zusammenarbeit mit Asylsozialarbeiter:innen können insbesondere aufenthaltsrechtliche Krisen ausgelagert werden. Dennoch ist die Kenntnis der Lebensrealität der Geflüchteten auch für Therapeut:innen von entscheidender Bedeutung (Liedl et al. 2017).

Die Frage nach der Notwendigkeit einer Traumaexposition bei Geflüchteten sollte immer auch vor dem Hintergrund des bestehenden Weltbildes und der Bedürfnisse der Patient:innen überlegt werden.

Lebenseinstellungen, wie religiöse und politische Überzeugung, können entweder als hilfreiche Ressourcen oder als Risikofaktoren fungieren. Eine tibetische Nonne konnte die Erfahrung von Folter in einem chinesischen Gefängnis als Ausdruck ihres Karmas begreifen, als etwas, das unausweichlich und unabhängig von ihren eigenen Handlungen geschehen musste. Sie konnte aufgrund ihres Glaubens die Überwindung dieser traumatischen Erfahrung als Chance begreifen, daran zu wachsen und zu reifen. Hingegen erlebte eine kosovarische Frau die Vergewaltigung auf dem Marktplatz als nicht wieder gutzumachende Erniedrigung und Ehrverlust. Die Auswirkungen auf den Therapieprozess führten bei der Kosovarin zu einer dauerhaften Thematisierung der Trauer um den unwiederbringlichen Verlust ihrer Ehre. Für die Tibeterin hingegen eröffnete sich durch die Idee der Reifung der Wunsch, die eigene Zukunft im neuen Land sinnvoll zu gestalten.

Flüchtlingsspezifische Themen in der Traumatherapie

In der Arbeit mit Geflüchteten und Folteropfern muss immer berücksichtigt werden, dass Verfolgung und Krieg Lebenskrisen darstellen, für die es keine Lösungen gibt, die den gängigen Moralvorstellungen aus Friedenszeiten entsprechen. Opfer von Bürgerkriegen werden konfrontiert mit dem Dilemma, zu entscheiden zwischen der Fürsorge für die Familie durch Flucht aus der Heimat oder der Verteidigung der eigenen Ethnie, Nationalität usw. durch Kampfeinsatz. Beide Entscheidungen führen fast immer zu Verlusten und Opfern, was beispielsweise innerhalb einer Familie zu schweren Schuldzuweisungen oder auf der gesellschaftlichen Ebene zur kollektiven Ächtung führen kann. Die seelischen Folgen durch diese Dilemmata können im therapeutischen Prozess oft von schwerwiegenderer Bedeutung sein als das Trauma selbst. Traumaexposition als zentrales Mittel der Wahl bei Traumatherapie bleibt im therapeutischen Umgang mit diesen Lebensthemen unzureichend. Nur in Kombination mit biografischer Arbeit und der Erarbeitung von Werten zur Orientierung in der Gegenwart können Therapeut:innen sich dieser flüchtlingsspezifischen Problematik annähern.

Neben der Behandlung der Traumafolgestörungen müssen sich Therapeut:innen mit dem Akkulturationsprozess und den erschwerten Lebensbedingungen, sogenannten Postmigrationsstressoren, ihrer Patient:innen in Deutschland auseinandersetzen und sie als Teil des therapeutischen Geschehens akzeptieren. Das Dreisäulenmodell (Liedl et al. 2017, →Abb. 25-1) dient daher als Grundlage zur Erfassung möglicher Themen in der Behandlung von traumatisierten Geflüchteten. Studien zeigen durchgehend, dass das kumulative Erleben solche Stressoren bei geflüchteten Menschen mit einem signifikant erhöhten Erkrankungsrisiko für PTBS und insbesondere für Depression einhergeht (Nickerson et al. 2010; Steel et al. 2009). Behandlungsansätze sollten daher nicht nur auf die Bearbeitung der direkten Folgen der kriegs- und fluchtbedingten traumatischen Erlebnisse fokussieren, sondern auch den Umgang mit Postmigrationsstressoren zum Ziel haben (Böttche et al. 2016). Ergebnisse einer Analyse von Nutsch zeigen, dass Postmigrationsstressoren, wie Erwerbslosigkeit, Einsamkeit und ein abgelehnter oder noch nicht entschiedener Asylantrag die Chance für depressive Symptome erhöhen. Darüber hinaus können Geflüchtete im Rahmen eines Asylverfahrens unterschiedliche Belastungen erleben, die das Selbstwertgefühl reduzieren. Dazu gehören z. B. Diskriminierung, Heimweh oder Gefühle der Entfremdung und Ausgrenzung Die Kooperation und Kommunikation mit anderen Berufsgruppen seitens der Therapeut:innen ist erforderlich, um den Belangen der Flüchtlinge gerecht zu werden (Gavranidou & Abdallah-Steinkopff 2008). Die Tatsache, dass Geflüchtete bei existenziellen Entscheidungen auf Behörden angewiesen sind und wenig Einfluss darauf haben, führt zum Phänomen der »erlernten Hilflosigkeit« nach Seligman (1975). Das Zurückfallen in Passivität ist eine oft zu beobachtende Reaktion bei Geflüchteten ohne sicheren Aufenthalt. Ohne die Vorstellung einer gestaltungsfähigen Zukunftsperspektive ist Motivation für Veränderung – ein grundlegendes Therapieziel – daher diesen Patient:innen kaum vermittelbar.

Während dieser therapeutischen Phase kann für Flüchtlinge das einzig vermittelbare Therapieziel sein, diese rechtlich erzwungene Passivität zu überwinden. Erforderlich dafür ist die Entwicklung der Fähigkeit, trotz eines fremdbestimmten, stark eingeschränkten Handlungsspielraums funk-

Belastender Alltag	Postmigrationsprozess	Traumafolgen
Belastende Wohnbedingungen, Erschwerte Arbeitsmöglichkeiten	Konzepte zur Migration, Krisen und Ressourcen, Gelungene Integration als gesellschaftliche Aufgabe	PTBS, Depression, Angststörung, Chronischer Schmerz, Suchtverhalten
Keine sichere Zukunftsperspektive	Identitätssuche (zwischen) beiden Wertvorstellungen/ code switching	Traumatherapie ▪ Therap. Haltung ▪ Therap. Methoden
Mangelndes Wissen über Aspekte im neuen Umfeld	Verlust von Ressourcen, Verlust von Erziehungsmethoden	Kulturspezifische Ätiologie-Heilungskonzepte
Kaum Zugang zur deutschen Gesellschaft	Eigene unrealistische Erwartungen und die der Angehörigen	Kulturspezifische Vorstellungen von Hilfe
Erfahrung von Diskriminierung	Heimweh und Gesundheit	Kulturspezifisches Weltbild/ Menschenbild

Abb. 25-1: Dreisäulenmodell

tions- und gestaltungsfähig zu bleiben und die Zeit des jahrelangen Wartens auf aufenthaltsrechtliche und damit existenzielle Entscheidungen seitens der Behörden sinnvoll zu nutzen. Für viele geflüchtete Menschen ist diese Zeit geprägt von starken Schwankungen zwischen Hoffnung und Desillusion. Becker (2006) nennt diese für viele Betroffene äußerst belastende Phase des Wartens die Phase der »chronifizierten Vorläufigkeit«.

Kontextsensibilität als wichtige Kompetenz

Für eine effektive und professionelle therapeutische Begleitung von Geflüchteten ist entscheidend, dass Therapeut:innen kontextsensibel handeln, also den eigenen Lebenskontext und den des Flüchtlings sowie mögliche Differenzen und Gemeinsamkeiten reflektieren. Hierbei steht nicht so sehr das Wissen »über die andere Kultur« im Vordergrund, sondern das Abnehmen der eigenen kulturellen Brille und die Reflexion eigener innerer Bilder.

Eine wesentliche Voraussetzung für eine gute therapeutische Beziehung ist die Akzeptanz des eigenen »Nichtwissens« (Anderson & Goolishian 1992). Eine kontextsensible Haltung bedeutet, gelernte Verhaltensweisen, Ressourcen und Motive des Geflüchteten vor dem Hintergrund des entsprechenden Lebenskontexts im Herkunftsland kennenzulernen. Auch das Erklären des Lebenskontextes in Deutschland, des relevanten Vorgehens, der Hilfsangebote und Institutionen in einfacher und anschaulicher Sprache ist ein Bestandteil der kontextsensiblen Haltung.

Eine konkrete Methode, mit der diese

kontextsensible therapeutische Haltung in die Praxis umgesetzt werden kann, ist das Interkulturelle Pendeln (siehe im folgenden Kasten, Abdallah-Steinkopff 2018). Bei dieser Gesprächstechnik werden Fragen zu ursprünglichen Traditionen und Lebensbedingungen der Patient:innen gestellt, um ihre ganz persönlichen Erfahrungen und Einstellungen zu verstehen. Im Gespräch wird dann in den Lebenskontext des Aufnahmelandes gewechselt und es werden anschaulich entsprechende Einstellungen und Konzepte in bestimmten Zusammenhängen dargestellt und erläutert. So entsteht ein Austausch, in dem Gemeinsamkeiten und Unterschiede herausgearbeitet werden. Durch das Verständnis der verschiedenen Perspektiven entsteht während dieses Austausches eine gemeinsame Perspektive. Gemeinsam wird geklärt, welche mitgebrachten Haltungen als Ressource erhalten bleiben sollen und wo es Veränderungen und Anpassungen an die Aufnahmegesellschaft benötigt.

Oft spielen noch andere Personen im Umfeld der Patient:innen bei der Entscheidungsfindung eine wichtige Rolle und müssen im Entscheidungsprozess mitberücksichtigt werden.

METHODE DES INTERKULTURELLEN PENDELNS (Abdallah-Steinkopff 2018; © Barbara Abdallah-Steinkopff, Shqipe Krasniqi, Farida Akhtar, REFUGIO München)

1. Erfragen und Verstehen der ursprünglichen Vorstellung und des entsprechenden Lebenskontextes (Welche Vorstellungen gibt es im Heimatland, wer ist beteiligt und warum ist es notwendig?)
2. Anschauliches Erklären des Lebenskontextes in Deutschland, der entsprechenden Vorstellungen und Umgangsformen (Beschreiben und erklären, welche Vorstellungen es in Deutschland gibt)
3. Gemeinsames Abwägen beider Vorstellungen für Entscheidungsfindung (Was sind Gemeinsamkeiten und Diskrepanzen der Vorstellungen und Vorgehensweisen im Heimatland und in Deutschland? Welche Gründe gibt es für Diskrepanzen?)
4. Erfragen der Rahmenbedingungen zur Umsetzung der Entscheidung (Ist das Vorhaben umsetzbar?)
5. Gemeinsame Analyse von Hindernissen bei der Umsetzung der Entscheidung (Wer muss sich am Entscheidungsprozess beteiligen oder bedacht werden?)
6. Gemeinsame Suche nach Lösungen für die Klärung und Überwindung der Hindernisse (Welche Aspekte sind für die Beteiligten wichtig und ist ein gemeinsames Gespräch notwendig?)

Therapie in der Triade – Zusammenarbeit mit Dolmetscher:innen

Die vorrangige Aufgabe von Dolmetscher:innen in der Einzel- oder Gruppentherapie besteht darin, für eine möglichst wortnahe Übersetzung zu sorgen. Für das Gelingen einer Therapie bei Geflüchteten genügt jedoch nicht nur eine gute Übersetzung, sondern Dolmetscher:in und Therapeut:in müssen gut harmonieren im Umgang mit kulturellen Eigenheiten der Patient:innen. Die therapeutische Beziehung eröffnet für Therapeut:innen und ratsuchende Geflüchtete die Chance, sich über ihre Lebenskontexte und dementsprechend geprägte Wertvorstellungen und Lebensformen auszutauschen und anzunähern. Dolmetscher:innen können die Beziehungsgestaltung hilfreich begleiten, indem sie den Therapeut:innen ihr kulturelles Wissen zur Verfügung stellen. Diese Form der Zusammenarbeit zwischen Dolmetscher:innen und Therapeut:innen gelingt nur dann, wenn Therapeut:innen bereit sind, ihr eigenes professionelles Vorgehen und Denken zu hinterfragen. Professionelles Vorgehen besteht in diesem Kontext in der Fähigkeit zu kooperieren, um Kompetenzen der Dolmetscher:innen nutzen zu können. Trotz dieses Teamgedankens bleibt zu betonen, dass für einen kultursensiblen Umgang die Therapeut:innen und nicht die Dolmetscher:innen verantwortlich sind. Das kultur- und kontextsensible Wissen der Dolmetscher:innen kann nur dann zur eigenen Kompetenzerweiterung genutzt werden, wenn eine entsprechende Bereitschaft seitens der Therapeut:innen besteht. Uneffektiv dagegen ist, wenn verunsicherte Therapeut:innen das Feld den Dolmetscher:innen überlassen und sich dadurch aus der Verantwortung ziehen oder aus Angst vor Kompetenzverlust das kulturelle Wissen der Dolmetscher:innen einfach negieren. »Klient:innen und Therapeut:innen benötigen bei kulturell verschiedenen Hintergründen in der Regel weitaus mehr Zeit als gewöhnlich, um ungewöhnliche Symptome und ihre Entstehungsgeschichte zu verstehen« (Kahraman & Abdallah-Steinkopff 2010, S. 12). Dolmetscher:innen – nicht nur in der Rolle als Sprachmittler:innen, sondern vor allem auch als Kulturmittler:innen – können im therapeutischen Prozess als Brücke zwischen beiden Kulturen fungieren.

Besondere Belastungen für Dolmetscher:innen

In der Studie von Teegen (2002) werden Dolmetscher:innen zu ihren Belastungen befragt, die sie in Therapien mit traumatisierten Flüchtlingen erleben. Neben der Last, sich äußerst traumatisierende Ereignisse anhören und übersetzen zu müssen, die Geflüchtete während eines Krieges, unter Haftbedingungen und auf der Flucht erleben mussten, wird ein anderer Aspekt ihrer Tätigkeit als besonders belastend benannt: Die Tatsache, neben der Tätigkeit des Übersetzens keinerlei weiteren Einfluss auf den Gesprächsverlauf zu haben, wird als äußerst schwierig und stressauslösend beschrieben. Diese Aussage deckt sich mit Beobachtungen aus dem therapeutischen Alltag. Wenn Therapeut:innen in der Arbeit mit Flüchtlingen kultursensible Aspekte nicht berücksichtigen, geraten Dolmetscher:innen gegenüber ihren Landsleuten in einen Loyalitätskonflikt. Um Äußerungen der Therapeut:innen für ihre Landsleute kulturell akzeptabler zu machen, fühlen sie sich gezwungen, diese therapeutische Inkompetenz durch modifizierte Übersetzungen auszugleichen. Die Übersetzungen geben dann nicht mehr den Wortlaut der Therapeut:innen wortnah wieder.

Um die Qualität der Übersetzungen zu sichern, sind Therapeut:innen in dieser Triade daher nicht nur für das Wohlergehen der Klient:innen, sondern auch für das der Dolmetscher:innen verantwortlich. Bewährt hat sich der regelmäßige Austausch mit den Dolmetscher:innen nach therapeutischen Sitzungen, um Missverständnisse zu besprechen. Die schwierige Tätigkeit des Dolmetschens kann im Rahmen dieser Gespräche als wesentlicher Bestandteil für Beratung und Therapie gewürdigt und der gegenseitige Informationsaustausch für eine verbesserte Kooperation zwischen Therapeut:innen und Dolmetscher:innen genutzt werden. »Man kann nicht nicht kommunizieren.« Mit dieser Feststellung von Watzlawik (1969) lässt sich die Annahme untermauern, dass Dolmetscher:innen in der Triade nicht nur als wertneutrales »Sprachrohr« gesehen werden können. In Mimik und Gestik sowie in der Art und Weise des Übersetzens kommt ihre emotionale Einstellung im therapeutischen Gespräch zum Ausdruck. Zur Vermeidung von Diskrepanzen zwischen der Haltung der Therapeut:innen und der der Dolmetscher:innen ist gegenseitiger Meinungs- und Wissensaustausch in Vor- und Nachbesprechung notwendig. Während der therapeutischen Sitzung dagegen ist eine eindeutige Rollen- und Tätigkeitsverteilung sinnvoll. Regelmäßige Supervisionen sollen zur psychischen Entlastung beitragen.

Therapeutische Gespräche unter Mitwirkung von Dolmetscher:innen benötigen – unabhängig davon, ob Einzel- oder Gruppentherapie – eine gute Vorbereitung aller beteiligten Personen, da dieses Setting für jeden, vor allem für Patient:innen, eine ungewohnte Situation darstellt. Es hat sich in der bisherigen Praxis bewährt, Patient:innen zu Behandlungsbeginn über Struktur und »Regeln« im Rahmen einer triadischen Zusammenarbeit, z. B. Unterbrechungen durch die Dolmetscher:innen zu akzeptieren, ausführlich zu informieren. Ein entsprechender Leitfaden zur »Zusammenarbeit mit Dolmetschern« ist bei Abdallah-Steinkopff (2017) nachzulesen.

Literatur

Abdallah-Steinkopff, B. (2017). Arbeit mit Dolmetschern. In: Liedl, Böttche, Abdallah-Steinkopff, Knaevelsrud (Hg.) Psychotherapie mit Flüchtlingen. Neue Herausforderungen, spezifische Bedürfnisse. Das Praxisbuch für Psychotherapeuten und Ärzte. Schattauer.

Abdallah-Steinkopff, B. (2018). Interkulturelle Erziehungskompetenzen stärken- Ein kultursensibles Elterncoaching für geflüchtete und zugewanderte Familien, Vandenhock & Ruprecht. Göttingen.

Goolishian, H. (1992). The client is the expert: A not-knowing approach to therapy. In: McNamee, S., Gergen K (eds). Social Construction and the Therapeutic Process. Newbury Park, CA: Sage.

Becker, D. (2006). Die Erfindung des Traumas – Verflochtene Geschichten. Berlin: Edition.

Böttche, M., Heeke, C., Knaevelsrud, C. (2016). Sequenzielle Traumatisierungen, Traumafolgestörungen und psychotherapeutische Behandlungsansätze bei kriegstraumatisierten erwachsenen Flüchtlingen in Deutschland. Bundesgesundheitsblatt 2016 59:621–626. Springer-Verlag Berlin Heidelberg.

Gäbel, U., Ruf, M., Schauer, M., Odenwald, M., Neuner, F. (2006). Prävalenz der posttraumatischen Belastungsstörung und Möglichkeiten der Ermittlung in der Asylverfahrenspraxis. Z Klin Psychol Psychother; 35: 12–20.

Gavranidou, M., Abdallah-Steinkopff, B. (2008). Psychotherapeutische Arbeit mit Migranten: Alles anders oder alles gleich? Gestalttherapie, Forum für Gestaltperspektiven; 22 (2): 93–106.

Gotthardt, S. (2003). Die Wirksamkeit der Narrativen Expositionstherapie für traumatisierte Asylbewerber. Konstanz: Universität Konstanz, Fachbereich Psychologie, Diplomarbeit.

Gün, A. K. (2008). Interkulturelle Aspekte in der psychotherapeutischen Praxis. Zur psychosozialen Versorgung von Migranten im deutschen Gesundheitswesen. Gestalttherapie, Forum für Gestaltperspektiven; 22(2): 54–69.

Gurris, N. F., Wenk-Ansohn, M. (2003). Folteropfer und Opfer politischer Gewalt. In: Maercker, A. (Hg.). Therapie der posttraumatischen Belastungsstörung. 2. Aufl. Berlin: Springer; 221–246.

Hegemann, T. (2001). Transkulturelle Kommunikation und Beratung. Die Kompetenz über kulturelle Grenzen hinweg zu kommunizieren.

In: Hegemann, T., Salman, R. (Hg.). Transkulturelle Psychiatrie. Bonn: Psychiatrie Verlag; 116–129.

Hinton, D. E. & Lewis-Fernández, R. (2011). The cross-cultural validity of posttraumatic stress disorder: implications for DSM-5. Depression and anxiety, 28 (9), 783–801.

Kahraman, B., Knoblich, G. (2000). Stechen statt sprechen: Valenz und Aktivierbarkeit von Stereotypen über Türken. Z Sozialpsychol; 31: 31–43.

Kahraman, B., Abdallah-Steinkopff, B. (2010). Same same but different. Kultursensible Verhaltenstherapie bei Migranten. Psychotherapie im Dialog; 4: 306–12.

Liedl, A., Böttche, M., Abdallah-Steinkopff, B., Knaevelsrud, Ch. (2017). Psychotherapie mit Flüchtlingen, Neue Herausforderungen, spezifische Bedürfnisse, Das Praxisbuch für Psychotherapeuten und Ärzte, Schattauer.

Mika, J., Abdallah-Steinkopff, B. & Gavranidou, M. (2015). Die Exploration der Krankheitskonzepte von Flüchtlingen bezüglich ihrer Posttraumatischen Belastungsstörung. Psychotherapeutenjournal; 2: 134–145.

Neuner, F. (2008). Stabilisierung vor Konfrontation in der Traumatherapie – Grundregel oder Mythos? Verhaltensther; 18: 109–18.

Nickerson, A., Bryant, R. A., Silove, D., et al. (2010). A critical review of psychological treatments of posttraumatic stress disorder in refugees. Clin Psychol Rev 31:399–417.

Nutsch, N., Bozorgmeh, K. (2020). Einfluss postmigratorischer Stressoren auf die Prävalenz depressiver Symptome bei Geflüchteten in Deutschland. Analyse anhand der IAB-BAMF-SOEP-Befragung 2016.

Petrie, K. J. & Pennebaker, J. W. (2004). Health-related Cognitions. In, S. Sutton, A. Baum & M. Johnston (Eds.), The SAGE Handbook of Health Psychology (pp. 127–142). London: Sage.

Sachs, E., Rosenfeld, B., Lhewa, D., Rasmussen, A. & Keller, A. (2008). Entering exile: Trauma, mental health, and coping among Tibetan refugees arriving in Dharamsala, India. Journal of traumatic stress, 21 (2), 199–208.

Seligman, M. (1975). Helplessness. On Depression, Development and Death. San Francisco: Freeman and Comp.

Teegen, F. (2002). Posttraumatische Belastungsstörungen bei Dolmetschern für Flüchtlinge. Verhaltensther Verhaltensmed; 23(4): 419–36.

Watzlawik, P. (1969). Menschliche Kommunikation. Formen und Störungen, Paradoxien. Bern: Huber.

DAVID KINDERMANN, CHRISTOPH NIKENDEI

26 Traumafolgestörungen und psychosoziale Versorgung bei Geflüchteten in der frühen postmigratorischen Phase

26.1 Einführung

Als Migration wird eine dauerhafte, räumliche Veränderung des Lebensmittelpunktes einer oder mehrerer Personen bezeichnet. Menschen, die aufgrund von Gewalt, Krieg oder Verfolgung gezwungen werden, ihre Heimat zu verlassen, können als »Flüchtlinge« oder Geflüchtete bezeichnet werden. In den Jahren 2015/2016 kam es zu einer deutlichen Zunahme flüchtender Menschen nach Europa und insbesondere nach Deutschland: Im Jahr 2015 gingen beim Bundesamt für Migration und Flüchtlinge (BAMF) 476 649 Asylanträge, im Jahr 2016 insgesamt 745 545 Asylanträge ein (BAMF 2021). Als Ursachen für diese Entwicklung können neben einer globalen Zunahme von gewaltsamen Konflikten und sozialer Ungleichheit der Bürgerkrieg in Syrien seit 2011, das parallele Erstarken extremistischer Terrororganisationen wie dem sog. »Islamischen Staat« in Syrien und im Irak, das Vorrücken der Taliban in Afghanistan sowie politische Instabilitäten in nordafrikanischen Staaten benannt werden. Mit dem Schließen der Westbalkanroute und dem EU-Türkei-Abkommen im März 2016 kam es zu einem steten Rückgang der in Deutschland ankommenden Geflüchteten. Die Zahl der sich weltweit auf der Flucht befindlichen Menschen hat jedoch kontinuierlich zugenommen: Am Ende des Jahres 2020 befanden sich laut UNHCR insgesamt 82.4 Millionen Menschen weltweit auf der Flucht (UNHCR 2021). Im globalen Vergleich wurden in 2020 die meisten Geflüchteten von der Türkei (3,7 Millionen) aufgenommen; Deutschland lag mit etwa 1,2 Millionen aufgenommenen Geflüchteten an fünfter Stelle der von der UNHCR veröffentlichten Statistik (UNHCR 2021).

26.2 Prävalenzen psychischer Erkrankungen bei Geflüchteten

Im Rahmen einer Flucht können Menschen mit verschiedenen Stressoren konfrontiert sein, welche in prä-, peri- und postmigratorische Stressoren eingeteilt werden können. *Prämigratorische Stressoren* umfassen Krieg, Folter sowie politische und ethnische Verfolgung im Heimatland. Auf der Flucht selbst können die Flüchtenden Opfer von körperlicher und psychischer Gewalt, sexuellem Missbrauch und Menschenhandel werden; zudem können sie auf gefährlichen Fluchtwegen wie dem Mittelmeer in akute Lebensgefahr geraten und das Sterben von Mitreisenden erleben. Bei diesen auf der Flucht selbst auftretenden Belastungsfaktoren kann von *perimigratorischen Stressoren* gesprochen werden. Unter dem Begriff der *postmigratorischen Stressoren* werden schließlich nach Ankunft im aufnehmenden Staat auftretende Belastungsfaktoren zusammengefasst, wie beispielsweise der zu Beginn des Asylverfahrens oft unsichere Aufenthaltsstatus, Überfüllung und Gewalt in Unterkünften, ein eingeschränkter Zugang zum Gesundheitssystem und Diskriminierung.

Aufgrund der Konfrontation mit den oben genannten Stressoren zeigt sich bei Geflüchteten ein erhöhtes Risiko, eine psychische Erkrankung zu entwickeln (Bogic et al. 2015). Epidemiologische Untersuchungen konnten bei in Deutschland lebenden Geflüchteten PTBS-Prävalenzen zwischen 6,7–76,7 % für institutionsbasierte, sowie zwischen 16,4–54,9 % für populationsbasierte Stichproben nachweisen (Bozorgmehr et al. 2016; Steel et al. 2009). In einem kürzlich publizierten, systematischen Review konnte die Prävalenz der PTBS unter Geflüchteten auf 31,46 % beziffert werden (Blackmore et al. 2020). Für depressive Störungen konnte unter Geflüchteten eine Prävalenz von 31,5 % und für Angststörungen von 11 % festgestellt werden (Blackmore et al. 2020).

26.3 Komplexe posttraumatische Belastungsstörung bei Geflüchteten

Mit der Einführung des ICD-11 kann erstmals die komplexe PTBS (KPTBS) kodiert werden. Es sind bislang nur wenige Untersuchungen zur Prävalenz der KPTBS in Geflüchtetenpopulationen veröffentlicht. In einem systematischen Review von 2021 wurde die Häufigkeit von KPTBS nach ICD-11 Kriterien unter Geflüchteten in einer Spannbreite von 3–51 % geschätzt, unter Zugrundelegung der Definition von Herman (Herman 1992) lag die Prävalenz sogar bei 86 % (Mellor et al. 2021). Gleichzeitig scheinen die festgestellten Prävalenzraten auch von der geographischen Region abhängig zu sein, in welcher die jeweilige Studie durchgeführt worden war. Untersuchungen aus dem Mittleren Osten stellten beispielsweise höhere Prävalenzen der KPTBS unter Geflüchteten fest, als Studien aus der asiatisch-pazifischen Region (Mellor et al. 2021). Eine andere Untersuchung unterschied bei syrischen Geflüchteten im Libanon bereits das Vorliegen von KPTBS und non-komplexer PTBS und konnte in dieser Population von behandlungssuchenden Geflüchteten eine Prävalenz von 36,1 % für die KPTBS und von

25,2% für die non-komplexe PTBS identifizieren (Vallières et al. 2018). Dieser empirische Befund verwundert nicht, denn in der klinischen Erfahrung berichten die Geflüchteten häufig von sequentiellen, traumatischen Erfahrungen und von traumatisierenden Situationen, wie beispielsweise Folter oder Gefangenschaft, aus welchen ein Entkommen kaum möglich war. Aufgrund der sich häufig kumulierenden prä-, peri- und postmigratorischen Traumatisierungen kann daher im Allgemeinen von einer hohen Prävalenz der KPTBS unter Geflüchteten ausgegangen werden (vgl. auch Cloitre et al. 2009). Bei Geflüchteten sollte dabei zwischen dem Vorliegen einer KPTBS und einer non-komplexen PTBS differenziert werden, denn aus der jeweiligen Diagnose lassen sich in mittel- und langfristiger Perspektive differentielle Therapieindikationen ableiten. Im Falle einer KPTBS sollte der Stabilisierungsphase im Rahmen einer Traumatherapie ein größeres Gewicht in der Behandlung eingeräumt werden. Zudem sollte tendenziell ein stärkerer Fokus auf die Vermittlung von Emotionsregulationsstrategien und antidissoziativen Techniken gelegt werden, bevor die Konfrontationsphase eingeleitet wird.

26.4 Psychosoziale Maßnahmen in der frühen postmigratorischen Phase

In der frühen postmigratorischen Phase, also insbesondere bei noch laufendem Asylverfahren, bestehen für die Geflüchteten erhebliche Unsicherheiten in Bezug zum Aufenthaltsstatus, sowie häufige Ängste vor einem kurzfristigen Transfer in ein anderes Aufnahmezentrum oder einer Rückführung. Außerdem verfügt eine Vielzahl der Geflüchteten über kein stabiles soziales Netz und ist mit einer neuen Kultur und möglichen Ausgrenzungs- und Diskriminierungserfahrungen konfrontiert. In dieser Phase besteht aus traumatherapeutischer Perspektive eine eingeschränkte äußere Sicherheit, woraus sich entsprechend auch eine eingeschränkte Indikation zu traumakonfrontativen Therapiemaßnahmen ableitet. In der frühen Phase des Asylprozesses nehmen daher *stabilisierende Behandlungsansätze* einen wesentlichen Stellenwert in der Versorgung ein. Diese können einerseits in Form von psychosupportiven Gesprächen erfolgen, in welchen drängende Sorgen, Ängste und Trauer adressiert werden können, ohne konkret auf auslösende traumatische Ereignisse einzugehen. Viele Geflüchtete erleben insbesondere die Förderung von Selbstwirksamkeit und das Erlernen von Emotionsregulationsstrategien als unterstützend. Auch der Einsatz von Stabilisierungsübungen, wie der »Sichere Ort« oder der »Body Scan« haben sich bereits in einer Untersuchung in der Registrierungs- und Erstaufnahmestelle in Heidelberg als wirksam erwiesen (Zehetmair et al. 2018). Andererseits kann bei Bestehen erheblicher innerer Unruhe, Schlafstörungen, Angstzuständen oder gedrückter Stimmung z.B. im Rahmen von PTBS, Depression oder Angststörungen eine Psychopharmakotherapie als Bestandteil eines Gesamtbehandlungskonzepts sinnvoll sein. In diesem Kontext kann der indikationsgeleitete Einsatz von trizyklischen Antidepressiva (TZA, z.B. Amitriptylin), spezifischen Serotonin-Wiederaufnahmehemmern (SSRI, z.B. Sertralin), Noradrenergen und spezifisch serotonergen Antidepressiva (NaSSA, z.B. Mirtazapin), sowie nieder- und mittelpotenten Neuroleptika zur Spannungsregulation und Schlafinduktion (z.B. Pipamperon, Promethazin) oft zu einer ersten Linderung belastender Symptome bei den Geflüchteten in der frühen postmigratorischen Phase führen. Der generelle Einsatz von Benzodiazepinen zur Anxiolyse kann nicht empfohlen werden, da ein hohes Risiko der Induktion eines iatrogenen Abhängigkeitssyndroms besteht. Zudem sind Benzodiazepine bei Vorliegen einer PTBS kontraindiziert (siehe dazu auch die S3-Leitlinie zu PTBS; Schäfer et al. 2019). Im Falle einer PTBS kann eine Medikation (in Deutschland zugelassene Präparate: Sertralin und Paroxetin) in der frühen postmigratorischen Phase als Ergänzung zu stabilisierenden psychotherapeutischen Maßnahmen gesehen werden, bis eine ausreichende innere und äußere Sicherheit hergestellt ist, um eine Traumakonfrontation z.B. im Sinne von *Eye Movement Desensitization and Reprocessing* (EMDR), *Narrativer Expositionstherapie* (NET) oder *Psychodynamisch Imaginativer Traumatherapie* (PITT) durchzuführen. Bei der Verordnung psychopharmakologischer Präparate sollten im Vorfeld eine ausführliche Aufklärung und vor sowie während der Behandlung regelmäßige elektrokardiographische und laborchemische Untersuchungen erfolgen. Die Einleitung einer Medikation sollte grundsätzlich das Ergebnis eines informierten und partizipativen Entscheidungsprozesses sein. Auch sollte die Möglichkeit eines parallel bestehenden Substanzabusus bedacht werden, welcher zu relevanten Wechselwirkungen mit den Psychopharmaka führen könnte.

Der frühe Einsatz stabilisierender Psychotherapie für Geflüchtete ist insofern von Bedeutung, als dass eine Vielzahl longitudinaler Untersuchungen zum Verlauf psychopathologischer Beschwerden in der postmigratorischen Phase gleichbleibende oder sogar zunehmende Symptomschweren von PTBS, Depression und Angst nachweisen konnte (Beiser & Hou 2001; Lie 2002; Nikendei et al. 2019; Vervliet et al. 2014). Als Prädiktoren des Symptomverlaufs einer PTBS konnten einerseits die Schwere des auslösenden traumatischen Ereignisses und die initiale Symptomlast sowie auch das postmigratorische Umfeld, wie Arbeitslosigkeit, eine persistierende Trennung von der Familie und mangelnde Sprachkenntnisse identifiziert werden (Bean et al. 2007; Carlsson et al. 2006; Lie 2002). Als Schutzfaktor konnten verschiedene Untersuchungen insbesondere die Verfügbarkeit von Sprachkenntnissen im aufnehmenden Land ermitteln, die akkulturativen Stress reduziert und die Bewältigung alltäglicher Anforderungen erleichtert (Beiser & Hou 2001; Kartal et al. 2019). Sprachkenntnisse konnten in diesem Kontext auch als wichtiger Prädiktor einer Symptomverbesserung insbesondere für PTBS und Depression in der frühen postmigratorischen Phase identifiziert werden (Kindermann et al. 2020).

In der psychosozialen Versorgung Geflüchteter können Behandler:innen auch im Kontext psychosupportiver Maßnahmen mit traumatischen Schilderungen von Flucht, Folter und Krieg konfrontiert werden, was in der Folge zu einer psychischen Belastung oder sogar zu einer sekundären Traumatisierung führen kann (Figley 1995). Eine sekundäre Traumatisierung kann durch eine der PTBS ähnlichen Symptomatik gekennzeichnet sein, ist jedoch im Unterschied dazu stets Resultat einer *indirekten* Konfrontation mit traumatischen Narrativen. In einer 2017 durchgeführten Untersuchung bei Dolmetscher:innen in einer Registrierungs- und Erstaufnahmestelle für Geflüchtete konnte eine Prävalenz von 21% für eine sekundäre Traumatisierung nachgewiesen werden (Kindermann et al.

2017), für Medizinstudierende lag die Prävalenz bei 3,2 % (Kindermann et al. 2019). Angehörige von Berufsgruppen, die in der psychosozialen Versorgung geflüchteter Menschen tätig sind, sollten daher bereits im Vorfeld ausreichend über mögliche Belastungserscheinungen aufgeklärt werden, und es sollte eine regelmäßige Supervision durch erfahrene Psychotherapeut:innen stattfinden.

26.5 Zugang zu Gesundheitsleistungen für Geflüchtete in Deutschland

Nach § 62 des Asylgesetzes (AsylG) findet bei der Aufnahme eines Geflüchteten in eine Erstaufnahmestelle eine medizinische Inaugenscheinnahme statt, welche der Detektion akuter und ansteckender Erkrankungen dienen soll (Bundesministerium für Justiz 1992). Die medizinische Inaugenscheinnahme stellt ein standardisiertes Verfahren dar, in dessen Rahmen Fragen zum Vorliegen akuter Symptomatik, Vorerkrankungen und der Einnahme von Medikamenten erfolgen (Wahedi et al. 2017). Dabei werden insbesondere körperliche Symptome erfragt, sodass das Bestehen psychischer Beschwerden in den meisten Fällen nicht festgestellt wird. In Deutschland bieten viele Erstaufnahmestellen eine basale medizinische Versorgung an. In einigen Erstaufnahmestellen besteht zudem die Möglichkeit der Konsultation einer psychosozialen Ambulanz, in welcher die oben beschriebenen Maßnahmen zur Stabilisierung durchgeführt werden können. Während des Aufenthalts in einer Erstaufnahmestelle sowie nach dem Transfer in eine kommunale Unterkunft können Geflüchtete zudem eine psychotherapeutische Unterstützung in psychosozialen Zentren für Geflüchtete und Folteropfer erhalten, welche über ganz Deutschland verteilt und in der Bundesweiten Arbeitsgemeinschaft der Psychosozialen Zentren für Flüchtlinge und Folteropfer (BAfF) als Dachverband organisiert sind.

Während des Asylverfahrens richten sich die Gesundheitsleistungen für Geflüchtete nach dem Asylbewerberleistungsgesetz (insbesondere §§ 3, 4 und 6 des Asylbewerberleistungsgesetztes (AsylbLG); Bundesministerium für Justiz 1993). Demnach werden ausschließlich medizinische Maßnahmen finanziert, welcher der Behandlung akuter Erkrankungen und Schmerzzuständen dienen. Geflüchtete in Deutschland können jedoch auf der Grundlage des AsylbLG einen Antrag auf zusätzliche Gesundheitsleistungen, wie beispielsweise eine ambulante Psychotherapie, im Sinne einer »Ermessensleistung« beim zuständigen Sozialamt beantragen. Im Versorgungsbericht der BAfF von 2017 wird festgestellt, dass die Bearbeitungszeiten der Anträge auf ambulante Psychotherapie für Geflüchtete durch die Sozialämter mit bis zu 8 Monaten häufig sehr lange andauern (Bundesweite Arbeitsgemeinschaft der Psychosozialen Zentren für Flüchtlinge und Folteropfer (BAfF e. V.) 2017). Außerdem sind in 2017 ca. 33 % der nach dem AsylbLG gestellten Psychotherapieanträge abgelehnt worden, was einer zehnfach höheren Ablehnungsquote als derjenigen von Mitgliedern der gesetzlichen Krankenversicherungen entspricht (Bundesweite Arbeitsgemeinschaft der Psychosozialen Zentren für Flüchtlinge und Folteropfer (BAfF e. V.) 2017). Als Ablehnungsgründe sei häufig angegeben worden, dass

»Therapie bei Menschen mit ungesichertem Aufenthalt keinen Sinn« mache oder der Bedarf für eine Psychotherapie als »zweifelhaft« eingeschätzt worden sei (Bundesweite Arbeitsgemeinschaft der Psychosozialen Zentren für Flüchtlinge und Folteropfer (BAfF e. V.) 2017). Nach einem Aufenthalt von ≥ 18 Monaten haben Geflüchtete in Deutschland Anspruch auf die sogenannten Analogleistungen, die dem Leistungsumfang von Mitgliedern der GKV entsprechen, und erhalten eine entsprechende Gesundheitskarte. Bei positivem Entscheid über den Asylantrag wird der Geflüchtete schließlich Mitglied einer gesetzlichen Krankenkasse. Anträge auf ambulante Psychotherapie können in den beiden letztgenannten Fällen bei der jeweiligen Krankenkasse gestellt werden (Nikendei et al. 2019).

Wegen mangelnder Sprachkenntnisse ist bei ambulanten Psychotherapien für Geflüchtete häufig die Anwesenheit von Dolmetscher:innen notwendig. Wird eine psychotherapeutische Behandlung durch das Sozialamt bewilligt, werden zumeist auch die Kosten für die Sprachmittlung übernommen. Die Krankenkassen übernehmen jedoch grundsätzlich keine Kosten für Dolmetscher:innen, woraus sich für die ambulante Versorgung psychisch schwer belasteter Geflüchteter erhebliche Einschränkungen ergeben. Im Falle einer stationären Behandlungsbedürftigkeit werden anfallende Kosten für Dolmetscher:innen zumeist zu den allgemeinen Krankenhausleistungen gerechnet (Helmboldt et al. 2019).

Neben den oben genannten bürokratischen Hürden beim Zugang zu einer Psychotherapie können überdies bei den niedergelassenen Psychotherapeut:innen in nicht seltenen Fällen Zurückhaltung oder Vorbehalte gegenüber dem Beginn einer psychotherapeutischen Behandlung bei Geflüchteten beobachtet werden (Asfaw et al. 2020). Als Gründe dafür können einerseits bestehende Sprachschwierigkeiten, die unklare oder fehlende Finanzierung von Dolmetscher:innen, unklare Antragsprozeduren bei Geflüchteten, deren Therapien über das Sozialamt beantragt werden müssen, sowie ein möglicherweise in der Zukunft unklarer Aufenthaltsstatus genannt werden. Andererseits wurde in der Literatur bereits auf das mögliche Bestehen unbewusster negativer Stereotype und Einstellungen gegenüber Migrant:innen auch bei Psychotherapeut:innen hingewiesen, was nicht nur den Beginn einer Therapie, sondern insbesondere auch den Verlauf einer Behandlung negativ beeinflussen könnte (Greenwald & Banaji 1995). Weitere Unsicherheiten auf Seiten der Therapeut:innen können in der Befürchtung bestehen, dass eine im Prozess der Psychotherapie einsetzende Individuation und Ablösung von einer möglicherweise kollektivistisch geprägten Herkunftsfamilie letztendlich zu einer weiteren psychosozialen Labilisierung mit symptomatischer Verschlechterung des Geflüchteten und zu Konflikten in der Familie führen könnte.

Zusammenfassend kann festgestellt werden, dass aufgrund häufig langer Bearbeitungszeiten und relativ hoher Ablehnungsquoten der Sozialämter, der nicht-erfolgenden Finanzierung von Dolmetscher:innen durch die Krankenkassen und teilweise bestehender Vorbehalte auf Seiten der Psychotherapeut:innen eine indizierte psychotherapeutische Behandlung für Geflüchtete oft nicht zu Stande kommt. Diese Versorgungslücken können auf der individuellen Ebene zu einer erheblichen Verschlechterung und Chronifizierung psychopathologischer Beschwerden führen.

26.6 Fazit und Ausblick

Aufgrund einer globalen Zunahme von gewaltsamen Konflikten und sozialer Ungleichheit steigt die Zahl der weltweit Geflüchteten stetig an. Durch die Auswirkungen des Klimawandels ist mit weiteren Kriegen und Auseinandersetzungen um Ressourcen und Land zu rechnen, was zu einem zusätzlichen Anstieg der aus ihrer Heimat flüchtenden Menschen führen wird (Docherty & Giannini 2009). Die psychosoziale Versorgung Geflüchteter kann daher als ein in seiner Bedeutung wachsender Sektor der Versorgungslandschaft des deutschen Gesundheitssystems angesehen werden. Erste Untersuchungen konnten eine hohe Prävalenz der KPTBS in verschiedenen Geflüchtetenpopulationen nachweisen. Die Symptomschwere von non-komplexer PTBS oder KPTBS scheint dabei insbesondere auch mit sozialen Kontextfaktoren, z. B. dem Aufenthaltsstatus und der sozialen Unterstützung assoziiert zu sein. Daraus leitet sich ab, dass in der psychosozialen Versorgung von Geflüchteten die Bedeutung asylrechtlicher und sozialer Faktoren nicht unterschätzt werden darf. Zum aktuellen Zeitpunkt bestehen für Geflüchtete in den unterschiedlichen Stadien ihres Asylprozesses erhebliche bürokratische Hürden zur Inanspruchnahme ambulanter Psychotherapie, sodass indizierte traumatherapeutische Behandlungen oft nicht zu Stande kommen. In diesem Kontext sollte es auf gesundheitspolitischer Ebene zu einer gründlichen Überarbeitung bisheriger Vorgaben zur Beantragung und Kostenübernahme von ambulanten Psychotherapien für Geflüchtete kommen.

Hinsichtlich der therapeutischen Ansätze zur Behandlung einer Traumafolgestörung bei Geflüchteten bietet sich an, zwischen den verschiedenen Phasen des Asylprozesses zu unterschieden. In der frühen postmigratorischen Phase bestehen für die Geflüchteten oft erhebliche Unsicherheiten in Bezug auf den Aufenthaltsstatus und das soziale Umfeld, sodass in den meisten Fällen stabilisierende psychotherapeutische und/oder psychopharmakologische Therapiemaßnahmen indiziert sind. Als wichtiger Prädiktor einer Symptombesserung in der frühen postmigratorischen Phase konnte die Verfügbarkeit von Sprachkenntnissen identifiziert werden. Daher kann die Vermittlung von Sprachkursen einen wichtigen Baustein im Rahmen eines psychosozialen Gesamtbehandlungskonzept darstellen. Bei Vorhandensein eines ausreichenden Maßes an innerer und äußerer Sicherheit, was zumeist erst nach positivem Entscheid des Asylantrags eintritt, kann die Indikation für den Einsatz traumakonfrontativer Behandlungselemente geprüft werden. Im Falle stark ausgeprägter Symptomlast, komplexer Komorbiditäten und erheblicher Einschränkung in der Alltagsbewältigung oder dem Nicht-Ausreichen ambulanter Traumatherapie ist eine stationäre, traumafokussierte Psychotherapie indiziert. Bislang bestehen in Deutschland jedoch nur wenig stationäre, traumafokussierte Behandlungskonzepte für Geflüchtete (Greinacher et al. 2017). In der Zukunft sollten demnach nicht nur die Hürden der Inanspruchnahme einer ambulanten Behandlung reduziert, sondern ebenso forciert stationäre Behandlungsstrategien für Geflüchtete mit Traumafolgestörungen entwickelt werden.

Sowohl im Rahmen ambulanter als auch stationärer psychosozialer Versorgungsangebote für Geflüchtete können auf Seiten der Behandler:innen unbewusste negative Stereotype bestehen, die den Therapieverlauf negativ beeinflussen. Außerdem konnte das Phänomen der sekundären Traumatisierung bei verschiedenen helfenden Berufsgruppen identifiziert werden. Daher sollte für Behandler:innen eine regelmäßige Supervision durch erfahrene Psychotherapeut:innen stattfinden, in welcher unbewusste negative Einstellungen bewusst gemacht und möglicherweise bestehende Belastungen auf Seiten der Behandler:innen frühzeitig adressiert werden können.

Literatur

Asfaw, B. B., Beiersmann, C., Keck, V., Nikendei, C., Benson-Martin, J., Schütt, I., Lohmann, J. (2020). Experiences of psychotherapists working with refugees in Germany: a qualitative study. BMC Psychiatry, 20(1), 1–8.

BAMF (2021). Bundesamt für Migration und Flüchtlinge: Asylzahlen. Retrieved 16th July, 2021 from https://www.bamf.de/DE/Themen/Statistik/Asylzahlen/asylzahlen-node.html

Bean, T. M., Eurelings-Bontekoe, E., Spinhoven, P. (2007). Course and predictors of mental health of unaccompanied refugee minors in the Netherlands: One year follow-up. Social science & medicine, 64(6), 1204–1215.

Beiser, M., Hou, F. (2001). Language acquisition, unemployment and depressive disorder among Southeast Asian refugees: a 10-year study. Social science & medicine, 53(10), 1321–1334.

Blackmore, R., Boyle, J. A., Fazel, M., Ranasinha, S., Gray, K. M., Fitzgerald, G., Misso, M., Gibson-Helm, M. (2020). The prevalence of mental illness in refugees and asylum seekers: a systematic review and meta-analysis. PLoS medicine, 17(9), e1003337.

Bogic, M., Njoku, A., Priebe, S. (2015). Long-term mental health of war-refugees: a systematic literature review. BMC international health and human rights, 15(1), 29.

Bozorgmehr, K., Mohsenpour, A., Saure, D., Stock, C., Loerbroks, A., Joos, S., Schneider, C. (2016). Systematic review and evidence mapping of empirical studies on health status and medical care among refugees and asylum seekers in Germany (1990–2014). Bundesgesundheitsblatt Gesundheitsforschung Gesundheitsschutz, 59(5), 599–620.

Bundesministerium für Justiz (1992). Asylgesetz (AsylG).

Bundesministerium für Justiz (1993). Asylbewerberleistungsgesetz (AsylbLG).

Carlsson, J. M., Olsen, D. R., Mortensen, E. L., Kastrup, M. (2006). Mental health and health-related quality of life: a 10-year follow-up of tortured refugees. The Journal of nervous and mental disease, 194(10), 725–731.

Cloitre, M., Stolbach, B. C., Herman, J. L., Kolk, B. v. d., Pynoos, R., Wang, J., Petkova, E. (2009). A developmental approach to complex PTSD: Childhood and adult cumulative trauma as predictors of symptom complexity. Journal of traumatic stress, 22(5), 399–408.

Docherty, B., Giannini, T. (2009). Confronting a rising tide: a proposal for a convention on climate change refugees. Harv. Envtl. L. Rev., 33, 349.

Bundesweite Arbeitsgemeinschaft der Psychosozialen Zentren für Flüchtlinge und Folteropfer (BAfF e. V.) (2017). Versorgungsbericht.

Figley, C. (1995). Compassion Fatigue as Secondary Traumatic Stress Disorder, Compassion Fatigue. New York: Brunner/Mazel.

Greenwald, A. G., Banaji, M. R. (1995). Implicit social cognition: attitudes, self-esteem, and stereotypes. Psychological review, 102(1), 4.

Greinacher, A., Derreza-Greeven, C., Nikendei, C. (2017). Praxisleitfaden und Therapieführer. In: M. Borcsa, C. Nikendei: Psychotherapie nach Flucht und Vertreibung: Eine interprofessionelle Perspektive auf die Hilfe für Flüchtlinge (pp. 188–202). Thieme.

Helmboldt, L., Nikendei, C., Kindermann, D. (2019). Sprachmittlung–Einsatz von DolmetscherInnen in der Traumatherapie von Geflüchteten. PiD-Psychotherapie im Dialog, 20(02), 95–99.

Herman, J. L. (1992). Complex PTSD: A syndrome in survivors of prolonged and repeated trauma. Journal of traumatic stress, 5(3), 377–391.

Kartal, D., Alkemade, N., Kiropoulos, L. (2019). Trauma and mental health in resettled refugees: mediating effect of host language acquisition on posttraumatic stress disorder, depressive and anxiety symptoms. Transcultural psychiatry, 56(1), 3–23.

Kindermann, D., Jenne, M. P., Schmid, C., Bozorgmehr, K., Wahedi, K., Junne, F., Szecsenyi, J., Herzog, W., Nikendei, C. (2019). Motives, experiences and psychological strain in medical students engaged in refugee care in a reception center–a mixed-methods approach. BMC Medical Education, 19(1), 302.

Kindermann, D., Schmid, C., Derreza-Greeven, C., Huhn, D., Kohl, R. M., Junne, F., Schleyer, M., Daniels, J. K., Ditzen, B., Herzog, W., Nikendei, C. (2017). Prevalence of and Risk Factors for Secondary Traumatization in Interpreters for Refugees: A Cross-Sectional Study. Psychopathology.

Kindermann, D., Zeyher, V., Nagy, E., Brandenburg-Ceynowa, H., Junne, F., Friederich, H.-C., Bozorgmehr, K., Nikendei, C. (2020). Predictors of asylum seekers‹ mental health course in the early stages of resettlement: Results of a longitudinal study. Journal of psychosomatic research, 109977.

Lie, B. (2002). A 3-year follow-up study of psychosocial functioning and general symptoms in settled refugees. Acta Psychiatrica Scandinavica, 106(6), 415–425.

Mellor, R., Werner, A., Moussa, B., Mohsin, M., Jayasuriya, R., Tay, A. K. (2021). Prevalence, predictors and associations of complex post-traumatic stress disorder with common mental disorders in refugees and forcibly displaced populations: a systematic review. European journal of psychotraumatology, 12(1), 1863579.

Nikendei, C., Kindermann, D., Brandenburg, H., Derreza-Greeven, C., Zeyher, V., Junne, F., Friederich, H.-C., Bozorgmehr, K. (2019). Asylum seekers' mental health and treatment utilization in a three months follow-up study after transfer from a state registration-and reception-center in Germany. Health Policy.

Nikendei, C., Kindermann, D., Junne, F., Greinacher, A. (2019). Traumatherapie bei Geflüchteten. PiD-Psychotherapie im Dialog, 20(02), 46–50.

Schäfer, I., Gast, U., Hofmann, A., Knaevelsrud, C., Lampe, A., Liebermann, P., Lotzin, A., Maercker, A., Rosner, R., Wöller, W. (2019). S3-Leitlinie Posttraumatische Belastungsstörung. Springer.

Steel, Z., Chey, T., Silove, D., Marnane, C., Bryant, R. A., van Ommeren, M. (2009). Association of torture and other potentially traumatic events with mental health outcomes among populations exposed to mass conflict and displacement: a systematic review and meta-analysis. Jama, 302(5), 537–549.

UNHCR. (2021). The UN Refugee Agency: Refugee Statistics.

Vallières, F., Ceannt, R., Daccache, F., Abou Daher, R., Sleiman, J., Gilmore, B., Byrne, S., Shevlin, M., Murphy, J., Hyland, P. (2018). ICD-11 PTSD and complex PTSD amongst Syrian refugees in Lebanon: the factor structure and the clinical utility of the International Trauma Questionnaire. Acta Psychiatrica Scandinavica, 138(6), 547–557.

Vervliet, M., Lammertyn, J., Broekaert, E., Derluyn, I. (2014). Longitudinal follow-up of the mental health of unaccompanied refugee minors. European child & adolescent psychiatry, 23(5), 337–346.

Wahedi, K., Nöst, S., Bozorgmehr, K. (2017). Health examination of asylum seekers: A nationwide analysis of state policies in Germany: § 62 of the asylum law. Bundesgesundheitsblatt Gesundheitsforschung Gesundheitsschutz, 60(1), 108–117.

Zehetmair, C., Kaufmann, C., Tegeler, I., Kindermann, D., Junne, F., Zipfel, S., Herpertz, S. C., Herzog, W., Nikendei, C. (2018). Psychotherapeutic Group Intervention for Traumatized Male Refugees Using Imaginative Stabilization Techniques—A Pilot Study in a German Reception Center. Frontiers in Psychiatry, 9, 533.

CHRISTEL LÜDECKE, WIBKE VOIGT, SYBILLE TEUNIßEN, INGO SCHÄFER

27 Behandlung von Patientinnen und Patienten mit Suchtproblemen

27.1 Einleitung

Die Behandlung von Patientinnen und Patienten, die an komplexen Traumafolgestörungen und Suchtproblemen leiden, stellt das therapeutische Hilfesystem vor neue Herausforderungen. Oft haben Suchttherapeuten keine Behandlungsstrategien für die posttraumatische Symptomatik und Traumatherapeuten keine für die Sucht. Suchttherapeuten stehen bei Patienten mit Traumafolgestörungen vor dem Problem, dass Patienten nach den Regeln der Suchttherapie gut behandelt werden, aber nachdem die Entgiftungsbehandlung fast erfolgreich abgeschlossen ist, zeigen sich Symptome einer reaktivierten posttraumatischen Störung. Die Behandlung wird schwierig, die Patienten klagen über zunehmendes Suchtverlangen, halten den Zustand nicht aus und brechen die Behandlung ab, sodass auch anschließende Rehabilitationsmaßnahmen oft nicht wahrgenommen werden können. Umgekehrt erschwert Substanzmissbrauch bzw. -abhängigkeit die Therapie in traumatherapeutischen Settings oder führt dazu, dass Patientinnen und Patienten mit zusätzlichen Suchtproblemen dort gar nicht erst ankommen. Deshalb ist es empfehlenswert, zu Beginn einer psychotraumatologischen Behandlung auf Hinweise, die eine Suchtgefährdung aufzeigen, zu achten. Andersherum ist die Diagnostik von Traumafolgestörungen bei Patienten, die sich in Suchtbehandlung begeben, dringend erforderlich. Die Notwendigkeit der Mitbehandlung von Traumafolgestörungen bei den Suchterkrankten, die komorbide erkrankt sind, ist mittlerweile ein allgemein anerkanntes Vorgehen und entsprechend in den S3-Leitlinien zur Behandlung der Alkoholabhängigkeit und der Medikamentenabhängigkeit aufgenommen worden. Zurzeit finden Vorbereitungen für die Erstellung der S3-Leitlinien Drogenerkrankungen inkl. des Opioidtypus statt; auch in diesen Leitlinien ist eine Behandlungsempfehlung komorbider Traumafolgestörungen sicher zu erwarten.

Seit einigen Jahren werden in der Akutbehandlung und Suchtrehabilitation, ambulant wie stationär, zunehmend auch integrative Behandlungsansätze angeboten, um Symptome von Traumafolgestörung und Suchterkrankung zugleich behandeln zu können. Dies hat den großen Vorteil, dass Patientinnen und Patienten mit Suchtproblemen nicht erst eine stabile Abstinenz nachweisen müssen, bevor eine Therapie der komorbiden Traumafolgestörungen beginnen kann. Dabei folgt die integrative Behandlung im Ansatz bewährten Therapiestrategien aus der Suchttherapie und Psychotraumatologie. Dennoch gibt es auch Unterschiede. Die Symptomatik von Patienten mit einer Suchterkrankung und einer Traumafolgestörung ist zu Behandlungsbeginn nicht vollkommen gleich. Oft werden die Symptome von Traumafolgestörungen durch die Suchterkrankung überformt oder von den Patienten anders bewertet. Vorrangig Suchtkranke zeigen häufig andere Regressionsformen, weniger selbstverletzende Verhaltensweisen, dafür aber – besonders im Suchtmittelentzug – Craving und Amotivation. Andererseits überschneidet sich die Symptomatik beider Störungen auch.

27.2 Zusammenhänge zwischen Traumatisierung und Sucht

Substanzmissbrauch und -abhängigkeit zählen zu den häufigsten Folgen früher Traumatisierungen. So weisen in der Allgemeinbevölkerung 14–35 % der Frauen nach sexuellem Missbrauch eine substanzbezogene Störung auf (Mullen et al. 1993; Wilsnack et al. 1997). Ähnliche Zusammenhänge finden sich bei Frauen mit körperlicher Misshandlung und bei Männern mit beiden Formen früher Gewalt (MacMillan et al. 2001). Patientinnen und Patienten, die sich aufgrund einer posttraumatischen oder einer substanzbezogenen Störung in Behandlung befinden, erfüllen zu 25–50 % auch die Lebenszeitdiagnose der jeweils anderen Störung (Schäfer & Najavits 2007). Gerade bei Patientinnen mit komplexen posttraumatischen Störungen gehören Substanzprobleme mit einer Punktprävalenz von mindestens 30 % zu den häufigsten Symptomen (z. B. Levitt & Cloitre 2005).

Besonders gut untersucht ist die Prävalenz posttraumatischer Störungen, insbesondere der Posttraumatischen Belastungsstörung (PTBS), bei Patienten in Suchtbehandlung. In angloamerikanischen Studien wurde bei 15–41 % der Suchtpatienten in Behandlung eine akute Posttraumatische Belastungsstörung gefunden (Schäfer & Najavits 2007). Inzwischen bestätigten sich diese Zahlen auch in Untersuchungen aus dem deutschsprachigen Raum (Driessen et al. 2008). Dabei ist die Posttraumatische Belastungsstörung etwa doppelt so häufig bei weiblichen Patientinnen anzutreffen. Es zeigen sich auch Zusammenhänge mit der Art der konsumierten Substanzen: Bei Abhängigkeit von »harten Drogen« oder polyvalentem Konsum finden sich höhere Raten als bei Alkohol- oder Cannabisabhängigkeit. Verglichen mit der Posttraumatischen Belastungsstörung liegen weniger Befunde zu weiterer psychischer Komorbidität bei traumatisierten Personen mit Suchtproblemen vor. Vieles deutet jedoch darauf hin, dass es sich häufig um komplex traumatisierte Patienten handelt, bei denen die Posttraumatische Belastungsstörung Teil einer umfassenderen Gesamtproblematik ist. So weisen Suchtpatienten mit der Diagnose einer Posttraumatischen Belastungsstörung eine höhere Rate chronischer körperlicher Erkrankungen (Ouimette et al. 2006), mehr Impulsivität sowie häufiger Suizidgedanken (Cohen & Hien 2006), selbstverletzendes Verhalten (Evren & Evren 2005) und erneute Opfererfahrungen (Grundmann et al. 2018) auf. In einer großen epidemiologischen Studie konnten Mills et al. (2006) zeigen, dass zwei Drittel der Personen mit Suchterkrankungen und Posttraumatischer Belastungsstörung die Kriterien für eine zusätzliche affektive Störung und ungefähr die Hälfte davon die für eine andere Angststörung erfüllten. Ebenfalls fast zwei Drittel der Personen erfüllten zusätzlich die Diagnose einer Persönlichkeitsstörung.

Zumindest bei einem Teil der Betroffenen scheint das gemeinsame Vorliegen von Sucht und posttraumatischen Störungen mit einem schwereren Verlauf der Gesamtproblematik verbunden zu sein. So finden sich bei Suchtkranken mit Posttraumatischer Belastungsstörung häufig ein früherer Beginn des Konsums und eine längere »Suchtkarriere«, mehr polyvalenter Konsum und eine größere Schwere der Suchtproblematik (Schäfer & Najavits 2007). In einer deutschen Untersuchung bei Patienten mit verschiedenen substanzbezogenen Störungen waren Betroffene mit einer Posttraumatischen Belastungsstörung bei Beginn der Suchterkrankung signifikant jünger. Sie berichteten über mehrmalige Voraufenthalte, eine größere Schwere der Abhängigkeit, häufigeren aktuellen Suchtdruck und waren insgesamt stärker psychisch beeinträchtigt (Driessen et al. 2008). Auch wenn die Befunde zu Zusammenhängen zwischen traumatischen Erfahrungen bzw. komorbider PTBS und therapeutischem Outcome bei Suchtkranken heterogen sind (Hildebrand et al. 2015), weisen zahlreiche Studien darauf hin, dass sie sich negativ auf die Suchtbehandlung auswirken. So fanden sich bei Betroffenen wiederholt eine geringere Therapieadhärenz und kürzere Abstinenzphasen, eine größere Häufigkeit stationärer Aufenthalte und eine insgesamt höhere Inanspruchnahme von Hilfsangeboten (Kumar et al. 2016; van den Berk-Clark et al. 2017). Durch die Behandlung von komorbiden posttraumatischen Störungen bei Patienten mit Suchterkrankungen ließ sich deren Gesamtprognose hingegen verbessern (Hien et al. 2010; Ouimette et al. 2003). Der Zusammenhang zwischen Traumatisierungen und Suchtproblemen wird häufig im Sinne der »Selbstmedikationshypothese« verstanden. Alkohol- oder Drogenkonsum beginnt dieser Hypothese zufolge als ein teilweise erfolgreicher Versuch, schmerzvolle oder schwer erträgliche emotionale Zustände zu lindern. Psychotrope Substanzen werden von den Betroffenen dabei nicht nur zur Dämpfung von negativen Affekten eingesetzt, sondern können bei eingeschränkter emotionaler Erlebnisfähigkeit auch positive Gefühle steigern oder weitere Misshandlungsfolgen, wie Rückzugsverhalten oder Störungen in der Gestaltung sozialer Kontakte, positiv beeinflussen. Der Substanzkonsum kann so für Betroffene eine zentrale Funktion in der Sicherung elementarer Grundbedürfnisse einnehmen und als dysfunktionaler Versuch der Alltags- und Lebensbewältigung angesehen werden. Erneut wurde dies am besten bei Patienten in Suchtbehandlung mit Posttraumatischer Belastungsstörung untersucht. Dabei zeigten sich Zusammenhänge zwischen den Symptomen einer Posttraumatischen Belastungsstörung und häufigerem Konsum in negativen Situationen (z. B. belastenden Emotionen, körperlichem Unwohlsein, Konflikte) bzw. seltenerem Konsum in positiven Situationen (z. B. geselliges Trinken, neutrale »Versuchungssituationen«; Stewart et al. 2000) und in Bezug auf den Kontext von Rückfällen (Ouimette et al. 2007). Weiterhin wurde die »Selbstmedikationshypothese« in jüngerer Zeit durch eine Reihe experimenteller Studien zum Einfluss von traumabezogenen Erinnerungsreizen auf das Suchtverlangen gestützt (Coffey et al. 2006).

27.3 Diagnostik und Behandlungsplanung

Die therapeutische Beziehung zwischen Akzeptanz und Veränderung

Gerade komplex traumatisierte Menschen mit Suchterkrankungen, insbesondere illegal Drogenabhängige mit polytoxikomanen Konsummustern, berichten oft von traumatisierenden Kindheitserfahrungen, emotionalen Vernachlässigungen sowie physischen und sexuellen Gewalterfahrungen in der Kindheit. Sie sind häufig in *Broken-home*-Familien aufgewachsen und wurden einem Wechselbad von Überversorgung und Vernachlässigung ausgesetzt. Dann führen problematische Familienverhältnisse zur Notreifung der Kinder, sie übernehmen viel zu früh Erwachsenenfunktionen für ihre oft suchtkranken Eltern. Als Jugendliche wenden sie sich Peergroups zu, die als Familienersatz dienen. Zusammengehörigkeitsgefühl wird z.B. durch einen besonderen Kleidungsstil symbolisiert, Suchtmittel fungieren als »Bindungskitt«. Diese Patientinnen und Patienten weisen, bedingt durch die erlittenen Bindungstraumatisierungen, strukturelle Defizite in ihrer Persönlichkeitsentwicklung auf. Neben der Suchterkrankung bestimmen diese traumaspezifischen Störungen die therapeutische Beziehung.

Deshalb wird die therapeutische Beziehung während der Behandlung einem Wandel unterliegen müssen. Zu Beginn ist die Suchtproblematik instabil, dem Patienten geht es körperlich schlecht und er leidet psychisch an einer vielfältigen Symptomatik mit emotionaler Instabilität, Intoxikations- und Entzugssymptomen sowie traumaspezifischen Störungen. Zudem bestehen oft juristische und soziale Probleme. Der Therapeut nimmt dem Patienten gegenüber eine wohlwollende, akzeptierende Haltung ein, fehlende Ich-Funktionen werden übernommen und vorrangige Behandlungsziele festgelegt. Der Therapeut zeigt sich zuverlässig, er hört dem Patienten zu, ohne zu kritisieren, und nimmt ihn so an, wie er ist. Die akzeptierende, unkritisch annehmende Haltung kann treffend als funktionelle Beelterung bezeichnet werden. Auf der Beziehungsebene soll der Patient eine korrigierende Bindungserfahrung machen. Diese Form der passageren Beelterung und Akzeptanz ist neben Psychoedukation und Entwicklung eines individuellen Krankheitskonzeptes die Grundvoraussetzung, den Patienten zur Veränderung seiner Lebensziele und seines Suchtmittelkonsums zu motivieren. Um neben der Stabilisierung auch nachhaltige Verhaltensänderungen bewirken zu können, müssen Veränderungsstrategien mit dem Patienten entwickelt werden. Der Patient muss Eigenverantwortung für sich übernehmen lernen, sich fordern und erreichbare Ziele setzen. Dabei müssen die Ziele gemeinsam mit dem Patienten – wir sprechen damit bewusst die Erwachsenenebene des Patienten an – festgelegt werden. Der Therapeut beginnt nun eine erwachsene Arbeitsbeziehung aufzubauen, die für eine erfolgreiche sucht- und traumaspezifische Weiterbehandlung gebraucht wird. Die therapeutische Beziehung darf nicht Arbeitsinhalt bleiben, sonst werden abhängige Beziehungsmuster gefördert. Dabei müssen die therapeutischen Strategien von Akzeptanz und Veränderung ständig im Gleichgewicht gehalten werden. Haben wir beim Therapeuten zu viel Akzeptanz, stagniert die Therapie; haben wir zu viele konfrontative Therapiestrategien und zu hohe Ziele, fühlt sich der Patient überfordert und bricht die Therapie ab. Wir haben während der Behandlung einen Wandel in der therapeutischen Beziehung vom Pol der Akzeptanz hin zum Pol der Veränderung. Ein kurzer Überblick über den bisherigen Lebensweg unter Leistungsgesichtspunkten kann dem Therapeuten einen Anhaltspunkt darüber geben, in welchem Zeitraum sich prognostisch dieser Wandel vollziehen lassen wird.

Anamneseerhebung

Bei Menschen mit Suchtproblemen, die in der Biografie chronisch schweren Traumatisierungen ausgesetzt waren, besteht die Gefahr, dass in Anamnesegesprächen im Rahmen der psychologischen Diagnostik die traumatischen Erfahrungen erneut getriggert und Symptome wie beispielsweise Flashbacks, Zustände massiver Anspannung, dissoziative Körperreaktionen oder Suchtverlangen hervorgerufen werden. Für eine diagnoserelevante Weichenstellung der Behandlung und Interventionsplanung ist es allerdings wesentlich, die belastenden Lebensereignisse mit ihren posttraumatischen Folgewirkungen konkret zu erfassen, ohne in eine vertiefte Exploration der traumatischen Situationen einzusteigen.

Die »Choreografie« einer Anamneseerhebung ist daher unter traumasensiblen Aspekten derart zu gestalten, dass sie komplex traumatisierten Patientinnen und Patienten mit Suchterkrankungen einen möglichst kontrollierten Abruf der wichtigen Informationen gestattet.

ASPEKTE EINER TRAUMASENSIBLEN ANAMNESEERHEBUNG bei komplex traumatisierten Menschen mit Suchtproblemen (mod. nach Teunißen 2005)

- Räumliches und zeitliches Setting müssen Sicherheit und Beruhigung vermitteln.
- Es dürfen keine Intoxikationen oder schweren Entzugserscheinungen vorliegen.
- Sucht- und Sozialanamnese sollte der Traumaanamnese vorangestellt werden.
- Motivationsförderung durch Erläuterung von Sinn und Zweck der Anamneseerhebung, ggfs. mehrere diagnostische Gespräche im Therapieverlauf einplanen.
- Traumatisierungen und Traumfolgesymptomatik aktiv und konkret erfragen. »Überschriftenartige Form« der Erhebung der belastenden Lebensereignisse, Einnahme einer »Journalistenperspektive« anbieten.
- Ausführliche Abklärung der inneren und äußeren Strategien der Traumabewältigung. Kompetenzen, Potenziale über die verschiedenen Entwicklungsabschnitte der Lebens- und Suchtbiographie explorieren als Ansatzpunkt für eine ressourcenorientierte Behandlung.
- Suchtverhalten als Lösungsversuch zur Selbstmedikation traumaspezifischer Symptome erkennen. Funktionalität der eingesetzten Suchtmittel eruieren.
- Für ein gutes Ende des Anamnesegesprächs sorgen. Potenzielle Belastungen abklären. Aktiv nach Suchtverlangen fragen und ggfs. effektiv wirksame Skills entwickeln.
- Weitere Tagesorganisation und Möglichkeiten zur Selbstfürsorge besprechen. Stabilisierungsübungen anbieten.

Zunächst sollte die räumliche und zeitliche Gestaltung des Gesprächssettings darauf ausgerichtet sein, Sicherheit und Beruhigung zu vermitteln (Kunzke 2008; Sack 2010). Einleitend ist den Patienten der Sinn und Zweck der Anamneseerhebung zu erläutern. Die Vorgehensweise wirkt motivationsstärkend für die Planung einer integrativen Therapie der Suchtmittelabhängigkeit und traumaspezifischen Symptome (Teunißen 2005).

Insbesondere für die Erhebung der Traumaanamnese muss beachtet werden, dass Patienten weder intoxikiert sind noch unter Entzugssymptomen leiden. Die Emotions- und Impulskontrollsteuerung ist dann eingeschränkt und die innere Befindlichkeit und Stimmung von Reizen der Umgebung abhängig. Erlebte Traumatisierungen werden in der Diagnostikphase konkret, aber oberflächlich erhoben, mehr in Form von »Überschriften«. Vorgeschlagen wird die Einnahme einer »Journalistenperspektive«, bei der aus der Distanz eines quasi neutralen Beobachters über die Biografie des Kindes oder Jugendlichen berichtet werden kann. Mit therapeutischer Unterstützung greifen manche Patienten diese Möglichkeit gerne auf (Teunißen 2004).

Weiterhin hat sich bewährt, die traumatischen Ereignisse und die traumaspezifischen Symptome aktiv zu erfragen, insbesondere bei einer komorbiden dissoziativen Störung, da hier die Symptomatik oft nicht eigeninitiativ berichtet wird. Darüber hinaus zeigt sich bei Männern eine Tendenz, insbesondere nicht über die Erfahrung von sexueller Gewalt zu berichten (Schäfer 2006). Dies erfordert im Sinne einer problemadäquaten Therapie gegebenenfalls die Durchführung mehrerer diagnostischer Gespräche im Therapieverlauf. Ausführlich sollte auch auf die individuellen inneren und äußeren Strategien der Traumabewältigung eingegangen werden. Ein Beispiel für innere Bewältigungsstrategien können innere Helfer wie imaginierte ideale Eltern, hilfreiche Retterfiguren aus Büchern, Filmen oder Computerspielen und vorgestellte oder real vorhandene vorübergehende Erfahrungen von einem inneren sicheren Ort sein (Teunißen 2004, Teunißen 2005). Vorhandene und ausbaufähige Fähigkeiten werden über die verschiedenen Lebensabschnitte exploriert, damit die oft verschütteten Stärken und trotz aller Widrigkeiten erreichten Kompetenzen auch als Ansatzpunkt für eine ressourcenorientierte Behandlung genutzt werden können. Andererseits gilt es, den Zusammenhang zwischen der Entwicklung und dem Verlauf der Suchterkrankung in der Verschränkung mit prolongierten Mangelzuständen, erfahrenen Grenzverletzungen und fehlenden Ressourcen zu verstehen. Damit wird die Sucht als Lösungsversuch im Umgang mit dem »Unaushaltbaren« und als Selbstmedikation traumaspezifischer Symptome verstanden. Psychoedukativ wird ein erstes Verständnis von der individuellen Funktionalität der konsumierten Substanzen erzielt. Anzuerkennen sind die in den Zeiten der Abstinenz eingesetzten Potenziale, einen Ausstieg aus dem suchtbestimmten Leben geschafft zu haben. Gegen Ende der Anamnese müssen im Sinne eines Gesprächstransfers »vom Dort und Damals ins Hier und Jetzt« neutral besetzte Themen angesprochen werden, dies ist nicht anders als bei Patientinnen und Patienten mit alleinigen Traumafolgestörungen. Mit den Patienten wird die weitere Organisation des Tages besprochen, auch, welche Möglichkeiten der Selbstfürsorge und Selbstregulation genutzt werden können, falls durch die Anamnese traumatische Erinnerungsspuren getriggert worden sind.

Bei Patienten mit zusätzlichen Suchtproblemen sollte vom Therapeuten aktiv erfragt werden, ob Suchtverlangen ausgelöst wurde. Zudem sollte darauf hingewiesen werden, dass Craving auch noch zu einem späteren Zeitpunkt auftreten kann. Gemeinsam mit dem Patienten kann dann ein erster effektiver, schnell wirksamer *Skill* erarbeitet werden. Der Skill muss geeignet sein, einen deutlichen Kontrapunkt zu setzen, um den automatisierten Prozess zu unterbrechen, sich Alkohol und/oder Drogen zu besorgen und zu konsumieren. Stabilisierende Imaginationsübungen werden zur Entspannung angeboten.

Behandlungsplanung

Auch für die integrative Behandlung von Sucht und anderen Traumafolgen hat sich das Phasenmodell zur Behandlung posttraumatischer Störungen mit Stabilisierungs-, Expositions- und Reintegrationsphase (Herman 1992) bewährt. Dabei hat die Stabilisierungsphase bei Patientinnen und Patienten mit Suchtproblemen zwei Schwerpunkte: die suchtspezifische und die traumaspezifische Stabilisierung. Der Fokus der Behandlung richtet sich dabei jeweils nach der vorherrschenden Symptomatik, ohne den anderen Bereich aus dem therapeutischen Blickfeld zu verlieren. Es ist eine Therapie der kleinen Schritte, wobei eine Besserung der einen Störung eine Besserung der anderen in den meisten Fällen nach sich zieht.

Am Anfang der Behandlung steht in der Regel eine Entzugsbehandlung von psychoaktiven Substanzen, parallel erfolgt eine erste diagnostische Einschätzung der Traumafolgestörung. Eine angemessene Psychoedukation zu den Zusammenhängen zwischen Sucht und Traumafolgen führt zu ersten Auseinandersetzungen um die Frage sich einer psychotraumatologischen Behandlung zu unterziehen und erhöht häufig die Motivation, Substanzgebrauch schrittweise durch günstigere Bewältigungsstrategien zu ersetzen. Dies muss nicht immer Suchtmittelabstinenz bedeuten. Bei opiatabhängigen Patienten mit instabilen polytoxikomanen Konsummustern wird oft als erster Schritt eine Substitutionsbehandlung angestrebt. Bei dieser Patientengruppe ist es in den meisten Fällen sogar nützlich alle Phasen der Traumabehandlung unter Substitutionsbedingungen durchzuführen, das Substitut kann dann unterstützend zur Emotionsregulation eingesetzt werden und bietet Schutz vor Überflutungen traumaspezifischer Symptome.

Neben der Arbeit an einer tragfähigen therapeutischen Beziehung und dem Aufbau von Ressourcen steht auch eine allmähliche Stabilisierung im Außen. Patientinnen und Patienten benötigen Hilfe, ihre oft besonders desolaten Lebenssituationen zu verbessern.

Gemeinsam mit ihnen kann dann versucht werden, die nächsten Therapieschritte zu planen. Hierzu müssen allerdings Schlüsselfunktionen, wie das Einhalten von Gesprächsterminen in nicht intoxikiertem Zustand, vorhanden sein. Wenn auf den Konsum von Suchtmitteln oder bei Patienten in Substitution auf Nebenkonsum nicht verzichtet werden kann, ist vorerst eine stationäre Entgiftung indiziert. Bei diesen Patienten sollte nach erfolgter Entgiftung eine Perspektivenklärung unter traumasensiblen Aspekten erfolgen. Es kann eine Weiterbehandlung individuell geplant und initiiert werden, wobei sich die Behandlungsform nach dem derzeitigen Beschwerdebild und der Motivation des Patienten richtet. Bei Patienten, die beispielsweise nach Entlassung keine Abstinenz halten können und wenige soziale Strukturen haben, könnte der nächste Therapieschritt eine stationäre medizinische Suchtrehabilitation mit Traumaschwerpunkt sein. Bei Patienten, die nach Detoxikation von Albträumen und Flashbacks überflutet werden, könnte eine Verlegung in eine Akutklinik mit Schwerpunkt Trauma und Sucht sinnvoll sein, um in geschütztem Rahmen den Fokus auf Traumastabilisierung mit dem Ziel Traumasynthese zu legen. Im Anschluss könnte eine Suchtrehabilitation mit Traumaschwerpunkt folgen. Wenn Patienten mit Alkoholerkrankung Abstinenz halten können und in ein soziales Umfeld integriert sind, wäre eine ambulante Alkoholrehabilitation zu erwägen und zusätzlich ambulante Gruppentherapie zur Trauma- und Suchtstabilisierung wie »Sicherheit finden« oder DBT-Sucht anzuraten. Im Anschluss können auch traumafokussierte Techniken ambulant oder teilstationär angewandt werden. In vielen Suchthilfeeinrichtungen sind auch niedrigschwellige Angebote zur Stabilisierung von Trauma und Sucht – »Sicherheit finden«, Imaginationsgruppen, hypnotherapeutische Angebote, DBT-Sucht – installiert worden, um mit Suchtpatienten einen Einstieg in die Behandlung unter Traumaaspekten zu finden.

Am Ende der Stabilisierungsphase sollten die Patientinnen und Patienten über ausreichende Selbstfürsorge und Affekttoleranz, Möglichkeiten zur Selbstreflexion und funktionale Bewältigungsstrategien im Umgang mit Stress und Suchtverlangen verfügen, die sie in den meisten Fällen einsetzen können. Sie sollten ein angemessenes Krankheitsverständnis entwickelt und eine hinreichend stabile Abstinenz oder eine weitgehend funktionierende Substitutionsbehandlung erreicht haben.

Bei suchtkranken traumatisierten Patienten können die gängigen traumafokussierten Verfahren eingesetzt werden, wobei sich die meisten Erfahrungsberichte und zwei unkontrollierte Studien aus dem deutschsprachigen Raum auf *Eye Movement Desensitization and Reprocessing* (EMDR) beziehen (Haase & Hofmann 2006; Lüdecke & Lottermoser 2010; Zobel 2006). International liegt inzwischen eine größere Anzahl von Studien zum Einsatz auch anderer traumafokussierter Ansätze vor, wie der prolongierten Exposition, die bei Suchtkranken ebenfalls sicher und effektiv eingesetzt werden konnten (Schäfer et al. 2019). Als Voraussetzung für die Traumasynthesebehandlung gelten bei Suchtkranken mit Traumafolgestörungen ähnliche Voraussetzungen wie bei Traumatisierten ohne Sucht. Allerdings sollte die Suchterkrankung in dem Setting, in welchem die Traumasynthesebehandlung durchgeführt werden soll, stabil sein. Weiterhin muss der Patient in der Lage sein, belastende Gefühle auszuhalten und Stabilisierungstechniken anzuwenden. So kann eine Traumasynthesebehandlung bei umschriebenen Monotraumatisierungen gegebenenfalls auch bereits in eine Entzugsbehandlung integriert werden, wenn die anderen Voraussetzungen erfüllt sind.

Bei vielen Patienten kann es sinnvoll sein, auch wenn eine stabile Alkoholabstinenz besteht, diese durch eine vorübergehende Therapie mit einer Aversivmedikation (Antabus) oder einer kurzfristigen stationären Aufnahme zu stützen. Bei sozial weniger gut integrierten Patienten sollte in jedem Fall eine stationäre Aufnahme erwogen werden.

27.4 Stabilisierende Interventionen bei komplex Traumatisierten mit Suchtproblemen

Dialektisch-Behaviorale Therapie für Patientinnen und Patienten mit Suchterkrankungen (DBT-Sucht)

Die an der Dialektisch-Behavioralen Therapie (DBT) orientierte Suchttherapie ist ein gruppentherapeutisches Angebot und wurde zur Emotions- und Stressregulation für Suchtkranke entwickelt. Klinisch zeigt sich DBT-Sucht besonders effektiv bei Suchtkranken, die zusätzlich an weiteren psychischen Störungen mit »emotionaler Übersteuerung« wie emotional-instabile Persönlichkeitsstörungen und Traumafolgestörungen leiden. Das Manual der Dialektisch-Behavioralen Therapie von Marsha Linehan diente bei der Entwicklung zur Orientierung. Die Wirksamkeit der Dialektisch-Behavioralen Therapie konnte sowohl für die Borderline-Persönlichkeitsstörung (BPS; Bohus 2002; Linehan et al. 2002, Linehan et al. 2006) als auch für DBT-Modifikationen wie Adoleszente (Rathus & Miller 2002), für Borderline-Persönlichkeitsstörung mit Substanzmissbrauch (Dimeff & Linehan 2008) und für *Binge Eating Disorder* (Safer et al. 2009) empirisch belegt werden. Komplex traumatisierte Patientinnen und Patienten leiden oft an emotional instabilen Persönlichkeitsstörungen. Sie reagieren übermäßig auf Stress und haben vielfältige dysfunktionale Verhaltensweisen etabliert, Stress zu bewältigen.

Während bei Traumafolgestörungen Spannung vorrangig durch traumaassoziierte primäre Dissoziation wie Albträume, Intrusionen, Flashbacks und erhöhte Schreckreaktion entsteht, stehen bei Patientinnen und Patienten mit einer Borderline-Symptomatik Störungen an anderer Stelle der Stressverarbeitung im Vordergrund: Sie leiden an erhöhter Stresssensitivität und brauchen länger zur Beruhigung. Bei Patienten mit der Doppeldiagnose einer Posttraumatischen Belastungsstörung und einer Borderline-Störung ist die Stressverarbeitung zweifach gestört. Wenn diese Patienten auch an einer Suchterkrankung leiden, ist die Stressverarbeitung zusätzlich durch Substanzkonsum nachhaltig gestört. Oft wird am Beginn einer Suchterkrankung der Substanzkonsum als eine dysfunktionale Bewältigungsstrategie zum Spannungsabbau, wie selbstverletzendes Verhalten oder bulimische Attacken, benutzt. Mit Entwicklung einer Abhängigkeitserkrankung verändert sich die Funktion des Suchtmittelkonsums. Durch Toleranzentwicklung müssen Suchtmittel konsumiert werden, um entzugsbedingten Stress, Spannung und vegetative Übererregung zu lindern. Spannung wird zusätzlich durch Entzug auf- und durch Intoxikation abgebaut. Aus der dysfunktionalen Bewältigungsstrategie ist ein Symptom geworden, das mit Voranschreiten der Suchterkrankung für den Patienten im Mittelpunkt steht. Manifest Suchtkranke empfinden, wenn sie unter Spannung stehen, Suchtverlangen. Ursachen von Stress und Spannung werden nicht mehr differenziert wahrgenommen. Stress löst nicht mehr Spannung aus, sondern Suchtverlangen. Erst nach Besserung der Suchterkrankung im Verlauf der Therapie lernen Patienten wieder, zwischen Suchtverlangen und Spannung zu unterscheiden. Die Suchterkrankung überformt die ursprünglichen Krankheitsbilder.

Die Dialektisch-Behaviorale Therapie ist eine kognitiv-verhaltenstherapeutisch orientierte Therapieform, die viele Strategien anderer Therapierichtungen, wie Gesprächs -und Gestalttherapie, Hypnotherapie und fernöstliche Meditation, besonders des Zen-Buddhismus, übernommen hat. Der therapeutischen Beziehung wird eine wichtige Rolle zugeschrieben und die Betonung der Therapie liegt auf dialektischen Prozessen. Die Förderung der Änderungskompetenz wird durch Fertigkeitentraining (Skills-Training) erlernt. Problembereiche und Symptome, die bei Suchterkrankungen und Traumafolgestörungen gleichermaßen bestehen, können am Beispiel der Sucht in der Gruppentherapie erlernt und in der Einzeltherapie auf die individuellen Symptome der Traumastörung und ihre Folgen bezogen werden. Fertigkeiten im Umgang mit Stress, Spannung, Suchtverlangen, Gefühlen, Triggerreizen und Achtsamkeit sind für den Umgang mit beiden Erkrankungen hilfreich. In der DBT-Sucht werden Notfallkoffer und Schatztruhe neben den suchtspezifischen Anticravingskills auch um traumaspezifische Skills erweitert. Viele erlernte Fertigkeiten, die zur Stabilisierung der Sucht führen, tragen auch zur Stabilisierung der Traumastörung bei, da beide Störungen gleichermaßen von der Verbesserung der Mentalisierungs- und Introspektionsfähigkeit sowie von der Zunahme der Emotionskontrolle profitieren. Das Fertigkeitentraining (Skills-Training) ist bei Linehan (Linehan 1996a, Linehan 1996b) in fünf Module unterteilt: Achtsamkeit, Stresstoleranz, Umgang mit Gefühlen, zwischenmenschliche Fertigkeiten und Selbstwert. Die Module Achtsamkeit, Stresstoleranz und Umgang mit Gefühlen wurden beibehalten und suchtspezifisch überarbeitet. Zusätzlich wurden zwei Basismodule Sucht (Basis-Sucht I und Basis-Sucht II) entwickelt (Download des Therapiemanuals s. Lüdecke et al. 2010).

»Sicherheit finden«

In den vergangenen Jahren wurden verschiedene Therapieprogramme für Patientinnen und Patienten mit posttraumatischen Störungen und Suchtproblemen entwickelt, von denen manche traumafokussierte Techniken einsetzen, andere sich auf stabilisierende Interventionen beschränken (Schäfer et al. 2019). Gerade bei komplex traumatisierten Patienten, die oft zunächst nur schwer eine stabile Abstinenz erreichen können, sind stabilisierende Behandlungsprogramme gut geeignet. Ein besonders umfangreich evaluiertes Therapieprogramm, das ausschließlich auf Stabilisierung und das Erlernen sicherer Bewältigungsstrategien setzt, ist »Sicherheit finden« (engl. *Seeking Safety*). Das Programm wurde in den 1990er Jahren von der Psychologin Lisa Najavits in Boston entwickelt (Najavits 2002) und liegt inzwischen in einer deutschen Manualversion vor (Najavits 2009). »Sicherheit finden« adressiert ein breites Spektrum von Symptomen der komplexen Posttraumatischen Belastungsstörung, wie exzessiver Substanzkonsum, Beziehungen, die zu weiterer Exposition gegenüber Gewalt und zu weiterem Substanzmissbrauch beitragen, sexuelles und anderes Risikoverhalten, Suizidalität und schwerwiegende Symptome, wie Dissoziation oder selbstverletzendes Verhalten. Dabei verfolgt das Programm einen konsequent integrativen Ansatz, d.h. es kombiniert in jeder Sitzung trauma- und suchtspezifische Interventionen. Die Grundlage der einzelnen Sitzungen bildet jeweils einer der 25 Themenbereiche von »Sicherheit finden«, die zu etwa gleichen Anteilen kognitive, verhaltensbezogene und interpersonelle Aspekte behandeln (→Tab. 27-1).

»Sicherheit finden« kann in verschiedenen Varianten durchgeführt werden, die (halb-)offene und geschlossene Gruppen, wöchentliche oder häufigere Treffen sowie die Durchführung im ambulanten, stationären und teilstationären Rahmen umfassen. Neben dem Gruppenformat kann »Sicherheit finden« auch für die Einzeltherapie genutzt werden. Die Sitzungen dauern je nach Anzahl der Teilnehmer (bei Gruppen haben sich 4–8 Personen als günstig erwiesen) 60–90 Minuten und folgen jeweils einem festen Ablauf.

Zu Beginn findet eine Begrüßungsrunde statt, in der jedes Gruppenmitglied einige Minuten Zeit erhält, um zu berichten,

- wie es sich fühlt,
- welche sicheren Bewältigungsstrategien es seit der letzten Gruppe anwenden konnte,
- wie sich sein Substanzgebrauch und weitere »Risikoverhaltensweisen« entwickelt haben,
- ob es seine »Selbstverpflichtung« eingehalten hat (s. unten) und
- wie der Stand im Hinblick auf weitere therapeutische Unterstützung und komplementäre Angebote ist.

Im Anschluss an die Begrüßungsrunde wird anhand eines Zitates, das inhaltlichen Bezug zum Thema der Sitzung hat, zum Hauptteil übergeleitet. Im Hauptteil der Sitzung werden anhand von Arbeitsmaterialien Informationen zum jeweiligen Sitzungsthema vermittelt und vor dem Hintergrund der eigenen Erfahrungen der Teilnehmer diskutiert. Auch sichere Bewältigungsstrategien zum jeweiligen Themenbereich sind fester Bestandteil jeder Sitzung. Sie können anhand verschiedener Strategien, etwa durch Rollenspiele, weiter vertieft werden. In einer Abschlussrunde wird jedes Gruppenmitglied schließlich gebeten, eine Sache zu benennen, die es aus der Sitzung mitnehmen konnte, und eine neue »Selbstverpflichtung« bis zur nächsten Sitzung zu treffen. Dabei handelt es sich in der Regel um das Ausprobieren und Einüben sicherer Bewältigungsstrategien.

Thema	Schwerpunkt
Distanzierung von emotionalem Schmerz (Erdung)	verhaltensbezogen
Um Hilfe bitten	interpersonell
Gut für sich sorgen	verhaltensbezogen
Mitgefühl	kognitiv
Die innere Spaltung überwinden	kognitiv
Grenzen setzen in Beziehungen	interpersonell
Heilung von Wut	interpersonell
Umgang mit Auslösern	verhaltensbezogen

Tab. 27-1: Beispiele für Sitzungsthemen von »Sicherheit finden«.

Imagination

Stabilisierende Arbeit mit Imaginationsübungen zielt darauf ab, suchtkranken Personen, die unter Traumafolgen leiden, Hilfestellungen für eine verbesserte Selbstfürsorge und Entspannung anzubieten. Imaginative Übungen nutzen vorhandene Fähigkeiten bei den Betroffenen, in Distanz zu belastenden biografischen Erfahrungen zu gehen, und schaffen einen Zugang zu aktuell nützlichen Ressourcen. Dabei haben Suchtkranke während der Abhängigkeitsentwicklung Selbstfürsorge häufig nur noch über den Konsum von Suchtmitteln praktiziert und selbst lebensnotwendige Basisfunktionen (Schlaf, Ernährung, Hygiene) völlig vernachlässigt. Die Arbeit an der psychischen Stabilität setzt eine grundlegende Sicherheit und befriedigende Versorgung auf der physischen und sozialen Ebene voraus, damit Patientinnen und Patienten zuverlässig Einfluss auf ihr inneres Wohlbefinden nehmen können. Die über die Imaginationen aktivierten inneren Bilder erschließen Kraftquellen, die bei regelmäßiger Übung Belastungen durch Traumafolgesymptome und Stress bei alltäglichen Anforderungen sowie in Krisen reduzieren können. Suchtmittelabhängige Patienten berichten, dass es ihnen durch den Einsatz der Übungen gelingt, bei auftretenden Ängsten und Alltagsstress »runterzukommen« und über weitere Lösungsschritte besser nachdenken zu können. Damit lässt sich auftretendes Suchtverlangen in einem frühen Stadium reduzieren.

Traumatisierte Suchtkranke profitieren nach klinischer Erfahrung insbesondere von folgenden Übungen (Huber 2005; Reddemann 2001; Sachsse 2004):

- »Tresorübung«
- »Der innere Garten«
- »Baumübung«
- »Gepäck ablegen«
- »Der innere sichere Ort«

Die genannten Übungen können gut in der Gruppe eingesetzt werden. Sie eignen sich ebenso für die Verwendung im Rahmen der Anamneseerhebung und für Kriseninterventionen. In diesem Kontext werden die in den Übungen berührten Themen im Gespräch mit den Patienten erörtert. Imaginationsübungen können auch als Übergangsobjekte dienen und dazu beitragen, dass Patienten ihre stoffgebundene Sucht nicht in abhängige Beziehungsmuster zu Therapeuten eintauschen. Beim Einsatz der Imaginationsübungen ist darauf zu achten, dass diese konkreten Beschreibungen bieten und nicht zu sehr an eine eigene Fantasietätigkeit anknüpfen. Vorstellungen von heilenden Lichtquellen wirken insbesondere bei Drogenabhängigen kurz nach dem Entzug häufig destabilisierend, ebenso auf den Körper zentrierte Übungen. Bei jungen erwachsenen Drogenabhängigen, die sich zumeist noch in einem Entwicklungsstadium von Jugendlichen befinden (Lüdecke et al. 2010), ist die sprachliche Durchführung entsprechend anzupassen. So kann beispielsweise beim »Inneren sicheren Ort« von einem ersehnten Urlaubsort oder einem realen Raum am letzten Wohnort gesprochen werden, an dem man sich zuletzt, auch ohne Drogenkonsum, wohlgefühlt hat. Dabei wird die positive Wirkung der Imagination eher mit einem mentalen Training, wie es beispielsweise Sportler zur Verbesserung ihrer sportlichen Performance einsetzen, verglichen. Es geht darum, Barrieren für die Zielgruppe der Suchtkranken für einen Einstieg in die Imaginationsarbeit möglichst niedrig zu halten und Hilfen für eine angenehme und leichte Übungshaltung zu entwickeln. Suchtkranke haben erheblich weniger Ängste vor Kontrollverlust während der Durchführung von Imaginationsübungen als Patientinnen und Patienten mit alleinigen Traumafolgestörungen, brauchen aber stattdessen mehr strukturelle Hilfen. Sie benötigen viel Anleitung und Anregung, inneren Zuständen, Befindlichkeiten und Gefühlen eine Gestalt zu geben. Sie sind eher passiv und müssen in der Imagination angeleitet werden, ihre inneren Zustände aktiv zu beeinflussen.

Auch sollte darauf hingewiesen werden, dass Imaginationsübungen besonders am Anfang lange nicht so wirksam wie der Einsatz von Suchtmitteln sind, wobei sie aber auch keine suchtspezifischen Nachteile haben. Ein besserer innerer Zustand durch Imagination wird erst im Verlauf der Therapie gewürdigt werden können.

Trotz dieser Besonderheiten sind Imaginationsübungen eine große Hilfe und vor der Durchführung von konfrontativen Traumabehandlungen auch bei Patienten mit Suchtproblemen ein Muss.

Umgang mit dissoziativen Zuständen

Suchtmittelabhängige, komplex traumatisierte Menschen zögern zu Recht, sich für Abstinenz zu entscheiden. Sie wissen oder ahnen, dass sie mit dem Weglassen des Suchtmittels, oft benutzt als Schutz, der Symptomatik mit Flashbacks, Albträumen und dissoziativen Zuständen wieder verstärkt ausgeliefert sein werden. Wenn Suchtmittel konsumiert werden, um aus aversiven, inneren Zuständen auszusteigen, wird dies auch treffend als **»chemische Dissoziation«** bezeichnet.

Oft gibt es in der Anamnese oder in der körperlichen Untersuchung bei Suchtkranken Hinweise auf selbstverletzende Verhaltensweisen im Vorfeld der Sucht. Bei diesen Patienten ist es wahrscheinlich, dass sie nach dem Verzicht auf Suchtmittel erneut mit dissoziativen Störungen und auch mit selbstverletzendem Verhalten als Antidissoziativum zu kämpfen haben.

Beide Symptomkomplexe, einerseits dissoziative Zustände mit nachfolgenden selbstverletzenden Verhaltensweisen und andererseits Suchtmittelkonsum mit konsekutiver Suchtentwicklung, haben oft traumatogene Wurzeln und können zur Linderung traumaspezifischer Symptome alternativ eingesetzt werden. Daraus folgt, dass die Patienten so schnell wie möglich befähigt werden müssen, dissoziative Zustände selbst zu unterbrechen, damit sie sich aus der altbekannten Ohnmacht befreien können und Kontrolle über sich wiedererlangen. Sonst sind sie massiv gefährdet, mit Suchtmitteln rückfällig zu werden.

Deshalb ist es dringend notwendig, dass besonders in abstinenzorientierten Suchteinrichtungen das gesamte Behandlungsteam geschult ist, dissoziative Störungen zu erkennen und diese von Entzugssymptomen oder intoxikierten Zuständen sicher unterscheiden zu lernen. Jeder Mitarbeiter muss befähigt sein, einen **Dissoziationsstopp** durchführen zu können. Zwar ist ein Dissoziationsstopp von außen immer die schlechtere Maßnahme, da die Kontrolle dabei nicht beim Patienten liegt, aber am Anfang manchmal notwendig. Da aufgrund des langen Suchtmittelkonsums adaptive Veränderungen an den Rezeptoren stattgefunden haben, ist für einen Dissoziationsstopp i.d.R. ein »härterer« Skill, über einen längeren Zeitraum angewandt, notwendig. Für einen Dissoziationsstopp von außen bietet sich Ammoniak an (in Ampullenform mit dicker Gaze umwickelt erhältlich). Patienten müssen sich nicht durch Berührungen bedroht fühlen, sondern können den ruhigen, langsamen Bewegungen des Personals folgen.

Sobald der Patient wieder ansprechbar ist, wird er angehalten, einen Skill aus seinem zuvor mit hilfreichen Skills gefüllten **Notfallkoffer** selbst anzuwenden, um im Hier und Jetzt zu bleiben und damit möglichem Craving entgegenzuwirken. Für einige Patienten ist es hilfreich, zwei verschiedene Notfallkoffer zu haben (einen gegen dissoziative Zustände sowie einen gegen Craving); andere bevorzugen einen Notfallkoffer mit Skills, wirksam gegen beide Zustände. Die Patienten sollten so schnell wie möglich damit beginnen, individuell wirksame Skills zu erarbeiten. Als besonders günstig hat sich erwiesen, das Skills-Training mit einer Indikationsgruppe zu dissoziativen Störungen zu verbinden, um psychoedukativ über Posttraumatische Belastungsstörungen, dissoziative Störungen und neurobiologische Besonderheiten des Traumagedächtnisses aufzuklären. Sehr hilfreich ist es, wenn in jeder Gruppenstunde ein Patient exemplarisch seinen Notfallkoffer als Ideengeber, zur Ermutigung und zum Ausprobieren von Skills, die anderen vielleicht nicht bekannt sind, vorstellt (z. B. getrocknete Chilischoten oder -bonbons).

Da in vielen Suchteinrichtungen in den ersten Wochen noch kein Einzelausgang für die Patienten besteht, sollte beim Pflegepersonal ein Bestand an Ammoniakampullen, Chilischoten und Coolpacks vorgehalten werden.

Sehr wichtig bei der Arbeit mit dissoziativen Zuständen ist, dass alle Teammitglieder die Grundhaltung haben: Die Verantwortung darüber, die Kontrolle wiederzuerlangen, liegt beim Patienten, auch wenn es einige Zeit dauert, bis er es kann. Dafür (!) bekommt der Patient jede Unterstützung.

Skills aus einem Notfallkoffer anzuwenden bedeutet aktiv zu werden. Suchtmittel zu konsumieren bedeutet, Flashbacks oder andere dissoziative Zustände passiv zu beenden. Da Craving auch zu dissoziativen Zuständen führen kann, ist eine genaue Craving- und Rückfallanalyse hilfreich, um spezifische Gegenmaßnahmen sowohl gegen drohende dissoziative Zustände als auch gegen Craving zu finden. Umgekehrt kann es sehr hilfreich sein, eine Triggerliste in Bezug auf dissoziative Zustände und deren spezifische Gegenmaßnahmen zu erarbeiten.

27.5 Traumasynthese

Unsere Erfahrungen mit Traumasyntheseverfahren bei Suchtkranken basieren auf der Arbeit mit Alkoholpatienten und illegal Drogenabhängigen. Alkoholpatienten waren zum Zeitpunkt der Traumabehandlung abstinent und erhielten im Bedarfsfall vorübergehend ein Alkoholaversivum zur Rückfallprophylaxe. Illegal Drogenabhängige befanden sich in den meisten Fällen in Substitution.

Grundsätzlich haben wir Erfahrungen mit allen uns bekannten Traumasyntheseverfahren gesammelt. Hauptsächlich wenden wir die **EMDR-Methode** an. Wir haben uns zu Traumakonfrontation mit *Eye Movement Desensitization and Reprocessing* (EMDR) entschieden, weil sie wissenschaftlich gut untersucht und nach unserer Erfahrung für Suchtpatienten geeignet ist. Der Einsatz im stationären Setting ist in der Regel unproblematisch. Beim Einsatz im ambulanten Setting sind die Patienten mit einer Suchterkrankung stabil; sie befinden sich seit längerer Zeit in unserer Behandlung, kennen die Methode und es bestehen genügend Fertigkeiten, sich selbst zu stabilisieren, ohne suchtmittelrückfällig zu werden. Wichtig ist dann, dass die Patienten ein stabiles beschützendes Umfeld haben und Freunde, die sie in den nächsten Tagen nach der Sitzung begleiten können. Hieran scheitert es oft.

Suchtpatienten können sich auf die EMDR-Methode gut einlassen und haben bei der Durchführung wenige Schwierigkeiten. Eine Besonderheit in der Behandlung Substituierter ist, dass sich bei gleicher Effektivität (Jacobs 2009) im Vergleich zu herkömmlichen EMDR-Sitzungen mit schweren traumatischen Ereignissen vergleichsweise milde Abreaktionen beobachten lassen (pers. Mitteilung Dr. Arne Hofmann im Rahmen zu Fallsupervisionen). Therapeuten können die Patienten an das besondere Setting der EMDR-Methode mit der ressourcenaktivierenden Absorptionstechnik, einer Unterform des EMDR zur Stabilisierung und Festigung positiver emotionaler Gefühlszustände mit dazugehörigen Körperempfindungen und Kognitionen heranführen. Suchtpatienten haben oft Schwierigkeiten mit der Reaktivierung ihrer Ressourcen, diese Technik kann dabei helfen.

BESONDERHEITEN bei der Durchführung der EMDR-Methode bei Personen mit Suchtproblemen

- **Vermeidungsstrategien** sind bei Personen mit Suchtproblemen krankheitsimmanent und können auch während der EMDR-Sitzungen auftreten, erkennbar daran, dass in der frühen Reprozessierungsphase plötzlich positive Worte, Bilder oder Gefühle auftreten, die wenig Zusammenhang mit den vorherigen Ereignissen haben.
- Personen mit manifester, schwerer Abhängigkeit zeigen während der EMDR-Sitzungen eine weniger schwere Dissoziationsneigung als komplex Traumatisierte ohne Suchterkrankung. **Dissoziationen** lassen sich in der Regel durch Kurzinterventionen zur Reorientierung unterbrechen.
- Im Gegensatz zu unseren Befürchtungen kommt es während und nach EMDR-Sitzungen selten zu **Suchtverlangen**. Trotzdem sollte der Patient darüber informiert sein, dass die Bearbeitung bestimmter Traumatisierungen eine Aktivierung in Suchtnetzwerken möglich macht. Deshalb wird im Vorfeld einer Traumasitzung neben einer Traumalandkarte auch eine Suchtlandkarte erstellt. Suchtverlangen kann auftreten, wenn traumatische Ereignisse zeitlich oder inhaltlich mit der Suchterkrankung in Zusammenhang stehen. Eine andere Möglichkeit, Suchtverlangen auszulösen, ist, wenn unabhängig vom »Trauma-State« Suchtmittel als Coping-Strategie genutzt wurden.
- Bei der Traumasynthese suchtkranker Patienten haben wir es aufgrund von Intoxikationen oft mit **Gedächtnislücken** zu tun. Dies kann in Bezug auf die Entwicklung von Traumafolgestörungen auch protektiven Charakter haben. Es können nur jene traumatischen Erinnerungen traumatogen wirken, die eingespeichert wurden.
- Durch **»Intoxikations-States«** können komplette Sequenzen einer Traumatisierung fehlen. Meistens gelingt es, Erinnerungsfragmente in der Reprozessierungsphase mithilfe verschiedener Sinneskanäle aufzulösen. Dann haben wir so destruktive Teilerinnerungen bearbeitet, dass sie symptomatisch waren.
- Eine Sonderstellung nehmen **Hypermnesien** ein, die durch Drogenwirkungen hervorgerufen werden, beispielsweise durch Kokain. Unter Einwirkung von psychotrop

wirksamen Drogen, die nicht sedierend wirken, können Traumata »überreal«, also besonders erschreckend, brutal und ängstigend, erlebt werden.
- Wenn Patienten schwerst intoxikiert Traumata erleiden mussten, wären diese nach der Theorie des *State Dependent Learning* wiederum im *Intoxikations-State* besser reaktivierbar. Hier stoßen wir an die Grenzen der bisher zur Verfügung stehenden traumakonfrontativen Behandlungsmethoden. Diese Patienten können wir, wenn im nicht intoxikierten Zustand keine Traumatisierungen zugänglich sind, nur traumastabilisierend behandeln.

27.6 Zusammenfassung

- Bei komplex traumatisierten Patientinnen und Patienten sind Medikamentenmissbrauch, Alkohol- und Drogenabusus häufig. Deshalb sollten diagnostisch auch Substanzkonsum und Substanzabhängigkeitsstörungen erfasst werden.
- Bei Patientinnen und Patienten mit Suchtproblemen sind komplexe Traumafolgestörungen häufig. Deshalb sollte regelhaft traumaspezifische Diagnostik erfolgen.
- Bei komplex Traumatisierten mit Suchtproblemen hat Suchtmittelkonsum oft die Funktion, aus aversiven, inneren Zuständen auszusteigen, dies wird als »chemische Dissoziation« bezeichnet.
- Bei Patientinnen und Patienten mit manifester Abhängigkeitserkrankung sind die Symptome der Traumafolgestörungen durch die Sucht oft überlagert. Deshalb müssen bei diesen Patienten traumatische Ereignisse in der Anamneseerhebung aktiv erfragt werden.
- Traumabehandlungen sind bei Suchtkranken gut durchführbar. Dabei werden vorrangig integrative Behandlungsmodelle angewendet, d. h. Traumafolgestörungen und Sucht zugleich behandelt.
- Das Phasenmodell zur Behandlung posttraumatischer Störungen hat sich auch bei Patienten mit Suchtproblemen bewährt, wobei die Stabilisierungsphase einen sucht- und einen traumaspezifischen Schwerpunkt hat.
- Gerade bei komplex traumatisierten Patientinnen und Patienten, die oft zunächst nur schwer eine stabile Abstinenz erreichen können, sind stabilisierende Behandlungsprogramme wie »Sicherheit finden« gut geeignet.
- Generell ist eine aktuelle oder zurückliegende Suchterkrankung keine Kontraindikation für eine traumafokussierte Behandlung und es können alle Methoden der konfrontativen Traumabehandlung bei Patienten mit Suchtproblemen Anwendung finden. Dabei hat sich die EMDR-Methode klinisch bewährt.
- Bei Drogenabhängigen inklusive des Opiattypus hat sich die Traumaexposition unter Substitution bewährt, solange noch keine längerfristige stabile Abstinenz besteht. Bei Alkoholkranken kann vorübergehend eine Verabreichung einer Aversivmedikation (Antabus) erwogen werden.
- Auch während einer Entzugsbehandlung kann bei umschriebenen Monotraumata eine traumafokussierte Behandlung erfolgen. Dazu muss der Patient traumatherapeutisch vorbereitet werden. Bei Patientinnen und Patienten im Opiatent-

zug sollte die Konfrontation in einer stabilen Phase des Entzuges noch unter Opioidgabe durchgeführt werden.

- Auch abstinente Patienten, die traumazentriert behandelt werden, müssen in den Tagen nach der Traumaexposition mit Suchtverlangen oder entzugsähnlichen Symptomen rechnen. Diese sind vorübergehend und gut zu bewältigen.
- Entzugssymptome und Suchtverlangen können selbst dann auftreten, wenn Traumata durchgearbeitet werden, die sicher vor der Lebensphase der Suchterkrankung gelegen haben. Möglicherweise werden längst aufgegebene Coping-Strategien aktiviert.
- Patientinnen und Patienten mit schwerer komorbider dissozialer Störung sind trotz vorhandener Therapiemotivation oft nicht behandelbar, da sie notwendige Regelsysteme zum eigenen Schutz nicht akzeptieren und sich häufig dadurch stabilisieren, andere zu traumatisieren.

Literatur

Bohus, M. (2002). Borderline-Störungen. Göttingen: Hogrefe.

Coffey, S. F., Stasiewicz, P. R., Hughes, P. M., Brimo, M. L. (2006). Trauma-focused imaginal exposure for individuals with comorbid posttraumatic stress disorder and alcohol dependence: revealing mechanisms of alcohol craving in a cue reactivity paradigm. Psychol Addict Behav; 20(4): 425–35.

Cohen, L. R., Hien, D. A. (2006). Treatment outcomes for women with substance abuse and PTSD who have experienced complex trauma. Psychiatr Serv; 57(1): 100–6.

Dimeff, L. A., Linehan, M. M. (2008). Dialectical behavior therapy for substance abusers. Addict Sci Clin Pract; 4: 39–47.

Driessen, M., Schulte, S., Luedecke, C., Schäfer, I., Sutmann, F., Ohlmeier, M., Kemper, U., Koesters, G., Chodzinski, C., Schneider, U., Broese, T., Dette, C., Havemann-Reinicke, U. (2008). TRAUMAB-Study Group. Trauma and PTSD in patients with alcohol, drug, or dual dependence: a multi-center study. Alcohol Clin Exp Res; 32: 481–8.

Evren, C., Evren, B. (2005). Self-mutilation in substance-dependent patients and relationship with childhood abuse and neglect, alexithymia and temperament and character dimensions of personality. Drug Alcohol Depend; 80(1): 15–22.

Foa, E. B., Keane, T. M., Friedman, M. J., Cohen, J. (eds) (2008). Effective Treatments for PTSD: Practice Guidelines from the International Society for Traumatic Stress Studies. 2nd ed. New York: Guilford Press.

Grundmann, J., Lincoln, T. M., Ludecke, D., et al. (2018). Traumatic Experiences, Revictimization and Posttraumatic Stress Disorder in German Inpatients Treated for Alcohol Dependence. Subst Use Misuse. 53(4):677–685.

Haase, M., Hofmann, A. (2006). Behandlung traumatisierter Abhängiger mit der EMDR-Methode. In: Schäfer, I., Krausz M (Hg.). Trauma und Sucht – Konzepte, Diagnostik, Behandlung. Stuttgart: Klett-Cotta; 221–35.

Herman, J. L. (1992). Trauma and Recovery. New York: Basic Books.

Hien, D. A., Campbell, A. N., Ruglass, L. M., Hu, M. C., Killeen, T. (2010). The role of alcohol misuse in PTSD outcomes for women in community treatment: a secondary analysis of NIDA's Women and Trauma Study. Drug Alcohol Depend. 111(1–2):114–119.

Hildebrand, A., Behrendt, S., Hoyer, J. (2015). Treatment outcome in substance use disorder patients with and without comorbid posttraumatic stress disorder: A systematic review. Psychother Res. 25(5):565–582.

Huber, M. (2005). Der innere Garten. Ein achtsamer Weg zur persönlichen Veränderung. Paderborn: Junfermann.

Jacobs, S. (2009). Neurowissenschaften und Traumatherapie. Grundlagen und Behandlungskonzepte. Göttingen: Universitätsverlag.

Kunzke, D. (2008). Sucht und Trauma. Grundlagen und Ansätze einer psychodynamisch-

integrativen Behandlung. Gießen: Psychosozial-Verlag.
Kumar, N., Stowe, Z. N., Han, X., Mancino, M. J. (2016). Impact of early childhood trauma on retention and phase advancement in an outpatient buprenorphine treatment program. Am J Addict; 25(7):542–548.
Levitt, J. T., Cloitre, M. (2005). A clinician's guide to STAIR/MPE: Treatment for PTSD related to childhood abuse. Cogn Behav Pract; 12: 40–52.
Linehan, M. M., Dimeff, L. A., Reynolds, S. K., Comtois, K. A., Welch, S. S., Heagerty, P., Kivlahan, D. R. (2002). Dialectical behavior therapy versus comprehensive validation therapy plus 12-step for the treatment of opioid dependent women meeting criteria for Borderline personality disorder. Drug Alcohol Depend; 67: 13–26.
Linehan, M. M. (1996a). Trainingsmanual zur dialektisch-behavioralen Therapie der Borderline-Persönlichkeitsstörung. München: CIP-Medien.
Linehan, M. M. (1996b). Trainingsmanual zur dialektisch-behavioralen Therapie der Borderline-Persönlichkeitsstörung. München: CIP-Medien.
Linehan, M. M., Comtois, K. A., Murray, A. M., Brown, M. Z., Gallop, R. J., Heard, H. L., Korslund, K. E., Tutek, D. A., Reynolds, S. K., Lindenboim, N. (2006). Two-year randomized controlled trial and follow-up of dialectical behavior therapy vs therapy by experts for suicidal behaviors and Borderline personality disorder. Arch Gen Psychiatry; 63(7): 757–66.
Lüdecke, C., Lottermoser, S. (2010). Besonderheiten in der Anwendung der EMDR-Methode bei Suchtkranken. In: Lüdecke, C., Sachsse, U., Faure, H. (Hg.). Sucht – Bindung – Trauma. Psychotherapie von Sucht- und Traumafolgen im neurobiologischen Kontext. Stuttgart: Schattauer; 316–41.
Lüdecke, C., Sachsse, U., Faure, H. (Hg.) (2010). Sucht – Bindung –Trauma. Psychotherapie von Sucht- und Traumafolgen im neurobiologischen Kontext. Stuttgart: Schattauer.
MacMillan, H. L., Fleming, J. E., Streiner, D. L., Lin, E., Boyle, M. H., Jamieson, E., Duku, E. K., Walsh, C. A., Wong, M. Y., Beardslee, W. R. (2001). Childhood abuse and lifetime psychopathology in a community sample. Am J Psychiatry; 158: 1878–83.
Mills, K. L., Teesson, M., Ross, J., Peters, L. (2006). Trauma, PTSD, and substance use disorders: findings from the Australian National Survey of Mental Health and Well-Being. Am J Psychiatry; 163: 652–8.
Mullen, P. E., Martin, J. L., Anderson, J. C., Romans, S. E., Herbison, G. P. (1993). Childhood sexual abuse and mental health in adult life. Br J Psychiatry; 163: 721–32.
Najavits, L. M. (2002). Seeking Safety: A Treatment Manual for PTSD and Substance Abuse. New York: Guilford Press.
Najavits, L. M. (2009). Posttraumatische Belastungsstörung und Substanzmissbrauch. Das Therapieprogramm »Sicherheit finden«. Dt. Übersetzung: Schäfer, I., Stubenvoll, M., Dilling, A. Göttingen: Hogrefe.
Ouimette, P., Moos, R. H., Finney, J. W. (2003). PTSD treatment and 5-year remission among patients with substance use and posttraumatic stress disorders. J Consult Clin Psychol; 71(2):410–414.
Ouimette, P., Goodwin, E., Brown, P. J. (2006). Health and well being of substance use disorder patients with and without posttraumatic stress disorder. Addict Behav; 31(8): 1415–23.
Ouimette, P., Coolhart, D., Funderburk, J. S., Wade, M., Brown, P. J. (2007). Precipitants of first substance use in recently abstinent substance use disorder patients with PTSD. Addict Behav; 32(8): 1719–27.
Rathus, J. H., Miller, A. L. (2000). Dialectical behaviour therapy: adaptations and new applications. Cogn Behav Pract; 7: 420–5.
Reddemann, L. (2001). Imagination als heilsame Kraft. Zur Behandlung von Traumafolgen mit ressourcenorientierten Verfahren. Stuttgart: Pfeiffer bei Klett-Cotta.
Sachsse, U. (2004). Traumazentrierte Psychotherapie. Theorie, Klinik und Praxis. Stuttgart: Schattauer.
Sack, M. (2010). Schonende Traumatherapie. Ressourcenorientierte Behandlung von Traumafolgestörungen. Stuttgart: Schattauer.
Safer, D. L., Telch, C. F., Chen, E. Y. (2009). Dialectical Behaviour Therapy for Binge Eating and Bulimia. New York: Guilford Press.
Schäfer, I. (2006). Zusammenhänge zwischen Traumaerfahrungen und Suchtentwicklung bei Männern. In: Jacob, J., Stöver H (Hg.). Sucht und Männlichkeiten. Entwicklungen in Theorie und Praxis der Suchtarbeit. Wiesbaden: Springer VS; 69–87.
Schäfer, I., Najavits, L. M. (2007). Clinical challenges in the treatment of patients with posttraumatic stress disorder and substance abuse. Curr Opin Psychiatry; 20: 614–8.

Schäfer, I., Frommberger, U., Gast, U., Kruse, J., Lampe, A., Lotzin, A., Reddemann, O. (2019). Komorbide Psychische Störungen. In: Schäfer, I., Gast, U., Hofmann, A., Knaevelsrud, C., Lampe, A., Liebermann, P., Lotzin, A., Maercker, A., Rosner, R., Wöller W (Hg.). S3-Leitlinie Posttraumatische Belastungsstörung. Springer Verlag. S. 48–57.

Stewart, S. H., Conrod, P. J., Samoluk, S. B., Pihl, R. O., Dongier, M. (2000). Posttraumatic stress disorder symptoms and situation-specific drinking in women substance abusers. Alcoholism Treatment Quarterly; 18(3): 31–47.

Teunißen, S. (2004). Integrative Behandlung von Drogenabhängigkeit und Traumatisierung in der Fachklinik Beusingser Mühle – Beschreibung eines Konzeptentwicklungsprozesses. Suchttherapie; 5: 137–9.

Teunißen, S. (2005). Ressourcenorientierung in der stationären Therapie bei Drogenabhängigen mit Traumafolgestörungen. ZPPM; 3: 71–7.

van den Berk-Clark, C., Patterson Silver Wolf, D. (2017). Mental Health Help Seeking Among Traumatized Individuals: A Systematic Review of Studies Assessing the Role of Substance Use and Abuse. Trauma Violence Abuse; 18(1):106–116.

Wilsnack, S. C., Vogeltanz, N. D., Klassen, A. D., Harris, T. R. (1997). Childhood sexual abuse and women's substance abuse: national survey findings. J Stud Alcohol; 58: 264–71.

Zobel, M. (2006). EMDR in der Behandlung von Suchtpatienten mit Posttraumatischer Belastungsstörung. In: Fachverband Sucht e. V. (Hg.). ›Integrierte Versorgung‹: Chancen und Risiken für die Suchtrehabilitation. Geesthacht: Neuland.

GÜNTER REICH[1]

28 Essstörungen und komplexe Traumafolgestörungen

28.1 Einleitung

Essstörungen sind »multifaktoriell« bedingt. In unterschiedlicher Ausprägung kommen hier genetische und Umwelteinflüsse zusammen. Bei Letzteren spielen soziokulturelle, familiäre und Peergroup-Einflüsse eine Rolle, dabei wiederum auch traumatische Erfahrungen (→ Abb. 28-1).

Essstörungen lassen sich nach der ICD-11 (Kap 06, 6B80 bis 6B8Z) in folgende große Gruppen unterteilen:

- Anorexia nervosa
- Bulimia nervosa
- Binge-Eating-Störung (Essstörung mit »Essanfällen«)
- Essstörungen der Kindheit wie Pica, Vermeidende/restriktive Störung der Nahrungsaufnahme oder Rumination und Regurgitation
- Andere nicht näher bezeichnete Fütter- und Essstörungen
- Nicht näher bezeichnete Fütter- oder Essstörungen.

Die meisten Veränderungen finden sich in der Bestimmung der Anorexie. Die Gewichtsgrenze liegt jetzt bei einem BMI von 18,5 bzw. der 5. Altersperzentile (Kinder und Jugendliche). Alternativ gilt das Kriterium eines massiven Gewichtsverlustes innerhalb kurzer Zeit (z. B. 20 % in 6 Monaten). Das Krankheitsbild wird unterteilt in eine Anorexie mit signifikant niedrigem Körpergewicht und mit einem gefährlich niedrigen Körpergewicht. Hier liegt der BMI unter 14.0 bzw. das Gewicht unter der 3. Altersperzentile (Kinder und Jugendliche). Weiterhin werden ein restriktiver und ein Binge-Purge-Typ unterschieden. Hinzu kommt diagnostisch eine nicht näher bezeichnete Anorexie mit Teilsymptomen sowie eine Anorexie in Remission mit normalem Körpergewicht. Hier liegt der BMI bei über 18,5 bzw. das Gewicht über der 5. Altersperzentile (Kindern & Jugendliche). Die Maßnahmen zur Gewichtsreduktion sind eingestellt. Die Besserung soll für mindestens ein Jahr nach Beendigung stabil sein, bis die Diagnose nicht mehr gegeben werden kann. Das Kriterium der Körperschemastörung sowie der endokrinologischen Störung fallen in der ICD-11 weg. Die Sinnhaftigkeit bzw. die diagnostische Validität einzelner dieser Merkmale werden diskutiert bzw. bedürfen empirischer Prüfung (Gradl-Dietsch et al. 2020).

Bei der Bulimie wurde das Schwellenkriterium auf einen Essanfall mit Gegensteuerung pro Woche über einen Monat gesenkt.

1 Unter Mitarbeit von Verena Klütsch, Ulrike Frost und Antje von Boetticher

Die Binge-Eating-Störung wurde als »reguläre Störung« mit Senkung des Schwellenkriteriums auf einen Essanfall pro Woche über einen Monat aufgenommen.

Daneben gibt es vielfältige Formen gestörten Essverhaltens, die nicht die Ausprägung einer nach den Kriterien von ICD-11 zu diagnostizierenden Essstörung erreichen.

Hilde Bruch (1991) bezeichnete Essgestörte als Individuen, »für die das Essen die Funktion hat, Probleme, die ansonsten unlösbar erscheinen, auf diese Art zu bewältigen«. Diese Personen »zeichnen sich da-

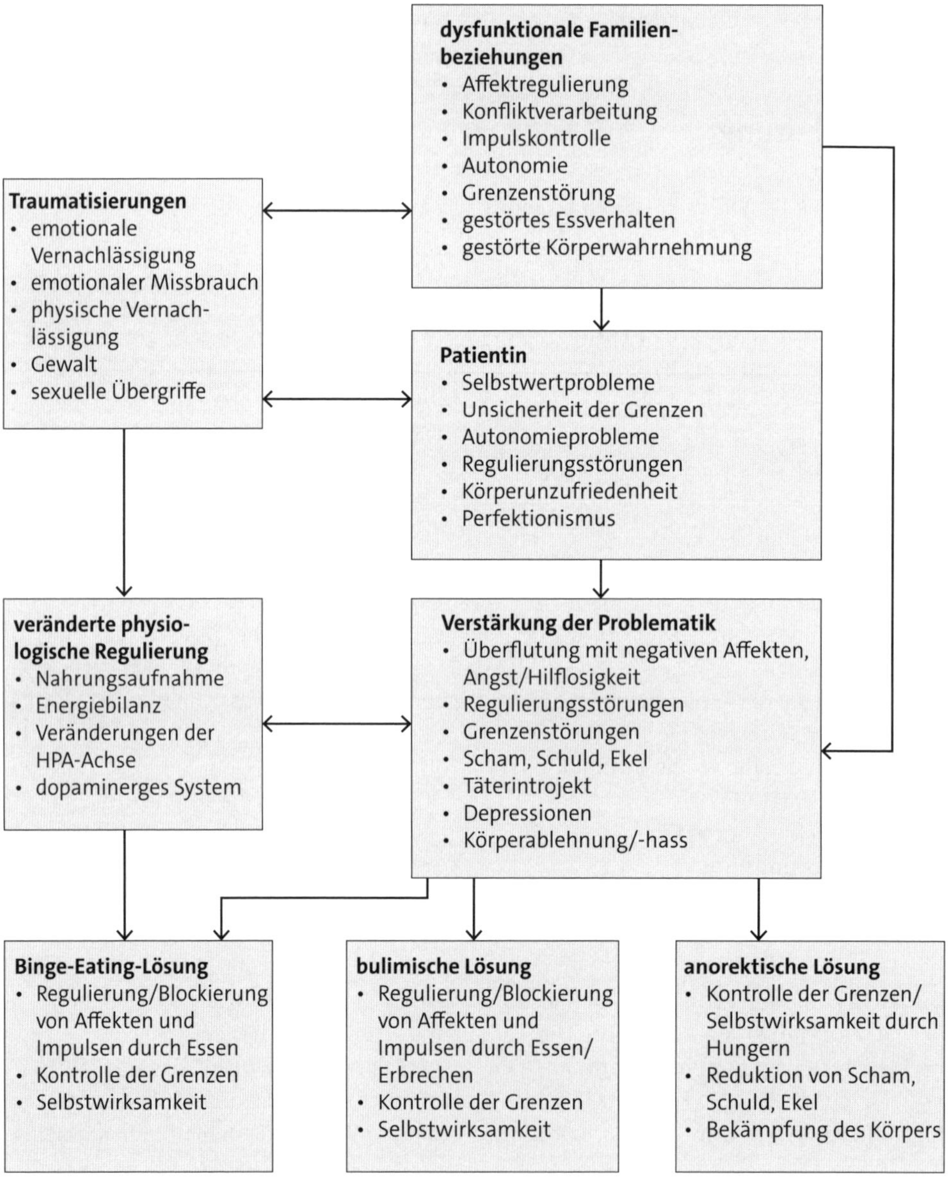

Abb. 28-1: Familiendynamisch orientierte Darstellung von Trauma und Essstörungen

durch aus, dass sie abnorme Mengen Nahrung zu sich nehmen, was sich in ihrem äußeren Erscheinungsbild ausdrückt« (Bruch 1991, S. 13). Letzteres gilt für die Magersucht und für einen Teil der Personen mit einer Binge-Eating-Störung, Bulimia nervosa und nicht näher bezeichneten Essstörungen. Ein Teil der Betroffenen mit Bulimie, aber auch mit Binge-Eating-Störung oder nicht näher bezeichneten Essstörungen ist allerdings normalgewichtig, also in der äußeren Erscheinung nicht verändert (Reich & Cierpka 2010). Übergewicht und Adipositas werden nicht als Essstörungen bezeichnet. Hier handelt es sich um reine Gewichtsklassifikationen. Beide können aber durchaus mit gestörtem Essverhalten oder Essstörungen verbunden sein (Reich & Cierpka 2010).

Während Anorexie und Bulimie zu 95% Frauen betreffen, beträgt das Verhältnis Frauen : Männer bei der Binge-Eating-Störung 2:1 bzw. 1:1 (Reich & Cierpka 2010). Fast jeder zweite erwachsene Mann und jede dritte erwachsene Frau in Deutschland sind übergewichtig, ca. 18% der erwachsenen Männer und 14% der Frauen adipös (Robert Koch-Institut 2017).

Während bei Anorexie, Bulimie und der Binge-Eating-Störung sowie den nicht näher bezeichneten Essstörungen psychosozialen Faktoren ein großer Einfluss eingeräumt wird, wurde dieser bei der Adipositas lange Zeit zugunsten der Genetik vernachlässigt. In den letzten Jahren gewinnt hier eine differenziertere Sichtweise Raum. Bei der Entwicklung von Adipositas spielen soziale Netzwerke eine größere Rolle als genetische Einflüsse (Christakis & Fowler 2007). Familiäre und traumatische Einflüsse kommen stärker ins Blickfeld, ebenso die Möglichkeiten der Psychotherapie (v. Hippel & Reich 2010; Gilbert et al. 2009, Hemmingson et al. 2014, Wiss & Brewerton 2020).

Für die Entwicklung von Essstörungen, insbesondere von Anorexie und Bulimie, werden auf der Ebene der näheren sozialen Beziehungen neben Peergroup-Einflüssen (Forney et al. 2012, Hilbert et al. 2014, Reich 2008) und Medienkonsum (Dakanalis et al. 2015; Wick & Keel 2020) vor allem familiäre Faktoren verantwortlich gemacht. Dabei sind zwei Ebenen zu unterscheiden (Cierpka & Reich 2010, Reich 2015):

- direkte Einflüsse auf Essverhalten, Körperwahrnehmung, Gewicht und Aussehen sowie die entsprechenden Einstellungen hierzu,
- familiäre Interaktionen bezüglich der emotionalen Resonanz, des Umgangs mit Konflikten, interpersonellen Grenzen sowie Wert- und Idealvorstellungen, welche über das Selbstwertgefühl, die Fähigkeit zur Regulierung von Affekten und Impulsen, das Gefühl der Sicherheit eigener Grenzen sowie eigene Über-Ich- und Ich-Ideal-Anteile einen Einfluss auf die Körperwahrnehmung und das Essverhalten haben.

Auf beiden Ebenen können traumatische Einflüsse wirksam werden.

Im anorektischen Modus der Verarbeitung von Umwelteinflüssen, Konflikten und Affekten versuchen die Betroffenen, die Grenze zwischen Innen und Außen strikt zu kontrollieren, weil sie sich dieser unsicher sind, also Äußeres aus sich herauszuhalten. Befürchtetes einmischendes Interaktionsverhalten der relevanten Beziehungspartner wird mit restriktivem Beziehungsverhalten der Patientin beantwortet, um Abhängigkeitsängste zu kontrollieren (Reich & v. Boetticher 2017).[2]

2 Da die große Mehrzahl der Essgestörten Frauen sind, wird hier die weibliche Form verwendet.

Im bulimischen Modus wird befürchtetes vernachlässigendes Interaktionsverhalten der relevanten Beziehungspartner mit pseudoautonomem Verhalten beantwortet, um Abhängigkeitswünsche zu kontrollieren. Die von Bulimie betroffene Person bringt bedürftige und abhängige Wünsche und Persönlichkeitsanteile in der bulimischen Impulshandlung unter, die sie sonst verbirgt, während sie sich nach außen hin kompetent, leistungsstark und attraktiv zeigen möchte. Latent ist sie ständig auf der Suche nach etwas, was sie in sich hineinnehmen kann, um ihre Affekte zu regulieren, kann dies aber aus der Abwehr ihrer Abhängigkeitsbedürfnisse heraus nicht in sich behalten (Cierpka & Reich 2010; Reich 2010).

Betroffene einer Binge-Eating-Störung scheinen aufgrund einer breiteren Regulierungsstörung (ebenso wie »Daueresser«) immer wieder auf der Suche nach etwas zu sein, was sie in sich hineinnehmen können, um dysphorische Affekte zu regulieren. Ihr Bedürfnis, nach außen normal und unabhängig zu erscheinen, scheint nicht so stark ausgeprägt zu sein wie bei Bulimikerinnen. Daher fehlt hier die »Gegenregulierung« (Erbrechen, Diäten, Sport, Laxanzien etc.).

»Food addiction« und Traumatisierung

Eine wesentliche, bisher vernachlässigte Rolle in der Entwicklung der Essstörungen spielt die im DSM-5 beschriebene, in den letzten Jahren zunehmend untersuchte *food addiction* (Sucht nach Nahrungsmitteln) entsprechend den Kriterien der »unspezifischen Substanzgebrauchsstörung« (DSM-5).

Diese sind:

- Verminderte Kontrolle,
- Soziale Einschränkung,
- Riskanter Gebrauch,
- Toleranzsteigerung
- und Entzug,

wobei die beiden letztgenannten nicht als notwendig angesehen werden. Konsumiert werden stark hochglykämische (Zucker) und (gesättigt) fetthaltige Nahrungsmittel, die leicht verzehrbar sind. Moderne westliche (industrielle) Nahrung enthält eine hohe Konzentration von Zucker, gesättigtem Fett (und Salz). Zucker, gesättigte Fette, Salz & Koffein haben (kombiniert) Suchtpotenzial, werden bei Fastfood-Konsum oft gemeinsam verzehrt. Der Verzehr dieser Nahrungsmittel steigert u. a. die Dopaminfreisetzung und damit das Gefühl von Belohnung. Bei Bulimie und der Binge-Eating-Störung wurde eine verminderte Zahl von Dopaminrezeptoren gefunden (entsprechend dem *reward deficiency syndrome* bei Sucht) (Albayrak & Hebebrand 2015). Der Wechsel von restriktivem Essverhalten und Essanfällen (typische für Bulimie) fördert als intermittierende Verstärkung die Abhängigkeit.

Es besteht ein enger Zusammenhang zwischen Misshandlungen in der Kindheit (Imperatori et al. 2016), insbesondere sexueller Gewalt (Mason et al. 2013) sowie Symptomen einer posttraumatischen Belastungsstörung und *food addiction* (Mason et al. 2014), Die Assoziation mit PTBS-Symptomen scheint um so stärker zu sein, je früher die traumatische Erfahrung datiert. Andere (Khalil et al. 2020) fanden einen engen Zusammenhang zwischen *food addiction* und körperlicher Vernachlässigung bzw. emotionalem Missbrauch. *Food addiction* kann als Bindeglied (*proxy*) zwischen Trauma einerseits sowie Übergewicht, Binge-Eating und Bulimie andererseits gelten (Brewerton 2017). Klinisch bedeutsame Symptome von

Nahrungsmittel-Sucht finden sich bei ca. 25 % der Übergewichtigen/Adipösen, ca. 11 % der Normalgewichtigen und ca. 57 % der Patientinnen und Patienten mit Binge-Eating-Störung (Albayrak & Hebebrand 2015).

28.2 Traumatisierungen bei Essstörungen

Essstörungen wurden eine Zeit lang in einem engen Zusammenhang mit **sexuellem Missbrauch** gesehen (Calam & Slade 1991), insbesondere nachdem die Bulimie 1981 eine eigenständige diagnostische Kategorie wurde. In einem ersten Übersichtsartikel über die bis dahin bekannten Studien (Connors & Morse 1993) erwies sich die Rate von sexuellem Missbrauch bei Essstörungen (ca. 30 %) als nicht höher als bei anderen psychischen Erkrankungen bzw. als in der Normalbevölkerung. Von den verschiedenen Essstörungen war die Bulimie am stärksten mit sexueller Traumatisierung verbunden; Smolak und Murnen (2002) fanden in einer Metaanalyse von 53 Studien einen kleinen, aber signifikanten Zusammenhang zwischen sexuellem Missbrauch in der Kindheit und Essstörungen, insbesondere bei Bulimie. In einer weiteren Metaanalyse fanden Chen et al. (2010) einen signifikanten Zusammenhang zwischen sexuellem Missbrauch und Essstörungen, unabhängig vom Alter, in dem der Missbrauch stattfand, oder dem Geschlecht der Missbrauchten. Eine Vorgeschichte von Vergewaltigung verstärkte diesen Zusammenhang. Allerdings waren mehrere andere seelische Erkrankungen mit einer Vorgeschichte von Missbrauch verbunden, z. T. noch stärker als Essstörungen (z. B. Suizidversuche, Schlafstörungen, Depressionen).

Sexueller Missbrauch in der Kindheit ist mit Essstörungen, aber auch mit anderen seelischen Erkrankungen assoziiert.

Emotionaler, physischer und sexueller Missbrauch treten in der Regel zusammen auf (Chen et al. 2010). Neuere Studien zeigen dies deutlich. Traumatische Erfahrungen jedweder Art sind bei Essstörungen häufig. Mitchell et al. (2012, Daten einer nationalen Komorbiditätsstudie mit 3310 Frauen und 2382 Männern) fanden hohe Raten bei allen Essstörungen (100 % der Frauen mit Anorexie und Bulimie, ca. 90 % der Frauen mit Binge-Eating-Störung), ebenso bezüglich interpersonaler Traumatisierungen (ca.78 % Bulimie, ca. 64 % Binge-Eating-Störung, ca. 70 % Anorexie). Bei Männern fanden sich ähnlich hohe Zahlen. Fast alle Frauen und Männer (!) mit Bulimie und Binge-Eating-Störung hatten höhere Raten an interpersoneller Traumatisierung als die Allgemeinbevölkerung. Fast 40 % der Frauen mit Bulimie und 35 % der Frauen mit Binge-Eating-Störung berichteten von sexuellen Attacken (inklusive Vergewaltigung). Die Mehrheit der Männer mit Bulimie berichtete von Gewalterfahrungen, 26 % der Männer mit BED (*binge eating disorder*) waren von Partnerinnen oder Partnern geschlagen worden. Deutlich geringere Zahlen fanden Backholm et al. (2013; national repräsentative Studie schwedischer Essstörungspatienten, N = 4524). Hier hatten 18,6 % traumatische Erfahrungen. Es gab keine Unterschiede zwischen den verschiedenen Essstörungen. Molendijk et al. (2017) fanden in einer Metaanalyse (82 Studien) mehr sexuelle, physische und körperliche Misshandlungen in der Kindheit bei Essstörungen (21–59 %) als bei gesunden Vergleichsgruppen (1–35 %) und psychiatrischen Kontrollgruppen (5–46 %). Der Zusammenhang mit Anorexie war weniger ausgeprägt. Hier war hauptsächlich der Subtyp mit Essanfällen und Erbrechen betroffen, weniger der restriktive. Bulimie und Binge Eating Störung waren am stärksten mit emotionalem Missbrauch verbunden. Essgestörte mit einer Vorgeschichte von Misshandlungen hatten eine schwerere Ausprägung der Essstörung, mehr Essanfälle und kompensatorische Maßnahmen, mehr Komorbiditäten und einen früheren Beginn der Essstörung.

Afifi et al. (2017) fanden in einer repräsentativen Studie in den USA, dass alle Formen von Essstörungen bei Frauen wie bei Männern mit Traumatisierungen verbunden waren. Bei Männern dominierten sexueller Missbrauch und körperliche Vernachlässigung, bei Frauen sexueller und emotionaler Missbrauch. Misshandlungen in der Kindheit waren stärker bei der Bulimie und Binge-Eating-Störung ausgeprägt. Emotionale Vernachlässigung und war bei Binge-Eating-Störung und Bulimie stärker ausgeprägt als bei Anorexie. Leider wurde bei der Anorexie nicht zwischen dem restriktiven und dem bulimischen Typus unterschieden.

Traumatisierungen scheinen bei Bulimie bzw. bulimischem Verhalten und Binge Eating eine stärkere Rolle zu spielen als bei (restriktiver) Anorexie.

Dissozial-impulsive Züge (Steiger et al. 2010) korrespondieren stärker mit physischem und sexuellem Missbrauch als gehemmt-zwanghafte. Traumatisierung wirkt eher auf Störungen mit dysregulatorischen Zügen hin, z.B. impulsives und selbstdestruktives Verhalten (Wonderlich et al. 2001).

Traumatisierungen in der Kindheit haben einen stärkeren Einfluss auf die spezifische und allgemeine Pathologie von Essstörungen als die im Erwachsenenalter, beide zusammen einen stärkeren als keine Traumatisierung (Meneguzzo et al. 2021).

Unterschiedliche Formen von Traumatisierungen scheinen zudem einen differentiellen Einfluss auf die klinischen Charakteristika von Essstörungen (Gezügeltes Essen, Sorge um das Essen, Sorge um das Gewicht, Sorge um die Figur, Funktionieren im Alltag) zu haben (Guillaume et al. 2016). Den größten Einfluss auf alle Charakteristika hat anscheinend der emotionale Missbrauch, der bei Bulimie stärker ausgeprägt ist als bei Anorexie. Sexuelle und andere physische Misshandlungen beeinflussten das gezügelte Essen, Sorge um das Essen und um die Figur, emotionale Vernachlässigung die Sorge um die Figur. Ein Dosis-Effekt zeigte sich bei allen Charakteristika, nach Kontrolle von psychiatrischen Komorbiditäten (Depressive, bipolare, Angst- und Substanzgebrauchsstörungen, Suizidversuchen und Diagnose der Essstörung) beim Funktionieren im Alltag, gezügeltem Essen und Sorge um die Figur. Armour et al. (2016) fanden einen Zusammenhang mit sexuellen Misshandlungen bei Essgestörten mit Normalgewicht, zu physischen Misshandlungen bei allen Gruppen mit Übergewicht und beide Einflüsse bei krankhaft Übergewichtigen und solchen mit einer Binge-Eating-Störung. Zudem zeichnen sich Unterschiede zwischen den Essstörungen bezüglich der Einflüsse von Traumatisierungen ab: Bulimie und Binge-Eating-Störung sind stärker mit allen Formen von Misshandlungen in der Kindheit assoziiert als Anorexie (Caslini et al. 2016). Micali et al. (2017) fanden in einer repräsentativen Studie zur 12-Monatsprävalenz von Essstörungen in zwei Wellen sexuellen Missbrauch vor allem bei Essstörungen mit Essanfällen und gegensteuernden Maßnahmen wie Erbrechen, weniger bei restriktiver Anorexie.

Auch Traumatisierungen im Erwachsenenalter, z. B. Gewalttätigkeit von Partnern (Bundock et al. 2013) oder sexuelle Belästigungen beeinflussen die Entwicklung von Essstörungen oder Essstörungssymptomen, z. B. Essanfälle, Erbrechen oder Laxanzienmissbrauch (Trottier & MacDonald 2017).

Prospektive Studien erhärten den Zusammenhang zwischen Traumatisierungen und Essstörungen zunehmend. Johnson et al. (2002) fanden in einer prospektiven Studie (1975–1993) an 976 Familien vor allem physische Vernachlässigung und sexuellen Missbrauch als Prädiktoren für spätere Essstörungen, Swanston et al. (2003) in einer Studie über neun Jahre, dass Jugendliche mit sexuellem Missbrauch in der Kindheit stärker zu Essanfällen und selbst-induziertem Erbrechen neigten als eine diesbezüglich unbelastete Vergleichsgruppe, auch eine stärkere Belastung mit Depression, Angst und Substanzgebrauch zeigten. Eine weitere Langzeitstudie über 16 bis 18 Jahre ergab bei Probandinnen mit sexueller und körperlicher Misshandlung in der Kindheit mehr Erbrechen und ein niedriges Körpergewicht, bei den Probanden ebenfalls Erbrechen und Gebrauch von Medikamenten zur Gewichtsabnahme in der Adoleszenz und im jungen Erwachsenenalter (Johnson et al. 2002). Smyth et al. (2008) fanden in einer Querschnittsstudie mit zwei Messzeitpunkten restriktives Essverhalten durch schweres gewalttätiges Trauma, die Gesamtbelastung durch verschiedene Traumatisierungen und durch die Anzahl der Traumatisierungen vorhergesagt, Essanfälle und Purging-Verhalten durch Tod geliebter Personen, Trennung und Scheidung der Eltern und gewalttätiges Trauma, im Verlauf auch durch die Schwere der Traumatisierung, nicht aber durch sexuelle Traumatisierung. Vergewaltigung oder versuchte Vergewaltigung kann ebenfalls Essstörungen auslösen oder verstärken (Collins et al. 2014).

Die Häufigkeit von **Posttraumatischen Belastungsstörungen** bei Essstörungen liegt zwischen 9 und 24 % (Rijkers et al. 2019), mit positiver Beziehung zwischen PTBS- und Essstörungssymptomen, insbesondere Essanfällen und gegensteuernden Maßnahmen, v. a. Erbrechen. In einer nationalen Komorbiditätsstudie nach dem DSM-5 fanden Udo und Grilo (2018) eine PTBS bei ca. 32 % der Untersuchten mit Bulimie und Binge-Eating-Störung, bei ca. 23 % der Betroffenen mit Anorexie und ca. 6 % bei nicht-spezifischen Essstörungen. Mitchell et al. (2012) fanden höhere Raten bei Bulimie (fast 40 %) und niedrigere bei Binge-Eating-Störung (ca. 26 %). Eine Posttraumatische Belastungsstörung kann in vielen Fällen zeitgleich mit oder nach Beginn einer Essstörung auftreten (Kaye et al. 2004). Neben Posttraumatischen Belastungsstörungen finden sich bei traumatisierten Essgestörten andere Störungen wie Substanzmissbrauch, Depressivität oder Persönlichkeitsstörungen.

In einer prospektiven Studie (Mason et al. 2017) zeigte sich gestörtes Essverhalten (Binge-Eating, Essen als Bewältigung, enthemmtes Essen) als Folge von Posttraumatischer Belastungsstörung, insbesondere wenn vier und mehr PTBS-Symptome vorlagen. Das gestörte Essverhalten war mit Übergewicht verbunden.

Posttraumatische Belastungsstörungen treten anscheinend bei Bulimie, bulimischem Verhalten und Binge-Eating häufiger auf als bei Anorexie und Probandinnen, die nicht unter diesen Essstörungen leiden.

Die **indirekte Viktimisierung** durch Beobachtung familiärer Gewalt, (z. B. elterliche Auseinandersetzungen) ist ebenfalls mit Essstörungssymptomen bei beiden Geschlechtern verbunden (Brady 2008); denn Traumatisierungen in der Kindheit und Adoleszenz sind regelhaft mit einer **gestörten familiären Umgebung** konfundiert (Madowitz et al. 2015). Die Zusammenhänge zwischen sexuellem Missbrauch und seelischen Beeinträchtigungen werden in aller Regel deutlich geringer, wenn die familiäre Umgebung insgesamt mitberücksichtigt wird (Rind et al. 1998). Hierbei spielen gestörte interpersonelle Grenzen (vor allem Generationengrenzen) eine wesentliche Rolle (Reich 2003; Reich 2015; Romans et al. 2001), zudem die Fähigkeiten zur Affektregulierung, zur Impulskontrolle und zur Lösung von Konflikten. All diese Bereiche sind in Familien Essgestörter häufig dysfunktional. Die interpersonellen Grenzen sind oft zu durchlässig. Der Umgang mit Affekten, die Impulskontrolle und die Fähigkeit zur Konfliktlösung sind tendenziell entweder über- (Anorexie) oder unterreguliert (Bulimie). In Familien Essgestörter werden Emotionen oft invalidiert, emotionale Äußerungen sanktioniert und die Stresstoleranz ist häufig vermindert (Rai et al. 2019). Hinzukommen (insbesondere bei Bulimie, Fairburn et al. 1997) Neigungen zu Substanzmissbrauch. Familie beeinflusst die Emotionsregulierung über Beobachtungslernen, Modellierung, den elterlichen Umgang mit Affekten sowie das emotionale Klima, den Erziehungsstil, die Bindungsbeziehung, den Ausdruck von Affekten und die elterliche Ehebeziehung (Morris et al. 2007). Hinzu kommen weitere nicht-traumatisierende, dennoch belastende Faktoren (Grogan et al. 2020):

- elterliche Forderungen und Kritik bezüglich Essverhalten, Figur und Aussehen,
- negative Interaktionen zwischen Kindern und Eltern,
- Trennungen in der Familie sowie Verluste.

Hiervon sind Patientinnen und Patienten mit Bulimie und einer Binge-Eating-Störung stärker betroffen als diejenigen mit Anorexie. Somit muss eine Traumatisierung immer vor dem Hintergrund eines gestörten Familiensystems, in dem traumatische Erfahrungen auch in den Vorgenerationen die Regulierungsfähigkeit und das Bindungssystem beeinträchtigt haben (Cierpka & Reich 2010), gesehen werden.

In der Entwicklung von Essstörungen spielen **traumatisierende Erfahrungen mit Gleichaltrigen** ebenfalls eine wesentliche Rolle, vor allem Belästigungen, Herabsetzungen und Drangsalierungen in der Adoleszenz (Aimé et al. 2008; Copeland et al. 2015, Hicks White et al. 2018, Hilbert et al. 2014, Lee & Vaillancourt 2019, Lie et al. 2019, Reich 2008), insbesondere für Bulimie und Binge Eating, weniger für Anorexie (Lie et al. 2019). Auch Belästigung und Drangsalierung im Internet (cyberbullying, -mobbing, -victimization) sind signifikante Prädiktoren für Essstörungspathologie (Marco et al. 2018), wobei Essgestörte unter Gleichaltrigen häufig relativ isoliert sind (Krug et al. 2012, Reich 2008). Prospektive Studien stützen diese Zusammenhänge (Lee & Vaillantcourt 2019). In einer Studie über zehn Wellen von Kindern, Jugendlichen und jungen Erwachsenen (Copeland et al. 2015) zeigten Opfer von Belästigung und Drangsalierung ein gesteigertes Risiko für Anorexie und Bulimie, für Essanfälle und gegensteuerndes Verhalten. Unter den Tätern fanden sich mehr von Bulimie betroffene, unter den Opfern mehr von Anorexie betroffene. Auf das Gewicht bezogene Herabsetzungen und Hänseleien sind mit Essstörungen, ungesunden Verhaltensweisen bezüglich der Gewichtskontrolle und Körperunzufriedenheit verbunden, ebenfalls mit Depressionen und einem herabgesetzten Selbstwertgefühl (Eisenberg & Neumark-Sztainer 2008; Reich 2008).

Vermittelnde Faktoren zwischen Traumatisierungen und Essstörungen

Für die Entwicklung von Essstörungen bei Traumatisierungen werden auf psychischer Ebene u. a. folgende vermittelnde Faktoren genannt: Defizite in der Emotionsregulation (Mills et al. 2015, Moulton et al. 2015), Affektive Instabilität (Groleau 2012) negative Affekte (Karr et al. 2013, Michopoulos et al. 2015), Wut (Feinson & Hornik-Lurie 2016), Impulsivität (z. B. Caslini et al. 2016, Wonderlich et al. 2001), Gereiztheit (Vanzhula et al. 2019), emotionale Hemmung (Friederich et al. 2020), Körperbildstörungen und Scham (Madowitz et al. 2015), Angst und dissoziative Erfahrungen (Kent et al. 1999) und Probleme in der Verhaltenskontrolle (Friederich et al. 2020, Trottier & MacDonald 2017), zudem maladaptive Kognitionen wie Selbstkritik, Selbstwertprobleme (Wolf & Elklit 2020), Glaubenssätze über Misstrauen und Misshandlung (Meneguzzo et al. 2021), Ineffektivität und auch Bindungsunsicherheit (Tasca et al. 2013).

Traumatisierungen sind zudem oft mit einer »kritischen inneren Stimme« und dadurch mit Selbstkritik verbunden. Die Fähigkeit zur Wahrnehmung und Differenzierung von Emotionen ist bei allen Essstörungen eingeschränkt (Friederich et al. 2020, Lavender et al. 2015, Mason et al. 2017, Rohde et al. 2008) (vage affektive Zustände anstelle diskreter Emotionen). Dies geht mit der Tendenz zu Essanfällen einher (Mikhail et al. 2020). Emotionen können oft nicht adaptiv und situationsangemessen geäußert werden (Friederich et al. 2020, Lavender et al. 2015). Die Mentalisierungsfähigkeit ist oft eingeschränkt (Friederich et al. 2020, Skaderud & Fonagy 2015). Negative Affekte sind vor Essanfällen besonders ausgeprägt und nehmen nach diesen und gegensteuernden Maßnahmen ab (Friederich et al. 2020, Mason et al. 2017). Bei Bulimie-Patientinnen mit PTBS geschieht der Anstieg und Abfall schneller als bei solchen ohne (Karr et al. 2013). Sexueller Missbrauch ist oft mit Multi-Impulsivität (Essanafälle und Erbrechen, sonstiger Substanzmissbrauch, Selbstver letzendes Verhalten) verbunden (Tottier & MacDonald 2017). Auch exzessive körperliche Aktivität geht mit einer Verringerung negativer Affekte einher, vermutlich vermittelt durch eine Aktivierung des Belohnungssystems (Friederich et al. 2020).

Emotionale Dysregulation und Depressivität mediieren vollständig den Zusammenhang (Michopoulos et al. 2015) zwischen Kindheitstraumata und emotionalem Essen im Erwachsenenalter, wobei emotionale Dysregulation den stärkeren Einfluss hat. Bei Anorexie trägt die Starvation zu einer Herunterregulierung des Affekterlebens bei, deren weitere psychobiologische Mechanismen noch unklar sind (Friederich et al. 2020).

In einer prospektiven Studie über drei Jahre bei zumeist männlichen (91,5 %) Militärveteranen (Escarfuller et al. 2021) zeigte sich ein deutlicher Zusammenhang zwischen ungesundem Essverhalten und Traumatisierungen, der durch die Unterdrückung von Emotionen mediiert wurde. Eine Reihe anderer Studien (Escarfuller et al. 2021) zeigte diesen Zusammenhang ebenfalls. Zudem fand sich in einigen Studien ein negativer Zusammenhang zwischen sportlicher Betätigung und PTBS-Symptomen (Adams et al. 2020), z. B. Übererregung (Harte et al. 2015). Dies bestätigte sich in der o. g. Studie von Escarfuller et al. (2021) nicht.

Probleme in der Emotionsregulierung und Handlungssteuerung überschneiden sich oft mit Symptomen einer Posttraumatischen Belastungsstörung. Vanzhula et al. (2019) identifizierten drei hauptsächliche

Verbindungen zwischen PTBS und Essstörungen. Der stärkste war der zwischen dem PTBS-Symptom Gereiztheit und Essanfällen *(binge eating)*, der zweitstärkste der zwischen »verstörenden Träumen« und dem Bedürfnis nach einem flachen Bauch. Verstärkte Beschäftigung mit Figur und Aussehen kann gegen Intrusionen eingesetzt werden. Die dritte Verbindung bezog sich auf Konzentrations- und Gedächtnisprobleme. Konzentrationsprobleme dehnen sich auf Figur bezogene Konzentrationsprobleme aus. Kernsymptome des Netzwerks PTBS-Essstörung waren Essanfälle *(binge eating)*, Bedürfnis nach einem flachen Bauch, Angst vor Gewichtszunahme und Intrusionen. Gegen die Traumafolgesymptome können die Einschränkung des Essens, Essanfälle sowie gegenregulierende Maßnahmen eingesetzt werden.

In einer Untersuchung zur Verbindung zwischen Traumatisierungen, maladaptiven frühen Schemata und Essstörungen fanden Meneguzzo et al. (2021) den Faktor »Verbindungsabbruch und Zurückweisung« *(disconnection and rejection)* als Mediatorvariable.

PTBS-Symptome und Selbstwert mediieren den Zusammenhang zwischen emotionalem und sexuellem Missbrauch und gestörtem Essverhalten ebenfalls. Emotionaler Missbrauch hat eine stärkere Auswirkung auf das Selbstwertgefühl, sexueller Missbrauch stärker auf die PTBS-Symptome. Die Beziehung zwischen polytraumatischen Erfahrungen und Essstörungen wird vollständig durch PTBS-Symptome und Selbstwert mediiert, hauptsächlich durch den indirekten Effekt der PTBS (Wolf & Elklit 2020).

Kognitive Schemata beeinflussen über den Grad der psychischen Adaptation ebenfalls den Zusammenhang zwischen (interpersonellen) Traumatisierungen und gestörtem Essverhalten (Holmes et al. 2021). Traumatisierungen führen zu Störungen *(disruptions)* in kognitiven Schemata bezüglich Sicherheit, Vertrauen, Macht/Kontrolle, Wertschätzung und Intimität, die über die Psychologische Anpassung (Überkontrolle, affektive und interpersonelle Probleme, Ineffektivität) mit gestörtem Essverhalten zusammenhängen. Werden Schema-Störungen und Psychologische Anpassung berücksichtigt, verringert sich der direkte Einfluss von Traumata auf das gestörte Essverhalten deutlich.

Als Psychobiologische bzw. neurologische Mechanismen werden Veränderungen im frontostratialen Schleifensystem bei Anorexie und Bulimie (Veränderungen der Impulskontrolle), Veränderungen im serotonergen und dopmainergen Transmittersystem (Friederich et al. 2020, für Adipositas, *food addiction*, Binge-Eating-Störung und Bulimie im dopaminergen Regelkreis: Albayrak & Hebebrand 2015), eine Desensitivierung des mesokortolimbischen Systems für Nahrungsreize für Bulimie und Binge-Eating-Störung und eine Sensitivierung des mesolimbischen Belohnungssystems für starvationsbedingte Reize bei Anorexie (Friederich et al. 2020) sowie veränderte Aktivierungsmuster im Bereich des rechten parietalen Cortex sowie des visuellen Cortex (Extrastriäre Körperregion) für Körperstimuli (Friedrich et al. 2020) bei Anorexie und Bulimie (Körperschema, Körperwahrnehmung) gefunden. Verbindungen zu Traumaerfahrungen wurden bisher bezüglich der Essstörungen nicht direkt aufgezeigt. Eine neuere Untersuchung (Luo et al. 2020) fand einen Zusammenhang zwischen Traumaerfahrung in der Kindheit, einem kleineren frontopolaren Cortex im Alter von 14 Jahren und einem höheren BMI im Alter von 19 Jahren. Probleme in der »top-down«-Regulierung im kognitiven und behavioralen Kontrollsystem können hierdurch bedingt zu exzessiver Gewichtzunahme beitragen.

Als wesentliche vermittelnde Faktoren zwischen Traumatisierungen und gestörtem Essverhalten können Störungen in der Emotionsregulierung, der Selbstwertregulierung und Symptome der Posttraumatischen Belastungsstörung sowie Störungen des (dopaminergen) Belohnungssystems angesehen werden.

Traumatisierungen bei Anorexie

Die Traumabelastung scheint nach den vorliegenden Studien bei (restriktiver) Anorexie geringer zu sein als bei Bulimie, Binge-Eating-Störung und Anorexie mit bulimischen Zügen (Caslinie et al. 2016, Micali et al. 2017, Reyes-Rodrígues et al. 2011, s. auch oben). Die Raten Posttraumatischer Belastungsstörungen erscheinen hier insgesamt als niedriger als bei den anderen genannten Essstörungen (s. oben, Mitchell et al. 2012). Nach Longo et al. (2019) ist der Zusammenhang zwischen sexueller Misshandlung und Essstörung stärker bei der Anorexie mit bulimischen Verhalten als beim restriktiven Typus. Insgesamt war diese Gruppe stärker mit traumatischen Ereignissen, posttraumatischen Symptomen und Problemen in der Emotionsregulierung belastet als der restriktive Subtyp. Dennoch sind auch Betroffene mit restriktiver Anorexie nicht unbelastet. Sie weisen in ihrer Vorgeschichte mehr einmalige und wiederholte sexuelle und physische Traumatisierungen oder beides auf als gesunde Kontrollpersonen, nicht aber häufiger als solche mit anderen seelischen Erkrankungen oder Bulimie (Fairburn et al. 1999). Im Vergleich zu ihren gesunden Schwestern z. B. wiesen Anorektikerinnen eine höhere Rate an sexuellem Missbrauch, nicht aber an körperlicher Misshandlung oder beidem auf (Karwautz et al. 2001).

Racine et al. (2015) fanden emotionale Dysregulation als entscheidenden Mediator zwischen emotionalem Missbrauch in der Kindheit und Ausprägung der Essstörungssymptome bei Anorexie, ohne Unterscheidung zwischen restriktiver Anorexie und solcher mit Essanfällen und Gegenregulierung. Probleme in der Emotionsregulierung erscheinen als die hauptsächliche psychopathologische Brücke zwischen emotionaler Traumatisierung in der Kindheit und Anorexie-Symptomen (Rai et al. 2019).

Sexuelle Traumatisierung in der Vorgeschichte vermindert die Heilungschancen von Anorexie signifikant (Yackobovitch-Gavan et al. 2009), ebenso die mit emotionaler Traumatisierung zusammenhängenden Probleme in der Regulierung von Emotionen (Rai et al. 2019).

FALLBEISPIEL

Eine 17-jährige Schülerin hatte ca. ein Jahr vor Behandlungsbeginn eine restriktive Anorexie entwickelt. Ihr BMI lag bei 15. Sie verwickelte sich immer wieder in heftige Auseinandersetzungen mit ihrer alleinerziehenden Mutter. Ihr 21-jähriger Bruder, der bereits zum Studium ausgezogen war, kam zu den gemeinsamen Gesprächen hinzu. Die Anorexie hatte sich nach einem Aufenthalt der Patientin in Mexiko entwickelt. Ihr damaliger Gastbruder sei häufiger »ausgerastet«, konnte plötzlich sehr jähzornig mit Gewaltandrohungen werden und unternahm riskante Offroad-Touren, bei denen die Patientin ihr Leben bedroht sah, ohne dass sie ihm Einhalt gebieten konnte. Im folgenden Jahr warf die Mutter diesen ehemaligen Gastbruder, der bei einem Europa-Aufenthalt vorübergehend in der Familie wohnte, hinaus, weil dieser häufiger betrunken war, sich nicht an den häuslichen Aufgaben beteiligte sowie Mut-

ter und Patientin beschimpfte. Dies nahm die Patientin der Mutter übel, obwohl sie sich auch vor dem Freund ängstigte. Die Anorexie-Symptome verstärkten sich im Zuge dieser Auseinandersetzungen.
In einem der Familiengespräche wurde von der Mutter folgendes Geheimnis gelüftet: Die Patientin stammte, anders als ihr Bruder, aus einer Beziehung der Mutter zu einem Mann aus dem Mittleren Osten. Nach einem Zerwürfnis des Paares kam es zu einer Entführung der späteren Patientin durch den Vater in sein Heimatland. Hier spürte die Mutter die Patientin nach einiger Zeit auf. Das völlig abgemagerte fast zweijährige Kind verweigerte das Essen. Ein zum Schein gemachtes Versöhnungsangebot der Mutter führte zu einer Rückkehr von Vater und Tochter nach Deutschland, wo diese mithilfe der Polizei zunächst zur Untersuchung in ein Krankenhaus kam und dann eine Weile bei Verwandten der Mutter versteckt wurde. An diese Vorfälle hatten die Patientin und ihr Bruder keinerlei Erinnerungen.
Als die Patientin ungefähr sieben Jahre alt war, zog die Mutter mit einem Mann zusammen, der als sehr dominant geschildert wurde. Dieser duldete es nicht, wenn sich die Kinder beim Essen bewegten oder etwas fallen ließen, band die Patientin an den Stuhlbeinen fest, damit die nicht »herumhampelte«. Nach heftigen Auseinandersetzungen trennte sich die Mutter von diesem Mann und blieb in der Folgezeit partnerlos.
Die Anorexie konnte als Versuch verstanden werden, traumatisches Ausgeliefertsein an ein bedrohliches Objekt und überwältigende Angst zu bewältigen sowie Selbstwirksamkeit wiederzuerlangen und aggressive Impulse gegenüber der Mutter, die einerseits als zu wenig schützend, andererseits selbst als Autonomie bedrohend erlebt wurde, auszudrücken.

Traumatisierungen bei Bulimie

Traumatisierungen in der Kindheit sind bei bulimischen Essstörungen und Verhaltensweisen häufig zu finden (s. oben, z. B. Casliniet al. 2016; Molendijk et al. 2017). Dies gilt im Vergleich zu gesunden Kontrollgruppen (Fairburn et al. 1997), bei wiederholtem schwerem sexuellem Missbrauch, geringem Kontakt zu den Eltern, elterlichen Konflikten und geringer elterlicher Zuwendung auch gegenüber anderen psychiatrischen Erkrankungen (Fairburn et al. 1997). Schätzungen zu Folge durchlebten 30 % der Patientinnen mit Bulimia nervosa in ihrer Kindheit einen sexuellen Übergriff, über 50 % eine körperliche Misshandlung (Steiger et al. 2010). Sexueller Missbrauch ist besonders eng mit der Diagnose Bulimie (Castellini et al. 2016) bzw. bulimischen Symptomen verknüpft (Madowitz et al. 2015). Daneben spielen emotionaler Missbrauch (z. B. Caslini et al. 2017, Groleau et al. 2012, Waller et al. 2007) sowie Belästigung *(bullying)* und geärgert werden, insbesondere in der Adoleszenz eine Rolle (s. oben). Eine Posttraumatische Belastungsstörung wurde bei ca. 30 % (Udo & Grilo 2018) bis 40 % (Mitchell et al. 2012) der an Bulimie Erkrankten gefunden. Frauen mit Posttraumatischer Belastungsstörung haben ein bis dreifach erhöhtes Risiko, an einer Bulimie zu erkranken (Swinbourne & Touyz 2007). Für die Vermittlung zwischen diesen Erfahrungen und Essstörungssymptomen wurden unterschiedliche Faktoren identifiziert (Castellini et al. 2016,

Madowitz et al. 2015), deren Zusammenwirken jeweils klinisch im Einzelfall zu explorieren ist:

- Schwere Körperbildstörungen, verbunden mit ausgeprägter Scham,
- Dissoziation, die durch Essanfälle und Erbrechen verstärkt werden kann,
- negative Affekte und emotionale Dysregulation, die durch diese Verhaltensweisen blockiert werden können
- sowie psychische Komorbidität wie posttraumatische Belastungsstörungen oder emotionale Instabilität bzw. Borderline-Züge.
- Insbesondere die Affektregulierung (Waller et al. 2001) und die Komorbidität mit depressiven oder Angstsymptomen haben einen Einfluss.

Der Zusammenhang zwischen verschiedenen Formen der Traumatisierung, bulimischen Symptomen und »vermittelnden« psychischen Faktoren ist mehrschichtig. Nach Waller et al. (2001) wurde die Beziehung zwischen sexuellem Missbrauch und Häufigkeit der Essanfälle über Schemata wie Misstrauen, Angst vor dem Verlassen werden und Depression sowie direkt über Schemata der emotionalen Hemmung vermittelt. Die Beziehung zwischen sexuellem Missbrauch und der Häufigkeit des Erbrechens zeigte sich über die Mediatoren Depression, dissoziative Symptome, Scham und das Gefühl des Defektseins.

Bei Groleau et al. (2012) korrelierte nur der emotionale Missbrauch mit erhöhter Ineffektivität und affektiver Instabilität sowie verschiedenen Essstörungsmerkmalen. Ineffektivität mediierte die Beziehung zwischen emotionalem Missbrauch und Diätverhalten vollständig. Die Assoziation zwischen emotionalem Missbrauch und dem Schweregrad der Essstörung bzw. oraler Kontrolle wurde nur partiell durch die Ineffektivität und affektive Instabilität erklärt. Perfektionismus und Depression hatten keinen Einfluss. Wonderlich et al. (2007) sahen die täglichen Stimmungsschwankungen von Frauen mit Bulimia nervosa mit emotionalem Missbrauch in Verbindung stehend. Sexueller Missbrauch konnte die Häufigkeit von Erbrechen und selbstverletzendem Verhalten vorhersagen, selbst wenn andere Missbrauchserfahrungen statistisch kontrolliert wurden.

Auch wenn der Zusammenhang zwischen Bulimie und sexuellem sowie emotionalem Missbrauch ziemlich eindeutig ist, müssen die Vermittlungswege zwischen Traumatisierungen und bulimischer Symptomatik weiter geklärt werden. Vermutlich ist auch hier die emotionale Dysregulation der wichtigste Faktor.

FALLBEISPIEL

Die 43-jährige Studienrätin (Biologie und Sport) Frau M. litt seit über 25 Jahren unter rezidivierender Bulimie und depressiven Symptomen. Sie hatte mehrfach täglich Essanfälle »bis zur Schmerzgrenze« mit anschließendem selbst herbeigeführtem Erbrechen. Sie war die älteste von drei Kindern. Ein Geheimnis um das Kennenlernen der Eltern enthüllte sich erst später: Auf einer Jugendreise in einem Bus kam es zu einem schweren Unfall, bei dem die damaligen Partner der Eltern verstarben. Die Eltern kamen in der Folge zusammen, wobei der Mantel des Schweigens über dieses tragische Ereignis gehüllt wurde. Die Mutter der Patientin litt unter chronisch rezidivierenden Depressionen, somatoformen Schmerzen und ständiger Erschöpfung, der Vater immer wieder unter Angstzuständen, Depressionen und Übergewicht. Zeitweise fiel die Mutter für die Versorgung der Familie ganz aus. Diese Aufgabe übernahm die Patientin ebenso wie das Aufmuntern und Trösten des Vaters, der ihr

gegenüber plötzlich auch jähzornig-entwertend und extrem abweisend reagierte. Die Patientin war ständig in ängstlicher Anspannung, ob sie »alles richtig« mache, empfand ihren Körper als unförmig und schämte sich. Kontakte außerhalb der Familie waren mit dem subtilen Vorwurf belegt, diese im Stich zu lassen. So blieb sie unter Gleichaltrigen lange Zeit isoliert und wurde nicht selten zur Zielscheibe von Herabsetzungen. Als gute Sportlerin assistierte sie als Jugendliche beim Training jüngerer Kinder. Mit dem ca. 15 Jahre älteren Trainer entwickelte sie ein freundschaftliches Verhältnis, genoss dessen Zuwendung und Vertrauen. Er weihte sie in die Schwierigkeiten seiner Ehe ein. Sie konnte ihm nicht sagen, dass es ihr zuviel wurde. Schließlich kam es zu einem massiven sexuellen Übergriff. Als sie sich den Eltern anvertraute, reagierten diese eher vorwurfsvoll ihr gegenüber, forderten sie auf, weiter an dem Training teilzunehmen (»man gibt nicht auf«), verschwiegen die Angelegenheit dann ebenso wie die anderen schweren seelischen Störungen und Belastungen in der Familie. Hier entwickelte Frau M. die Bulimie.
Diese verstärkte sich massiv nach einer Auseinandersetzung mit dem Direktor ihrer Schule, mit dem sie sich in einem besonderen Vertrauensverhältnis wähnte. Wegen einiger Fehler bei der Stundenplanung, die er ihr anlastete, war es zu Beschwerden der Eltern gekommen.
Die bulimischen Symptome dienten unter anderem dazu, Gefühle von Scham und Ekel zu bewältigen. Frau M. empfand das Erbrechen als Reinigung. Zudem blockierte sie hiermit andrängende Erinnerungen an Demütigung, Angst und Ausgeliefertsein und konnte ihre sonst permanente Unruhe etwas eingrenzen.

Traumatisierungen bei Adipositas

Eine Reihe von Studien zeigt einen Zusammenhang von traumatischen Erfahrungen in der Kindheit mit einem erhöhten Risiko für Adipositas (Gilbert & Widom 2009; Hemmingson et al. 2014). Dies ist unabhängig vom Studiendesign (prospektiv oder retrospektiv).

In einem über 112 000 Patienten umfassenden Review von vier prospektiven und 19 retrospektiven Studien (Hemmingson et al. 2014) fanden sich deutliche Zusammenhänge zwischen Misshandlungen in der Kindheit und Adipositas. Dies betraf alle Formen: körperliche, emotionale und sexuelle Misshandlung sowie generelle Misshandlung. Schwere Misshandlung hing stärker mit Übergewicht zusammen als leichtere oder moderate. Wichtig ist zudem, dass es keinen Effekt des Studiendesigns, des Geschlechts oder des Alters gab. Kubzansky et al. (2014) konnten in einer prospektiven Studie (1989 bis 2015) zeigen, dass das Gewicht der untersuchten Frauen mit der Anzahl der PTBS-Symptome deutlich anstieg, insbesondere in der Gruppe mit vier und mehr PTBS-Symptomen. Armour et al. (2016) zeigten einen Zusammenhang zwischen körperlicher Misshandlung und Übergewicht, unabhängig von weiteren Essstörungssymptomen. Ein Zusammenhang zu sexueller Misshandlung zeigte sich bei Übergewichtigen mit anderen Essstörungssymptomen und mit Binge-Eating-Verhalten. Michopoulos et al. (2015) fanden einen deutlichen Zusammenhang zwischen Kindheitstraumata sowie emotionalem Essen und Übergewicht im Erwachsenenalter, mit emotionalem Missbrauch als stärkstem Zusammenhang. Die bahnbrechenden Forschungen von Felitti und Mitarbeiterinnen zu den gesundheitlichen Auswirkungen aversiver Kindheitserfahrungen (Adverse childhood experience (ACE); Fellitti 1998; s. auch Felitti 2002), die ein erhöhtes Risiko für Adipositas bei körperlicher Misshandlung oder sexuellem Missbrauch in der Vorgeschichte zeigten, wobei die Erfahrung multipler Traumata dieses weiter steigerte, wurden bestätigt (z.B. Meadows et al. 2019). McKelvey et al. (2019) zeigten einen klaren Zusammenhang zwischen vier und mehr ACEs und einem BMI über dem 95. Perzentil in der mittleren Kindheit auf. Wiss und Brewerton (2020) fanden in einem Review von 10 Studien einen Zusammenhang zwischen Übergewicht und ACEs auch bei Erwachsenen.

Zusammenhänge zwischen Belastungen und BMI bei sonst psychiatrisch unauffälligen Adipösen, Ausgrenzung, Ablehnung und emotionalem Missbrauch (Gunstad et al. 2006), sexuellem Missbrauch (Fuemmeler et al. 2009) bei Männern bzw. bei beiden Geschlechtern (Grilo et al. 2005) bzw. bei sexuellem Missbrauch und körperlicher Misshandlung bei Frauen (Rohde et al. 2008) wurden bereits vorher in Querschnittstudien aufgezeigt. Ein Zusammenhang zwischen Schweregrad des kindlichen Traumas und Ausprägung der Adipositas wurde teilweise (D'Argenio et al. 2009), teilweise nicht (Allison et al. 2007; Grilo & Masheb 2001) gefunden.

Das Vorliegen traumatischer Kindheitserlebnisse kann anscheinend den Zusammenhang zwischen Depression und Adipositas zum Teil erklären. Hinzu kommen emotionales Essen und *food addiction* sowie auch hier Probleme mit der Regulierung von Emotionen. Weiterhin werden epigenetische Mechanismen nach früher Stress-Exposition mit entsprechenden Veränderungen der Nahrungsaufnahme und Energiebilanz, Dysregulation des 5-HT-Rezeptors der Hypothalamus-Hypophysen-Adrenalin-Achse und des autonomen Nervensystems vermutet (D'Argenio et al. 2009; Gunstad et al. 2006). Eine Hypoaktivität im striatalen dopaminergen Regelkreises könnte zudem eine Ursache für übermäßiges Essen sein, um hierdurch eine Unterstimulation im Belohnungssystem auszugleichen. Diese Hypoaktivität könnte aber auch Folge der vermehrt bei *food addiction* (s.o.) aufgenommenen Nahrung sein (Albayrak & Hebebrand 2015).

Traumatisierungen bei Binge-Eating-Störung

Bei Personen mit einer Binge-Eating-Störung finden sich häufig traumatische Kindheitserfahrungen.
Es werden Zahlen von über 70 % (Afifi et al. 2017), 80 % (Grilo & Masheb 2001) oder 90 % (Mitchell et al. 2012) berichtet. Röhr et al. (2015) fanden bis zu 83 % von Kindesmisshandlung Betroffene und doppelt so viele wie in repräsentativen Stichproben.
Es spielen emotionale Vernachlässigung, sexueller Missbrauch und körperliche Misshandlung, aber auch harte physische Strafen eine Rolle (Afifi et al. 2017).
Auch hier zeigt sich ein klarer Dosis-Wirkungs-Effekt (Molendijk et al. 2014).
Posttraumatische Belastungsstörungen zeigen sich bei ca. 25 % (Mitchell et al. 2012) bis 30 % (Udo & Grilo 2018) der von

einer Binge-Eating-Störung betroffenen Personen (ca. 24 % Männer Mitchell et al. 2012). In der letztgenannten Studie berichteten sowohl Frauen als auch Männer von Gewalt in der Partnerschaft.

In einer älteren Querschnittsstudie fanden Fairburn et al. (1998) eine erhöhte Rate von sexuellem Missbrauch und körperlicher Misshandlung gegenüber gesunden, nicht aber gegenüber psychiatrischen Kontrollgruppen. Gegenüber beiden Kontrollgruppen zeigten sich hier mehr negative Kommentare der Familie über Figur, Gewicht und Aussehen. Gegenüber Adipösen ohne eine Binge-Eating-Störung fanden sich häufiger multiple Traumata, emotionaler Missbrauch und emotionale Vernachlässigung (Allison et al. 2007). Insgesamt sind sexueller Missbrauch, physische Misshandlung und emotionaler Missbrauch die bei Binge-Eating am stärksten wirkenden Faktoren (Caslini et al. 2016). Gefundene Zusammenhänge mit essstörungsspezifischen Verhaltensweisen außer Essanfällen und Körperunzufriedenheit sind aufgrund geringer bis nicht vorhandener Replikationen derzeit wenig belastbar.

Die Entwicklung einer Binge-Eating-Störung scheint vor allem damit zusammenzuhängen, ob das Individuum den Risikofaktoren für psychiatrische Erkrankungen allgemein und für Adipositas ausgesetzt ist (Fairburn et al. 1998).

Psychopathologische Auffälligkeiten bei den Eltern (Angst- und depressive Störungen bei Müttern, Substanzmissbrauch und Antisoziale Persönlichkeitsstörung bei Vätern) erhöhen das Risiko für Misshandlung und Essanfälle bei den Nachkommen. Kindesmisshandlung war ein Prädiktor für Essanfälle und wirkte teilweise vermittelnd auf den Zusammenhang zwischen elterlicher Psychopathologie und Essanfälle bei deren Kindern (Sachs-Ericsson et al. 2012). Eine verminderte Stresstoleranz aufgrund von Traumatisierungen kommt als Vermittler ebenso in Frage wie Symptome der Posttraumatischen Belastungsstörung (v.a. physiologisches Stressniveau, Vermeidungsverhalten). Neben der letztgenannten (Holzer et al. 2008) wurden Körperunzufriedenheit und übermäßige Selbstkritik als Vermittler gefunden (Dunkley et al. 2010).

FALLBEISPIEL

Die 24-jährige Frau A. hatte zwei- bis viermal täglich Essanfälle und einen BMI von 33. In den vorhergehenden Monaten hatte sie ca. 15 kg zugenommen, zeigte eine heftige Selbstabwertung und einen ausprägten Körperhass. Vor der Gewichtszunahme hatte sie einen Reitunfall mit komplizierten Brüchen gehabt, der mehrere Operationen notwendig machte. Sie leidet weiterhin unter heftigen Schmerzen. Ihr damaliger, äußerst dominanter Freund hatte sie überredet, ein sehr unberechenbares Pferd zu reiten. Nach dem Unfall trennte er sich, was für sie sehr plötzlich kam. Er hatte sich heimlich mit einer engen Freundin von ihr zusammengetan. Als Frau A. die letzten Kartons aus der gemeinsamen Wohnung abholen wollte, kam es zu einer sexuellen Belästigung durch den Vater des Ex-Freundes. Dessen Mutter bekam dies mit, behandelte die Patientin aber nur abweisend kühl.

Die Patientin war das mittlere von drei Kindern. Die Mutter war immer wieder wegen schwerer Depressionen und Angstzuständen in Behandlung, auch stationär, wobei Frau A. als Kind deren plötzliches Verschwinden nicht nachvollziehen konnte. Die Mutter litt unter zahlreichen körperlichen Beschwerden und war ebenfalls übergewichtig. Dem cholerischen Vater, der erhebliche Alkoholprobleme hatte, »rutschte regelmäßig die Hand aus«. Vor einiger Zeit hatte die Mutter ihr anvertraut, dass sie von einem Großonkel sexuell missbraucht worden war. Die jüngere Schwester der Patientin entwickelte eine Bulimie, der Bruder ein Alkoholproblem. Beide waren übergewichtig. Die Patientin selbst tröstete sich seit der Kindheit mit Essanfällen, wurde bereits in der Grundschule wegen ihres Übergewichts gehänselt und vom Vater wegen ihrer Figur regelrecht beleidigt. Als Teenager verletzte sie sich selbst durch »Ritzen«. Sie fühlte sich oft schuldig an dem schlechten Zustand der Mutter. Sie probierte eine Reihe von Diäten aus und hatte schließlich vor dem Unfall für eine ganze Weile konstant abnehmen können. Nach dem Unfall, der Trennung und der Gewichtszunahme fühlte sie sich wieder schuldig und wertlos.

Die Essanfälle hatten u. a. die Funktion, ihre heftigen Gefühle von Angst, Wut und Wertlosigkeit, aber auch Intrusionen vom Unfall und dem Vergewaltigungsversuch sowie ihre immer wieder auftretenden Panikattacken einzugrenzen.

28.3 Fazit

Traumatisierungen spielen in der Entwicklung und Aufrechterhaltung von Essstörungen und Adipositas oft eine wichtige Rolle. In der Regel kommen mehrere Formen von Traumatisierung zusammen. Traumatische Einflüsse werden vermutlich eher unterschätzt. Sie sollten zudem immer in den Kontext des psychosozialen Lebenszusammenhanges der Betroffenen, insbesondere der Familie eingeordnet werden. Die Vermittlungswege zwischen Traumatisierungen und Essstörungssymptomen sind vielfältig. Eine wesentliche Rolle spielen Probleme mit der Emotionsregulierung, Symptome einer Posttraumatischen Belastungsstörung, Selbstwertprobleme und Körperunzufriedenheit. Essstörungssymptome können zur Bewältigung einer Posttraumatischen Belastungsstörung ebenso eingesetzt werden wie zur Bewältigung von Depressionen, Angst, Scham oder anderen dysphorischen Gefühlen, aber auch Ausdruck von breiteren Regulierungsstörungen als Folge von Traumatisierung sein. Am häufigsten werden Essanfälle zur Emotionsregulierung und weiteren Traumabewältigung eingesetzt. Im Zusammenhang hiermit spielen auch physiologische Mechanismen, insbesondere Veränderungen im Belohnungssystem, eine wichtige Rolle, die weiterer Aufklärung bedarf.

Insgesamt verschlechtern Traumatisierungen in der Kindheit die Heilungschancen bei Essstörungen (Caslini et al. 2016), Hochgradig viktimisierte Patientinnen mit Essstörungen sind häufig »Therapieversager« in Bezug auf die Essstörungstherapie. Hier sollten zuerst die Posttraumatische Belastungsstörung und andere direkte Traumafolgen behandelt werden, bevor die Essstörung im engeren Sinne angegangen wird (Tottier & MacDonald 2017).

Literatur

Adams, T. G., Forte, J., Fogle, B. M., Southwick, S. M. & Pietrzak, R. H. (2020). Self-reported exercise frequency and PTSD: Results from the national health and resilience in veterans study. Acta Psychiatrica Scandinavica 142: 486–495.

Afifi, T. O., Sareen, J., Fortier, J., Taillieu, T., Turner, S., Cheung, K., Henriksen, C. A. (2017). Child maltreatment and eating disorders among men and women in s adulthood. Results from a nationally representative United States sample. Int J Eat Disord 50: 1281–1296.

Aimé, A., Craig, W. M., Pepler, D., Jiang, D., Connoll, J. (2008). Developmental pathways of eating problems in adolescents. Int J Eat Disord 41(8): 686–696.

Albayrak, Ö., Hebebrand, J. (2015). Adipositas als Suchterkrankung. In: Herpertz, S., de Zwaan, M., Zipfel, S. (Hg.). Handbuch Essstörungen und Adipositas. 2. Überarb. Aufl. Heidelberg: Springer, S. 450–461

Allison, K. C., Grilo, C. M., Masheb, R. M., Stunkard, A. J. (2007). High self-reported rates of neglect and emotional abuse by persons with binge eating disorder and night eating syndrome. Behav Res Ther 45(12): 2874–83.

Armour, C., Müllerová, J., Fletcher, S., Lagdon, S., Burns, C. R., Robinson, M., Robinson, J. (2016). Assessing childhood maltreatment and mental health correlates of disordered eating profiles in a nationally representative of English females. Soc Psychiatry Psychiatr Epidemiol 51:383–393.

Backholm, K., Isomaa, R., Birgegård, A. (2013). The prevalence and impact of trauma history in eating disorder patients. European Journal of Traumatology 4: 22482.

Brady, S. S. (2008). Lifetime family violence exposure is associated with current symptoms of eating disorders among both young men and women. J Trauma Stress 21(3): 347–51.

Brewerton, T. D. (2017). Food addiction as a proxy for eating disorder and obesity severity, trauma history, PTSD symptoms, and comorbidity. Eat Weight Disord 22: 241–247.

Bruch, H. (1991). Essstörungen. Zur Psychologie und Therapie von Übergewicht und Magersucht, Frankfurt am Main: Fischer.

Bundock, L., Howard, L. M., Trevillion, K., Malcolm, E., Feder, G., Oram S (2013). Prevalence and risk of experiences of intimate partner violence among people with eating disorders: A systematic review. Journal of Psychiatry Research 47: 1134–1142

Calam, R., Slade, P. (1991). Eating patterns and unwanted sexual experiences. In: Dolan, B., Gitzinger I (eds). Why Women? Gender Issues and Eating Disorders. London: European Council on Eating Disorders, S 27–34.

Caslini, M., Bartoli, F., Crocamo, C., Dakanalis, A., Clerici, M., Carrà, G. (2016). Disentangling the association between child abuse and eating disorders: A systematic review and meta-analysis. Psychosomatic Medicine V 78: 79–90.

Castellini, G., Lelli, L., Ricca, V., Maggi M (2016). Sexuality in eating disorder patients: Etiological factors, sexual dysfunction and identity issues. A systematic review. Horm Mol Biol Clin Investig 25: 71–90.

Chen, L. P., Murad, M. H., Paras, M. L., Colbenson, K. M., Sattler, A. L., Goranson, E. N., Elamin, M. B., Seime, R. J., Shinozaki, G., Prokop, L. J., Zirakzadeh, A. (2010). Sexual abuse and lifetime diagnosis of psychiatric disorders: systematic review and meta-analysis. Mayo Clin Proc. 85(7): 618–629.

Christakis, N. A., Fowler, J. H. (2007). The spread of obesity in a large social network over 32 years. N Engl J Med 357: 370–9.

Cierpka, M., Reich, G. (2010). Familien- und paartherapeutische Behandlung der Anorexie und Bulimie. In: Reich, G., Cierpka, M. (Hg.). Psychotherapie der Essstörungen: Krankheitsmodelle und Therapiepraxis – störungsspezifisch und schulenübergreifend. Stuttgart: Thieme, S. 164–197.

Collins, B., Fischer, S., Stojek, M., Becker, K. (2014). The relationship of thought suppression and recent rape to disordered eating in emerging adulthood. J Adolescence 37: 113–121.

Connors, M. E., Morse, W. (1993). Sexual abuse and eating disorders: a review. Int J Eat Disord 13(1): 1–11.

Copeland, W. E., Bulik, C. M., Zucker, N., Wolke, D., Lereya, S. T., Costello, E. J. (2015). Is childhood

bullying involvement a precursor of etaiung disorder symptoms? A prospective analysis. Int J Eat Disord 48: 1141–1149.
Dakanalis, A., Carrà, G., Calogero, R., Fida, R., Clerici, M., Zanetti, M. A., Riva, G. (2015). The developmental effects of media-ideal internalisation and self-objectivation processes on adolescents' negative body-feelings, dietary restraint and binge eating. Eur Child Adolesc Psychiatry 24: 997–1010.
D'Argenio, A., Mazzi, C., Pecchioli, L., Di Lorenzo, G., Siracusano, A., Troisi, A. (2009). Early trauma and adult obesity: is psychological dysfunction the mediating mechanism? Physiol Behav 98(5): 543–6.
Dunkley, D. M., Masheb, R. M., Grilo, C. M. (2010). Childhood maltreatment, depressive symptoms, and body dissatisfaction in patients with binge eating disorder: the mediating role of self-criticism. Int J Eat Disord 43(3): 274–81.
Eisenberg, M., Neumark-Sztainer, D. (2008). Peer harassment and disordered eating. Int J Adolesc Med Health 20(2): 155–64.
Escarfulleri, S., Ellickson-Larew, S., Fein-Schaffer, D. F., Mitchell, K. S., Wolf, E. J. (2021). Emotion regulation and the association between PTSD, diet, and exercise: a longitudinal evaluation among US military veterans. European Journal of Psychotraumatology 12: 18955515.
Fairburn, C. G., Welch, S. L., Doll, H. A., Davies, B. A., O'Connor, M. E. (1997). Risk factors tor bulimia nervosa. A community case-control study. Arch Gen Psychiatry 54(6): 509–17.
Fairburn, C. G., Doll, H. A., Welch, S. L., Hay, P. J., Davies, B. A., O'Connor, M. E. (1998). Risk Factors for Binge Eating Disorder. Arch Gen Psychiatry 55(5): 425–32.
Fairburn, C. G., Cooper, Z., Doll, H. A., Welch, S. L. (1999). Risk factors tor anorexia nervosa. Three integrated case-control comparisons. Arch Gen Psychiatry 56(5): 468–76.
Feinson, M., Hornik-Lurie, T. (2016). Binge Eating and childhood emotional abuse: The mediating role of anger Appetite 105: 487–493.
Felitti, V. J. (2002). The relationship of adverse childhood experiences to adult health: turning gold into lead. Z Psychosom Med Psychother 48: 359–69.
Felitti, V. J., Anda, R. F., Nordenberg, D., Williamson, D. F., Spitz, A. M., Edwards, V., Koss, M. P., Marks, J. S. (1998). Relationship of childhood abuse and household dysfunction to many of the leading causes of death in adults. The Adverse Childhood Experiences (ACE) Study. Am J Prev Med 14: 262–71.
Forney, K. J., Holland, L. A., Keel, P. K. (2012). Influence on peer context on the relationship between body dissatisfaction and eating pathology in women and men. Int J Eat Disord 45: 982–989.
Friederich, H.-C., Simon, J., Brockmeyer, T. (2020). Psychobiologische Mechanismen und Risikofaktoren bei Essstörungen. In: Egle, U. T., Heim, C., Strauß, B., v. Känele, R. (Hg.) Psychosomatik – neurobiologisch fundiert und evidenzbasiert. Ein Lehr- und Handbuch. Stuttgart: Kohlhammer, S. 368–375.
Fuemmeler, B. F., Dedert, E., McClernon, F. J., Beckham, J. C. (2009). Adverse childhood events are associated with obesity and disordered eating: results from a, U. S. population-based survey of young adults. J Trauma Stress 22(4): 329–33.
Gilbert, R., Wisdom, C. S. (2009). Burden and consequences of child maltreatment in high-income countries. Lancet 373: 68–81.
Gradl-Dietsch, G., Herpertz-Dahlmann, B., Degenhardt, F., Hebebrand, J. (2020). ICD-11-Sonderserie: Fütter- und Essstörungen in der ICD-11. Zeitschrift für Kinder- und Jugendpsychiatrie Online veröffentlicht: December 08, 2020.
Grilo, C. M., Masheb, R. M. (2001). Childhood psychological, physical, and sexual maltreatment in outpatients with binge eating disorder: frequency and associations with gender, obesity, and eating-related psychopathology. Obes Res 9(5): 320–5.
Grilo, C. M., Masheb, R. M., Brody, M., Toth, C., Burke-Martindale, C. H., Rothschild, B. S. (2005). Childhood maltreatment in extremely obese male and female bariatric surgery candidates. Obes Res 13(1): 123–30.
Grogan, K., MacGarry, D., Bramham, J., Scriven, M., Maher, C., Fitzgerald, A. (2020). Family related non-abuse adverse life experiences occurring for adults diagnosed with eating disorders: a systematic review. J Eat Disord 8, 36.
Groleau, P., Steiger, H., Bruce, K., Israel, M., Sycz, L., Ouellette, A. S., Badawi, G. (2012). Childhood emotional abuse and eating symptoms in bulimic disorders: an examination of possible mediating variables. Int J Eat Disord 45(3): 326–32.
Guillaume, S., Jaussent, I., Maimoun, L., Ryst, A., Seneque, M., Villain, L., Hamroun, D., Lefebvre, P., Reard, E., Courtet, Ph. (2016). Association bet-

ween adverse childhood experiences and clinical characteristics of eating disorders. Scientific Reports 6:36761.

Gunstad, J., Paul, R. H., Spitznagel, M. B., Cohen, R. A., Williams, L. M., Kohn, M., Gordon, E. (2006). Exposure to early life trauma is associated with adult obesity. Psychiatry Res 142(1): 31–7.

Harte, C. B., Vujanovic, A. A., Potter, C. M. (2015). Association between exercise and posttraumatic stress symptoms among trauma-exposed adults. Evaluation & the Health Profession 38:42–52.

Hemmingson, E., Johansson, K., Reynisdottir, S. (2014). Effects on childhood abuse on adult obesity: a systematic review and meta-analysis. Obes Rev 15: 882–893.

Hicks White, A. A., Pratt, K. J., Cottrill, C. (2018). The relationship between trauma and weight status among adolescents with eating disorders. Appetite 129: 62–69.

Hilbert, A., Pike, K., Goldschmidt, A., Wifley, D., Fairburn, C., Dohm, F.-A., Walsh, T., Striegel Weissmann, R. (2014). Risk factors across the eating disorders. Psychiatry Research 220: 500–506.

v Hippel, A., Reich, G. (2010). Psychodynamische und familienorientierte Behandlung der Adipositas. In: Reich, G., Cierpka M (Hg.). Psychotherapie der Essstörungen. Krankheitsmodelle und Therapiepraxis – störungsspezifisch und schulenübergreifend. Stuttgart: Thieme, S. 232–51.

Holmes, S. C., Johnson, N. L., Johnson, D. M. (2021). Understanding the relationship between interpersonal trauma and disordered eating: An extension of the model of psychological adaption. Psychol Trauma: Theory, Research, Practice, and Policy.

Holzer, S. R., Uppala, S., Wonderlich, S. A., Crosby, R. D., Simonich, H. (2008). Mediational significance of PTSD in the relationship of sexual trauma and eating disorders. Child Abuse Negl. 32(5): 561–6.

Imperatori, C., Innamoratori, M., Lamis, D. A., Farina, B., Pompili, M., Contardi, A., Fabbricatore, M. (2016). Childhood trauma in obese and overweight women with food addiction and clinical-lvel of binge eating. Child Abuse Negl. 58: 180–190.

Johnson, J., Cohen, M. E., Kasen, S., Brook, J. (2002). Childhood adversities associated with risk for eating disorders or weight problems during adolescence or early childhood. Am J Psychiatry 2002 159: 394–400.

Karr, T. M., Crosby, R. D., Cao, L., Engel, S. D., Mitchell, J. E., Simonich, H., Wonderlich, S. A. (2013). Posttraumatic stress disorder as a moderator between negative affect and bulimic symptoms. Compr Psychiatry 54: 61–69.

Karwautz, A., Rabe-Hesketh, S., Hu, X., Zhao, J., Sham, P., Collier, D. A., Treasure, J. (2001). Individual-specific risk factors for anorexia nervosa: a pilot study using a discordant sister-pair design. Psychol Med 31: 317–29.

Kaye, W. H., Bulik, C. M., Thornton, L., Barbarich, N., Masters, K. (2004). Comorbidity of anxiety disorders with anorexia and bulimia nervosa. Am J Psychiatry 161: 2215–2221.

Kent, A., Waller, G., Dagnan, D. (1999). A greater role of emotional than physical abuse in predicting disordered eating attitudes: The role of mediating variables. Int J Eat Disord 25(2): 159–67.

Khalil, R. B., Sleilaty, G., Rich, S., Seneque, M., Iceta, S., Rodgers, R., Alacreu-Crespo, A., Maimoun, L., Lefebre, P., Renard, E., Courtet, P., Guillaume, S. (2020). The impact of retrospective childhood maltreatment on eating disorders as mediated by food addiction: A cross-sectional study. Nutrients 2969.

Krug, I., Penel, R., Fernandez-Aranda, F., Anderluh, M., Bellodi, L., Cellini, E., di Bernado, M., Granero, R., Karwautz, A., Nacmias, B., Ricca, V., Sorbi, S., Tchanturia, K., Wagner, G., Collier, D., Treasure, J. (2012). Low social interactions in eating disorder patients in childhood and adulthood: A multi-centre European case control study. Journal of Health Psychology 18: 26–37.

Kubzansky, L. D., Bordelois, P., Jun, H. J., Roberts, A. L., Cerda, M., Bluestone, N., Koenen, K. C. (2014). The weight of traumatic stress: A prospective study of posttraumatic stress disorder symptoms and weight status in women. JAMA Psychiatry 71: 44–51.

Lavender, J. M., Wonderlich, S. A., Engel, S. G., Gordon, K. H., Kaye, W. H., Mitchell, J. E. (2015). Dimensions of emotion dysregulation in anorexia nervosa and bulimia nervosa: A conceptual review of the empirical literature. Clin Psychol Rev 40: 111–122.

Lee, K. S., Vaillantcourt, T. (2019). A four-year prospective study of bullying, anxiety, and disordered eating behavior across early adolescence. Child Psychiatry Hum Dev 50: 815–825.

Øverland Lie S. Ø., Øyvind, R., Bang, L. (2019). Is bullying and teasing associated with eating disorders? A systematic review and meta-analysis. Int J Eat Disord 52: 497–514

Longo, P., Bertorello, A., Panero, M., Abbate-Daga, G., Marzola, E. (2019). Traumatic events and post-traumatic symptoms in anorexia nervosa. European Journal of Psychotraumatology 10.

Lua, Q., Zhang, L., Huang, C.-C., Zheng, Y., Kanane, W., Zhao, Q., Yao, Y., Quinlan, E. B., Jia, T., Banaschewski, T., Bodke, A. L. W., Bromberg, U., Büchel, C., Flor, H. et al. (2020). Association between childhood trauma and risk for obesity: a putative neurocognitive developmental pathway. BMC Medicine 18: 278.

Madowitz, J., Matheson, B. E., Liang, J. (2015). The relationship between eating disorders and sexual trauma. Eat Weight Disord 20: 281–293.

Marco, J. H., Tormo-Irun, M. P., Galan-Escalante, A., Gonzalez-Garcia, C. (2018). Is cybervictimization associated with body dissatisfaction, depression and eating disorder psychopathology? Cyberpsychol Behav Soc Netw 21(10): 611–617.

Mason, S. M., Flint, A. J., Field, A. E., Austin, S. B., Rich-Edwards, J. W. (2013). Abuse victimization in childhood or adolescence and risk for food addiction in adult women. Obesity 21(12): E775–E781.

Mason, S. M., Flint, A. J., Roberts, A. L., Agnew-Blais, J., Koenen, K. C., Rich-Edwards, J. W. (2014). Posttraumatic stress disorder and food addiction in women, by timing and type of trauma exposure. JAMA Psychiatry 71: 1271–1278.

Mason, S. M., Frazier, P. A., Austin, S. B., Harlow, B. L., Jackson, B., Raymand, N. C., Rich-Edwards, J. W. (2017). Posttraumatic stressdisorder and problematic overeating behaviors in young man and women. Ann Behav Me 51 (6): 822–832.

Mason, T. B., Lavender, J. M., Wonderlich, S. A., Steiger, H., Cao, L., Engel, S. G., Mitchell, J. E., Crosby, R. D. (2017). Comfortably Numb: The Role of Momentary Dissociation in the Experience of Negative Affect Around Binge Eating. J Nerv Ment Dis 205: 335–339.

McKelvey, L. M., Saccente, J. E., Swindle, T. M. (2019). Adverse childhood experiences in infancy and toddlerhood predict obesity and health outcomes in middle childhood. Childhood Obesity 15: 206–215.

Meadows, A. L., Strickland, J. C., Kerr, M. S., Rayapati, A. O., Rush, C. R. (2019). Adverse childhood experiences, tobacco use, and obesity: A crowdsourcing study. Subst Use Misuse 54: 1743–1749.

Meneguzzo, P., Cazzola, C., Castegnaro, R., Buscaglia, F., Bucci, E., Pillan, A., Garolla, A., Bonello, E., Todisco, P. (2021). Associations between trauma, early maladaptive schemas, personality traits and clinical severity in eating disorder patients: A clinical presentation and mediation analysis. Frontiers in Psychology 12 Article 661924.

Micali, N., Martini, M. G., Thomas, J. J., Eddy, K. T., Kothari, R., Russel, E., Bulik, C. M., Treasure, J. (2017). Lifetime and 12-month prevalence of eating disorders amongst women in midlife: a population-based study of diagnosis and risk factors. BMC Medicine 15:12.

Michopoulos, V., Powers, A., Moore, C., Villareal, S., Ressler, K. J., Bradley, B. (2015). The mediating role of emotion dysregulation and depression on the relationship between childhood trauma exposure and emotional eating. Appetite 91: 126–136.

Mikhail, M. E., Keel, P., Burt, S. A., Neale, M., Boker, S., Klump, K. L. (2020). Low emotion differentiation: An affective correlate of binge eating? Int J Eat Disord 53: 412–421.

Mills, P., Newman, E. F., Cossar, J., Murray, G. (2015). Emotional maltreatment and disordered eating in adolescents: Testing the mediating role of emotion regulation. Child Abuse & Neglect 39: 156–166.

Mitchell, K. S., Mazzeo, S. E., Schlesinger, M. R., Brewerton, T. D., Smith, B. N. (2012). Comorbidity of partial and subthreshold PTSD among men and women with eating disorders in the national comorbidity survey-replication study. Int J Eat Disord 45: 307–315.

Molendijk, M. L., Hoek, H. W., Brewerton, T. D., Elzinga, B. M. (2017). Childhood maltreatment asn eating disorder pathology: a systematic review and dose-response meta-analysis. Psychological Medicine 47: 1402–1416.

Morris, A. S.; Silk, J. S., Steinberg, L., Myers, S. S., Robinson, L. R. (2007). The Role of the Family Context in the Development of Emotion Regulation. Social Development 16: 361–388.

Moulton, S. J., Newman, E., Power, K., Swanson, V., Day, K. (2015). Childhood trauma and eating psychopathology: A mediating role for dissociation and emotion regulation. Child Abuse and Neglect 39: 167–174.

Racine, S. E., Wildes, J. E. (2015). Emotional dysregulation and anorexia nervosa. Int J Eat Disord 48: 55–58.
Rai, T., Mainali, P., Raza, A., Rashid, J., Rutkofsky, I. (2019). Exploring the link between emotional child abuse and anorexia nervosa: A psychopathological association. Cureus.
Reich, G. (2003). Familienbeziehungen von Patientinnen mit Bulimia nervosa. Eine Vergleichsstudie zu Patientinnen mit Anorexia nervosa und einer nicht essgestörten Kontrollgruppe. Heidleberg: Asanger.
Reich, G. (2008). Essstörungen – Einflüsse der Peergroup. In: Klein, M. (Hg.). Kinder und Suchtgefahren. Stuttgart: Schattauer, S 200–5.
Reich, G. (2010). Psychodynamische Aspekte von Bulimie und Anorexie. In: Reich, G., Cierpka, M. (Hg.). Psychotherapie der Essstörungen. 3. Aufl. Stuttgart: Thieme, S 72–92.
Reich, G. (2015). Familientherapie. In: Herpertz, S., de Zwaan, M., Zipfel, S. (Hg.): Handbuch der Essstörungen und Adipositas. Heidelberg: Springer, 2. Aufl., S 255–262.
Reich, G., Cierpka, M. (2010). Essstörungen und Adipositas: Epidemiologie – Diagnostik – Verläufe. In: Reich, G., Cierpka, M. (Hg.). Psychotherapie der Essstörungen. 3. Aufl. Stuttgart: Thieme, S 72–92.
Reich, G., v. Boetticher, A. (2017). Hungern um zu leben. Die Paradoxie der Magersucht. Psychodynamische und familientherapeutische Konzepte. Gießen: Psychosozial Verlag.
Reyes-Rodríguez, M. L., Von Holle, A., Ulman, T. F., Thornton, L. M., Klump, K. L., Brandt, H., Crawford, S., Fichter, M. M., Halmi, K. A., Huber, T., Johnson, C., Jones, I., Kaplan, A. S., Mitchell, J. E., Strober, M., Treasure, J., Woodside, D. B., Berrettini, W. H., Kaye, W. H., Bulik, C. M. (2011). Posttraumatic stress disorder in anorexia nervosa. Psychosom Med 73(6): 491–7.
Rijkers, C., Schoorl, M., van Hoeken, D., Hoek, H. W. (2019). Eating disorders and posttraumatic stress disorder. Curr Opin Psychiatry 32: 510–517.
Rind, B., Tromovith, P., Bausermann, R. (1998). A meta-analytic examination of assumed properties of child sexual abuse using college samples. Psych Bull 124: 22–53.
Robert-Koch-Institut (2017). Journal of Health Monitoring 2.
Röhr, S., Dölemeyer, R., Klinitzke, G., Steinig, J., Wagner, B., Kersting, A. (2015). Child maltreatment in binge eating disorder: a systematic literature review. Psychiat Prax 42:125–132
Rohde, P., Ichikawa, L., Simon, G. E., Ludman, E. J., Linde, J. A., Jeffrey, R. W., Operskalski, B. H. (2008). Associations of child sexual and physical abuse with obesity and depression in middle-aged woman. Child Abuse Negl 32(9): 878–87.
Romans, S. E., Gendall, K. A., Martin, J. L., Mullen, P. E. (2001). Child sexual abuse and later disordered eating: a New Zealand epidemiological study. Int J Eat Disord 29(4): 380–92.
Sachs-Ericsson, N., Keel, P. K., Holland, L., Selby, E. A., Verona, E., Cougle, J. R., Palmer, E. (2012). Parental disorders, childhood abuse, and binge eating in a large community sample. Int J Eat Disord 45(3): 316–25.
Skaderud, F., Fonagy, P. (2015). Essstörungen. In: Bateman, A. W., Fonagy P (Hg.) Handbuch Mentalisieren. Gießen: Psychosozial Verlag, S 397–438.
Smolak, L., Murnen, S. K. (2002). A meta-analytic examination of the relationship between child sexual abuse and eating disorders. Int J Eat Disord 31(2): 136–50.
Smyth, J. M., Heron, K. E., Wonderlich, S. A., Crosby, R. D., Thompson, K. M. (2008). The influence of reported trauma and adverse events on eating disturbances in young adults. Int J Eat Disord 41(3): 195–202.
Steiger, H., Richardson, J., Schmitz, N., Israel, M., Bruce, K. R., Gauvin, L. (2010). Trait-defined eating-disorder subtypes and history of childhood abuse. Int J Eat Disord 43(5): 428–32.
Swanston, H. Y., Plunkett, A. M., O'Toole, B. I., Shrimpton, S., Parkinson, P. N., Oates, R. K. (2003). Nine years after child sexual abuse. Child Abuse Neglect 27: 967–984.
Swinbourne, J. M., Touyz, S. W. (2007). The comorbidity of eating disorders and anxiety disorders: a review. Eur Eat Disord Rev 15: 253–74.
Tagay, S., Schlegl, S., Senf, W. (2010). Traumatic events, posttraumatic stress symptomatology and somatoform symptoms in eating disorder patients. Eur Eat Disord Rev 18(2): 124–32.
Tasca, G. A., Ritchie, K., Zachariades, F., Proulx, G., Trinneer, A., Balfour, L. et al. (2013). Attachment insecurity mediates the relationship between childhood trauma and eating disorder psychopathology in a clinical sample: A structural equation model. Child Abuse & Neglect 37: 926–933.
Trottier, K., MacDonald, D. E. (2017). Update on psychological trauma, other severe adverse experiences and eating disorders: State of

the research and future research directions. Curr Psychiatry Reports 19: 45.

Udo, T., Grilo, C. M. (2019). Psychiatric and medical v correlates of DSM-5 eating disorders in a nationally representative study of adults in the United States. Int J Eating Disord 52: 42–50.

Vanzhula, I. A., Calebs, B., Fewell, L., Levinson, C. A. (2019). Illness pathways between eating disorder and posttraumatic stress disorder symptoms: understanding comorbidity with network analysis. Eu Eat Disord Rev 27: 147–160.

Waller, G., Corstophine, E., Mountford, V. (2007). The role of emotional abuse in eating disorders: Implications for treatment. Eating Disorders 15: 317–331.

Waller, G., Meyer, C., Ohanian, V., Elliott, P., Dickson, C., Sellings, J. (2001). The psychopathology of bulimic women who report childhood sexual abuse: the mediating role of core beliefs. J Nerv Ment Dis 189(10): 700–8.

Wiss, D. A., Brewerton, T. D. (2020). Adverse childhood experiences and adult obesity: A systematic review of plausible mechanisms and meta-analysis of cross-sectional studies. Psychol Behav 223.

Wick, M. R., Keel, P. K. (2020). Posting edited photos of the self: Increasing eating disorder risk or harmless behavior? Int J Eat Disord 53: 864–872.

Wolf, N. M., Elklit, A. (2020). Child maltreatment and disordered eating in adulthood: a mediating role of PTSD and self-esteem. Journal of Child & Adolescent Trauma 13: 21–32.

Wonderlich, S. A., Crosby, R. D., Mitchell, J. E., Thompson, K. M., Redlin, J., Demuth, G., Smyth, J., Haseltine, B. (2001). Eating disturbance and sexual trauma in childhood and adulthood. Int J Eat Disord 30(4): 401–12.

Wonderlich, S. A., Rosenfeldt, S., Crosby, R. D., Mitchell, J. E., Engel, S. G., Smyth, J., Miltenberger, R. (2007). The effects of childhood trauma on daily mood lability and comorbid psychopathology in bulimia nervosa. J Trauma Stress 20(1): 77–87.

Yackobovitch-Gavan, M., Golan, M., Valevski, A., Kreitler, S., Bachar, E., Lieblich, A., Mitrani, E., Weizman, A., Stein, D. (2009). An integrative quantitiative model of factors influencing the course of anorexia nervosa over time. Int J Eat Disord 42: 306–17.

MARTIN SACK, HELGA MATTHEẞ

29 Körperbeschwerden als Folge psychischer Traumatisierungen

Viele, wenn nicht die meisten Erinnerungen an traumatische Ereignisse sind fragmentiert und impliziter Natur. Daher sind einzelne Details und Aspekte der traumatischen Erinnerung unter Umständen dem deklarativen Gedächtnis verborgen. Manche Erinnerungen lassen sich nicht oder nur schwer über kognitive Strukturen bzw. verbale Interventionen erreichen, sondern äußern sich über Verhalten oder über körperliche Symptome. Aus diesen Gründen ist der Körper ein Wegweiser in der Traumatherapie, mitunter sogar dann, wenn es sonst schwierig ist, die zugrundliegende Traumatisierung zu benennen und zu erinnern. Oft erhält man den Eindruck, als haben sich physische Gewalterfahrungen und psychische Misshandlungen körperlich eingeprägt, auch wenn sie manchmal nur schwer erinnerbar und verbal zu beschreiben sind. Schreckhaftigkeit, Übererregbarkeit und Anfälligkeit mit Stress und Überforderung zu reagieren gehören zu den genuinen Symptomen der Posttraumatischen Belastungsstörung-*. In diesem Sinne können Körperbeschwerden und implizite Verhaltenserinnerungen bisweilen die einzigen Hinweise auf frühere (z. T. in frühen, nonverbalen Kinderzeiten erlebte) Traumatisierungen sein.

Traumatische Erlebnisse hinterlassen ihre Spuren in den zerebralen Repräsentanzen des Körpers, dem »Körpergedächtnis«. Experimentelle Studien zeigen, dass Traumata vor allem in Form somatosensorischer Erinnerungen haften bleiben und weniger als verbale Erinnerungen (van der Kolk & Fisler 1995). Dafür spricht auch, dass mitunter sogar Flashback-artige Körpersensationen oder -reaktionen, wie plötzlich einsetzende Schmerzen oder Zusammenzucken, im Zusammenhang mit dem Bericht über traumatische Erinnerungen auftreten können. In anderen Fällen scheint es, als seien Körperbeschwerden der »Preis«, um weiterleben und weiterfunktionieren zu können – so, als trage der Körper die Last der traumatischen Erinnerungen (van der Kolk 1994; Scaer 2001). Ein Zusammenhang von körperlichen und emotionalen Gewalterfahrungen in der Kindheit mit Schmerzsymptomen im Erwachsenenalter wurde bereits durch Engel (1959) beobachtet und als Syndrom des schmerzanfälligen Patienten *(pain prone patient)* beschrieben. Chronische körperliche Schmerzsyndrome können geradezu stellvertretend für psychischen Schmerz in der Folge Misshandlung, Vernachlässigung oder sexuelle Traumatisierungen in der Kindheit stehen. Ein stressinduziertes Muster von schmerzhaften Beschwerden lässt sich auch phänomenologisch von z. B. organisch bedingten Schmerzen abgrenzen und modellhaft als zentral bedingte Hyperalgesie und damit als durch (kindliche) Belastungserfahrungen induzierte Schmerzwahrnehmungsstörung erklären (Egle et al. 2016). Der Zusammenhang zwischen somatoformen Körperbeschwerden und Traumatisierungen ist empirisch gut belegt (Andreski et al. 1998; Loewenstein & Goodwin 1999; Walker et al.

1993). Unabhängig von der Art der Traumatisierung leiden Opfer traumatischer Ereignisse vergleichsweise häufiger an verschiedensten nichtorganischen körperlichen Symptomen. Dies trifft in besonderem Maße für Patientinnen und Patienten mit komplexen Traumafolgestörungen zu. Somatoforme Beschwerden sind bei in der Kindheit traumatisierten Patienten so häufig und so schwer ausgeprägt, dass sie zu einem der sechs zur Diagnosestellung einer Komplexen Posttraumatischen Belastungsstörung notwendigen Symptombereiche zählen (Herman 1993).

Die diagnostische Nomenklatur der ICD-11 hat den Begriff »Somatoforme Störung« durch die Bezeichnung »**Somatische Belastungsstörung**« (*Bodily Distress Disorder* ICD-11 6C20) ersetzt. Damit wird einem ursächlichen Zusammenhang von Stressbelastungen und somatischen Symptomen stärker Rechnung getragen als noch in der ICD-10.

Beschwerdeinventare zur Diagnostik von Somatoformen Störungen enthalten eine große Zahl an pseudoneurologischen Symptomen bzw. von Schmerzen und Symptomen der Dysfunktion in Sexualorganen, die in der Allgemeinbevölkerung sonst eine sehr geringe Prävalenz haben. Bei in der Kindheit traumatisierten Patientinnen finden sich oftmals pseudoneurologische Symptome, die man nach aktueller Klassifikation als »Dissoziative Störungen der Bewegung und Wahrnehmung« beschreiben würde. Diese Befunde weisen darauf hin, dass Dissoziation ein wichtiger Faktor in der Entstehung von Körperbeschwerden bei Patienten mit komplexen Traumfolgestörungen ist (Sack et al. 2007, Kratzer et al. 2021).

Die Phänomenologie der traumaassoziierten Körperbeschwerden entspricht einer für dissoziative Symptome typischen polaren Struktur, die sich in den Bereichen Gedanken, Affekt, Körpererleben und Ausdrucksverhalten niederschlägt (→Tab. 29-1). Es treten sowohl Symptome mit sich aufdrängendem – intrusivem – Charakter auf wie auch solche, die mit Funktionseinschränkung oder Funktionsverlust einhergehen. Manchmal liegen bei ein und demselben Patienten sowohl intrusive als auch konstriktive Symptome vor oder wechseln sich je nach situativer Notwendigkeit ab.

Intrusive Symptomatik	Symptom	Konstriktive Symptomatik
sich aufdrängende Erinnerungen, zwanghafte Gedanken an das Trauma	Gedanken	Erinnerungslücken, Konzentrationsstörungen
Angst, fehlendes Sicherheitsgefühl, Hilflosigkeit	Affekt	Gefühllosigkeit, emotionale Taubheit, Lust- und Hoffnungslosigkeit, fehlende Zukunftsperspektive
Körpererinnerungen, Schmerzsymptome; chronische Verspannungszustände	Körpererleben	Entfremdungserleben, Verlust von Funktionen der Wahrnehmung und Motorik
unkontrollierbare Stressreaktionen, Abreaktionen	Verhaltensmuster	Stupor, Lähmung, Kraftlosigkeit, extreme Müdigkeit

Tab. 29-1: Polarität der posttraumatischen Symptomatik

Meist ist die intrusive Symptomatik mit sympathischer (starker bzw. zu viel Erregung) und die konstriktive Symptomatik mit parasympathischer Aktivierung (abschalten, keine Erregung) verbunden.

Während funktionelle Störungen als körperliche Folge von Traumatisierungen mit dem Stressmodell oder anderen etablierten Theorien zur Entstehung somatoformer Symptome hinreichend erklärt werden können, lässt sich die Genese sogenannter positiver Symptome, beispielsweise das Auftreten von Schmerzen ohne somatisches Korrelat oder von habituellen muskulären Verspannungen im Rahmen eines Schleudertraumas, nur erklären, wenn man die Möglichkeit in Erwägung zieht, dass Körpererinnerungen wie andere traumatische Erinnerungen auch einen sich aufdrängenden intrusiven Charakter annehmen (Lindy et al. 1992). Es scheint, als erinnere sich der Körper an die ihm zugefügten Schmerzen oder an andere traumaassoziierte sensorische Details. Es handelt sich dann um somatoforme Intrusionen, die nur schwer beeinflussbar sind, und spezifische, an das belastende Ereignis direkt anknüpfende körperliche Symptome auslösen.

Leider existiert keinerlei publizierte Forschung zu intrusiven Körpersymptomen, obwohl diese leicht als Symptome einer körperlichen Erkrankung fehlinterpretiert werden können. Bestimmte Symptomcharakteristika helfen, intrusive Körpersymptome von somatoformen Symptomen abzugrenzen. So sind somatoforme Symptome in der Regel polysymptomatisch und betreffen verschiedene Körperregionen oder Organsysteme. Die Körperbeschwerden haben meist einen chronisch quälenden Charakter mit wenig Fluktuation. Intrusive Körpersymptome hingegen treten in nahezu gleicher Weise und Lokalisation auf, allerdings häufig mit starken Schwankungen der Symptomintensität. Typisch für die intrusive Körpersymptomatik ist ihre spezifische Auslösbarkeit durch Erinnerungen oder situative Zusammenhänge, die mit traumatischen Erfahrungen in Bezug stehen. Falls die ursprüngliche spezifische traumatische Situation erinnert wird, kann die intrusive Symptomatik oft direkt der damaligen Situation zugeordnet werden (z.B. Schmerzen, die damals nicht gefühlt werden konnten, Verteidigungsgesten, die den Körper schützen sollten oder Muskeltonuserhöhung bis hin zur fibromyalgischen Symptomen als »eingefrorene« Schutzgesten: manchmal wird der Zugang zu der eigentlichen Erinnerung nur über die bewusste Wahrnehmung der Körpererinnerung möglich). Der Unterschied von intrusiven Körpererinnerungen zu klassischen Konversionssymptomen besteht darin, dass in ersterem Fall die körperlichen Aspekte einer traumatischen Erinnerung wiederbelebt und direkt als Symptom reproduziert werden, während Konversionssymptome eine symbolisierte Darstellung und Verarbeitung konflikthafter Themen darstellen.

Es gibt kasuistische Hinweise darauf, dass intrusive körperliche Erinnerungen effektiv durch traumatherapeutische Behandlungen aufgelöst werden können. Ein Beispiel hierfür:

FALLBEISPIEL

Frau M., eine 27-jährige Lehrerin, leidet seit 4 Jahren an starken krampfartigen Verspannungen im Schulter-Nacken-Bereich und an Schmerzen im Bereich der Kiefergelenke. Die Beschwerden sind in der Schmerzlokalisation und Schmerzcharakteristik konstant, jedoch in der Intensität relativ stark variabel. Im Rahmen einer traumatherapeutischen Behandlung berichtet sie von einem Missbrauchserlebnis im Alter von 9 Jahren durch zwei Jugendliche mit extremer Todesbedrohung. Die Schmerzsymptomatik lässt sich mit der

Erinnerung an das traumatische Erleben in Bezug setzen und bessert sich nach wenigen Sitzungen konfrontativer Arbeit mit EMDR (*Eye Movement Desensitization and Reprocessing*) deutlich. Noch bestehende Restsymptome können einer im 4. Lebensjahr als gewaltsam und angstbesetzt erinnerten Mandeloperation zugeordnet werden und sind durch Bearbeitung dieser Erinnerung aufzulösen.

Im Zuge der Traumatherapie hat sich damit bei Frau M. nicht nur die Belastung durch die traumatischen Erinnerungen stark reduziert, sondern auch die Körpersymptomatik.

Die Behandlung intrusiver Körpererinnerungen folgt den gleichen Behandlungsprinzipien wie die anderer intrusiver Traumafolgesymptome auch. Bezogen auf die phobische Komponente der Störung ist es wichtig, dass das Vermeidungsverhalten bezüglich der Zuwendung zum eigenen Körper aufgegeben wird. Häufig erleben insbesondere Patientinnen und Patienten mit sexuellen Gewalterfahrungen regelrechte Hassgefühle auf ihren Körper. Manchmal muss die Bereitschaft zu einem fürsorglichen Umgang mit dem Körper erst therapeutisch erarbeitet werden und akzeptiert sein, bevor selbstfürsorgliche Zuwendung zum eigenen Körper ausgeübt werden kann. Dies kann so basale Handlungen betreffen wie genügend zu trinken und zu essen oder Körperpflege zu betreiben. Manchmal ist es sogar notwendig, zunächst die Bereitschaft zu erforderlichen medizinischen Untersuchungen und Behandlungen zu erarbeiten. Auch die Überwindung der Angst vor (lustvollen) Körperaktivitäten, z.B. im Rahmen von Sport und Bewegung, kann ein wichtiges Therapiethema sein. Besonders Intrusionen durch Gefühle von Ekel und Beschmutzung können für Betroffene in diesem Kontext quälend sein (Steil et al. 1997).

Traumatische Körpererinnerungen lassen sich, wie andere intrusive Traumafolgesymptome auch, letztendlich nur durch eine Bearbeitung der zugrunde liegenden körperlich-emotionalen Erfahrungen modifizieren (Foa et al. 2000). Hierfür ist es notwendig, die belastende und unangenehme Körpersymptomatik auf gezielte Weise in einem Halt gebenden und sicheren therapeutischen Rahmen zu aktualisieren und zu explorieren. Die Modifikation und Neubewertung der impliziten sensorischen Erinnerungen erfordert, dass die aktualisierte Traumaerinnerung mit funktioneller Information (»mein Körper hat überlebt«, »ich kann heute meine Körperfunktionen kontrollieren«) verknüpft wird. Kognitiv verhaltenstherapeutische Techniken oder EMDR *(Eye Movement Desensitization and Reprocessing)* eignen sich auch zur Bearbeitung von intrusiven Körpererinnerungen. Mitunter kann es jedoch notwendig sein, zusätzlich körpertherapeutische Interventionen einzusetzen, beispielsweise um das Erleben der Körpergrenzen zu fördern oder um während einer Arbeit an traumatischem Material Wahrnehmungen von Handlungsfähigkeit und Wehrhaftigkeit zu fördern. Erfahrungsgemäß ist es eine wichtige Aufgabe die aktuell bestehende Symptomatik und die in der Vergangenheit erlebten seelischen und körperlichen Verletzungen zu differenzieren. Eine Kooperation mit in der Behandlung von traumatisierten Patienten spezialisierten Körperpsychotherapeuten kann aus diesen Gründen für die Bewältigung traumaassoziierter Körpersymptome ausgesprochen hilfreich sein. So ergibt sich ein ganzes Spektrum möglicher körperbezogener Behandlungsziele bei traumatisierten Patientinnen und Patienten (→Tab. 29-2). Dieses umfasst körpertherapeutische Techniken zur Stabilisierung, die Exploration des Körpergedächtnisses und Bearbeitung von Körpererinnerungen sowie die Verbesse-

Stabilisierungsziele
▪ Körperwahrnehmung verbessern
▪ positiven Bezug zum eigenen Körper fördern
▪ Grenzen wahrnehmen und behaupten
▪ Halt und Sicherheit erleben
Konfrontative Arbeit unter Einbeziehung des Körpers
▪ schon vorhandene oder neu entwickelte Körperressourcen mobilisieren
▪ Körpergedächtnis explorieren
▪ dysfunktionale Reaktionsmuster (kognitiv) biografisch zuordnen und adaptivere Handlungsweisen erarbeiten
▪ Integrieren von (z. B. motorischen) Erinnerungsfragmenten (wie Flucht- oder Abwehrimpulse)
Weiterführende körpertherapeutische Behandlungsziele
▪ körperliche Erregung kontrollieren lernen
▪ Körperhaltung und Bewegungsmuster verändern
▪ Kontakt- und Beziehungsfähigkeit fördern

Tab. 29-2: Spektrum körperbezogener Behandlungsziele in der Therapie von Patienten mit komplexen Traumafolgestörungen

rung der Körperwahrnehmung und des Körpergefühls.

Besonders hilfreich in der Behandlung von Patientinnen und Patienten mit komplexen Traumafolgestörungen ist das Auffinden von Körperressourcen, wie kleinen wohltuenden Bewegungen oder besonders angenehmen Körperhaltungen. Körperressourcen können gezielt, quasi als »Gegenmittel« zur Belastung durch traumatische Erinnerungen, im Rahmen von konfrontativen Behandlungen eingesetzt werden (Sack & Gromes 2020). Zudem sind ressourcenaktivierende Körperübungen für Patienten leicht erlernbar und können bei Bedarf zur Selbstregulation selbst ausgeführt werden.

Literatur

Andreski, P., Chilcoat, H., Breslau, N. (1998). Post-traumatic stress disorder and somatization symptoms: a prospective study. Psychiatry Res; 79: 131–8.

Egle, U. T., Egloff, N. & von Känel, R. (2016). Stress-induzierte Hyperalgesie (SIH) als Folge von emotionaler Deprivation und psychischer Traumatisierung in der Kindheit: Konsequenzen für die Schmerztherapie. Der Schmerz, 30(6), 526–536.

Foa, E. B., Keane, T. M., Friedman, M. J. (2000). Guidelines for Treatment of PTSD. J Trauma Stress; 13: 539–88.

Herman, J. (1993). Sequelae of prolonged and repeated trauma: evidence for a complex posttraumatic syndrome (DESNOS). In: Davidson, J. R. (ed). Posttraumatic Stress Disorder. DSM-IV and beyond. Washington: American Psychiatry.

Kratzer, L., Knefel, M., Haselgruber, A., Heinz, P., Schennach, R. & Karatzias, T. (2021). Co-occurrence of severe PTSD, somatic symptoms and dissociation in a large sample of childhood trauma inpatients: A network analysis. European Archives of Psychiatry and Clinical Neuroscience.

Lindy, J. D., Green, B. L., Grace, M. (1992). Somatic reenactment in the treatment of posttraumatic stress disorder. Psychother Psychosom; 57: 180–6.

Loewenstein, R. J., Goodwin, J. (1999). Assessment and management of somatoform symptoms in traumatized patients: conceptual overview and pragmatic guide. In: Goodwin, J., Attias, R. (eds). Splintered Reflections: Images of the Body in Trauma. New York: Basic Books; 67–88.

Sack, M., Gromes, B. (2020). Schonende Traumatherapie – Ressourcenorientierte Behandlung von Traumafolgestörungen. Stuttgart: Schattauer.

Sack, M., Lahmann, C., Jaeger, B., Henningsen, P. (2007). Trauma prevalence and somatoform symptoms: are there specific somatoform symptoms related to traumatic experiences? J Nerv Mental Dis; 195: 928–33.

Scaer, R. C. (2001). The Body Bears the Burden: Trauma, Dissociation, and Disease. New York: Haworth Press.

Steil, R., Ehlers, A., Clark, D. M. (1997). Kognitive Aspekte bei der Behandlung der posttraumatischen Belastungsstörung. In: Maercker, A. (Hg.). Therapie der posttraumatischen Belastungsstörung. Berlin, Heidelberg: Springer; 123–44.

van der Kolk, B. A. (1994). The body keeps the score: memory and the evolving psychobiology of posttraumatic stress. Harv Rev Psychiat; 1: 253–65.

van der Kolk, B. A., Fisler, R. (1995). Dissociation and the fragmentary nature of traumatic memories: overview and exploratory study. J Trauma Stress; 8: 505–25.

Walker, E. A., Katon, W. J., Roy-Byrne, P. P., Ron, P., Russo, J. (1993). Histories of sexual victimization in patients with irritable bowel syndrome or inflammatory bowel disease. Am J Psychiatry; 150: 1502–6.

MELANIE BÜTTNER

30 Sexualität in der Traumatherapie

»Über Sexualität kann man sprechen, wenn am Ende der Therapie noch Zeit ist.«

»Das ist nicht so wichtig.«

»Erstmal kümmern wir uns um die ... [Depression, KPTBS, ... etc.] ..., die steht ja im Vordergrund.«

»Es ist viel zu gefährlich, mit einer Person, die sexuell traumatisiert ist, über Sexualität zu sprechen.«

Kennen Sie solche Gedanken von sich? Dann nehmen Sie mir bitte das Folgende nicht krumm: Das sehe ich anders. Sicher, in einigen Situationen mögen solche Einschätzungen ganz und gar richtig sein. Manchmal geht es wirklich um etwas anderes. Das Thema Sexualität ist auch nicht für alle Patientinnen und Patienten so besonders wichtig. Und ja, es kann auch vorkommen, dass jemand einfach nicht stabil genug ist, um sich dem Thema zu widmen. Aber mit traumatisierten Menschen überhaupt nicht über Sexualität zu sprechen, bedeutet, dass wir wichtige Therapiethemen übersehen: Traumafolgen, unter denen nicht nur die Betroffenen, sondern auch ihre intimen Beziehungen und Partnerschaften erheblich leiden. Retraumatisierungen und Reviktimisierungen, die geschehen, während wir behandeln. Ja, und um Ressourcen, die nicht gelebt werden können, geht es auch. Aber Sexualität ist weit mehr als ein Lebensqualitätsthema, das Lust bringt und Spaß macht. Für traumatisierte Menschen ist das Thema Sexualität oft stark belastet. Erhalten sie keine Unterstützung, bleiben sie damit alleine. Deshalb lohnt es sich, in der Therapie auch über Sexualität zu sprechen.

Jedes Trauma kann sich bei betroffenen Personen schädigend auf die sexuelle Gesundheit auswirken, vor allem wenn es sich um Beziehungstraumatisierungen handelte. In besonderer Weise trifft dies auf sexuelle Gewalterfahrungen zu (Büttner 2018a). Denn dann ist die Sexualität der Bereich, in dem das Trauma stattfand – der Ort der Verletzung. Je häufiger und je schwerer die sexuellen Übergriffe waren, desto eher haben Betroffene später mit Problemen in der Sexualität zu kämpfen (Classen et al. 2005; Lemieux & Byers 2008) und umso höher ist oft die Symptomlast (Hall 2007). Vor allem wenn gegen den Willen in den Körper eingedrungen wurde oder sich der Missbrauch sehr früh in der Lebensgeschichte ereignete – es womöglich die ersten Berührungspunkte mit Sexualität überhaupt waren – sind die Folgen für die psychosexuelle Entwicklung oft gravierend. Betroffene, die nicht nur sexuelle, sondern auch körperliche oder emotionale Gewalt erlebt haben, weisen außerdem besonders schwere sexuelle Probleme auf, da sich die Effekte der verschiedenen Gewalterfahrungen auf die Störungsentwicklung addieren (Seehuus et al. 2015).

Erleben traumatisierte Menschen sexuelle Probleme, so verhindern diese in vielen Fällen einen unbelasteten Umgang mit Sexualität. Dabei wirken sich die Folgen des Traumas nicht nur störend aus oder machen es schwer, sexuellen Begegnungen etwas Positives abzugewinnen. Viele Betroffene halten beim Sex aus, was sich nicht gut anfühlt, fühlen sich in ihren Beziehungen wertlos, weil sie sexuell nicht »funktionieren« und haben Angst, von ihren Partnerinnen oder Partnern verlassen zu werden. Tatsächlich kann es vorkommen, dass sich bei Betroffenen hartnäckige Partnerschaftsprobleme um das Thema Sexualität entwickeln, die in eine Beziehungskrise oder sogar eine Trennung münden. Bei anderen verhindern die sexuellen Probleme gar das Entstehen von Beziehungen. Betroffene vereinsamen oder müssen damit fertigwerden, dass ihre Wünsche nach einer Partnerschaft oder Familiengründung sich nicht erfüllen. Manche leben in dem Bewusstsein, dass die Gewalterfahrungen auch in diesem Bereich ihr Leben beschädigt haben und sind frustriert und verzweifelt. Sexuelle Probleme nach Traumatisierungen können deshalb eine im Verborgenen wirkende Ursache für psychische Destabilisierungen sein.

30.1 Welche sexuellen Störungen und Probleme sind bei traumatisierten Menschen besonders häufig?

Die sexuellen Probleme und Beschwerden von traumatisierten Menschen sind vielgestaltig und treten in unterschiedlicher Ausprägung auf. Manchmal liegen nur einige wenige Symptome vor, teilweise aber auch sehr komplexe Beschwerdebilder, bei denen mehrere Störungen der Sexualität nebeneinander auftreten. Zum Beispiel reagieren sexuell traumatisierte Frauen, die in der Vergangenheit immer wieder Übergriffe erlebt haben, beim Sex zum Teil mit PTBS-Symptomen, genitalen Schmerzen und dissoziativen Zuständen, während sie sich gleichzeitig hohen Risiken in der Sexualität aussetzen, indem ihnen ein selbstfürsorglicher und selbstbestimmter Umgang mit Sexualität nicht möglich ist.

Einige der sexuellen Störungen, die traumatisierte Menschen erleben, können der ICD-11 zugeordnet werden. In diesen Fällen finden sich die Codes in den jeweiligen Beschreibungen.

Posttraumatische Belastungsstörung

FALLBEISPIEL Ende 20-jährige Patientin. Wiederholte sexuelle Gewalt in Kindheit.
»Sex finde ich eklig und abstoßend. Ich spüre Ohnmacht und Panik dabei, fühle mich bedroht und beschmutzt – sonst nichts. Manchmal tauchen Bilder vom Missbrauch auf oder Fantasien, in denen ich überwältigt und erniedrigt werde.
So sehr mich das entsetzt, so sehr erregen mich die Fantasien, bis hin zum Orgasmus.

Ist das nicht abartig? Was stimmt mit mir nicht? Am liebsten hätte ich gar keinen Sex. Aber das geht ja nicht. Zu einer Beziehung gehört Sex ja dazu. Und nichts ist schlimmer als verlassen zu werden. Manchmal nehme ich vorher eine Tavor oder trinke Alkohol, damit es sich nicht so schlimm anfühlt.«

Für einen Teil der Betroffenen ist Sexualität eng mit den traumatischen Erfahrungen verknüpft. Auslösereize, die im weitesten Sinne mit Sex zu tun haben, wecken bruchstückhafte Erinnerungen an das Trauma. Oft genügt schon ein Gedanke an Sex, ein Gespräch darüber oder eine Konfrontation damit in den Medien. Aber auch wenn Betroffene sich selbst intim berühren (z.B. beim Solosex) oder Sex mit einer anderen Person haben, werden sie getriggert.

In solchen Situationen drängen sich plötzlich schwer aushaltbare Gefühle wie Angst, Panik, Ohnmacht, Bedrohungserleben, Ekel oder Wut auf. Manchmal werden auch Bilder, Gerüche und Geräusche aus der traumatischen Situation wieder lebendig. Oder körpernahe Erinnerungen vermitteln das Gefühl, der Genitalbereich sei noch immer verletzt oder der Körper durch die Täterperson beschmutzt. Die Erinnerungsfragmente sind oft zusammenhanglos und werden nicht immer mit der traumatischen Erfahrung in Verbindung gebracht. Ein Teil der Betroffenen berichtet auch über ungewollte, sich intrusiv aufdrängende Gewaltfantasien, in denen Elemente aus dem Trauma (z.B. das Überwältigtwerden und Ohnmächtigsein, das Gequältwerden, die Täterperson in einem veränderten Kontext) in verfremdete Handlungen verwoben sind. Oft wirken die Fantasien gleichzeitig emotional verstörend und körperlich erregend.

Viele Betroffene meiden Sex wo immer möglich. Manche verzichten deshalb sogar ganz auf eine Partnerschaft und Familiengründung. Andere gehen zwar Beziehungen ein, kommen darin aber unter Druck. Aus Angst davor, zurückgewiesen, betrogen oder verlassen zu werden, zwingen sie sich immer wieder dazu, Sex mitzumachen. Einige nehmen vorher Alkohol, Beruhigungsmittel oder Drogen zu sich, um weniger spüren zu müssen und besser aushalten zu können, was sie beim Sex belastet. Einige Betroffene setzen ihrem Bedrohungs- und Ohnmachtserleben Kontrolle entgegen, indem sie sexuelle Begegnungen streng um ihre Trigger herum gestalten. Andere haben Sex nur zu vereinbarten Zeiten, weisen Annäherungen aber sonst zurück, um sich im Alltag sicher fühlen zu können (Büttner 2018b).

Sind die Kriterien für ein potentiell traumatisches Ereignis in der Vergangenheit, Wiedererleben, Bedrohungserleben, Vermeidung und Funktionsbeeinträchtigung in einem wichtigen Lebensbereich (z.B. der Sexualität oder Partnerschaft) erfüllt, kann nach ICD-11 eine posttraumatische Belastungsstörung (PTBS) diagnostiziert werden (6B40). Auch wenn nicht immer alle Kriterien zutreffen, kann dennoch kann eine Teilsymptomatik vorliegen, die so viel Leidensdruck verursacht, dass eine Therapie sinnvoll ist.

Dissoziation

FALLBEISPIEL Mitte 30-jährige Patientin. Anhaltende sexuelle, emotionale und körperliche Gewalt in der Kindheit und Jugend.

»Meine Gefühle sind beim Sex ›abgeschnitten‹. Der Unterleib ist ›wie abgetrennt‹ – gefühllos und taub. Meistens bin ich gar nicht richtig da und weiß hinterher nicht, was passiert ist. In manchen Momenten erstarre ich und bin völlig handlungsunfähig. Es ist wie ein ›Totstellreflex‹. Ich will nicht, was da passiert, aber kann es nicht verhindern. Mein Körper und meine Gedanken bremsen mich: ›Ich habe kein Recht Nein zu sagen‹ und ›Ich darf mich nicht rühren, sonst passiert etwas Schlimmes‹. Hinterher finde ich dann manchmal die Spuren von dem, was beim Sex mit mir gemacht wurde: Verletzungen an Vulva und Po, blaue Flecken an den Brüsten, Würgemale am Hals.«

Einige Betroffene erleben beim Sex dissoziative Phänomene. Indem sie versucht, Distanz zu den Belastungen zu schaffen, blendet die Psyche aus, was geschieht. Derealisation, Depersonalisation und Abwesenheitszustände mit Amnesie kommen vor. Zusätzlich kann die Wahrnehmung des gesamten Körpers oder bestimmter Körperteile (z. B. des Genitals, der Brüste, des Mundes oder anderer Regionen, die im Trauma eine zentrale Rolle spielten) verändert sein, so dass sie erscheinen, als seien sie nicht da oder wären taub und empfindungslos (Büttner 2018b). Dissoziation macht schutzlos, weil die Betroffenen ihre Bedürfnisse und Grenzen weder wahrnehmen, noch gegenüber einem Partner oder einer Partnerin vertreten können. Deshalb machen dissoziative Personen beim Sex oft sehr belastende oder traumatische Erfahrungen bis hin zu Reviktimisierungen.

Je nach Ausprägung kann die dissoziative Symptomatik Teil einer (komplexen) PTBS sein (6B40 bzw. 6B41) oder bei schwerer Ausprägung, wie u. a. dem Vorkommen abgegrenzter Persönlichkeitszustände mit deutlichen Brüchen im Erleben und Verhalten auch die Diagnose einer (partiellen) dissoziativen Identitätsstörung (6B65 bzw. 6B64) rechtfertigen (→ Kap. 6). Zusätzlich kann die Diagnose einer Dissoziativen Störung mit neurologischen Symptomen i. S. einer sonstigen sensorischen Störung (6B60.3) zutreffend sein.

Schmerzen beim Sex

FALLBEISPIEL Mitte 30-jährige Patientin. Sexuelle Gewalt in der Adoleszenz.

»Ich kenne überhaupt keinen Sex ohne Schmerzen. Schon das erste Mal hat wehgetan. Ich habe das damals aber auch eigentlich nicht gewollt und hab nur mitgemacht, weil mein damaliger Freund mich überredet hat. Am stärksten ist der Schmerz am Eingang zur Vagina, manchmal spüre ich ihn auch tiefer im Bauch. Ich versuche das dann auszuhalten, damit wenigstens mein Partner auf seine Kosten kommt. Hin und wieder kann ich den Penis meines Partners aber überhaupt nicht aufnehmen, weil alles »dicht« ist. Oder er merkt, wie hart das Gewebe ist. Das fühlt sich für ihn dann auch nicht gut an. Mich stresst das zunehmend, weil das ja auch mal funktionieren muss. Sonst bin ich für ihn ja keine gute Liebhaberin.«

Eine Überaktivierung des autonomen Nervensystems löst bei vielen betroffenen Frauen starke Verspannungen der Skelettmuskulatur einschließlich des Beckenbodens aus. Das kann sich beim Sex schmerzhaft bemerkbar machen. Wird ein Penis, Finger oder Sexspielzeug eingeführt, tut es an Vagina, Vulva oder im Beckenbereich weh. Manchmal sind die Verkrampfungen so stark, dass es kaum oder überhaupt nicht möglich ist, ins Innere der Vagina zu gelangen (Paschinger & Büttner 2018). Frauen, die sexuelle Gewalt erlebt haben, berichten besonders häufig von Schmerzen beim Sex (Hasam et al. 2020, Postma et al. 2013, Leonard & Follette 2002). Aber auch Männer können betroffen sein. Bei ihnen treten die Schmerzen typischerweise an Penis, Hoden, Prostata oder Anus auf (Ramakers & van Lunsen 2003).

Liegt **mindestens eines** der folgenden Symptome vor, können bei klinisch bedeutsamem Leidensdruck sexuelle Penetrationsschmerzen (HA20) diagnostiziert werden: ausgeprägte und anhaltende/wiederkehrende ...

- Schwierigkeiten bei der Penetration, auch aufgrund unwillkürlicher Anspannung oder Verkrampfung der Beckenbodenmuskulatur,
- vulvovaginale oder pelvine Schmerzen bei der Penetration,
- Angst vor vulvovaginalen oder pelvinen Schmerzen in Erwartung, während oder infolge der Penetration.

Die Symptome dürfen nicht allein auf eine körperliche Erkrankung, eine ungenügende Feuchtigkeitsbildung oder postmenopausale Veränderungen zurückzuführen sein. Die Diagnose der sexuellen Penetrationsschmerzen ersetzt die früheren Diagnosen nicht-organische Dyspareunie und Vaginismus.

Fehlende sexuelle Selbstfürsorge

FALLBEISPIEL Ende 20-jährige Patientin. Körperliche Gewalt in der Kindheit.
»Ich finde Sex echt anstrengend. Was die Männer alles von einem erwarten: Ewiges Gerammel in den Mund, in den Po, Würgen. Spaß macht mir das nicht. Aber das gehört ja heute dazu. Die schauen alle Pornos und wollen das dann von einem haben. Und ich will auch nicht verklemmt oder zimperlich rüberkommen. Aber Spaß macht mir das nicht. Ich halte ja schon einiges aus, aber einer hat mich mal so fest gewürgt, dass ich bewusstlos geworden bin. Inzwischen denke ich mir, ich retraumatisiere mich jedes Mal selbst. Aber ich weiß auch nicht, wie ich das ändern kann. Ich kann einfach nicht Nein sagen. Ich habe nicht das Gefühl, dass ich es wert bin, dass jemand auf mich eingeht.«

Viele Betroffene machen in der Sexualität mehr mit als ihnen guttut. Aufgrund der traumatisierenden Erfahrungen haben sie nicht lernen können, Bedürfnisse und Grenzen zu erspüren und zum Ausdruck zu bringen. Sie durften nicht erleben, wie es ist, dass jemand auf sie eingeht und ihre Bedürfnisse wichtig sind. Stattdessen waren Anpassung und Unterordnung gefordert. Viele Betroffene erlebten außerdem Ablehnung, Beziehungsabbrüche und Strafen, wenn sie die Erwartungen der Bezugspersonen nicht erfüllten. Später fällt es ihnen deshalb oft schwer, beim Sex zu sagen, was sie sie wollen und was nicht. Einige Betroffene haben außerdem erlebt, dass ihnen im Gegenzug für Sex Zuwendung zuteil wurde. Später erscheint es ihnen selbstverständlich, Sex geben zu müssen, um Beziehung zu bekommen.

Können Betroffene nicht selbstfürsorglich auf sich achten, stehen sie potenziellen Risiken von Sexualität oft schutzlos gegenüber. Liegt ein besonders selbstgefährdendes Verhalten vor, wird in der Forschungsliteratur deshalb auch von »Risikosexualität« gesprochen. Der Begriff beschreibt, dass Betroffene mehr als andere wechselnde Sexkontakte haben, vor bzw. während dem Sex Alkohol oder Drogen zu sich nehmen und ungeschützten Sex haben (Büttner 2018c). Auch Sextechniken mit einem besonders hohen Risiko für Verletzung oder Ansteckung mit einer sexuell übertragbaren Erkrankung, wie z. B. empfangender Analsex, sind unter traumatisierten Frauen häufiger als unter anderen (Scheidell et al. 2020).

FALLBEISPIEL Anfang 40-jährige Patientin. Sexuelle Gewalt in der Kindheit.
»Wenn die Einsamkeit nicht mehr auszuhalten ist, sehe ich mich im Internet um. Auf Sexkontakt-Seiten findet man immer jemanden, mit dem man sich treffen kann. Beim Sex gehe ich total auf die Wünsche des anderen ein. Vielleicht will er mich ja wiedersehen, wenn ich mich beim Sex gut um ihn kümmere. Manchmal denke ich zwar, dass es schon gut wäre, ein Kondom zu nehmen, und Analsex mag ich auch nicht. Aber wenn ich das sage, werde ich vielleicht sitzengelassen. Ich habe beim Online-Dating aber auch schon einiges erlebt, was ziemlich heftig war: Ein Mann hat beim Sex plötzlich angefangen mich zu schlagen. Und einmal bin ich richtig vergewaltigt worden.«

Traumafolgesymptome spielen eine zentrale Rolle, wenn Betroffene in der Sexualität schutzlos werden. Zu den Faktoren, die es wahrscheinlicher machen, dass Menschen mit Gewalterfahrungen ein sog. riskantes Sexualverhalten zeigen, zählen ...

- intrusives Erleben (Walsh et al. 2014),
- Dissoziation (Hansen et al. 2012),
- Schwierigkeiten, Gefühle zu identifizieren und zu benennen (Hahn et al. 2016),
- Emotions- und Impulsregulationsstörungen (Hahn et al. 2016; Messman-Moore et al. 2010; Thompson et al. 2017),
- eine starke Bedürftigkeit in Beziehungen (Hahn et al. 2016),
- eine geschwächte Selbstbestimmung (Testa et al. 2007; Thompson et al. 2017),
- Substanzabusus (Thompson et al. 2017; Walsh et al. 2014),
- Probleme Gefahren richtig einzuschätzen (Hahn et al. 2016; Hillis et al. 2001),
- selbst- und fremdschädigende Impulse (Sack et al. 2009) sowie
- ein Drang zur Reinszenierung sexueller Gewalterfahrungen (Lohmer & Wernz 2009; Noll et al. 2003).

Menschen mit Traumafolgestörungen sind deshalb besonders gefährdet, erneut Opfer von Gewalt (Büttner 2018c; Messman 1996) oder ungewollt schwanger zu werden (van Roode et al. 2009). Sie infizieren sich eher mit sexuell übertragbaren Erkrankungen (Senn et al. 2008) oder gehen wiederholt Beziehungen ein, in denen es zu Grenzverletzungen kommt und sie retraumatisiert werden (Büttner 2020).

Einige der hier erwähnten Symptome können Teil einer komplexen posttraumatischen Belastungsstörung (6B41) oder Borderline-Persönlichkeitsstörung (6D10.Z) sein (→ Kap. 6).

MENSCHEN MIT BEHINDERUNGEN SIND BESONDERS GEFÄHRDET

Menschen mit geistigen Behinderungen sind in ihrer sexuellen Selbstbestimmung oft geschwächt und erfahren deutlich häufiger als andere sexuelle Gewalt (Byrne 2017). Das hat einerseits damit zu tun, dass es in der alltäglichen Pflege von behinderten Menschen leicht zu Grenzüberschreitungen kommen kann. Für behinderte Menschen ist es oft normal, dass mit ihnen und ihren Körpern einfach etwas gemacht wird. Zusätzlich werden geistig behinderte Menschen von den Personen, die sie pflegen, nicht immer als Menschen mit einer eigenen Sexualität wahrgenommen. Das wiederum kann dazu führen, dass ihnen wichtiges Wissen über Beziehungen, Sexualität, Verhütung und Safer Sex nicht vermittelt wird und sie nicht lernen können, wie man in diesen Bereichen selbstbestimmt eigene Wünsche äußert. Durch ihre Behinderung können sie das Verhalten anderer zudem nicht immer richtig deuten. Auch deshalb ist es für sie schwierig, sich gegen ungewollte Annäherungen abzugrenzen (Dusome & Melrose 2015). Da geistig behinderten Menschen in ihrer Lebensgeschichte zum Teil wenig Liebe geschenkt wurde, ist ihr Bedürfnis nach Zuwendung und Körperkontakt oft besonders groß. Auch das macht sie vulnerabel für Übergriffe. Menschen mit geistigen Behinderungen benötigen deshalb eine spezialisierte sexualpädagogische und manchmal auch traumatherapeutische Unterstützung. Weiterführende Informationen zu diesem wichtigen Thema einschließlich einiger Hilfsmöglichkeiten finden Sie in der Literaturübersicht (Götz et al.).

Auch Sexarbeit wird bisweilen als ein Kriterium von Risikosexualität beschrieben (Büttner 2018c). Tatsächlich haben viele Sexarbeiterinnen nicht nur in der Kindheit, sondern auch in ihren Partnerschaften und in Ausübung ihrer Tätigkeit Gewalt erlebt. Oft zieht sich die Gewalt durch das gesamte Leben (Büttner et al. 2021). In einer deutschen Studie etwa waren 52 % der befragten Sexarbeiterinnen in der Kindheit häufig oder gelegentlich körperlicher Gewalt durch die Eltern oder andere Beziehungspersonen ausgesetzt – zweieinhalb Mal häufiger als der Durchschnitt der weiblichen Allgemeinbevölkerung. Von sexuellem Missbrauch berichteten 43 % – mehr als viermal häufiger als andere Frauen (10 %). 87 % hatten nach dem 16. Lebensjahr körperliche Gewalt erlebt, 82 % psychische und 59 % sexuelle Gewalt. Damit lagen auch diese Gewaltprävalenzen der Sexarbeiterinnen für psychische und körperliche Gewalt zwei- bis dreimal höher als die anderer Frauen aus der deutschen Bevölkerung – bei sexueller Gewalt fast bis fünfmal höher. Jede dritte Sexarbeiterin hatte zudem während der Ausübung ihrer Arbeit körperliche Gewalt erlitten, jede dritte bis vierte sexuelle Gewalt (Schröttle & Müller 2004). Entsprechend viele Sexarbeiterinnen leiden unter psychischen und körperlichen Traumafolgen. Allerdings sind die Lebensgeschichten und Arbeitsbedingungen von Sexarbeiterinnen ebenso vielfältig wie ihre Gründe, der Sexarbeit nachzugehen, weshalb diese Befunde nicht auf die Gesamtheit aller Sexarbeiterinnen übertragen werden können. Weder wurden »alle Sexarbeiterinnen in der Kindheit missbraucht«, noch können sie »niemals selbstbestimmt der Sexarbeit nachgehen«. Wissenschaftlich sind solche Annahmen nicht zu belegen. Traumafolgestörungen können jedoch das Risiko von Sexarbeiterinnen erhöhen, erneut Gewalt zu erleiden (Büttner et al. 2021).

FALLBEISPIEL Ende 40-jährige Patientin. Sexuelle Gewalt in der Kindheit und Jugend.
»Schon seit ich sieben Jahre alt bin, habe ich immer wieder diese Gewaltfantasien. Früher habe ich mich selbst dafür bestraft, dass ich sie hatte. Dann habe ich jemanden kennengelernt, der mir erklärt hat, dass ich wohl auf BDSM stehe. Er hat mich in die Szene eingeführt. Ich habe mich ausgeliefert und quälen lassen, Regeln und Grenzen gab es nicht. Das fühlte sich unglaublich intensiv und vertraut an, aber hinterher war ich immer völlig fertig. Ich hatte einen psychischen Zusammenbruch nach dem anderen und habe immer mehr dissoziiert. Erst als ich mich meiner Therapeutin anvertraut habe, ist mir allmählich klargeworden, dass ich im BDSM mein Trauma jedes Mal aufs Neue durchmache.«

Das Akronym BDSM steht für Fesselung und Disziplinierung (*Bondage and Discipline*; BD), Dominanz und Unterwerfung (*Dominance and Submission*; DS) sowie Sadismus und Masochismus (*Sadism and Masochism*; SM). Spätestens seit dem Erfolg der Roman- und Film-Trilogie »Fifty Shades of Grey« ist BDSM Trend und weit verbreitet. Einvernehmliche BDSM-Praktiken haben keinen Krankheitswert und scheinen auch nicht besonders häufig mit früheren Gewalterfahrungen in Zusammenhang zu stehen. Für traumatisierte Menschen kann BDSM mitunter eine Ressource sein und manchmal sogar der Bewältigung traumatischer Erfahrungen dienen. In anderen Fällen wird BDSM für traumatisierte Menschen jedoch gefährlich, wenn es nämlich dabei zu Retraumatisierungen und Reviktimisierungen kommt (Kratzer et al. 2021).

Sexuelle Funktionsstörungen

FALLBEISPIEL Mitte 40-jähriger Patient. PTBS nach Autounfall.
»Seit dem Unfall ist alles anders. Auch beim Sex. Der Penis wird nicht mehr richtig groß und wenn doch, hält das nicht lange. Der Sex erregt mich auch nicht mehr wie früher, oft hab ich gar keine Lust darauf. Meine Frau ist dadurch ganz schön gestresst. Sex war früher etwas sehr Verbindendes für uns. Das ist ganz verloren gegangen.«

Menschen, die ein Trauma erlitten haben, haben häufiger als andere mit sexuellen Funktionsstörungen zu tun (Biedermann 2018). Viele haben kein Verlangen nach Sex und sind lustlos. Betroffene Frauen empfinden keine körperliche Erregung oder werden an Vagina und Vulva nicht feucht genug, um eine Stimulation als angenehm erleben zu können oder einen Penis in sich aufzunehmen. Betroffene Männer stellen fest, dass ihr Penis nicht mehr richtig fest wird oder die Erektion schneller wieder verloren geht als ihnen lieb ist. Andere haben Probleme, einen Orgasmus zu erreichen oder kommen viel zu schnell. Fehlendes sexuelles Verlangen, Erregungs- und Orgasmusprobleme können bei traumatisierten Menschen durch eine PTBS, aber auch durch andere psychische oder körperliche Faktoren verursacht oder mitbedingt sein (Biedermann 2018). Je nachdem, welches Beschwerdebild vorliegt, kann nach ICD-11 eine oder mehrere der folgenden Diagnosen vergeben werden:

Störung mit vermindertem sexuellem Verlangen (HA00)

Fehlen oder deutliche Verringerung des Verlangens oder der Motivation zu sexuellen Aktivitäten.
Äußert sich durch mindestens eine der folgenden Eigenschaften:

- fehlendes/vermindertes
  - spontanes Verlangen (sexuelle Gedanken oder Fantasien)
  - reaktives Verlangen auf erotische Reize und Stimulation
- Unfähigkeit, das Verlangen oder Interesse an einer einmal begonnenen sexuellen Aktivität aufrechtzuerhalten

Erregungsstörungen (HA01)

Sexuelle Erregungsstörung der Frau (HA01.0)
Fehlen oder deutliche Verringerung der Reaktion auf sexuelle Stimuli.
Äußert sich durch mindestens eine der folgenden Eigenschaften:

- fehlende/verminderte
  - genitale Reaktion, einschließlich vulvovaginaler Lubrikation, Schwellung und Empfindlichkeit der Genitalien
  - nicht-genitale Reaktion, z. B. Festwerden der Brustwarzen, Erröten der Haut, Erhöhung von Atem-, Herzfrequenz und Blutdruck
- vermindertes Gefühl sexueller Erregung (sexuelle Begeisterung und sexuelles Vergnügen) bei jeder Art sexueller Stimulation

Die Beschwerden treten auf trotz des Wunsches nach sexueller Aktivität und trotz adäquater sexueller Stimulation.

Erektionsstörung des Mannes (HA01.1)
Fehlende oder deutlich verringerte Fähigkeit des Mannes, eine Erektion von ausreichender Dauer oder Steifheit zu erreichen oder aufrechtzuerhalten, um sexuelle Aktivität zu ermöglichen.
Die Beschwerden treten auf trotz des Wunsches nach sexueller Aktivität und trotz adäquater sexueller Stimulation.

Orgasmusstörungen (HA02)

Anorgasmie (HA02.0)
Fehlen oder ausgeprägte Seltenheit von Orgasmen oder deutlich verminderte Intensität der orgasmischen Empfindungen. Bei Frauen gehört dazu auch eine deutliche Verzögerung des Orgasmus, die bei Männern als verzögerte männliche Ejakulation diagnostiziert würde.
Die Beschwerden treten auf trotz des Wunsches nach sexueller Aktivität und Orgasmus und trotz adäquater sexueller Stimulation.

Ejakulationsstörungen (HA03)

Vorzeitige Ejakulation des Mannes (HA03.0)
Ejakulation, die vor oder innerhalb einer sehr kurzen Zeitspanne nach Beginn der vaginalen Penetration oder einer anderen relevanten sexuellen Stimulation erfolgt, wobei keine oder nur eine geringe Kontrolle über die Ejakulation empfunden wird.

Verzögerte Ejakulation des Mannes (HA03.1)
Unfähigkeit, eine Ejakulation zu erreichen oder übermäßige Ejakulationsverzögerung.
Die Beschwerden treten auf trotz des Wunsches zu ejakulieren und trotz adäquater sexueller Stimulation.

Tab 30-1: Sexuelle Funktionsstörungen in der ICD-11
Die Beschwerden treten episodisch oder anhaltend über einen Zeitraum von **mindestens mehreren Monaten** auf und sind mit klinisch bedeutsamem **Leidensdruck** verbunden.

Voraussetzung für das Stellen der Diagnose einer sexuellen Funktionsstörung ist das Vorhandensein eines Leidensdrucks. Ein Teil der Betroffenen fühlt sich jedoch nicht besonders beeinträchtigt, wenn weder Verlangen nach Sex noch Erregung da sind oder es nicht zum Orgasmus kommt. Lustlosigkeit bietet einigen vielmehr eine Begründung dafür, keinen Sex haben zu müssen. Zusätzlich bringen sexuelles Verlangen, Erregung und Orgasmen manche traumatisierte Frauen stark in Bedrängnis, sodass sie eher erleichtert sind, wenn es nicht dazu kommt (Stephenson et al. 2012). Manche Betroffene mussten nämlich während des Missbrauchs erleben, wie ihr Körper unwillkürlich mit Erregung und Orgasmen reagierte, und zwar gegen ihren Willen und trotz starker Abneigung. Nehmen sie heute erneut Lust und Erregung bei sich wahr, werden sie getriggert oder werten sich selbst dafür ab.

FALLBEISPIEL Anfang 30-jährige Patientin. Sexuelle Gewalt in der Kindheit.
»Wenn ich mich selbst an der Vulva berühre oder meine Partnerin meine Klitoris stimuliert und das für mich erregend ist, kommen sofort Schuldgefühle. Und Gedanken: ›Mit mir stimmt was nicht.‹ – ›Ich bin schuld, dass es dazu gekommen ist‹ (zu dem Missbrauch durch den Großvater) – ›Hätte ich das nicht gemacht, wäre er nicht verurteilt worden‹. Schließlich habe ich ja gewollt, was passiert ist. Das beweist mein Körper, denn ich bin oft dabei feucht geworden.«

Störung mit zwanghaftem Sexualverhalten (früher Hypersexualität, »Sexsucht«)

FALLBEISPIEL Mitte 20-jähriger Patient. Emotionale und körperliche Gewalt in der Kindheit.
»Frauen sind nicht lange attraktiv für mich. Wenn ich ein paar Mal mit ihnen geschlafen habe, verliere ich die Lust und bekomme keine Erektion mehr. Zum Orgasmus komme ich sowieso nicht beim Sex. Das klappt nur, wenn ich mich mit Pornos selbst befriedige. Aber ich brauche harte Filme, damit es klappt. Das grenzt schon an Gewalt. Einer Frau würde ich das niemals antun. ›Normaler Sex‹ löst einfach nichts in mir aus. Ich habe schon ein paarmal versucht, die Pornos wegzulassen, aber ohne kann ich nicht mehr. Dann werde ich gereizt und depressiv und kriege nichts mehr auf die Reihe. An manchen Tagen konsumiere ich vier, fünf Stunden und kann erst aufhören, mich zu stimulieren, wenn der Penis wund ist. Ich war noch im Kindergarten, als ich zum ersten Mal einen Porno gesehen habe. Mit 10 Jahren bekam ich dann ein Smartphone und hab selbst danach gesucht.«

Wenn ein unkontrollierbarer Drang danach besteht, Pornos zu schauen, zu masturbieren oder Sex zu haben – mit derselben oder immer wechselnden Person(en) – wird oft von »Sexsucht« oder Hypersexualität gesprochen. Die Impulskontrollstörung, die dem Verhalten zugrunde liegt und suchtartig, zwanghaft oder dissoziativ ausgeprägt sein kann (Bancroft 2008), hat die Funktion, belastende Gefühle und Stimmungen auszugleichen (Hartmann 2017). Neben sexuellen sind auch körperliche oder emotionale Gewalterfahrungen in der Kindheit als Risikofaktoren für Hypersexualität beschrieben (von Franqué & Briken 2018a).

In der ICD-11 wird das Beschwerdebild

zukünftig erstmals vertreten sein, und zwar als Störung mit zwanghaftem Sexualverhalten (6C72). Die Diagnose kann gestellt werden, wenn intensive, wiederkehrende sexuelle Impulse und Triebe dauerhaft nicht kontrolliert werden können, so dass es zu wiederkehrendem Sexualverhalten kommt.

Die wiederkehrenden sexuellen Aktivitäten rücken dabei so in den Mittelpunkt des Lebens, dass Gesundheit, Körperpflege oder andere Interessen, Aktivitäten und Verantwortlichkeiten vernachlässigt werden. Gleichzeitig werden die Aktivitäten fortgesetzt, und zwar trotz nachteiliger Folgen oder obwohl sie wenig oder keine Befriedigung hervorrufen. Zahlreiche erfolglose Bemühungen, das Verhalten deutlich zu reduzieren, bleiben erfolglos.

Die Beschwerden bestehen über einen Zeitraum von mindestens 6 Monaten und verursachen ausgeprägten Leidensdruck oder erhebliche Beeinträchtigungen in persönlichen, familiären, sozialen, schulischen, beruflichen oder anderen wichtigen Funktionsbereichen. Ein Leidensdruck, der ausschließlich mit moralischen Urteilen und der Missbilligung sexueller Impulse, Triebe oder Verhaltensweisen zusammenhängt, reicht nicht aus, um diese Anforderung zu erfüllen.

Probleme bezüglich der sexuellen Orientierung und des Geschlechtserlebens

In der psychotraumatologischen Arbeit trifft man gelegentlich auch auf Betroffene, die berichten, dass ihre traumatischen Erfahrungen einen Einfluss darauf hatten, nach welchem Geschlecht sie sich in Partnerschaften oder der Sexualität orientieren. Frauen, die sexuelle Gewalt durch männliche Täter erlebt haben, sind zum Beispiel manchmal lieber mit gleichgeschlechtlichen Partnerinnen zusammen, weil sie sich durch Männer zu getriggert und bedroht fühlen. Einige dieser Frauen teilen mit ihrer Partnerin körperliche Nähe und Sexualität, für andere ist das nicht von Bedeutung. Männer hingegen, die von Männern missbraucht wurden, und homo- oder bisexuell leben, fühlen sich manchmal verunsichert und fragen sich, ob ihre sexuelle Orientierung womöglich eine Folge der Missbrauchserfahrungen ist: »Habe ich vielleicht nur deshalb Sex mit Männern, weil es ein Mann war, der mich missbraucht hat? Und bin ich nicht eigentlich heterosexuell?«. Eine Studie, die der Frage nachging, ob sexuelle Missbrauchserfahrungen bei der Entwicklung der sexuellen Orientierung eine Rolle spielen, schätzte deren Einfluss für das Eingehen gleichgeschlechtlicher sexueller Kontakte auf 21%, für die homosexuelle Anziehung auf 9% und für die homo- oder bisexuelle Identität auf 23% (Roberts et al. 2013). Dies ist einer der wenigen wissenschaftlichen Hinweise darauf, dass für einzelne Personen mit Missbrauchserfahrungen Homo- oder Bisexualität womöglich Ausdruck eines Bewältigungsversuchs sein kann.

Auch das Geschlechtserleben von traumatisierten Menschen kann manchmal verändert sein, z. B. wenn eine sexuell traumatisierte Frau lieber ein Mann wäre und ihre Brüste entfernen lassen möchte, weil sie in ihrem Erleben dadurch zur Zielscheibe für weitere Übergriffe wird. Belastbare wissenschaftliche Belege dafür, dass traumatische Erfahrungen ein verändertes Geschlechtserleben bedingen können, sind mir nicht bekannt. Besteht eine ausgeprägte und anhaltende Nichtübereinstimmung zwischen dem empfundenen und dem zugewiesenen Geschlecht, kann eine Geschlechtsinkongruenz im Jugend- oder Erwachsenenalter diagnostiziert werden. Diese kann zu dem Wunsch nach einer Transition führen, um als Person des empfundenen Geschlechts zu leben und akzeptiert zu werden. Dabei kann der Wunsch nach einer Hormonbehandlung, chirurgischen Eingriffen oder anderen Gesundheitsdienstleistungen bestehen, um den Körper an das empfundene Geschlecht anzupassen. Die Diagnose kann nicht vor dem Einsetzen der Pubertät gestellt werden. Geschlechtsvariante Verhaltensweisen und Vorlieben allein sind keine Grundlage für die Zuweisung der Diagnose.

Belastungen entstehen für Betroffene oft dann, wenn sie in ihrem Identitätsgefühl verunsichert sind, sich selbst nicht akzeptieren können, sie Problemen beim Coming out oder durch ihre sich verändernde Lebenswelt begegnen oder sie aufgrund ihrer sexuellen Orientierung oder ihrer Geschlechtsidentität Minoritätenstress, Stigmatisierung oder Gewalt erleben müssen (Garcia Nuñez & Schneeberger 2018). Sofern als Reaktion auf die Belastungen eine psychische Erkrankung entstanden ist (z. B. eine Anpassungsstörung, Depression, Angststörung oder posttraumatische Belastungsstörung), kann die dazu passende Diagnose gestellt werden.

Sexualdelinquenz

Sexuelle Übergriffe werden überwiegend von Männern begangen, wobei in 10 % bis 20 % der Fälle von sexuellem Kindesmissbrauch Frauen die Täterpersonen sind (UBSKM 2021). In einer US-amerikanischen Studie traten Frauen insbesondere dann als Täterinnen in Erscheinung, wenn es um sexuelle Übergriffe gegen männliche Personen ging. Männer, die ungewollt angefasst oder zur Penetration einer Täterperson gezwungen worden waren, berichteten überwiegend, Frauen hätten dies mit ihnen getan, und zwar in 55 % bzw. 83 % der Fälle (Breiding 2014).

Personen, die anderen sexuelle Gewalt zufügen, waren als Kinder zum Teil selbst sexuellen Übergriffen ausgesetzt. Hinweise dazu finden sich bei Täterpersonen, die gegen Kinder (Whitaker et al. 2008), Jugendliche oder Erwachsene sexuell gewalttätig geworden sind (Tharp et al. 2013). In den beiden genannten Übersichtsarbeiten wurden zwar keine Unterschiede zwischen männlichen und weiblichen Täterpersonen dargestellt, dafür wurden eine Vielzahl von Risikofaktoren für die Gesamtpopulation beschrieben:

Bei Täterpersonen, die Kinder sexuell missbraucht hatten, waren das neben harter Disziplinierung und eigenen sexuellen und körperlichen Gewalterfahrungen in der Kindheit auch verschiedene psychische Symptome und Störungsbilder, die nach traumatischen Lebenserfahrungen regelmäßig anzutreffen sind, z. B. Externalisierung, Einsamkeit, Lebensstilinstabiltät/-impulsivität, Probleme mit intimen Beziehungen, antisoziale und Cluster-A/B-Persönlichkeitsstörungen, soziale Defizite, externale Kontrollüberzeugung, Paranoia/Misstrauen, geringer Selbstwert, Bindungsprobleme, Depression, Aggressivität/Gewaltausübung, sexuelle Probleme, Substanzmissbrauch, Ärger/Feindseligkeit, Empathiedefizite, Ängste, Delinquenz ohne Gewaltausübung oder das Fehlen sozialer Skills. Auch Einflussfaktoren wie ein Interesse an Sex mit Kindern und Einstellungen, die Sex mit Kindern tolerierten und die Schuldhaftigkeit dafür minimierten, spielten eine Rolle (Whitaker et al. 2008). Studien, die Frauen als Täterinnen von sexuellem Kindesmissbrauch befragt haben, stellten zudem fest, dass viele von ihnen selbst psychische, sexuelle und/oder körperliche Gewalt erlebt hatten (Tozdan et al. 2019). Bei Berner et al. (2009) berichten mehr als 50 % von eigenen sexuellen und/oder körperlichen Gewalterfahrungen.

PÄDOPHILIE UND TÄTERSCHAFT SIND NICHT DASSELBE

Nur etwa die Hälfte der männlichen Täter, die Kinder sexuell missbrauchen, weist eine pädophile Neigung auf. Andere Täter fühlen sich sexuell nicht besonders zu Kindern hingezogen und handeln aus anderen Motiven (Tenbergen et al. 2015). Für weibliche Täterinnen ist eine solche Unterscheidung wissenschaftlich noch nicht dargestellt worden (Tozdan et al. 2019). Wie es zur Pädophilie kommt und inwieweit eigene traumatische Erfahrungen dabei eine Rolle spielen, ist wissenschaftlich nicht ausreichend geklärt. Das hat auch damit zu tun, dass bisherige Studien ganz überwiegend im Hellfeld mit Personen durchgeführt wurden, die bereits einen Übergriff begangen hatten, so dass letztlich nicht klar ist, ob die Merkmale, die in der Vergangenheit mit Pädophilie in Verbindung gebracht wurden, nicht eher das Risiko für Täterschaft erhöhen (Tenbergen et al. 2015). Längst nicht alle Menschen mit einer pädophilen Neigung missbrauchen außerdem Kinder. In vielen Fällen äußert sich die Neigung allein auf der Fantasieebene und schadet keinem Kind. Erst wenn weitere Faktoren dazu kommen, leben pädophile Menschen ihre Neigung auch tatsächlich mit Kindern aus (Bayer 2021).

Nach ICD-11 kann eine Pädophile Störung (6D32) dann diagnostiziert werden, wenn ein anhaltendes, fokussiertes und intensives Muster sexueller Erregung besteht, das sich in wiederkehrenden sexuellen Gedanken, Fantasien, Bedürfnissen oder Verhaltensweisen äußert und sich auf vorpubertäre Kinder bezieht. Zusätzlich muss die Person entsprechend den Gedanken, Fantasien oder Bedürfnissen gehandelt haben oder deutlich unter diesen leiden.

Auch für Täterpersonen, die gegenüber Jugendlichen und Erwachsenen sexuell gewalttätig geworden waren, wurden sexuelle, körperliche und emotionale Gewalterfahrungen in der Kindheit als Risikofaktoren beschrieben, aber auch das Miterleben von elterlicher Gewalt und Familienkonflikten. Auch Prozesse[3] und Konflikte innerhalb einer intimen Beziehung spielten eine Rolle, ebenso wie Aggressivität, Dominanz, Akzeptanz von Gewalt, Delinquenz, Störungen des Sozialverhaltens, fehlende Empathie sowie eine starke Motivation Sex zu haben bzw. hoher Sex Drive. Auch wenn die befragten Personen traditionellen Geschlechterrollen verhaftet waren, hypermaskulin auftraten[4], frauenfeindlich waren, die sexuellen Absichten ihres Gegenübers fehlinterpretierten – z. B. Freundlichkeit mit sexuellem Interesse verwechselten oder die Ablehnung einer Frau als »scheinbaren Widerstand«

---

3 Unter Prozessen in intimen Beziehungen wurden zum Beispiel schlechte Kommunikation, Konfliktvermeidung, kontrollierendes Verhalten und emotionaler Rückzug verstanden.

4 Hypermaskulinität beschreibt ein stereotypes Männlichkeitsverhalten, das körperliche Stärke, Aggressivität und Sexualität stark betont und sich durch einen Mangel an Empathie gegenüber Frauen auszeichnet, insbesondere in der Sexualität. Heute wird in diesem Zusammenhang oft von toxischer Männlichkeit gesprochen.

deuteten –, Vergewaltigungsmythen akzeptierten und in ihrer Peergroup erlebt hatten, dass ein Druck besteht Sex haben zu müssen, Peers erzwungenen Sex befürworteten oder sich sogar sexuell aggressiv verhielten, war das Risiko für sexuelle Gewalttaten erhöht. Dasselbe galt für den Konsum von Pornographie (Tharp et al. 2013). Viele der hier genannten Risikofaktoren spiegeln soziokulturelle Einflüsse, die bis heute wirksam sind und den Umgang mit Sexualität in unserer Gesellschaft stark belasten (→Kap. 30.2).

Sexuelle Probleme bei psychischen Erkrankungen

Traumatisierungen spielen bei der Entstehung vieler psychischer Erkrankungen eine wichtige Rolle. Gleichzeitig sind psychische Erkrankungen häufig von sexuellen Problemen begleitet (Signerski et al. 2018). Das sexuelle Problem kann dabei

- Ausdruck der psychischen Erkrankung sein (z. B. sexuelle Ängste als Symptombereich einer Angststörung),
- eine Folge der psychischen Erkrankung sein (z. B. Erektionsstörungen bei jahrelangem Substanzmissbrauch),
- oder auslösend für die psychische Erkrankung sein (z. B. Depression infolge eines Vaginismus).

Teilweise lassen sich auch bidirektionale Zusammenhänge beobachten. So kann zum Beispiel eine Pornosucht die Funktion haben, depressive Verstimmungen zu verdrängen. Andererseits können die Pornosucht und deren Folgen (Probleme in Beziehungen und am Arbeitsplatz, Schulden) dazu führen, dass sich die Depression immer weiter verschlechtert.

Welche sexuellen Probleme bei welchen psychischen Erkrankungen besonders häufig auftreten, erklärt diese Übersicht:

Depression: Nicht nur Sexsucht (Schultz et al. 2014) ist bei depressiven Menschen häufiger als bei anderen, sondern auch sexuelle Funktionsstörungen wie Lustlosigkeit, Erregungs- oder Orgasmusstörungen (Clayton et al. 2009).

Angststörungen: Panikstörungen, Agoraphobie und die generalisierte Angststörung sind regelmäßig von Lustlosigkeit, Erregungs- oder Orgasmusstörungen begleitet. Schmerzen beim Geschlechtsverkehr sind bei diesen Erkrankungen ebenfalls besonders oft anzutreffen (Forbes & Schniering 2013). Wer unter einer sozialen Phobie leidet, hat außerdem oft Schwierigkeiten, Sexpartner zu finden. Manche Betroffene weichen deshalb auf Sexdienstleistungen aus (Bodinger et al. 2002). Beim Sex erleben Männer mit sozialer Phobie besonders oft frühzeitige Samenergüsse (Corretti 2006).

Zwangsstörung: Auch bei Zwangserkrankungen sind sexuelle Funktionsstörungen besonders häufig. Zusätzlich kann es zu Zwangsgedanken mit ego-dystonen sexuellen Inhalten kommen (wie z. B. Befürchtungen sich sexuell übergriffig zu verhalten oder Sex mit Tieren zu praktizieren). Zwanghaftes sexuelles Verhalten (Real 2013) und Ängste beim Sex kontaminiert zu werden sind bei diesen Erkrankungen ebenfalls vermehrt anzutreffen (Bloch et al. 2008).

Essstörung: Sexuelle Funktionsstörungen sind auch bei Essstörungen besonders häufig (Castellini et al. 2016). Bei Bulimie ist zudem oft impulsives und riskantes Sexualverhalten anzutreffen, während anorektisches Essverhalten eher mit einer restriktiven Sexualität einhergeht (Westen & Harnden-Fischer 2001, Eddy et al. 2004).

Substanzmissbrauch: Sexuelle Funktionsstörungen (Bitzer 2013) und sexuelles Risikoverhalten (s. o.) sind häufige Begleiterscheinungen von starkem Alkoholkonsum (Vallejo-Medina & Sierra 2013). Auch zwischen sexueller Täterschaft und Substanzmissbrauch bestehen Zusammenhänge (WHO 2010).

Borderline-Persönlichkeitsstörung: Traumatisierungen – insbesondere sexuelle Gewalterfahrungen – wurden bereits als eine mögliche Ursache sexueller Störungen von Personen mit Borderline-Persönlichkeitsstörungen beschrieben (Dulz 2009; Frías et al. 2016; Lohmer & Wernz 2009; Signerski-Krieger et al. 2015; Schulte-Herbrüggen et al. 2009; Wiederman & Sansone 2009; Zanarini et al. 2003). Und tatsächlich weisen die sexuellen Störungen, die mit der Borderline-Persönlichkeitsstörung in Zusammenhang stehen, große Ähnlichkeit mit den oben beschriebenen Beschwerdebildern auf:

- Bedrohungsgefühle: Sexualität wird als Grenzüberschreitung oder Unterwerfung erlebt (Lohmer & Wernz 2009).
- Dissoziation bei sexueller Aktivität (Lohmer & Wernz 2009; Zanarini et al. 2003).
- Negative Gefühle in Verbindung mit Sexualität und Solosex (Signerski-Krieger et al. 2015).
- Schmerzen bei der Sexualität (Schulte-Herbrüggen et al. 2009).
- Sexuelle Funktionsstörungen (Schulte-Herbrüggen et al. 2009; Signerski-Krieger et al. 2015).
- Vermeidung von Sexualität (Frías et al. 2016; Lohmer & Wernz 2009; Zanarini et al. 2003) und geringe sexuelle Aktivität (Schulte-Herbrüggen et al. 2009).
- Sexuelle Impulsivität und Hypersexualität (Lohmer & Wernz 2009): Die sexuelle Impulsivität ist Ausdruck der allgemeinen Impulsivität von Personen mit Borderline-Störungen. Sie äußert sich als intensive Beschäftigung mit Sexualität, Gelegenheitssex, eine größere Anzahl von Intimpartnern und einen lebensgeschichtlich besonders frühen Beginn von Sexualität (Frías et al. 2016; Sansone & Sansone 2011). Die Impulsivität kann ein Mittel sein, um Partner und Partnerinnen an sich zu binden und Verlassenheitsängste abzuwehren (Tragesser & Benfield 2012).
- Sexuelles Risikoverhalten, das sexuell übertragbare Erkrankungen und sexuelle Viktimisierungen bedingen kann (Frías et al. 2016; Sansone & Sansone 2011). Auch hierbei kann es darum gehen, Partner und Partnerinnen an sich zu binden und Verlassenheitsängste abzuwehren (Tragesser & Benfield 2012).
- Selbstgefährdende sexuelle Praktiken werden eingesetzt, um Ängste vor Nähe, Beziehung, Schwäche oder »dem Leben an sich« abzuwehren (Dulz 2009).
- Selbstverletzen und Suizidalität bei sexueller Aktivität (Zanarini et al. 2003).
- Nicht-heterosexuelles Verhalten (Kernberg 2009; Wiederman & Sansone 2009; Sansone & Sansone 2011; Frías et al. 2016), möglicherweise als Ausdruck der Identitätsunsicherheit und Impulsivität bei Borderline-Persönlichkeitsstörungen (Wiederman & Sansone 2009).
- Geschlechtsinkongruenz und Geschlechtsdysphorie infolge der allgemeinen Instabilität von Selbstbild und Identität bei Borderline-Persönlichkeitsstörungen (Seikowski 2008; Frías et al. 2016).

- Paraphilien wie Voyeurismus, Masochismus, Sadismus, Exhibitionismus und Fetischismus (Kernberg 2009).
- Sexualdelinquenz (Briken 2009).

Bipolare Störung: In manischen Phasen kommt es möglicherweise vermehrt zu Hypersexualität, Promiskuität und riskantem sexuellem Verhalten wie ungeschütztem Sex (Marengo et al. 2015).

Schizophrenie: Sexuelle Funktionsstörungen treten bei Personen mit Schizophrenie gehäuft auf, und zwar in der Prodromalphase, bei Erstmanifestation (Marques et al. 2012) und auch im chronischen Verlauf (Westheide et al. 2007).

30.2 Soziokulturelle Einflüsse, um die man wissen sollte

Was ist eigentlich Sexualität? Bis heute gehen viele davon aus, Sex zu haben sei vor allem die Folge eines biologischen Triebs, der regelmäßig befriedigt werden müsse. Ein bisschen, wie bei einem Wasserkessel auf dem Feuer, bei dem man den Druck immer

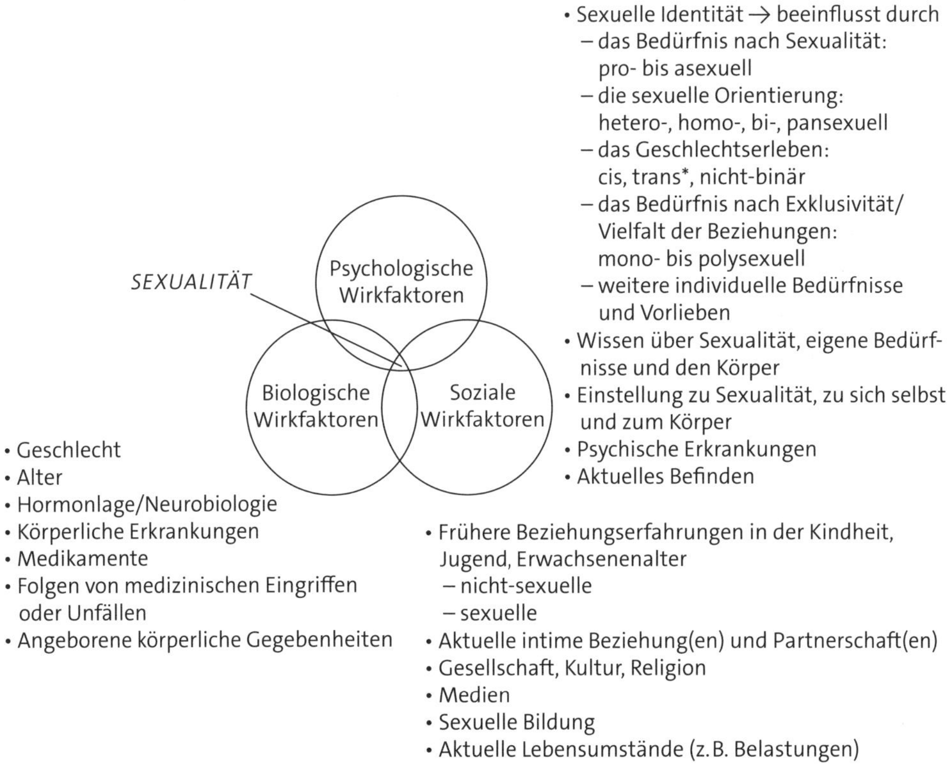

Abb. 30.1: Biopsychosoziales Modell von Sexualität

wieder ablassen muss, damit er nicht verbeult oder zerplatzt. Bisweilen wird deshalb auch vom »Dampfkesselmodell« der Sexualität gesprochen, wenn von dem Verlangen danach die Rede ist (Schmidt 2014). Sex zu haben wiederum bedeute, den Penis in die Vagina einzuführen und sich so lange vor und zurück zu bewegen, bis es zum Samenerguss komme. Das sei normal, gesund und begehrenswert, fühle sich für alle Beteiligten schön und lustvoll an und klappe fast von alleine. Der richtige Platz dafür sei die Beziehung zwischen Mann und Frau, und die beschränke sich ausschließlich auf diese beiden Menschen. Bei wem all das nicht so sei, mit dem stimme etwas nicht. Die oder der sei irgendwie »komisch« oder auch »schräg« und bedürfe vielleicht sogar einer Behandlung.

Während diese stereotypen Schilderungen, an die nicht wenige glauben, ein einseitiges und einengendes Bild von Sexualität immer und immer wieder reproduzieren, sind die Realitäten und Bedürfnislagen vieler Menschen völlig andere. Was Sexualität für jeden einzelnen Menschen bedeutet, ist so viel individueller und das Ergebnis eines Zusammenspiels vielfältigster Faktoren. Was uns dabei alles prägt und beeinflusst, kann auch die Abbildung (→Abb. 30-1) nur in Ansätzen erahnen lassen. Mittlerweile ist man sich in der Fachwelt einig, dass alles, was keinen Leidensdruck verursacht und nicht die eigene Person oder ein Gegenüber schädigt, erstmal okay ist und nicht unzulänglich, falsch oder krank. Und dass es in der Sexualität unglaublich viele Facetten und Möglichkeiten gibt – aber keine Standards, die erfüllt werden müssen. Denn Sexualität kann sich nur gut anfühlen, wenn sie den eigenen, ganz persönlichen Bedürfnissen entspricht – und nicht den Ideen anderer.

Dass das aber nur langsam in den Köpfen ankommt, hat mit Gesellschaft, Kultur und im digitalen Zeitalter mehr als je zuvor mit den Medien zu tun. Die Strömungen, die längst widerlegte Stereotype und Mythen über Sexualität immer aufs Neue in Umlauf bringen, sind stark. Im Netz, in Zeitschriften und Büchern, Film und TV, der Musik, der Werbung und in Pornos erfahren wir, wie Sex angeblich zu sein hat – dynamisch, leidenschaftlich und ausdauernd, dabei höchst lustvoll und von einem intensiven Orgasmus getoppt. Nicht nur alle denkbaren Stellungen sind zu beherrschen. Penetration ist Pflicht – vaginal, oral oder anal – sonst sei es kein »richtiger Sex«. Der Penis des Mannes steht und kommt immer und auch jede Frau kann einen Orgasmus haben, wenn sie es nur richtig anstellt.

Nie ging es in den Medien offener, direkter und expliziter zu als heute. Alles scheint möglich. Im Netz und auf dem Smartphone ist Sex stets nur wenige Klicks entfernt: Menschen chatten auf Social Media, in Dating-Apps und Foren, treffen sich wenige Nachrichten später zum romantischen Date oder One-Night-Stand. Früher als ungewöhnlich empfundene Vorlieben wie Dominanz, Unterwerfung und SM, Fetische jeder Couleur, offene Beziehungen und Polyamorie oder auch Analsex sind Trend und werden rege diskutiert. Auch sonst sind die digitalen Möglichkeiten vielfältig: Per Text und Bild werden erotische Nachrichten geteilt, per Videochat hat man Sex zu zweit, zu dritt oder mit mehreren. Zwischendurch sieht man sich den nächsten Pornoclip an. Was Menschen, die sich noch an eine Welt ohne Internet erinnern, vielleicht verwundert, kennen jüngere Generationen nicht anders. Die *digital natives*, wie man sie nennt, sind mit dem Netz groß geworden und wurden vor allem dort über Sex aufklärt – auch weil sich sexuelle Bildung durch Eltern und Schulen bis heute auf ein paar wenige Infos zu Koitus, Verhütung und Safer Sex beschränkt.

Dass Sexualität sich seit der Jahrtausendwende radikal liberalisiert und wir uns immer weiter wegbewegen von verstaubter Moral und Tabus, ist zum großen Teil der digitalen Entwicklung zu verdanken und den Menschen, die sie mitgestalten. Doch nicht allen geht es gut damit. Denn das neue Normal macht auch Druck. Immer mehr geht es um Leistung in den Betten. Wie man es richtig macht, damit man als Liebhaberin oder Liebhaber etwas taugt. Darüber, wo die eigenen Wohlfühlgrenzen liegen, haben viele noch nie so richtig nachgedacht. Bloß nicht verklemmt sein, sondern offen für alles, und dabei dem Gegenüber eine gute Performance bieten. Anstatt sich beim Sex frei zu fühlen, sind viele gestresst, verunsichert und haben das Gefühl, nicht mithalten zu können. Doch am offenen Gespräch genau darüber und an der bitter nötigen sexuellen Bildung fehlt es noch immer. Dabei könnte man durch mehr Wissen über Sex und Beziehungen nicht nur jungen Menschen einen informierten, bewussten und selbstbestimmten Umgang mit Sexualität vermitteln und auch sexueller Gewalt in vielen Fällen vorbeugen.

Zusätzlich fixieren die Ausläufer des Patriarchats Frauen und Männer in festgelegten Rollen, die eine Sexualität auf Augenhöhe verhindern, weil »er braucht es ja« und »wenn ihr das nichts gibt, liegt das an ihr«. Warum sie will, was er will, erklärt Sandra Konrad in ihrem Buch »Das beherrschte Geschlecht« (2018). Sie zeigt auf, wie Geschlechterklischees und ungleiche Regeln und Rechte es Frauen bis heute schwer machen, in der Sexualität gleichberechtigt, frei und selbstbestimmt zu sein. Ein Verführungsnarrativ erklärt derweil stets aufs Neue, wenn man von ihnen Sex wolle, müsse man Frauen erobern. Sie würden sich zieren und zeigten deshalb oft erstmal kein Interesse. Deshalb solle Mann nachhaken, ihr »den Kopf verdrehen«, sie »VER-führen«. Eigentlich wolle sie es ja so. Wenn sie Nein sage, heiße das eigentlich Ja. Dass wir hier von Grenzüberschreitung statt Einvernehmlichkeit sprechen und die Schwelle zum Übergriff niedrig liegt, ist längst nicht jedem klar. Es ist noch nicht so lange her, da stand es Männern zu, sich die Frauen »zu nehmen«, die sie begehrten. Deshalb lässt sich das Verführungsnarrativ auch als Nebenprodukt einer Vergewaltigungskultur verstehen (Sanyal 2020). Noch 1966 wurde in Deutschland höchstrichterlich bekräftigt, die Frau sei zur Erfüllung ihrer »ehelichen Pflicht« angehalten. Erst seit 1997 ist Vergewaltigung in der Ehe strafbar. Und bis 2016 hat es gedauert anzuerkennen, dass eine sexuelle Handlung gegen den erkennbaren Willen immer eine Straftat ist, auch wenn dabei keine körperliche Gewalt oder Zwang ausgeübt wurde. Erst seitdem heißt Nein auch wirklich Nein – zumindest in der Theorie. Sexuelle Gewalt ist ein strukturelles Thema und das Ergebnis soziokultureller Einflüsse, die ein Machtverhältnis von Männern gegenüber Frauen aufrechterhalten. Das machen auch die Ergebnisse der Übersichtsarbeit von Tharp et al. (2013) deutlich (s. o., Abschnitt zu Sexualdelinquenz). Viele der aufgeführten Tätereigenschaften sind Ausdruck genau dieses Machtanspruchs. Es braucht sie dringend, die Bewegungen wie #metoo und die dritte feminstische Welle – auch für eine bessere Prävention von (sexueller) Gewalt gegen Frauen.

Eine besondere Rolle in dieser Gemengelage spielt Online-Pornographie. Und die ist in Deutschland weit verbreitet: Etwa zwei von drei Männern und eine von sechs Frauen haben im letzten Monat mindestens einmal Pornos konsumiert (Matyniuk & Dekker 2018). Schon für einen Großteil der Jugendlichen gehören die Sexfilme heute dazu. Viele von ihnen werden durch sie über Sex aufgeklärt. In der neunten bis zehnten Klasse konsumieren bereits etwa jeder zweite Junge und jedes 13. Mädchen regelmäßig (Maschke et al. 2017). »Pornographiekonsum kann seit Einführung des Internet als eine normalisierte Dimension der sexuellen Sozialisation heranwachsender Frauen und Männer betrachtet werden«, kommentiert der Sozialwissenschaftler Norbert Zillich die neue Realität (Zillich 2011). Doch wie sieht diese Sozialisierung aus? Was wird durch Online-Pornographie vermittelt? Was macht das mit denen, die sie nutzen? Was mit ihren Partnerinnen und Partnern?

Online-Pornographie birgt Chancen und Risiken. Einigen hilft sie herauszufinden, was ihnen gefällt und was nicht. Sie werden dadurch inspiriert und entwickeln neue Ideen für den Sex. Geht es um Jugendliche, so werden ihnen »heute bereits vor und während der Pubertät differenzierte heterosexuelle Skripte, ›Drehbücher‹ in ihre Köpfe gesetzt, die sie dann schon einmal in Tagträumen und Fantasie, beim Durchstreifen ihrer sexualisierten Umwelten, beim Online-Flirt oder Online-Sex-Chat und im realen, alltäglichen Kontakt mit dem anderen Geschlecht, beim Offline-Flirt und Dating erproben können«, schreibt der Sexualwissenschaftler Gunter Schmidt. Anderen gelingt es, mithilfe der Sexvideos Unsicherheiten abzubauen, Lust auf Sex zu entwickeln und Probleme mit Erregung und Erektion oder dem Orgasmus zu überwinden. Manche Nutzende schildern, dass Pornos ihnen geholfen hätten, sich in ihren Beziehungen besser über Sex auszutauschen, mehr zu experimentieren und sich wohler zu fühlen (Kohut et al. 2017). Seit Pornographie so breit verfügbar ist, hat sich unser sexuelles Repertoire enorm vergrößert (Mercer et al. 2013) – und das ist auf der einen Seite von großem Vorteil.

Doch es gibt auch eine Schattenseite. Denn dass der Leistungsdruck beim Sex heute für viele so hoch ist, hat auch mit Pornos zu tun. Vor allem jüngeren Menschen machen die Vorbilder, die die Pornos ihnen liefern, zu schaffen. Denn diejenigen Pornos, die am meisten angeklickt werden, weil sie auf den großen Portalen kostenlos verfügbar und für jede Altersgruppe zugänglich sind, sind allzu oft nicht nur überzogen und unrealistisch, sondern objektifizierend, sexistisch und grenzverletzend. Das typische heterosexuelle Skript eines solchen Mainstream-Pornos zeigt einen dominanten Mann, der mit einer Frau tut, was er will – bis hin zu angedeuteter oder tatsächlicher Gewalt. Im Film wirkt das, als würden Frauen sich Sex genauso wünschen. Eine Studie, die 2010 in »Violence Against Women« erschienen ist (Bridges et al. 2010), analysierte 304 Szenen aus bestverkäuflichen Pornos und stellte fest, dass 88 % körperliche Aggression wie Schläge, Knebeln oder Ohrfeigen und 49 % verbale Aggression wie Beschimpfungen enthielten. In der Regel waren es Männer, die mit Frauen so umgingen – und diese Frauen reagierten auf das, was mit ihnen getan wurde, entweder lustvoll oder neutral, keinesfalls aber ablehnend. Bis heute geht es in vielen Pornos genauso zu. Was dagegen nicht gezeigt wird, ist Einvernehmlichkeit: Die Frage danach, ob etwas für die andere Person okay ist. Ob sie das möchte oder lieber nicht. Nicht alle, die so etwas sehen, können Film und Realität unterscheiden. Vor allem junge Menschen, die keine anderen Vorbilder von Sexualität kennengelernt haben, gehen nicht selten davon aus, dass Sex so ist. Unter 9.- und 10.-Klässlern, die regelmäßig Pornos konsumierten, sagten zwei von fünf von sich, dass sie im Porno viel über Sexualität lernen können. Jeder Elfte dachte, dass echter Sex genauso sei wie im Porno (Maschke et al. 2017).

Pornographie verharmlost außerdem gefährlichen Sex, wie eine Studie von Debby Herbenick deutlich macht. So finden potenziell angstauslösende Sexpraktiken wie Analsex und Würgen heute nicht nur in Pornos öfter als früher statt, sondern auch im echten Leben – und vor allem, wer Pornos nutzt, interessiert sich dafür (Herbenick et al. 2019). Bei beidem ist die Gefahr, sich zu verletzen, hoch – vor allem, wenn wenig Wissen um körperliche und emotionale Grenzen vorhanden ist. Beim Würgen kommt es immer wieder zu Unfällen mit Todesfolge, beim Analsex drohen Schmerzen, Verletzungen und Blutungen. Wird vorher keine Zustimmung erfragt, können die Praktiken Angst auslösen, wie Teilnehmende der Studie berichteten: »Ein Typ, mit dem ich Sex hatte, wollte anal. Er hielt mich fest und versuchte, in mich einzudringen. Ich konnte ihn zwar wegstoßen, so dass er nicht eindrang. Aber für ein paar Minuten war es wirklich angsterregend«, berichtete etwa ein Mann. Eine Frau schilderte, dass ihr jemand beim Sex eine Hand auf die Kehle gelegt habe und dass sie Angst hatte, sie werde erdrosselt (ebd.).

Analsex ist auch unter vielen Jugendlichen Thema. Eine britische Studie (Marston et al. 2014) befragte dazu heterosexuelle Jugendliche im Alter von 16 bis 18 Jahren, die schonmal Analsex gehabt hatten. Sowohl unter den Jungen wie auch unter den Mädchen waren viele der Ansicht, dass beim Analsex Schmerzen für die Frau nicht zu vermeiden seien. Das liege aber an der Frau. Die müsse lernen, sich zu entspannen oder sich an den Analsex zu gewöhnen. Vor allem die männlichen Jugendlichen waren es jedoch, die sich den Analsex wünschten. Sie wollten machen, was sie im Porno gesehen hatten. Und sie glaubten, für einen Mann gehöre das dazu. Wer schonmal Analsex hatte, galt als erfahren. Etliche der heranwachsenden Männer berichteten zudem, dass sie schonmal versucht hatten, Mädchen gegen deren Willen zum Analsex zu bewegen. Von vielen Mädchen in der Studie wurde übergriffiges Verhalten dieser Art als »normal« hingenommen. Auch zahlreiche andere Studien haben beobachtet, dass Männer, die Pornographie konsumieren, öfter als andere Zwang und Gewalt anwenden, um Sex zu bekommen. Inzwischen erhärtet sich der Verdacht, dass die Gewaltneigung dieser Männer tatsächlich auch auf den Einfluss der Sexfilme zurückzuführen ist (Wright et al. 2015). Wo Einfühlsamkeit, Respekt und Einvernehmlichkeit beim Sex nicht vorgelebt werden, kann sich auch kein Bewusstsein für Grenzen entwickeln. Solange sexistische und gewaltdurchsetzte Pornos kostenlos und ohne effektive Altersprüfung für alle verfügbar sind, ohne dass über die Risiken aufgeklärt und eine Kompetenz im Umgang damit vermittelt wird, können sie ihre potenziell schädigende Wirkung ungebremst entfalten. Davon betroffen sind alle Menschen, die mit Pornos direkt oder indirekt in Berührung kommen – nicht nur diejenigen, die die Filme konsumieren, sondern zum Beispiel auch die Menschen, mit denen sie Sexualität teilen.

Übrigens findet der erste Kontakt mit Pornos längst nicht immer freiwillig statt. 59 % der Mädchen und 37 % der Jungen wurden bei ihrem ersten Mal ungewollt damit konfrontiert. 29 % der Mädchen und 12 % der Jungen fühlten sich dabei unwohl, jeweils 15 % und 5 % ekelten sich. Andere fanden es dafür aufregend, eher lustig oder es war ihnen einfach egal. Etwas Explizites sehen zu müssen, das man lieber nicht gesehen hätte, kann für die sexuelle Entwicklung von Nachteil sein. Darauf weisen auch die Studienautoren Quandt und Vogelgesang (2018) hin. Manche Betroffene, die Jahre später in die Therapie kommen, schildern, dass sie danach von Intrusionen und Albträumen gequält worden seien, in denen es um Extremsex und Gewalt ging, um verstörende Szenarien mit Menschen, die sich weh taten. Einige hätten trotzdem »so ein Ziehen da unten« empfunden – Erregungsgefühle, die nicht willkommen waren und verstörten. Lange hätten sie gedacht, mit ihnen stimme etwas nicht. Oder Sex sei so. Aber das hätten sie nicht gewollt. Oder umgekehrt versucht, Gefallen daran zu finden, obwohl es nicht schön für sie gewesen sei. Pornos können bisweilen also auch traumatisieren.

Um diese soziokulturellen Einflüsse auf unsere Sexualität zu wissen, ist aus mehreren Gründen wichtig. Einerseits hilft es dabei, die Lebenswelt unserer Patientinnen und Patienten besser zu verstehen – gerade derjenigen, die durch das Internet sexuell sozialisiert wurden. Vortraumatisierte Personen stehen aufgrund ihrer Beziehungserfahrungen und Vulnerabilitäten den Wirkungen medialer Einflüsse und sexistischer, gewaltbehafteter Pornographie oft besonders schutzlos gegenüber – seien sie nun direkt damit konfrontiert oder indirekt durch einen Partner oder eine Partnerin, die entsprechenden Sex von ihnen erwartet. Das veranschaulichen auch einige der Fallbeschreibungen oben im Text.

Außerdem kann es helfen, sich bewusst zu machen, wo man selbst in Klischees, Mythen und strukturell geprägten Überzeugungen verhaftet ist, um sich davon freizumachen und sie durch Wissen zu ersetzen. Nicht selten werden von Therapeutinnen und Therapeuten nämlich selbst ungünstige Standards angesetzt, merkt Hall (2008) an. So wird Therapieerfolg bisweilen mit dem (Wieder-)Erlangen einer »normalen« sexuellen Funktionsfähigkeit gleichgesetzt, was bedeutet, dass sexuelles Verlangen, Erregung und Orgasmen erlebt und eine Penetration vollzogen werden können. Doch abgesehen davon, dass das längst nicht den Bedürfnissen aller Menschen entspricht, geraten sexuell traumatisierte Personen durch solche Anforderungen besonders leicht unter Druck oder reagieren mit Angst oder beschämt. Eine Therapie, die unter solchen Zielsetzungen durchgeführt wird, kann ungewollt Unzulänglichkeitsgefühle verstärken und führt nur zu einer weiteren Unterordnung unter Vorstellungen von Sexualität, die von anderen – statt von den Betroffenen selbst – definiert wurden. Auf der anderen Seite ist es wichtig zu verstehen, dass das, was wir behandeln, eben nicht nur die Folge der individuellen traumatischen und oft gewaltvollen Erfahrung ist, auf die wir als Therapeutinnen und Therapeuten womöglich als erstes aufmerksam werden – sondern dass es starke gesellschaftliche Mechanismen gibt, die zusätzlich Anpassung oder Unterordnung bewirken und deshalb als Fremdbestimmung verstanden werden können. Sie machen es uns allen schwer, in der Sexualität »bei uns zu bleiben« und authentisch zu sein – und das gilt für traumatisierte Menschen ganz besonders.

30.3 Traumasensibel über Sexualität sprechen

Während das Thema Sex in den Medien heute sehr präsent ist, wird im Alltag der meisten Menschen dazu nach wie vor geschwiegen. Viele von uns haben nicht gelernt, wie man über Sex sprechen kann, welche Worte sich dafür finden lassen, wie man sich dabei wohlfühlt und gleichzeitig die Intimität und Grenzen des Gegenübers würdigt. In den Fortbildungen, die ich zum Thema Sexualität gebe, ist es deshalb oft auch der vordringlichste Wunsch der Teilnehmenden, zu erfahren, wie man als Therapeutin oder Therapeut mit den Menschen, die zu uns kommen, über Sexualität ins Gespräch kommen kann – vor allem, wenn sie traumatisiert sind. Denn dann kann unter

Umständen bereits das Gespräch über Sexualität triggern und belasten. Dabei ist es bereits »die halbe Miete«, wenn es gelingt, mit den Betroffenen über ihre Sexualität zu sprechen und das Thema in den therapeutischen Raum zu holen.

Das folgende Vorgehen hat sich in meiner Arbeit mit traumatisierten Menschen als hilfreich erwiesen:

Signalisieren, dass das Thema Sexualität willkommen ist: Die wenigsten Patientinnen und Patienten sprechen von sich aus in der Therapie über die Belastungen, die sie in der Sexualität erleben. Gleichzeitig sind viele dankbar, wenn sie erfahren, dass in der Therapie ein Platz dafür wäre. Damit hängt es an uns als therapeutisches Gegenüber, zum Gespräch einzuladen – proaktiv, aber behutsam. Unter Umständen genügt schon ein Hinweis auf der Website oder im Praxisflyer, dass die Therapie ein Raum ist, wo über alle Themen des Lebens gesprochen werden darf – sei es Familie, Beruf oder Studium, Freundschaften, Partnerschaften oder Sexualität. Wer in der Praxis oder Klinik mit Fragebögen arbeitet, könnte zwei kurze Screeningfragen hinzufügen, um zu erfahren, ob es in der Sexualität Probleme gibt (Ja – Nein – Ich möchte dazu keine Auskunft geben) und falls ja, ob die Person gerne darüber sprechen möchte (Ja – Nein – Ich weiß es noch nicht). Im direkten Gespräch lässt sich erwähnen, dass in der Therapie auch über Beziehungen und Sexualität gesprochen werden kann, verbunden mit der Frage »Wäre das interessant für Sie?«. »Ist es in Ordnung, wenn wir auch über Ihre Sexualität sprechen?« oder »Darf ich fragen, wie es Ihnen in Ihrer Sexualität geht?« sind weitere Eröffnungsfragen, die dem Gegenüber aber die Wahl lassen, auf die Einladung zum Gespräch einzugehen – oder auch nicht. Schon an diesem Punkt der Therapie ist es wichtig, die Selbstbestimmung der Betroffenen zu stärken.

Der richtige Zeitpunkt: Der passende Moment, um das Thema Sexualität anzusprechen, ist abhängig von der Therapiesituation. Manchmal ist anderes vordringlich. Oder Betroffene sind noch nicht stabil genug, können sich nicht gut genug selbst beruhigen, um sich damit zu befassen, weil es triggert. Manchmal kann es also sinnvoll sein, das Thema Sexualität erst zu einem späteren Zeitpunkt einzubeziehen. Wird es nicht zu Beginn der Therapie angesprochen, besteht jedoch immer die Gefahr, dass gravierende Belastungen in diesem Lebensbereich übersehen werden. Das kann Fortschritten in der Therapie entgegenwirken oder sogar zu Destabilisierungen beitragen. Andererseits gerät das Thema Sexualität auch leicht in Vergessenheit, und manchmal ist die Therapie schon vorbei, ohne dass man sich damit befasst hat. Damit verstreicht die Chance, Betroffenen eine Hilfestellung zu bieten – auch wenn es nur darum geht, sie in eine geeignete Sexual- oder Körpertherapie zu vermitteln (s. u. im Abschnitt zur Therapie). Deshalb finde ich es sinnvoll, sich bereits früh im Therapieverlauf zumindest einen kurzen Überblick zu verschaffen, ob Gespräche und Unterstützung gewünscht sind und das Thema gegebenenfalls zu einem späteren Zeitpunkt wieder aufzugreifen.

Die passende Sprache und Haltung: Über Sex wertschätzend und achtsam, aber ebenso explizit zu sprechen, ermöglicht es, sich allen Themen zu nähern und gleichzeitig die Erfahrungen der Person zu validieren. Um uns ein Bild davon zu machen, was genau die Probleme sind, ist es gut, wenn wir über Vulva, Vagina, Penis und Anus und das, was damit beim Sex geschieht, so selbstverständlich sprechen können »wie übers Brötchen backen«. Genauso über Vorstellungen, Bedürfnisse, Grenzen und Wünsche. Und vieles andere mehr. Dazu können wir uns zunächst mit Sprachmodellen auseinandersetzen und uns selbst sexuell bilden, um uns auf das Terrain vorzutasten, auf dem sich unsere Patientinnen und Patienten bewegen. Zum Einstieg lege ich Ihnen dafür den Podcast »Ist das normal?« von ZEIT ONLINE ans Herz, in dem ich zusammen mit Kolleginnen und Kollegen aus dem Feld über alle Themen rund um Sexualität spreche – sexualtherapeutisch, -medizinisch und -wissenschaftlich fundiert. Alle Folgen sind gebührenfrei abrufbar auf www.melanie-buettner.de. Zusätzlich können Sie in Karina Kehlet Lins' Buch »Sprechen über Sex« Ihre Gesprächsführungs-Skills erweitern. Übrigens sollten auch Sie sich mit der Sprache wohlfühlen können, die Sie nutzen. Achten Sie also gerne darauf, auf welche Worte Sie sich einlassen können und worauf nicht. Nicht nur mit den Grenzen unserer Patientinnen und Patienten gilt es achtsam umzugehen, sondern auch mit unseren eigenen. Andererseits ist es wichtig, ein Gesprächsklima zu schaffen, in dem über alle Themen, die die Sexualität der Person betreffen, gesprochen werden kann, ohne dass sie sich dafür moralisch beurteilt, abgewertet oder sogar stigmatisiert fühlt. Aus unseren Bewertungen spricht allzu oft unsere eigene soziokulturelle Prägung – und die ist nicht selten mit ebenso vielen Mythen und Vorurteilen wie Wissenslücken durchsetzt. Eigene Bewertungen containen und filtern zu können, um die Person im therapeutischen Prozess zu halten, ist also hilfreich. Denn das gelingt eben am besten, wenn die Person sich verstanden und angenommen fühlt.

Traumasensibel vorgehen: Vor allem, wenn man mit sexuell traumatisierten Menschen über ihre Sexualität spricht, berührt dies oft Aspekte der sexuellen Gewalterfahrungen – selbst, wenn dies den Betroffenen nicht oder nur zum Teil bewusst ist. Damit die Belastungen, die im Gespräch unter Umständen spürbar werden, für die Patientin oder den Patienten nicht zu viel werden, ist es wichtig, sich im Gespräch behutsam und dosiert voranzutasten. Eine pendelnde Gesprächsführung, die sich zwischen potenziell belastenden Themen einerseits und neutralen oder Ressourcen-Themen andererseits bewegt, hält die Belastung auf einem niedrigen Niveau und lässt die traumatisierte Person erleben, dass es »machbar« und oft sogar entlastend ist, über das zu sprechen, was sie in Bezug auf ihre Sexualität beschäftigt. Manchmal ist weniger dabei mehr. Besonders bei Betroffenen mit sehr schweren Traumafolgen wie starker Angst vor Sexualität und hoher Dissoziationsneigung kann es zum Beispiel schon viel sein, sich über Nähe und Distanz oder Körperkontakt zu unterhalten und was das in ihnen auslöst. Patientinnen, die keine Belastungsgrenzen spüren, aber stark vorandrängen, müssen dafür gelegentlich behutsam gebremst werden, damit sie sich nicht ungewollt übernehmen. Grundsätzlich ist es eine gute Idee, die Betroffenen zu bitten, während des Gesprächs bewusst darauf zu achten, wie es ihnen geht und Bescheid zu geben, wenn sie Zeichen von Belastung bei sich wahrnehmen oder über etwas lieber nicht sprechen möchten. Unterstützend können Sie als Therapeutin oder Therapeut sich auch selbst zwischendurch erkundigen, wie es der Person im Moment geht – ob es gut ist, so weiterzumachen oder ob vielleicht eine Pause vom Thema besser wäre. Bei Belastungsreaktionen wie Anspannungszuständen, überwältigenden Gefühlen, Flashbacks oder Dissoziation, Gefühlstaubheit, ständigem Verlieren des Gesprächsfadens als Ausdruck von Vermeidung geht es erstmal um Reorientierung und Beruhigung, um falls möglich, anschließend herauszufinden, was die Belastung ausgelöst hat. Es ist also gut, vorher schonmal in Erfahrung gebracht zu haben, ob die Betroffene bereits über Skills verfügt, die in solchen Situationen zur Anwendung kommen können oder selbst ein kleines Repertoire in petto zu haben. Oft hilft es schon, einmal gemeinsam aufzustehen, mit den Füßen den Boden zu spüren, vielleicht das Fenster zu öffnen, ein Glas Wasser zu reichen, eine kleine Fingerübung zu machen oder die 5-4-3-2-1-Übung zusammen durchzugehen (»Können Sie mir fünf blaue Gegenstände hier im Raum nennen? – »Und nun vier gelbe?« – »Und drei weiße?« – »Zwei grüne?« – »Einen pinken?«).

30.4 Wie kann eine Therapie für Betroffene aussehen?

Zu der Frage, wie man traumatisierte Menschen im Umgang mit ihren sexuellen Problemen begleiten und wie eine hilfreiche Behandlung aussehen kann, gibt es kaum Fachliteratur. Auch in den psychotherapeutischen und ärztlichen Ausbildungen kommt das Thema bisher nicht vor, während es in einigen sexualtherapeutischen und medizinischen Lehrgängen inzwischen etwas mehr berücksichtigt wird. Zum jetzigen Zeitpunkt können wir allerdings weder auf empirisch überprüfte Behandlungskonzepte noch auf eine breite klinische Erfahrung zurückgreifen.

Das größte Problem, dem wir bis heute begegnen, ist also der große Mangel an Therapeutinnen und Therapeuten in diesem Bereich. Wer traumatherapeutisch tätig ist, befasst sich meist nicht mit dem Thema Sexualität, wer Sexualtherapie macht, kennt sich oft mit Trauma nicht aus. Für die Arbeit mit Betroffen braucht es aber oft beides. Deshalb geht es immer wieder auch um die Frage, mit wem man vielleicht kooperieren oder wo man sich selbst weiterbilden kann. Falls das für Sie interessant ist, erhalten Sie bei der AG Trauma & Sexualität der Deutschsprachigen Gesellschaft für Psychotraumatologie eine Übersicht mit geeigneten Weiterbildungsmöglichkeiten (www.degpt.de/ueber-die-degpt/arbeitsgruppen/).

Da die Beschwerden und Problemstellungen von Betroffenen sehr verschieden sein können, stellt sich zunächst die Frage, wer braucht eigentlich was?

Personen ohne PTBS und Dissoziation

Liegen keine Anzeichen für eine PTBS oder dissoziative Symptomatik vor, können traumatisierte Menschen mit sexuellen Problemen oft gut von etablierten sexualtherapeutischen Ansätzen profitieren. Ein traumasensibles Vorgehen ist von Vorteil. Zusätzlich ist es oft gut, wenn neben der Sexualtherapie auch eine traumaorientierte Psychotherapie in Anspruch genommen wird.

Sobald Symptome einer PTBS oder dissoziativen Störung eine Rolle spielen, ist ein traumamodifiziertes Vorgehen wichtig. Vor einer Weiterempfehlung wäre es wichtig zu klären, ob die Therapeutin oder der Therapeut, an die oder den Sie verweisen, über Traumakompetenzen verfügt und sich vorstellen kann, die traumatisierte Person mit ihrer sexuellen Thematik zu begleiten. Im folgenden Abschnitt (→Kap. 30.4.2) wird erklärt, wie das Vorgehen bei Betroffenen mit PTBS und Dissoziation aussehen kann.

Sexuelle Funktionsstörungen und Sexsucht: In einer Sexualtherapie finden viele Betroffene mit diesen Beschwerdebildern Hilfe. Je nach Fragestellung eignen sich z. B. der Sexocorporel-Ansatz, die systemische Sexualtherapie oder das Hamburger Modell besonders gut. Systemische Sexualtherapeutinnen und -therapeuten finden sich auf www.ifsex.de. Wie ein traumamodifiziertes Vorgehen im Sexocorporel, in der systemischen Sexualtherapie oder im Hamburger Modell aussehen kann, lässt sich bei Eva Rittel (2018), Karol Bischof (2018) und Sarah Biedermann und Jörg Signerski-Krieger (2018) nachlesen.

WANN BRAUCHT ES EINE GYNÄKOLOGISCHE ODER UROLOGISCHE ABKLÄRUNG?

Personen, die wiederkehrend über **Schmerzen** beim Sex klagen, sollten sich in jedem Fall gynäkologisch bzw. urologisch untersuchen lassen. Dabei kann geklärt werden, ob möglicherweise körperliche Ursachen vorliegen, die die Beschwerden auslösen oder mitbedingen.

Für Männer mit **Erektions-, Orgasmus- und Ejakulationsstörungen** empfiehlt sich vor allem dann der Gang zum Urologen, wenn auch in der Solosexualität Beschwerden bestehen. Treten die Probleme ausschließlich beim Sex mit jemand anderem auf, liegt es nah, dass die Ursachen eher psychologische Vorgänge, Beziehungsfaktoren, die Körperwahrnehmung oder Stimulationsgewohnheiten betreffen.

Achtung: Erektionsstörungen können ein frühes Symptom einer Herz-Gefäß-Erkrankung und damit Warnzeichen eines bevorstehenden Herzinfarkts oder Schlaganfalls sein (»Der Penis ist die Antenne des Herzens«). Deshalb ist hier die urologische Vorstellung besonders wichtig.

Bei **anderen sexuellen Funktionsstörungen** wie einem fehlenden sexuellen Verlangen und Erregungs- oder Orgasmusstörungen der Frau spielen körperliche Ursachen bisweilen ebenfalls eine Rolle. Oft stehen aber auch hier andere Faktoren im Vordergrund, die sich in einer Sexualtherapie meist gut bearbeiten lassen. Unter Umständen ist aber auch der Besuch in einer gynäkologischen bzw. urologischen Praxis sinnvoll.

Sexuelle Schmerzen: Neben einer körperorientierten Sexualtherapie wie dem Sexocorporel oder dem Hamburger Modell können auch die folgenden Ansätze vielen Betroffenen weiterhelfen:

- eine Beckenboden-Physiotherapie: www.ag-ggup.de/therapeutenliste/therapeutenliste-beckenboden/,
- Feldenkrais-Methode: https://www.feldenkrais.de/feldenkrais-methode#practitioner-finden,
- Pohltherapie: https://koerpertherapie-zentrum.de/therapeutenliste.html,
- andere Körpertherapien.

Probleme bezüglich der sexuellen Orientierung und des Geschlechtserlebens

Sich und die eigenen biographischen Erfahrungen besser zu verstehen, die sexuelle Identität zu klären, sich selbst als queere Person annehmen zu lernen und einen Umgang mit den oft verständnislosen oder stigmatisierenden Reaktionen des Umfelds zu finden sind wichtige Therapiebedürfnisse, denen sich Betroffene zum Beispiel in einer

LGBTQ[5]-sensiblen Therapie zuwenden kann. Zusätzlich sind sie oft dankbar für Unterstützung während des Coming-outs. Auch herauszufinden, inwieweit traumatische Erfahrungen das eigene Erleben und die Entscheidungen geprägt haben, ist für manche Betroffene interessant, teilweise auch entlastend.

Täterschaft und Pädophilie: Personen, die sexuelle Übergriffe begangen haben oder befürchten, dass dies passieren könnte, finden hier eine Liste von Anlaufstellen, wo sie Hilfe erhalten können: www.hilfe-portal-missbrauch.de/wissenswertes/praevention.

Menschen mit pädophiler Neigung, die Übergriffen vorbeugen wollen, erhalten zum Beispiel beim Netzwerk »Kein Täter werden« (www.kein-taeter-werden.de) Hilfe, und zwar an elf Standorten in Deutschland. Bei Personen, die das Programm durchlaufen hatten, zeigte sich, dass nicht nur Risikofaktoren günstig beeinflusst und Missbrauchshandlungen verhindert werden konnten. Auch die Nutzung von Missbrauchsabbildungen nahm ab (Kuhle et al. 2016, wie zitiert in Bayer 2021). Zusätzlich gibt es mit *Troubled Desire* ein Online-Selbsthilfeprogramm (https://troubled-desire.com/de/). Jugendliche, die sich zu Kindern sexuell hingezogen fühlen, können sich an »Du träumst von ihnen« wenden, das Präventionsprojekt für Jugendliche (https://du-traeumst-von-ihnen.charite.de/).

Personen mit PTBS und Dissoziation

Sobald Symptome einer PTBS oder dissoziativen Störung eine Rolle spielen, ist ein traumamodifiziertes Vorgehen wichtig. Dazu möchte ich mit Ihnen teilen, welche Themen meiner Erfahrung nach in der Arbeit mit Betroffenen von Bedeutung sind und was ihnen helfen kann, ihre Sexualität weiterzuentwickeln und Belastung abzubauen. Das Vorgehen umfasst sexualtherapeutische, traumatherapeutische und systemische Elemente und baut auf den Ansätzen auf, die O'Driscoll und Flanagan (2016), Wendy Maltz (2012), Stacy Haines (2017) und Laura Davis (1991) beschrieben haben. Zusätzlich arbeite ich regelmäßig mit Körpertherapeutinnen oder -therapeuten zusammen, um den Körper, der bei der Sexualität eine zentrale Rolle spielt, mit einzubinden. In dieser Arbeit geht es nicht nur darum, PTBS- und dissoziative Symptome zu verringern. Denn dass Sex die Betroffenen belastet, hat meist nicht nur damit zu tun, dass sie dabei getriggert werden, sondern damit, dass sie Dinge tun oder mit sich machen lassen, die sich nicht gut anfühlen. Deshalb ist es wichtig, der Person dabei zu helfen, einen selbstfürsorglichen Umgang mit Sexualität zu erlernen, der ihr ermöglicht, sich dabei wohlzufühlen.

Dieser Abschnitt gibt einen kurzen Überblick über die zentralen Therapiethemen. Eine ausführliche Darstellung des Vorgehens finden Sie bei Büttner und Paschinger (2018).

5 LGBTQ steht für lesbische, schwule, bisexuelle, trans* und queere Personen. In der Erweiterung LGBTQIA werden auch intersexuelle und asexuelle Menschen mit einbezogen.

Wann ist eine Therapie möglich?

Ein »Sicherheits-Check« ist sinnvoll, bevor die Arbeit an der Sexualität beginnt:

- Können Wiedererleben oder Dissoziation ausreichend gut reguliert werden?
- Ist die Person psychisch stabil genug oder besteht ein hohes Risiko für Verschlechterung?
- Verfügt die Person über Ressourcen, um Belastungen auszugleichen, die während der Therapie entstehen?
- Ist sie stabil im Alltag?
- Gibt es erhebliche Lebensbelastungen, die Kraft rauben?
- Kommt es in der Partnerschaft zu Gewalt oder besteht ein gefährdender Kontakt zu einer anderen Täterperson?

Besteht keine genügende Stabilität und Sicherheit, ist es meiner Ansicht nach wichtig, erst an diesen Themen zu arbeiten, da sonst das Risiko einer Verschlechterung der psychischen Verfassung durch die mitunter triggernde Arbeit an der Sexualität gegeben ist.

Ein behutsames, kleinschrittiges Vorangehen in der Therapie mit genügend Pausen zur Erholung helfen dabei, möglichen Überforderungen vorzubeugen.

Welche Therapiethemen stehen im Mittelpunkt?

Psychoedukation zu Trauma und den Auswirkungen auf Partnerschaft und Sexualität: Erklärungen dazu, worum es sich bei den Beschwerden handelt, wie es dazu kommt (»eine normale Schutzreaktion auf sehr belastende/bedrohliche Erlebnisse«) und was man in einer Therapie tun kann, um die Situation zu verbessern, macht das eigene Erleben verständlicher und kann entlasten.

Sexuelle Bildung: Den meisten Betroffenen – wie auch sehr vielen anderen Menschen – fehlt wichtiges Wissen über Körper, Liebe, Partnerschaft und Sexualität. Eine sexualfreundliche Wissensvermittlung über Vielfalt, Möglichkeiten und Rechte, aber auch Risiken und Grenzen in der Sexualität unterstützt Betroffene dabei, Kompetenzen und eine respektvolle und tolerante Haltung im Umgang mit sich und anderen zu entwickeln. Das wiederum bietet ihnen die Voraussetzungen dafür, in Beziehungen und der Sexualität selbstfürsorgliche und verantwortungsvolle Entscheidungen zu treffen und hilft dabei, dem eigenen Körper und der eigenen Sexualität positiver zu begegnen. Sexuelle Bildung vermittelt Ressourcen für die Sexualität, ist dabei präventiv und beugt Übergriffen und anderen belastenden Erfahrungen in der Sexualität ebenso vor wie sexuell übertragbaren Erkrankungen und ungewollten Schwangerschaften.

Selbstfürsorge und Selbstbestimmung stärken: Gemeinsam zu klären, was die Betroffenen in der Sexualität schutzlos werden lässt, wie es dazu kommt, welche seelische Not dahintersteht und was die innerpsychische Funktion ist, wenn eigene Bedürfnisse und Grenzen in der Sexualität keinen Platz bekommen, kann ihnen helfen, für Sicherheit zu sorgen. Im Mittelpunkt steht dabei die Frage, wozu kann ich in der Sexualität wirklich Ja sagen, wozu aber nicht? Und wie kann es gelingen, eigene Bedürfnisse und Grenzen ernst zu nehmen, sie zu kommunizieren und danach zu handeln? Erst wenn für die Betroffene erlebbar ist, dass in der Sexualität mit einem Gegenüber nichts passiert, was sie oder er nicht wirklich möchte, können Nähe, Körperlichkeit und Intimität als positiv und angenehm erlebt werden. Sicherheit im Hier und Jetzt der sexuellen Begegnung ist außerdem eine wichtige Voraussetzung für die kreative Ausgestaltung der Sexualität nach den eigenen Bedürfnissen und die Desensibilisierung von Triggern, die alte traumatische Erinnerungen wecken und PTBS-Beschwerden, Dissoziation und Schmerzen auslösen (siehe weiter unten unter **PTBS und Dissoziation bewältigen**).

Die Sexualität finden, die sich gut anfühlt: Viele Betroffene haben sich noch nie mit der Frage beschäftigt, wie eine Sexualität aussehen könnte, die für sie schön ist. Oder sie tragen Bedürfnisse in sich, die ihnen aber falsch vorkommen, weil sie dem gängigen Bild von Sexualität (→Kap. 30.2 zu soziokulturellen Einflüssen) oder den Wünschen von Partnern und Partnerinnen nicht entsprechen. In dieser Arbeit geht es also darum, ein sehr eingeengtes Bild von Sexualität, das zum Beispiel Penetrationssex, genitale Stimulation, Erregung und Orgasmus, mechanischen Sex oder bisweilen auch extreme Praktiken als unersetzliche Bestandteile von Sexualität erklärt, durch eine höchstpersönliche Definition von Sexualität zu ersetzen, die den Bedürfnissen der betroffenen Person besser entspricht. Vieles ist dabei möglich, nichts sollte jedoch ein Muss sein – erst dann enden Funktionieren, Pflichterfüllung und Druck und erst dann gibt es für Menschen in der Sexualität wirklich etwas zu gewinnen.

Dieser Teil der Therapie beschäftigt sich also mit der Frage, was für ein sexuelles Wesen die Person in ihrem tiefen Inneren ist, was für ein sexueller Mensch sie sein will und wie eine Wohlfühlsexualität für sie aussehen könnte. Das Spektrum dessen, was Betroffene für sich als stimmig empfinden, bewegt sich zwischen einerseits sehr achtsamer, zärtlicher und verbundener Sexualität, die die emotionale Begegnung in den Mittelpunkt stellt (z. B. ähnlich dem Slow Sex), andererseits hartem, aber selbstfürsorglichem, sicherem und konsensuellem BDSM, aber auch allem dazwischen oder daneben, das den Betroffenen guttut. Übrigens ist es völlig legitim, sich selbstbestimmt gegen Sexualität zu entscheiden. Einige Betroffene kommen nach einem Prozess der inneren Klärung für sich zu dem Schluss, dass sie sich zu diesem Zeitpunkt in ihrem Leben am ehesten als asexuell identifizieren – ein Begriff übrigens, der heute auch in Medien und der Gesellschaft eine immer größer werdende Akzeptanz erfährt.

Alles kann sich mit der Zeit aber auch wieder wandeln, denn sexuelle Bedürfnisse verändern sich oft ein Leben lang, was bedeutet, dass auch die Sexualität sich weiterentwickeln kann. Und manchmal geht nach einer Weile vielleicht sogar etwas, das zunächst nicht mehr vorstellbar erschien – einen Penis in sich aufzunehmen etwa. Oder sich doch mit der eigenen Lust und Erregung anzufreunden. Oder Orgasmen nicht mehr nur als Beleg dafür zu sehen, dass die Betroffene den Missbrauch wollte, sondern als Symbol für Selbstermächtigung und Wiederaneignung des eigenen Körpers und der eigenen Vision von Sexualität.

PTBS und Dissoziation bewältigen: Eine im Vorfeld durchgeführte Traumakonfrontation kann Intrusionen, Dissoziation, Hyperarousal und Vermeidungsverhalten zum Teil deutlich reduzieren und die Arbeit an der Sexualität erleichtern. Meiner Erfahrung nach ist eine erfolgreich abgeschlossene Traumakonfrontation nicht unbedingt eine notwendige Voraussetzung für die Arbeit an der Sexualität. Eine erfolgreich abgeschlossene Traumatherapie führt nicht automatisch dazu, dass die sexuelle Symptomatik verschwindet – das berichten auch einige Autorinnen und Autoren (Cohen & Hien 2006; Postma et al. 2013; O'Driscoll & Flanagan 2016; Schnurr et al. 2009; Yehuda et al. 2015). Dort, wo es sinnvoll erscheint, kann eine Traumakonfrontation also vielleicht ein sinnvoller erster Schritt in Richtung

Symptomlinderung sein, oft bleibt er aber nicht der einzige.

Für den Umgang mit Triggern beim Sex hilft es, Distanzierungs- und Selbstberuhigungstechniken auszuprobieren und einzuüben, die im Ernstfall helfen. Bei Betroffenen mit Dissoziationsneigung braucht es vorher unter Umständen eine Behandlungsphase, in der daran gearbeitet wird, mehr Steuerung über das dissoziative Erleben zu erlangen und besser in der Gegenwart verankert zu bleiben. Mit dieser Vorbereitung lassen sich Trigger nach und nach aufspüren und dort aus der Sexualität entfernen, wo es ohne größere Einschränkungen möglich ist. Zum Beispiel könnte auf eine bestimmte Sexstellung oder -technik, auf unvorhergesehene Berührungen des Gegenübers von hinten, auf ein bestimmtes Duschgel, das er oder sie verwendet, oder auf bestimmte Worte und Gesten verzichtet werden, wenn diese Erinnerungen an den Übergriff auslösen. Dadurch wird weitere Belastung reduziert und ein noch höheres Maß an Sicherheit aufgebaut.

Das wiederum erleichtert es, sich mit denjenigen Triggern zu konfrontieren, die nicht so einfach entfernt werden können, weil die Elemente, an die sie sich knüpfen, für die Sexualität gewünscht werden. Bestimmte Berührungen etwa, die die Person lernen möchte, als positiv zu empfinden. Oder überhaupt die bewusste körperliche Nähe zu einem Partner oder einer Partnerin. Sich selbst stimulieren zu können und das zu genießen. Triggerarbeit kann imaginativ geschehen (z. B. mit Bildschirmtechnik, indem eine aktuelle sexuelle Situation oder die gewünschte Vorstellung von Sexualität bearbeitet wird) oder »in-vivo« in Berührungsübungen allein oder zusammen mit dem Partner oder der Partnerin. Auch für den Umgang mit sexuellen Gewaltphantasien gibt es Interventionen, die für einige Betroffene nützlich sind und die z. B. dabei helfen können, die belastenden Fantasien nach und nach zu reskripten und gleichzeitig – sofern gewünscht – die erregenden Elemente zu erhalten.

Arbeit mit dem Partner oder der Partnerin: Wer mit einer betroffenen Person zusammen ist und sich Sexualität mit ihr wünscht, ist durch die PTBS-Beschwerden von Betroffenen in der Regel ebenfalls belastet. Partner und Partnerinnen von Betroffenen sind oft stark verunsichert, weil das eigene Verhalten beim Sex bei der traumatisierten Person Stress und Überforderung auslöst. Sie wollen »nicht zum Täter werden« und sich mit eigenen Bedürfnissen aufdrängen, müssen dafür aber damit umgehen, dass viele eigene sexuelle Wünsche nicht mehr gelebt werden können. Die emotionale Lage von Partnern und Partnerinnen bewegt sich oft zwischen Mitgefühl und Verzweiflung, Frust und Trauer über den Verlust einer Sexualität, die ihnen vertraut und wichtig war, aber auch Ärger und Unverständnis, weil sie nicht verstehen können, warum ihr Gegenüber sich so fühlt und verhält.

Es ist deshalb von großem Wert, wenn Partner und Partnerinnen intensiv in den Therapieprozess miteinbezogen werden. Entgegen der Vorstellung vieler Paare, dass das Problem alleine bei der Person liege, die das »Indextrauma« erlitten hat, ist es meiner Erfahrung nach meist doch eher ein Geschehen, das durch beide Personen aufrechterhalten wird. Eine Veränderung der Paardynamik, die das Problem zementiert, ist besser möglich, wenn beide sich dafür verantwortlich erkennen und sich aktiv an einer Veränderung beteiligen. Dabei hat sich in meiner Arbeit ein Wechsel von Paar- und Einzelsitzungen bewährt. Themen für die Einzelarbeit mit Partnern und Partnerinnen können zum Beispiel sein:

- Raum geben für Frust und Enttäuschung

- Psychoedukation zu Trauma und den Auswirkungen auf Partnerschaft und Sexualität
- Sexuelle Bildung
- In eine Teamarbeit mit der betroffenen Person finden
- Die eigene Sexualität weiterentwickeln, damit Veränderungen der sexuellen Gewohnheiten gelingen können
- Ressourcen außerhalb von Sexualität aktivieren, um den erlebten Ressourcenverlust in der Sexualität etwas auszugleichen
- Eigene Muster und biographische Verletzungen verstehen und verändern, um die Paardynamik günstig zu beeinflussen

Arbeit mit dem Paar: Wichtige Themen für die Arbeit in Paarsitzungen können sein:

- Lernen, achtsam, einfühlsam und respektvoll miteinander über Sexualität, die eigenen Bedürfnisse und Grenzen zu sprechen und zu verhandeln.
- Erarbeiten, was eine Sexualität auf Augenhöhe ausmacht: Achtung füreinander und für die Bedürfnisse der anderen Person. Ein gegenseitiges Interesse daran, dass es dem oder der anderen gut geht. Bedürfnisse und Grenzen können jederzeit frei geäußert werden. Niemand soll etwas tun, das sich nicht gut anfühlt. Wünsche werden gleichberechtigt und auf Augenhöhe verhandelt, Entscheidungen einvernehmlich getroffen. Ein Nein hat jederzeit Gültigkeit, Grenzen werden nicht überschritten. All dies sind wichtige Voraussetzungen dafür, dass Sicherheit und Vertrauen in der Beziehung wachsen und Sexualität als etwas Schönes und Verbindendes empfunden werden kann.
- Gemeinsame Berührungsübungen helfen dabei, Sicherheit und Vertrauen im Körperkontakt zu erleben, in eine emotionale körperliche Verbindung zu finden und weitere Trigger zu desensibilisieren.
- Ein Triggermanagement zu zweit erarbeiten, um in zukünftigen Triggersituationen gemeinsam handlungsfähig zu sein.
- Nicht-monogame Beziehungsmodelle: Manche Paare merken über den Verlauf der Therapie, dass die Unterschiede in ihrer Sexualität größer sind als für sie tragbar ist. Nicht immer kommen Paare sexuell auf einen gemeinsamen Nenner, unabhängig davon, wie viel Zuneigung zwischen ihnen ist. In einigen Fällen kann es deshalb hilfreich sein, miteinander über eine Öffnung der Beziehung nachzudenken.

Körpertherapie: Für einige Patientinnen und Patienten ist es von großem Nutzen, begleitend auch körpertherapeutisch zu arbeiten. Da ich selbst keine Körpertherapeutin bin, arbeite ich hierfür mit erfahrenen Kolleginnen und Kollegen zusammen. Eine traumamodifizierte Körpertherapie kann Betroffenen dabei helfen, Dissoziation zu verringern und ins Spüren von körperlichen Vorgängen, Bedürfnissen und Grenzen zu kommen. Verspannungen, die zu Schmerzen beim Sex führen, lassen sich leichter lösen. Aber auch andere belastende Körperempfindungen wie Erstarrung, Ekel und Beschmutzungsgefühle können weniger werden, während sich allmählich eine Toleranz gegenüber achtsamen Berührungen aufbaut. Einige Betroffene machen durch eine solche Arbeit zum ersten Mal in ihrem Leben die Erfahrung, dass sie ihren Körper auf eine angenehme Weise wahrnehmen und sogar schätzen können. Für eine solche Arbeit eignet sich zum Beispiel die Feldenkrais-Arbeit in einer traumamodifizierten Form, wie etwa Karin Paschinger sie praktiziert (Büttner & Paschinger 2018). Auch durch *Somatic Experiencing* machen einige Betroffene große Fortschritte.

30.5 Fazit

Traumatische Erfahrungen sind häufig, die Folgen für die sexuelle Gesundheit oft schwerwiegend. Dennoch werden die Beschwerden der Betroffenen bis heute oft nicht erkannt und nicht behandelt. Für die Zukunft wäre es nicht nur wichtig, das Thema Sexualität besser in die Arbeit mit traumatisierten Personen einzubinden, sondern dem auch einen Platz in den therapeutischen Ausbildungen zu geben und mehr Fortbildungsmöglichkeiten zu schaffen. Zusätzlich ist es wichtig, andere Berufsgruppen, die mit Betroffenen in Berührung kommen (z. B. Kolleginnen und Kollegen der Sexualtherapie, Gynäkologie, Urologie, Physiotherapie und Körpertherapie) für die Bedürfnisse von traumatisierten Menschen zu sensibilisieren.

Literatur

Bayer, K. M. (2021). Störungen der sexuellen Präferenz (Paraphilien/paraphile Störungen). In: Bayer, K. M., Bosinski, H. A. G., Loewit, K. (Hg.). Sexualmedizin – Grundlagen und Klinik sexueller Gesundheit. Elsevier.

Bancroft, J. (2008). Sexual Behavior that is ›Out of Control‹: A Theoretical Conceptual Approach. Psychiatr Clin N Am. 31: 593–601.

Bischof, K. (2018). Sexocorporel-Sexualtherapie nach sexuellen Gewalterfahrungen. In: Sexualität und Trauma. Hrsg.: Büttner, M., Schattauer: Stuttgart. 358–371.

Berner, W., Briken, P., Hill, A. (2009). Female Sexual Offenders. In Sex Offenders—Identification, Risk Assessment, Treatment, and Legal Issues; Saleh, F. M., Grudzinskas, A. J., Bradford, J. M., Brodsky, D. J., Eds.; Oxford University Press: Oxford, UK.

Bitzer, J. (2013). Somatische Faktoren und sexuelle Probleme der Frau. In: Briken, P., Berner, M. (Hg.), Praxisbuch Sexuelle Störungen. Thieme: Stuttgart, 127–136.

Biedermann, S. (2018). Sexuelle Funktionsstörungen nach Traumatisierung. In: Sexualität und Trauma. Hrsg.: Büttner, M., Schattauer: Stuttgart. 95–115.

Biedermann, S., Signerski-Krieger, J. (2018). Sexualpsychotherapie nach dem »Hamburger Modell« bei Traumafolgestörungen. In: Sexualität und Trauma. Hrsg.: Büttner, M., Schattauer: Stuttgart. 351–357.

Bitzer, J. (2013). Somatische Faktoren und sexuelle Probleme der Frau. In: Briken, P., Berner M (Hg.). Praxisbuch Sexuelle Störungen. Stuttgart: Thieme; 127–36.

Bloch, M. H., Landeros-Weisenberger, A., Rosario, M. C., Pittenger, C., Leckman, J. F. (2008). Meta-analysis of the symptom structure of obsessive-compulsive disorder. Am J Psychiatry 165 (12), 1532–42.

Bodinger, L., Hermesh, H., Aizenberg, D. et al. (2002). Sexual function and behavior in social phobia. J Clin Psychiatry; 10: 874–9.

Büttner, M. (2018a). Einführung in die Thematik In: Sexualität und Trauma. Hrsg.: Büttner, M., Schattauer: Stuttgart. 3–59.

Büttner, M. (2018b). Hyposexuelle Störung oder »sexuelle PTBS«? In: Sexualität und Trauma. Hrsg.: Büttner, M., Schattauer: Stuttgart. 60–67.

Büttner, M. (2018c). Sexuelles Risikoverhalten. In: Sexualität und Trauma. Hrsg.: Büttner, M.; Schattauer: Stuttgart. 89–94.

Büttner, M. (2020). Häusliche Gewalt und die Folgen für die Gesundheit, in: Büttner, M. (Ed.), Handbuch Häusliche Gewalt. Schattauer: Stuttgart.

Büttner, M., Paschinger, K. (2018). Integrative psycho- und körpertherapeutische Behandlung von sexuellen Störungen nach sexuellen Gewalterfahrungen. In: Büttner M (Hg.). Sexualität und Trauma. Stuttgart: Schattauer, 210–321.

Büttner, M., Tschöke, S., Gleixner, J. (2021). Sexarbeit und psychische Gesundheit. Zwischen Selbstbestimmung, Traumafolgen und Reviktimisierung. Trauma & Gewalt. Klett-Cotta: Stuttgart.

Byrne, G. (2017). Prevalence and psychological sequelae of sexual abuse among individuals with an intellectual disability. A review of the recent literature. Journal of Intellectual Disabilities.

Breiding, M. J., Smith, S. G., Basile, K. C. et al. (2011). Prevalence and characteristics of sexual violence, stalking, and intimate partner violence victimization – national intimate partner and sexual violence survey, United States. MMWR Surveill Summ 2014; 8: 1–18.

Bridges, A. J., Wosnitzer, R., Scharrer, E., Sun, C., Liberman, R. (2010). Aggression and sexual behavior in best-selling pornography videos: a content analysis update. Violence Against Women; 16(10):1065–85.

Briken, P. (2009). Männliche Sexualität und Borderline-Persönlichkeitsstörung. In: Dulz, B., Benecke, C. & Richter-Appelt, H. (Hg.). Borderline-Störungen und Sexualität. Stuttgart: Schattauer.

Carreiro, A. V., Micelli, L. P., Sousa, M. H., Bahamondes, L., Fernandes, A. (2016). Sexual dysfunction risk and quality of life among women with a history of sexual abuse. Int J Gynecol Obstet; 134:260–3.

Castellini, G., Lelli, L., Ricca, V., Maggi, M. (2016). Sexuality in eating disorders patients: Etiological factors, sexual dysfunction and identity issues. A systematic review. Horm Mol Biol Clin Investig 25 (2), 71–90.

Clayton, A. H., Balon, R. (2009). The impact of mental illness and psychotropic medications on sexual functioning: The evidence and management. J Sex Med 6 (5), 1200–11; quiz 1212–13.

Classen, C. C., Palesh, O. G., Aggarwal, R. (2005). Sexual revictimization: a review of the empirical literature. Trauma Violence Abuse; 2: 103–29.

Cohen, L. R., Hien, D. A. (2006). Treatment outcomes for women with substance abuse and PTSD who have experienced complex trauma. Psychiatr Serv; 1: 100–6.

Corretti, G., Pierucci, S., De Scisciolo, M., Nisita, C. (2006). Comorbidity between social phobia and premature ejaculation: study on 242 males affected by sexual disorders. J Sex Marital Ther; 2: 183–7.

Davis, L. (1991). Allies in Healing. When the Person You Love Was Sexually Abused as a Child. New York: HarperCollins.

Dulz, B., Benecke, C., Richter-Appelt, H. (2009). Borderline-Störungen und Sexualität. Ätiologie – Störungsbild – Therapie. Stuttgart: Schattauer.

Dusome, D., Melrose, S. (2015). Sexuality – promoting healthy sexual expression. In: Melrose, S. (Ed.), Supporting Individuals with Intellectual Disabilities and Mental Illnesses. BCcampus, Victoria/Vancouver, Canada.

Eddy, K. T., Novotny, C. M., Westen, D. (2004). Sexuality, personality, and eating disorders. Eat Disord 12 (3), 191–208.

Forbes, M. K., Schniering, C. A. (2013). Are sexual problems a form of internalizing psychopathology? A structural equation modeling analysis. Arch Sex Behav; 1: 23–34.

Frías, Á., Palma, C., Farriols, N., González, L. (2016). Sexuality-related issues in Borderline personality disorder: A comprehensive review. Personality and Mental Health 10(3): 216–231.

Quandt, T., Vogelgesang, J. (2018). Jugend, Internet und Pornografie. In: Rössler, P., Rossmann, C. (eds) Kumulierte Evidenzen. Springer VS, Wiesbaden.

Garcia Nuñez, D., Schneeberger, A. R. (2018). Trauma unter dem Regenbogen – Stigmatisierung von Gender- und sexuellen Minderheiten. In: Sexualität und Trauma. Hrsg.: Büttner, M. Schattauer: Stuttgart. 167–186.

Götz, M., Büttner, M., Stockrahm, S. (2021). Podcast mit der Sozial- und Sexualpädagogin Meline Götz.

Hahn, A. M., Simons, R. M., Simons, J. S. (2016). Childhood Maltreatment and Sexual Risk Taking: The Mediating Role of Alexithymia. Arch. Sex. Behav. 45, 53–62.

Hall, K. (2007). Sexual dysfunction and childhood sexual abuse – gender differences and treatment implications. In: Leiblum, S. R. (Ed), Principles and Practice of Sex Therapy. Guilford Publications, New York.

Hansen, N. B., Brown, L. J., Tsatkin, E., Zelgowski, B., Nightingale, V. (2012). Dissociative Experiences During Sexual Behavior Among a Sample of Adults Living with HIV Infection and a History of Childhood Sexual Abuse. J. Trauma Dissociation 13, 345–360.

Hassam, T., Kelso, E., Chowdary, P., Yisma, E., Mol, B. W., Han, A. (2020). Sexual assault as a risk factor for gynaecological morbidity: An exploratory systematic review and meta-analysis. Eur J Obstet Gynecol Reprod Biol; 255:222–30.

Haines, S. (2007). Healing Sex. San Francisco: Cleis Press.

Hartmann, U. (2017). Nicht-paraphile hypersexuelle Störungen (Sexsucht). In: Hartmann, U. (Hg.), Sexualtherapie: Ein neuer Weg in Theorie und Praxis. Springer, Berlin; 369–386.

Herbenick, D., Bartelt, E., Fu, T. J., Paul, B., Gradus, R., Bauer, J., Jones, R. (2019). Feeling Scared During Sex: Findings From a, U. S. Probability Sample of Women and Men Ages 14 to 60. J Sex Marital Ther; 45(5):424–439.
Hillis, S. D., Anda, R. F., Felitti, V. J., Marchbanks, P. A. (2001). Adverse childhood experiences and sexual risk behaviors in women: a retrospective cohort study. Fam. Plann. Perspect. 33, 206–11.
Kehlet Lins, K. (2020). Sprechen über Sex. Carl Auer Verlag.
Kernberg, O. (2009). Sexualpathologie bei Borderline-Patienten. In: Dulz, B., Benecke C & Richter-Appelt H (Hg.). Borderline-Störungen und Sexualität. Stuttgart: Schattauer.
Kohut, T., Fisher, W. A., Campbell, L. (2017). Perceived Effects of Pornography on the Couple Relationship: Initial Findings of Open-Ended, Participant-Informed, »Bottom-Up« Research. Arch Sex Behav. 2017 Feb; 46(2):585–602.
Konrad, S. (2017). Das beherrschte Geschlecht: Warum sie will, was er will. Piper 2017.
Kratzer, L., Tschöke, S., Büttner, M. (2021). BDSM, Gewalt und Trauma – Von Reviktimisierung bis Ressource. Persönlichkeitsstörungen Theorie und Therapie. Klett-Cotta.
Lemieux, S. R., Byers, E. S. (2008). The sexual well-being of women who have experienced child sexual abuse. Psychol Women Q; 2: 126–44.
Leonard, L. M., Follette, V. M. (2002). Sexual functioning in women reporting a history of child sexual abuse: review of the empirical literature and clinical implications. Annu Rev Sex Res; 13: 346–88.
Lohmer, M., Wernz, C. (2009). Sexualität und Abwehrmechanismen, in: Dulz, B., Benecke, C., Richter-Appelt, H. (Eds.), Borderline-Störungen Und Sexualität Ätiologie – Störungsbild – Therapie. Schattauer, Stuttgart, pp. 148–157.
Maltz, W. (2012). The Sexual Healing Journey: A Guide for Survivors of Sexual Abuse: New York: William Morrow Paperbacks.
Marengo, E., Martino, D. J., Igoa, A. et al. (2015). Sexual risk behaviors among women with bipolar disorder. Psychiatry Res; 3: 835–8.
Marques, T. R., Smith, S., Bonaccorso, S. et al. (2012). Sexual dysfunction in people with prodromal or first-episode psychosis. Br J Psychiatry: 131–6.
Marston, C., Lewis, R. (2014). Anal heterosex among young people and implications for health promotion: a qualitative study in the UK. BMJ Open; 4:e004996.
Martyniuk, U., Dekker, A. (2018). Pornografienutzung von Erwachsenen in Deutschland. Ergebnisse einer Pilotstudie. Zeitschrift für Sexualforschung. 31 (03).
Maschke, S., Stecher, L. (2017). SPEAK! Die Studie. Sexualisierte Gewalt in der Erfahrung Jugendlicher« Öffentlicher Kurzbericht.
Mercer, C. H., Tanton, C., Prah, P., Erens, B., Sonnenberg, P., Clifton, S., Macdowall, W., Lewis, R., Field, N., Datta, J., Copas, A. J., Phelps, A., Wellings, K., Johnson, A. M. (2013). Changes in sexual attitudes and lifestyles in Britain through the life course and over time: findings from the National Surveys of Sexual Attitudes and Lifestyles (Natsal). Lancet. Nov 30; 382 (9907): 1781–94.
Messman, T. (1996). Child sexual abuse and its relationship to revictimization in adult women: A review. Clin. Psychol. Rev. 16, 397–420.
Messman-Moore, T. L., Walsh, K. L., DiLillo, D. (2010). Emotion dysregulation and risky sexual behavior in revictimization. Child Abuse Negl. 34, 967–976.
Noll, J. G., Trickett, P. K., Putnam, F. W. (2003). A prospective investigation of the impact of childhood sexual abuse on the development of sexuality. J. Consult. Clin. Psychol. 71, 575–586.
O'Driscoll, C., Flanagan, E. (2015). Sexual problems and post-traumatic stress disorder following sexual trauma: a meta-analytic review. Psychol Psychother.
Paschinger, K., Büttner, M. (2018). Traumaassoziierte Körperbeschwerden und Sexualität. In: Büttner M (Hg.). Sexualität und Trauma. Stuttgart: Schattauer, 68–88.
Postma, R., Bicanic, I., van der Vaart, H., Laan, E. (2013). Pelvic floor muscle problems mediate sexual problems in young adult rape victims. J Sex Med; 8: 1978–87.
Ramakers, M. J., van Lunsen, R. H. W. (2003). Psychosoziale Einflüsse. In: Carrière B (Hg.). Beckenboden: Physiotherapie und Training. Stuttgart: Thieme; 102–12.
Real, E. (2013). Sexuality and obsessive-compulsive disorder: The hidden affair. Neuropsychiatr 3 (1), 23–31.
Rittel, E. (2018). Traumatherapeutisch modifizierte systemische Sexualtherapie. In: Büttner, M. (Hg.). Sexualität und Trauma. Stuttgart: Schattauer, 322–350.

Roberts, A. L., Glymour, M. M., Koenen, K. C. (2013). Does maltreatment in childhood affect sexual orientation in adulthood? Arch Sex Behav; 2: 161–71.

Sack, M., Sachsse, U., Dulz, B. (2009). Störungen der Sexualität bei Patientinnen und Patienten mit komplexer Posttraumatischer Belastungsstörung, in: Dulz, B., Benecke, C., Richter-Appelt, H. (Eds.), Borderline-Störungen Und Sexualität Ätiologie – Störungsbild – Therapie. Schattauer, Stuttgart, pp. 134–137.

Sansone, R. A. & Sansone, L. A. (2011). Sexual behavior in Borderline personality: A review. Innov Clin Neurosci 8(2): 14–18.

Sanyal, M. (2020). Vergewaltigung: Aspekte eines Verbrechens. Nautilus.

Scheidell, J. D., Dyer, T. P., Severe, M., Tembunde, Y. E., Young, K. E., Khan, M. R. (2020). Childhood Traumatic Experiences and Receptive Anal Intercourse Among Women. Perspect. Sex. Reprod. Health 52, 23–30.

Schmidt, G. (2014). Das neue Der Die Das. Über die Modernisierung des Sexuellen. Gießen: Psychosozial-Verlag.

Schnurr, P. P., Lunney, C. A., Forshay, E. et al. (2009). Sexual function outcomes in women treated for posttraumatic stress disorder. J Womens Health (Larchmt); 18: 1549–57.

Schulte-Herbrüggen, O., Ahlers, C. J., Kronsbein, J. M., Ruter, A., Bahri, S., Vater, A. & Roepke, S. (2009). Impaired Sexual Function in Patients with Borderline Personality Disorder is Determined by History of Sexual Abuse. J Sex Med 6 (12): 3356–3363.

Schultz, K., Hook, J. N., Davis, D. E., Penberthy, J. K., Reid, R. C. (2014). Nonparaphilic hypersexual behavior and depressive symptoms: A meta-analytic review of the literature. J Sex Marital Ther 40 (6), 477–87.

Schröttle, M., Müller, U. (2004). Lebenssituation, Sicherheit und Gesundheit von Frauen in Deutschland. Eine representative Untersuchung zu Gewalt gegen Frauen in Deutschland. BMFSFJ.

Seehuus, M., Clifton, J., Rellini, A. H. (2015). The role of family environment and multiple forms of childhood abuse in the shaping of sexual function and satisfaction in women. Arch Sex Behav; 6: 1595–608.

Seikowski, K., Gollek, S., Harth, W. & Reinhardt, M. (2008). Borderline-Persönlichkeitsstörung und Transsexualität. Psychiatr Prax 35(3): 135–141.

Senn, T. E., Carey, M. P., Vanable, P. A. (2008). Childhood and adolescent sexual abuse and subsequent sexual risk behavior: evidence from controlled studies, methodological critique, and suggestions for research. Clin Psychol Rev; 5: 711–35.

Signerski-Krieger, J., Anderson-Schmidt, H., Büttner, M. (2018). Sexuelle Störungen bei psychischen Erkrankungen. In: Büttner, M. (Hg.), Sexualität und Trauma. Schattauer, Stuttgart.

Signerski-Krieger, J., Annen, S., Anderson-Schmidt, H., Plitt, H., Wiltfang, J. et al. (2015). Sexuelle Probleme, sexuelle Zufriedenheit und Lebenszufriedenheit bei Patientinnen und Patienten mit einer Borderline-Persönlichkeitsstörung. Z Sexualforsch 2: 121–131.

Stephenson, K. R., Hughan, C. P., Meston, C. M. (2012). Childhood sexual abuse moderates the association between sexual functioning and sexual distress in women. Child Abuse Negl; 2: 180–9.

Tenbergen, G., Wittfoth, M., Frieling, H., Ponseti, J., Walter, M., Walter, H., Beier, K. M., Schiffer, B., Kruger, T. H. (2015). The Neurobiology and Psychology of Pedophilia: Recent Advances and Challenges. Front Hum Neurosci 9, 344.

Testa, M., VanZile-Tamsen, C., Livingston, J. A. (2007). Prospective prediction of women's sexual victimization by intimate and non-intimate male perpetrators. J. Consult. Clin. Psychol. 75, 52–60.

Tharp, A. T., DeGue, S., Valle, L. A. et al. (2013). A systematic qualitative review of risk and protective factors for sexual violence perpetration. Trauma Violence Abuse; 2: 133–67.

Thompson, R., Lewis, T., Neilson, E. C., English, D. J., Litrownik, A. J., Margolis, B., Proctor, L., Dubowitz, H. (2017). Child Maltreatment and Risky Sexual Behavior. Child Maltreat. 22, 69–78.

Tragesser, S. L. & Benfield, J. (2012). Borderline personality disorder features and mate retention tactics. J Pers Disord 26(3): 334–344.

Tozdan, S., Briken, P., Dekker, A. (2019). Uncovering Female Child Sexual Offenders-Needs and Challenges for Practice and Research. J Clin Med. 2019;8(3):401.

UBSKM (Unabhängiger Beauftragter für Fragen des sexuellen Kindesmissbrauchs) (2022). https://beauftragter-missbrauch.de/praevention/was-ist-sexueller-missbrauch/taeter-und-taeterinnen (abgerufen am 14. 04. 22) van Roode, T., Dickson, N., Herbison, P., Paul, C. (2009). Child sexual abuse and persistence of risky sexual behaviors and negative sexual outcomes over adulthood: Findings from a birth cohort. Child Abuse Negl. 33, 161–172.

Vallejo-Medina, P., Sierra, J. C. (2013). Effect of drug use and influence of abstinence on sexual functioning in a Spanish male drug-dependent sample: A multisite study. J Sex Med 10 (2), 333–41.

von Franqué, F., Briken, P. (2018a). Hypersexuelle Störung bei sexuellen Missbrauchserfahrungen. In: Büttner, M. (Hg.). Sexualität und Trauma. Stuttgart: Schattauer, 116–122.

Walsh, K., Latzman, N. E., Latzman, R. D. (2014). Pathway From Child Sexual and Physical Abuse to Risky Sex Among Emerging Adults: The Role of Trauma-Related Intrusions and Alcohol Problems. J. Adolesc. Heal. 54, 442–448.

Westen, D., Harnden-Fischer, J. (2001). Personality profiles in eating disorders: Rethinking the distinction between axis I and axis II. Am J Psychiatry 158 (4), 547–62.

Wiedermann, M. W., Sansone, R. A. (2009). Borderline Personality Disorder and Sexuality. The Family Journal 17(3): 277–282.

Whitaker, D. J., Le, B., Karl Hanson, R. et al. (2008). Risk factors for the perpetration of child sexual abuse: a review and meta-analysis. Child Abuse Negl; 5: 529–48.

Paul, J. Wright, Robert, S. Tokunaga, Ashley Kraus, (2016). A Meta-Analysis of Pornography Consumption and Actual Acts of Sexual Aggression in General Population Studies, Journal of Communication, Volume 66, Issue 1, February 2016, Pages 183–205.

WHO (2010). Preventing intimate partner and sexual violence against women: taking action and generating evidence. Genf: World Health Organization/London School of Hygiene and Tropical Medicine.

WHO (2022). ICD-11. https://icd.who.int. Selbst übersetzt. Die Wortwahl kann von der noch zu veröffentlichenden deutschen Fassung abweichen.

Yehuda, R., Lehrner, A., Rosenbaum, T. Y. (2015). PTSD and sexual dysfunction in men and women. J Sex Med; 12: 1107–19.

Zanarini, M. C., Parachini, E. A., Frankenburg, F. R., Holman, J. B., Hennen, J., Reich, D. B. & Silk, K. R. (2003). Sexual relationship difficulties among Borderline patients and axis II comparison subjects. J Nerv Ment Dis 191(7): 479–482.

Zillich, N. (2011). Pornografiekonsum unter Jugendlichen und die Flexibilisierung der Geschlechterrollen. Z Sex Forsch; 24(4): 312–325.

INGO SCHÄFER

31 Behandlung von Patientinnen und Patienten mit komplexen Traumafolgestörungen und psychotischen Erkrankungen

31.1 Einleitung

Die Interpretation schwerer Störungen der Wahrnehmung, des Denkens und der Realitätstestung, im Folgenden »psychotische Symptome« genannt, ist in den letzten Jahren einem starken Wandel unterworfen. Seit Langem ist bekannt, dass psychotische Symptome bei ganz unterschiedlichen psychischen Störungen auftreten, etwa Psychosen aus dem schizophrenen Formenkreis, schweren affektiven Störungen, Persönlichkeitsstörungen oder posttraumatischen Störungen. Allerdings wurden sie je nach vermuteter Primärdiagnose unterschiedlich interpretiert. So werden Sinnestäuschungen bei posttraumatischen oder dissoziativen Störungen als »Pseudohalluzinationen« gesehen, im Gegensatz zu »echten« Halluzinationen bei Personen mit schizophrenen Psychosen. Mit den Begriffen sind dabei bestimmte Annahmen zu den Charakteristika der jeweiligen Symptome verbunden (z. B. »Stimmen im Kopf« vs. »Stimmen außerhalb des Kopfes«). Allerdings sind diese Annahmen empirisch keinesfalls abgesichert und bestätigen sich auch in der Praxis nicht. Dies betrifft selbst sogenannte »Schneider'sche Erstrangsymptome«, wie kommentierende oder dialogisierende Stimmen, bei denen lange angenommen wurde, dass sie spezifisch für Psychosen aus dem schizophrenen Formenkreis seien. Generell setzt sich inzwischen die Sichtweise durch, dass psychotische Symptome eher unspezifische Symptome im Rahmen schwerer psychischer Störungen darstellen, ähnlich dem Symptom »Fieber« bei schweren somatischen Erkrankungen (Moskowitz & Heim 2011).

Psychotische Symptome erlauben keine direkte diagnostische Zuordnung und wurden auch bei traumatisierten Patienten in unterschiedlichen Zusammenhängen beschrieben.

So treten bei schweren dissoziativen Störungen nicht selten »Schneider'sche Erstrangsymptome« auf (Tschöke et al. 2017; Renard et al. 2017). Auch bei Patientinnen und Patienten mit chronischer Posttraumatischer Belastungsstörung (PTBS) können Halluzinationen verschiedener Sinnesmodalitäten und wahnhaftes Erleben auftreten. Die genannten Symptome beziehen sich dabei häufig, aber nicht in allen Fällen auf die traumatischen Erfahrungen (Compean & Hamner 2019). Umgekehrt wurden für Patienten mit psychotischen Erkrankungen hohe Raten posttraumatischer Syndrome berichtet. So weisen auch in Studien aus dem deutschsprachigen Raum etwa 20 % der Patienten mit Schizophrenie, schizoaffektiven und Bipolaren Störungen eine zumindest subsyndromale komorbide Posttraumatische Belastungsstörung auf (z. B. Assion et al. 2009; Schäfer et al. 2015). Auch dissoziative Symptome, die signifikante Zusammenhänge mit frühen Traumatisierungen zeigen, komorbide dissoziative Störungen und »Mischbilder« wurden bei Patienten mit psychotischen Störungen häufig beschrieben (s. Kurth et al. 2012). Insgesamt erscheint eher eine dimensionale Sichtweise als eine kategoriale Sicht (»psychotische Störungen« vs. »dissoziative Störungen«) hilfreich, die von fließenden Übergängen zwischen unterschiedlichen Syndromen ausgeht (→ Abb. 31-1).

Zwischen »psychotischen« und »dissoziativen« Symptomen werden dabei funktionale Zusammenhänge vermutet. So könnten schwere dissoziative Symptome den Realitätsbezug beeinträchtigen und die Entwicklung psychotischer Symptome bei vulnerablen Individuen begünstigen. Umgekehrt könnten psychotische Symptome die Manifestationsschwelle dissoziativer Phänomene bei Personen senken, die aufgrund früher Traumatisierungen entsprechend prädisponiert sind (Schäfer et al. 2009).

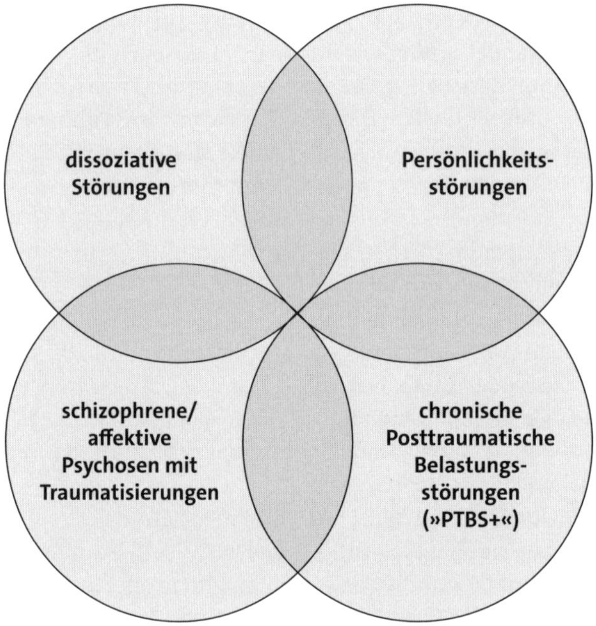

Abb. 31-1: Traumaassoziierte Syndrome mit »psychotischen Symptomen«

31.2 Diagnostik und Indikationsstellung

Aufgrund der hohen Prävalenz traumatischer Erfahrungen bei Personen mit »psychotischen« Syndromen und den häufigen Zusammenhängen mit posttraumatischen Störungen wird empfohlen, beide Bereiche systematisch in die Diagnostik einzubeziehen (Read et al. 2007). Außerhalb traumaspezifischer Settings erfolgt dies allerdings zu selten. Zu den Gründen gehören neben Ausbildungsdefiziten bei der Traumadiagnostik, dass Therapeutinnen und Therapeuten offensichtlich unsicher sind, ob traumaspezifische Interventionen bei Personen mit psychotischer Symptomatik eingesetzt werden können, und darüber hinaus an der Verlässlichkeit der Angaben zweifeln (Salyers et al. 2004). Fisher et al. (2011) konnten allerdings belegen, dass die retrospektiven Berichte psychotischer Patienten zu sexuellem Missbrauch und Misshandlung in der Kindheit eine gute konvergente Validität mit Angaben in Akten besaßen, nicht mit der aktuellen Schwere der psychotischen Symptomatik korrelierten und über sieben Jahre stabil waren. Auch Symptome der Posttraumatischen Belastungsstörung scheinen anhand von Fragebögen sicher erfasst werden zu können (z. B. Schäfer et al. 2011; de Bont et al. 2015).

Befunde zum Einsatz strukturierter Fragebögen zeigen allerdings, dass Traumatisierungen und die Posttraumatische Belastungsstörung auch bei Personen mit psychotischer Symptomatik zuverlässig erhoben werden können.

Dennoch empfiehlt sich eine sorgfältige diagnostische Einordnung der einzelnen Symptombereiche. So kann psychotisches Erleben (z. B. »Besessenheitswahn«) fälschlicherweise als Zeichen einer dissoziativen Störung gedeutet werden, aber auch Ausdruck einer tatsächlich vorhandenen dissoziativen, mit frühen Traumatisierungen bei schizophrenen Patienten assoziierten Symptomatik sein (Schäfer et al. 2009). In diesen Fällen kann die wahnhafte Interpretation der entsprechenden Phänomene deren posttraumatischen Charakter verdecken und dazu führen, dass sie nicht angemessen diagnostiziert werden. In Einzelfällen können Mischbilder vorliegen, z. B. Patienten mit einer Dissoziativen Identitätsstörung und mit klaren bipolaren oder schizophrenen Psychosen, die entsprechende Denkstörungen und Negativ-Symptome beinhalten.

Entscheidend ist, dass Wahrnehmungsstörungen nicht vorschnell und einseitig interpretiert werden, sondern im Kontext der Gesamtsymptomatik und unter Berücksichtigung von Verlaufsaspekten.

Die eingesetzten Interventionen orientieren sich am jeweiligen Stellenwert psychotischer Symptome. Bei Personen mit Posttraumatischer Belastungsstörung bzw. dissoziativen Störungen und beeinträchtigenden psychotischen Symptomen sollte eine medikamentöse Therapie in jedem Fall zusätzlich zu einer traumazentrierten Psychotherapie in Erwägung gezogen werden. Umgekehrt können traumatherapeutische Interventionen auch sinnvoll sein, wenn die »Primärdiagnose« einer psychotischen Störung, etwa einer Störung aus dem schizophrenen Formenkreis, oder einer Bipolaren Störung gestellt wurde. In jedem Fall sollten stabilisierende Interventionen zum Einsatz kommen, falls sinnvoll auch traumafokussierte Verfahren. So stellt in der aktuelle S3-Leitlinie zur Posttraumatischen Belastungsstörung psychotisches Erleben lediglich dann noch eine relative Kontraindikation für ein traumafokussiertes Vorgehen dar, wenn es zu schwerwiegenden Störungen der Verhaltenskontrolle führt (Schäfer et al. 2019).

> Psychotische Erkrankungen in der Anamnese sind kein Ausschlusskriterium für traumafokussierte Therapien, ihr Einsatz kann nach ausreichender Abwägung von Nutzen und Risiken bei vielen Patienten erfolgen.

Hintergrund dieser Einschätzung waren Studien der letzten Jahre, die zeigten, dass traumafokussierte Behandlungen auch bei Personen mit psychotischen Symptomen sicher und effektiv durchgeführt werden konnten. Da posttraumatische Symptome im Alltag, wie Schlafstörungen oder Intrusionen, einen anhaltenden Stressor darstellen, der das erneute Auftreten psychotischer Episoden begünstigen kann (Mueser et al. 2002), kann eine effektive Behandlung der PTBS bei Betroffenen einen wichtigen Beitrag zu einer weiteren Stabilisierung von deren Gesamtsituation leisten.

31.3 Psychotherapie

Auch bei Patientinnen und Patienten mit psychotischen Syndromen haben sich alle Ansätze bewährt, die sonst bei der Therapie posttraumatischer Störungen zum Einsatz kommen. So sind stabilisierende Interventionen bei den meisten Patienten sicher und effektiv einsetzbar. Allerdings kann in akuten Stadien zunächst die Förderung basaler Wahrnehmungsdifferenzierung indiziert sein, z. B. durch einfache Körperwahrnehmungs- und Entspannungsübungen (Kurth et al. 2012). Positive Erfahrungen liegen auch mit Therapieprogrammen vor, die einen Schwerpunkt auf Stabilisierung und den Aufbau von Coping-Strategien setzen. So wurde die erste Phase von STAIR/NT (Skills-Training zur Affektiven und interpersonellen Regulation/Narrative Therapie; Cloitre et al. 2014), einem kognitiv-behavioralen Therapieprogramm zur Behandlung der komplexen Posttraumatischen Belastungsstörung, bei Patienten mit chronischen schizophrenen Psychosen und Komplexer Posttraumatischer Belastungsstörung erfolgreich eingesetzt (Trappler & Newville 2007). Diese erste Phase des Programms (STAIR) fokussiert auf Veränderungen in den Bereichen Emotionsregulation und interpersonelle Fertigkeiten und kann auch im Gruppenformat eingesetzt werden.

Mueser et al. (2008, 2015) untersuchten an mehr als 300 ambulanten Patientinnen und Patienten mit affektiven Störungen und Psychosen mit komorbider PTBS die Effekte eines 12 bis 16 Sitzungen umfassenden Therapieprogramms, das neben Psychoedukation und stabilisierenden Atemübungen auf kognitive Umstrukturierung fokussiert (Mueser et al. 2009). Die jeweilige Kontrollgruppe erhielt die übliche psychiatrische Behandlung bzw. zusätzlich eine psychoedukative Intervention. In beiden Studien fand sich eine signifikant größere Reduktion der PTBS-Symptome in der Interventionsgruppe zum Ende der Behandlung und bei den Follow-up-Zeitpunkten mit kleiner bis mittlerer Effektstärke.

Van den Berg et al. (2018) verglichen bei N = 155 Patientinnen und Patienten mit psychotischen Störungen und komorbider PTBS eine Behandlung mit Prolongierter Exposition (PE) bzw. *Eye Movement Desensitization and Reprocessing* (EMDR) mit einer Warte-listen-Bedingung. Es fanden sich hohe Effektstärken für die beiden traumafokussierten Verfahren in Bezug auf die PTBS-Symptomatik sechs und zwölf Monate nach Therapieende. Auch in Bezug auf die psychotische Symptomatik, etwa paranoides Denken, fanden sich in den beiden Interventionsgruppen signifikante Reduktionen (de Bont et al. 2016). Zudem zeigten sich in den beiden Interventionsgruppen signifikant weniger unerwünschte Ereignisse oder Symptomexazerbationen als in der Kontrollgruppe (van den Berg et al. 2016). Schließlich stellt die Arbeit mit »dialogfähigen« Stimmen gerade bei traumatisierten Psychose-Patienten einen vielversprechenden Therapieansatz dar (Corstens et al. 2018, Longden et al. 2021).

31.4 Pharmakotherapie

Bei beeinträchtigenden psychotischen Symptomen sollte in jedem Fall ein Behandlungsversuch mit atypischen Antipsychotika erwogen werden. Das Ansprechen der Symptomatik (z. B. der Stimmenphänomene) auf antipsychotische Medikamente kann dabei zwar nicht deren »psychotische Genese« beweisen oder widerlegen. Klinische Beobachtungen deuten jedoch darauf hin, dass es oft die dämpfenden, anxiolytischen Effekte der antipsychotischen Medikation sind, die eine wichtige Rolle bei der Verbesserung der Symptomatik spielen (ISSTD 2011; Rudegair & Farrelly 2008). So kommt es nach Gabe von Antipsychotika teilweise schneller zu einer Besserung des Stimmenhörens, als es Rezeptor-Bindungs-Studien bei Personen mit schizophrenen Psychosen nahelegen würden. Oft scheint die Verbesserung dann eher mit positiven Effekten auf Hyperarousal, Irritierbarkeit, Schlaflosigkeit und chronischen Ängsten zusammenzuhängen.

Insbesondere atypische Antipsychotika mit dämpfendem Profil können bezüglich eines Spektrums angstvermittelter (Schlaf, emotionale Irritierbarkeit) und posttraumatischer Symptome (Albträume und anderes intrusives Erleben) effektiv sein. Dabei können Medikamente bei Personen mit komplexen posttraumatischen Störungen einen zwar schnellen, aber nicht immer anhaltenden Effekt auf »psychotische Symptome« haben. Dies wird auch mit einer erhöhten Suggestibilität und dem dadurch verstärkten Placebo-Effekt bei Personen mit starker Dissoziationsneigung in Verbindung gebracht. Insgesamt bleibt festzuhalten, dass Antipsychotika, unabhängig von den vermuteten zugrunde liegenden Mechanismen (»dissoziativ« oder »psychotisch«), eine signifikante Verbesserung bewirken können (Rudegair & Farrelly 2008).

Andererseits wurde auch darauf hingewiesen, dass als »dissoziativ« interpretierte Symptome (z. B. »innere Stimmen«) oft nicht auf die Therapie mit Antipsychotika ansprechen. Daraus könnten sich Implikationen für die Therapie schwer traumatisierter Patienten mit Psychosen aus dem schizophrenen Formenkreis ergeben, die nicht ausreichend auf eine medikamentöse Therapie ansprechen. Gerade bei diesen Patienten sollte eine erneute sorgfältige Diagnostik und Bewertung der vorliegenden Symptomatik erfolgen und geprüft werden, ob zusätzlich spezifische traumatherapeutische Ansätze notwendig sind. Schließlich existieren, wie oben erwähnt, Fälle, in denen Personen mit Dissoziativer Identitätsstörung und anderen schweren dissoziativen Störungen zusätzlich Entwicklungen zeigen, die schizophrenen Psychosen vergleichbar sind (etwa im Sinne von Negativ-Symptomatik und schweren Denkstörungen). In solchen Fällen ist es möglich, dass Teile der Symptomatik auf Antipsychotika ansprechen, während andere (z. B. »innere Stimmen«) nicht darauf reagieren.

Insgesamt sollten Psychopharmaka als ein Werkzeug zum Management von Symptomen betrachtet werden, das eine spezifische, traumazentrierte Psychotherapie ergänzt. Wenn Patienten dies befürworten, lohnt in jedem Fall ein Versuch. Dabei handelt es sich zumeist um einen Prozess von »Versuch und Irrtum«, der sich in Bezug auf die eingesetzten Substanzgruppen (etwa Antipsychotika, Antidepressiva, Stimmungsstabilisatoren) am jeweils vorliegenden Symptomprofil orientiert. Auch wenn dabei die rationale Kombination verschiedener Substanzgruppen sinnvoll sein kann, sollte ein pharmakologischer Polypragmatismus gerade bei Patienten mit komplexen Traumfolgestörungen unbedingt vermieden werden (ISSTD 2011).

Literatur

Assion, H. J., Brune, N., Schmidt, N., Aubel, T., Edel, M. A., Basilowski, M., Juckel, G., Frommberger, U. (2009). Trauma exposure and post-traumatic stress disorder in bipolar disorder. Soc Psychiatry Psychiatr Epidemiol; 44(12): 1041–1049.

Cloitre, M., Cohen, L. R., Koenen, K. C. (2014). Sexueller Missbrauch und Misshandlung in der Kindheit. Ein Therapieprogramm zur Behandlung komplexer Traumafolgen. Hogrefe Verlag.

Compean, E., Hamner, M. (2019). Posttraumatic stress disorder with secondary psychotic features (PTSD-SP): Diagnostic and treatment challenges. Prog Neuropsychopharmacol Biol Psychiatry; 88: 265–275.

Corstens, D., Escher, S., Romme, M., Longden, E. (2018). Accepting and working with voices: The Maastricht Approach. In: Moskowitz, A., Dorahy, M. J., Schäfer I (eds). Psychosis, Trauma and Dissoziation. Oxford: Wiley-Blackwell; 381–396

de Bont, P. A., van den Berg, D. P., van der Vleugel, B. M., de Roos, C., de Jongh, A., van der Gaag, M., van Minnen, A. (2015). Predictive validity of the Trauma Screening Questionnaire in detecting post-traumatic stress disorder in patients with psychotic disorders. Br J Psychiatry; 206(5): 408–416.

de Bont, P. A. J. M., van den Berg, D. P. G., van der Vleugel, B. M., de Roos, C., de Jongh, A., van der Gaag, M., et al. (2016). Prolonged exposure and EMDR for PTSD v. a PTSD waiting-list condition: Effects on symptoms of psychosis, depression and social functioning in patients with chronic psychotic disorders. Psychol Med; 46(11): 2411–2421.

Fallot, R. D., Harris, M. (2002). The Trauma Recovery and Empowerment Model (TREM): conceptual and practical issues in a group intervention for women. Community Ment Health J; 38: 475–85.

Fisher, H. L., Craig, T. K., Fearon, P., Morgan, K., Dazzan, P., Lappin, J., Hutchinson, G., Doody, G. A., Jones, P. B., McGuffin, P., Murray, R. M., Leff, J., Morgan, C. (2011). Reliability and comparability of psychosis patients' retrospective reports of childhood abuse. Schizophr Bull; 37: 546–53.

Frueh, B. C., Grubaugh, A. L., Cusack, K. J., Kimble, M. O., Elhai, J. D., Knapp, R. G. (2009). Exposure-based cognitive-behavioral treatment of PTSD in adults with schizophrenia or schizoaffective disorder: a pilot study. J Anxiety Disord; 23: 665–75.

International Society for the Study of Trauma and Dissociation (ISSTD) (2011). Guidelines for treating dissociative identity disorder in adults, third revision: Summary version. J Trauma Dissoc; 12: 188–212.

Kurth, R. A., Gerhardt, H., Schäfer, I. (2012). Posttraumatische und psychotische Symptome bei schwer traumatisierten Patienten. Eine Darstellung anhand von 3 Fallvignetten. Fortschr Neurol Psychiatr; 80(1): 24–8.

Longden, E., Corstens, D., Morrison, A. P., Larkin, A., Murphy, E., Holden, N., Steele, A., Branitsky, A., Bowe, S. (2021). A treatment protocol to guide the delivery of dialogical engagement with auditory hallucinations: Experience from the Talking With Voices pilot trial. Psychol Psychother; 94(3): 558–572

Moskowitz, A., Heim, G. (2011). Eugen Bleuler's Dementia praecox or the group of schizophrenias (1911): a centenary appreciation and reconsideration. Schizophr Bull; 37: 471–9.

Mueser, K. T., Rosenberg, S. D., Goodman, L. A., Trumbetta, S. L. (2002). Trauma, PTSD, and the course of severe mental illness: an interactive model. Schizophr Res; 53: 123–43.

Mueser, K. T., Rosenberg, S. D., Xie, H., Jankowski, M. K., Bolton, E. E., Lu, W., Hamblen, J. L., Rosenberg, H. J., McHugo, G. J., Wolfe, R. (2008). A randomized controlled trial of cognitive-behavioral treatment for posttraumatic stress disorder in severe mental illness. J Consult Clin Psychol; 76: 259–71.

Mueser, K. T., Rosenberg, S. D., Rosenberg, H. J. (2009). Treatment of Posttraumatic Stress Disorder in Special Populations. A Cognitive Restructuring Program. Washington DC: American Psychological Association.

Mueser, K. T., Gottlieb, J. D., Xie, H., Lu, W., Yanos, P. T., Rosenberg, S. D., et al. (2015). Evaluation of cognitive restructuring for post-traumatic stress disorder in people with severe mental illness. Br J Psychiatry; 206: 501–508.

Read, J., Hammersley, P., Rudegeair, T. (2007). Why, when and how to ask about childhood abuse. Adv Psych Treat; 13: 101–10.

Renard, S. B., Huntjens, R. J. C., Lysaker, P. H., Moskowitz, A., Aleman, A., Pijnenborg, G. H. M. (2017). Unique and Overlapping Symptoms inSchizophrenia Spectrum and Dissociative Disorders in Relation to Models of Psychopathology: A Systematic Review. Schizophr Bull; 43(1): 108–121.

Rudegeair, T., Farrelly, S. (2008). Pharmacotherapy in the collaborative treatment of trauma-iduced dissociation and psychosis. In: Moskowitz, A., Schäfer, I., Dorahy, M. J. (eds). Psychosis, Trauma and Dissoziation. Oxford: Wiley-Blackwell; 307–18.

Salyers, M. P., Evans, L. J., Bond, G. R., Meyer, P. S. (2004). Barriers to assessment and treatment of posttraumatic stress disorder and other trauma-related problems in people with severe mental illness: clinician perspectives. Community Ment Health J; 40: 17–31.

Schäfer, I., Wahl, I., Spitzer, C. (2009). Dissoziative Symptome bei schizophrenen Patienten. ZPPM; 7: 49–59.

Schäfer, I., Morgan, C., Demjaha, A., Morgan, K., Dazzan, P., Fearon, P., Jones, P. B., Doody, G. A., Leff, J., Murray, R. M., Fisher, H. L. (2011). Assessment of posttraumatic symptoms in patients with first-episode psychosis. J Nerv Ment Dis; 199(11): 896–898.

Schäfer, I., Eiroa-Orosa, F. J., Schroeder, K., Harfst, T., Aderhold, V. (2015). Posttraumatische Störungen bei Patienten mit Erkrankungen aus dem schizophrenen Formenkreis Psychose. Nervenarzt; 86(7): 818–825.

Schäfer, I., Frommberger, U., Gast, U., Kruse, J., Lampe, A., Lotzin, A., Reddemann, O. (2019). Komorbide Psychische Störungen. In: Schäfer, I., Gast, U., Hofmann, A., Knaevelsrud, C., Lampe, A., Liebermann, P., Lotzin, A., Maercker, A., Rosner, R., Wöller W (Hg.). S3-Leitlinie Posttraumatische Belastungsstörung. Springer Verlag. S. 48–57.

Trappler, B., Newville, H. (2007). Trauma healing via cognitive behavior therapy in chronically hospitalized patients. Psychiatr Q; 78: 317–25.

Tschöke, S., Grieb, B., Steinert, T. (2017). Traumata und psychotische Psychopathologie. Trauma und Gewalt; 11: 180–194.

van den Berg, D. P., de Bont, P. A., van der Vleugel, B. M., de Roos, C., de Jongh, A., van Minnen, A., van der Gaag, M. (2016). Trauma-Focused Treatment in PTSD Patients With Psychosis: Symptom Exacerbation, Adverse Events, and Revictimization. Schizophr Bull; 42(3): 693–702.

van den Berg, D., de Bont, P. A. J. M., van der Vleugel, B. M., de Roos, C., de Jongh, A., van Minnen, A., et al. (2018). Long-term outcomes of trauma-focused treatment in psychosis. Br J Psychiatry; 212(03): 180–182.

ANJA-MARIA REICHEL

32 Traumasensible psychiatrische Pflege

32.1 Einleitung

Es ist charakteristisch für unsere Zeit, dass Pflegende in allen Pflegesettings – sei es im Altenheim, in der häuslichen Versorgung oder im Krankenhaus – auf Menschen treffen, die traumatisierende Situationen erlebt haben. Kolleg:innen aus dem Bereich der Altenhilfe wissen, dass die Mehrzahl der zu betreuenden dort lebenden Personen traumatische Erfahrungen gemacht haben, die den pflegerischen Arbeitsalltag durch Unruhe, Fluchtreaktionen oder Aggressionen prägen können. In den letzten Jahren müssen sich Menschen, die Hilfe in unseren Versorgungssystemen suchen, vermehrt mit Hoffnungslosigkeit auseinandersetzen, die im Anschluss an das Erleben von Krieg, Folter, Vertreibung oder Flucht, nach Naturkatastrophen, Überfällen oder dem Erleben sexueller Gewalt auftritt. Nicht nur innerhalb der stetig wachsenden Anzahl spezialisierter traumazentrierter Hilfsangebote begegnen Pflegende also Menschen, die sich zum Zeitpunkt der Eskalation ihrer persönlichen, gesundheitlichen und sozialen Probleme möglicherweise noch gar nicht über deren Ursachen bewusst sind.

Aus diesem Grund richtet sich dieses Kapitel an all jene Pflegekräfte, die, unabhängig von ihrem fachlichen Schwerpunkt, zukünftig stärker die oft vermutete zugrundeliegende Traumaproblematik in ihre Arbeit einbeziehen möchten. Einerseits ist es hierbei gut, zu wissen, was man bei vermuteten traumatischen Erfahrungen besser unterlassen sollte. Darüber hinaus gibt es auch eine Reihe von traumasensiblen Pflegetechniken, die sich gut in bestehende Konzepte integrieren lassen.

Die traumasensible Pflege beschreibt ein eigenes Konzept, dessen Wurzeln im forschenden Ausprobieren, man könnte sagen in der »experimentellen Pflege« der vielen hervorragenden und inspirierenden Pflegekräfte der Station 9 im Asklepios Fachklinikum Göttingen liegen. Die Pflegenden dieser spezialisierten Station, die mit der genannten Patientengruppe seit mehr als 20 Jahren Erfahrungen machen und die ihren Arbeitsschwerpunkt im Bereich der aufdeckenden, konfrontierenden Traumabearbeitung sehen, haben ihr Konzept in dieser Zeit immer wieder leicht verändert, angepasst und umgestellt – manches hat sich aber auch bewährt und ist von Beginn an erhalten geblieben. Ich selbst durfte dieses Pflegeteam über viele Jahre leiten und von ihm lernen, und auf dieser Basis konnte in 2019 das erste deutschsprachige Konzept der »Traumasensiblen Pflege« veröffentlicht werden (Reichel 2019).

32.2 Das Pflegekonzept

Die professionelle fachpflegerische Versorgung von Patient:innen mit komplexen Traumafolgestörungen orientiert sich am Vier-Phasen-Modell traumazentrierter Beratung und Therapie und folgt damit den Empfehlungen der Deutschsprachigen Gesellschaft für Psychotraumatologie (DeGPT) zur Qualifikation in Traumapädagogik und traumazentrierten Fachberatung (DeGPT 2016). Das Modell geht ursprünglich auf ein 1898 von Pierre Janet entwickeltes, in aufeinander aufbauende Phasen gegliedertes Behandlungsmodell zurück (van der Hart et al. 1989), welches ursprünglich die drei Phasen Stabilisierung, Traumakonfrontation und Integration umfasste. Es wurde um eine vierte, vorangehende Orientierungsphase ergänzt.

Im theoretischen Kontext würden diese Phasen zeitlich so aufeinander folgen:

- Orientierungsphase
- Stabilisierungsphase
- Traumabearbeitung/-verarbeitung
- Integration und Neubeginn

In der alltäglichen Praxis ist jedoch davon auszugehen, dass diese Phasen nicht einzeln nacheinander von den Patient:innen durchlaufen werden, sondern dass sie ineinandergreifen oder auch, und dies besonders häufig in stationären Behandlungssettings, parallel oder zyklisch-dynamisch verlaufen (Sachsse 2004b). Pflegende haben in den verschiedenen Phasen unterschiedliche Strategien und Aufgaben, um die Patient:innen auf ihrem Weg zu mehr Gesundheit und Lebensqualität zu unterstützen.

Die letzte Phase, »Integration und Neubeginn«, wird in diesem Buchkapitel nicht gesondert aufgegriffen, da sich die größten Fortschritte der Patient:innen in dieser Phase zumeist außerhalb der Station, im Nachgang der Therapie ereignen. Hier wäre es zukünftig von Bedeutung, die Erfahrungen ambulanter fachpsychiatrischer Pflegedienste mit Patient:innen in der Erholungsphase nach einer stationären Therapie in ihrem häuslichen Umfeld zu sammeln. So könnten wertvolle Rückschlüsse für die stationäre Praxis gezogen werden, welche Selbstfürsorgestrategien sich für individuelle Personen auf Dauer im Leben »nach der Therapie« besonders bewähren (Müller & Sachsse 2010) und deren Grundsteine deswegen bereits in der Klinik gelegt werden sollten.

32.3 Orientierungsphase

Die Orientierungsphase einer stationären traumazentrierten Behandlung beinhaltet auf der therapeutischen Ebene vor allem die Anamnese, eine umfassende Diagnostik sowie die Planung des bevorstehenden Behandlungsprozesses. Der Pflege kommt hier eine tragende Rolle bei Aufbau und Ausgestaltung der Beziehung zwischen Patient:in und Helferteam zu.

Beziehung

Um traumatisierte Menschen bei der Bewältigung ihrer alltäglichen Schwierigkeiten gut unterstützen zu können, müssen Pflegende zunächst eine therapeutisch wirksame Beziehung zu ihnen aufbauen. Sauter (2018a) sieht in der Gestaltung einer hilfreichen Beziehung zu traumatisierten Patient:innen die wichtigste pflegerische Handlung vor allen weiteren Einzelinterventionen.

Menschen, die interpersonell, d.h. durch andere Menschen, traumatisiert wurden, haben häufig Schwierigkeiten, sich auf weitere zwischenmenschliche Beziehungen einzulassen. Sie haben gelernt, dass Beziehungen nicht zuverlässig sicher sind, sondern sogar gefährlich sein können – oftmals in Situationen, in denen das Gegenüber zunächst besonders freundlich und zugewandt erschien. Nicht selten waren diejenigen, welche die Patient:innen missbraucht oder gequält haben, gleichzeitig nahe Verwandte oder Personen, von denen diese vollkommen abhängig waren. Dadurch kann auch in der Gegenwart noch ein intuitives Misstrauen seitens der Patient:innen gegenüber versorgenden oder hilfreichen Personen vorherrschen, wenn sie sich abermals in einem Zustand der Abhängigkeit sehen. Hier wird deutlich, welch zentrale, weichenstellende Rolle der anfängliche Beziehungsaufbau zu diesen Patient:innen im Krankenhaus spielt: Auch in dieser Situation begeben sich Menschen (Patient:innen) in Abhängigkeit von anderen Menschen (Pflegekräften und Therapeut:innen). Es ist wichtig, dass Pflegende um die Bedeutung dieser Beziehung wissen und einige Aspekte bei deren Aufbau bewusst beachten und gestalten.

So kann es sinnvoll sein, Zurückhaltung und Misstrauen nicht zu pathologisieren, sondern als vorsichtiges, besonnenes Prüfen positiv zu konnotieren und kein rasches Vertrauen zu fordern.

Sicherheit

Patient:innen mit Traumafolgestörungen fühlen sich am ehesten auf solchen Stationen sicher aufgehoben, auf denen Pflegekräfte arbeiten, die im Umgang mit ihnen sicher und erfahren auftreten. Es ist eine ausführliche theoretische und praktische Ausbildung sowie klinische Erfahrung notwendig, um traumabezogene Reaktionen und Prozesse seitens der Patient:innen richtig einschätzen und damit angemessen umgehen zu können. Patient:innen sollten nicht den Eindruck bekommen, Pflegekräfte mit ihren Symptomen verschonen oder gar vor ihren Symptomen schützen zu müssen. Die meisten haben ohnehin das Gefühl, für andere eine unzumutbare Überlastung zu sein, auch für Pflegende. Das heißt andererseits nicht, alles ertragen und aushalten zu müssen, weil der Beruf das fordert. Aber eine gelassene Professionalität sollte spezialisiert Pflegende doch von der Allgemeinbevölkerung unterscheiden.

BEISPIEL AUS DER PRAXIS

Für den Erstkontakt auf Station sollte bei dieser Patientengruppe nicht unbedingt die neue Pflegeschülerin ausgewählt werden, selbst wenn sie schon einige Male bei Aufnahmen zugesehen hat. Sie wird

- erstens nicht genug eigene Sicherheit ausstrahlen, um die Patient:innen beruhigen zu können;

- zweitens wird sie bei häufig unvorhersehbaren Reaktionen der Patient:innen (plötzliches Zittern, lang andauerndes Schweigen, Weinen oder »Tunnelblick«) nicht angemessen reagieren können, da sie es sich wahrscheinlich nicht erklären kann.

Würde sie sich bei jeder auftretenden Schwierigkeit Hilfe bei einer erfahrenen Pflegekraft holen, wäre das Vertrauen der Patient:innen in das »Gut-Aufgehoben-Sein« in dieser Klinik und bei dieser Pflegeschülerin von Anfang an beeinträchtigt.

Besonderes Augenmerk sollte darauf gelegt werden, den Patient:innen die Erfahrung zwischenmenschlicher Sicherheit zu ermöglichen, um ein klares Gegenkonzept zu der bisher erlebten traumatischen Beziehungswelt aufzuzeigen. Erst die Erfahrung dieser Verlässlichkeit wird es ihnen ermöglichen, auch zu einer eigenen inneren Sicherheit zu finden.

BEISPIELE AUS DER PRAXIS

Gespräche mit den Patient:innen sollten nicht in deren Zimmern stattfinden, sondern in dafür vorgesehenen Funktionsräumen. Dies wird zuvor erklärt (Privatsphäre). Die Pflegekraft gibt den Patient:innen gleich bei Aufnahme auch Informationen über sich (»Ich möchte Ihnen zunächst einige Informationen über mich geben«), und zwar erst einmal in dienstlicher Funktion (voller Name, genaue Berufsbezeichnung und Funktion, Dauer der bisherigen Beschäftigung am Arbeitsplatz, Zuständigkeit etc.). Im weiteren Verlauf können auch einige Informationen aus dem privaten Bereich angegeben werden, damit die Patient:innen das Gegenüber sicher einschätzen können (Alter, Familienstand, evtl. Kinder etc.). Dies ist in der Pflege noch nicht sehr verbreitet, es gilt teilweise sogar als »gefährlich«, darüber mit Patient:innen zu sprechen. In der Praxis haben wir auf unserer Station damit aber nur gute Erfahrungen gemacht und noch nicht erlebt, dass Patient:innen Missbrauch mit diesen Informationen betrieben haben.

Die Patient:innen sollten die Erfahrung machen, dass z. B. bei Anamneseerhebungen oder Einzeltrainings auf ihre Belastungsgrenzen geachtet wird. Die Räumlichkeiten sollten Sicherheit vermitteln (»Frei/Besetzt«-Schilder, Vorhänge in Untersuchungszimmern, keine Warteflure, auf denen sich zeitgleich Menschen in akuten Krisen aufhalten, frühzeitige Ankündigung von Personalwechsel im Team, von neuen Hospitanten etc.).

Grundsätzlich sollte der Kontrast zwischen dem, was die Patient:innen auf der Station erleben, und dem, was sie früher in traumatischen Situationen erlebt haben, so ausgeprägt und stark wie möglich sein. Um dies zu erreichen, werden ihnen verschiedenste Möglichkeiten eingeräumt, die Kontrolle zu übernehmen und zu behalten. Beispielsweise kann ihnen freigestellt werden, in welchem Raum der Station ein Gespräch stattfinden soll; es können Auszeiten während eines Gespräches angeboten werden, wenn sie sich zu stark belastet fühlen; ein »Stopp«-Zeichen während anstrengender Sitzungen kann vereinbart werden. Auf diesem Wege können Patient:innen einen individuellen Weg zur Problemlösung erarbeiten, was gleichzeitig auch das Vertrauen in die eigenen Fähigkeiten fördert.

Im Gegensatz zur traumatischen Situation sollte auf der Station insgesamt ein Klima der **Individualität** angestrebt werden, es wird weitgehend auf schematische Abläufe verzichtet. Es gibt einen Unterschied zwischen verlässlichen Ritualen, deren tägliche, stoische Wiederholung den Patient:innen Sicherheit vermittelt (dazu können beispielsweise eine morgendliche, gemeinsam ausgeführte Qigong-Sequenz oder eine Imaginationsübung am Nachmittag gehören), und schematischen, »schablonenhaften« Standards, die für alle Patient:innen gelten und doch für niemandem wirklich passen. Stabilisierende Traumatherapie soll Menschen in erster Linie dazu befähigen, Verantwortung für sich selbst zu übernehmen – es steht weniger die Entwicklung sozialer Kompetenzen im Vordergrund, weshalb beispielsweise die Lebenspraxis fördernde Gruppenangebote hier eher hinderlich wären.

Auch bei der **Gestaltung von Einzelkontakten** sind Pflegende gefordert, einen individuellen Umgang mit Patient:innen zu finden, der sich so weit wie möglich an den Ressourcen der einzelnen Person orientiert. Gerade in der Pflege haben sich Standards bereits stark etabliert und gelten als Qualitätsmerkmal professioneller Pflege. In der Behandlung von Patient:innen mit Traumafolgestörungen ist es allerdings ein Zeichen von Qualität, wenn Pflegende ihre Angebote für die einzelnen Patient:innen »maßschneidern« können und dabei einem eklektischen Ansatz folgen; das bedeutet, verschiedene pflegetherapeutische Ansätze zu kennen und diese individuell zusammenzustellen.

Mit diesen Methoden zur **Herstellung eines Kontrastes zwischen der Behandlungssituation auf Station und der traumatischen Situation** folgen Pflegende den therapeutischen Prinzipien nach Ochberg (1993), der sich mit den intrapsychischen Phänomenen von Opfern (Kontrollverlust, Entindividualisierung und das Gefühl, nicht »normal« zu sein) beschäftigte und geeignete therapeutische Vorgehensweisen daraus entwickelte.

Eindeutigkeit

Der Beziehungsaufbau zu Patient:innen mit Traumafolgestörungen stellt besondere Anforderungen an Pflegende, da es häufig Besonderheiten im Bereich der Übertragung und Gegenübertragung gibt. Zurek und Fischer (2003) beschreiben Übertragung in erster Linie als ein Festhalten an Beziehungsmustern aus der Kindheit und weisen darauf hin, dass traumatisierte Patient:innen dementsprechend davon ausgehen, dass Beziehungen regelhaft missbräuchlicher Natur sind. Deswegen »testen« sie Personen zunächst, bevor sie sich auf eine Beziehung mit ihnen einlassen. Im Alltag kann dies unterschiedliche Formen annehmen. Vielleicht präsentieren die Patient:innen extreme Symptome, um zu erfahren, ob das Pflegeteam oder eine einzelne Pflegekraft dem gewachsen ist. Eventuell verbergen die Patient:innen ihre Symptome aber auch, um zu sehen, ob trotzdem jemand bemerkt, dass es ihnen nicht gut geht. Selbstreflexive Kommunikations- und Verhaltensstile seitens der Pflegekräfte ergänzen die zuvor herausgearbeiteten Empfehlungen zur Vermittlung von Sicherheit. Alte, gewohnte Pfade der Kommunikation mit psychiatrischen Patient:innen müssen hierbei verlassen werden.

BEISPIELE AUS DER PRAXIS

Im Gespräch mit einer sehr jugendlich und abweisend wirkenden Patientin werden Kommentare wie »Nehmen Sie doch mal die Kapuze ab, ich sehe Sie ja kaum« oder »Setzen Sie sich bitte gerade hin, mir gefällt die Atmosphäre hier nicht« vermieden. Die Pflegekraft akzeptiert das Verhalten der Patientin als Mittel zum Selbstschutz und kommentiert dies nicht oder würdigt es als Zeichen, dass das Verhalten verstanden wurde: »Ich sehe, Sie sorgen ja auch schon für sich und tragen Kleidung, in der Sie sich ganz gut fühlen.«

Auch das in Kliniken verbreitete Verbot, Hunde mitzubringen, kann unter Beachtung der geltenden Hygienevorschriften eventuell etwas gelockert werden. Interpersonell traumatisierte Patient:innen aus dem Drogenmilieu wird man nicht erreichen, wenn nicht erkannt wird, dass der eigene Hund als Begleiter ihnen überhaupt erst die Sicherheit gibt, eine Klinik betreten zu können. In unserer Klinik sind hierfür »Hundeparkplätze« auf verschiedenen Wiesen eingerichtet worden. Natürlich gibt es Regeln, denen die Hundebesitzer folgen müssen, damit niemand beeinträchtigt wird – aber im Grundsatz ist der Hund als Sicherheit gebender Begleiter eine entlastende Selbstverständlichkeit für die Patient:innen, die nicht immer wieder begründet oder überhaupt thematisiert werden muss.

Generell herrscht eine große Offenheit in der Kommunikation. Es wird deutlich gemacht, dass es keine Geheimnisse gibt: »Ich werde das dem Team/Ihrem Therapeuten berichten.« Abläufe werden für die Patient:innen transparent gemacht: »Wenn mittags die Tür geschlossen ist, dann haben wir eine Dienstübergabe, da wird das dann besprochen.« Im Allgemeinen werden solche Äußerungen den Patient:innen gegenüber gern von Pflegenden vermieden, da sie die eigene Vorgehensweise dann auch begründen müssen. Dies kann auch zu Nervosität aufseiten der Pflegenden führen, wenn sie nicht gewohnt sind, Abläufe und Regeln zu reflektieren und diese von Zeit zu Zeit selbst zu hinterfragen. Gehört diese Offenheit aber erst einmal zur Stationsatmosphäre, dann entlastet sie auch die Pflegenden selbst, da es keine »Geheimnisse« vor den Patient:innen gibt, deren Geheimhaltung manchmal auch sehr nervenaufreibend sein kann.

Klare Kommunikationsstile können Pflegende in schwierige Situationen bringen, denn wenn Übertragungsreaktionen der Patient:innen sich ins Extreme verzerren, tritt schnell ein Mechanismus von Idealisierung und Entwertung auf. Idealisierung von Pflegekräften jedoch spricht diesen zu viel Macht zu, denn die Patient:innen können in der Beziehung zu einem »allmächtigen« Helfer nicht lernen, dass sie ihre Genesung selbst in der Hand haben und dass sie im Hier und Heute unabhängig sind. Reddemann (2011) weist darauf hin, dass unsere Vorstellung davon, wie viel Hilfe jemand benötigt, die Patient:innen tatsächlich hilflos machen kann. Ihre Anregung, den Patient:innen so unvoreingenommen wie möglich zu begegnen, also Arztbriefe und Meinungen anderer erst dann hinzuzuziehen, wenn man den Patient:innen persönlich begegnet ist, wird durch die alltägliche Praxis in der Klinik immer wieder bestätigt.

Zu einer eindeutigen Kommunikation mit Traumatisierten gehört auch der Aspekt der **»parteilichen Abstinenz«**. Fischer und Riedesser (1998) beschreiben diese innere Grundhaltung, bei welcher der Helfer, hier also die Pflegekraft, auf der Seite des Opfers steht, als förderlich für die Therapie. Mit dem Begriff Abstinenz ist dabei gemeint, dass Pflegende alle persönlichen Motive (Machtansprüche, Bestätigung, ein besserer Mensch zu sein als die Täter oder eine besonders gute Pflegekraft zu sein) aus der Beziehung zu den Patient:innen heraushalten. Der Aspekt der Parteilichkeit hingegen zeigt auf, dass Pflegende eine deutliche Solidarität mit den Opfern spüren lassen sollten und ihnen ihr Leid und ihre Geschichte glauben. Dies steht im Gegensatz zum klinischen Alltag in der Psychiatrie, in dem Pflegende, besonders in Bereichen zur akuten Krisenbewältigung, daran gewöhnt sind, die Patient:innen »reden zu lassen« und das Gesagte weder verstärkend noch abschwächend zu kommentieren, sich also möglichst »neutral« zu verhalten. Hofmann (2006) weist darauf hin, dass eine solche Neutralität in der Beziehung zu Patient:innen mit Traumafolgestörungen von diesen häufig als »uneinfühlsam« erlebt wird oder sogar in den Kontext retraumatisierender Erfahrungen gestellt wird.

BEISPIEL AUS DER PRAXIS

Häufig kommt es in Betreuungssituationen nach Traumaexpositionen zu Selbstbeschuldigungen von Patient:innen (»Ich war doch schon 18, ich hätte weglaufen müssen«) oder zu entschuldigenden Theorien bezüglich des Verhaltens des Täters (»Mein Vater kannte das ja nicht anders, der war als Kind auch schon geschlagen worden«). Hier ist es wichtig, ganz klar Position zu beziehen (»Der durfte das aber trotzdem nicht«. – »Hatten Sie wirklich eine reale Chance, wegzulaufen?«).

32.4 Säulen traumasensibler psychiatrischer Pflege

Traumasensible Pflege greift auf verschiedene Elemente therapeutischer Konzepte zurück, die sich besonders in der Alltagsbegleitung von Patient:innen bewährt haben. Besonders geeignet sind für traumatisierte Menschen

- Wissensvermittlung: Psychoedukation,
- Stabilisierung: Dialektisch Behaviorale Therapie,
- Selbstfürsorge: Imaginative Methoden,
- Ressourcenorientierung: Arbeit mit dem inneren Kind.

Auch hier sind die Konzepte klar abgrenzbar, aber keines ist nur für die hier dargestellten Stärken nutzbar. Vielmehr wird man Elemente der Selbstfürsorge z. B. auch bei der Arbeit mit dem Inneren Kind finden, tragen Imaginationsübung auch zur Ressourcenorientierung bei usw.

Patientenedukation

Um das Verständnis des Krankheitsgeschehens zu fördern und so dessen Verarbeitung zu unterstützen, ist es bedeutsam, den Betroffenen Wissen und Kompetenzen im Umgang mit ihrer Erkrankung zu vermitteln. Hierzu eignet sich die sogenannte Psychoedukation, eine Intervention, die spezialisierte Schulungs- bzw. Bildungsmaßnahmen mit psychologischer Unterstützung verbindet. Abderhalden und Needham (2018) betonen, dass Psychoedukation zum Standard in der modernen psychiatrischen Versorgung gehören sollte und sehen hier auch Chancen für eine stärkere Einbindung psychiatrisch Pflegender in das Behandlungsangebot.

Traumaspezifische Patientenedukation ähnelt in ihren Zielsetzungen stark der klassischen Psychoedukation: Angestrebt wird eine Vermittlung krankheitsspezifischen Wissens sowie eine Beeinflussung des Krankheitsverlaufes, eine Verbesserung des allgemeinen Funktionsniveaus und des Umgangs mit Krisensituationen, die Reduzierung von Ängsten und die Erhöhung der individuellen Stresstoleranz.

Insbesondere die traumazentrierte Patientenedukation hat das übergeordnete Ziel, die Betroffenen spürbar zu entlasten. Viele Traumatisierte leiden unter der Angst, an ihrer Symptomatik »verrückt zu werden« und jegliche Kontrolle zu verlieren. Daher ist die Einordnung der Symptome und der Austausch mit anderen Betroffenen die grundlegende Basis aller traumabezogenen Patientenedukationsmanuale. Traumabezogene, pflegerisch geleitete Patientenedukation findet ihre Grenzen jedoch eindeutig dort, wo ein therapeutisches Angebot erwartet wird: sie dient nicht der Aufarbeitung traumatischer Erlebnisse.

In der praktischen Durchführung kann die traumaspezifische Patientenedukation sowohl im Einzel- als auch im Gruppensetting angeboten werden. Der Aufbau einer traumabezogenen Patientenedukationsgruppe kann, im Hinblick auf das jeweilige Angebotssetting, individuell entwickelt und zusammengestellt werden. Zu den Einzelheiten einer Integration der Traumasensiblen Pflege in die Psychoedukation sei auf die Literatur verwiesen (Reichel 2019).

Dialektisch Behaviorale Therapie

Die Diagnose der Borderline-Persönlichkeitsstörung spielt in der traumasensiblen psychiatrischen Pflege eine wichtige Rolle. Die anerkannten Therapieansätze der traumazentrierten Versorgung bieten sämtlich modulare Stabilisierungsangebote an, die auch in den Behandlungsmanualen der Borderline-Persönlichkeitsstörung zu finden sind.

Einer der inzwischen bekanntesten und auch gut beforschten Therapieansätze der Borderline-Persönlichkeitsstörung ist die DBT, die Dialektisch-Behaviorale Therapie (Ahrens 2018). Sie adressiert in erster Linie die sich aus den zugrundeliegenden Entstehungsfaktoren entwickelnden Störungen der Affektregulation sowie Zustände starker innerer Anspannung, die auch bei schwer traumatisierten Menschen zu finden sind. Zur Selbstregulation unerträglicher Spannungszustände, aber auch um dem subjektiven Erleben von Hilflosigkeit und Ohnmacht zu entkommen, entwickeln die Betroffenen häufig Verhaltensmuster, die die Anspannung rasch dämpfen, langfristig jedoch das Selbstwertgefühl negativ beeinflussen. Hierzu gehören Selbstverletzungen, Alkohol- und Drogenmissbrauch, Hochrisikoverhalten und Essstörungen. Die Symptomatik findet sich auch bei Patient:innen mit posttraumatischen Belastungsstörungen – nicht selten werden beide Diagnosen gleichzeitig vergeben.

Die DBT enthält sehr stark motivationale Aspekte, die Pflegende gut nutzen können um z.B. Therapieabbrüche zu vermeiden und eine bessere Therapie-Compliance zu erwirken.

Teamverantwortung

Hier ist anzumerken, dass in der DBT jedes unmittelbar an der Therapie beteiligte Mitglied eines Behandlungsteams als Therapeut:in verstanden wird und alle Teammitglieder gemeinsam Verantwortung für das Therapieangebot und die Behandlung der Patient:innen haben. Wer also in einem multiprofessionellen Team mitarbeiten möchte, das sich der therapeutischen Grundhaltung der DBT verpflichtet fühlt, sollte bereit sein, bestimmte Verantwortlichkeiten anzunehmen und gleichzeitig Absprache und Abstimmung mit den Kolleg:innen nicht vergessen. Die Basis zur regelmäßigen Abstimmung der therapeutischen Vorgehensweisen bildet das *DBT Consultation Team Meeting*, auch DBT-Beratungsteam genannt.

Das primäre Ziel dieses Teams ist die Verbesserung der therapeutischen Fähigkeiten jedes Teammitgliedes. Dazu verpflichten sich die Mitglieder bestimmte Verhaltensregeln zu befolgen, die deutlich über die Regeln für multiprofessionelle Besprechungen hinausgehen, sie prägen vielmehr ganz grundsätzlich die Zusammenarbeit sämtlicher Berufsgruppen und Einstellung der Teammitglieder zu ihrer Rolle im eigenverantwortlich gesteuerten Genesungsprozess ihrer Patient:innen.

Zum besseren praktischen Verständnis der tatsächlich gelebten Form der Zusammenarbeit seien hier einmal auszugsweise Bestandteile des Verhaltenskodex des Beratungsteams nach dem *DBT-Linehan Board of Certification* (The Linehan Institute 2019) aufgeführt:

- Jedes Teammitglied verpflichtet sich, eine einfühlsame, achtsame und dialektische, d. h. die gegenwärtige Situation akzeptierende und zugleich auf Veränderung gerichtete Grundhaltung einzunehmen.
- Jedes Teammitglied verpflichtet sich, innerhalb des Teams nicht nur über seine Probleme zu reden und therapeutisch aufzutreten (anstatt wie ein stiller Beobachter).
- Jedes Teammitglied verpflichtet sich, sich während des Meetings so zu verhalten, wie es dies auch in einer Gruppentherapie in Anwesenheit von Patient:innen machen würde.
- Jedes Teammitglied verpflichtet sich, adäquat vorbereitet in das Meeting zu kommen.
- Jedes Teammitglied verpflichtet sich, auch an Personen, die scheinbar mehr Erfahrung haben als man selbst, klinische Ratschläge zu geben (vor allem auch dann, wenn man sich nicht vorstellen kann, irgendetwas Sinnvolles und Hilfreiches beisteuern zu können).
- Jedes Teammitglied verpflichtet sich, wertfrei und einfühlsam anderen Teammitgliedern und deren Klient:innen zu begegnen. Weiterhin verpflichtet sich jedes Teammitglied bei bewertenden Äußerungen eine kleine Glocke zu betätigen, allerdings nicht, um den anderen zu kritisieren, sondern um sich selbst daran zu erinnern, nicht bewertend zu sein. Die Glocke dient zur Erinnerung, nicht als Zensor.
- Jedes Teammitglied verpflichtet sich, ein zugrunde liegendes Problem richtig zu erfassen und zu verstehen, bevor es Lösungsvorschläge äußert.

Im Grundsatz geht es darum, eine nicht-wertende Haltung gegenüber den Kolleg:innen sowie den Patient:innen zu praktizieren und ihnen gleichermaßen unvoreingenommen und emphatisch gegenüberzutreten.

Schließlich erfolgt die Zusammenarbeit im Sinne der Grundannahme, dass jeder fehlbar ist und deshalb auch jeder gegen jede Vereinbarung verstoßen kann und vermutlich auch wird. Entscheidend ist, dass in solchen Fällen niemand seine Kompetenzen oder Eigenschaften gegen die anderen Teammitglieder verteidigen muss, sondern dass man gemeinsam die Polaritäten der betreffenden Verhaltensweisen herausarbeitet und innerhalb des Teams eine für den weiteren Therapieverlauf gute Lösung findet.

Ahrens (2018) weist auf eine häufig anzutreffende »Invalidierungsfalle« hin: Patient:innen direkt oder indirekt die Schuld an krisenhaften Situationen zuzuweisen. Linehan (1996; S. 325) hat sich hierzu und auch ganz konkret zur viel bemühten, so genannten »Teamspaltungstendenz« von Menschen mit Borderline-Persönlichkeitsstörungen geäußert: »Der Glaube, dass die Patient:innen spalten, ähnelt gefährlich einer Denkweise, die Therapeut:innen bei ihren Patient:innen zu ändern versuchen – die Schuld für ihre Probleme Anderen oder externalen Ereignissen zu geben.«

Lösungsansätze für unvermeidlich auftretende herausfordernde Situationen während der Therapie können am besten in einer von Offenheit und Empathie geprägten Atmosphäre erarbeitet werden.

Skills-Training: traumaspezifische Modifikationen

Die Arbeit innerhalb der DBT bewegt sich stets in einer Balance zwischen Akzeptanz und Veränderung, die zu wahren nicht immer ohne Konflikte abgeht.

In der traumasensiblen psychiatrischen Pflege, insbesondere bei Patient:innen, die aufdeckend, das heißt mit einem Traumaexpositiosverfahren an ihrer Symptomatik arbeiten, können zusätzliche Schwierigkeiten auftreten, wenn gleichzeitig versucht wird, »klassische« DBT für Menschen mit Borderline-Persönlichkeitsstörung anzubieten.

Unproblematisch und empfehlenswert ist dagegen die Übernahme des Fertigkeitentraining bzw. sogenannten Skills-Training. Es handelt sich dabei um ein modular aufgebautes Trainingsprogramm, das Patient:innen die kontrollierte Bewältigung psychosozialer Belastungen erleichtert. Zu den Einzelheiten sei auf Bohus und Wolf (2009) verwiesen. Bei Menschen mit KPTBS steht die Arbeit an der Stresstoleranz mit Hochstress-Skills, die »Radikale Akzeptanz« und sekundär die Arbeit an Gefühlen im Mittelpunkt.

Es lassen sich hierbei zwei Teilziele unterscheiden, die nacheinander angestrebt werden: zunächst sollen, Reize, die traumatische Erfahrungen reaktivieren (Trigger) reduziert werden, sodann geht es um die Wiedererlangung der Kontrolle über die emotionale Reaktion auf traumabezogene Empfindungen und Eindrücke. Dissoziative Phänomene sollen ebenfalls kontrolliert bzw. aktiv von den Patient:innen gemanagt werden können.

Danach erst steht die aktive, aufdeckende Traumatherapie an, in der die traumabezogenen Körperwahrnehmungen, Flashbacks, Reaktionsmuster wie Vermeidungsverhalten etc. aktiv abgebaut oder verändert werden.

Die Reduktion von Auslösereizen traumatischer Erinnerungen fällt durch ihren Alltagsbezug häufig in das Arbeitsfeld psychiatrisch Pflegender. Werden traumatische Erfahrungen im Nervensystem der Patient:innen reaktiviert, so sinkt die Reizschwelle für die nächste traumatische Reaktion mit jedem dieser Ereignisse. Dieser Zusammenhang ist vielen professionellen Helfern nicht bewusst: die neuronalen Netzwerke im Gehirn traumatisierter Menschen passen sich mit jedem Hochstressereignis immer mehr an die traumatische Reaktionskette an. Es gilt daher, entsprechende Reize möglichst ganz auszuschalten.

»Raus aus dem alten Film!«

Mit den Patient:innen sollte besprochen werden, was mögliche Trigger sein könnten. Häufig geht es um Geräusche, Gerüche, Gegenstände, aber auch Bewegungen, die in wenigen Sekunden belastende Erinnerungen wachrufen können. In der Folge reagieren Betroffene heftig auf der Körper- oder der Gefühlsebene. Dies kann sich darin äußern, dass sie beispielsweise massive Wutgefühle verspüren, Verzweiflung erleben, sich wie im Nebel fühlen oder Körpersymptome wie Schmerzen oder Übelkeit auftreten. Wenn den Betroffenen diese Trigger nicht bekannt sind, kann der Eindruck entstehen, die belastenden Erinnerungen an das traumatische Geschehen könnten immer wieder »wie aus heiterem Himmel« über die

Person hereinbrechen. Manchmal befürchten die Betroffenen deshalb auch, »verrückt zu werden«, andere erleben eine große Hilflosigkeit. Um das eigene Erleben besser zu verstehen, kommt es erstmal darauf an, die Auslösereize zu identifizieren.

Nicht immer sind aber einfache Lösungen zu finden. Erfahrungsgemäß sind Art und Anzahl möglicher Auslösereize bei komplex traumatisierten Menschen so vielfältig und groß, dass es nicht möglich ist, sie umfassend zu beseitigen. In einem zweiten Schritt sollte daher angestrebt werden, die Betroffenen zu befähigen, ihre Emotionen in Bezug auf die Traumatisierungen besser zu steuern und zu kontrollieren. Im Bereich der DBT eignen sich hier Übungssequenzen aus den Modulen Achtsamkeit (»Was empfinde ich konkret und wie stark ist diese Empfindung?«) und Emotionsregulation (»Welche Funktion hat das Gefühl? Ist dies auch für die heutige Situation passend?«).

Psychiatrisch Pflegende sind häufig die erste Anlaufstelle für die Not, die ständig wiederkehrende Flashbacks und Intrusionen im Alltag erzeugen. Sie sollten daher, zusätzlich zum Hintergrundwissen, das sie den Patient:innen zum Thema Auslösereize vermitteln können, auch praktisches Handwerkszeug im Gepäck haben, um die belastenden Situationen für die Patient:innen handhabbarer zu machen. Ganz konkret haben sich folgende Strategien im Alltag als hilfreich erwiesen:

Selbstinstruktionen. Gemeint sind bestimmte Sätze, die die Betroffenen häufig zur Deklaration kritischer Situationen nutzen und sich bewusst vorsagen können: »Ich bin jetzt erwachsen und sicher«; »Die Gefahr ist vorüber«; »Es ist vorbei«. Selbstinstruktionen sind positiv formuliert ohne Verneinungen: »Ich bin nicht mehr klein« ist falsch; »Ich bin erwachsen« ist richtig, denn das Gehirn negiert Negierungen. Solche Anleitungen für die Bewertung kritischer Situationen können den Patient:innen vor allem dann gut helfen, wenn sie gut eingeübt sind. Dazu gehört die häufige Nutzung auch in etwas unkritischeren und nicht traumabesetzten Bereichen. So kann zum Beispiel dem Unbehagen, gemeinsame Mahlzeiten im Speisesaal diese Selbstinstruktion entgegengesetzt werden: »Ich bin erwachsen und kann selbst entscheiden, zu wem ich mich an den Tisch setze.«

Auch selbst gestaltete Plakate für bestimmte Bereiche in der Wohnung haben sich bewährt. Etliche, von häufigen Alpträumen betroffene Patient:innen haben nächtliche Reorientierungsprobleme, wenn sie direkt vom Alptraum in traumabezogene Flashbacks abgleiten und dann, kurz nach dem Aufwachen, gar nicht sicher sind, wie alt sie sind und wo sie sich befinden. Wenn der erste Blick dann auf ein selbst gestaltetes Plakat am Fußende des Bettes fällt, etwa des Inhalts: »Es ist das Jahr 20…, ich bin in meiner Wohnung und in Sicherheit, wenn ich Angst habe, kann ich … anrufen und mir Hilfe holen«, fällt die Reorientierung zumeist deutlich leichter.

Gut funktioniert auch die Kombination mit passenden Hochstress-Skills, die die Wirkung der Selbstinstruktionen noch verbessern können. Dazu können hier diverse Mittel aus dem persönlich erarbeiteten »Notfallkoffer« in Reichweite liegen oder unterwegs auch mitgenommen werden.

Hilfreich kann dabei beispielsweise ein kleines Steinchen im Schuh sein, wenn die Person in öffentlichen Räumen unter Stress gerät. Wirkungsvoll sind auch Düfte, die dazu einladen, wieder in die Realität zurückzukehren usw.

Reizdiskriminierung. Hier geht es vor allem um die Zuordnung der Gedanken, Gefühle und Körperreaktionen: Gehören die Reaktionen zur aktuellen Situation oder zur damaligen traumatischen Situation? Dazu wird eine genaue Situationsanalyse durchgeführt, möglicherweise erst rückwirkend, um festzustellen, wo die Unterschiede liegen und woran diese am leichtesten zu erkennen sind. Es werden Realitätsanker entwickelt, die die Betroffenen im Hier und Jetzt halten können. Dabei kann gut auf Symbole zurückgegriffen werden: Viele Betroffene suchen Gegenstände aus, die sie mit einer ihrer positiv besetzten erwachsenen Rollen in Verbindung bringen. Viele Patient:innen nutzen während der Traumatherapie Fotos von ihren Kindern zur Reorientierung, aber auch Bilder der geliebten Haustiere, selbst angefertigte Talismane oder selbst gestaltete Bilder können hilfreich sein.

Orientierung im Raum, Körperhaltung. Es wird zuweilen unterschätzt – und manchmal einfach zu wenig beachtet –, wie wichtig in Situationen, in denen quälende Intrusionen auftreten, die Körperhaltung bzw. die ganz konkrete Orientierung im Raum ist. Sollten professionelle Helfer:innen in betreffenden Situationen anwesend sein oder hinzu gerufen werden, gilt es zunächst, den Betroffenen dabei zu helfen, die Augen offen zu lassen und sich im Raum bzw. vor Ort umzusehen. Hilfreich ist dabei eine Fragetechnik, die die Betroffenen aus der inneren Erlebenswelt in die äußere Umgebung zurücklenkt. »Was sehen Sie gerade?«, »Wo befinden wir uns?«, »Wissen Sie, wie diese Straße hier heißt?«, »Können Sie mir sagen, wieviel Uhr es gerade ist?« »Schauen Sie einmal aus dem Fenster: Welche Jahreszeit haben wir gerade?« »Welches Jahr haben wir?«, »Kennen Sie meinen Namen? Bitte sagen Sie ihn einmal laut.« usw. Günstig ist es ebenfalls, wenn die Betroffenen ihre Füße dabei auf fest auf dem Boden haben – also nicht die Beine an den Körper ziehen, liegen, sich zusammen kauern etc.

Achtsamkeitsübungen im Außen. Einen Schritt weiter in die gleiche Richtung führen Achtsamkeitsübungen: beispielsweise einen Gegenstand wie einen Stein oder ein Stofftier in die Hand nehmen und ohne Wertung möglichst genau zu beschreiben. Dabei ist genau wahrzunehmen, was gefühlt und gedacht oder gesagt wird.

Hochstress-Skills bzw. Notfallkoffer. Es kann sein, dass die Betroffenen sich zunächst über intensive Sinnesreize ins Hier und Jetzt zurückholen müssen, bevor sie Reizdiskriminationsübungen einsetzen können. Intensive Sinnesreize können Gerüche sein (z.B. Pfefferminz, Ingwer), Geschmacksreize (z.B. Meerrettich, Chili, Wasabi, Zitrone, Kaugummis). taktile Reize (z.B. Igelball, Kühlakku, Gummiband zum Auf-die-Haut-Schnipsen) oder Geräusche (z.B. Knackfrosch, Glocke). Für andere Menschen sind beruhigende Musik, Imaginationsübungen, Atem- oder Bewegungsübungen wie Qi Gong hilfreicher, auch Spaziergänge bzw. überhaupt Bewegung im Freien haben sich bewährt – dies muss individuell ausprobiert werden.

Imaginative Distanzierungstechniken. Da Betroffene über das Widererleben traumatischer Erinnerungen häufig als innerlich ablaufende »Filme« sprechen, beziehungsweise Standbilder, Geräusche, Alpträume und emotionale Überflutungszustände beschreiben, haben sich konkret auf diese Form des Erlebens zugeschnittene Imaginationsübungen bewährt, die eine innere Distanz zu den belastenden Bildern herbeiführen können. Die bekanntesten imaginativen Distanzierungstechniken sind die Tresorübung und die Bild- bzw. Filmrücklauftechnik.

Die Tresorübung ermöglicht es, vorübergehend die Kontrolle über belastendes gedankliches oder emotionales Material zu erlangen. Die belastenden Inhalte werden dazu in der Vorstellung verpackt (z.B. Bilder als Fotos auf DVD, Geräusche auf Tonträgern, intensive Gefühle werden aufgesaugt von einem Schwamm) und dann in einem sicheren Raum oder Tresor aufbewahrt.

Die Bildrücklauftechnik wird bei sich ständig wiederholenden Bildern oder zähen Grübelgedanken eingesetzt. Dabei werden eine Leinwand bzw. ein Bildschirm und eine passende Fernbedienung imaginiert, über die die Bilder kontrolliert und beeinflusst werden können – beispielsweise Film stoppen, zurückspulen, kleiner oder unscharf einstellen. Auch die imaginierte Filmspule kann in den sicheren imaginierten Tresor gelegt werden.

Diese Imaginationsübungen werden gerade zu Beginn der Behandlung am besten in Begleitung der Bezugspflegekraft in Einzelterminen angeleitet und mehrfach geübt, bis die Betroffenen in der Lage sind, sie selbständig anzuwenden.

Hochstress bewältigen. Bei einer **über 70%** befinden sich Menschen im Hochstressbereich. Je höher der Stresspegel ansteigt, desto schneller geht die Kontrolle über Gedanken und Gefühle verloren. Weitere Symptome kommen hinzu: Herzrasen, erhöhte Darmmobilität, Zittern usw. Alle Handlungen sind darauf ausgerichtet, dass der Stress wieder nachlassen soll. Die Lern- und Arbeitsfähigkeit ist nicht mehr gegeben. Im Hochstressbereich müssen individuell passende Hochstress-Skills eingesetzt werden, um den Zustand rasch zu beenden.

Dazu gehören zum einen schnell und kurzfristig wirksame Fertigkeiten, die akute Krisen abmildern oder auflösen können. Zum anderen können Fertigkeiten zur Akzeptanz der Realität erlernt werden, die langfristig, situationsübergreifend und allgemein vorbeugend wirken können. Zur detaillierten Anwendung von Hochstress-Reduktionstechniken bietet sich die Originalliteratur an (Linehan 1996; Bohus & Wolf 2009).

Ruhe und Gelassenheit entwickeln

Insbesondere komplex traumatisierte Menschen leiden unter dem traumatypischen Kernsymptom der chronischen Übererregung (Hyperarousal) – also unter einer ständigen Anspannung und Schreckhaftigkeit. Es ist daher wichtig, ganz gezielt an mehr Ruhe und Gelassenheit im Alltag zu arbeiten. Dazu bieten sich zum Beispiel Entspannungsverfahren wie das autogene Training, die Progressive Muskelrelaxation (PMR) oder eine Atemtherapie an – sie werden besonders im Kontext stationärer Behandlungen häufig eingesetzt. Die Zielsetzung ist dabei fast immer die Reduktion von Körperspannung bzw. verschiedener vegetativer Symptome, die zugleich auch Bestandteil der posttraumatischen Stresssymptomatik sind, etwa Beinzittern, Schweißausbrüche oder Schlafstörungen.

Allerdings eignen sich nicht alle klassischen Entspannungsverfahren für traumatisierte Menschen, da eine starke Fokussierung der Wahrnehmung auf den eigenen Körper, verbunden mit der partiellen Aufgabe von Kontrolle durch »Loslassen« der Muskelspannung, Flashbacks auslösen kann. Besonders die Wahrnehmung eines intensiven Atmens kann destabilisieren. Wenn die Person eine Neigung dazu hat, können auch unbeabsichtigt traumatische Erinnerungen an die Oberfläche kommen, was in der Regel als sehr belastend erlebt wird, unter Umständen sogar als erneuter Kontrollverlust im Rahmen einer Retraumatisierung. So gibt es Hinweise darauf, dass bestimmte Entspannungsverfahren wie beispielsweise Autogenes Training überdurchschnittlich häufig die genannten Komplikationen auslösen – vor allem, da es bisher keine traumaspezifisch modifizierten Versionen gibt. Anders ist das bei der Progressiven Muskelrelaxation oder beim traumasensiblen Yoga, mittlerweile existieren auch entsprechend adaptierte Versionen der Tanz- und Musiktherapie.

Zusätzlich zur Förderung der Entspannung im Alltag ist es bedeutsam, dass Betroffene auch die Sinnhaftigkeit der im Hier und Heute ständig aktivierten übermäßigen Wachsamkeit kritisch reflektieren. Pflegende können sie dabei unterstützen, indem die zugrundeliegenden Mechanismen und internalen Selbstüberzeugungen der Betroffenen aufgedeckt werden. Menschen mit posttraumatischen Belastungsstörungen richten ihre Aufmerksamkeit in besonders intensiver Weise sowohl auf innere Prozesse wie Körperwahrnehmungen, Gefühle und Gedanken wie auch auf mögliche externe Bedrohungen, indem sie die Umwelt routinemäßig systematisch absuchen, geradezu »scannen«, um mögliche Gefahrenquellen frühzeitig zu identifizieren.

Die zugehörigen Selbstüberzeugungen könnten etwa lauten: »Es ist nirgends sicher, deshalb muss ich immer auf etwas Schlimmes vorbereitet sein.« Oder »Wenn ich in Alarmbereitschaft bin, kann mich die Katastrophe nicht so heftig überraschen.«

Pflegende können mit ihren Bezugspatient:innen zur Unterstützung der kritischen Reflektion dieses Verhaltens diese Selbstüberzeugungen diskutieren.

Imaginative Methoden

Grundsätzlich gilt es, traumatisierten Menschen Methoden zur Verbesserung der Selbstfürsorge zur Verfügung zu stellen, die ihnen auf Dauer die Möglichkeit geben, unabhängig von Therapeut:innen und Pflegenden die innere Befindlichkeit zu verbessern. Dazu sollten innere Ressourcen aktiviert werden, über die die Betroffenen in der Regel bereits verfügen, die jedoch erst wieder zugänglich gemacht werden müssen.

Besonders geeignet sind dafür Imaginationsübungen (Huber 2005, Reddemann 2001). Achterberg (1990) führt die allgemein sehr gute Wirksamkeit von Imaginationsübungen auf deren Rückgriff auf archetypische, also im kollektiven Unterbewusstsein der Menschheit verankerte, heilsame Bilder von Schutz und Sicherheit zurück. Bei der Anleitung nutzt man zusätzlich suggestive und hypnotherapeutische Elemente, um wohltuende und ressourcenaktivierende innere Bilder zu verankern. Eigene Kraftreserven können so erschlossen und von den übenden Personen selbst nutzbar gemacht werden. Forschungen zum Thema legen den Schluss nahe, dass Imaginationen den Aufbau bzw. den Ausbau eines neuronalen Ressourcennetzwerkes fördern und dabei den gleichen Effekt erzielen wie konkretes Handeln (Decety & Grèzes 2006). Imaginationen werden auch außerhalb von Therapien genutzt, etwa von Leistungssportlern, die so ihre Bewegungsabläufe optimieren wollen. Die Wirksamkeit der psychodynamisch imaginativen Traumatherapie (PITT) (Reddemann 2004/2011) konnte für den stationären Rahmen bereits empirisch nachgewiesen werden (Lampe et al. 2008).

Traumatisierte Menschen können ohnehin dazu neigen, den inneren Bildern des

Grauens dadurch zu entfliehen, indem sie sich eigene, ideale Vorstellungen von der Welt und den Menschen machen – dieser Mechanismus könnte innerhalb von Therapiesettings als »konstruktive Spaltung« bezeichnet werden. Es ist sicher eine gute Idee, diese ohnehin vorhandene Tendenz der Betroffenen aufzugreifen und sich nutzbar zu machen. Patient:innen sollen also ganz bewusst eine vollkommen gute und heile Innere Welt entstehen lassen, um ein Gegengewicht zur traumatischen Erfahrung aufzubauen.

In der praktischen Anwendung gilt es, Folgendes im Blick zu behalten: Patient:innen, die sich durch ständig andrängende Erinnerungen an das traumatische Ereignis sehr häufig im Hochstressbereich befinden, werden Schwierigkeiten haben, Imaginationsübungen zu erlernen. Um von den Übungen profitieren zu können, muss es ihnen außerdem möglich sein, sich über eine gewisse Zeitspanne hinweg auf die Inhalte der Übung zu konzentrieren. Bei manchen Menschen löst auch die Ruhe während der Übungen durch aufsteigende Gedanken dissoziative Zustände aus – in ungünstigen Fällen erleben die Betroffenen sich in unkontrollierbaren Situationen »gefangen« und erneut hilflos ausgeliefert. Da sich dieses Gefühl sehr nachteilig auf die Beziehung zwischen anleitender Person und übender Person, auswirken kann, sollte die Einführung von Imaginationsübungen stets in unbelasteten Situationen stattfinden und der Einleitung und Erklärung der Wirkmechanismus sollte genügend Raum gewidmet werden. Es ist wichtig, dass Patient:innen den allgemeinen Wirkmechanismus und das Ziel der Übung genau kennen, bevor sie zur Imagination angeleitet werden, auch sollten wieder ausreichend Kontrollmöglichkeiten eingeräumt werden.

Da es eine große Auswahl an Imaginationsübungen gibt, werden Patient:innen ganz individuell für sich einige Übungen ausprobieren müssen, bis deutlich wird, was am meisten zusagt und am wirksamsten ist. Es gibt, bei all der Vielfalt, jedoch einige Übungen, die insgesamt eine besonders gute Effektivität aufweisen und speziell für komplex Traumatisierte sehr hilfreich sind. Dazu gehören in jedem Fall der Innere Sichere Ort, die Tresorübung und die Inneren Helfer. Diese Imaginationen wirken insbesondere während einer Traumatherapie unterstützend und können sehr gut auch im Anschluss an aufdeckende Therapiesitzungen zur (Re-)Stabilisierung genutzt werden.

Arbeit mit dem Inneren Kind

Das Konzept des »Inneren Kindes« (Herbold & Sachsse 2012) – oder man könnte es auch als das Konzept des »Jüngeren Selbst« bezeichnen – soll Gefühlszustände, die aus der Vergangenheit stammen, handhabbar machen. Dieses Konzept stellt eine der wichtigsten Säulen der inhaltlichen Arbeit mit den Patient:innen dar. Die Arbeit mit dem Inneren Kind deckt etliche der klassischen Domänen pflegerischer Arbeit mit traumatisierten Menschen ab: Sie ist sowohl ein kreativer Weg zu einer verbesserten Selbstfürsorge, unterstützt den Aufbau individueller Resilienzfaktoren und aktiviert bisher schwer zugängliche Ressourcen. Damit erarbeiten sich Betroffene zusätzliche Schutzfaktoren vor Krankheit und weiterem Leid (Kunkel 2014).

Zum besseren Verständnis des Ansatzes werden hier zunächst dir grundlegenden Wirkprinzipien skizziert.

Das Innere Kind imaginieren und versorgen

Gespeicherte Kindheitsempfindungen können durch ganz alltägliche Situationen wieder aktiviert werden. Mehr noch, sie können erneut in ihrer Ursprünglichkeit durchlebt und von den gleichen intensiven kindlichen Gefühlen begleitet werden.

In der Pflege traumatisierter Menschen ist es eine alltägliche Erfahrung: Emotionale Anspannungszustände können zu schwer kontrollierbaren Regressionen *führen. Diese werden als* »Maligne Spontan-Regression« bezeichnet, ein »Zurückgehen« in die Vergangenheit mit den jeweiligen, dem kindlichen Entwicklungsstand entsprechenden Empfindungs- und Verhaltensmustern; dabei geht der Gegenwartsbezug oft vollkommen verloren (Sachsse 2012). Dieses emotionale Reaktionsmusters traumatisierter Menschen ist eng verwandt mit den unkontrollierbaren Erinnerungen an traumatische Erlebnisse (Intrusionen, Flashbacks).

Die Arbeit mit dem Inneren Kind nutzt nun die Erfahrung, dass schwer kontrollierbare, regressive (also kindliche) Zustände sich besser aushalten und steuern lassen, wenn sie über die Vorstellung des *»Inneren Kindes« als inneres Symbol* gestalthaft personifiziert und angesprochen werden. Dieses Innere Kind wird wie ein tatsächliches Gegenüber behandelt. Es wird als eine quasiwirkliche Person im Inneren imaginiert, die direkt als »Inneres Kind« angesprochen werden kann. Die Auseinandersetzung mit dem Inneren Kind hilft zudem, in Kontakt mit wichtigen kindlichen Fähigkeiten und Eigenschaften zu kommen, für die wir als Erwachsene den Blick und den Zugang oft verloren haben.

Wenn die innere Verbindung zwischen Erwachsenem und Innerem Kind aus Angst vor Verletzungen unzureichend ist, entstehen in uns Gefühle von Zurückgewiesensein und Verlassenheit. Es kommt eine innere Reaktionskette in Gang: Ignorierte Gefühle werden stärker, innere Ängste nehmen zu und ab einem bestimmten Punkt setzen kindtypische Bewältigungsmechanismen ein, beispielsweise sich beschämt zu fühlen, die Schuld bei sich selbst zu suchen, sich als schlecht, falsch, nicht liebenswert und unzulänglich anzuklagen. Dazu können auch Trotz, Wutausbrüche und impulsives Handeln gehören. Um Nähe und Distanz zu schwierigen Inhalten und unangenehmen Gefühlen besser steuern zu können, erfolgt im Rahmen der Inneren Kind-Arbeit also eine Spaltung des Selbst in *»Erwachsenen-Selbst«* und *»Kind*-Selbst«.

Wird die Spaltung von Erwachsenem und Kind absichtsvoll, bewusst und professionell begleitet, kann es gelingen, das ganze Spektrum der kindlichen Gefühle zu vergegenwärtigen und dabei dennoch eine erwachsene emotionale Distanz einzuhalten. Die zwischenmenschlichen Probleme, die ungesteuerte Spontan-Regressionen im Alltag aufwerfen, werden deutlich reduziert. Zu den konkreten Schritten wird erneut auf die Fachliteratur verwiesen (Reichel 2019).

Interventionen von pflegerischer Seite auf diesem Gebiet weisen Elemente der Erziehungsberatung auf. Die Patient:innen erhalten Hinweise für den Umgang mit ihrem »schwierigen« Inneren Kind, z.B. wie man wirksam für einen strukturierten Tagesablauf sorgt, Sicherheit und Geborgenheit vermittelt, erklärt, warum es auch Erwachsenen einmal nicht so gut geht, wie man sich effektiv Hilfe holt, Gefühle ausdrückt, ohne andere zu verletzen und vieles mehr.

Wenn die Patient:innen nicht wissen, was sie tun sollen, insbesondere in Zeiten, in denen sie »allein« mit ihrem Inneren Kind sind (z.B. nachts, wenn Albträume auftreten), so ist ihre Not durchaus ernst zu nehmen, jedoch darf ihnen ihre Verantwortung nicht abgenommen werden. Pflegende sollten hier keinesfalls die Elternrolle abnehmen. Ist einmal keine andere Lösung zu finden und Pflegende müssen aktiv eingreifen, so sollten sie dies begleitend auch entsprechend kommentieren und die Patient:innen ermutigen, es nach diesem Vorbild das nächste Mal selbst zu versuchen, beispielsweise so: »Ausnahmsweise werde ich Ihnen jetzt mal einen Beruhigungstee kochen und Ihnen noch etwas vorlesen, aber ich bin davon überzeugt, dass Sie das beim nächsten Mal, wenn sie einen Albtraum hatten, selbst sehr gut machen werden.« Sonst lernen die Patient:innen keine Selbstfürsorge, sondern fordern immer mehr äußere Fürsorge ein.

32.5 Traumabearbeitung/-verarbeitung

Pflegekräften kommt bei der Begleitung der aufdeckenden Traumaarbeit eine stützende, schützende, teils auch psychoedukative Rolle zu. Im Folgenden führe ich die Domänen der traumasensiblen fachpflegerischen Versorgung auf diesem Therapiegebiet auf: Vorbereitung, Begleitung und Nachsorge von aufdeckenden traumafokussierten therapeutischen Interventionen.

Vorbereitung von Traumaexpositionssitzungen

Im folgenden Praxisbeispiel wird eine typische Vorbereitungssituation für eine Traumaexpositionstherapie vorgestellt. Die Therapeutin hat bereits über die Expositionstechnik informiert und mit der Patientin besprochen, um welches traumatische Ereignis es gehen soll. Die Bezugspflegekraft übernimmt den Teil der Vorbesprechung, der einer effektiven Nachsorge nach der Sitzung dient.

Diese Vorbesprechung soll zum einen die Patient:innen auf die Therapiesitzung und vor allem auf die dazu gehörige gute Selbstfürsorge vorbereiten, zum anderen erhält die Pflegekraft ein genaueres Bild von den möglichen Bedürfnissen der Patient:innen, lernt besonders zu beachtende, individuelle Faktoren kennen, aber auch vorhandene Ressourcen.

Wird auf eine solche Vorbesprechung verzichtet, so zeigt sich in der Praxis häufig, dass die Patient:innen im erschöpften und belasteten Zustand nach der Traumaexpositionssitzung keinen Zugang zu diesen bereits erschlossenen oder neu erworbenen Ressourcen der Selbstversorgung finden. Hat die nachbetreuende Pflegekraft dann ebenfalls keine aktuellen Informationen, kann es zu verzögerten oder ganz rudimentären und vielleicht auch selbstschädigenden Selbstfürsorgeaktivitäten kommen. Deshalb ist die Nachsorge mindesten genauso wichtig wie die fachgerechte Expositionstechnik an sich.

FALLBEISPIEL

Die Pflegekraft Frau Wieter hat sich mit ihrer Bezugspatientin Frau Neunert zum Gespräch verabredet. Frau Neunert hat am nächsten Tag um 9:00 Uhr eine Traumaexpositionssitzung mit ihrer Therapeutin, Frau Wieter wird die Nachsorge übernehmen. Im heutigen Bezugspflegetermin soll es um die Vorbereitungen gehen.

Pflegekraft: »Hallo Frau Neunert, wir haben jetzt unseren Gesprächstermin, prima, dass das geklappt hat. Geht es Ihnen gut?«

Frau Neunert: »Hallo Frau Wieter, danke der Nachfrage – naja, ich bin wirklich einigermaßen aufgeregt wegen morgen.«

Pflegekraft: »Das verstehe ich. Sich mit belastenden Dingen zu beschäftigen ist ja immer mit Anspannung verbunden. Ich habe mich heute mit Ihnen verabredet, damit wir Ihre Traumaexpositionssitzung morgen gut vorbereiten können – vielleicht können Sie nach unserem Termin ja auch schon mal etwas Gutes für sich tun, auch als Vorbereitung für morgen, damit Sie Kräfte tanken können. Wir können ja gleich auch überlegen, was da hilfreich sein könnte.«

Frau Neunert: »Okay.«

Pflegekraft: »Wenn Sie jetzt erst einmal an die morgige Sitzung denken: Um welches Lebensalter wird es da denn voraussichtlich gehen?«

Frau Neunert: »Hm ... so etwa um das Alter von 8 Jahren. Ja, so ungefähr wird das sein.«

Pflegekraft: »Ah ja, okay – es ist nämlich wichtig, das schon vorher zu wissen, damit wir uns bei der Arbeit mit dem Inneren Kind in der Nachbetreuung auf Ihre inneren Bedürfnisse einstellen können. Dann frage ich Sie zunächst mal ein paar praktische Dinge für die Sitzung. Da Sie ja schon einige Male Sitzungen hatten, kennen Sie den Therapieraum ja bereits – oder wollen Sie ihn vorher gern nochmal sehen?«

Patientin: »Ach, das ist eigentlich nicht nötig.«

Pflegekraft: »Schön. Soll der Therapieraum denn irgendwie speziell vorbereitet werden? Damit meine ich zum Beispiel: Soll er lieber kühl oder gut geheizt sein? Welche Beleuchtung soll ich einschalten – helles Licht oder eher etwas gedämpft?

Frau Neunert: »Also für mich ist es am besten, wenn der Raum nicht zu warm und gut gelüftet ist – da riecht es manchmal so komisch drin, finde ich. Letztes Mal hatte ich mir extra noch ein Duftöl mitgenommen. Licht ist mir eigentlich egal.«

Pflegekraft: »Dann werde ich den Raum gleich, wenn ich zum Dienst komme, ordentlich lüften und danach die Heizung ganz klein anstellen. Wenn Sie möchten, lege ich Ihnen auch gleich ein Duftvlies auf den Heizkörper – was mögen Sie denn da gern riechen?«

Frau Neunert: »Zitrusdüfte mag ich gerne.«

Pflegekraft: »Gut, habe ich aufgeschrieben. Ich würde dann den Deckenfluter anschalten und die Tür auflassen, falls Sie schon etwas eher in den Raum gehen möchten – nehmen Sie denn auch etwas mit, zum Beispiel Ihren Notfallkoffer?«

Frau Neunert: »Ja, den wollte ich mitnehmen.«

Pflegekraft: »Sehr gut. Was ist denn da aktuell drin?«

Frau Neunert: »Also, ich habe da einen Igelball, Schnupftabak, scharfe Kaugummis und ein Bild von meiner Tochter drin.«

Pflegekraft: »Das hört sich gut an. Wirken diese Dinge denn auch, wenn Sie so richtig im Hochstress sind – also auch, wenn Sie dissoziieren?«

Frau Neunert: »Naja, also der Igelball wirkt dann eigentlich nicht mehr so richtig. Schnupftabak ist da nicht schlecht, aber manchmal, wenn es schon fast zu spät ist, bekomme ich den nicht mehr aus der Dose heraus, da muss man so kompliziert herumfummeln ...«

Pflegekraft: »Hm, vielleicht können wir das Ganze ja noch ein wenig ergänzen. Wie wäre es, wenn ich bei der Vorbereitung des Raumes noch ein Eispack unter Ihren Stuhl lege? Damit hatten wir doch letztens gute Erfahrungen gemacht, als Sie sich das während eines dissoziativen Zustands in den Nacken gelegt haben?«

Frau Neunert: »Ja, das ist eine gute Idee.«

Pflegekraft: »Für den Raum wäre jetzt aus meiner Sicht gesorgt – eine Decke und Taschentücher sind sowieso immer im Raum. Vielleicht sollten wir jetzt einmal an die Zeit direkt nach der Sitzung denken – ich nehme an, Sie möchten direkt im Anschluss erst mal auf Ihr Zimmer gehen, richtig?«

Frau Neunert: »Ja, genau, ich denke, dass ich wie immer erst mal sehr erschöpft sein werde – letztes Mal hatte ich auch so starke Unterleibschmerzen und mir war sehr kalt. Vielleicht lege ich mich direkt ins Bett.«

Pflegekraft: »Okay – was das Zimmer betrifft, würde ich Ihnen das gern vorbereiten, während Sie in der Sitzung sind. Ich würde kurz durchlüften und die Heizung schön warm einstellen, ich kann auch gern eine Wärmflasche vorbereiten und in eine Decke wickeln. Die Therapeutin wird Sie nach der Sitzung direkt ins Zimmer begleiten.«

Frau Neunert: »Ja, das wäre gut.«

Pflegekraft: »Was das Thema Bett betrifft, sollten wir vielleicht erstmal abwarten – ich erinnere mich an eine Therapiesitzung, in der Sie einen Missbrauch bearbeitet haben, der im Bett stattfand. Sie konnten es daraufhin im Bett gar nicht gut aushalten und wir hatten viel Arbeit, Sie aus dem Hochstressbereich immer wieder herunterzubringen.«

Frau Neunert: »Das stimmt – aber, wenn ich so starke Unterleibschmerzen habe, weiß ich gar nicht, wohin mit mir, außer ins Bett.«

Pflegekraft: »Da finden wir bestimmt Alternativen, wenn es so sein sollte. Sie könnten ja mit der Wärmflasche und einer Decke ja auch auf das Sofa im Fernsehraum gehen, oder ich bereite Ihnen die Liege auf der Terrasse vor, wenn es nicht zu kühl draußen ist.«

Patientin: »Okay, können wir ja dann sehen. Ach ja: Wichtig wäre mir noch, dass Sie nicht anklopfen, wenn Sie in mein Zimmer kommen. Das erschreckt mich immer total, und ich fühle mich dann dauernd angespannt. Sie können einfach vorsichtig reingucken und, falls ich nicht schlafe, mich leise ansprechen.«

Pflegekraft: »Gut, dass Sie das sagen – ich hätte sicher angeklopft. Nun lassen Sie uns nochmal überlegen, wie Sie sich den morgigen Tag über gut versorgen können – und vor allem auch das verletzte Innere Kind, um das es gehen soll. Fangen wir einmal mit den Imaginationsübungen an: Gibt es da eine, die besonders zuverlässig wirkt und die Sie auch gern mögen?«

Frau Neunert: »Ja, die Übung ›Der Innere Garten‹.«

Pflegekraft: »Machen Sie diese Übung selbständig oder hören Sie sie von einer CD?«

Frau Neunert: »Nein, leider habe ich die nicht zum Hören, und wenn ich sehr belastet bin, schaffe ich es auch meistens nicht, sie mir allein vorzustellen. Ich dachte, dass Sie mir die Übung vorlesen könnten.«

Pflegekraft: »Klar, das mache ich gern. Ich habe in meinen Aufzeichnungen gesehen, dass Sie beim letzten Mal auch eine Aromaöl-Mischung gegen Unterleibskrämpfe als Kompresse erhalten haben – hat das gut geholfen?«

Frau Neunert: »Ja, das war toll, die habe ich unter die Wärmflasche auf den Bauch gelegt. Damit konnte ich es aushalten, ohne eine Tablette zu nehmen.«

Pflegekraft: »Gut, dann suche ich mir das Rezept schon einmal heraus, falls wir es wieder brauchen. Jetzt sollten Sie noch einmal genau überlegen, was das Innere Kind, um das es morgen gehen soll, am nötigsten brauchen könnte? Wie wird sich die Achtjährige fühlen, was kann ihr helfen?«

Frau Neunert: »Ach, das ist immer schwierig. Wenn ich mich um sie kümmern will, ist sie oft so ablehnend oder misstrauisch … obwohl ich merke, dass sie eigentlich getröstet werden möchte.«

Pflegekraft: »Wie könnten Sie ihr denn Trost zukommen lassen, wenn sie Ihnen gegenüber eher reserviert ist?«

Frau Neunert: »Das weiß ich oft selbst nicht. Manchmal habe ich einfach zu ihr gesagt, dass ich das verstehen kann, dass sie mir nicht vertraut. Ich habe mich ja schließlich ganz lange gar nicht um sie gekümmert. Aber das hat die Situation nicht wirklich verbessert.«

Frau Neunert: »Ich glaube, dass es ein guter Anfang ist, dem Kind erstmal zu signalisieren, dass Sie Verständnis für sein Verhalten haben. Auf diese Weise kann dann ganz langsam Vertrauen entstehen. Trotzdem wäre es gut, wenn das Kind versorgt wird. Vielleicht können Sie dem Mädchen einen inneren Helfer schicken, der gut trösten kann und dem es auch vertraut. Kennen Sie so einen Helfer?«

Frau Neunert: »Ich weiß nicht so recht … mit meiner Therapeutin habe ich schon einmal in einer Imaginationsübung eine innere Helferin entwickelt. Das war eine liebe Großmutter, bei der das Mädchen bleiben konnte und die mit ihm zusammen Kekse gebacken und gesungen hat. Die konnte dem Mädchen sogar über den Kopf streicheln – das könnte ich selbst gar nicht machen.«

Pflegekraft: »Das hört sich doch gut an! Ich empfehle Ihnen, heute Abend vor dem Zubettgehen noch einmal ganz genau diese gute Innere Großmutter zu imaginieren und sie zu fragen, ob sie sich morgen ein wenig um das achtjährige Mädchen kümmern kann. Vielleicht mögen Sie auch ein Bild von dieser Großmutter und ihrer Küche malen, in der Kekse gebacken werden können. Ich bin sicher, dass das morgen eine gute Quelle für Trost sein wird.«

Frau Neunert: »Ja, das versuche ich mal.«

Pflegekraft: »Ich glaube, wir haben jetzt schon viele nützliche Dinge besprochen, die Sie morgen gut gebrauchen können, um sich gut zu versorgen. Vielleicht fällt uns zum Abschluss noch etwas auf der äußeren Ebene ein, was wir ganz praktisch zur Versorgung Ihres Inneren Kindes tun können. Ich meine damit Aktivitäten, die gut tun könnten, oder auch etwas auf der Ebene der fünf Sinne – ein leckeres Gericht etwa, das Sie selbst und ihr Inneres Kind mögen. Es ist oft sehr effektiv, etwas aufzugreifen, das das Kind von damals sich immer gewünscht, aber nie bekommen hat. Fällt Ihnen dazu etwas ein?«

Frau Neunert: »Da müsste ich wohl etwas länger überlegen. Vielleicht fällt mir noch etwas Gutes ein. Was die Kleine aber auf jeden Fall sehr gerne mochte, ist Eis essen. Ich könnte vielleicht heute Nachmittag noch einmal zum Supermarkt gehen und mir ein schönes Eis für morgen aussuchen.«

Pflegekraft: »Das ist sicher ein guter Plan! Und falls Ihnen noch weitere Dinge oder Aktivitäten einfallen, vielleicht auch ganz spontan, dann sehen wir morgen, ob wir das umsetzen können. Okay?«

Frau Neunert: »Okay.«

Pflegekraft: »Also ich habe mir jetzt viele Notizen gemacht und fühle mich ganz gut darauf vorbereitet, Sie morgen nach der Sitzung zu unterstützen. Haben Sie jetzt noch Fragen oder möchten mir etwas sagen?«

Frau Neunert: »Im Moment fällt mir nichts weiter ein.«

Pflegekraft: »Prima, dann sehen wir uns morgen früh um 08:30 Uhr direkt vor der Sitzung, da können wir eventuell noch kurzfristig Dinge regeln. Ich werde dann auch den Raum bereits vorbereitet haben. Bis dann!«

Frau Neunert: »Ja, bis morgen, vielen Dank!«

Begleitung von Traumaexpositionssitzungen

Während der Traumaexpositionssitzungen können Pflegende anwesend sein, wenn dies zum Beispiel die Patient:innen als unterstützende Begleitung wünschen. In manchen Situationen wünschen sich auch Therapeut:innen, dass Pflegende während der Therapiesitzung anwesend sind, etwa bei Patient:innen, die bestimmte Situationen verkennen könnten. Dann kann ein Zeuge hilfreich sein. Viel häufiger, wenn nicht die Norm, wird es heute jedoch sein, dass die betreuenden Pflegekräfte von den Therapeut:innen direkt nach der Expositionssitzung eine ausführliche Übergabe erhalten. Es bietet sich hierfür an, eine kleine Checkliste mit den für das Nachsorgesetting hilfreichen Informationen anzufertigen, die dann zügig nach der Exposition, im Sinne eines vergleichbaren OP-Berichtes an das weiter versorgende Intensiv-Pflegepersonal in der somatischen Medizin, vom Therapeuten ausgefüllt werden kann.

Nachsorge von Traumaexpositionssitzungen

Die Nachsorge der aufdeckenden Traumasitzungen beginnt also mit der Übergabe durch den Therapeuten bzw. die Therapeutin. Diese Übergabe sollte folgende Aspekte beinhalten, um eine qualifizierte Nachsorge zu ermöglichen, die den Effekt der Therapiesitzung noch deutlich verstärken kann:

DOKUMENTATIONSBOGEN
für Traumaexpositionssitzungen

Um welches Lebensalter geht es?

- Um welche Art der Traumatisierung geht es? Hier sind lediglich kurze Stichworte notwendig wie beispielsweise »Sexualisierte Gewalt«, »oral/vaginal/anal«, »Gewalt« »Verbale Gewalt«, »Eingesperrt sein« usw. Wichtig ist, dass in den Krankenakten die Täter nicht identifizierbar genannt werden (z. B. als Vater, Bruder, Tante), um die Patient:innen davor zu schützen, dass ohne ihre Einwilligung Kostenträger mit Regressansprüchen auf diese Täter zugehen könnten. Der Therapieerfolg könnte durch die drohende juristische Aufarbeitung gefährdet sein.
- Benennung negativer Kognitionen, die die Patient:innen zu Beginn bearbeiten wollten, etwa »Ich hatte es verdient« oder »Ich kann mich nicht wehren«, ebenso die Benennung der positiven Kognitionen, in die das umgewandelt werden konnte, etwa »Ich konnte nichts dafür«, »Es ist vorbei« usw.
- Gibt es Absprachen zur Inneren Kind-Arbeit, die im Anschluss erfolgen soll? Hat der Therapeut konkrete Vorschläge zur Versorgung des Inneren Kindes gemacht?
- Eventuelle Triggerreize, die vermieden werden sollten oder zugeordnet werden können? Möglicherwiese gibt es dahingehend auch Orte oder Situationen, die durch die Exposition bekannt wurden, z. B. im Bett liegen, baden, Kontakt zu Personen, die rauchen usw.
- Welche Emotionen wurden bearbeitet? Konkret benennen: Angst, Wut, Ekel usw.
- Sind Flashbacks aufgetreten oder zu erwarten?
- Sollen im Fall von Schmerzen Medikamente verabreicht werden? Welche?
- Gibt es eine konkrete Empfehlung für hilfreiche Imaginationsübungen, die ggf. bereits in der Traumasitzung angewandt wurden und später nochmals aufgegriffen werden sollen?

Direkt im Anschluss an diese Übergabe sollte die Bezugspflegekraft die Patient:innen aufsuchen. Es erfolgen erste Absprachen darüber, wie häufig Kontakte stattfinden sollen. In der Regel wird in den ersten Stunden eine relativ hochfrequente, aufsuchende Betreuungsarbeit durch die Pflegenden angeboten – beispielsweise halbstündige Kurzkontakte. Die Patient:innen werden aktiv bei der Bearbeitung von Emotionen, Körperreaktionen, bei der Arbeit mit dem Inneren Kind oder im Bereich der Hochstress-Senkung unterstützt.

Manchmal kommt es vor, dass Patient:innen direkt nach der Traumatherapiesitzung zunächst einige Zeit, manchmal auch Stunden, allein sein möchten. Manche möchten auch einen längeren Spaziergang machen, weil sie sich im eigenen Zimmer beengt fühlen oder gehend ihre Gedanken sortieren möchten. Die Gehbewegung, am besten unterstützt durch wechselseitiges Klopfen der Oberarme während einer Art »Selbstumarmung« greifen unmittelbar den Wirkmechanismus des EMDR-Ansatzes auf (Stimulation des Informationsaustausches zwischen den Gehirnhälften) und sind daher empfehlenswert, wenn die Patient:innen insgesamt stabil genug sind.

Auch Schlaf unmittelbar nach der Exposition ist hilfreich für die Verarbeitung – sofern die Patient:innen dies wünschen und Müdigkeit spüren. Im weiteren Verlauf können die Kontakte durch längere Zeitabstände etwas »gestreckt« werden.

Insgesamt empfiehlt sich eine Nachbetreuungszeit von etwa 24 Stunden. In der Nacht können, sofern die Patient:innen schlafen, einige wenige Blicke durch die Zimmertür ausreichend sein. Manche Patient:innen leiden jedoch unter Alpträumen und benötigen dann vermehrte Unterstützung.

In der Praxis ist zudem das Phänomen zu beobachten, dass ein geringer Anteil an Patient:innen nach einer Traumasitzung gar keine belastenden Gefühle, Gedanken oder Zustände bei sich bemerken, sondern sich im Gegenteil sehr befreit und insgesamt besser fühlen als zuvor. Hier muss darauf geachtet werden, dass in seltenen Fällen sehr negative Gefühle und hohe Anspannung manchmal erst nach zwei oder drei Tagen eintreten können. Auch diese Patient:innen sollten dann noch einmal eine engmaschigere Nachbetreuung erhalten.

Im ambulanten Bereich sollte eine begleitende ambulante fachpsychiatrische, bzw. traumasensible Pflege in Betracht gezogen werden, die die Patient:innen in den Tagen nach der ambulanten Expositionstherapie zuhause aufsucht. Ambulante psychiatrische Pflege würde es vielen ambulant arbeitenden Therapeut:innen ermöglichen, auch Patient:innen mit aufdeckenden Traumabearbeitungsverfahren zu behandeln, die direkt nach einer Sitzung nicht stabil genug sind, um alleine nach Hause zu fahren.

Traumasensible psychiatrische Pflege leistet einen inzwischen unverzichtbaren Beitrag zu einer immer effektiveren und umfassenderen Versorgung psychisch erkrankter Menschen, indem sie sich der Bewältigung vielfachen Leids zuwendet: sexuellem Missbrauch, Misshandlung, Vernachlässigung. Der Fokus auf die Integration des Erlebten, die Annahme und Wertschätzung von Symptomen in ihrer Funktion als Selbsttherapie sowie die starke Betonung von Selbstkontrolle und Selbstverantwortung machen gewisse Modifikationen klassischer psychiatrischer Pflegetechniken notwendig. Dies ist jedoch auch reizvoll, denn von den Grundprinzipien der traumasensiblen Pflege können auch andere Nutzergruppen sehr profitieren.

Literatur

Abderhalden, C. und Needham, I. (2018). Psychoedukation. In: Sauter, D., Abderhalden, C., Needham, I., Wolff, S. (Hg.) Lehrbuch Psychiatrische Pflege, 3. Aufl. Bern: Huber, Hogrefe, S. 533–541.

Achterberg, J. (1990). Gedanken heilen: Die Kraft der Imagination. Grundlagen einer neuen Medizin. Reinbek: Rowohlt.

Ahrens, R. (2004). Ein pflegerisches Verständnis der Dialektisch-Behavioralen Therapie von Marsha Linehan. Psychiatrische Pflege Heute; 10(1): 13–20.

Ahrens, R. (2018). Pflegehandeln im Rahmen der Dialektisch-Behavioralen Therapie. In: Sauter, D., Abderhalden, C., Needham, I., Wolff, S. (Hg.) Lehrbuch Psychiatrische Pflege, 3. Aufl. Bern: Huber, Hogrefe, S. 521–527.

Bohus, M. (2002). Borderline-Störungen. Göttingen: Hogrefe.

Bohus, M., Wagner, A. (2005). Dialektisch-Behaviorale Therapie früh traumatisierter Patientinnen mit Borderline-Störung. In: Egle, U. T., Hoffmann, S. O., Jaroschky, P. (Hg.) Sexueller Missbrauch, Misshandlung Vernachlässigung. Stuttgart: Schattauer. S. 570–596.

Bohus, M., Wolf, M. (2009). Interaktives Therapieprogramm für Borderline-Patienten. Therapeuten-Version. Stuttgart: Schattauer.

Bohus, M., Haaf, B., Stiglmayr, C., Pohl, U., Böhme, R., Linhean, M. M. (2000). Evaluation of inpatient Dialectical-Behavioural Therapy for Borderline personality disorder – a prospective study. Behav Res Therapy; 38(9): 875–87.

Decety, J. und Grèzes, J. (2006). The power of simulation:imagining one's ownand other's behavior. Brain Research; 1079 (1) S. 4–14.

Deutschsprachige Gesellschaft für Psychotraumatologie (DeGPT) (2016). Mindeststandards zur Zusatzqualifikation Traumapädagogik – Traumazentrierte Fachberatung.

Eßlinger, K. (2004). Aussöhnung mit dem Inneren Kind. In: Sachsse, U. (Hg.). Traumazentrierte Psychotherapie. Stuttgart: Schattauer; 201–7.

Fischer, G., Riedesser, P. (1998). Lehrbuch der Psychotraumatologie. München: Reinhardt.

Herbold, W., Sachsse, U. (Hg.) (2012). Das so genannte Innere Kind. Vom Inneren Kind zum Selbst. 2. Aufl. Stuttgart: Schattauer.

Herbold, W. und U. Sachsse, Eds. (2012). Das so genannte Innere Kind. Vom Inneren Kind zum Selbst. Stuttgart, Schattauer.

Hofmann, A. (2006). EMDR: Therapie Posttraumatischer Belastungssyndrome. 3. Aufl. Stuttgart: Thieme.

Huber, M. (2005). Der innere Garten. Paderborn: Junfermann.

Janet, P. (1898). Nevroses et Idées Fixes. Paris: F. Alcan.

Jensen, M., Thiel, H., Traxler, S. (2008). Psychiatrische Pflege – Wohin geht die Reise? Weiterbildung zum/zur Pflegetherapeuten/Pflegetherapeutin für Psychiatrie. Psychiatrische Pflege Heute; 14(2): 101–5.

Kunkel, R. (2014). Mut zum Besuch beim inneren Kind. Kempfenbrunn: Klecks-Verlag.

Kunze, H., Kaltenbach, L. (Hg.) (2005). Psychiatrie-Personalverordnung. 5. Aufl. Stuttgart: Kohlhammer.

Lampe, A., Mitmansgruber, U., Gast, U., Schüssler, L., Reddemann, L. (2008). Therapieevaluation der Psychodynamisch Imaginativen Traumatherapie (PITT) im stationären Setting. Neuropsychiatrie; 22 (3): S. 189–197.

Linehan, M. (1996). Dialektisch-Behaviorale Therapie der Borderline-Persönlichkeitsstörung. München: CIP-Medien.

Meißner, M. (2012). Neues Entgeltsystem in der Psychiatrie: Frühzeitiger Umstieg soll sich lohnen. Dtsch Ärztebl; 109(1–2): 13–5.

Müller, S. und Sachsse, U. (2010). »Langzeitverläufe stationärer Psychotherapie bei komplexen Traumafolgestörungen.« Persönlichkeitsstörungen PTT 14(2): 127–144.

Ochberg, F. M. (1993). Post-traumatic therapy. In: Wilson, J. P., Raphael, B. (eds). International Handbook of Traumatic Stress Syndromes. New York: Plenum Press; S. 773–748.

Reddemann, L. (2007). Dem Inneren Kind begegnen. Hör-CD mit ressourcenorientierten Übungen. 5. Aufl. Stuttgart: Klett-Cotta.

Reddemann, L. (2010). Imagination als heilsame Kraft. 15. Aufl. Stuttgart: Klett-Cotta.

Reddemann, L. (2011). Psychodynamisch Imaginative Traumatherapie PITT – das Manual. 6. Aufl. Stuttgart: Klett-Cotta.

Reddemann, L. (2001). Imagination als heilsame Kraft. Zur Behandlung von Traumafolgen mit ressourcenorientierten Verfahren. Stuttgart, Pfeiffer bei Klett-Cotta.

Reddemann, L. (2004/2011). Psychodynamisch Imaginative Traumatherapie. PITT – Das Manual. Stuttgart, Klett-Cotta.

Reichel, A. M. (2012). Innere Kinder auf der Station – die Arbeit mit dem Inneren Kind in der psychiatrisch-psychotherapeutischen Krankenpflege. In: Herbold, W., Sachsse, U. (Hg.). Das so genannte Innere Kind. 2. Aufl. Stuttgart: Schattauer; 100–14.

Reichel, A. M. (2019). Traumasensible Psychiatrische Pflege. Köln: Psychiatrie Verlag

Sachsse, U. (2004a). Imaginationsübungen. In: Sachsse, U. (Hg.). Traumazentrierte Psychotherapie. Stuttgart: Schattauer; 228–43.

Sachsse, U. (Hg.) (2004b). Traumazentrierte Psychotherapie. Theorie, Klinik und Praxis. Stuttgart: Schattauer.

Sachsse, U. (2008). Selbstverletzendes Verhalten. 7. Aufl. Göttingen: Vandenhoeck & Ruprecht.

Sachsse, U. (2012). Vier Unterrichtseinheiten für Erwachsene mit inneren Problemkindern. In: Herbold, W., Sachsse, U. (Hg.) Das so genannte Innere Kind. Stuttgart: Schattauer, S. 65–91.

Sack, M., Sachsse, U. (2013). Therapiemethoden und Behandlungstechniken. In: Sack, M., Sachsse, U., Schellong, J. (Hg.) Komplexe Traumafolgestörungen Stuttgart: Schattauer, S. 247–297.

Sauter, D. (2018). Missbrauchs- und Traumaerfahrungen. In: Sauter, D., Abderhalden, C., Needham, I., Wolff, S. (Hg.) Lehrbuch Psychiatrische Pflege. 3. Auflage: Bern: Huber, Hogreve 827–842

Schulz, M. (2011). Neue Perspektive: Psychiatrische Pflege studieren. Psychiatrische Pflege Heute; 17(1): 24–5.

The Linehan Institute (2022). website on DBT Consultation Team 2021 https://dbt-lbc.org/index.php?page=101147#consultation (letzter Zugriff 14. 04. 2022).

Unckel, C. (2004). DBT-Skills für Innere Kinder. In: Sachsse, U. (Hg.). Traumazentrierte Psychotherapie. Stuttgart: Schattauer; 247–53.

Unckel, C. (2012). Dialektisch-behaviorale Therapie (DBT) und Skills-Training für Innere Kinder. In: Herbold, W., Sachsse, U. (Hg.). Das so genannte Innere Kind. 2. Aufl. Stuttgart: Schattauer; 51–64.

van der Hart, O., Brown, P., van der Kolk, B. A. (1989). Pierre Janet's treatment of post-traumatic stress. J Trauma Stress; 2: 379–96.

Wöller, W., Hofmann, A. (2006). Wann sollte traumaaufdeckend gearbeitet werden? In: Wöller, W. (Hg.). Trauma und Persönlichkeitsstörungen. Stuttgart: Schattauer; 383–94.

Zurek, G., Fischer, G. (2003). Übertragung und Gegenübertragung in der Psychotherapie von Patienten mit psychotraumatischen Belastungssyndromen (PTBS). Z Psychotraumatol Psychol Med; 2: 7–18.

KATHARINA PARISIUS[6]

33 Methodenintegration: Versuch einer Systematisierung für die KPTBS

33.1 Ausgangssituation

Die Komplexe Posttraumatische Belastungsstörung KPTBS ist ohne Methodenintegration wohl kaum behandelbar. Umgekehrt hat die Notwendigkeit, Menschen mit komplexen Traumafolgen behandeln zu müssen, die Methodenintegration in der Psychotherapie sehr vorangebracht. Kein Verfahren, keine Methode allein ist wirksam genug, um Menschen sowohl mit chronifizierter PTBS als auch schweren Bindungstraumatisierungen in Kindheit und Jugend, also mit KPTBS suffizient helfen zu können. Folglich nimmt die Vielfalt an Modellen, Konzepten und Interventionen innerhalb von Psychotherapien und besonders von Trauma fokussierten Psychotherapien, den sogenannten »Traumatherapien« stetig zu. Auch der Lehrbuchmarkt diversifiziert sich nach Differentialindikationen, Subsyndromen, Schulen und deren Verzweigungen: psychodynamisch, kognitiv verhaltenstherapeutisch, systemisch, mentalisierungsbasiert, schematherapeutisch, imaginativ, körperorientiert, um nur die Wichtigsten zu nennen.

Längst stellt sich nicht mehr die Frage, ob Methodenpluralität zulässig ist oder nicht, sondern:

Wie kann ihre Anwendung im Einzelfall sinnvoll gelingen? Wie können Therapeut:innen die Orientierung behalten, wenn jährlich neue, evidenzbasierte störungsspezifische Therapien hinzukommen? Wie können neu entwickelte therapeutische Strategien in die tägliche Praxis integriert werden? Was sollte in Aus- und Weiterbildung vermittelt werden?

Die Vielfalt eingesetzter Therapiemethoden oder -techniken, »von allem ein bisschen«, von Theoretiker:innen spöttisch gerne als »Tutti Frutti« bezeichnet, wird unter praktizierenden Kolleg:innen gern positiv konnotiert und meist unzutreffend als »Methodenintegration« verstanden: »Ich arbeite integrativ.« De facto wird einem »anything goes« das Wort geredet. Das kann zu unauflösbaren Widersprüchen in der Therapeutik führen.

Eine vertiefte Reflexion der eigenen, oft sehr subjektiven, weit eher auf persönlichen Sympathien und Präferenzen als auf theoretischer Reflexion beruhenden Methodenintegration findet selten statt. Wie sich die Auseinandersetzung mit verschiedenen For-

6 Ich danke Ulrich Sachsse, Henning Schauenburg und Margret Kamm für wertvolle Hinweise.

men der Methodenintegration auf die eigene therapeutische Arbeit auswirken kann, damit beschäftigt sich der Schlussabsatz dieses Kapitels. Wer sich kaum fragt, wie und warum sie/er wann auf welchem theoretischen Hintergrund eigentlich behandelt und welche Wirkung das dahinterliegende Mindset haben dürfte, kann sich die Lektüre dieses Kapitels sparen. Es ist ein Versuch, sich dem Prozess der Integration unterschiedlicher Behandlungsstrategien theoretisch zu nähern und auf die Behandlung der KPTBS anzuwenden. Mancher mag das wie *l'arte pour l'arte* vorkommen, und manche werden sich fragen: was soll's? Andere werden nach der Gedankenreise eine andere Perspektive auf sich selbst und die eigene Arbeit entwickeln.

Schon der Integrationsbegriff wird unterschiedlich, ja missverständlich verwendet:

Der Duden liefert zwei Bedeutungen:

Integration ist
1. die Einbeziehung, Eingliederung in ein größeres Ganzes und
2. die [Wieder]herstellung einer Einheit [aus Differenziertem]; Vervollständigung

Der Psychotherapieforscher Arkowitz (1992/1997) ordnete die nachfolgenden Ansätze zur Integration psychotherapeutischer Konzepte in vier Kategorien: a) »assimilative Integration« (Beispiel Reddemann 2004/2011; Sachsse 2004), b) gemeinsame Wirkfaktoren (Beispiel Pfammatter 2012, Pfammatter 2016, Frauchiger 1997) c) (meta)theoretische Integration (Beispiel: Küchenhoff 2009) und d) technischer Eklektizismus (Beispiel: Bohus 2017).

Für die einen (vgl. I.1.) existiert ein Ausgangsverfahren, in das weitere Elemente eingegliedert werden, die fortan nicht mehr als »fremd« aufgefasst werden, sondern nun als dazugehörig. Ideengeschichte, Herkunft und theoretischer Bezugsrahmen dieses Elements spielen dann keine große Rolle mehr. Man könnte von einer mehr oder weniger »assimilativen Integration« sprechen. Auf der theoretischen Ebene werden die Konzepte aus anderen Schulen dabei jenseits etwa der eigenen z. B. psychodynamischen in der theoretischen Sprache der persönlichen Hauptrichtung reformuliert: Wenn ich etwas in meiner Sprache formulieren kann, dann habe ich es damit integriert. In diesem Sinne nennen z. B. Reddemann und Sachsse ihre Traumazentrierte Psychotherapie »psychodynamisch«. Sie enthält imaginative Elemente aus Katathym Imaginativer Psychotherapie, Hypnotherapie, verhaltenstherapeutische Expositionsmethoden zur Desensibilisierung, die Bildschirmtechnik aus der Hypnotherapie. EMDR wird als ergänzendes Zusatzverfahren einbezogen – integriert?

Für andere (vgl. I.2.) bedeutet Integration einen Prozess, in dem gleichwertige Elemente zu etwas Neuem zusammengefügt werden. Hier spricht man von »Methodentransgression« (Grawe 1998; Petzold 1992), so wie es Grawe und Petzold in den 1990er Jahren für Ihre Konzepte integrativer Therapien umgesetzt haben. Ihnen ging es um eine »gezielte, theoriegeleitete, klinisch orientierte Selektionskriterien überschreitende Anwendung« (Petzold 1992, S. 964–979). Petzold verfolgte eher eine eklektische Orientierung mit übergeordnetem »Leib-philosophischem« Konzept. Grawe entwarf den Grundriss einer allgemeinen Psychotherapie mit fünf Wirkfaktoren (Grawe 1995). »Integrative Therapie« ist in Österreich als Psychotherapieverfahren anerkannt.

Methodenintegration ist nicht neu. Pierre Janet mit seinen frühen Überlegungen zur Dissoziation, Diagnostik und Ätiopathogenese der posttraumatischen Belastungsstörung und der Dissoziativen Störungen erfuhr viel später eine Annäherung an die moderne Verhaltenstherapie (Fiedler 2006).

Sigmund Freud ergänzte seine französische Hypnosetherapie durch die freie Assoziation von Wilhelm Maximilian Wundt. Sandor Ferenczi hatte »mit seiner ›Elastischen Psychoanalyse‹ Grundzüge eines komplizierten, experimentell-kreativen, psychoanalytischen, mütterlich-nachsozialisierenden Verfahrens zur Therapie schwer geschädigter Patienten entworfen.« (Schuch 1994, S. 17). Anfang der 1950er Jahre waren es Dollard und Miller, die mit ihrem Versuch, psychodynamische und behavioristische Perspektiven zu verknüpfen, für längere Zeit das Feld beeinflussten (Wachtel 2010).

Daraus ergibt sich die Frage zur Systematik: Gibt es Methodenintegrations-Strategien? Welche Möglichkeiten für eine konzeptgeleitete Nutzung der komplexen Vielfalt an Methoden und Techniken kann es geben?

33.2 Welche Faktoren bestimmen die Methodenvielfalt?

Anpassungs- und Veränderungsdruck gehen von Praxis und Forschung aus. Für Praxis und Theorie waren und sind die Behandlungsanstrengungen für den Bereich der komplexen Traumafolgestörungen ein Impulsgeber, der sich auch auf andere Therapiefelder »transgressiv« auswirkte. Drei Faktoren sind besonders bedeutsam, wenn es um Veränderungsprozesse und wachsende Pluralität im Bereich der Psychotherapie geht.

Methoden und Behandlungstechniken stoßen an ihre Grenzen

In der Regel führen Behandlungsprobleme an die Grenzen bisheriger Behandlungspraxis und auf die Suche nach Ergänzungen oder Alternativen. Die Patient:innen, um die es in diesem Buch geht, wurden früher ganz überwiegend als Menschen mit Borderline-Persönlichkeitsstörungen (BPS) diagnostiziert (Sack et al. 2013) (→Kap. 23). Mehr als zehn Jahre arbeiteten am Cornell Hospital in New York Marsha Linehan und Otto F. Kernberg zeitweilig zusammen, zeitweilig eher gegeneinander. Linehan entwickelte in den 1980er Jahren die Dialektisch Behaviorale Therapie (DBT) zur Behandlung von sich selbst verletzenden Frauen mit BPS, auch auf Basis ihrer eigenen Erfahrungen, aber überwiegend aus dem Mangel analytischer Psychotherapie, Struktur-Defizite von BPS zwar differenziert zu erkennen und verstehen, aber zu wenig angemessen zu behandeln. Die DBT antwortete auf die konkreten Fragen dieser Patient:innen nach Veränderungen in ihrer Emotionsregulierung und ihrem Beziehungsverhalten. In der praktischen Umsetzung von Einsichten hatte sich ein großer Teil der psychodynamisch behandelten Patient:innen vorher oft alleingelassen gefühlt: »Ich verstehe mich jetzt viel besser – aber was genau muss ich jetzt tun?«. Direkte Informationen über Pathomechanismen, Schulung und Psychoedukation waren verpönt. Genau diesen Bedarf griff die DBT auf. Die differenziert reflektierte Gestaltung der therapeutischen Beziehung in der DBT ist allerdings kaum denkbar ohne den Einfluss psychoanalytischer Konzepte. Im Austausch mit der DBT entwickelten Kernberg, Clarkin und Mitarbeiter:innen dann die weitgehend manualisierte Übertragungsfokussierte Psychotherapie (*Transference Focused Psychotherypy* (TFP)), die wiederum ohne den Einfluss der DBT nicht denkbar ist.

Ein wesentlicher weiterer Erkenntnisschritt bestand darin, dass intrusive PTBS-Symptomatik als wesentlich für mindestens zwei Drittel dieser Klientel erkannt wurde (Zanarini 1997). Herman schlug deshalb vor, die Diagnose BPS zu ersetzen durch die damals neue, eigenständige Diagnose KPTBS (Herman 1992). Dies war letztlich nach Prüfung *aller* Diagnosekriterien nicht haltbar. Intrusive PTBS gilt für die meisten Trauma-Psychotherapeut:innen am besten, vielleicht sogar ausschließlich erfolgreich behandelbar durch Trauma-Expositionsmethoden der (kognitiven) Verhaltenstherapie VT (Schaefer et al. 2019), die inzwischen in großer Zahl verfügbar sind. Auf die frühe Trauma-Expositions-Therapie von Breuer und Freud (Breuer & Freud 1895) war seit 1897 verzichtet worden. Sie spielte seitdem in der Psychoanalyse keine Rolle mehr. Wer also Patient:innen mit BPS+PTBS, KPTBS oder unter der Perspektive Komplexer Traumafolgestörungen behandelte, kam kaum umhin, sich mit Entwicklungen anderer Verfahren auseinanderzusetzen, neue Techniken zu erlernen und diese anzuwenden. Psychodynamiker:innen mussten Desensibilisierung durch Traumaexposition (VT) erlernen, Verhaltenstherapeut:innen die Behandlung von Bindungsstörungen auch und gerade in ihren Auswirkungen auf die Therapiebeziehung (Psychodynamische Psychotherapie (PD)). Zunehmend forderten dies auch die Patient:innen und der Markt. Neben theoretischen Überlegungen und ersten Evaluierungen erfuhr das neue Label »Traumatherapie« eine wachsende Verbreitung, der sich nur wenige Therapeut:innen entziehen konnten. Informierte traumatisierte Patient:innen erwarteten eine veränderte Psychotherapie.

Gerade die Behandlung traumabezogener Störungen ist so neben den bereits existierenden Konzepten zur Behandlung konfliktbedingter und struktureller Störungen in der psychodynamischen Psychotherapie entstanden. Sie basiert auf einem eigenen ätiopathogenetischen Modell mit neurobiologischer Grundlage. Die Schädigung früher Traumatisierung wird durch die neurowissenschaftliche Forschung bestätigt. Die Neuroplastizität erlangt als eine weitere Variable von Wirksamkeitsnachweisen sozialer Beziehungen und psychotherapeutischer Interventionen zusätzliche Bedeutung. Psychotherapie-Effekte können durch direkt messbare Veränderungen des ZNS nachgewiesen werden (u.a.: Böker & Seifritz 2012; Schiepeck 2010), stehen mit diesen Nachweisen allerdings in der Gefahr, psychotherapeutische Prozesse auf biologische Korrelate zu reduzieren. Es entstehen besonders in Bezug auf Patient:innen mit einer KPTBS und/oder Borderline-Störung therapeutische Ergänzungsreihen zwischen Neurobiologie und Psychotherapie und damit auch zwei Welten: die forschungsorientierte und die behandlungszentrierte.

Schulenübergreifend wurden Veränderungen bestehender Therapiekonzepte erforderlich, um differenzierter patient:innen- und störungsbezogen zu arbeiten und damit die Enge psychotherapeutischer Schulen zu verlassen. Der differenzierende Blick auf die therapeutische Beziehung und die Personvariablen der Therapeut:innen kamen ebenfalls stärker in den Fokus.

Der alte Schulenstreit hatte durchaus Vorteile. Die verfahrensbasierte Therapie, die den Behandler:innen Loyalität zu ihren Meister:innen abverlangte und auf Untreue oft mit Ausgrenzung reagierte, basierte auf einer konsistenten Theorie, fokussierte auf Ursachen und war kausalgenetisch orientiert. Das ermöglichte einen stabilen Identifikationsprozess besonders für Ausbildungsteilnehmer:innen. Die Behandlungs-Werkzeuge waren relativ universell einsetzbar, gut bekannt und boten ein hohes Maß an Sicherheit und interner Validität. Bei nicht wenigen Therapeut:innen barg diese Haltung die Gefahr, Patient:innen lediglich zu »Nägeln« oder »Schrauben« zu machen, komplementär zu ihrem therapeutischen Hammer- oder Schraubendreher-Werkzeug, das ihnen allein zur Verfügung stand. Jahrzehntelang persistierte die Überzeugung: »als Psychoanalytiker:in/als Verhaltenstherapeut:in kann ich alle Patient:innen mit allen Störungen suffizient mit meinem Grundwerkzeug behandeln«. Notwendigerweise entstanden Konkurrenzkämpfe bis in die Versorgungspolitik und die Kontingentbewertung durch die Kostenträger, als es um die »beste« Therapieform oder den Königsweg ging. Das Postulat, von mehreren Meister:innen zu lernen oder die Integration schulenfremder Behandlungstechniken oder gar »Methodenintegration« wurde im letzten Jahrhundert in den Programmen der Psychotherapieausbildungen kaum realisiert. Besonders Therapeut:innen mit humanistischer oder psychodynamischer Orientierung standen vor dem Ambiguitätskonflikt, einerseits wichtige Grundpositionen des eigenen Verfahrens nicht aufgeben, sich andererseits aktuellen Psychotherapieforschungsergebnissen nicht verschließen zu wollen. Auch die Hermeneutik in der Psychotherapie, das Verstehen komplexer Interaktionen zwischen Patient:in und Therapeut:in im therapeutischen Prozess hat sich stetig weiter ausdifferenziert – nicht zuletzt mit der Integration von spezifischen neuropsychologischen Pathomechanismen.

Therapeut:innen können sich heute verorten auf einer Achse von Standardisierung durch störungsspezifische Therapieansätze auf der einen – und gegenüber Personalisierung und Individualisierung auf der anderen Seite (Sack 2019). Im Zuge der Differenzierung wurden störungsspezifische Therapieansätze und deren zahlreiche Subspezialisierungen entwickelt, die für Patient:innen einer Diagnose je eine spezifische Therapiemethodik konzipierten, die sich aus Elementen oder modularen Programmen verschiedener Herkunft zusammensetzten – so auch in der Traumatherapie. Inzwischen werden ursprünglich störungsspezifische Konzepte wie z. B. die mentalisierungsbasierte Psychotherapie für Patient:innen mit Borderline-Persönlichkeitsstörungen auch für Menschen mit anderen Diagnosen angewendet, etwa bei Essstörungen (Zeek & Euler 2018) und KPTBS. Die mentalisierungsbasierte Perspektive zur Behandlung von (Beziehungs-)Traumata integriert im Kontext der Bindungstheorie psychoanalytische und kognitiv-verhaltenstherapeutische Ansätze (Luyten & Fonagy 2019; Allen 2013; Allen et al. 2015).

Vom störungsspezifischen Vorgehen grenzen sich wiederum praktizierende Therapeut:innen und Forscher:innen ab, die sich mit heterogenen Störungsbildern konfrontiert sehen und die Übertragung störungsspezifisch entwickelter Therapieansätze auf Patient:innen komorbid mit anderen Störungsbildern für schwer umsetzbar halten. Sie bevorzugen eher die Einzelfallorientierung.

Generell erfolgt die Ausgestaltung einer Psychotherapie aber weniger theorie-, sondern überwiegend erfahrungs-geleitet und intuitiv. Dagegen wurde der Ruf nach »Evidenzbasierung« lauter, die allerdings ihrerseits in den letzten Jahrzehnten eine »Sakralisierung« erleidet (Leichsenring 2004).

Befunde aus der Psychotherapieforschung führen zu Neuorientierungen

Betrachtet man die **Psychotherapieforschung,** gelten folgende Ergebnisse als unbestritten, weil inzwischen in umfangreichen Metaanalysen bestätigt:

a) Psychotherapie wirkt generell, bestätigt durch signifikante Effektstärken.
b) Geforscht wurde daraufhin störungsbezogen, indikationsbezogen und diffe-

renziert nach der Wirksamkeit einzelner Faktoren bei unterschiedlichem therapeutischem Vorgehen.

c) »*eine* Therapie für alle Fälle« ist wissenschaftlich als deutlich weniger wirksam widerlegt: es gibt niemals eine gleich erfolgreiche Behandlung für alle Patient:innen für alle Störungsbilder innerhalb einer Therapierichtung und für alle Therapeut:innenpersönlichkeiten.

d) Es bestehen nur geringe Wirksamkeitsunterschiede unter den verschiedenen Therapieansätzen, aber eine weit höhere Varianz zwischen einzelnen Therapeut:innen *eines* Verfahrens (Luborsky 1975).

e) Allgemeine, übergreifende unspezifische und spezifische Wirkfaktoren:

f) Die sog. *common factors* spielen in der Psychotherapie-Forschung eine wichtige Rolle. Der Originalbegriff lässt sich sowohl mit »Allgemeine Faktoren« als auch mit »Gemeinsame Faktoren« übersetzen. Der Anteil dieser *common factors* am Psychotherapieerfolg im Unterschied zu schulenspezifischen Wirkfaktoren ist erheblich. Orlinsky und Howard (1987) hatten mit der Einführung ihres »Allgemeinen Modells der Psychotherapie« zeigen können, dass Therapeut:innen- und Patient:innenvariablen durch komplexe wechselwirksame Verzweigungen mit einem großem Anteil zum Behandlungsergebnis beitragen. Wirkungen einer psychotherapeutischen Behandlung können allerdings nicht linear auf einzelne Faktoren zurückgeführt werden.

Wie groß ist der Anteil sog. unspezifischer, allgemeiner Faktoren in der Therapie-Praxis?

Lambert et al. (2004) unterschieden folgende Gruppen von **allgemeinen Wirkfaktoren**:

- *Unterstützende Faktoren:* Identifikation mit Therapeutin, Verringerung von Einsamkeit, Strukturierung, Therapeuteneigenschaften (Wärme, Respekt etc.)
- *Handlungsfaktoren*: Verhaltensregulierung, Ermutigung, sich Ängsten stellen, Anregung zur Überprüfung an der Realität (Erproben), Anerkennen von Erfolgen
- *Lernfaktoren*: Rat, korrigierende emotionale Erfahrung, Feedback

Weitere klinisch bedeutsame Wirkfaktoren sind: gemeinsame Ziele von Patient:in und Therapeut:in, Empathie, gute Beziehung, Wertschätzung.

Weniger bedeutsam sind: die Persönlichkeit der/des Therapeutin/Therapeuten, Echtheit, Erwartung.

Vernachlässigbar sind: Unterschiede der Therapierichtungen, Kompetenz, Methoden, Adhärenz.

Einer der Kritikpunkte an den gemeinsamen Wirkfaktoren inklusive der therapeutischen Allianz ist, dass sie eine a-theoretische Sammlung von Gemeinsamkeiten darstellen.

Die Frage, welche Faktoren für die therapeutische Wirkung bestimmend sind, wird kontrovers diskutiert auf dem Hintergrund zweier vermeintlich gegensätzlicher Wirkmodelle. Allgemeine Wirkfaktoren und Therapietechniken sind konzeptuell auf unterschiedlichen Ebenen des Psychotherapieprozesses angesiedelt. Dieses sowie die Befundlage der Prozess-Ergebnisforschung stellen die dichotome Gegenüberstellung spezifischer Techniken und allgemeiner Wirkfaktoren in Frage. Anstelle der Entweder-oder-Debatte scheint die Analyse ihres Zusammenwirkens sinnvoller. Pfammatter et al. (2012) haben sich mit der Möglichkeit beschäftigt, die verschiedenen allgemeinen Wirkfaktoren aufgrund der Profile ihrer Zusammenhänge mit spezifischen Psychotherapietechniken beschreiben zu können. Diese Zusammenhänge gilt es in Psychotherapieprozessanalysen zu validieren. Zudem müssen bei der Analyse der Beziehungen zwischen Psychotherapietechniken und allgemeinen Wirkfaktoren weitere Aspekte wie das Zusammenspiel mit Störungsparametern und individuellen Patientenmerkmalen berücksichtigt werden.

Wampold et al. (2018) entwickelt in seinem Update zu den gemeinsamen Wirkfaktoren in »Die Psychotherapie Debatte« zur Frage, was Psychotherapie wirksam macht, ein Kontextmodell, das zu dem Schluss kommt: übergeordnete Faktoren wie die Therapeut:inneneigenschaften spielen für die Wirksamkeit der Psychotherapie eine wichtige Rolle.

Der allgemeine Wirkfaktor »therapeutische Beziehung« erweist sich als die über verschiedene Modalitäten (z.B. Einzel-, Familien- und Gruppentherapie), therapeutische Orientierungen und psychische Störungen hinweg als am besten evaluierte allgemeine Prozessvariable (Lambert 2001). Lammers (2009) differenziert weiter, indem er die erforderliche hohe Flexibilität von Therapeut:innen in der Beziehungsgestaltung zwischen den Polen »Verständnis/Bestätigung, Anleitung/Unterstützung und Führung/Kontrolle« aufgliedert. Das Beziehungsangebot ist damit nicht mehr eindeutig einer Therapieschule zuzuordnen. Damit relativieren sich nicht nur unterschiedliche Ansätze, sondern Psychotherapeut:innen werden dazu ermutigt, methodenübergreifend und pragmatisch-integrativ zu arbeiten.

Die schulengebundene »Horse-Race-Forschung« wurde damit allmählich aufgegeben, auch wenn in Deutschland bis heute verfahrensbezogen ausgebildet und den Kostenträgern gegenüber abgerechnet wird.

Psychotherapie steht unter einem ökonomischen Druck

Nicht zuletzt der ökonomisch-politische Druck mit der Forderung nach möglichst kosteneffizienten Psychotherapieverfahren, Rationalisierung und Rationierung lässt die Fragestellung nach Wirkfaktoren besonders relevant werden. Therapievergleichsstudien werden auch unter dem Aspekt von **Wirtschaftlichkeit und Effizienz** ausgewertet. Ob das therapeutische Handeln effizient genug eingesetzt wird, und ob Kliniken oder ambulante Psychotherapeut:innen die Profitabilität ihrer Arbeit steigern, ob Behandlungszeiten verkürzt werden können, wird für die Kostenträger mehr und mehr zum Maßstab der Finanzierung. Kostenträger beschäftigen sich mit der Frage, welche Patient:innen und in welchem Umfang bei begrenzten Ressourcen unter welchen Bedingungen Psychotherapie sozial gerecht erhalten sollten oder können. Sozialrechtlich werden »Notwendigkeit« und »Wirtschaftlichkeit« im Sozialgesetzbuch V in §12 Abs.1 unter »Wirtschaftlichkeitsgebot« und in §70 Abs.1 beschrieben und ausgeführt. Auch die Frage wie unter gleichwertigen Behandlungsalternativen die preiswerteste zur Anwendung kommt, bestimmt die psychotherapeutische Praxis

33.3 Einzelne Schritte auf dem Weg zu »konzeptbasierter Methodenintegration«

Die Spanne bei der Betrachtung von Methodenpluralität reicht von der Akzeptanz eben dieser großen Vielfalt und einem möglichen *anything goes* über die Bestimmung gemeinsamer Wirkfaktoren auf verschiedenen Ebenen bis hin zur Forderung nach einer Metatheorie für neu gebildete Psychotherapieformen, die dann die Funktion einer Prüfinstanz bekommen kann. Von solch einer Metatheorie sind Theoretiker:innen und Praktiker:innen nicht nur in der Traumatherapie noch weit entfernt. Um den professionellen Anforderungen an eine erfahrungsbasierte, theoriegeleitete und wissenschaftlich überprüfbare, (zum Teil) evidenzbasierte Therapie gerecht zu werden, bleibt als Versuch einer konzeptgeleiteten Methodenintegration die (meta)theoretische Integration nach Arkowitz (1997).

Stufenmodell therapeutischer Wirkung auf fünf Ebenen nach Blaser und Frauchiger

Ein Modell zur Systematisierung der Methodenvielfalt stellen die Schweizer Psychotherapieforscher um Frauchiger (1997) vor mit ihrem **Stufenmodell therapeutischer Wirkung auf fünf Ebenen** von unspezifisch zu spezifisch – manche nennen es auch von oben nach unten. Ihr lassen sich Ebenen des Methodenpluralismus systematisch zuordnen:

1. Ebene Meta-Theorien (Menschenbild, Grundannahmen)
2. Ebene Strategien (Therapietheorie, Verfahren)
3. Ebene Methoden (Set von Interventionen)
4. Ebene Interventionen (Behandlungs-Techniken)
5. Ebene Wirkfaktoren (spezifisch/unspezifisch)

Die 1. Ebene der Metatheorien in Bezug auf Menschenbild und Grundannahmen umfasst den Hintergrund, auf dem Prozesse, Beeinflussungsmöglichkeiten, Mittel, Ziele oder Techniken beschrieben werden können in der jeweiligen Persönlichkeits-, Krankheits-, Behandlungs- und Veränderungstheorie. Beispiele hierfür sind die klassische »SORKC-Verhaltensgleichung« mit ihren Elementen Stimulus, Organismusvariable, Reaktion/Verhalten, Kontingenz und Konsequenz, die sowohl das Verhalten als auch den Erwerb von Verhaltensmustern erklärt. Ein anderes Modell ist das Struktur- oder Drei-Instanzenmodell der Psychoanalyse, das die Wechselwirkung verschiedener innerseelischer Kräfte beschreibt. Ein anderes Menschenbild zeichnet die ressourcenorientierte humanistische Psychologie. Mit der Traumatherapie ist das Menschenbild des traumatisierbaren Menschen in den öffentlichen Fokus gerückt, der nicht allen Schädigungen des Lebens prinzipiell gewachsen ist. Die je unterschiedlich existierenden Menschenbilder sind nicht ohne weiteres festzulegen, werden mehr (in der Psychoanalyse und der Verhaltenstherapie und der Traumatherapie) oder weniger (in der systemischen Therapie) auch als Leitbilder des professionellen Handelns verstanden. Seit der Auseinandersetzung um Freuds atheistisches und pessimistisches, defizitäres Menschenbild gibt es fortdauernde Diskussionen über das Verständnis des Menschen, über humane Werte und Ethik in der Psychotherapie. Die Menschenbilder der bedeutenden Pionier:innen der Psychotherapie sind leider selten in ausgearbeiteter Weise vorzufinden.

Die 2. Ebene der Strategien (Therapietheorie, Verfahren) bezieht sich in ihren Theorien (Ätiopathogenese, Behandlungsstrategie,

Indikationsstellung, Behandlungsplanung, Beziehungsgestaltung) auf ein breites Störungsspektrum mit gemeinsamen Grundannahmen (Wiss. Beirat Psychotherapie 2008). Therapietheorie und Therapieziele sollten dabei expliziert sein. Diese Ebene ist in Deutschland in den Richtlinienverfahren für analytische Psychotherapie, tiefenpsychologisch fundierte Psychotherapie, Verhaltenstherapie und systemische Psychotherapie beschrieben. Für die Traumatherapie bilden unterschiedliche Behandlungsansätze unterschiedliche Foci: Während die einen über die Traumakonfrontation die Desensibilisierung und Integration des erlittenen Traumas zum Ziel haben, ist in der mentalisierungsbasierten Therapie der Fokus auf den Prozess der Mentalisierung bei den Patient:innen, nicht auf das traumatische Ereignis gerichtet. Wieder andere zentrieren auf Ressourcenaktivierung (Sack 2010). Den Behandlungsstrategien ist eine Struktur gemeinsam, verknüpft mit effektiven Techniken (vgl. vierte Ebene). Diese Techniken sind insofern wirksam, als sie den Patienten in die Lage versetzen, das traumatische Erlebnis zu erinnern und gleichzeitig den Affekt und die Bedeutung im Bewusstsein halten zu können. Es ist nur konsequent, dass im Kommentar Psychotherapie-Richtlinien von Faber und Haarstrick (Dieckmann et al. 2021) die Integration Trauma-zentrierter Behandlungsmethoden übergreifend für alle Verfahren gilt.

Die 3. Ebene der Methoden meint ein Set von Interventionen, das gerichtete und gebündelte Sets von Interventionen in therapeutischer Absicht zielgerichtet zur Verhaltensänderung beschreibt, so wie dies auf der zweiten Ebene in Strategien/Verfahren vorgesehen ist. Methoden definieren konkret den Weg zum Ziel, z.B. Imaginationen zur Selbstberuhigung und Förderung der Selbstwirksamkeit in Psychodynamisch Imaginativer Traumatherapie (PITT) (Reddemann 2004/2011) und Katathym Imaginativer Psychotherapie KIP (Steiner & Krippner 2006).

Die 4. Ebene der Interventionen (Behandlungs-Techniken) beschreibt konkrete gezielte Handlungen und Techniken, um eine spezifische Reaktion oder Wirkung zu erzielen wie z.B. eine spezifische affektfokussierte Fragetechnik, um Mentalisieren zu fördern, kognitives vs. emotionales Verstehen, aktivieren, informieren, lernen, stützen, konfrontieren, suggerieren, affektiv in der therapeutischen Beziehung im Hier und Jetzt erleben lassen, körperlich erleben lassen.

Die 5. Ebene der spezifisch/unspezifischen Wirkfaktoren bei Frauchiger leitet sich ab a) aus den (meist verbalen) Äußerungen der Interaktionspartnerinnen und b) aus den konzeptuellen Vorgaben der Therapeut:innen, sowie c) aus dem in Äußerungen oder Haltungen der Therapeut:innen Verborgenen. Sie sind deshalb nicht mit den Interventionen identisch. In der Prozessforschung spielen sie zunehmend eine Rolle (Oddli & McLeod 2017)

Die Unspezifischen Wirkfaktoren – *»common factors«* – sind in allen Therapieformen für die Integration verschiedener Psychotherapieansätze sehr bedeutsam, aber mit einer Reihe von konzeptionellen Unklarheiten behaftet. Techniken und Wirkfaktoren sind außerdem verschiedenen Ebenen des Therapieprozesses zugeordnet. Dies sowie die Befundlage der Prozess-Ergebnisforschung stellen die dichotome Gegenüberstellung spezifischer Techniken versus allgemeiner Wirkfaktoren in Frage. Anstelle der Entweder-oder-Debatte sollte die Analyse ihres Zusammenwirkens in den Vordergrund rücken (Pfammatter 2016).

Spezifische Wirkfaktoren sind exklusiv vorkommende Faktoren einer Therapierichtung. Auf der dritten Ebene der Techniken/Methoden sind das z.B. die Technik »Heisser-Stuhl« in der Gestalttherapie, das freie Assoziieren in der Psychoanalyse oder das systematische Desensibilisieren der Verhaltenstherapie und in Teilen der Traumatherapie. Sie gelten auch als spezifisch, wenn ein Faktor, der in anderen Richtungen auch vorkommt, typischerweise und sehr oft angewendet wird wie die Traumaexposition in der kognitiven Verhaltenstherapie und der Traumatherapie. Das *Somatic Experiencing* (SE) nach Peter Levine ist eine spezifisch körperorientierte Methode der Traumatherapie, die vor allem in der differenzierten Körperwahrnehmung traumatisierter Patientinnen zur Wirkung kommt.

Konvergenz, Komplementarität, Divergenz einzelner Elemente

Methodenintegration bezeichnet also ein multimethodisches und transdisziplinäres Vorgehen. Bei der **theoretischen Integration** werden Vorstellungen definiert über das, was Therapie bestimmt, wie sie stattfinden soll und für welche Patient:innen sie geeignet ist. Dabei wird überprüft, ob Wertvorstellungen und Menschenbilder zueinander **kompatibel** sind. Es reicht nicht, in technisch eklektischer Weise die besten Methoden und Techniken zu addieren; auch die dahinterliegenden Metakonzepte sollten nicht divergieren. Theoretische »Integrierer« wehren sich ausdrücklich gegen ein Zusammenwürfeln von Handlungselementen aus verschiedenen Richtungen, wenn deren Grundgedanken und Axiome nicht mitberücksichtigt werden. Ein Beispiel: das defizitorientierte medizinische Menschenbild in der frühen Psychoanalyse gegenüber der Annahme der humanistischen Psychologie, dem Menschen seien positiven Ressourcen inhärent, die freigesetzt werden müssen, um das psychische Leid zu bewältigen.

Bei der Zusammenführung einzelner Elemente kommt es letztlich zu drei möglichen Entscheidungen:

1. **Konvergenz** – z.B. auf der Ebene der Behandlungstechniken: Ist das Behandlungsziel mit der Behandlungstechnik einer bestimmten Behandlungsstrategie unter Berücksichtigung der Grundlagentheorien kompatibel? An einem Beispiel erläutert: Ist bei einer beziehungstraumatisierten Patientin das Abschnittsziel die Disidentifikation von bisher Täterloyalen Anteilen, wenn sie über ihre Selbstabwertung spricht, so ergibt sich psychodynamisch behandlungstechnisch eine Konvergenz durch eine »Teilearbeit« mit Ego States. Sie dient dem Verstehen dessen, was passiert (ist), dessen Ursachen und der langsamen und geduldigen Überwindung maligner Muster (Peichl 2014). Bei diesem Konvergenz-Ziel »Disidentifikation von malignen Über-Ich-Anteilen/Täterintrojekten/Täteridentifizierten Selbst-Anteilen« ist auch eine gestalttherapeutische Stuhlarbeit denkbar mit Dialogen der Therapeutin mit und zwischen einzelnen Patient:innen-Modi inklusive dem Täteridentifizierten Selbst-Anteil und der »gesunden Erwachsenen«, zunächst vertreten durch die Therapeutin.
2. **Komplementarität** – Wenn das Abschnittsziel vorgibt, die Introspektionsfähigkeit der Patientin zu fördern, kann z.B. eine essgestörte Patientin in der Stunde schamhaft betroffen über ihre Stressregulation per Fressanfall in spezifischen Beziehungskonstellationen berichten, aber noch keine weiteren Zusammenhänge zu ihren bisher vor- oder unbewussten Emotionen bzw. Pathomechanismen herstellen. Hier hilft komplementär bzw. ergänzend die Hausauf-

gabe, ein Stress- und Ess-Tagebuch zu führen, das eine zunächst zeitliche Korrelation zwischen Beziehungssituationen, Affekten und Essverhalten herzustellen erlaubt.

Komplementarität auf der 3. Ebene der Methoden (Set von Interventionen) könnte in einer Traumabehandlung die Exposition mit EMDR bedeuten – sowohl in einer VT – als auch in einer TP-Behandlung.

1. Divergenz – In der analytischen Psychotherapie wird für den Zugang zum Unbewussten in und an der Übertragung gearbeitet; die Übertragungskonstellationen werden bearbeitet. Die Förderung – auch der negativen Übertragung – wird strategisch eingesetzt. Bei einer Patientin mit einer Angststörung, z. B. Höhenangst divergieren die Strategien zwischen Verhaltenstherapie und analytischer Psychotherapie so stark, dass sich eine in vivo Angstexposition durch die Analytikerin ausschließt, die mit der akrophoben Patientin nicht einen Turm besteigen und im Anschluss daran weiter in der ggf. auch negativen Übertragung arbeiten kann.

Die Funktion von Integratoren

Erkenntnistheoretisch betrachtet stehen im Idealfall für psychotherapeutische Verfahren und für die sie anwendenden Psychotherapeut:innen *Integratoren* zur Verfügung, die die Komposition einzelner Elemente detailliert beschreiben. Auch die Psychotherapieforschung bedient sich differentieller Forschungsfragen, die als Integratoren fungieren.

Im Gegensatz zum Integrator führt ein *Analysator* durch die Analyse die Zergliederung in die Teile herbei.

Mit dem Konzept des Integrators können verschiedene Funktionen verstanden und erklärt werden, z. B. die unterschiedliche Wirksamkeit und die Möglichkeit verschiedener Indikationsstellungen. Für die Integration einzelner Elemente dienen definierte Integratoren als Orientierungspunkte für die Zuordnung. Oder sie begründen den möglichen Ausschluss für ein Vorgehen, das sich aus der ersten und zweiten Ebene der therapeutischen Wirkung – s. o. – herleitet.

Wann, warum und wie nehmen wir weitere Techniken hinzu? Wird mit der Zunahme an Methoden- und Technikvielfalt die Prozessstrategie gestört oder werden weitere Chancen eröffnet? Gibt es Kombinationskriterien? Gibt es neben den Chancen auch Integrationskonflikte? Gibt es Integratoren für den Prozess der Methodenintegration?

In der Praxis stehen Therapeut:innen vor der als Integrator fungierenden Frage, ab wann, und wenn ja, welches traumafokussierende Verfahren bei *dieser* Patientin eingesetzt werden kann und inwieweit dieses modifiziert werden sollte.

In diesem Sinne werden nun strukturierende Fragen nach komplexen Behandlungsheuristiken gestellt. Gesucht wird nach Regeln, Formeln, Strategien oder Abkürzungen, die Therapeut:innen helfen, mit begrenztem Wissen und begrenzter Zeit Entscheidungen zu treffen und Urteile zu fällen. Wir verwenden sie häufig unbewusst, intuitiv erfahrungsgeleitet und »automatisch«, können sie aber auch bewusst als Strategie wählen wie z. B. diese orientierenden Fragen: »Welche Intervention zu welchem Zeitpunkt bei welcher Patientin unter welchen Störungsbedingungen?« oder »Welche Art von Methoden für welche Art von Theorie?«, »Was wirkt für wen?«

Antworten auf diese Fragen können Modulare Therapien (Bohus et al. 2012) geben. Hier werden entweder bestimmten Diagnosen bestimmte Pathomechanismen zugeordnet, die dann mithilfe bestimmter Interventions-Sets behandelt werden, oder Pathomechanismen werden gebündelt und ergeben eine Diagnose, die ebenfalls mit den entsprechenden Interventions-Sets behandelt werden.

Einer Patientin mit einer KPTBS würden vermutlich die Pathomechanismen »Vermeidungsverhalten«, »Dysfunktionale Grundannahmen«, »Schlafstörungen«, »Emotionale Dysregulation«, »Dysfunktionale Erinnerungen«, »Selektive Aufmerksamkeit« zugeordnet. Diese würden dann mit dem Erwerb »metakognitiver Kompetenz«, »Schlafschulung«, »Alptraumbehandlung«, »Medikation«, »Skills-Training«, »expositionsbasierter Techniken« und ggf. einem Aufmerksamkeitstraining behandelt.

Bei diesem Vorgehen fungieren die Kategorien »Diagnosen«, »Pathomechanismen« und »Interventionen« gewissermaßen als Integratoren. Sie können unabhängig von ihrem »Sitz im Leben« (Fachterminus aus der Exegese biblischer Texte, der die mutmaßliche ursprüngliche Entstehungssituation bzw. Funktion eines Textes erklärt) und ihrem theoretischen Bezugsrahmen verwendet werden.

Prozessmodell Methodenintegration von Küchenhoff

Um die Prozesshaftigkeit auf dem Weg zu einer Integration zu unterstreichen hat Küchenhoff (2009) ein Modell vorgestellt, das ich um die Elemente Synkretismus und Emergenz ergänzt habe. Nach Arkowitz (1997) ist dies ein Beispiel aus der Kategorie »(meta)theoretische Integration«. Es beschreibt mögliche Entwicklungen als Ergänzungsreihe auf dem anspruchsvollen Weg von der Ausgangsbasis der Polypragmasie hin zur konzeptuellen Methodenintegration als angestrebtem Ziel.

Ausgangspunkt dieser Ergänzungsreihe bei Küchenhoff ist die Methodenvielfalt, ein Nebeneinanderher. Immer wieder ist auch »polypragmatisch« gemeint, wenn von »integrativ« die Rede ist: eine Vielfalt verschiedener, unkoordinierter, auch nicht-therapeutischer Maßnahmen, konzeptlose Diagnostik und Behandlung mit zahlreichen Heilmitteln sowie anderen therapeutischen Maßnahmen und einem entsprechenden Risiko für Wechsel- und Nebenwirkungen. Dabei besteht die Gefahr, dass Psychotherapie mangels eines einheitlichen theoretischen Rahmens jeden Anspruch an intersubjektive Nachvollziehbarkeit verliert. In Linguistik und Religionswissenschaften werden diese Kombinationen auch gelegentlich als »synkretistisch« bezeichnet. In Brasilien fielen kirchliche katholische Tradition, Pfingstlertum, afrikanische und indische Kulte mit der Mythologie des europäischen klassischen Altertums zusammen. Sie bildeten die großen synkretistischen Religionen Macumba, Umbanda und Candomble. Der Vorteil: Die Geister- oder Götterlehre kann nach Bedarf zur christlichen Heiligenverehrung, zur indianischen, zur afrikanischen und zur griechischen Mythologie hin ausgelegt werden.

Synkretismus umfasst den Vorgang, »aus verschiedenen fremden Zusammenhängen Elemente zu entnehmen, passend zu verändern und mit Eigenem so zusammenzufügen, dass neues Eigenes entsteht. Man kann Gesellschaften nach ihrer starken oder schwachen Fähigkeit zum Synkretismus differenzieren.« (Colpe 1997) – so ein renommierter Religionswissenschaftler.

Wenn in der Psychotherapie z. B. Aromaduft, Atemtraining und ein Schamanenritual kombiniert werden, ist dies eine unsystematische und unkritische Kombination von Ansätzen ohne Absolutheitsanspruch oder angemessenes Rational oder empirische Bestätigung, die nach subjektiven Vorlieben und Erfahrungswerten der Therapierenden zusammengestellt werden, an deren Wirksamkeit geglaubt wird. Bestenfalls dient die Rückmeldung der Patientin als subjektiver Wirksamkeitsnachweis: »Also das tut mir so richtig gut.«

Wenn integrativ »eklektisch« (nicht unbedingt eklektizistisch) meint, wäre dies die wohl »toleranteste« Form von Integration unter einem gewissen Nützlichkeitsaspekt: die den Therapierenden als am geeignetsten erscheinenden Elemente aus bestehenden Therapieformen werden zusammengestellt. Eine Verträglichkeit der Herkunftstheorien ist ungeprüft. Es handelt sich um ein a-theoretisches Vorgehen.

»Synkretistisch« und »eklektisch« haben beide eine negative Konnotation unter Psychotherapeut:innen, obwohl sie gerade das realisieren, wenn sie es als »integrativ« benennen.

Manch einer denkt auch an Methodensynergien, wenn verschiedene Kräfte vereint wirken in der Absicht, sich beim Erreichen eines Zieles gegenseitig zu fördern, etwa dass die Patientin immer mehr die Kontrolle über ihre Gefühle, Gedanken und Handlungen zurückgewinnt. Dies geschieht, indem Kräfte zusammenwirken. Sie bleiben jedoch eigenständige Elemente und sind als solche erkennbar wie z.B. bei Imagination und Atemtechnik.

»Integrativ« kann auch modulare Therapietechniken meinen, Bausteine, die im Rahmen eines Gesamtkonzeptes angewendet werden, z.B. in einem modularen Konzept für BPS+PTBS wie in der DBT. Anders als der verfahrens- oder störungsspezifische Ansatz ist die Auswahl der jeweiligen Interventionen hier orientiert an den auftauchenden Pathomechanismen und den individuellen Charakteristika der Patientin und ihres sozialen Umfeldes. In der DBT sind dies z.B. folgende Module: Modul Einzeltherapie und Bezugspflegegespräche, in denen der Aufbau eines Notfallkoffers besprochen wird, mit Modul eines modifizierten Skillstrainings und einer Psychoedukation in der Gruppe. Bohus et al. (2012) differenzieren neuromentale Module, die distinkt involvierte Funktionseinheiten repräsentieren wie Aufmerksamkeit, Gedächtnis, Antrieb, soziale Kognitionen, Bewertungsprozesse. Die therapeutischen Interventionen zielen darauf, diese transdiagnostischen Funktionseinheiten zu verändern. Modulare Psychotherapie ist damit theoretisch Pathomechanismen-basiert, behandlungstechnisch ist sie Interventions-orientiert.

Nicht gemeint sind unter modularen Therapietechniken zusammengestellte Elemente verschiedener Konzeptionen.

Wie steht es mit der Kombination und Zuordnung unspezifischer Wirkfaktoren? Bei einem großen Anteil gemeinsamer, unspezifischer, allgemeiner Faktoren der Psychotherapieschulen können Therapieelemente wie Problemaktualisierung oder Mentalisieren miteinander kombiniert werden. Die Therapeut:in-Patient:in-Beziehung gilt als gut reflektierter und besonders robuster Prädiktor für Therapieerfolg. Gerade bei KPTBS mit schwerer Bindungsstörung kann hier ein Behandlungsproblem entstehen, denn die Bindungsstörung ist stets in Gefahr, sich in der therapeutischen Beziehung zu aktualisieren. Auch hier stellt sich wieder die Frage unter welchen Bedingungen die verschiedenen allgemeinen Wirkfaktoren jeweils wie spezifisch wirksam werden.

Den Prozess einer angestrebten »(meta) theoretischen Integration« bzw. konzeptuellen Methodenintegration beschreibt Küchenhoff (2009) in einer Ergänzungsreihe, für die ein Regelwerk erforderlich wäre, eine

Metatheorie, die die Wechselwirkungen der einzelnen Elemente untereinander zum Inhalt hat. Orth und Petzold, der bereits 1982 sein Buch »Methodenintegration in der Psychotherapie« veröffentlichte, bestimmen »Theoriegegründete Praxeologie als eine theoriegeleitete, systematische Praxis in angewandten Humanwissenschaften, in welchen Praxis und Theorie sich in reflektierter Weise forschungsgestützt durchdringen« (Orth & Petzold 2004): Ein bisher uneingelöster Anspruch.

Mit der Kombination einzelner Elemente verschiedener Herkunft erscheinen nun neue Strukturen oder Eigenschaften als »Emergenz«, die ein Gesamtsystem ausmacht, aber in keinem seiner Einzelteile bereits auftaucht. Das Gehirn weist beispielsweise eine Unzahl relativ einfacher ähnlicher Elemente, die Neuronen auf. Erst das komplexe Zusammenspiel der emergierenden Muster macht die eigentliche Gehirnaktivität aus: ein einzelnes Neuron hat keine Gedanken – ein Gehirn als Gesamtsystem vieler Neuronen schon.

Am Ende dieser Betrachtung lässt sich festhalten: konzeptbasierte Methodenintegration ist idealerweise die Kombination der geeignetsten Elemente, Methoden und Techniken in Bezug auf definierte Ziele, eine differentielle Indikation, unter Priorisierung einer prozess- oder personen-orientierten, spezifische Pathomechanismen berücksichtigenden individualisierenden Behandlung. Die Wurzeln können aus bekannten Elementen stammen und von Synergien profitieren. Damit entstehen neue komplexere Modelle von größerer Erklärungsbreite. Diese gehen vollständig in der Integration auf. Für sie muss ein Algorithmus, eine Folge von gut definierten Einzelschritten, eine klinische Theorie der Wechselwirkungen formuliert werden. Diese Metatheorie widmet sich als übergeordnetes Bezugssystem für die zu integrierenden Elemente folgender Frage: Welche Elemente üben in welchem strukturalen Zusammenhang welche Wirkungen untereinander und auf die gesamte Struktur aus?

Es wird eine neue komplexe Perspektive nötig, die im Bestfall auch die Reflexion von wissenschafts- und erkenntnistheoretischen Fragestellungen einbezieht.

Zwei Beispiele gelungener konzeptueller Methodenintegration

Zwei gelungene Beispiele für einen integrativen Ansatz sollen hier aufgeführt und deren Auswahl begründet werden. Beide liefern klare Begriffsdefinitionen und operationalisierbare, überprüfbare Modelle, die grundsätzlich falsifizierbar sind:

a) Die Mentalisierungsbasierte Psychotherapie (MBT; Fonagy 2004)
b) Die Schematherapie (ST; Young 2006)

a) Die Mentalisierungsbasierte Psychotherapie (MBT) (Fonagy 2004) nennt sich selbst eine »integrative Form der Psychotherapie«, die psychodynamische, systemische, klientenzentrierte und dialektisch-behaviorale Therapieansätze miteinander verbindet und Erkenntnisse aus Entwicklungspsychologie, Bindungstheorie und der *Theory of Mind* einbezieht (Euler 2021). Damit sind Grundannahmen und die Therapietheorie nicht nur beschrieben, sie sind auch miteinander kompatibel auf den oben beschriebenen ersten beiden Ebenen therapeutischer Wirkung.

Der englische Psychoanalytiker Fonagy und die Mitbegründer verknüpften zwei Theorien zu einem neuen Konzept: 1. die »Mentalisation«, die der französische Psychoanalytiker Marty in den 1960er Jahren als eine vorbewusste Ich-Funktion beschrieb, 2. die kognitive »Theorie des Geistes: *Theory of Mind*«. Mentalisieren beschreibt, wie gut ein Mensch in der Lage ist, psychische Prozesse (Gefühle, Wünsche, Überzeugungen) bei sich selbst und anderen als Ursache von Handlungen wahrzunehmen und zu verstehen. Diese Fähigkeit zu mentalisieren ist für das Selbsterleben, die Regulation von Gefühlszuständen, die Kontrolle des eigenen Verhaltens und die Regulation von Beziehungen sehr bedeutsam. Fonagy integrierte nun auch die Bindungstheorie in das Konzept mit der ätiopathogenetischen Erkenntnis, dass die reflexive Kompetenz von Eltern zusammen mit ihrem Bindungsmuster die Bindungssicherheit von Kindern vorhersagen – und damit transgenerational weitergegeben werden können.

Die MBT ist als evidenzbasiertes, schulenübergreifendes Psychotherapieverfahren für die Anwendungsbereiche in ambulanter Einzel- und Gruppentherapie sowie stationärer und teilstationärer Psychotherapie breit aufgestellt. Sie wurde anfangs für Borderline- und andere Persönlichkeitsstörungen entwickelt, eignet sich aber auch für die Behandlung von Patient:innen mit Depressionen, Essstörungen, psychosomatischen und psychotischen Erkrankungen. Zur Behandlung von Patient:innen mit KPTBS steht sie in Konkurrenz zum Mainstream der Traumafokussierten Psychotherapie gemäß der aktuellen S3-Leitlinien (Schaefer et al. 2019), weil viele ihrer Vertreter:innen postulieren, nicht nur die Bindungsstörung, sondern auch die intrusive Symptomatik der KPTBS ohne belastende Traumaexpositionen erfolgreich behandeln zu können.

Die oft schwer gestörte Mentalisierungsfähigkeit von KPTBS-Patient:innen mit Bindungsstörungsfolgen ist durch die MBT gut erreichbar. Aber auch die Mentalisierung von Erinnerungsphantomen, die bisher intrusiv das Ich/Selbst überschwemmt haben, kann gelingen, wenn die Intrusionen nicht reflexhaft zu Hochstress-Symptomen ohne verarbeitungsfähiges Ich/Selbst führen.

Mit der Akzentuierung dieser komplexen Mentalisierungsfähigkeit, deren Pathologie und deren Therapie die Begründer theoretisch detailliert ableiten und beschreiben, labeln sie ein neues Verfahren.

Auf den Ebenen der Methoden und Techniken werden folgende Grundprinzipien genannt, die sich schlüssig aus den Vorannahmen ableiten:

- Eine »nicht-wissende« Grundhaltung der Therapeut:innen, die mit ihren Patient:innen gemeinsam deren innere Welt, die innere Welt anderer und das Erleben der gemeinsamen Beziehung explorieren und zu verstehen versuchen,
- Neugier,
- ein gleichberechtigtes Arbeiten an zuvor vereinbarten Therapiezielen,
- die Therapeut:innen achten darauf, dass der therapeutische Prozess emotional fordernd, aber nicht überfordernd ist,
- Finden einer Balance zwischen Affekt und Kognition, Selbst und Anderen, Sicherheit und In-Frage-Stellen.

b) Die Schematherapie ST mit ihrem Entwickler Jeffrey Young (2006), einem Schüler des Psychoanalytikers und späteren Entwicklers der Kognitiven Verhaltenstherapie KVT Aaron Beck, ist zunächst eine Weiterentwicklung der KVT. Auf Grundlage neurobiologischer Erkenntnisse zur Stressverarbeitung, einem Spannungsreduktionsmodell und der Bindungstheorie verbindet sie das psychodynamische Konzept der Abwehrmechanismen aus der Psychoanalyse mit lerntheoretischen und übenden Ansätzen aus der Verhaltenstherapie, Theorien und Techniken aus der Transaktionsanalyse und Behandlungstechniken aus der Gestalttherapie. In den USA wird dieses Verfahren zwischen der KVT und psychodynamischen Verfahren angesiedelt und nicht wie in Deutschland als eine Variante der Verhaltenstherapie eingeordnet. Die ST ist ein allgemeines störungsübergreifendes Verfahren, das zur Behandlung von chronischen psychischen Störungen entwickelt wurde und besonders für Personen mit schweren Persönlichkeitsstörungen ein plausibles Erklärungs- und Behandlungsmodell bietet. Angewandt wird sie bei Patientinnen mit Persönlichkeitsstörungen, insbesondere Borderline- und sog. narzisstischer Persönlichkeitsstörung, die beide oft mit KPTBS verbunden sind, Depressionen, Angststörungen sowie bei Essstörungen und bei Substanzmittelmissbrauch. Schematherapie wird im ambulanten und stationären, im Einzel- wie im Gruppen-Setting eingesetzt.

Zentrales Konzept: Schemata entwickeln sich durch die Beziehungen der Person mit ihrer Umwelt; sie sind die Grundlage, auf der Interaktionen zwischen Person und Umwelt stattfinden. Sie bestimmen den Fokus der Wahrnehmung, können als Muster verstanden werden, die Emotionen, Kognitionen, Gedächtnisinhalte und Körperempfindungen beinhalten, die im Laufe des Lebens erworben wurden. Diese Muster können produktiv sein oder als maladaptive Schemata einem gelingenden Leben entgegenstehen. Unter Modi werden aktuell aktivierte vielgestaltige Erlebens- und Verhaltenszustände verstanden, in denen häufig starke emotionale Zustände dominieren. Damit sind die komponierten Grundannahmen und Therapietheorieteile unterschiedlicher Herkunft, die ersten beiden Ebenen therapeutischer Wirkung beschrieben.

Bei Patientinnen mit KPTBS finden sich regelhaft dysfunktionale Schemata: Schuldzuweisungen, Selbst- und Fremd-Abwertungen bis zum Selbst-Hass, ein »Blaming the Victim«, ein generelles Misstrauen oder eine undifferenzierte Vertrauensseeligkeit, Sexualisierung von Beziehungen, maligne Regressionen in Kind-States oder primitive Idealisierungen von wem und was auch immer.

In der Therapie wird an den dysfunktionalen Modi gearbeitet mit verschiedenen Behandlungstechniken: Imagination, empathische Konfrontation, Teile-Arbeit, Arbeit mit Stühlen – Techniken, die aus verschiedenen Verfahren stammen. Der Aufbau einer adäquaten Introspektions- beziehungsweise Mentalisierungsfähigkeit ist ein zentraler Schritt zu neuen Erfahrungen, die das Bilden von neuen Regeln für das eigene Verhalten begründen sollen. Methoden und Techniken, die dritte und vierte Ebene der therapeutischen Wirkung werden detailliert beschrieben und mit den Therapiezielen verbunden.

Beide Therapieformen, die MBT und die ST haben ihre schlüssige Persönlichkeits-, Krankheits- und ihre elaborierte Behandlungstheorie und entfalten in der Behandlung von Patientinnen mit KPTBS signifikante Wirkung. Mit ihren manualisierten Elementen unterstützen sie Therapeutinnen bei der Entwicklung systematischer Entscheidungsregeln für die Auswahl und Sequenzierung verschiedener Interventionen, ihre Möglichkeiten auf individuelle Eigenschaften oder Bedürfnisse der Patientinnen einzugehen ist damit allerdings eingeschränkt – wie bei allen manualisierten Therapie-Elementen.

Der Begründerin der manualisierten DBT, Marsha Linehan, wird das Ondit zugeschrieben:

> »Arbeiten nach Manual bedeutet Etüden üben. Psychotherapie ist Jazz«.

Beispiele für konzeptfreie Methodenintegration

Die modulare Psychotherapie, für die Bohus (2017) in seinem Vortrag »Modulare Psychotherapie – ein Modell für die Zukunft« auf dem SGPP-Jahreskongress in Bern wirbt, basiert auf einem mechanistischen Verständnis von schweren psychischen Störungen, für deren Behandlung mehr oder weniger ohne Vorbehalt aus allen Schulen spezifische Interventionen ausgewählt werden.

Nach der Klassifizierung von Arkowitz (1997) handelt es sich hier um die Kategorie »technischer Eklektizismus«.

Die Modulare Psychotherapie gliedert sich in sechs Komponenten:

1. Theoretische Grundlagen;
2. Therapeutische Basiskompetenzen;
3. Therapeutische Interventionen;
4. Störungsspezifische Kompetenzen;
5. Behandlungsheurismen und
6. evaluative Kompetenzen.

Diese werden – so Bohus wörtlich – »von ihrem Überbau bereinigt« und zusammengeführt. Er selbst spricht bei diesem Vorgang von »säkularisieren« und setzt dies gleich mit »auf das Wesentliche herunterbrechen«, um – und das ist zumindest für die Psychotherapieforschung ein wesentlicher Punkt – die »Schnittstellen zur experimentellen Psychologie« und die »Komposition und Evaluation von Psychotherapie« zu erleichtern.

Der Verlust der theoretischen Zusammenhänge und der Verzicht auf die Konsistenz einer gemeinsamen theoretischen Grundlage oder sogar Metatheorie außerhalb des technischen Eklektizismus sowie der Verzicht auf die Wirkmacht des Großen und Ganzen und nicht zuletzt der Verzicht auf eine breitere Verankerung therapeutischer Identität und Expertise scheint in Kauf genommen zu werden.

Auch die sogenannte »achtsamkeitsbasierte kognitive Therapie« oder *Mindfulness Based Cognitive Therapy* (MBCT; Zindel et al. 2008) muss sich von einer Theologin die Frage stellen lassen, ob ihre Elemente überzeugend kompatibel sind. Hier beerbt moderne Psychotherapie vormoderne Weltanschauung. Eine psychische Neuorganisation ist vom Zen nicht intendiert. Damit handelt sich diese Behandlungsform den Widerspruch ein von nicht-intentionaler Akzeptanz der Achtsamkeitsübung auf der einen und veränderungsorientierter kognitiv-behavioraler Therapie auf der anderen Seite. Die Einbindung von achtsamkeitsorientierten Komponenten in multimodulare psychotherapeutische Konzepte bedeutet, dass die spirituelle Komponente der Achtsamkeit pragmatischer, ggf. auch kurzfristiger Restabilisierung geopfert wird. Dies gilt auch für einige Zen-basierte Module der DBT. Ein unreflektiertes Vermischen von Unvereinbarem führt dazu, dass einzelne Elemente wirkungslos werden können – ein Rückfall in Polypragmasie oder bestenfalls oberflächliche Eklektik.

In den Religionswissenschaften spricht man von »Säkularisierung« als jeder Form von Verweltlichung, die die Loslösung vom Ursprung, der Religion bedeutet. Eklektiker:innen neigen dazu, Techniker:innen zu werden, die ein Instrumentarium an Methoden mechanisch oder sogar mechanistisch ohne individuelle Verortung und detailliertes Wissen anwenden mit der drohenden Folge theoretischer und behandlungstechnischer Verarmung. Sie nehmen dabei den Verlust des theoretischen Kontextes, der begrifflichen Grundlagen und der Wirkmacht des Großen und Ganzen in Kauf, manche sogar den Verlust ihrer therapeutischen Identität und ihrer Expertise.

33.4 Positive Wirkungen konzeptbasierter Methodenintegration

Wozu nun das alles? Warum das Fragen, Theoretisieren, Konzeptualisieren? Die Auseinandersetzung mit der Vielfalt von Psychotherapiemethoden und -techniken und deren Wurzeln für eine konzeptbasierte Methodenintegration führt zu positiven Effekten:

1. Dem Prozess des Suchens und Findens, des Diversifizierens und Abgrenzens, des Adaptierens der therapeutischen Kompetenz an die Erfordernisse der jeweiligen Patient:innen wird nicht mehr nur abschätzig begegnet von – ehemals – »konfessionellen« Therapeut:innen
2. Methodenintegration wird, wenn man sich damit auseinandergesetzt hat, nicht mehr »naiv« zur eigenen Aufwertung verwendet bei jedwedem vielgestaltigen Einsatz beliebiger Elemente.
3. Bestehende Therapieformen, die bereits als Kompositionen auf den Markt kommen wie die MBT oder die ST, regen an, über konzeptbasierte Methodenintegration zu reflektieren.
4. Konzeptbasierte Methodenintegration führt zu umfassender Kompetenzerweiterung der Therapeut:innen. Konzeptuelle Fragen und Begrifflichkeiten müssen dafür z. T. noch geklärt werden. Mit einer gemeinsamen Sprache kann über verschiedene theoretische Orientierungen hinweg eine Verständigung über Psychopathologie und Therapieprozesse erfolgen.
5. Die Auseinandersetzung mit dem »Wie« der eigenen Methodenintegration bedeutet auch Reflexion der eigenen Kompetenz und Rechenschaft über die eigene therapeutische Identität.

33.5 Therapeutische Identität: Schlussfolgerungen und Ausblick

Die rasant gewachsene Methodenpluralität stellt eine enorme Herausforderung an praktizierende Psychotherapeut:innen und Therapieforscher:innen dar, die sie mit der eigenen Sättigung bzw. Müdigkeit gegenüber den vielfachen raschen Neuerungen auf dem Psychotherapiemarkt und ihrer eigenen xenophoben Irritation konfrontieren kann. In Diagnostik und Behandlung komplexer Traumafolgestörungen ist ihre Entwicklung besonders dem An-Grenzen-Stoßen bis dahin gültiger Therapietheorie und -praxis zu verdanken. Methodenvielfalt ist auch für Traumatherapeut:innen eine berufliche Realität.

Methodenintegration bedeutet in ihrem Prozess auch die Einsicht in die Relativität alles Vorhergegangenen, bis dahin Gültigen, das dessen Vergleichbarkeit, Austauschbarkeit und Kombinierbarkeit ermöglicht. Eine tolerante Haltung gegenüber allem, was in der Psychotherapie-Welt gültig ist, hat dann den Wert einer (Grund-)Voraussetzung, einer Ausgangssituation für weitere Methodenkombinationen und einer Grundtugend der de facto bestenfalls von theoretischer Eklektik geprägten und getragenen Psychotherapiekultur. In der Gegenwart ist »Methodenintegration« längst Bestandteil des DeGPT (Deutschsprachige Gesellschaft für Psychotraumatologie)-Curriculums für spezielle Traumatherapie: ein Mix aus verfahrensgebundenen, störungsspezifischen Interventionen, u. a.:

- Techniken zur Re-Orientierung und-Unterbrechung intrusiver Symptome durch Distanzierung
- Kognitive Techniken (z. B. Explorieren und Verändern dysfunktionaler Kognitionen, Bearbeiten von Schuld, Scham, Ekel und anderer traumassoziierter kognitiv-emotionaler Schemata).
- Hypnotherapeutisch-imaginative Techniken zur Distanzierung und Ressourcenaktivierung (z. B. Imaginationsübungen, Screentechniken)
- Gezielte Förderung der Fähigkeit zur Affektmodulation und Affektkontrolle, Symptommanagement bei Selbstverletzen und anderen selbstschädigenden Handlungen (z. B. achtsamkeitsbasierte Übungen, Skillstraining). Erstellen von Notfallplänen (Notfallkoffer‹) und Ressourcenlisten (https://www.degpt.de/curricula/spezielle-psychotraumatherapie.html)

Dieser Mix macht die Identität vieler Traumatherapeut:innen aus.

Sich klar werden und überprüfen, wie die Therapieelemente miteinander verknüpft werden, ist eine Voraussetzung dafür, den Nutzen von Behandlungskombinationen zu erkennen und ihn ggf. kritisch zu evaluieren. Mit der gewonnenen konzeptionellen Klarheit können Therapiekombinationen ausgesprochen nützlich sein für die spezifische Arbeit mit den konkreten KPTBS-Patient:innen – wie man in den Entwicklungen diverser Traumatherapiestrategien sehen kann. Die einen legen den größten Wert auf Ressourcenaktivierung, die anderen auf die Konfrontation mit den Phantomen des bisher nicht zu integrierenden Erlebten.

Nicht zuletzt ist ein integrativer Prozess flexibel und kreativ. Zu ihm gehören das Überschreiten von alten Grenzen, das Loslassen und das Verabschieden.

Die in diesem Kapitel behandelten Therapie-Elemente sollten sich idealerweise in einem zugrundeliegenden nachvollziehbaren metatheoretischen interdisziplinären kohärenten Bezugsrahmen bewegen, die Denktraditionen, denen sie entstammen mit ihrem inhärenten Menschenbild einbeziehen und die spezifische Wirkung und Sinnhaftigkeit in einer gelingenden Therapeut:in-Patient:in-Beziehung im Therapieprozess beschreiben können. Damit sollte das neu entstandene komplexere Modell von größerer Erklärungsbreite sowohl in experimentellen als auch in naturalistischen Settings stringent beforscht werden können.

Über die Diskussion der methodischen Vielfalt kann die eigene therapeutische Identität aus dem Blickfeld verloren gehen: das sich Gleichbleibende, eigene überdauernde Überzeugungen, die aus der Erfahrung gewachsen sind, das sich im Wandel Bewahrende, die innere Einheitlichkeit trotz äußerer Wandlungen. Ihre Bestimmung wird mit der Überwindung der Verfahrensbezogenheit und der zunehmenden Pluralität an Konzepten, Methoden und Interventionssets schwieriger denn je. Auch sie ist ein wesentlicher Faktor im Mobile der Elemente. Vermutlich ein sehr entscheidender, weil

1. mit dem therapeutischen Selbst zugleich eine Identifikationsdimension für Patient:innen verbunden ist; und
2. im Wechselverhältnis der Therapeutin zum Anderen, zur Patientin und zur Methode die eigene Identität immer wieder in Abgrenzung gegenüber dem Anderen hergestellt wird.

Dies geschieht bei der Therapeutin zum einen in der Selbstreflexion und zum anderen im kommunikativen Prozess mit Kolleg:innen und Forscher:innen. Nicht zuletzt über die Rückversicherung der eigenen Erfahrungen und der behandlungstechnischen Expertise, die gegenüber der zugrunde liegenden integrativen Metatheorie oder dem situativen Wissen verifiziert und falsifiziert werden kann und muss.

Integration betrachten die Psychotherapieprozessforscher:innen Oddli und McLeod (2017) als Konzept des »Wissens in Beziehung«, sowohl als eine sich entwickelnde, prozesshafte Aktivität von Wissen und Praxis von einem Moment zum anderen als auch als eine Umsetzung spezifischer integrativer Modelle. Sie entwickelten dieses Konzept, um die beobachtete Integration von Wissen und Praxis von einem Moment zum anderen zu beschreiben.

Die Psychotherapieforscher Sell und Benecke (2020) verlagern den »Ort der Integration« gewissermaßen in die Person der Therapeutin. Sie sprechen von der »persönliche(n) Integration im Kontext der professionellen Entwicklung der Therapeutinnen und Therapeuten« (S. 197) und plädieren für eine philosophische Haltung zur Vielheit, die unter Berufung auf Safran und Messer (1997) als theoretische Eklektik einen dynamischen Prozess beschreibt, der einen vorurteilsfreien Methodensynergismus pflegen und reflektieren muss. Therapeut:innen sind herausgefordert, mehrere Perspektiven einzunehmen, verschiedene Kompetenzen zu erlernen und für ihre jeweiligen Patient:innen je adäquat anzuwenden.

Manche Leserin und mancher Leser wird sich nach der Lektüre dieses Kapitels fragen: Lohnt sich das? Inwiefern ist eine solche Reflektion, die für eine präzise Erforschung von Wirkfaktoren wesentlich sein mag, für die alltägliche Handwerkskunst erforderlich oder hilfreich?

Vielleicht ist mancher Leserin und manchem Leser klar geworden, dass der persönliche Weg der Methodenintegration bereits begonnen hat: im eigenen Inneren mit der persönlichen Integration. Vielleicht ist auch klarer geworden, welche Prozesse da innerlich aktiviert wurden, welche Haltung sich darin realisiert, welche Entscheidungen sie/er bereits getroffen hat und warum. Wie und wo jede und jeder einzelne sich bewegt. Was sie/er weiß und was sie/er kann. Vielleicht auch, wonach sie/er noch sucht. Dann ist schon viel gewonnen.

Literatur

Allen, J. G. (2013). Mentalizing in the Development and Treatment of Attachment Trauma. Karnac Books London.

Allen, J. G., Lemma, A., Fonagy, P. (2015). Trauma. In: Bateman, A. W., Fonagy, P. (Hg.): Handbuch Mentalisieren. Psychosozial.Gießen. S. 477–506.

Arkowitz, H. (1992). Integrative theories of therapy. In, D. K. Freedheim, H. J. Freudenberger, J. W. Kessler, S. B. Messer, D. R. Peterson, H. H. Strupp & P. L. Wachtel (Eds.), *History of psychotherapy: A century of change* (pp. 261–303). American Psychological Association.

Arkowitz, H. (1997). Integrative theories of therapy. In: P. L. Wachtel & S. B. Messer (ed.). Theories of psychotherapy: Origins and evolution (S. 27–288).

Bohus, M. (2017). Vortragsvideo SGPP Jahreskongress, Bern. Modulare Psychotherapie – ein Modell für die Zukunft: https://vimeo.com/244022897.

Bohus, M., Herpertz, S. C., Falkai, P. (2012). Modulare Psychotherapie – Rationale und Grundprinzipien in: Die Psychiatrie; 9(02): 89–97.

Böker, H., Seifritz, E. (Hg.) (2012). Psychotherapie und Neurowissenschaften: Integration – Kritik – Zukunftsaussichten.

Breuer, J. und Freud, S. (1895). Studien über Hysterie. Gesammelte Werke. S. Freud. Frankfurt am Main, Fischer. I: 75–312.

Colpe, C. (1997). »Synkretismus als Antwort auf die Herausforderung durch das Fremde« in: H. Münkler/B. Ladwig (Hg.), Furcht und Faszination – Facetten der Fremdheit, Berlin 1997, S. 317–346, ebd. S. 319 f.

Euler, S., Walter, M. (2018). Mentalisierungsbasierte Psychotherapie. Kohlhammer, Stuttgart

Dieckmann, M., Becker, M., Neher, M., Faber/Haarstrick (2021). Kommentar Psychotherapie-Richtlinien, S. 28: Verfahrensübergreifende Aspekte in der Richtlinienpsychotherapie. Elsevier München.
Fiedler, P. (2006). Trauma, Dissoziation, Persönlichkeit (Pierre Janets Beiträge zur modernen Psychiatrie und Psychologie).
Fonagy, P., Roth, A. (2004). What Works For Whom?: A Critical Review of Psychotherapy Research. 2. Auflage.
Fonagy, P., Luyten, P., Bateman, A. (2017). Treating Borderline Personality Disorder With Psychotherapy: Where Do We Go From Here? In: JAMA Psychiatry. 2017 Apr 1;74(4):316–317.
Frauchiger, M. (1997). Psychotherapeutische Modelle und ihre Wirkfaktoren, Lizentiatsarbeit Markus Frauchiger, Universität Bern
Grawe, K. (1995). Grundriss einer Allgemeinen Psychotherapie. Psychotherapeut 1995; 40: 130–145.
Grawe, K. (1998). Psychologische Therapie. Göttingen, Hogrefe.
Herman, J. L. (1992). Complex PTSD: a syndrome in survivors of prolonged and repeated trauma. J Trauma Stress 5: 377–391.
Kanfer, F., Reinecker, H., Schmelzer, D. (2021). Selbstmanagement-Therapie 5. Aufl., S. 36 ff.
Küchenhoff, J. (2009). Der integrative Prozess in der Psychotherapie: Methodenvielfalt – Synergismus – Integration. Schweiz Arch Neurol Psychiatr 160:12–19.
Lambert, M., Ogles, B. (2004). The efficacy and effectiveness of psychotherapy. In: Bergin & Garfield's Handbook of Psychotherapy and Behavior Change. 139–193.
Lambert, M., Barley, D. (2001). Research summary on the therapeutic relationship and psychotherapy outcome. Psychotherapy: Theory, Research, Practice, Training, Vol. 38(4), 2001, 357–361.
Lammers, C.-H. (2009). Die therapeutische Beziehung – Verfahrensübergreifende Aspekte in: Psychotherapeut volume 54, S. 469–485.
Leichssenring, F., Rüger, U. (2004). Psychotherapeutische Behandlungsverfahren auf dem Prüfstand der Evidence Based Medicine (EBM). Randomisierte kontrollierte Studien vs. Naturalistische Studien – Gibt es nur einen Goldstandard? Psychosom Med Psychother 2004; 50: 203–17.
Luborsky, L., Singer, B. & Luborsky, L. (1975). Comparative studies of psychotherapies: Is it true that »Everyone has won and all must have prizes?«. Archives of General Psychiatry, 32, 995–1008.
Luyten, P., Fonagy, P. (2019). Mentalizing and Trauma In: Bateman, A. & Fonagy, P. (2019). Handbook of Mentalizing in Mental Health Practice 2ndEd. American Psychiatric Association Publishing Washington.
Oddli, H. W., McLeod, J. (2017). Knowing-in-relation: How experienced therapists integrate different sources of knowledge in actual clinical practice. Journal of Psychotherapy Integration, 27(1), 107–119.
Orlinsky, D. E., Howard, K. I. (1987). A generic model of psychotherapy. Journal of Integrative & Eclectic Psychotherapy, 6(1), 6–27.
Orth, I., Petzold, H. G. (2004). Theoriearbeit, Praxeologie und »Therapeutische Grundregel« Zum transversalen Theoriegebrauch, kreativen Medien und methodischer und »sinnlicher Reflexivität« in der Integrativen Therapie mit suchtkranken Menschen. In: Petzold, H. G., Schay, P., Ebert, W. (2004): Integrative Suchttherapie: Theorie, Methoden, Praxis, Forschung. Wiesbaden: Verlag für Sozialwissenschaften. Band I, 133–161.
Petzold, Hilarion (1982): Methodenintegration in der Psychotherapie. Junfermann, Paderborn.
Pfammatter, M., Tschacher, W. (2016). Klassen allgemeiner Wirkfaktoren der Psychotherapie und ihr Zusammenhang mit Therapietechniken. Zeitschrift für Klinische Psychologie und Psychotherapie, 45(1), 1–13.
Pfammatter, M. (2012). Allgemeine Wirkfaktoren der Psychotherapie: Konzepte, Widersprüche und eine Synthese. Psychotherapie 17. Jahrg. 2012, Bd. 17, Heft 1© CIP-Medien, München.
Peichl, J. (2014). Rote Karte für den inneren Kritiker, Kösel München.
Petzold, H. G. [1992] (1999). Das »neue« Integrationsparadigma in Psychotherapie und klinischer Psychologie und die »Schulen des Integrierens« in einer »pluralen therapeutischen Kultur«. In: Petzold, H. G., Integrative Therapie. Modelle, Theorien und Methoden für eine schulenübergreifende Psychotherapie, Bd. 2, 2., erw. Aufl. Junfermann Paderborn, S. 927–1040.
Reddemann, L. (2004/2011). Psychodynamisch Imaginative Traumatherapie. PITT – Das Manual. Klett-Cotta.Stuttgart,
Schiepeck, G. et al. (Hg.) (2010). Neurobiologie der Psychotherapie. Schattauer, Stuttgart

Sachsse, U. (2004). Traumazentrierte Psychotherapie. Schattauer Stuttgart.

Sack, M. (2010). Schonende Traumatherapie: Ressourcenorientierte Behandlung von Traumafolgestörungen, Schattauer, Stuttgart

Sack, M., Sachsse, U. et al. (2013). »Traumafolgestörungen bei Patienten mit Borderline-Persönlichkeitsstörung.« Der Nervenarzt 5: 608–614.

Safran, J. D., Messer, S. B. (1997). Psychotherapy integration: A postmodern critique. Clin Psychol Sci Pract 4(2), 140–152.

Schaefer, I., Gast, U. et al. Eds. (2019). S3-Leitlinie Posttraumatische Belastungsstörung. Berlin, Springer.

Schuch, H. W. (1994). Aktive Psychoanalyse – Sándor Ferenczis Beitrag zur Technik der Psychotherapie.

Sell, C., Benecke, C. (2020). Methodenintegration in der Psychodynamischen Psychotherapie: Möglichkeiten, Grenzen und neue Möglichkeiten. in: PDP Psychodynamische Psychotherapie 6/2020, 19. Jahrgang, Heft 2, pp 185–200.

Steiner, B. und K. Krippner (2006). Psychotraumatherapie. Tiefenpsychologisch-imaginative Behandlung von traumatisierten Patienten. Schattauer Stuttgart

Wachtel, P. L. (2010). Neal Miller and the Integration of Psychoanalysis and Behavior Therapy. In: Biofeedback (2010). 38 (3): 98–100.

Wampold, B. E. (2015). How important are the common factors in Psychotherapy? An Update. World Psychiatry. 2015 Oct; 14(3): 270–277.

Wampold, B. E., Imel, Z. E., Flückiger, C. (2018). Die Psychotherapie-Debatte: Was Psychotherapie wirksam macht.Hogrefe Göttingen

Wissenschaftlicher Beirat Psychotherapie (2008). Bekanntmachungen: Methodenpapier des Wissenschaftlichen Beirats Psychotherapie. Deutsches Ärzteblatt 105 (26); kommentiert von Nübling, R.: »Das Methodenpapier des Wissenschaftlichen Beirats Psychotherapie« im »Psychotherapeutenjournal« 2/2008 S. 102–110; 2019 Methodenpapier-Update 2.9.

Young, J. (2006). Sein Leben neu erfinden: Wie Sie Lebensfallen meistern. Junfermann Paderborn

Zanarini, M. C. (1997). Role of Sexual Abuse in the Etiology of Borderline Personality Disorder. American Psychiatric Press Washington

Zeek, A., Euler, S. (2018). in: Psychotherapeut Volume 63, 129–134.

Zindel, V. Segal, J., Mark, G., Williams, J., Teasdale D. (2008). Die Achtsamkeitsbasierte Kognitive Therapie der Depression. Ein neuer Ansatz zur Rückfallprävention. dgvt-Verlag Tübingen.

III

Gesellschaft

SILKE BIRGITTA GAHLEITNER

34 Genderaspekte in der Behandlung von Patientinnen und Patienten mit komplexen Traumafolgestörungen

34.1 Einleitung

Die **Kategorie Geschlecht** durchdringt – ebenso wie andere gesellschaftlich verankerte Hierarchien – unsere gesamten individuellen wie sozialen biografischen Erfahrungen. Unter den Faktoren, die eine positive Bewältigung komplexer Traumatisierung begünstigen oder verhindern, nimmt der Umgang mit der eigenen Geschlechtsidentität daher in Psychotherapie und Beratung eine wichtige Rolle ein. Trotz des steigenden Interesses am Phänomen Trauma sowohl in der Forschung wie auch in der Fachliteratur wird dieser Faktor jedoch bisher wenig berücksichtigt.

> Geschlechterdifferenz – die gesellschaftliche Konstruktion von Weiblichkeit und Männlichkeit, ihre Komplementarität und Asymmetrie – durchdringt und bestimmt die individuelle Ebene von Wahrnehmen, Fühlen, Denken und Handeln, die sozialen Erfahrungen und globalen Strukturen sowie die Symbolik unserer Kultur.

Auch im Bereich der Behandlung traumatischer Belastungen, in dem der Genderaspekt aufgrund der geschlechtslastigen Gewaltphänomene auf den ersten Blick ins Auge springt, widmeten sich zunächst hauptsächlich feministische Therapie- und Beratungsansätze der bewussten Anerkennung und Berücksichtigung der Ungleichheit der Geschlechter. Der Mainstream der Forschung und Theoriebildung blieb davon vorerst weitgehend unberührt (Kimerling et al. 2002, 2007; Gahleitner & Reddemann 2014; Olff 2017).

Die Erschütterung über die schwerwiegenden Auswirkungen komplexer Traumata hat zudem häufig zu einer Zentrierung auf die pathologischen Aspekte der Problematik geführt. Weniger erforscht wurde, welche Faktoren eine positive Verarbeitung begünstigen und wie diese Erkenntnisse in der Praxis der Psychotherapie und Beratung berücksichtigt werden können (Prati & Pietrantoni 2009; Tedeschi & Calhoun 1995). Gerade bei komplexen Traumafolgestörungen jedoch, die so elementar an Entwicklungsprozesse über den Lebensverlauf hinweg gekoppelt sind, muss die Behandlung häufig stärker unterstützend als traumakonfrontierend einwirken. Daher tritt die Frage nach aktuell verfügbaren Ressourcen besonders stark in den Vordergrund (→ Kap. 12).

In unserem »kulturellen System[] der Zweigeschlechtlichkeit« (Hagemann-White

1984, S. 83) haben wir ein deutliches Bild dessen, was »Mann« und »Frau« jeweils vertreten: Macht- und Teilhabechancen sind genderspezifisch strukturiert, ebenso der Zugang zu männlich bzw. weiblich konnotierten Bewältigungsstrategien. In der Bewältigungsunterstützung des Lebensalltags durch Psychotherapie haben daher Genderaspekte eine beachtliche Bedeutung. Dieses Kapitel reflektiert nach einer eingehenden Betrachtung der Interaktion von Traumafolgen und Geschlechtsentwicklung die Möglichkeiten und Fallstricke einer **gendersensiblen Diagnostik und Intervention** bei komplexen Traumafolgestörungen.

34.2 Gender Matters

Entlang moderner entwicklungspsychologischer und sozialisationstheoretischer Ansätze ist inzwischen disziplinübergreifend Konsens, dass die (Geschlechts-)Identität von klein auf in einer lebenslangen »aktiven Auseinandersetzung mit der Umwelt« (Hurrelmann et al. 2015, S. 9) aufgebaut wird. Bereits in der frühkindlichen Entwicklung bildet sich bei weiblichen und männlichen Kindern ein differentes, individuelles Geschlechtskonzept heraus (Nestvogel 2010; Trautner 1991). Dieses über den gesamten Lebensverlauf interaktiv in Entwicklung befindliche Konzept (Faltermaier et al. 2014) wird wesentlich durch das Geschlechtsverständnis der jeweiligen Kultur geprägt. Geschlechtsrollen – als ein Teil der komplexen soziopsychischen Dominanz-Verhältnisse – manifestieren sich so bis in die Psyche hinein (Hagemann-White 1984) und wirken zugleich durch die jeweilige individuelle Ausgestaltung wieder auf das gesellschaftliche System der Geschlechtskonstruktionen zurück (West & Zimmermann 1987; Gildemeister 2010).

Die Geschlechtsidentität als Bewusstsein, ein männliches, weibliches oder anders positioniertes Individuum (Pauli 2019; Valentine & Shipherd 2018) zu sein, und als Integration dieser Erkenntnis in das Selbstkonzept und das Verständnis von Geschlecht als Produkt des gesellschaftlichen Diskurses bleiben auf diese Weise stetig in Veränderung begriffen (Bilden 2001).

> Traumatische Ereignisse treffen unmittelbar auf dieses geschlechtsspezifisch differenzierte Konzept des Selbst und werden im Kontext dieses Systems integriert und verarbeitet (Butollo & Gavranidou 1999; Cicchetti 1999).

Es überrascht daher nicht, dass die Initialfolgen auf traumatische Erfahrungen bei Jungen und Mädchen in der frühesten Kindheit kaum Unterschiede aufweisen, sind sie doch als Kinder zunächst auf ganz ähnliche Art und Weise Opfer einer Gewalttat oder Katastrophe geworden. Schwach und ohnmächtig zu sein, passt jedoch nicht in unser gesellschaftlich vermitteltes Jungenbild. Umgekehrt hat ein aggressives, gewalttätiges Mädchen häufig schärfere Sanktionen zu erwarten als ein gleichaltriger Junge. In der Verarbeitung der Folgen tauchen daher im Jugendlichen- und Erwachsenenalter neben vielen Gemeinsamkeiten auch ausgeprägte Differenzen zwischen Mädchen und Jungen bzw. Frauen und Männern auf.

Trauma trifft also unmittelbar geschlechtsspezifisch, die Auswirkungen werden jedoch erst im Sozialisationsprozess bzw. in der weiteren Verarbeitung deutlich (Gahleitner 2005). Um sich begreiflich zu machen, inwiefern diese geschlechtsspezifischen Differenzen behandlungsrelevant sind, muss man sie auf der Folie »normaler« Geschlechtsunterschiede betrachten. Das ist jedoch ein schwierigeres Unterfangen als angenommen. Welchem Geschlecht jemand angehört, ist zwar neben dem Alter das wichtigste zur allgemeinen Charakterisierung eines Menschen herangezogene Merkmal, eine biologisch »sauber« determinierte dichotome Geschlechtlichkeit gibt es in dieser Reinform jedoch gar nicht (vgl. Hirschauer 2015). Zum Thema Geschlechterdifferenz existiert daher eine fast unübersehbare Menge an Forschung und Fachliteratur, obgleich aus der Perspektive der Geschlechterforschung die »realen« Unterschiede zwischen den Geschlechtern bis heute wenig Varianz aufzeigen, sondern sich eher als gering und inkonsistent erweisen (Alfermann 1996; Eagly 1987; Macoby & Jacklin 1974; zusammenfassend Scheffler 2010).

Infolgedessen bildete sich inzwischen der Konsens heraus, dass es nur bedingt sinnvoll ist, Geschlecht als Persönlichkeitsvariable abstrahiert vom umgebenden Kontext zu untersuchen, und die Geschlechtsidentität in erster Linie durch das jeweilige kulturelle Geschlechtsverständnis geprägt wird (Hagemann-White 1984). In der Genderforschung hat sich daher der Gebrauch der englischen Begriffe ***sex*** und ***gender*** durchgesetzt. *Sex* bezeichnet dabei die (relativ) unveränderbare biologische Zuordnung zum männlichen bzw. weiblichen Geschlecht. Der Begriff *Gender* umfasst »die Ausformung dessen, wie Geschlecht in einer bestimmten Kultur, in einer konkreten historischen Situation allgemein interpretiert und gelebt wird bzw. gelebt werden soll« (Tatschmurat 2014, S. 231), als ein Teil der kultur-, schicht- und milieuspezifischen Normierungen von Lebensentwürfen und Verhaltensweisen. Die Möglichkeiten biografischer Ausgestaltungen bei Männern und Frauen und die daraus entstehenden Dynamiken zwischen den Geschlechtern, innerhalb eines Geschlechts und in der Gesellschaft sind inzwischen zahlreich erforscht und beschrieben (u. a. Baur & Luedke 2008; Böhnisch 2002, 2019; Bourdieu 1992; Connell 1999; Flaake 2003; Gildemeister & Wetterer 1995; Horlacher et al. 2016; Meuser 2010; Scholz 2019).

Auf der anderen Seite haben sich in der heutigen Lebenswelt geschlechtsspezifische Verhaltensbereiche für aufwachsende Jugendliche zueinander geöffnet (Fritzsche & Münchmeier 2000, S. 346; Albert et al. 2019). Selbst im fortgeschrittenen Alter kommt es zu einer »androgynen Annäherung« der Geschlechter (Fooken & Rott 2000; Denninger & Schütze 2017). Geschlechtsidentität kann also heutzutage nicht mehr als etwas Eindeutiges, Geradliniges und Widerspruchsfreies begriffen werden und ist auch in der Theoriebildung unter dem Stichwort »Dekonstruktion« insbesondere von Butler (1991) infrage gestellt worden. Ist Geschlecht als Strukturkategorie damit erledigt? Betrachtet man Daten aus geschlechtsdifferenzierender Forschung in übergeordneten Bereichen wie Arbeitsmarkt, Freizeitbereich etc., so ist diese Frage eindeutig mit Nein zu beantworten.

Die Geschlechtertrennung ist trotz aller gegenläufigen Entwicklungen in den letzten Jahrzehnten weiterhin existent (Bilden & Dausien 2006; Kolip & Hurrelmann 2016) und formt unsere Realität. Emotionale Expressivität und Sensibilität von Frauen für die Gefühle anderer beispielsweise entsprechen zwar ihren gesellschaftlichen Funktionen als Mütter, erschweren jedoch berufliche Konkurrenzfähigkeit. Ein besserer Zugang zur eigenen Angst und Hilflosigkeit folgt aus der allgegenwärtigen Gewalt gegen Frauen, hilft jedoch gleichzeitig, diese aufrechtzuerhalten (Rommelspacher 2002).

Eine instrumentelle und aggressive Orientierung erleichtert Männern zwar berufliche Durchsetzungsfähigkeit. Sie sind jedoch im Gesundheits- und Beziehungsverhalten stärker gefährdet als Frauen, obwohl diese Tatsache – insbesondere von Männern – erst langsam zur Kenntnis genommen wird (vgl. u. a. Hollstein 1992; Levant & Williams 2009; Spilles & Weidig 2004; Rieske et al. 2018). Diese strukturellen Bedingungskonstellationen haben auch Einfluss auf die Bewältigungsprozesse komplexer Traumata.

34.3 Männliche und weibliche Wege der Traumaverarbeitung

Geschlecht ist keine Fiktion (Maihofer 1995). Nach wie vor erfahren wir Geschlechtsidentität real und sie organisiert unsere Psyche (zu Geschlecht als Strukturkategorie Becker-Schmidt 2011; Maihofer 2004; zusammenfassend Aulenbacher 2008). Manchmal ist sie zentral, manchmal marginal. Da soziale Desintegration sich insbesondere »in biographischen Integrations- und Identitätskrisen und entsprechenden kritischen Lebensereignissen« (Stecklina & Böhnisch 2014, S. 224) ausformt, erstaunt es nicht, dass die Geschlechtsspezifik nach traumatischem Erleben eine spezifische Phänomenologie aufweist. Nach der fundamentalen Erschütterung grundlegender Überzeugungen wie der Selbstwahrnehmung, der Erwartungen in Bezug auf die Welt und das Gefühl der Sicherheit und Geborgenheit durch Traumata (Janoff-Bulman 1985) sind Betroffene den je herrschenden Symbolsystemen als Anhaltspunkten zur Orientierung besonders stark ausgeliefert.

Es erstaunt insofern nicht, dass es in der Folge fortgesetzter Traumaerfahrung häufig zu einer »destruktiven Geschlechtsextremisierung« in Form weiblicher Opferschaft und Reviktimisierung und männlicher Täterschaft kommt, die uns im Klinik- und Justizkontext vor große Herausforderungen stellt. Diese Beobachtung ist jedoch nur eine unter vielen geschlechtsspezifischen Phänomenen, die für die Behandlung komplexer Traumata eine wichtige Rolle spielen können.

An einem Forschungsbeispiel zur Verarbeitung früher sexueller Gewalterfahrung werden im Folgenden einige geschlechtstypische Aspekte der Traumabewältigung beispielhaft aufgezeigt und mit internationalen Forschungsergebnissen zum Thema in Beziehung gesetzt. Die zugehörige Studie zu beiden hier vorgestellten Biografien (Namen geändert), aus der alle folgenden Fallsequenzen entnommen sind, ist unter dem Titel »Sexuelle Gewalt und Geschlecht« publiziert (Gahleitner 2005). Zur genderspezifischen Betrachtung der vorliegenden Beispiele für Therapie- und Beratungszwecke (Gahleitner & Ossola 2007; Gahleitner & Reddemann 2014).

FALLBEISPIEL

Herr Profeld ist 47 Jahre alt, war ehemals Bankkaufmann und arbeitet heute als Suchttherapeut. Frau Prohaska ist 32 Jahre alt. Sie hat Versicherungskauffrau gelernt, ist jedoch heute als Sozialarbeiterin im Bereich ambulanter Hilfen tätig und studiert Psychologie. Beide haben in der frühen Kindheit im engsten Familienkreis sexualisierte Gewalt erfahren. Für Herrn Profeld folgte eine jahrzehntelange Suchtkarriere. Ein Suizidversuch führte zu der Entscheidung, eine Therapie zu beginnen. Mithilfe dieser Klinikerfahrung und einer ambulanten Nachsorge gelang es ihm, sich ein stabiles soziales Netz zu schaffen, auf dessen Basis er sein Leben neu organisierte, die Schule nachholte, studierte und heute sein Fach- und Erfahrungswissen an Betroffene weitergibt. Frau Prohaska gelang es mithilfe eigener Auseinandersetzung, Aussprache mit Freundinnen und Freunden, langjähriger Therapie und verschiedenen Ausbildungen, das Geschehen zu verarbeiten. Heute ist auch sie als Professionelle in psychosozialen Arbeitsfeldern tätig.

Geschlechtsrollenextremisierung

FORTSETZUNG FALLBEISPIEL

Herr Profeld und Frau Prohaska fühlen sich in ihrem Lebensverlauf gleichermaßen stark von der sexuellen Gewalterfahrung beeinträchtigt und haben Krisen und Suizidversuche durchlebt. Dennoch hatten sie lange Zeit große Schwierigkeiten, über die Gewalterfahrungen zu sprechen. Nach mehreren Jahrzehnten des Schweigens und aus einem starken Symptomdruck heraus entschieden sie sich schließlich, nach Hilfe zu suchen. Im Überblick betrachtet jedoch Herr Profeld den Prozess, die Übergriffe für sich als sexuellen Missbrauch wahrzunehmen, als besonders schwierig. Hilflosigkeit und Ohnmacht waren für ihn als Junge und Mann extrem tabuisiert. Die explizite Benennung »sexuelle Gewalt« wurde für ihn erst nach einer langen einsamen Leidenszeit möglich, in einer Klinik, in einer Gruppe für missbrauchte Patientinnen, bis dato eine reine Frauengruppe. Erst die Arbeit in dieser Frauengruppe erlaubten ihm erste Schritte aus dem Trauma: »Ich habe irgendwie gemerkt ... also da muss wohl doch mehr dran sein als ich mir da selbst zugeben möchte ... also, dass ich das ziemlich abgespalten haben muss.«

Trotz der zunehmenden Aufmerksamkeit der Medien gibt es nach wie vor eine gesellschaftliche Tendenz zur Tabuisierung komplexer Traumata. Zusätzlich dazu sind neurophysiologisch bedingte Schwierigkeiten, sich nach Traumaerfahrung zu öffnen und sprachlich mitzuteilen, aus Forschung und Praxis bekannt: Dissoziationen, Amnesien und konstriktive Folgeerscheinungen sind sogar typische Kennzeichen komplexer Traumatisierung (vgl. u.a. Williams & Banyard 1999; Elzinga & Bremner 2002; Kolk 1999, 2000). Dies gilt zunächst für beide Geschlechter und insbesondere für Erfahrungen sexueller Gewalt (aktuell Sorsoli 2010; Roberts et al. 2010). Die Vermeidung bietet anfangs auch Schutz und Sicherheit, geht aber in der Folge mit erhöhter Symptomatik einher (vgl. u.a. Pennebaker & Beall 1986; Spaccarelli 1994).

Vermeidung unangenehmer Gefühle und Bagatellisierungstendenzen werden Männern im Vergleich zu Frauen jedoch noch stärker nahegelegt. Nur gegen große Widerstände ist es Jungen und Männern möglich, als traumatisiert oder gar sexuell missbraucht identifiziert, ernst genommen und unterstützt zu werden (Hollstein 1992; Kia-Keating et al. 2010). Selbst unter Professionellen wird sexuelle Gewalt »vergeschlechtlicht« wahrgenommen (DeMarni Cromer & Freyd 2009; Kavemann 1996; Rossilhol 2002). Auch der größte Teil der Forschungsliteratur zu z.B. sexueller Gewalt geht vom weiblichen Opfer aus. Erst in den letzten Jahren wurde im Bereich sexueller Gewalt an Jungen vermehrt geforscht und publiziert (Mosser & Lenz 2014; Yarrow & Churchill 2009).

In einem beeindruckenden Forschungsprojekt zum Thema mit dem Titel »Hear no evil, see no evil. Associations of gender, trauma history, and values with believing trauma vignettes« wurden Professionellen Fallvignetten vorgelegt, die sie auf Glaubwürdigkeit einzuschätzen hatten (DeMarni Cromer & Freyd 2009). Männer zeigten sich dabei den Opfern gegenüber skeptischer als Frauen; erklärte sich das Opfer nicht bereit, Details über den Traumahergang zu erzählen, war die Skepsis größer als bei Detailberichten. Professionelle, die in einem weiteren Fragebogen eine sexistische Haltung gezeigt hatten, glaubten den Opfern besonders selten, insbesondere bei sexueller Gewalt (vgl. dazu ausführlicher Gahleitner 2012).

FORTSETZUNG FALLBEISPIEL

Die Auswirkungen der sexuellen Gewalterfahrung bei Herrn Profeld und Frau Prohaska zeigen zunächst zahlreiche Übereinstimmungen, insbesondere die Initialfolgen im Kindesalter. Auch im Erwachsenenalter entwickeln beide typische Belastungen aus dem Spektrum komplexer Traumatisierung. Betrachtet man jedoch mehr die Qualität als die Quantität der Auswirkungen, klagt Frau Prohaska stärker über psychosomatische Beschwerden, autoaggressive Selbstzerstörung, sexistische Abwertungen und Opfererfahrungen, Herr Profeld hingegen über Drogenmissbrauch, aggressive Fantasien und Versagensgefühle in Beruf und Ausbildung. Im Bereich von Aggression und Autoaggression wird diese Unterschiedlichkeit besonders deutlich. Frau Prohaska verarbeitet das Geschehene tendenziell eher internal, Herr Profeld tendenziell external und soweit wie möglich emotional vermeidend. Während Frau Prohaska z. B. von mehreren Reviktimisierungen betroffen ist, beschreibt Herr Profeld eher Täteranteile bzw. -fantasien.

Das Trauma fixiert Frau Prohaska also offensichtlich in der nahegelegten Rolle als Sexualobjekt und Opfer, stellt die sexuelle Identität von Jungen dagegen in der Konfrontation mit dem Opferstatus gravierend infrage. Diese Beobachtung bestärkt die bereits oben genannte These, dass männliche Gewaltopfer bemüht sind, trotz gegenteiliger Impulse die »Normalität« nicht zu verlassen und damit verstärkt geschlechtstypischen Rollenanforderungen genügen (Kia-Keating et al. 2010; Küssel et al. 1993; Teegen et al. 1992). Auch in internationalen Studien wird dieses Phänomen der Extrempole männlicher und weiblicher Verarbeitung, nicht selten in Form einer Täter- bzw. Opferfixierung, immer wieder geschildert (u. a. Briere 1992; Mansfield 2007; McGuffey 2008), auch schon bei Kindern. Evans et al. (2008) sowie Baumhauer et al. (2007) beispielsweise stellen bei Kindern deutlich stärker externalisierendes Verhalten für Jungen nach Trauma fest.

Insbesondere die hohe Wahrscheinlichkeit, dass Frauen Reviktimisierungen erfahren (Russel 1986) und Männer Täteranteile bzw. -fantasien entwickeln (vgl. für einem Überblick Rossilhol 2002), gilt dabei als gesichert. Die Wahrnehmung und Symptomausgestaltung wird so stark durch geschlechtstypische Zuschreibungen beeinflusst (Rosen & Martin 1998), dass das zuweilen in Forschungsarbeiten beschriebene größere Risiko für Frauen, bei gleichen Voraussetzungen eine Posttraumatische Belastungsstörung zu entwickeln (Blain et al. 2010; Tolin & Foa 2008), nach wie vor kontrovers diskutiert wird (vgl. dazu ausführlicher Gahleitner 2012). Wahrscheinlicher ist, dass dieses Geschlechterbias in der Forschung durch unterschiedliche Traumatypen (Mädchen und Frauen erfahren nach wie vor deutlich mehr sexuelle Übergriffe) und Wahrnehmungen der traumatischen Erfahrungssequenzen begründet werden kann (Ditlevsen & Elklit 2010; Pratchett et al. 2010).

Eine andere – dem entgegengesetzte – Perspektive eröffnet sich bei der Betrachtung der Verarbeitung der komplexen traumatischen Erfahrung. Die Situation von Personen, die sich nicht mit heteronormativen und binären Geschlechtersystem identifizieren, ist noch weitgehend unbeleuchtet.

Geschlechtsrollenüberschreitung

FORTSETZUNG FALLBEISPIEL

Der Blick auf den Verarbeitungsprozess sexueller Gewalt, der für therapeutisches Handeln von entscheidender Bedeutung ist, zeigt Überraschendes. Zunächst gelingt es Frau Prohaska zwar besser, die Folgeerscheinungen und zugehörigen Gefühle wahrzunehmen, während Herr Profeld noch in der Verleugnung verharrt. »Der Weg ans Licht führt durch den Keller«, kommentiert Herr Profeld, während Frau Prohaska einen »Tränensee durchschwimmt« und darum kämpft, die Gewalterfahrung in geregelte Bahnen zu lenken. Das nur schwer Zugängliche, tief Verborgene bei Herrn Profeld steht also dem Überflutenden, Überwältigenden bei Frau Prohaska gegenüber. Während er in Vermeidung und repressiver Emotionsverarbeitung »steckenbleibt«, kommt es bei ihr zu einer Art maligner »Fixierung im Opferstatus«. Betrachtet man nun aber den Aufarbeitungsprozess an jenem Punkt, an dem erstmals eine Erleichterung für beide eintritt, berichtet Herr Profeld, dass er sich plötzlich in Wallungen unbändiger Wut wiederfand: »Es hatte so die Dimension: Es hört nie auf«, während Frau Prohaska ihrer überflutenden Gefühle »endlich Herr wurde«. Für Herrn Profeld verbesserte sich seine Situation also dadurch, dass es ihm gelang, zu seinen Gefühlen zu finden, für Frau Prohaska dagegen, als ihr Missbrauch endlich »kleiner wurde« und sie diese Gefühle kognitiv »in den Griff bekam«.

Die Verarbeitung der Gewalterfahrung ist für männliche wie weibliche Patienten nur durch emotionale *und* kognitive Restrukturierungen und Integrationsprozesse möglich, eine Beobachtung, die gängigen Behandlungsmodellen im Traumabereich bekannt ist (vgl. Lebowitz et al. 1993; Wintersperger 2006; →Kap. 12), in denen als Zielsetzung die Vereinigung beider Erfahrungsbereiche angesehen wird. Die zwei Komponenten scheinen den beiden Geschlechtern jedoch unterschiedlich zugänglich zu sein. Trotz der zunächst größeren Chance von Frauen, das Trauma biografisch sinnstiftend zu verarbeiten, sind stark an Geschlechterstereotypen orientierte Frauen dabei offenbar ebenso gefährdet wie Männer, in der posttraumatischen Belastung zu stagnieren.

Die zuvor vorhandene maligne Geschlechtsrollenfixierung wird in der Verarbeitung des Traumas daher offenbar durchbrochen. Diese konstruktive Wendung reduziert die geschlechtstypische Aufteilung in eine Ungleichzeitigkeit und letztendlich eine geschlechtsübergreifende Bemühung, beide Extreme im Verarbeitungsprozess zu integrieren. Diese Beobachtung lässt sich nicht nur in klassische transaktionale Copingmodelle einbetten (Folkman & Lazarus 1980), sondern vor allem in das Salutogenesemodell Antonovskys (Antonovsky 1979, Antonovsky 1997), der die Flexibilität und Angemessenheit der Strategiewahl als direkt gesundheitsfördernden Faktor versteht. In eine ähnliche Richtung weist der dekonstruktivistische Theoriestrang der Geschlechter- und Gesundheitsforschung, wo einer adaptiven, gesunden Persönlichkeit eine androgyne Vereinigung möglichst funktioneller maskuliner und femininer Eigenschaften nahegelegt wird (Bem 1975; Sieverding & Alfermann 1992).

Die Ergebnisse lassen sich auch mit gängigen Verlaufsmodellen psychischer Traumatisierung (vgl. u.a. Fischer & Riedesser 2020) in Übereinstimmung bringen, jedoch berücksichtigen solche Modelle selten geschlechtsspezifische Phänomene. Für die therapeutische Unterstützung weiblicher, männlicher oder andersgeschlechtlich positionierter Traumaopfer haben sie jedoch große Bedeutung. Insbesondere nach tief greifenden Traumata ist die Verfügbarkeit aller erdenklichen Verarbeitungsstrategien offenbar von so großer Bedeutung, dass sich eine gewisse Loslösung von typischem Rollenverhalten als »heilsam« erweist.

> »Geschlechtskonstruktionen und -dekonstruktionen erweisen sich damit [...] als ein komplexes Phänomen im Prozess der Aufarbeitung«
> *(Gahleitner 2005, S. 282).*

34.4 Gendersensible Diagnostik und Therapie

Unter ***gender troubles*** im beraterischen oder therapeutischen Setting versteht man Verwirrungen, die »aufgrund des gleichen oder des anderen Geschlechts der beteiligten Partnerinnen [...] zu kurzschlüssigen, schnellen Einverständnissen oder zu [...] Missverständnissen führen« (Tatschmurat 2014, S. 234). Dazu gehören z.B. geschlechtstypische Polarisierungen, geschlechtssolidarisierende Überidentifikationen und Gegenübertragungsreaktionen, die Individualisierung struktureller Machtphänomene und umgekehrt die Politisierung originär individueller Konflikte. Während im angloamerikanischen Raum der Betrachtung solcher Phänomene und Strukturen auch innerhalb der Psychotherapie ein bedeutender Platz eingeräumt wird, hat sich in Deutschland noch nicht einmal eine Begrifflichkeit dafür etabliert. Auch fehlt es an Konzepten und Unterstützungsstrukturen für Menschen, die sich nicht mit heteronormativen und binären Geschlechtersystem identifizieren (Pöge et al. 2020).

Eine **gender- und queersensible Herangehensweise** eröffnet jedoch die Möglichkeit, im Therapieprozess gendertypische Einengungen in einen flexibleren Umgang mit vorgegebenen Genderrollenanforderungen zu begleiten und spezifisch reflexive Räume dafür zu eröffnen. Nur so können alternative Bewältigungsmöglichkeiten in Angemessenheit an die jeweilige Situation der Männer und Frauen angeboten, durchdacht und durchfühlt sowie in Umsetzung gebracht werden. Entlang der bereits eingeführten Fallbeispiele sollen dazu im Folgenden einige Überlegungen angestellt werden.

FORTSETZUNG FALLBEISPIEL

Bereits die Wege in die Therapie weisen interessante Unterschiede auf. Herr Profeld sieht sich eher indirekt durch sein Suchtverhalten in die Therapie »gezwungen«, Frau Prohaska fühlt sich durch ihre psychosomatischen Folgeerscheinungen »veranlasst«, sich mit dem Erlebten auseinanderzusetzen. Während Herr Profeld sechs Wochen lang mit sich kämpft, ob er sich in diese »frauendominierte Domäne« begeben soll, geschieht die Hinwendung zur Therapie bei Frau Prohaska mit wesentlich mehr Selbstverständlichkeit. Diese Unterschiede spiegeln sich auch in der Wortwahl. So spricht Herr Profeld im Zusammenhang mit Therapie z. B. von »Hemmschwellen überwinden« oder »befremdet«.

Die Schwellen und Zweifel Herrn Profelds sind vor dem Hintergrund des Angebotsspektrums im Traumabereich nachvollziehbar. Bis heute bietet die herkömmliche Therapie- und Beratungslandschaft hinsichtlich komplexer Traumafolgestörungen für Männer nicht die gleichen Möglichkeiten wie für Frauen. So ist Herr Profeld gezwungen, sich mit seiner sexuellen Gewalterfahrung in der Klinik einer reinen Frauengruppe anzuschließen. Obwohl dieses Versorgungsgefälle, das in manchen Bereichen Frauen und in anderen Männern zum Nachteil gereicht, bereits vielfach nachgewiesen ist (Schigl 2018; Vogt 2000), wird dem Faktum auf struktureller Ebene wenig Rechnung getragen.

Diagnostik

Neben der Forderung nach strukturellen Veränderungen lassen sich aus den Erfahrungen insbesondere Schlüsse für eine **gendersensiblere Diagnostik** und sorgsamere Zuweisung in geeignete Psychotherapieangebote schließen. Eine Posttraumatische Belastungsstörung (PTBS) verläuft nicht immer nach gleichem Muster. Gerade komplexe Traumata zeigen sich nicht in starren Syndrombildern, sondern weisen in der Regel prozesshafte Verläufe auf. So kommt es häufig zu den oben beschriebenen Vermeidungs- und Verleugnungsphasen, die trotz der Gefahr der Symptomverfestigung als Ressource zu betrachten sind (→Kap. 12) und in denen ganz anders gearbeitet werden muss als in verarbeitungs- und selbstverstehensorientierten Phasen. In den obigen Ausführungen wurde deutlich, dass auch die Konstruktionen der eigenen Geschlechtlichkeit in diesem Prozess stetig in Veränderung begriffen sind.

Benötigt werden für die sorgfältige gendersensible Abklärung einer komplexen Traumafolgestörung unter Berücksichtigung des individuellen Prozessstatus daher Informationen zu Biografie und aktuell vorliegender Lebenssituation inklusive psychosozialer Ressourcen (Erbes et al. 2008; Nestmann 1988, 2000) und zur Erfüllung zentraler Grundbedürfnisse (Borg-Laufs & Dittrich 2010; Grawe 2004; Obrecht 2005). Nur eine lebenswelt-, subjekt- und situationsnahe Diagnostik kann die Bedeutung genderspezifischer Aspekte einfangen und die für das Gegenüber konsequent transparente und dialogische Haltung dafür bereitstellen. Neben der kategorialen Klärung der Symptomatik der Traumafolgestörung im engeren Sinne (→Kap. 5) muss daher ausreichend Raum für biografische Selbstbeschreibungen und Selbstdeutungen sowie sozial- und lebensweltorientierte Abklärungen bleiben (vgl. Gahleitner 2021; Gahleitner et al. 2018; Heiner 2018; Pauls 2013).

So wird auch eine Sensibilität gegenüber der Bedeutung der Dimension Geschlecht für den spezifischen Einzelfall in der aktuell vorliegenden Situation und ein Anknüpfen der therapeutischen Intervention an den jeweiligen Geschlechterkonstruktionen der Patientinnen und Patienten möglich – im Sinne einer passungsfähigeren Alltagsfunktionalität und einer angemessenen Ausrichtung der Behandlung an den jeweils individuellen Bedarf. Bei hoch dissoziativen Patientinnen und Patienten z.B. ist überdies abzuklären, ob verschiedene Ich-Anteile oder Teilpersönlichkeiten eventuell unterschiedliche Geschlechtskonzepte führen, um nicht an wichtigen inneren Realitäten der Patientinnen und Patienten vorbeizuarbeiten, sondern die Selbstregulierung und Ich-Stabilisierung zu unterstützen. Die Relevanz solcher Selbstdeutungen und des biografischen Kontextes bleiben im Gesundheitswesen oftmals unberücksichtigt (Hanses 2000, 2002), sind jedoch für eine **gendersensible Prozessgestaltung** sehr hilfreich.

Therapie

FORTSETZUNG FALLBEISPIEL

Befragt nach der hilfreichsten therapeutischen Intervention im Bewältigungsprozess benennt Herr Profeld eine Fantasie während einer atemtherapeutischen Sitzung, als er in einer Vergewaltigungssequenz abwechselnd die Rolle des Täters und des Opfers einnimmt und die Extrempole der begleitenden Emotionen durchlebt. »Und was ich nach dieser Sitzung schon verspürt habe ... das kann man eigentlich nicht in Worte fassen ... also ich habe geschrien, geschrien, geschrien und das war einfach, es war nur befreiend ... und das war also wirklich die Erlösung, also da sind Blockaden weggegangen noch und nöcher, und ich merke auch heute ... dieser Schmerz ist halt noch da ... aber ... es hat einfach an Gewicht verloren.« Frau Prohaska erinnert als besonders hilfreich dagegen eine Therapiesequenz, in der für sie entscheidende kognitive Veränderungsprozesse für die Zukunft eingeleitet wurden. »Es gibt eine ganz, ganz denkwürdige Sitzung ... da haben wir das halt so angeordnet ... vor mir ein Bild ... ein ganz großes, farbiges Bild, mit guten Erinnerungen vorher, bevor der Missbrauch angefangen hat, dann ein signifikantes Bild für den Missbrauch in die Mitte zu stellen und dann irgendwie ein großes farbiges Bild sozusagen, was hinterher angeordnet ist. Und ... ein signifikanter Satz, den er mir damals gesagt hat, das Leben geht von positiv nach positiv und zwischendrin war es ein bisschen Scheiße [lacht] so, und das hat sich bei mir, das hab' ich in der Folge gemerkt, durchgeneralisiert, also ich ordne meine inneren Bilder anders an. Es ist nicht mehr dieser Riesenblock in der Mitte, was alles überschattet, sondern es ist irgendwie – die Peripherie ist ausgefüllt mit positiven Bildern, und das hat es kleiner gemacht für mich, also seitdem hatte ich das Gefühl, kann ich leben ... das war für mich ganz, ganz wesentlich in der Verarbeitung.«

Sowohl Herr Profeld als auch Frau Prohaska schildern diese Sequenzen als die zentralen »Wendepunkte« in der Aufarbeitung. Danach habe die Belastung für sie sichtlich nachgelassen, die Erfahrung sei für sie besser zu bewältigen und in den Alltag integrierbar gewesen. Während Herr Profeld durch das Emotionserleben Zugang zu seiner verschütteten Vitalität und Gefühlswelt findet, gewinnt Frau Prohaska mithilfe einer kognitiven Strukturierung Übersicht über ihr Leben und die dazugehörenden Gefühle. Von Herrn Profeld wie von Frau Prohaska werden sozusagen »gegengeschlechtlich konnotierte« Copingstrategien herangezogen und von den jeweiligen Behandelnden aktiv unterstützt.

Eine ausgewogene Anwendung ressourcenaktivierender und konfrontativer Behandlungstechniken und -vorgehensweisen, wie sie die beiden Interviewten beschreiben, bietet zahlreiche Möglichkeiten der Aufmerksamkeit für geschlechtsspezifische Phänomene. Ein solches Vorgehen unterstützt zudem das bei komplexen Traumafolgestörungen notwendige schonende Vorgehen in der Traumabearbeitung (vgl. dazu das sog. »Therapeutische Fenster« nach Briere 1992; vgl. auch Gahleitner 2005, 2021), indem Stabilisierung und Traumakonfrontation eine synergetische Einheit im Therapieprozess bilden müssen (→Kap. 12) und Selbststabilisierungs- und Selbsthilfestrukturen bereitgestellt und gefördert werden.

Die Bearbeitung rigider Geschlechtsrollenstereotype stellt innerhalb dieses Geschehens einen wichtigen psychoedukativen, aber ebenso einsichtsorientierten Bestandteil der Behandlung komplexer Traumata dar. Auch in unseren »psychotherapeutischen Köpfen« existiert eine Hierarchie, oder genauer: viele Hierarchien (Rommelspacher 1992). Sexismus findet sich dabei außerdem mit anderen gesellschaftlich verankerten Machtverhältnissen wie Homophobie, Ethnozentrismus, Antisemitismus etc. »im gleichen Boot« (zur Begrifflichkeit von Diversity und ihrer Nutzbarkeit in der Psychotherapie vgl. Gahleitner 2012; Rommelspacher & Wachendorfer 2008).

Hier zeigt sich nochmals die Bedeutung umfassenderer Diagnostikprozesse.

Es ist wichtig zu explorieren, wie sehr soziokulturelle Vorgaben in das Leben der Patientinnen und Patienten hineingewirkt und es bestimmt haben und dies heute noch tun. Neben zahlreichen Gemeinsamkeiten in der Diagnostik und Behandlung für beide Geschlechter sind also stets die Einflüsse gendertypischer Verarbeitungsformen mit zu reflektieren – bei der für komplexe Traumafolgestörungen so wichtigen steten Förderung des Gegenwartsbezuges sowie bei gut dosierter Aktualisierung.

Das Phänomen der Diskriminierung ist dabei nicht eindimensional zu begreifen, sondern »intersektional«, als ein Feld der Überschneidungen verschiedener Diskriminierungs- und Gewaltformen auf individueller, institutioneller und kultureller Ebene (Rommelspacher & Wachendorfer 2008).

Dies kann dazu beitragen, die genderspezifischen Anteile zu erkennen und in die Behandlung einzubeziehen, sie andererseits jedoch auch nicht schemahaft überzubetonen. Denn es geht ja um »gender«, also die jeweilige im biografischen Kontext erworbene Ausgestaltung der eignen Geschlechtsrolle, die sich stärker oder gerade wenig an den typischen **Geschlechtsrollenzuschreibungen** orientieren kann, die **Geschlechtsrollenidentifikation**, nicht etwa um das biologisch vorhandene Geschlecht. Und selbst hier ist noch eine Einschränkung zu machen. Was an »Entgrenzung« tatsächlich möglich ist, hängt ab von den jeweiligen Notwendigkeiten und Möglichkeiten. Der Prozess kann potenziell statt zu Emanzipation auch zu Leiden und Resignation führen, wenn er der Situation unangemessen Unmögliches abfordert.

Psychotherapeutisches Vorgehen in Form genderorientierter Aufmerksamkeitslinien zu organisieren, kann so für viele Situationen einen wichtigen Wissenshintergrund bereitstellen, die eigentliche Qualität der Therapiegestaltung entfaltet sich jedoch durch einen indikationsspezifischen und situationsadäquaten Einsatz solcher Wissensbestände als kreatives Handeln vor einem breit informierten theoretischen Hintergrund. Handlungsspielräume und Veränderbarkeiten realistisch einzuschätzen, die Verhaftung von Individuen in momentanen historisch-gesellschaftlich und psychisch gewachsenen Situationen zu würdigen und aus dieser exakten individuellen Situationseinschätzung heraus Interventionsmöglichkeiten zu entwickeln, bringt oft wirksamere und realistischere Behandlungsergebnisse als die »dekonstruktivistische Proklamation« schier unendlicher Möglichkeiten. Denn gerade im Bereich komplexer Traumafolgestörungen geht es um »vorsichtige experimentelle Transgression, nicht das Einreißen fragiler Identitäten« (Bilden 2001, S. 145).

Literatur

Albert, M., Hurrelmann, K., Quenzel, G. (Hg.) (2019). Jugend 2019. Eine Generation meldet sich zu Wort. Weinheim: Beltz.

Alfermann, D. (1996). Geschlechterrollen und geschlechtstypisches Verhalten. Stuttgart: Kohlhammer.

Antonovsky, A. (1979). Health, Stress and Coping. New Perspectives on Mental and Physical Well-Being. San Francisco, CA: Jossey-Bass.

Antonovsky, A. (1997). Salutogenese. Zur Entmystifizierung der Gesundheit. Tübingen: DGVT (amerikanisches Original 1987).

Aulenbacher, B. (2008). Geschlecht als Strukturkategorie: Über den inneren Zusammenhang von moderner Gesellschaft und Geschlechterverhältnis. In: Wilz, S. M. (Hg.). Geschlechterdifferenzen – Geschlechterdifferenzierungen. Ein Überblick über gesellschaftliche Entwicklungen und theoretische Positionen. Wiesbaden: Springer VS; 139–66.

Baumhauer, K., Brüggemann, A., Rosenthal, S., Schwab, R., Romer, G., Krüger, A. (2007). Besonderheiten posttraumatischer Symptomatik bei Kindern und Jugendlichen. Z Psychotraumatol Psychother Psychol Med; 5(3): 77–91.

Baur, N., Luedke, J. (Hg.) (2008). Die soziale Konstruktion von Männlichkeit. Hegemoniale und marginalisierte Männlichkeiten in Deutschland. Opladen: Budrich.

Becker-Schmidt, R. (2001). Frauenforschung, Geschlechterforschung, Geschlechterverhältnisforschung. In: Becker-Schmidt, R., Knapp, G. A. (Hg.). Feministische Theorien zur Einführung. 5. Aufl. Hamburg: Junius; 14–62; zur Einführung 348.

Bem, S. L. (1975). Androgyny vs. the tight little lives of fluffy women and chesty men. Psychology Today; 9(9): 58–62.

Bilden, H. (2001). Die Grenzen von Geschlecht überschreiten. In: Fritzsche, B., Hartmann, J., Schmidt, A., Tervooren, A. (Hg.). Dekonstruktive Pädagogik. Erziehungswissenschaftliche Debatten unter poststrukturalistischen Perspektiven. Opladen: Leske + Budrich; 137–47.

Bilden, H., Dausien, B. (Hg.) (2006). Sozialisation und Geschlecht: Theoretische und methodische Aspekte. Opladen: Budrich.

Blain, L. M., Galovski, T. E., Robinson, T. (2010). Gender differences in recovery from posttraumatic stress disorder. A critical review. Agg Viol Behav; 15(6): 463–74.

Böhnisch, L. (2002). Soziale Arbeit und Geschlecht: Theoretische und praktische Orientierungen. Weinheim: Juventa.

Böhnisch, L. (2019). Tiefenpsychische Dimensionen männlicher Sozialisation. Psychotherapie Forum; 23(4): 31–37.

Borg-Laufs, M., Dittrich, K. (Hg.) (2010). Psychische Grundbedürfnisse in Kindheit und Jugend – Perspektiven für Soziale Arbeit und Psychotherapie. Tübingen: DGVT.

Bourdieu, P. (1992). Schriften zu Politik & Kultur. Band 1: Die verborgenen Mechanismen der Macht. Hamburg: VSA.

Briere, J. N. (1992). Child Abuse Trauma. Theory and Treatment of the Lasting Effects. Newbury Park, CA: Sage.

Butler, J. (1991). Das Unbehagen der Geschlechter. Frankfurt am Main.: Suhrkamp (amerikanisches Original 1990).

Butollo, W., Gavranidou, M. (1999). Intervention nach traumatischen Ereignissen. In: Oerter, R., Hagen, C. v., Röper, G., Noam, G. (Hg.). Klinische Entwicklungspsychologie. Weinheim: Beltz, PsychologieVerlagsUnion; 459–77.

Cicchetti, D. (1999). Entwicklungspsychopathologie: Historische Grundlagen, konzeptionelle und methodische Fragen, Implikationen für Prävention und Intervention. In: Oerter, R., Hagen, C. v., Röper, G., Noam, G. (Hg.). Klinische Entwicklungspsychologie. Weinheim: Beltz, PsychologieVerlagsUnion; 11–44.

Connell, R. W. (1999). Der gemachte Mann. Konstruktion und Krise von Männlichkeiten. Opladen: Leske + Budrich (amerikanisches Original 1995).

DeMarni Cromer, L., Freyd, J. J. (2009). Hear no evil, see no evil. Associations of gender, trauma history, and values with believing trauma vignettes. Anal Soc Iss Publ Policy; 9(1): 85–96.

Denninger, T., Schütze, L. (Hg.) (2017). Alter(n) und Geschlecht. Neuverhandlungen eines sozialen Zusammenhangs. Münster: Westfälisches Dampfboot.

Ditlevsen, D. N., Elklit, A. (2010). The combined effect of gender and age on post traumatic stress disorder: do men and women show differences in the lifespan distribution of the disorder? Ann Gen Psychiatry; 9: 32.

Eagly, A. H. (1987). Sex Differences in Social Behaviour: A Social-Role Interpretation. Hillsdale, NJ: Erlbaum.

Elzinga, B. M., Bremner, J. D. (2002). Are the neural substrates of memory the final common pathway in PTSD? J Affect Disord; 70(1): 1–17.

Erbes, C. R., Polusny, M. A., MacDermid, S., Compton, J. S. (2008). Couple therapy with combat veterans and their partners. J Clin Psychol; 64(8): 972–83.

Evans, S. E., Davies, C., DiLillo, D. (2008). Exposure to domestic violence: A meta-analysis of child and adolescent outcomes. Aggr Violent Behav; 13(2): 131–40.

Faltermaier, T., Leplow, B., Selg, H. (2014). Entwicklungspsychologie des Erwachsenenalters. 3. Aufl. Stuttgart: Kohlhammer.

Fischer, G., Riedesser, P. (2020). Lehrbuch der Psychotraumatologie. 5. Aufl. München: Reinhardt.

Flaake, K. (Hg.) (2003). Weibliche Adoleszenz. Zur Sozialisation junger Frauen. Weinheim: Beltz.

Folkman, S., Lazarus, R. S. (1980). An analysis of coping in a middleaged community sample. J Health Soc Behav; 21(9): 219–39.

Fooken, I., Rott, C. (2000). Geschlechtstypische Wege in die Langlebigkeit? Zum differentiellen Stellenwert von Ressourcen, Risiken und Resilienz bei über 70jährigen Männern und Frauen. Z Med Psychol; 9(1): 27–36.

Fritzsche, Y., Münchmeier, R. (2000). Mädchen und Jungen. Ausgangslage – Ergebnisse – Zusammenfassung. In: Fischer, A., Fritzsche, Y., Fuchs-Heinritz, W., Münchmeier, R. (Hg.). Jugend 2000. 13. Shell Jugendstudie. Band 1. Opladen: Leske + Budrich; 343–8.

Gahleitner, S. B. (2005). Sexuelle Gewalt und Geschlecht. Hilfen zur Traumabewältigung bei Frauen und Männern. Reihe: Forschung Psychosozial. Gießen: Psychosozial Verlag.

Gahleitner, S. B. (2021). Das pädagogisch-therapeutische Milieu in der Arbeit mit Kindern und Jugendlichen. Trauma- und Beziehungsarbeit in stationären Einrichtungen. 3. Aufl. Bonn: Psychiatrie-Verlag.

Gahleitner, S. B. (2012). Gender – Trauma – Sucht: Stand der Forschung. Z Psychotraumatol Psychother Psychol Med; 10(1): 9–20.

Gahleitner, S. B., Ossola, E. (2007). Genderaspekte in der Integrativen Therapie: Auf dem Weg zu einer geschlechtssensiblen Therapie und Beratung. In: Sieper, J., Orth, I., Schuch W (Hg.). Neue Wege Integrativer Therapie. Klinische Wissenschaft, Humantherapie, Kulturarbeit – Polyloge – 25 Jahre EAG. Festschrift Hilarion, G. Petzold. Bielefeld: Aisthesis; 406–47.

Gahleitner, S. B., Reddemann, L. (2014). Trauma und Geschlecht – ein Verhältnis mit vielen Schattierungen. Trauma & Gewalt; 8(3): 180–190.

Gahleitner, S. B., Schulze, H., Pauls, H. (2009). ›hard to reach‹ – ›how to reach‹? Psycho-soziale Diagnostik in der Klinischen Sozialarbeit. In: Pantuček, P., Röh D (Hg.). Perspektiven sozialer Diagnostik. Über den Stand der Entwicklung von Verfahren und Standards. Münster: LIT; 321–44.

Gildemeister, R. (2010). Doing Gender: Soziale Praktiken der Geschlechterunterscheidung. In: Becker, R., Kortendiek B (Hg.). Handbuch Frauen- und Geschlechterforschung. Theorie, Methoden, Empirie. 3. Aufl. Wiesbaden: Springer VS; 137–45 (Geschlecht & Gesellschaft 35).

Gildemeister, R., Wetterer, A. (1995). Wie Geschlechter gemacht werden. Die soziale Konstruktion der Zweigeschlechtlichkeit und ihre Reifizierung in der Frauenforschung. In: Knapp, G. A., Wetterer A (Hg.). Traditionen – Brüche. 2. Aufl. Freiburg: Kore: 255–85.

Grawe, K. (2004). Neuropsychotherapie. Göttingen: Hogrefe.

Hagemann-White, C. (1984). Sozialisation weiblich – männlich? Opladen: Leske + Budrich.

Hanses, A. (2000). Biographische Diagnostik in der Sozialen Arbeit. Über Notwendigkeit und

Möglichkeit eines hermeneutischen Fallverständnisses im institutionellen Kontext. Neue Prax; 30(4): 357–79.
Hanses, A. (2002). Biografische Diagnostik als Veränderung professioneller »Interaktionsordnung«. In: Dörr, M. (Hg.). Klinische Sozialarbeit – eine notwendige Kontroverse. Hohengehren: Schneider; 86–102.
Heiner, M. (2010). Diagnostik in der Sozialen Arbeit. In: Otto, H. U., Thiersch, H. (Hg.). Handbuch Sozialarbeit/Sozialpädagogik. 6. Aufl. München: Reinhardt; 242–56.
Hirschauer, S. (2015). Die soziale Konstruktion der Transsexualität. Über die Medizin und den Geschlechtswechsel. 5. Aufl. Frankfurt am Main: Suhrkamp.
Hollstein, W. (1992). Männlichkeit und Gesundheit. In: Brähler, E., Felder, H. (Hg.). Weiblichkeit, Männlichkeit und Gesundheit. Medizinpsychologische und psychosomatische Untersuchungen. Opladen: Westdeutscher Verlag; 64–75.
Horlacher, S., Jansen, B., Schwanebeck, W. (Hg.) (2016). Männlichkeit. Ein interdisziplinäres Handbuch. Stuttgart: Metzler.
Hurrelmann, K., Bauer, U., Grundmann, M., Walper, S. (2015). Vorwort: Die Entwicklung der Sozialisationsforschung. In: Hurrelmann, K., Grundmann M (Hg.). Handbuch Sozialisationsforschung. 8. Aufl. Weinheim: Beltz; 9–13.
Janoff-Bulman, R. (1985). The aftermath of victimization: Rebuilding shattered assumptions. In: Figley C (ed). Trauma and its Wake. The Study and Treatment of Post-Traumatic Stress Disorder. New York: Brunner/Mazel; 15–35.
Kavemann, B. (1996). Täterinnen – Frauen, die Mädchen und Jungen sexuell missbrauchen. In: Hentschel G (Hg.). Skandal und Alltag. Sexueller Mißbrauch und Gegenstrategien. Berlin: Orlanda; 246–61.
Kia-Keating, M., Sorsoli, L., Grossman, F. K. (2010). Relational challenges and recovery processes in male survivors of childhood sexual abuse. J Interpers Violence; 25(4): 666–83.
Kimerling, R., Ouimette, P., Wolfe, J. (eds) (2002). Gender and PTSD. New York: Guilford.
Kimerling, R., Ouimette, P., Weitlauf, J. C. (2007). Gender issues in PTSD. In: Friedman, M. J., Keane, T. M., Resick, P. A. (eds). Handbook of PTSD: Science and practice. New York, NY: Guilford; 207–28.
Kolip, P., Hurrelmann, K. (Hg.) (2016). Handbuch Geschlecht und Gesundheit. Männer und Fragen im Vergleich. 2. Aufl. Göttingen: Hogrefe.
Kolk van der, B. A. (1999). Zur Psychologie und Psychobiologie von Kindheitstraumata (Developmental Trauma). In: Streeck-Fischer, A. (Hg.). Adoleszenz und Trauma. Göttingen: Vandenhoeck & Ruprecht; 32–56.
Kolk van der, B. A. (2000). Die Vielschichtigkeit der Anpassungsprozesse nach erfolgter Traumatisierung: Selbstregulation, Reizdiskriminierung und Entwicklung der Persönlichkeit. In: van der Kolk, B. A., McFarlane, A. C., Weisaeth, L. (Hg.). Traumatic Stress. Grundlagen und Behandlungsansätze. Theorie, Praxis und Forschung zu posttraumatischem Streß sowie Traumatherapie. Paderborn: Junfermann; 169–94.
Küssel, M., Nickenig, L., Fegert, J. M. (1993). »Ich hab' auch nie etwas gesagt« – Eine retrospektiv-biographische Untersuchung zum sexuellen Mißbrauch an Jungen. Prax Kinderpsychol Kinderpsychiatr; 42(8): 278–84.
Lebowitz, L., Harvey, M. R., Herman, J. L. (1993). A stage-by-dimension model of recovery from sexual trauma. J Interpers Violence; 8(3): 378–91.
Levant, R. F., Williams, C. M. (2009). The psychology of men and masculinity. In: Bray, J. H., Stanton, M. (eds). The Wiley-Blackwell Handbook of Family Psychology. Malden, MA: Wiley-Blackwell; 588–99.
Macoby, E. E., Jacklin, A. N. (1974). The Psychology of Sex Differences. Stanford, CA: Stanford University Press.
Maihofer, A. (1995). Geschlecht als Existenzweise. Frankfurt am Main: Helmer.
Maihofer, A. (2004). Von der Frauen- zur Geschlechterforschung – methodischer Trend oder bedeutsamer Perspektivwechsel. In: Döge, P., Kassner, K., Schambach, G. (Hg.). Schaustelle Gender. Aktuelle Beiträge sozialwissenschaftlicher Geschlechterforschung. Bielefeld: Kleine; 111–28.
Mansfield, A. K. (2007). Masculine Norms, Trauma Symptoms, Emotional Skillfulness and Aggression. Understanding the Connections. Dissertation. Worcester, MA: Clark University.
McGuffey, C. S. (2008). »Saving masculinity«: Gender reaffirmation, sexuality, race, and parental responses to male child sexual abuse. Soc Probl; 55(2): 216–37.
Meuser, M. (2010). Geschlecht und Männlichkeit. Soziologische Theorie und kulturelle Deutungsmuster. 2. Aufl. Wiesbaden: Springer VS.
Mosser, P., Lenz, H.-J. (Hg.) (2014). Sexualisierte Gewalt gegen Jungen: Prävention und Inter-

vention. Ein Handbuch für die Praxis. Wiesbaden: Springer VS.

Nestmann, F. (1988). Die alltäglichen Helfer. Reihe: Prävention und Intervention im Kindes- und Jugendalter. Band 2. Berlin: de Gruyter.

Nestmann, F. (2000). Netzwerkintervention und soziale Unterstützungsförderung – konzeptioneller Stand und Anforderungen an die Praxis. Gruppendynamik; 31(3): 259–75.

Nestvogel, R. (2010). Sozialisationstheorien: Traditionslinien, Debatten, Perspektiven. In: Becker, R., Kortendiek B (Hg.). Handbuch Frauen- und Geschlechterforschung. Theorie, Methoden, Empirie. 3. Aufl. Wiesbaden: Springer VS; 166–77 (Geschlecht & Gesellschaft 3).

Obrecht, W. (2005). Ontologischer, Sozialwissenschaftlicher und Sozialarbeitswissenschaftlicher Systemismus – Ein integratives Paradigma der Sozialen Arbeit. In: Hollstein-Brinkmann, H., Staub-Bernasconi, S. (Hg.). Systemtheorien im Vergleich. Was leisten Systemtheorien für die Soziale Arbeit? Versuch eines Dialogs. Wiesbaden: Springer VS; 93–172.

Olff, M. (2017). Sex and gender differences in post-traumatic stress disorder: an update. European Journal of Psychotraumatology; 18(sup4): Art. 1351204.

Pauli, D. (2019). Nicht-binäre Geschlechtsorientierung bei Kindern und Jugendlichen. Eine Herausforderung für die Betroffenen, das Umfeld und die Behandelnden. Kinderanalyse; 27(1): 53–64.

Pauls, H. (2013). Klinische Sozialarbeit. Grundlagen und Methoden psycho-sozialer Behandlung. Reihe: Grundlagentexte Soziale Berufe. 3. Aufl. Weinheim: Juventa.

Pennebaker, J. W., Beall, S. K. (1986). Confronting a traumatic event: toward an understanding of inhibition and disease. J Abnorm Psychol; 95(3): 274–81.

Pöge, K., Dennert, G., Koppe, U., Güldenring, A., Matthigack, E. B., Rommel, A. (2020). Die gesundheitliche Lage von lesbischen, schwulen, bisexuellen sowie trans- und intergeschlechtlichen Menschen. Journal of Health Monitoring; 5(S1): 2–30.

Pratchett, L. C., Pelcovitz, M. R., Yehuda, R. (2010). Trauma and violence: Are women the weaker sex? Psychiatr Clin North Am; 33(2): 465–74.

Prati, G., Pietrantoni, L. (2009). Optimism, social support, and coping strategies as factors contributing to posttraumatic growth: a meta-analysis. J Loss Trauma; 14(5): 364–88.

Rieske, T. V., Scambor, E., Wittenzellner, U., Könnecke, B., Puchert, R. (2018). Aufdeckungsprozesse männlicher Betroffener von sexualisierter Gewalt in Kindheit und Jugend. Verlaufsmuster und hilfreiche Bedingungen. Wiesbaden: Springer VS.

Roberts, S. T., Watlington, C. G., Nett, S. D., Batten, S. V. (2010). Sexual trauma disclosure in clinical settings: addressing diversity. J Trauma Dissoc; 11(2): 244–59.

Rommelspacher, B. (1992). Mitmenschlichkeit und Unterwerfung. Zur Ambivalenz der weiblichen Moral. Frankfurt am Main: Campus.

Rommelspacher, B. (2002). Verschleierte Unterschiede. taz 08. 03. 2002; 20.

Rommelspacher, B., Wachendorfer, U. (2008). Interkulturelle Therapie. In: Hermer, M., Röhrle, B. (Hg.). Handbuch der therapeutischen Beziehung. Band 2: Spezieller Teil. Tübingen: DGVT; 1337–60.

Rosen, L. N., Martin, L. (1998). Long-term effects of childhood maltreatment history on gender-related personality characteristics. Child Abuse Negl; 22(3): 197–211.

Rossilhol, J. B. (2002). Sexuelle Gewalt gegen Jungen. Dunkelfelder. Marburg: Tectum.

Russel, D. E. (1986). The Secret Trauma. Incest in the Lives of Girls and Women. New York: Basic Books.

Scheffler, S. (2010). Psychologie: Arbeitsergebnisse und kritische Sichtweisen psychologischer Geschlechterforschung. In: Becker, R., Kortendiek, B. (Hg.). Handbuch Frauen- und Geschlechterforschung. Theorie, Methoden, Empirie. 3. Aufl. Wiesbaden: Springer VS; 659–67 (Geschlecht & Gesellschaft 35).

Schigl, B. (2018). Psychotherapie und Gender. Konzepte. Forschung. Praxis. Welche Rolle spielt die Geschlechtszugehörigkeit im therapeutischen Prozess? 2. Aufl. Wiesbaden: Springer.

Scholz, S. (2019). Männlichkeitsforschung: die Hegemonie des Konzeptes »hegemoniale Männlichkeit«. In: Handbuch Interdisziplinäre Geschlechterforschung. Kortendiek, B., Riegraf, B., Sabisch, K. (Hg.). Wiesbaden: Springer VS; 419–428.

Sieverding, M., Alfermann, D. (1992). Geschlechtsrollen und Geschlechtsrollenstereotype. Instrumentelles (maskulines) und expressives (feminines) Selbstkonzept: ihre Bedeutung für die Geschlechtsrollenforschung. Z Sozialpsychol; 23(1): 6–15.

Sorsoli, L. (2010). »I remember«, »I thought«, »I know I didn't say«: Silence and memory in trauma narratives. Memory; 18(2): 129–41.
Spaccarelli, S. (1994). Stress, appraisal, and coping in child sexual abuse: a theoretical and empirical review. Psychol Bull; 116(2): 340–62.
Spilles, G., Weidig, U. (2004). Überlegungen zu männerspezifischen Behandlungsansätzen in der Suchtkrankenhilfe am Beispiel der Ambulanten Rehabilitation Sucht (ARS) unter besonderer Berücksichtigung des Modells der Integrativen Therapie. Graduierungsarbeit. Europäische Akademie für psychosoziale Gesundheit. Hückeswagen: Fritz Perls Institut.
Stecklina, G., Böhnisch, L. (2014). Beratung von Männern. In: Nestmann, F., Engel, F., Sickendiek, U. (Hg.). Das Handbuch der Beratung. Band 1: Disziplinen und Zugänge. 3. Aufl. Tübingen: DGVT; 219–30.
Tatschmurat, C. (2014). Gender Troubles in der Beratung. In: Nestmann, F., Engel, F., Sickendiek, U. (Hg.). Das Handbuch der Beratung. Band 1: Disziplinen und Zugänge. 3. Aufl. Tübingen: DGVT; 231–43.
Tedeschi, R. G., Calhoun, L. G. (1995). Trauma and Transformation. Growing in the Aftermath of Suffering. Thousand Oaks, CA: Sage.
Teegen, F., Beer, M., Parbst, B., Timm, S. (1992). Sexueller Mißbrauch von Jungen und Mädchen: Psychodynamik und Bewältigungsstrategien. In: Gegenfurtner, M., Keukens, W. (Hg.). Sexueller Missbrauch von Kindern und Jugendlichen. Diagnostik – Krisenintervention – Therapie. Magdeburg: Westarp-Wissenschaften; 11–31.
Tolin, D. F., Foa, E. B. (2008). Sex differences in trauma and posttraumatic stress disorder: a quantitative review of 25 years of research. Psychol Trauma Theory Res Pract Policy; 5(1): 37–85.
Trautner, H. M. (1992). Lehrbuch der Entwicklungspsychologie. Band 2. 2. Aufl. Göttingen: Hogrefe.
Valentine, S. E., Shipherd, J. C. (2018). A systematic review of social stress and mental health among transgender and gender non-conforming people in the United States. Clinical Psychology Review; 66(1): 24–38.
Vogt, I. (2000). Perspektiven einer geschlechtsspezifischen Psychotherapie-Forschung. In: Hermer M (Hg.). Psychotherapeutische Perspektiven des 21. Jahrhunderts. Tübingen: DGVT; 93–105.
West, C., Zimmermann, D. H. (2000). Doing gender. Gender & Society 1987; 1(1): 125–51.
Williams, L. M., Banyard, V. L. (eds) (1999). Trauma & Memory. Thousand Oaks, CA: Sage.
Wintersperger, S. (2006). Wann ist das Trauma zu Ende? Wege und Ziele in der Traumatherapie. Imagination; 28(2): 39–48.
Yarrow, C., Churchill, S. (2009). Counsellors' and psychologists' experience of working with male survivors of sexual trauma: A pilot study. Counselling Psychol Quarterly; 22(2): 267–77.

MARTIN SACK, RUTH EBBINGHAUS

35 Behandlung der Folgen von Gewalt und sexuellem Missbrauch in Institutionen

35.1 Einleitung

Institutionelle Pflege in einem Kinderheim oder Aufenthalt in einem Internat muss nicht notwendigerweise schädigend sein und damit zur Entwicklung von psychischen Erkrankungen oder Verhaltensstörungen prädisponieren. Die Aufnahme in ein Heim oder in ein Internat kann zur Abwendung gefährdender Bedingungen oder in familiären Problemsituationen eine wirkungsvolle und notwendige Hilfe darstellen, etwa dann, wenn zerrüttete Familienverhältnisse vorliegen und Kinder Zeuge oder Opfer von Gewalt in der Familie werden. Entscheidend sind die zeitliche Kontinuität der Pflege und die erzieherischen Fähigkeiten der Bezugspersonen (Larsson et al. 1986) sowie Rahmenbedingungen, die vor Traumatisierungen innerhalb der Institution schützen.

Die Ausübung von Gewalt und sexuellem Missbrauch gegenüber Kindern und Jugendlichen in Institutionen ist in der Öffentlichkeit erst seit einigen Jahren ein Thema. Auf Missstände in der Heimerziehung und entwürdigende pädagogische Maßnahmen in staatlichen und kirchlichen Institutionen der Heimerziehung sowie in Internaten, besonders im Zeitraum von 1950 bis 1970, wurde allerdings bereits zuvor von verschiedenen Seiten aufmerksam gemacht (Kappeler 2008; Kuhlmann 2008).

Aufgrund mehrerer Petitionen an den Deutschen Bundestag zum Thema Heimerziehung in den 1950er und 1960er Jahren wurde 2009 der »Runde Tisch Heimerziehung« eingerichtet. In fast zweijähriger Arbeit ist die Heimerziehung in der BRD in dieser Zeitperiode durch Einholung von Expertisen aufgearbeitet und abschließend beurteilt worden (Runder Tisch 2010). Die Problematik der DDR-Heimerziehung wurde bis zu den Empfehlungen des Rundes Tisches zunächst nicht in die Aufarbeitung einbezogen. Aufgrund zunehmender Proteste ehemaliger DDR-Heimkinder in der Öffentlichkeit entschied sich die Bundesregierung, eine Arbeitsgruppe mit Beteiligung der Bundesministerien und der betroffenen neuen Bundesländer zu beauftragen, um auch die Situation der DDR-Heimkinder zu untersuchen und Lösungen zu möglichen Hilfen zu erarbeiten (Arbeitsgemeinschaft für Kinder und Jugendhilfe 2012).

Wie die Aufarbeitung der Erziehung in Heimen und Internaten seit der Nachkriegszeit zeigt, ist davon auszugehen, dass in der BRD bis etwa 1970 und in der DDR bis 1990 Kinder und Jugendliche teilweise extrem schädigenden und entwürdigenden Bedingungen ausgesetzt waren (Gahleitner 2009; Sack & Ebbinghaus 2012). Etwa 700000–800000 Kinder und Jugendliche lebten in der Zeit von 1949–1975 in Heimen der Bundesrepublik Deutschland (Runder Tisch 2010). In den Jahren 1949–1990 haben etwa 495000 Minderjährige die Heime der DDR durchlaufen, davon waren 135000 Kinder und Jugendliche in sogenannten Spezialheimen unter besonders problematischen Bedingungen untergebracht (Laudin & Sachse 2011). Während im Westen Deutschlands die Situation der Heimkinder durch Reformen Ende der 1960er Jahre verbessert werden konnte, änderten sich die Heimbedingungen im Osten Deutschlands erst mit dem Untergang der DDR.

Sowohl aus dem Abschlussbericht zur Aufarbeitung der Heimerziehung der 1950er und 1960er Jahre der BRD durch den Runden Tisch (2010) als auch aus dem Abschlussbericht des Arbeitskreises für die DDR-Heimerziehung (Arbeitsgemeinschaft für Kinder- und Jugendhilfe 2012) und aus den Ergebnissen der dazu in Auftrag gegebenen Expertisen geht hervor, dass die ehemaligen Heimkinder in den Heimsystemen der BRD und der DDR schweren körperlichen und seelischen Belastungen wie auch traumatisierenden Situationen ausgesetzt waren, die zu erheblichen, bis heute andauernden psychischen und sozialen Folgen führten. Die Heimerziehung hat in den 1950er bis 1970er Jahren in der BRD und bis 1990 in der ehemaligen DDR Kinder und Jugendliche nicht nur in ihren Menschenrechten nachweislich verletzt, sondern auch manifeste Folgeerscheinungen für Betroffene mit sich gebracht (Laudien & Sachse 2011). Die praktizierten Erziehungsmethoden waren dabei ähnlich, es wurde in beiden Heimsystemen zur Durchsetzung von Disziplin und Ordnung körperliche und seelische Gewalt angewandt. In beiden Heimsystemen kam es auch zu sexueller Gewalt durch die Erzieherpersonen und unter den Heimkindern.

Nach Kappeler (2010) hat es viele Übereinstimmungen der Heimerziehung in der »bürgerlich-kapitalistischen« BRD und der »sozialistischen« DDR in den Jahrzehnten der Parallelexistenz gegeben. Als entscheidende Grundlage für die Beurteilung eines Kindes diente in der BRD wie in der DDR der Grad der Abweichung von der gesellschaftlich definierten Norm. Eine Heimeinweisung wurde häufig durch »Schwererziehbarkeit« oder »Verwahrlosung« begründet. Im Unterschied zur BRD wurde in der DDR die strikte Normorientierung aber ganz offen und mit großer ideologischer Überzeugungskraft theoretisch begründet und praktisch angewendet. In beiden Systemen stand die Disziplin im Mittelpunkt, entsprechend lauteten die Erziehungsziele und waren die Erziehungsmethoden (Kappeler 2010). In der DDR gab es aber neben den überwiegend üblichen sozialen bzw. familiären Begründungen auch eine Anzahl politisch begründeter Heimeinweisungen, z. B. wenn die Eltern nach Ansicht des Staates ihre Kinder nicht systemkonform erzogen, selbst nicht nach den Werten des Staates lebten oder gar eine Flucht versuchten und politisch inhaftiert wurden. Aber auch wenn die Kinder und Jugendlichen selbst z. B. negative Äußerungen gegen den Staat machten, andere politische, besonders westliche Normen und Werte vertraten und zu leben versuchten, wurden sie zur politischen Umerziehung in ein Heim eingewiesen (Laudien & Sachsse 2011; Sack & Ebbinghaus 2012).

Einige Unterschiede zwischen Ost und West lassen sich insbesondere in der Struktur und Organisation der Heimsysteme feststellen. Die Heime in der BRD befanden sich im Zeitraum von 1950–1970 zu 65 % überwiegend in kirchlicher, nur zu 25 % in staatlicher und zu 10 % in freier oder privater Trägerschaft. Verantwortlich für die Einweisung und Unterbringung waren die Jugendämter, häufig ging eine Entscheidung des Vormundschaftsgerichtes voraus. Die Heime in der DDR waren, bis auf wenige Ausnahmen, ab den frühen 1950er Jahren bis zur Wende ausschließlich in staatlicher Hand, unterlagen somit einer deutlich stärkeren Einflussnahme der politischen Interessen und Vorgaben des Staates.

Im Gegensatz zu den Heimen der BRD waren die Heime der DDR zentral geführt und verwaltet; hatte die Kollektiverziehung eine ideologisch-politische Zielsetzung; wurde die Heimerziehung rein staatlich organisiert und war an den staatlichen Zielen orientiert. Die gesamte Pädagogik war an sowjetischen Grundpositionen ausgerichtet, ohne Möglichkeit zur Selbstreflexion und Produktion eigenständiger sozialpädagogischer Theorien. Die Erziehung war auf Persönlichkeitsdefizite und ihre Beseitigung ausgerichtet (Krause 2004). Zimmermann (2004, S. 417) beschreibt den repressiven Charakter der Jugendhilfe in der DDR als »Erziehungsdiktatur« im Sinne eines rechtlosen Raums und fehlender Vertretung der Interessen von aus der Gesellschaft als »Arbeitsscheue«, »Rowdys« oder »Rumtreiber« ausgegrenzter Jugendlicher. Die starke politische Indoktrination der DDR-Heimkinder sowie die Anwendung von ausgeprägtem militärischem Drill im Heimalltag waren typisch für die DDR-Heime. In den BRD-Heimen bestand dagegen häufig ein starker kirchlicher Einfluss mit religiösen Ritualen.

Das Heimsystem in der DDR war durch die zentrale Lenkung klar durchstrukturiert. Im Westen gab es kein einheitliches Heimsystem mit zugeteilten Funktionen, weil unterschiedliche Träger für die Heime zuständig waren. Es gab aber auch in der BRD geschlossene Fürsorgeerziehungsheime mit eigenem Schul- und Arbeitssystem, die den Spezialheimen der DDR ähnelten.

Eine Sonderrolle spielte in der DDR der geschlossene Jugendwerkhof Torgau, der ab 1964 als strafvollzugsähnliche Disziplinierungseinrichtung für Jugendliche im Alter von 14–18 Jahren eingerichtet wurde. Eine vergleichbare Einrichtung hat es nach unserer Kenntnis in der BRD nicht gegeben. In Torgau wurden besonders Dauerausreißer und Kinder mit häufigen Disziplinverstößen aus anderen Heimen für zwei bis sechs Monate eingewiesen und häufig sehr brutal und menschenverachtend behandelt. Insgesamt waren ca. 5000 Jugendliche bis zur Wende den Disziplinierungsmaßnahmen in Torgau ausgesetzt (Gatzemann 2008; Puls 2009).

Im Gegensatz zur BRD konnten sich die Heimkinder der DDR auch nach ihrer Entlassung aus dem Heimsystem oft den weiteren Kontroll- und Disziplinierungsmaßnahmen des Staates nicht entziehen und wurden bei Verstoß gegen staatliche Auflagen wie Arbeitsplatz-, Aufenthalts- und Meldebestimmungen nicht selten inhaftiert und somit kriminalisiert.

35.2 Besondere Bedingungen eines Heimaufenthaltes in der BRD von 1950–1970

Die überwiegende Anzahl der Heime in der BRD befand sich in kirchlicher Trägerschaft, ein weiterer Teil in staatlicher oder privater Hand. Es gab deshalb kein einheitliches Heimsystem. Die Erziehungsvorstellungen dieser Zeit waren bei den kirchlichen Trägern von den theologischen Konzepten der sogenannten **»Rettungspädagogik«** geprägt. Heimerziehung wurde als »Rettung oder innere Mission« gesehen, Religion helfe bei der Entfaltung der Persönlichkeit und sei auch ein Heilmittel bei Fehlentwicklungen und Entartungen. Die konfessionelle Pädagogik betonte immer wieder das Prinzip der **»hingebenden Liebe«** als Grundlage der Erziehung, schloss dabei aber strafende Disziplinierung bei abweichendem Verhalten nicht aus. Lohn und Strafe wurden als unverzichtbar in der Erziehung gesehen (Kuhlmann 2008). Diese Position hatte bis in die 1960er Jahre erhebliche Gemeinsamkeiten mit der an den Universitäten gelehrten pädagogischen Auffassung.

Im Gegensatz dazu wurde an den Universitäten und Fachhochschulen ab den 1960er Jahren zunehmend eine sozialpädagogische Position vertreten. Das Ziel bestand auch hier in Disziplinierung, asketischem Lebensstil, Einfügung in die Gemeinschaft. Eine klare Absage an autoritäre Erziehungsstile gab es erst ab Ende der 1960er Jahre im Zuge der Entwicklung der modernen sozialpädagogischen und heilpädagogischen Konzepte. Diese wurden allerdings nur zögerlich in der BRD ab 1975 verbreitet (Kuhlmann 2008).

In der **Jugendhilfe** der BRD bestand in weiten Teilen ein kollektivistisches Erziehungsverständnis. Als oberstes Ziel galt nicht die Persönlichkeitsentfaltung, sondern die gesellschaftliche Eingliederung. Die Einfügung der Kinder und Jugendlichen in die überindividuelle Ordnung wurde betont. Sie sollten vorrangig zu funktionierenden Gliedern der Gesellschaft erzogen werden. Ziele der Erziehung waren Anpassungsbereitschaft, Gehorsam, Fleiß, Ordnung und Anspruchslosigkeit (Runder Tisch 2010; Wolf 2010).

Zusammenfassend lässt sich sagen, dass die Heimerziehung der 1950er und 1960er Jahre in der BRD weitgehend religiös-moralisch und durch die Zielsetzung einer gesellschaftlichen Eingliederung von normabweichenden Kindern und Jugendlichen geprägt war.

Die Entfaltung und Entwicklung der Persönlichkeit und das Recht darauf wurde vor 1970 in der Heimerziehungspraxis kaum berücksichtigt (Runder Tisch 2010).

Die Gründe der Heimeinweisung waren aus heutiger Sicht oft nicht nachvollziehbar. Die unbestimmten und nicht eindeutig definierten Begriffe der **»Verwahrlosung«** und der **»Gefährdung«** waren zentral für die Heimunterbringung, insbesondere wenn diese ohne Zustimmung der Eltern erfolgte. Eine Gefährdung des Kindeswohls war gegeben, wenn Eltern ihr Erziehungsrecht missbrauchten, die Kinder vernachlässigten oder die Eltern einen ehrlosen und unsittlichen Lebenswandel führten. Die Verwahrlosung wurde als Abweichung vom Durchschnitt definiert. Infolge der Unbestimmtheit der Begriffe wurde in vielen Fällen bereits eine geringfügige oder auch nur vermutete Abweichung von einer idealisierten Vorstellung vom Normalen zum Anlass für eine Heimeinweisung. Symptome von Verwahrlosung waren: Unordnung, Unbeherrschtheit, Pflichtvernachlässigung, Ungehorsam, Schule-Schwänzen, Frechheit, Widerspenstigkeit, Unehrlichkeit, Kriminalität, Arbeitsbummelei, Vagabundieren, Genussleben, Gewalttätigkeit, Prostitution, Herumtreiben. Dabei standen alleinerziehende Mütter und uneheliche Kinder oft unter dem Generalverdacht, »sittlich und moralisch nicht gefestigt zu sein«. Die bloße Annahme genügte hier oft schon, um eine Heimeinweisung der Kinder zu veranlassen (Runder Tisch 2010).

Anders als in der DDR war in der BRD die **körperliche Züchtigung** bis in die 1970er Jahre für Erzieher, Lehrer, Kindergärtnerinnen usw. durch den Bundesgerichtshof als ein gewohnheitsrechtliches Züchtigungsrecht zugestanden. In den Bundesländern wurde das Züchtigungsrecht unterschiedlich gehandhabt, teils verboten. Generell galt ein fachlich begründetes Züchtigungsverbot, das jedoch Ausnahmen zuließ; bei Bekanntwerden wurden diese aber selten geahndet. So waren körperliche Züchtigungen und Gewalt seitens der Erzieher nach den Berichten der Heimkinder keine Ausnahme. Es werden sehr drastische Demütigungen, Entwertungen, Arreststrafen, Kollektivstrafen, Kontaktsperre, Briefzensur, auch sexuelle Gewalt und Zwangsarbeit beschrieben. Da die Mehrzahl der Heime in kirchlicher Trägerschaft war, wurde den Kindern ein Zwang zur Ausübung religiöser Rituale und Praktiken auferlegt, was aber auch in den staatlichen Einrichtungen fester Bestandteil des Alltags war.

Aus diesem Grund kommt der Runde Tisch in seinem Abschlussbericht zu der Schlussfolgerung, dass die Lebensbedingungen in Heimen der 1950er und 1960er Jahre in der BRD mit »vielfachem Unrecht und Leid« verbunden waren (Runder Tisch 2010).

35.3 Besondere Bedingungen eines Heimaufenthaltes in der DDR von 1950–1990

Direkt nach dem Krieg lebten in der Sowjetischen Besatzungszone ca. 200 000 Kinder und Jugendliche, deren Versorgung nicht gesichert war. Viele von ihnen hatten ihre Familie und ihre Heimat verloren. In der Folge von Bombenkrieg und Flucht waren sie aufgrund der schlechten Ernährungssituation verwahrlost und versuchten ihre Existenz durch Schwarzmarkthandel oder andere kriminelle Delikte zu sichern. Die Kriegserlebnisse hatten zu einer hohen Zahl von Traumata bei den Kindern geführt, psychische Störungen und Verhaltensauffälligkeiten nahmen rapide zu. Unterstützungs- und Behandlungsangebote für kriegstraumatisierte Kinder fehlten völlig (Sachse 2010). Heimeinweisungen erfolgten damals häufig durch einen Gerichtsbeschluss aufgrund der hohen Kriminalität unter den verwaisten Jugendlichen. Es entstand schnell ein erheblicher Mangel an Heimplätzen, die Kapazitäten waren erschöpft, deshalb wurden eilig sogenannte Jugendhöfe, speziell für die gefährdeten Jugendlichen, in enteigneten Schlössern und Burgen eingerichtet. Es fehlte an Einrichtungsgegenständen, Lebensmitteln, Geld und Personal (Jahn 2010). Während in den ersten Jahren der Nachkriegszeit noch eine humanistisch geprägte Bildungskonzeption vorherrschte, änderten sich die Bildungsziele im folgenden Jahrzehnt.

Ab den 1950er Jahren wurde die Heimerziehung in der im Oktober 1949 gegründeten DDR durch die sozialistischen Vorstellungen von Pädagogik beeinflusst und zentral reguliert. Als Leitbild für die **Prägung des »neuen Menschen«** galten die Vorstellungen des Sowjetpädagogen Makarenko (Vogel 2010). Dieses staatliche Sozialisationsziel und somit auch die Erziehungsinhalte änderten sich im Laufe der Geschichte der DDR nur geringfügig (Jahn 2010, S. 7). Eine Auseinandersetzung mit den eigentlichen Bedürfnissen von Heimkindern fand nicht in ausreichendem Maße statt.

Der Staat erwartete die Unterordnung privater und individueller Interessen der Bürger unter die gesellschaftlichen Ziele (Jahn 2010). Die pädagogische Aufgabe der Erzieher wurde zugleich auch als eine politische Aufgabe gesehen. Der »neue Mensch« sollte durch ein genuines »Bedürfnis nach Arbeit« seine persönlichen Bedürfnisse den kollektiven Zielen der Gesellschaft unterordnen. Die wichtigsten staatlichen Sozialisationsziele waren das Verlangen nach völliger Ergebenheit der Bürger gegenüber den Idealen des Kommunismus, die Verrichtung gesellschaftlich nützlicher Arbeit und die Zurückstellung individueller Interessen. Die **»kollektive Arbeit«** als das wichtigste Instrument der moralischen Erziehung sollte die Herausbildung von »Kameradschaftlichkeit, Hilfsbereitschaft, Verantwortungsbewusstsein, sozialer Aktivität und einem Gefühl von Pflicht und Ehre fördern« (Jahn 2010, S. 7). Gegner dieser überhöhten Weltanschauung wurden diskriminiert und bald auch kriminalisiert.

In den 1970er Jahren war man bemüht, die Bürger auch Jemotional enger an den Staat zu binden und die aus dem Westen kommenden moralischen, gesellschaftlichen Veränderungen draußen zu halten, indem ideologisch begründete Feindbilder geschaffen wurden. Alle Bürger der DDR, die sich in den Augen des Staates pro-westlich verhielten, galten somit schnell als Feinde der DDR und wurden verfolgt, bestraft oder die Jugendlichen auch zur »Umerziehung« in Heime eingewiesen. Die negativen Einflüsse aus dem Westen sollten so beseitigt werden, denn sie verhinderten die Erfüllung des Bildungsauftrages, eine »allseitig entwickelte sozialistische Persönlichkeit zu formen«. Auch die Eltern hatten die Erziehungsvorstellungen des Staates zu erfüllen, ihnen wurde Versagen des elterlichen Erziehungsauftrags vorgeworfen, wenn die Kinder dagegen verstießen (Jahn 2010).

Mit der Trennung der Heime in Normal- und Spezialheime war 1952 ein einheitliches Heimsystem eingeführt worden, das bis zum Ende der DDR erhalten blieb. Die **Normalheime** waren für elternlose und entwicklungsgefährdete Kinder und Jugendliche gedacht. Hierzu zählten Vorschulheime, Normalkinderheime und Jugendwohnheime. Zu den **Spezialheimen** gehörten die Durchgangsheime und Durchgangsstationen, später auch die Aufnahmeheime, die Spezialkinderheime und Jugendwerkhöfe, der geschlossene Jugendwerkhof Torgau sowie das 1964 geschaffene Kombinat der Sonderheime für Psychodiagnostik und pädagogisch-psychologische Therapie (Zimmermann 2004, S. 243).

In den sogenannten Spezialheimen sollten diejenigen Kinder und Jugendlichen »umerzogen« werden, die der Vorstellung der sozialistischen Persönlichkeit nicht entsprachen. Zur Umsetzung der Kollektiverziehung (Makarenko 1976; Mannschatz 1968) wurden in den Heimen Gruppenleiter eingesetzt, die für die Disziplin der Gruppe mitverantwortlich waren und alle Verstöße melden mussten. Der ganze Tag wurde in der Gruppe verbracht und kontrolliert, die Entwicklung individueller Interessen wurde massiv behindert. Sich nicht an die sozialistischen Normen haltende Kinder und Jugendliche wurden durch das Gruppenkollektiv bestraft. Diese Kollektivstrafen wurden als Erziehungsmittel in den DDR-Heimen mit der Zeit explizit ein wichtiger Teil der pädagogischen Konzepte. Sicher waren diese Mittel zur Erreichung der pädagogischen Ziele nicht angemessen und richteten sich gegen das Kindeswohl. Beispiele aus Betroffenensicht finden sich in der Expertise von Sack und Ebbinghaus (2012).

35.4 Potenziell schädigende Bedingungen im Rahmen institutioneller Erziehung

Die Aufarbeitung der Bedingungen von Heimaufenthalten in den 1950er und 1960er Jahren der BRD zeigt, dass körperliche und sexuelle Übergriffe gehäuft dort geschehen, »wo es sich um eine weitgehend abgeschlossene ›Welt im Kleinen‹ handelt, zu der die Außenwelt wenig Zugang hat und in der versteckte Machtstrukturen herrschen: staatliche, private und kirchliche Schulen und Internate, Landschulheime, Sportvereine, Klöster und Pfarreien etc.« (Bründel 2010, S. 392).

Die Gefahr, Opfer von körperlicher oder sexueller Gewalt zu werden, ist in Kinderheimen um ein Vielfaches höher im Vergleich mit Kindern, die in ihrer Familie aufwachsen (Hobbs et al. 1999). In einer Befragung von Erwachsenen, die in den 1950er und 1960er Jahren in Kanada im Waisenhaus waren (Perry et al. 2005), fand sich eine extrem hohe Rate an Traumatisierungen während des Heimaufenthaltes: 96 % der Befragten berichteten über körperliche Misshandlungen durch Erzieher, 87 % schilderten Vernachlässigung, 81 % wurden Zeugen von Gewalt und 57 % Opfer sexueller Gewalt. Etwa die Hälfte der ehemaligen Heimkinder berichtete, dass damals zu keiner einzigen erwachsenen Person ein vertrauensvolles Verhältnis bestanden habe.

Kinder und Jugendliche, die in Institutionen leben und aufwachsen, leiden häufig bereits zum Aufnahmezeitpunkt an psychischen Störungen und Verhaltensauffälligkeiten oder an Traumafolgestörungen (Oswald et al. 2010; Schmid 2010). Heimkinder stellen demnach eine Risikogruppe dar, die sowohl Schutz als auch Förderung benötigt. Der Heimaufenthalt selbst stellt ein Risiko für Traumatisierungen durch Betreuungspersonen, aber auch durch Gewalt zwischen Heimkindern dar. Daher müssen hier vorbeugende Maßnahmen getroffen werden.

Durch die institutionelle Unterbringung und insbesondere durch die infolge der Herausnahme aus der Familie typischerweise vorkommenden wiederholten Beziehungsabbrüche besteht zudem die Gefahr, Bindungsstörungen zu verstärken bzw. zu verursachen (Brisch 2006; Newton et al. 2000).

Auch nach dem Heimaufenthalt finden sich gehäuft Probleme mit einer selbstständigen Lebensführung. Eine aktuelle Studie (Berzin 2010) zeigt, dass bei ehemaligen Heimkindern höhere Raten an Obdachlosigkeit und gehäuft Schwierigkeiten bei der sozialen Integration vorliegen. Nach dem Heimaufenthalt, insbesondere wenn eine normale Sozialisation mit Besuch einer öffentlichen Schule und der Entwicklung von tragfähigen Beziehungen auch außerhalb des Heimbereiches nicht möglich waren, sind besondere Hilfen bei der sozialen Integration erforderlich.

Es lassen sich durch die Heimeinweisung ausgelöste schädigende Bedingungen von Schädigungen während des Aufenthaltes im Heim unterscheiden (→ Tab. 35-1). Die Heimeinweisung löst häufig extreme Verunsicherung bezüglich des persönlichen Schicksals aus, verbunden mit Gefühlen von Ohnmacht und Hilflosigkeit. Kinder oder Jugendliche, die gegen ihren Willen in ein Heim oder Internat aufgenommen werden, machen eine subjektive Erfahrung von Unrecht und Willkür, verbunden mit dem Verlust des Vertrauens in eine gerechte Gesellschaft.

Durch die Heimeinweisung
▪ Ausgrenzung und soziale Isolierung
▪ extreme Verunsicherung und Ängstigung bezüglich des weiteren Schicksals
▪ Erfahrung von Ohnmacht und Hilflosigkeit
▪ Unrechtserfahrungen (Verlust des Vertrauens in eine gerechte Gesellschaft)
Durch den Heimaufenthalt
▪ Verlust sozialer und familiärer Bindungen
▪ systematische Unterdrückung persönlicher Neigungen und Interessen
▪ emotionale Vernachlässigung und fehlende Förderung der Persönlichkeitsentwicklung
▪ Fehlen adäquater psychiatrischer oder psychotherapeutischer Behandlung
▪ Entwürdigung durch Verletzen der Intimsphäre (alles spielt sich öffentlich ab)
▪ systematische Demütigungen, z. B. durch disziplinarische Maßnahmen
▪ psychische Gewalt durch Beschimpfen, Entwerten, Bestrafen
▪ körperliche und sexuelle Gewalt
▪ Behinderung der beruflichen Entwicklungsmöglichkeiten
▪ Behinderung sozialer Entwicklungsmöglichkeiten

Tab. 35-1: Spektrum potenziell schädigender Bedingungen durch institutionelle Erziehung

Die Intimsphäre von Kindern und Jugendlichen, beispielsweise bei der Körperhygiene, wurde nicht geschützt. Es gab keinerlei Rückzugsmöglichkeit und keinen privaten Bereich. Kinder wurden häufig durch öffentliches Kritisieren bloßgestellt und beschämt. Ziel war deren Anpassung an die Heimdisziplin. Diese Disziplin wurde mit psychischer Gewalt und mit Strafmaßnahmen durchgesetzt. Individuelle Probleme und psychische Belastungen fanden dabei keine Berücksichtigung. Kam es zu körperlicher oder sexueller Gewalt durch Betreuer oder durch andere Heimkinder, waren die betroffenen Kinder dieser schutzlos ausgesetzt. Gewaltsame Bestrafungsrituale innerhalb der Heimgruppen wurden durch Erzieher toleriert oder sogar initiiert. Grundlegende Persönlichkeitsrechte wurden im Heim nicht geschützt, es herrschten oft entwürdigende Zustände.

Persönliche Neigungen und Interessen, die nicht mit den Vorgaben der Heimleitung übereinstimmten, wurden systematisch unterdrückt. Individuelle Fähigkeiten und Vorlieben und damit die Entwicklung einer selbstsicheren Persönlichkeit wurden nicht gefördert. Fehlende Zuwendung zu dem einzelnen Kind oder Jugendlichen resultierte in emotionaler Vernachlässigung. Obwohl viele Heimkinder an psychischen Problemen und manifesten psychischen Erkrankungen litten, fehlte eine adäquate psychiatrische oder psychologische Versorgung.

Aufgrund fehlender Förderung und fehlender Angebote wurden schulische und berufliche Entwicklungsmöglichkeiten behindert. Heimkinder erfuhren soziale Stigmatisierung und gesellschaftliche Ausgrenzung und wurden hinsichtlich ihrer Fähigkeiten zu einer selbstständigen Lebensführung und zur Gestaltung von sozialen Kontakten nach dem Heimaufenthalt nicht ausreichend gefördert.

35.5 Sexueller Missbrauch in Institutionen und in Abhängigkeitsverhältnissen

Der Begriff »sexueller Missbrauch« wird nicht einheitlich verwendet, was zu Problemen, beispielsweise hinsichtlich Prävalenzzahlen oder juristischen Einschätzungen, führt. Im Strafgesetzbuch werden Straftaten gegen die sogenannte sexuelle Selbstbestimmung in den §§ 174–178 festgelegt:

> Als **sexueller Missbrauch** von Schutzbefohlenen durch Väter, Lehrer, Erzieher, Betreuer, Pfarrer etc. werden sexuelle Handlungen definiert, die vor dem Schutzbefohlenen vorgenommen werden, bzw. **sexuelle Handlungen**, die an dem Schutzbefohlenen durchgeführt werden, um sich sexuell zu erregen. Sexuelle Handlungen an Personen unter 14 Jahren werden als **sexueller Missbrauch von Kindern** bezeichnet. Unter **sexueller Nötigung** werden unter Gewaltausübung oder Androhung von Gewalt erzwungene sexuelle Handlungen verstanden.

In der fachlichen Diskussion verwenden pädagogische oder therapeutische Fachkräfte den Begriff »sexueller Missbrauch« oft heterogen oder hinsichtlich der zugrunde liegenden sexuellen Gewalt nicht genau definiert. Beispielweise werden psychischer Druck und körperliche Gewalt manchmal als notwendige Voraussetzungen für ein Missbrauchsgeschehen bezeichnet, während tatsächliche Missbraucher häufig das Vertrauen von Kindern erschleichen und sich als Kumpel und Freund ausgeben, um sie »freiwillig« zu sexuellen Handlungen zu bringen. Der Begriff der sexuellen Selbstbestimmung im Sinne von »Nein sagen können« ist für Kinder und auch für Jugendliche nur eingeschränkt anwendbar. In jedem Fall trägt der Erwachsene die Verantwortung für die Tat. Unklarheiten bestehen auch bezüglich einer genauen Definition von grenzverletzendem oder sexualisiertem Verhalten. Zählt eine Berührung im Intimbereich bereits als sexueller Übergriff oder erst eine versuchte oder vollzogene Penetration?

Der Runde Tisch definiert sexuellen Missbrauch folgendermaßen (Runder Tisch 2011, S. 21):

> »Unter sexuellem Kindesmissbrauch versteht man jede sexuelle Handlung, die durch Erwachsene oder Jugendliche an/mit oder/und vor Minderjährigen vorgenommen wird. Der Täter, die Täterin nutzt die körperliche, psychische, kognitive und sprachliche Unterlegenheit des Kindes aus, um seine oder ihre Bedürfnisse auf Kosten des Kindes zu befriedigen. Enge Definitionen beziehen ausschließlich Handlungen mit direktem und eindeutig als sexuell identifizierbarem Körperkontakt zwischen Minderjährigen und Täter/-in mit ein, das heißt ein Berühren, das unmittelbar der sexuellen Bedürfnisbefriedigung des Täters/der Täterin dient. Dies reicht vom Anfassen der Brust oder den Genitalien des Kindes bis hin zur vaginalen, analen oder oralen Penetration bzw. Vergewaltigung.«

Anfang 2010 kam es zu einer anhaltenden öffentlichen Debatte über sexuellen Missbrauch in Institutionen, ausgelöst durch Bekanntwerden von Missbrauchsfällen in bekannten Institutionen (z. B. Odenwaldschule, Canisius-Kolleg). Die Bundesregierung reagierte auf das Bekanntwerden der Missbrauchsfälle mit der Einrichtung eines Runden Tisches »Sexueller Kindesmissbrauch in Abhängigkeits- und Machtverhältnissen in privaten und öffentlichen Einrichtungen und im familiären Bereich« und der Einsetzung einer unabhängigen Beauftragten (Dr. Christine Bergmann). Eine Anlaufstelle für Betroffene wurde eingerichtet.

War die Initiative der Bundesregierung durch Berichte von sexuellem Missbrauch in Institutionen ausgelöst, zeigte sich jedoch ein deutlich größerer Beratungs- und Hilfsbedarf bei Opfern familiärer sexueller Gewalt – lediglich 32 % der Anfragen erfolgten aufgrund von Missbrauch in Institutionen (Runder Tisch 2011).

Für Deutschland liegen keine empirischen Daten vor, wie viele Kinder und Jugendliche in stationären Maßnahmen der Jugendhilfe und in Bildungseinrichtungen aktuell betroffen sind. Berichte aus der Praxis machen indessen deutlich, dass eine nicht geringe Zahl von Mädchen und Jungen entsprechende Erfahrungen in Institutionen machen muss (Bundschuh 2010). Daher wurde das deutsche Jugendinstitut beauftragt, die Prävalenz von sexualisierter Gewalt in ausgewählten pädagogischen Einrichtungen im Rahmen einer repräsentativen Erhebung zu untersuchen. Schulen, Internate und stationäre Einrichtungen der Jugendhilfe wurden zu bekannt gewordenen Verdachtsfällen auf sexuelle Gewalt gegen Kinder und Jugendliche vor allem in den letzten drei Jahren telefonisch oder schriftlich befragt. Grundlage für die erhobenen Befunde waren die Auskünfte von 1128 Schulleitungen, 712 Lehrkräften, 97 Internatsleitungen sowie 77 Schülervertretungen (ehemalige) und 324 Heimleitungen (Langmeyer & Entleitner 2011). Hauptergebnis ist eine als insgesamt hoch einzustufende Belastung der Institutionen mit Verdachtsfällen auf sexuelle Gewalt. Rund 50 % der Schulen, knapp 70 % der Internate und mehr als 80 % der Heime geben an, dass sie sich in der jüngeren Zeit in irgendeiner Form mit sexueller Gewalt auseinanderzusetzen hatten. In Heimen werden insgesamt deutlich mehr Verdachtsfälle genannt als in Schulen und Internaten. Auffällig war außerdem das Ergebnis, dass es meist Maßnahmen oder strafrechtliche Konsequenzen gab, wenn es sich um Täter außerhalb der Einrichtungen handelte oder bei Übergriffen unter den Kindern, dass dagegen nur ein Drittel der Fälle durch an der Institution tätige Personen Konsequenzen nach sich zogen (Langmeyer & Entleitner 2011).

35.6 Schädigungsfolgen

Die oben geschilderten potenziell schädigenden Bedingungen können zu fortbestehenden Schädigungen im Erwachsenenalter führen. Es finden sich sogar typische Schädigungsfolgen in der zweiten Generation bei Familienangehörigen.

Leider gibt die psychologische und psychiatrische Forschungsliteratur nur wenig Auskunft zu den konkreten Schädigungsfolgen durch die Herausnahme von Kindern oder Jugendlichen aus der Familie und die sogenannte Fremdplatzierung in einem Heim. Sie ist sich jedoch einig, dass Heimerziehung, besonders wenn diese unter Bedingungen von Vernachlässigung, Entwertung und Demütigung und mit Gewalterfahrungen einhergeht, zu schweren Entwicklungsschäden führen kann (Keilson 1983; Matejcek 2003; Sheridan et al. 2010) (→Tab. 35-2). Dabei ist zu berücksichtigen, dass Heimkinder besonders vulnerabel sind, da sie oft schon durch instabile Familienverhältnisse, Vernachlässigung oder Gewalt in der Familie vorgeschädigt ins Heim kommen.

▪ Verlust des Vertrauens in andere Menschen (z. B. durch Kollektivstrafen und Disziplinierungsmaßnahmen)
▪ überangepasstes Verhalten (abhängige/unsichere Persönlichkeitszüge)
▪ dysregulierte Verhaltensmuster
▪ autoaggressives Verhalten (z. B. Selbstverletzen, Suchtverhalten)
▪ Suizidalität
▪ Verlust von Lebensfreude und einer positiven Lebensperspektive (depressive Entwicklung)
▪ fehlende Selbstständigkeit und Autonomie
▪ fehlende Erwartung, dass es sinnvoll ist, sich für persönliche Ziele einzusetzen (Resignation)
▪ Verbitterung
▪ Unfähigkeit, Hilfe anzunehmen
▪ fehlende Fähigkeit, Eigenverantwortung zu übernehmen

Tab. 35-2: Schädigungsfolgen im Hinblick auf die Persönlichkeitsentwicklung

Als typische, im Rahmen institutioneller Pflege erworbene Problematik mit konkreten sozialen Folgen lassen sich interpersonelle Probleme in sozialen Interaktionen benennen, beispielsweise in der Partnerschaft oder mit Kollegen und Vorgesetzten. Heimkinder haben oft nicht gelernt, zwischenmenschliche Konflikte auf eine konstruktive Weise auszutragen. Entweder wird dies ganz vermieden, aus Angst vor Eskalation und Beziehungsabbruch, oder es kommt zu überschießenden aggressiven Reaktionen, eine im Heim gelernte Schutzreaktion bei befürchteter Kritik und Entwertung. Beide Regulationsmuster sind nicht funktional und führen zur Verstärkung von Konflikten, zur Ausgrenzung und in der Folge dazu, dass die eigenen Bedürfnisse und Rechte von anderen Menschen (wieder) nicht gesehen und beachtet werden.

Viele ehemalige Heimkinder leben heute unter schwierigen finanziellen Verhältnissen und sind von Arbeitslosigkeit und frühzeitiger Berentung als Folge der Heimerfahrungen betroffen. Eine Kenntnis der individuellen Heimbiografie legt oft nahe, dass durch eine gelungene soziale Integration nach dem Heimaufenthalt, durch höhere psychische Stabilität und bessere Ausbildung eine deutlich bessere Lebensqualität und ein besseres finanzielles Auskommen erreicht worden wäre. Dabei ist auch zu bedenken, dass es oft zu einer wechselseitigen Verstärkung von psychischen Schädigungsfolgen durch den Heimaufenthalt und eine Behinderung durch Stigmatisierung und fehlender beruflicher und schulischer Förderung kommt.

Eine Atmosphäre von Entwertung, Entwürdigung und Gewalt in der Institution, wie sie häufig von ehemaligen Heimkindern geschildert wurde, dürfte zu den am meisten schädigenden Bedingungen für die psychische Entwicklung von Kindern und Jugendlichen zählen (Egle et al. 1997; Perry et al. 2005). Zwangsläufig mussten Heimkinder die Erfahrung machen, dass das einzelne Subjekt nichts gilt, keinen Wert hat und dass es nur durch Unterdrückung eigener Wünsche und Bedürfnisse möglich ist, weiterer Gewalt und Drangsalierung zu entgehen. Die Kinder mussten lernen, in einem totalitären institutionellen System, das durch Kontrolle aller Lebensbereiche und durch willkürliche Machtausübung gekennzeichnet war, zu überleben. Viele der psychischen Probleme, unter denen erwachsene Heimkinder auch heute noch leiden, lassen sich als Anpassungsleistung und Folge der extrem verunsichernden und psychisch verletzenden Heimbedingungen verstehen. Da sich diese unfreiwillig erzwungenen Lernerfahrungen in die sich entwickelnde Persönlichkeit des Kindes oder des Jugendlichen einprägen, resultieren Schädigungen, die später unter Umständen eine schwere Behinderung für die weitere Lebensführung darstellen.

Als Anpassungsleistung an die Bedingungen in der Institution kommt es typischerweise zur Entwicklung entweder überangepasster oder dysregulierter Verhaltensmuster. Kinder, die überangepasste Verhaltensweisen entwickeln, richten ihre Aufmerksamkeit nach außen und versuchen Kontrolle zu gewinnen, indem sie sich bemühen, vorauszusehen, was von ihnen gefordert werden wird und wie sie sich zu verhalten haben, um keinen Regelverstoß zu begehen. Diese Kinder entwickeln ein besonders feines Gespür für die Stimmung und Bedürfnislage anderer Menschen. Sie lernen, sich durch Anpassung zu schützen. Durch die habituelle Aufmerksamkeitslenkung auf das Gegenüber fällt es ihnen schwer, eigene Bedürfnisse zu erkennen und zu vertreten. Es ist so, als ob eine Innensteuerung fehlt, da alle Orientierung auf die Umwelt gerichtet ist. Auf diese Weise kann sich eine autonome Persönlichkeit mit eigener Identität und eigenem Willen nur schwer entwickeln. Im Erwachsenenalter fallen auf diese Weise in ihrer Persönlichkeit geprägte ehemalige Heimkinder dadurch auf, dass sie es allen Menschen recht machen wollen und sich hierbei verausgaben. Diese Neigung findet sich nicht selten in der Wahl eines sozialen Berufs wieder mit der Gefahr, sich in der Fürsorge für andere Menschen zu verausgaben und die eigenen Bedürfnisse zu kurz kommen zu lassen. Häufig finden sich auch abhängige Persönlichkeitszüge mit Selbstunsicherheit, anklammerndem Beziehungsverhalten und einer Unfähigkeit, Konflikte auszutragen. Diese Problematik kann das Ausmaß einer Persönlichkeitsstörung erreichen, die Lebensführung bis hin zur Arbeitsunfähigkeit beeinträchtigen und für Betroffene hohes Leid verursachen. Durch Verlust von Lebensfreude und einer fehlenden positiven Lebensperspektive kann sich eine depressive Störung mit dem Risiko suizidaler Impulse entwickeln (Molnar et al. 2001).

Dysregulierte Verhaltensmuster sind dadurch gekennzeichnet, dass Situationen von Ohnmacht und Hilflosigkeit durch psychische Schutzmechanismen bewältigt werden, die vorwiegend mit aggressiven oder impulsiven Reaktionen einhergehen. Betroffene Kinder werden häufig selbst aggressiv und reagieren sich an anderen Kindern ab. Manchmal ist auch die Fähigkeit zur empathischen Wahrnehmung des Gegenübers nicht ausreichend entwickelt. In der Folge fehlt es an emotionaler Feinsteuerung, auch in Beziehungen zu anderen Menschen. In gleicher Weise ist die Wahrnehmung der eigenen emotionalen Befindlichkeit oft wenig entwickelt. Betroffene neigen dazu, bei Konflikten mit anderen Menschen heftige emotionale Reaktionen zu zeigen und beispielsweise aufbrausend ärgerlich und verbal verletzend zu werden. Gleichzeitig fürchten sie sich davor, verlassen zu werden und allein zu sein. Aufgrund dieser Problematik kann sich eine emotional instabile Persönlichkeitsstörung (Borderline-Persönlichkeitsstörung) ausbilden, die durch emotionale Dysregulation, Impulsivität und häufige Beziehungsabbrüche gekennzeichnet ist.

Infolge der Anpassung an entwertende und traumatisierende Bedingungen im Heim kann es bei Kindern, die mit übermäßiger Anpassung reagieren oder zu einer dysregulierten Bewältigung neigen, zu autoaggressivem Verhalten, beispielsweise in Form von Selbstverletzen, massivem Suchtverhalten oder Suizidalität, kommen. Oft besteht große Scham bezüglich der eigenen Probleme und ein Empfinden von Wertlosigkeit. Aufgrund vergeblicher Bewältigungsversuche können Gefühle von Verbitterung und Hass entstehen. Eine resignative Grundhaltung mit einer fehlenden Erwartung, dass es sinnvoll ist, sich für persönliche Ziele einzusetzen, kann die Folge sein.

Häufig führen Vernachlässigung und Gewalt in der Kindheit und Jugend zu einer anhaltenden seelischen Verletzung, die sich als nicht ausreichend gelungene Entwicklung und Reifung zu einer autonomen und beziehungsfähigen Persönlichkeit beschreiben lässt. Betroffene haben Schwierigkeiten, eigene Gefühle wahrzunehmen, sich in andere Menschen einzufühlen und Konflikte auszutragen. Aufgrund der Erfahrungen von Entwertung und Beschämung fällt es vielen ehemaligen Heimkindern schwer, um Hilfe zu bitten oder diese anzunehmen. In anderen Fällen hat die Verunsicherung durch Entwertung und Demütigung zu einer ausgeprägten Lebensunsicherheit geführt, sodass die Fähigkeit, Eigenverantwortung zu übernehmen, stark beeinträchtigt ist (Matejcek 2003).

Die Kompensationsmuster im erwachsenen Alter sind geschlechtsspezifisch unterschiedlich ausgeprägt. Bei Frauen besteht häufig der Wunsch, direkt nach der Heimentlassung eine Familie zu gründen. Bei Männern sind es eher Wünsche nach einer »heilen Welt«: einer idealen Beziehung, durch berufliche Karriere und gutes finanzielles Auskommen soziale Anerkennung zu finden, dadurch die im Heim erlittenen Defizite zu kompensieren. In beiden Fällen sind Enttäuschungen vorprogrammiert, wenn es zu Schwierigkeiten kommt oder wenn die sich selbst gesetzten, oft unrealistisch hohen Ziele nicht erreicht werden können.

Sexuelle Traumatisierungen in der Kindheit und Jugend führen typischerweise zur Ablehnung des eigenen Körpers, verbunden mit Ekel, Scham und Schuldgefühlen. Weitere spezifisch durch sexuelle Traumatisierungen ausgelöste Symptome sind Angst vor körperlicher Nähe und Sexualität mit entsprechendem Vermeidungsverhalten oder, im Gegenteil, mit Promiskuität und Neigung zur Reviktimisierung und auch sexuelle Funktionsstörungen. Häufig fehlt Betroffenen die Fähigkeit, ihre eigenen Bedürfnisse wahrzunehmen, sich abzugrenzen und vor Grenzverletzungen zu schützen (Sack et al. 2010).

Zu den typischen, durch Heimerziehung erworbenen oder verstärkten Problemen gehören auch Selbstwertprobleme (Egle et al. 1997). Durch die negativen und traumatisierenden Entwicklungsbedingungen konnte sich kein stabiles Selbstwerterleben etablieren. Es resultiert soziale Unsicherheit und eine erhöhte Verletzlichkeit bei Kritik oder fehlender Beachtung durch andere Menschen. Verbunden mit sozialen Ängsten kann es zu ausgeprägten Angststörungen vor Autoritäten und Behörden kommen. Sozialer Rückzug und Isolation sind dann die häufige Folge. Das Fehlen einer Zukunftsperspektive kann sich als resignierte Lebenshaltung sowie als Interesse- oder Hoffnungslosigkeit äußern.

Das gesamte Ausmaß der infolge von Gewalt und Vernachlässigung in Institutionen erworbenen Schädigungen, besonders aber das persönliche Leid Betroffener, bilden sich nur unzureichend in den gültigen medizinischen diagnostischen Systemen ab. Gahleitner (2009) macht daher in der Expertise über die Folgen von Heimerziehung in der BRD in den 1950er und 1960er Jahren darauf aufmerksam, dass eine Einteilung in medizinische Störungskategorien und eine Medikalisierung der Probleme ehemaliger Heimkinder keine angemessene Lösung sind.

35.7 Bedarf an Hilfen und an psychotherapeutischer Behandlung

Die notwendigen Hilfen für ehemalige Heimkinder, wie sie vom Runden Tisch (2010) empfohlen wurden, überschneiden sich ganz erheblich mit den Empfehlungen des Runden Tischs bei sexuellem Missbrauch (2011). Zudem sind Betroffene mitunter sowohl von den Folgen einer Heimerziehung wie auch von sexuellen Gewalterfahrungen betroffen. Um eine Doppelung von Hilfsstrukturen zu vermeiden und die Effektivität der Maßnahmen insgesamt zu erhöhen, sollte, wo immer es sinnvoll ist, eine gemeinsame Nutzung von Hilfsangeboten für ehemalige Heimkinder und für Betroffene sexueller Gewalt erreicht werden. Dies trifft besonders für die Vermittlung von Psychotherapie und für die Behandlung in spezialisierten Einrichtungen, beispielsweise Traumaambulanzen, zu.

Direkte Hilfen für Betroffene können von indirekten oder strukturellen Hilfsmaßnahmen unterschieden werden:

- direkte Hilfen
  - gesellschaftliche Anerkennung der Schädigung und der Schädigungsfolgen
  - Entschädigung der materiellen Schädigungsfolgen und finanzielle Hilfen
  - Einrichtung spezieller Anlauf- und Beratungsstellen
  - Hilfen bei der sozialen Rehabilitation (Einzelfallhilfe, Behördenbegleitung, berufliche Integration etc.)
  - psychotherapeutische Behandlung der Schädigungsfolgen
  - Familienberatung und Erziehungsberatung
- indirekte Hilfen
  - Öffentlichkeitsarbeit
  - Maßnahmen zur Prävention
  - Qualifizierung und Weiterbildung von Beratern, Therapeuten und Gutachtern
  - Förderung der Vernetzung von Hilfsangeboten
  - Evaluation der durchgeführten Hilfsmaßnahmen und Forschungsbedarf

Eine Bewältigung der traumatischen Erfahrungen in Institutionen kann gelingen, wenn das persönlich erlittene Unrecht als eine gesellschaftlich bedingte Beeinträchtigung begriffen wird. Insofern ist die Übernahme von Verantwortung durch die Gesellschaft für die Entstehung der Schädigung ausgesprochen wichtig. Öffentliche Anerkennung der Schädigung und angemessene materielle Entschädigung bzw. finanzielle Hilfen können dazu beitragen, die eigene Würde wiederzufinden. Für eine Aufhebung der Stigmatisierung von Betroffenen in der Öffentlichkeit sind auch eine nachhaltige Öffentlichkeitsarbeit und die Initiierung eines anhaltenden Diskurses über Traumatisierungen in Heimen und anderen Institutionen von großer Bedeutung.

Kompetente Beratung von Betroffenen ist eine wichtige Voraussetzung, um den individuellen Bedarf an Unterstützung und Hilfe zu klären und geeignete Maßnahmen einleiten zu können. Bei der sozialen Rehabilitation bedarf es konkreter Hilfen zur Kompensation der Schädigungsfolgen und zur Förderung der Teilhabe am sozialen und kulturellen Leben. Es geht darum, dem oft habituellen Rückzugsverhalten und den sozialen Ängsten Betroffener zu begegnen und diese darin zu unterstützen, ihre Probleme aktiv zu lösen und zu bewältigen. Manche Betroffenen benötigen Einzelfallhilfe, beispielsweise bei Behördengängen, bei der Regelung ihrer sozialen Belange oder zur Aktivitätssteigerung. Das Recht auf besonderen Hilfsbedarf besteht hinsichtlich beruflicher Integrationsmaßnahmen (Weiterbildung, Qualifizierung; Belastungserprobungen).

Die Anerkennung der Schädigungsfolgen und eine finanzielle Kompensation können eine Vorbedingung für eine gelingende Bewältigung der psychischen Belastungen sein. Dies gilt besonders dann, wenn das erlebte Unrecht zu Verbitterung und einem Gefühl andauernder Benachteiligung im Leben geführt hat (Dobricki & Maercker 2010).

Psychotherapeutische Behandlung ist indiziert, wenn anhaltende psychische oder psychosomatische Beschwerden bestehen, die zu einer Beeinträchtigung der Funktionsfähigkeit im Alltag führen. Betroffene, die als Kinder oder Jugendliche in Institutionen traumatisiert wurden, finden bislang eher selten in eine psychotherapeutische Behandlung. Es bestehen oft Vorbehalte gegenüber der Psychotherapie oder Psychotherapeuten. Häufig existieren nachvollziehbare Ängste, nicht verstanden zu werden, da viele Therapeutinnen und Therapeuten nicht über ausreichendes Hintergrundwissen zum Thema Traumatisierungen in Institutionen verfügen. Aber auch aufgrund von Schamgefühlen, der Angst vor erneuter Ausgrenzung durch die Gesellschaft oder davor, als »verrückt« erklärt zu werden, wird eine Konfrontation mit den eigenen Problemen in der Therapie unter Umständen vermieden. Betroffene haben häufig keine klare Vorstellung davon, was Psychotherapie ist. Sie befürchten, dass durch das Reden über Belastungen die Probleme nur wieder aufgewühlt werden, ohne dass es zu einer Besserung kommt. Manchmal wurden auch bereits enttäuschende Vorerfahrungen mit Therapeuten gemacht, die zu wenig auf die Förderung von Ressourcen geachtet haben und wenig aktiv unterstützend waren.

Mitunter kann es sehr schwierig sein, in der Behandlung von Traumafolgestörungen spezialisierte Psychotherapeuten zu finden; dies trifft besonders in ländlichen Gegenden zu. Gegenüber der Aufnahme in eine psychosomatische Klinik bestehen oft Vorbehalte, da das Krankenhaus mit langen Fluren, vielen Zimmern und Gemeinschaftsräumen an den Aufenthalt in einem Heim oder einer anderen Institution erinnert. Dies gilt ebenfalls für Gruppentherapien in Kliniken, die an den Druck durch Kollektiverziehung erinnern können und dann nur schwer auszuhalten sind.

Der Zugang zur Psychotherapie ist aber auch dadurch erschwert, dass Betroffene von institutioneller Gewalt bei Psychotherapeuten als weniger attraktive Patienten gelten, da häufig die Diagnosekriterien für eine chronifizierte Traumafolgestörung oder für eine Persönlichkeitsstörung erfüllt sind und von einer längeren Behandlungsdauer ausgegangen werden muss. Aufgrund der erworbenen Entwicklungsstörungen verfügen Betroffene kaum über psychosoziale Ressourcen und gelten bei Psychotherapeuten als weniger einsichtsfähig und schwer behandelbar, zudem ist der organisatorische Aufwand bei der zu erwartenden längeren Therapiedauer aufgrund der notwendigen

▪ soziale Kompetenz, Kontakt und Beziehungsfähigkeit fördern
▪ Selbstfürsorge und Selbstakzeptanz fördern
▪ eigene Bedürfnisse erkennen lernen
▪ sich als handlungsfähig erleben
▪ Grenzen setzen lernen
▪ Umgang mit Angst und Phobien erlernen
▪ Umgang mit belastenden Affekten lernen (z. B. Wut, Hass, Trauer, Scham, Schuldgefühle)
▪ Bearbeitung von Traumafolgesymptomen

Tab. 35-3: Spezielle psychotherapeutische Behandlungsbedürfnisse bei Betroffenen institutioneller Gewalt

Antragstellung im Rahmen der Psychotherapie-Richtlinien hoch. Besonderer Aufwand besteht auch bezüglich der notwendigen Vernetzung von Psychotherapie mit anderen Hilfsstellen. Die Behandlung stellt daher an die Therapeutinnen und Therapeuten besondere Anforderungen (→Tab. 35-3).

Grundsätzlich sollte die psychotherapeutische Behandlung bei Folgen kindlicher Entwicklungsbehinderungen und traumatischer Belastungen ressourcenorientiert erfolgen. Das heißt, die Behandlung orientiert sich nicht daran, Defizite aufzudecken, sondern bestehende Fähigkeiten zu fördern und neue Ressourcen aufzubauen. Unabhängig von der Orientierung an Therapieschulen sollte die Behandlung individuell auf die Bedürfnisse des Patienten ausgerichtet werden. Eine aktive und unterstützende therapeutische Vorgehensweise ist aufgrund der fehlenden Förderung im Kindes- und Jugendalter ausgesprochen wichtig (Sack 2010).

Vor dem Hintergrund überwiegend negativer zwischenmenschlicher Erfahrungen sowie erworbener sozialer Ängste kann es notwendig sein, die Fähigkeit zu zwischenmenschlichem Kontakt und zwischenmenschlicher Beziehung gezielt zu fördern. Soziale Kontakte sind eine außerordentlich wichtige Ressource im Alltag. Wenn soziale Kompetenzen fehlen und problematische Verhaltensmuster vorliegen, ist es schwierig, befriedigende zwischenmenschliche Kontakte aufzubauen. Eine therapeutische Behandlung von Beziehungsstörungen, optimalerweise auch im Rahmen von Gruppentherapie, kann Betroffenen helfen, die eigenen Beziehungsmuster zu reflektieren, Rückmeldung beim Gegenüber einzuholen, durch Ausprobieren neue Erfahrungen zu gewinnen und eigene Verhaltensmuster zu korrigieren.

Die Förderung von Selbstfürsorge und Selbstakzeptanz ist gerade für ehemalige Heimkinder ein wichtiges Thema. Heimkinder haben gelernt, sich an schwierigste äußere Bedingungen anzupassen und ihre eigenen Bedürfnisse zurückzustellen. Selbstfürsorge wurde im Heim häufig nicht gelernt oder sogar unterdrückt. Mitunter fehlen basale Fähigkeiten zur Selbstfürsorge, beispielsweise sich gesund zu ernähren und für ausreichende körperliche Bewegung zu sorgen. Ehemalige Heimkinder haben oft schwere Zahnschäden, weil sich im Heim nicht gekümmert wurde oder später dafür das Geld fehlte. Selbstfürsorge kann dann konkret bedeuten, ärztliche Hilfe in Anspruch zu nehmen und sich behandeln zu lassen.

Selbstfürsorgliches Handeln ist eng verknüpft mit dem Thema Selbstakzeptanz. Negative Selbstbewertung, Scham und Schuldgefühle sind potenzielle Folgen der entwürdigenden Heimbedingungen und sollten in der Therapie thematisiert werden. Ziel ist die Erarbeitung einer realistischen Einschätzung der eigenen Fähigkeiten und der noch bestehenden Probleme sowie der Möglichkeiten, diese gegebenenfalls mit Unterstützung professioneller Hilfe zu überwinden. Dabei ist es wichtig, gezielt Gefühle eigener Kompetenz und Handlungsfähigkeit zu fördern. Betroffene neigen zu dem Gefühl, negativen äußeren Umständen ausgeliefert zu sein. Psychotherapie zielt darauf, die eigenen Handlungsspielräume bewusst zu machen, um damit habituellen Wahrnehmungen von Ohnmacht und Hilflosigkeit zu begegnen und zu einem aktiven Umgang mit Problemen zu ermutigen. Dazu gehört auch, die eigenen Grenzen zu wahren und sich in angemessener Weise schützen zu lernen. Dies kann bedeuten, öfter »Nein« zu sagen, wenn andere Menschen Forderungen stellen, und besser auf die eigenen Bedürfnisse zu achten.

Der Umgang mit belastenden Affekten ist ein sehr wichtiges therapeutisches Thema. Die emotionale Regulationsproblematik kann verschiedenste Gefühlsbereiche betreffen, beispielsweise Angst, Wut, Hass, Trauer oder Scham. Neben der Vermittlung von Strategien zur Distanzierung und zur Regulation von belastenden Affekten ist es oft notwendig, zugrunde liegende seelische Verletzungen und traumatische Erfahrungen zu besprechen. Sofern spezifische Traumafolgesymptome vorliegen, sollte dann auch eine Bearbeitung mit speziellen traumatherapeutischen Behandlungstechniken erfolgen.

Grundlage der psychotherapeutischen Behandlung von Problemen, die aus fehlender Förderung und Vernachlässigung sowie traumatischen Erfahrungen im Heim resultieren, ist die Einzeltherapie, da diese einen in besonderem Maße unterstützenden und vertrauensvollen Rahmen für die Arbeit an den oft als sehr beschämend erlebten psychischen Symptomen bietet. Allerdings ist die Behandlung mit Gruppentherapie dann vorteilhaft, wenn es um die Förderung der Beziehungsfähigkeit sowie die Überwindung von Kontaktstörungen und sozialen Ängsten geht. Auch sogenannte adjuvante Therapien sind für die Behandlung ehemaliger Heimkinder von nicht zu unterschätzender Bedeutung. Erlebnisorientierte Therapieverfahren wie Kunsttherapie und Körperpsychotherapie können besonders hilfreich sein, wenn die sprachlichen Ausdrucksmöglichkeiten erschwert sind und Worte fehlen, um sich und seine Befindlichkeit mitzuteilen. Häufig drückt sich die individuelle Belastung eher in Körperbeschwerden, manchmal sogar regelrecht in Körpererinnerungen aus als in psychischen Symptomen, die verbalisiert werden können.

Zur psychotherapeutischen Behandlung der Folgen von Gewalt und Vernachlässigung in Institutionen sollte daher idealerweise eine Kombination aus Einzeltherapie, Gruppenpsychotherapie und erlebnisorientierten Therapieverfahren zur Anwendung kommen, so wie es in den meisten stationären Behandlungseinrichtungen oder Tageskliniken bereits Standard ist. Es wäre wünschenswert, eine an individuellen Therapiebedürfnissen orientierte Kombination verschiedener Therapieformen auch im Rahmen längerfristig angelegter ambulanter Therapieangebote – z. B. im Rahmen von Modellprojekten – zu ermöglichen. Eine multimodale ambulante Behandlung hätte dabei den Vorteil, dass die Umsetzung der in der Therapie erarbeiteten neuen Verhaltensmuster im Alltag erprobt und regressive Tendenzen begrenzt werden können.

Die Behandlung und Bewältigung der Folgen von Entwicklungstraumatisierungen und negativen Beziehungserfahrungen benötigt erfahrungsgemäß Therapiezeiten von ca. zwei bis vier Jahren ambulanter Psychotherapie, manchmal auch länger. Bezüglich der notwendigen Therapiedauer in spezialisierten Therapiesettings, mit einer Kombination aus Einzeltherapie, Gruppentherapie und Körperpsychotherapie oder Kunsttherapie, liegen in Deutschland noch keine ausreichenden Erfahrungen vor. Berichte aus Skandinavien über die Behandlung von Patienten mit Persönlichkeitsstörungen in niederfrequenter tagesklinischer Behandlung in einem multimodalen Setting (3 Tage/Woche) sind allerdings sehr ermutigend (Karterud et al. 2003).

Abgesehen von der Erreichung individuell vereinbarter Therapieziele lassen sich für den Erfolg einer psychotherapeutischen Behandlung der Folgen von Gewalt und sexuellen Übergriffen auch allgemeine Kriterien benennen:

- Die psychischen und körperlichen Stresssymptome halten sich in überschaubaren Grenzen.
- Der Betroffene kann die Gefühle ertragen, die mit den belastenden Erinnerungen verbunden sind, ohne diese auszu-

schalten oder davon überwältigt zu werden.
- Über die Heimerfahrungen kann gesprochen werden.
- Die Erinnerungen sind unter Kontrolle.
- Das beschädigte Selbstwertgefühl ist wieder hergestellt.
- Es können nahe Beziehungen zu anderen Menschen eingegangen werden.
- Traumatische Belastungen sind in ein (u. U. neu aufgebautes) Wertesystem integriert.

Eine erfolgreiche Bewältigung ist erreicht, wenn die durch traumatische Erinnerungen oder durch Ängste ausgelösten körperlichen und psychischen Stresssymptome insgesamt auf ein erträgliches Maß reduziert werden konnten. Nicht immer ist im Rahmen der psychotherapeutischen Behandlung völlige Symptomfreiheit erreichbar. Entscheidend ist, dass über das Erlebte gesprochen werden kann, ohne dass der Betroffene von belastenden Gefühlen überschwemmt wird und Erinnerungen oder Gefühle vermieden werden müssen. Wenn dies gelingt, wird das Leben nicht mehr durch die Belastungen aus der Vergangenheit bestimmt und es besteht ein gewisses Maß an Kontrolle über die Erinnerungen. Ein Zeichen gelungener Bewältigung ist auch, wenn die Aufnahme von nahen Beziehungen nicht mehr durch die traumatischen Belastungen behindert ist und wenn diese in die individuelle Lebensgeschichte und in ein unter Umständen neu aufgebautes Wertesystem integriert werden konnten.

Staatliche und kirchliche Hilfsangebote

Zur Unterstützung ehemaliger Heimkinder wurden ab 2012 in allen Bundesländern spezielle Beratungsstellen und ein von vornherein befristeter Fonds Heimerziehung zur finanziellen Förderung von Maßnahmen, in der Regel bis zu einer Höchstgrenze von 10 000 Euro, eingerichtet. Zu den zentralen Aufgaben der Beratungsstellen gehörten die Unterstützung bei der Antragstellung an den Fonds, der Aktenrecherche, Sozialberatung im Hinblick auf Hilfen zur Teilhabe am sozialen Leben und sozial- oder zivilrechtlicher Ansprüche einschließlich der Möglichkeiten einer Antragsstellung nach dem strafrechtlichen Rehabilitierungsgesetz (StrRehaG), bei der Suche nach psychotherapeutischen Behandlungsmöglichkeiten und Klärung von Finanzierungsmöglichkeiten der Behandlungsmaßnahmen. Der Fonds wurde Ende 2018 geschlossen, insgesamt wurden über 40 000 Anträge gestellt, ca. 485 Millionen Euro an Hilfen bewilligt. Nach dem umfangreichen Abschlussbericht der Lenkungsausschüsse des Fonds (www.bmfsfj.de) hatten die öffentliche Anerkennung ihres Leides und die geführten Gespräche in den Beratungsstellen den höchsten Stellenwert für die Betroffenen. Die Abmilderung der seelischen und körperlichen Folgen durch das Angebot blieb aber deutlich hinter den Erwartungen der Betroffenen zurück. Die zeitliche Befristung hatte zu enormen Druck bei der Bearbeitung der Anträge geführt und Betroffene beklagen, dass sie trotz der Bekanntmachung des Angebotes in der Öffentlichkeit nicht rechtzeitig von der Möglichkeit erfahren hatten und somit keine Anträge mehr stellen können. Zwei Drittel der Betroffenen wünschen sich eine Unterstützung über die Laufzeit des Fonds hinaus, so dass beschlossen wurde, in den meisten Bundesländern die Beratungsstellen bei anderen Trägern, wie z. B. bei den Landesbeauftragten, fortzuführen.

Für die Betroffenen von sexuellem Missbrauch im familiären Bereich wurde ein eigener Fonds Sexueller Missbrauch mit Sitz in Berlin gegründet. Dieser wurden nach mehrfach notwendigen Verlängerungen der Laufzeit nun endgültig entfristet. Hier können Anträge über die Geschäftsstelle in Berlin schriftlich gestellt werden, ohne dass ein persönlicher Kontakt erforderlich wird. Es werden keine Gelder ausgezahlt, sondern sollen die Folgen des Missbrauchs durch entsprechende Finanzierung von sinnvollen Hilfs- und Fördermaßnahmen, Behandlungen, Qualifizierungsmaßnahmen bis zu einer Höhe von max. 10 000 Euro, bei Schwerbehinderung auch zusätzliche Kostenübernahmen, gelindert werden. Nach dem offiziellen Bericht (www.fonds-missbrauch.de) über die Arbeit der Geschäftsstelle wurden ab Mai 2013, 16 474 Anträge gestellt, 96 % davon aus dem familiären Bereich. Die erst sehr lange und deshalb häufig kritisierte Bearbeitungszeit hat sich im Jahr 2021 deutlich verbessert und beträgt zurzeit ca. drei Monate. 42 % der Mittel wurden für therapeutische Hilfen, 9 % für Qualifizierungsmaßnahmen bewilligt.

Betroffene von sexuellem Missbrauch in kirchlichen Institutionen oder durch kirchliche Mitarbeiter können bei den jeweiligen Landeskirchen und Diözesen Anträge auf Entschädigungsleistungen stellen. Von den Kirchen eingesetzte, aber unabhängige Beauftragte, auch Lotsen oder Missbrauchsbeauftragte genannt, stehen zur Verfügung, um bei der Antragstellung Hilfe zu leisten, ein dazu notwendiges Gespräch an einem neutralen Ort zu führen, bei der gesamten Durchführung des Vorganges zu begleiten. Die Antragsformulare und Kontaktdaten der Beauftragten stehen auf den Webseiten der Landeskirchen und Bistümer zur Verfügung. Eine abschließende Prüfung der Voraussetzungen und über die Höhe der Entschädigungsleistungen, maximal bis zu 50 000 Euro und Kostenübernahme für Therapieleistungen, erfolgt durch eine unabhängige Kommission (UKA). Bei schweren Vorwürfen mit strafrechtlicher Relevanz gegen noch lebende Täter und Beschäftigte der Kirchen, besteht die Verpflichtung der Kirchen die Angaben an die Staatsanwaltschaft weiterzuleiten, Betroffene sollten deshalb davon im Vorfeld in Kenntnis gesetzt werden.

Literatur

Bundesministerium für Familie, Senioren, Frauen und Jugend, Referat Öffentlichkeitsarbeit (2019). Abschlussbericht der Lenkungsausschüsse des Fonds »Heimerziehung in der BRD in den Jahren 1949 bis 1975« und »Heimerziehung in der DDR in den Jahren 1949 bis 1990«, www.bmfsfj.de.

Arbeitsgemeinschaft für Kinder- und Jugendhilfe (2012). Aufarbeitung der Heimerziehung in der DDR – Bericht. Berlin: AGJ.

Berzin, S. C. (2010). Vulnerability in the transition to adulthood: Defining risk based on youth profiles. Child Youth Serv Rev; 32: 487–95.

Brisch, K. H. (2006). Adoption aus der Perspektive der Bindungstheorie und Therapie. In: Brisch, K. H., Hellbrügge T (Hg.). Kinder ohne Bindung. Deprivation, Adoption und Psychotherapie. Stuttgart: Klett-Cotta; 222–58.

Bründel, H. (2010). Sexueller Missbrauch: Lehrer als Täter und Schüler als Opfer in weltlichen und kirchlichen Institutionen. Report Psychologie; 35: 381–92.

Bundschuh, C. (2010). Sexualisierte Gewalt gegen Kinder in Institutionen. Expertise im Rahmen des Projekts Sexuelle Gewalt gegen Mädchen

und Jungen in Institutionen. München: Deutsches Jugendinstitut.
Dobricki, M., Maercker, A. (2010). (Post-traumatic) embitterment disorder: critical evaluation of its stressor criterion and a proposed revised classification. Nord J Psychiatry; 64: 147–52.
Egle, U. T., Hoffmann, S. O., Steffens, M. (1997). Pathogene und protektive Entwicklungsfaktoren in Kindheit und Jugend. In: Egle, U. T., Hoffmann, S. O., Joraschky, P. (Hg.). Sexueller Mißbrauch, Mißhandlung, Vernachlässigung. Erkennung und Therapie psychischer und psychosomatischer Folgen früher Traumatisierungen. Stuttgart: Schattauer; 3–20.
Gahleitner, S. B. (2009). Was hilft ehemaligen Heimkindern bei der Bewältigung ihrer komplexen Traumatisierung? Berlin: Runder Tisch Heimerziehung.
Gatzemann, A. (2008). Die Erziehung zum »neuen« Menschen im Jugendwerkhof Torgau. Ein Beitrag zum kulturellen Gedächtnis. Berlin: Lit Verlag.
Hobbs, G. F., Hobbs, C. J., Wynne, J. M. (1999). Abuse of children in foster and residential care. Child Abuse Negl; 23: 1239–52.
Jahn, U. (2010). Jugendwerkhöfe und sozialistische Erziehung in der DDR. Erfurt: Landesbeauftragte des Freistaates Thüringen.
Kappeler, M. (2008). Heimerziehung in der Bundesrepublik Deutschland (1950–1980) und der Deutschen Demokratischen Republik. Forum Erziehungshilfen; 14: 68–74.
Kappeler, M. (2010). Zur zeitgeschichtlichen Einordnung der Heimerziehung. Soziale Arbeit; 4–5: 59.
Karterud, S., Pedersen, G., Bjordal, E., Brabrand, J., Friis, S., Haaseth, O., Haavaldsen, G., Irion, T., Leirvåg, H., Tørum, E., Urnes, O. (2003). Day treatment of patients with personality disorders: experiences from a Norwegian treatment research network. J Pers Disord; 17: 243–62.
Keilson, H. (1983). Entwicklungslinien und *basic needs* des Kleinkindes bei sequentieller Traumatisierung. In: Nissen, G. (Hg.). Psychiatrie des Kleinkind- und des Vorschulalters. Psychodynamische, humangenetische, ethologische, entwicklungspsychologische und psychopathologische Aspekte. Bern: Huber; 61–71.
Krause, H. (2004). Fazit einer Utopie. Heimerziehung in der DDR, eine Rekonstruktion. Freiburg im Breisgau: Lambertus.
Kuhlmann, C. (2008). »So erzieht man keinen Menschen!« Lebens- und Berufserinnerungen aus der Heimerziehung der 50er und 60er Jahre. Wiesbaden: Verlag für Sozialwissenschaften.
Langmeyer, A., Entleitner, C. (2011). Ein erschreckend häufiger Verdacht. DIJ Impulse; 95: 4–9.
Larsson, G., Bohlin, A. B., Stenbacka, M. (1986). Prognosis of children admitted to institutional care during infancy. Child Abuse Negl; 10: 361–8.
Laudien, K., Sachse, C. (2011). Politische, rechtliche und pädagogische Rahmenbedingungen der Heimerziehung in Ost-Berlin 1945–1989. In: Berndt E (Hg.). Heimerziehung in Berlin West 1954–1975, Ost 1945–1989. Annäherungen an ein verdrängtes Kapitel Berliner Geschichte als Grundlage weiterer Aufarbeitung. Berlin: Archiv der Jugendkulturen; 177–215.
Makarenko, A. S. (1976). Pädagogische Texte. Paderborn: Schöningh.
Mannschatz, E. (1968). Entwurf zu einer Methodik der Kollektiverziehung. Berlin: Volk und Wissen.
Matejcek, Z. (2003). Schutzfaktoren in der psychosozialen Entwicklung ehemaliger Heim- und Pflegekinder. In: Brisch, K. H., Hellbrügge, T. (Hg.). Bindung und Trauma. Risiken und Schutzfaktoren für die Entwicklung von Kindern. Stuttgart: Klett-Cotta; 72–83.
Molnar, B. E., Berkman, L. F., Buka, S. L. (2001). Psychopathology, childhood sexual abuse and other childhood adversities: relative links to subsequent suicidal behaviour in the US. Psychol Med; 31: 965–77.
Newton, R. R., Litrownik, A. J., Landsverk, J. A. (2000). Children and youth in foster care: distangling the relationship between problem behaviors and number of placements. Child Abuse Negl; 24: 1363–74.
Oswald, S. H., Heil, K., Goldbeck, L. (2010). History of maltreatment and mental health problems in foster children: A review of the literature. J Pediatr Psychol; 35: 462–72.
Perry, J. C., Sigal, J. J., Boucher, S., Paré, N., Ouimet, M. C., Normand, J., Henry, M. (2005). Personal strengths and traumatic experiences among institutionalized children given up at birth (Les Enfants de Duplessis – Duplessis' children): II: Adaptation in late adulthood. J Nerv Ment Dis; 193: 783–9.
Puls, H. (2009). Schattenkinder hinter Torgauer Mauern. Rostock: Rink.
Runder Tisch (2010). Heimerziehung in den 50er und 60er Jahren. Abschlussbericht. Berlin: Arbeitsgemeinschaft Jugendhilfe.
Runder Tisch (2011). Sexueller Kindesmissbrauch in Abhängigkeits- und Machtverhältnissen in

privaten und öffentlichen Einrichtungen und im familiären Bereich. Abschlussbericht. Berlin: Runder Tisch Sexueller Kindesmissbrauch.

Sachse, C. (2010). Der letzte Schliff. Jugendhilfe der DDR im Dienst der Disziplinierung von Kindern und Jugendlichen (1945–1989). Schwerin: Landesbeauftragte für Mecklenburg-Vorpommern für die Unterlagen des Staatssicherheitsdienstes der Ehemaligen DDR.

Sack, M. (2010). Schonende Traumatherapie. Ressourcenorientierte Behandlung von Traumafolgestörungen. Stuttgart: Schattauer.

Sack, M., Ebbinghaus, R. (2012). Was hilft ehemaligen Heimkindern der DDR bei der Bewältigung ihrer komplexen Traumafolgestörung? In: Schmidt, H. J. (Hg.). Aufarbeitung der Heimerziehung in der DDR. Berlin: Arbeitsgemeinschaft Kinder- und Jugendhilfe; 299–397.

Sack, M., Boroske-Leiner, K., Lahmann, C. (2010). Association of nonsexual and sexual traumatizations with body image and psychosomatic symptoms in psychosomatic outpatients. Gen Hosp Psychiatry; 32: 315–20.

Schmid, M. (2010). Psychisch belastete Heimkinder – eine besondere Herausforderung für die Schnittstelle zwischen klinischer Sozialarbeit und Kinder- und Jugendpsychiatrie/-psychotherapie. In: Gahleitner, S. B., Hahn, G. (Hg.). Gefährdete Kindheit – Risiko, Resilienz und Hilfen. Bonn: Psychiatrie Verlag; 113–21.

Sheridan, M., Drury, S., McLaughlin, K., Almas, A. (2010). Early Institutionalization: Neurobiological Consequences and Genetic Modifiers. Neuropsychol Rev; 20: 414–29.

Vogel, R. M. (2010). Auf dem Weg zum neuen Menschen. Umerziehung zur »sozialistischen Persönlichkeit« in den Jugendwerkhöfen Hummelshain und Wolfersdorf (1961–1989). Frankfurt am Main: Lang.

Wolf, K. (2010). Machtstrukturen in der Heimerziehung. Neue Prax; 6: 539–57.

Zimmermann, V. (2004). Den neuen Menschen schaffen. Die Umerziehung von schwererziehbaren und straffälligen Jugendlichen in der DDR (1945–1990). Köln: Böhlau.

ALEX STERN, ILKA KRAUGMANN, LISA FAHRIG, HJOERDIS E. WIRTH

36 Behandlung im System: Eine kritische Perspektive auf Normierungspraktiken der Versorgung Gewalterfahrener

36.1 Einleitung

Wer sind Patient:innen mit komplexen Traumafolgestörungen? Menschen, die Gewalt erlebt haben, müssen sich damit auseinandersetzen, dass Täter:innen über sie und ihre Handlungsmöglichkeiten verfügt haben. Für Patient:innen mit Traumafolgestörung findet diese Auseinandersetzung im Rahmen von Behandlungen statt. Behandlungen stehen Menschen unter bestimmten strukturellen und individuellen Voraussetzungen zur Verfügung. Manche dieser Voraussetzungen beeinflussen, wer nach Gewalterfahrungen zu Patient:innen werden kann, andere, zu wem Patient:innen im Zuge der Behandlung werden können. Damit haben sie direkten Einfluss auf den Zugang und die Wirkung von Behandlungen.

Dieser Beitrag setzt sich kritisch damit auseinander, welche normierenden Aspekte die Behandlung von Traumafolgen im Gesundheitssystem auf Menschen mit Gewalterfahrungen haben kann und welche Risiken mit diesen Normierungen einhergehen. Nach einer kurzen Einführung zu Normierung im Zuge von Gewalterfahrungen werden Patient:innen mit komplexen Traumafolgestörungen als Gruppe und Behandlungen in ihrer strukturellen Einbettung dahingehend beleuchtet, welche Normierungspraktiken ihnen innewohnen und, welche Folgen für Behandlungszugänge und -ergebnisse aus ihnen erwachsen können. Die normierungskritische Perspektive des Beitrags beruht neben den beruflichen Erfahrungen der Autor:innen auf der ehrenamtlichen Arbeit als Gewalterfahrene für Gewalterfahrene.

36.2 Normierung und Fremdbestimmtheit bei Gewalterfahrung und Gewaltbetroffenheit

Wenn Menschen von anderen Menschen Gewalt zugefügt wird, werden ihre Grenzen und ihre Individualität missachtet. Sie werden zu Objekten gemacht, die den Vorstellungen der Gewalttäter:innen entsprechen (sollen). Eine erste Gewalterfahrung kann einen Bruch mit bisher bekannten sozialen Normen und von zwischenmenschlichen Bindungen bedeuten. Gewalt ist eine soziale Praxis, die innerhalb symbolischer Ordnungen stattfindet, sich in soziale Körper einprägt und an ihnen Spuren hinterlässt. Dauert sie an, entstehen Routinen: Wer beherrscht wird, denkt über die Beherrschung in der Sprache der Herrschenden nach und ordnet sich in Relation zur Herrschaft ein (Bourdieu 2012). Gewalt erzwingt immer, dass ihre Opfer sich zu den Gewaltausübenden positionieren (lassen) müssen, egal, ob diese Positionierung Unterwerfung und/oder Widerstand beinhaltet, und diese Positionierung ist auch eine körperliche. Das gilt neben körperlicher Gewalt ebenso für symbolische Praktiken der Dominanz, wie z.B. ein Mädchen zu zwingen, im gesamten Alltag einschließlich des familiären Frühstücks mit dem Vater und Vergewaltiger die Rolle der unbeschwerten Tochter durchzuhalten (und aufzuessen) (Bühn 1999; Bourdieu 2012). Gewaltopfer werden der Normierung durch die Täter:innen unterworfen: Täter:innen definieren, zu wem ihre Opfer innerhalb der Machtverhältnisse werden (sollen) (Foucault 2013). Gerade, wenn die Opfer minderjährig sind, können Gewalttäter:innen oftmals umfassend bestimmen, was ihre Opfer zu tun, zu lassen und wie sie Entscheidungen zu treffen haben. Bei Gewalt z.B. durch Erziehungsberechtigte sind die Opfer auch außerhalb der direkten Gewaltausübung durch die Täter:innen fremdbestimmt.

Wenn Menschen Gewalt erfahren haben und diese Erfahrung ihren Mitmenschen bekannt wird, hat das soziale Folgen. Gewalt (und besonders sexualisierte Gewalt) erlebt zu haben und Opfer gewesen zu sein, wird traditionell mit Verunreinigung, Schwäche und irreparabler Beschädigung in Verbindung gebracht (Sanyal 2016).[7] Frühere Gewaltopfer treffen auf neue Normierungspraktiken zwischen der Zuschreibung von Opferrollen, *Victim Blaming* und der Erwartung, Erfolgsgeschichte(n) zu schreiben: Für das Verhalten, die persönlichen Eigenschaften, die Art der erlebten Gewalt und deren Bewertung, den Umgang mit Täter:innen und die Gewaltfolgen bestehen Stereotype. Von deren (Nicht-)Erfüllung kann die Glaubwürdigkeit Gewalterfahrener, die An- oder Aberkennung von Unterstützungs- oder Schutzbedarfen und die Bewertung der erlebten Gewalt abhängen (Sanyal 2016; Emcke 2013). Gewalterfahrene müssen zwangsläufig Techniken entwickeln, mit den sozialen Folgen bekannter Gewalt umzugehen (Goffman 2016). Die Positionierung zur Gewalt durch andere wird damit unter Umständen ebenso fortgesetzt wie die Erwartung, über die Gewalt(erfahrenheit) in einer von anderen vorgegebenen Sprache nachzudenken. Gleichzeitig besteht das Risiko, dass jegliches Verhalten einer Person mit der Gewalterfahrung in Verbindung gebracht wird, so-

7 Gelegentlich wird diese Fremdpositionierung Gewaltbetroffener (Verunreinigung, Schwäche, Beschädigung etc.) in der symbolischen Ordnung als typisch für »andere Kulturen« präsentiert. Das entspricht nicht der Realität, sondern ist kulturalistisch. Es zeigt auf, wie stark die in der symbolischen Ordnung der jeweils eigenen Kultur verfestigten entsprechenden Zuschreibungen nicht wahrgenommen werden, wenn Menschen ihnen nicht selbst ausgesetzt sind.

bald die Gewalterfahrung bekannt ist. Besonders deutlich werden solche Praktiken, wenn andere die betreffenden Mitmenschen nur noch als »ehemalige Gewaltopfer« wahrnehmen und jede ihrer Äußerungen als »Opferperspektive« interpretieren.[8]

Soziale Normen bestehen auch dazu, wo und wo nicht von Gewalterfahrungen berichtet werden kann und wie diese Berichte auszusehen haben (Sanyal 2016; Emcke 2013). Wenn sich Gewaltopfer öffentlich äußern, geschieht das meistens mit klaren Erwartungen an Detailliertheit, Organisation und Emotionalität der Äußerungen. Oft ist das verbunden mit der Fremddeutung durch als »Expert:innen« präsentierte Personen und der Fremdbezeichnung der Gewalterfahrenen (»Missbrauchsopfer« o. ä.). Der Beschreibung von Gewalterfahrungen werden traditionell der private Raum und (Selbst-) Hilfestrukturen zugewiesen, und auch dort bestehen oftmals Erwartungshaltungen dahingehend, wo und wie Personen sich äußern oder ausschweigen sollen. Gewalterfahrene sind auf Formen des Austauschs mit anderen Menschen über das Erlebte und dessen Folgen angewiesen. Ob und wie diese Auseinandersetzung möglich ist, hängt wesentlich von den Bedingungen und Konsequenzen ab, die die andere Seite in Aussicht stellt. Gewalterfahrene setzen sich gegebenenfalls dem Risiko aus, in der Festschreibung als »Opfer« ihre Individualität und damit ihre Menschlichkeit erneut zu verlieren (Emcke 2013).

Normierung und Fremdbestimmtheit im Gesundheitssystem

Für viele Menschen mit Gewalterfahrungen führt der Weg der Auseinandersetzung mit der Gewalt und ihren Folgen durch professionelle Hilfestrukturen. Die Leistungen des Gesundheitssystems machen einen Teil davon aus. Leistungen des Gesundheitssystems sind mit einer Reihe von Rechten versehen, die Patient:innen den Zugang zu Leistungen ermöglichen und ihnen Entscheidungsfreiheit oder Schutz zusichern sollen (SGBV; UN 1948). Diese Rechte bestehen unter anderem deshalb, weil dem Versorgungssystem strukturelle Barrieren und Machtgefälle zwischen Leistungsträger:innen, Leistungserbringer:innen und Patient:innen immanent sind. Für Patient:innen, die sich im Behandlungsrahmen mit Gewaltfolgen auseinandersetzen, werden Barrieren und Machtgefälle an unterschiedlichen Stellen relevant.

Normierung von Patient:innen

Die Auseinandersetzung mit Gewaltfolgen im Rahmen des Gesundheitssystems setzt voraus, dass sich Gewalterfahrene in die Strukturen des Gesundheitssystems als Patient:innen einordnen. Für den Versorgungszugang, die Diagnostik und die Behandlung bestehen Bedingungen, die Patient:innen erfüllen müssen, um die Versorgung nutzen zu können. Dadurch werden manche Patient:innengruppen benachteiligt, während andere das System relativ selbstverständlich in Anspruch nehmen können. Letztere bilden dadurch die Norm derer, die als Patient:innen mit komplexen Traumafolgestörungen wahrgenommen werden, und an der sich die Weiterentwicklung der Versorgungsangebote orientiert.

8 Fragen Sie sich an dieser Stelle gerne selbst, wessen Text Sie lesen.

Zugangsbarrieren bestehen für ambulante Psychotherapieplätze allgemein, wenn Patient:innen wiederholte, vergebliche Anfragen und lange Wartezeiten aushalten müssen (Bundespsychotherapeutenkammer 2018). Patient:innen mit komplexen Traumafolgestörungen wechseln teilweise für die Aussicht auf einen Therapieplatz sogar den Wohnort (Nick et al. 2018). Die Versorgungssituation für komplex traumatisierte männliche und nichtbinäre Menschen und Menschen mit Behinderung ist noch prekärer, da ein Teil der bestehenden Angebote ausschließlich (cis) weibliche Patient:innen adressiert und ambulante Psychotherapieangebote besonders selten barrierefrei zugänglich sind (Sommer 2015; BMAS 2021). Ähnliche Probleme ergeben sich bei der gezielten Suche nach mehrsprachigen Psychotherapeut:innen. Eine Ausrichtung der allgemeinen ambulanten Psychotherapieangebote auf (cis) weibliche, nichtbehinderte und deutschsprachige Patient:innen ist fernab einer Realität, in der z. B. Menschen mit Behinderung und nicht-binäre Menschen in Kindheit und Jugend vermehrt sexualisierter Gewalt ausgesetzt sind (Sierck 2019; Weller et al. 2021). Die Schaffung von Spezialambulanzen für »besondere« komplex traumatisierte Patient:innen als Ausgleich anstelle von Bemühungen um eine flächendeckende, diversitätssensible Versorgung verdeutlicht, wie wenig akzeptiert die Heterogenität der Patient:innengruppe ist: Wer innerhalb der Patient:innengruppe nicht der Norm entspricht, bedarf keiner freien Angebotswahl mehr, sondern muss sich ggf. zwischen der Spezialambulanz mit entsprechenden Anfahrtswegen oder dem Verzicht auf Versorgung entscheiden. Für überdurchschnittlich häufig mobilitätsbeeinträchtigte und von Armut betroffene Bevölkerungsgruppen sind lange Anfahrtswege problematisch (Zielinski 2009; Sommer 2015).

Patient:innen, die eine Behandlung in Anspruch nehmen müssen, müssen sich diagnostizieren lassen. Psychiatrische Diagnostik ist eine Machtausübung, in der die Deutungshoheit über das (Selbst-)Erleben der Patient:innen nicht mehr bei den Patient:innen liegt. Sie markiert die Diagnostizierten als »anders« (Goffmann 1973). Mit dem Einsatz standardisierter Instrumente kann sich das Gefühl verstärken, direkt zu Beginn weniger als Individuum denn als zu kategorisierendes Objekt wahrgenommen zu werden (Helmchen 2017). Dass psychiatrische Diagnosen handlungsleitende Konstrukte sind, die situative Aufnahmen ohne Endgültigkeitsanspruch darstellen, ist Patien-t:innen unter Umständen ebenso wenig bekannt wie der Umstand, dass individuelle Abweichungen von allgemeinen Beschreibungen möglich sind (Helmchen 2017; Trachsel 2018). Wissen Patient:innen davon nichts und werden innerhalb des Machtgefälles der professionellen Beziehung lediglich über die Diagnose informiert, besteht die Möglichkeit, dass Patient:innen sich an die Diagnosen als vermeintliche, implizite Erwartungen anzupassen versuchen. Diagnosen können Patient:innen zusätzlich massiv verunsichern, wenn eigene Recherchen die vermeintliche Unheilbarkeit oder klischeebehaftete Darstellungen wie z. B. bei der dissoziativen Identitätsstörung zutage fördern (Dutcher 2019). Beim grundsätzlichen Normierungsmoment der Diagnostik stellt sich in Verbindung mit den Normalitätsvorstellungen zu Gewalt und Gewaltopfern auch die Frage, was als traumatisch anerkannt und was bagatellisiert oder als phantastisch abgetan wird: Rassismus, Feindseligkeit gegenüber trans*-Personen und Behindertenfeindlichkeit von Einzelpersonen oder Strukturen können beispielsweise in psychischer oder physischer Gewalt oder extremer Vernachlässigung gipfeln (Ewert 2018; Wa Baile et al. 2019; TGEU 2021; Sierck 2019; Sterzing

2017). Umgekehrt führen schwere Gewalterfahrungen besonders in Verbindung mit dissoziativen Besonderheiten schnell zu Fehldiagnosen und/oder Unglauben (Nick et al. 2018; Salter 2013; Stern et al. 2017).

Normierung durch Behandlungsstrukturen

Patient:innen mit komplexen Traumafolgen haben individuelle Behandlungsbedarfe. In der Theorie wird diesem Bedarf mit der Wahlmöglichkeit zwischen unterschiedlichen Behandler:innen, Behandlungsverfahren und – wo sinnvoll – deren Kombination entsprochen. In der praktischen Umsetzung weist die theoretisch bestehende Angebotsvielfalt Besonderheiten auf:

Gewalterfahrungen sind unterschiedlich. Die Zeiträume, die Menschen zur Bearbeitung der Gewalt brauchen, sind es ebenfalls. Menschen mit komplexen Traumafolgen stehen in der ambulanten psychotherapeutischen Versorgung nichtsdestotrotz begrenzte Therapiekontingente zur Verfügung, die oftmals nicht ausreichen (Sommer 2015). Begründet wird die Verweigerung einer längeren Kostenübernahme häufig mit Argumenten wie dem ausbleibenden Heilungserfolg. Sind Patient:innen langfristig auf Psychotherapie angewiesen, besteht diese Möglichkeit zukünftig mit einer Versorgung im Rahmen der KSVPsych-RL. Die Bedingungen zur Versorgung nach der Richtlinie umfassen allerdings die Bereitschaft, die Koordination der eigenen Versorgungsbedarfe anderen Personen zu überlassen, die Inanspruchnahme noch anderer Leistungen als Psychotherapie sowie objektiv nachweisbare, schwere Einschränkungen nach der GAF-Skala (G-BA 2021b). Es bleibt abzuwarten, welche Gruppen von Patient:innen mit komplexen Traumafolgen diese Bedingungen erfüllen können.

Die den Patient:innen zustehende Dauer einer Therapie ist wie bei der üblichen ambulanten Versorgung bei den meisten stationären Schwerpunktangeboten und in manchen stark vorstrukturierten Therapieangeboten relativ strikt festgelegt. In diesen Fällen müssen Patient:innen ihren Bedarf an das Angebot und dessen Struktur anpassen, um davon profitieren zu können. Passen Bedarfe und vorgegebene Struktur nicht zusammen und nehmen Behandler:innen keine Anpassungen vor, besteht das Risiko, dass Patient:innen nicht nur keinen Nutzen, sondern Schaden von der Therapie tragen (Stern et al. 2017). Die Aufklärung über derartige und andere Rahmenbedingungen, mögliche Nebenwirkungen und alternative Behandlungsoptionen ist eine Voraussetzung für eine informierte Einwilligung der Patient:innen in ein Behandlungsangebot, bei deren Umsetzung Verbesserungsbedarfe bestehen. Werden Patient:innen Wahl- und Mitgestaltungsoptionen durch fehlende Aufklärung vorenthalten, ist ihre Entscheidungsfreiheit eingeschränkt (Trachsel et al. 2018; Schleu 2018) und es liegt nahe, dass Patient:innen konform zu ihrer Rolle die ärztlichen oder therapeutischen Einschätzungen nicht ergänzen oder hinterfragen (Helmchen 2017; Goffmann 2005). Informationen zu Risiken und Nebenwirkungen einzelner Behandlungsverfahren sind ebenso Teil der Kenntnisse, auf Basis derer sich Patient:innen für oder gegen eine Behandlung entscheiden können. Das kann nur begrenzt möglich sein, wenn die notwendigen Informationen für die umfassende Aufklärung oft nicht, nur anteilig oder nur in zweifelhafter Qualität vorliegen. Das betrifft die medikamentöse Behandlung vor allem da, wo unerwünschte Langzeitfolgen von Psychopharmaka oder ihre spezifische Wirkung bei komplexen Traumafolgestörungen nicht bekannt sind. Die Psychotherapieforschung weist vorläufig noch größere, teilweise der Gestaltung von Wirksamkeitsnachweisen für einzelne

Verfahren zuzurechnende Lücken auf (Gray 2009). Wer nicht über Behandlungsalternativen, Nebenwirkungen und Kontraindikationen informiert ist, kann nicht einschätzen, ob die Behandlung zum gegebenen Zeitpunkt die passende ist. Ohne diese Möglichkeit bestehen zwei Risiken: Patient:innen können erstens den Eindruck gewinnen, jenseits ihrer Anpassung an die Rahmenbedingungen bestünden keine Behandlungsoptionen. Zweitens kann die Verantwortung für ausbleibende Erfolge leicht Patient:innen zugeschrieben werden (Stern et al. 2017).

Im Gegensatz zu psychiatrischen Angeboten, Ergotherapie und psychotherapeutischen Richtlinienverfahren sind Verfahrensgruppen wie Physiotherapie oder Körpertherapien bei komplexen Traumafolgestörungen nicht in der ambulanten Regelfinanzierung vorgesehen (G-BA 2021). Gewalt schreibt sich wie andere soziale Erfahrungen in den Körper ein (Bordieu 2012). Bei PTBS liegen neben den neuroanatomischen Veränderungen (s. Beitrag in diesem Band) auch (neuro-)endokrine und inflammatorische Veränderungen vor, die teilweise mit typischen Symptomen wie Flashbacks in Verbindung gebracht werden, auf jeden Fall aber mit zusätzlichen körperlichen Belastungen, die das Risiko schwerer Erkrankungen erhöhen (Hori & Kim 2019; Zass et al. 2017). PTBS interagiert mit Erkrankungen wie unter anderem schlafbezogenen Atemstörungen, Herz-Kreislauf-Erkrankungen, HIV, Krebserkrankungen und Schädelhirntraumata (Cavalcanti-Ribeiro et al. 2012; Edmondson & von Känel 2017; Krakow et al. 2015). Personen mit PTBS weisen insgesamt eine verkürzte Lebenserwartung auf (Lohr et al. 2015). Traumafolgestörungen zeigen, wie hinfällig die künstliche kategoriale Trennung zwischen Körper und Psyche ist. In der Versorgungspraxis werden die Körper von Patient:innen vorrangig als Mittel zum Zweck eingesetzt: Patient:innen erleben besonders in stationären Settings, wie ihre Körper zum Instrument von Diagnostik und Therapie werden. Sie werden vermessen, gewogen, auf Selbstverletzungen und Anzeichen von (Selbst-)Vernachlässigung hin untersucht. In der Versorgung mit Psychopharmaka werden Körper verwendet, um Symptome medikamentös behandeln zu können. In manchen Psychotherapieverfahren werden Patient:innen trainiert, ihre Körper zu nutzen, um Traumafolgen akut weniger massiv spürbar zu machen. Nicht zuletzt bieten Körper das Feld zur massivsten möglichen Kontrolle von Personen im Rahmen von Behandlungsmaßnahmen unter Zwang. Die Körper der Gewalterfahrenen werden in diesen Momenten zu Instrumenten von medizinisch-therapeutischen Normierungspraktiken (Foucault 2013).

Gewalttätige Normierung

Normierungspraktiken sind in der Versorgung von Menschen mit psychiatrischen Diagnosen häufig legitim, sobald sie einer Behandlungs- oder Heilungsabsicht untergeordnet sind (Foucault 2013b). Insbesondere in der stationären Akutpsychiatrie als totaler Institutionen können legitime Normierungspraktiken des Versorgungssystems eine absolute Gestalt annehmen: Über die sozialen Kontakte der Patient:innen, ihre Körper, die Interpretation ihres Habitus und – spätestens im Zusammenhang mit medikamentösen Behandlungen – über ihre situative Fähigkeit zu denken (Goffman 1973). In Psychiatrien finden derzeit zu selten leitliniengerechte Behandlungen statt (Bundespsychotherapeutenkammer 2021). Freiheitsentzug und Zwangsmaßnahmen wie Fixierungen, Isolation oder medikamentöse Therapie gegen den eigenen Willen können besonders für Betroffene zwischenmenschlicher Gewalt retraumatisierend sein (WHO 2021). Ihr Einsatz wird gleichzeitig dann wahrscheinlicher, wenn die Patient:innen einbeziehende Methoden, die einen stärkeren Personaleinsatz und gute Kenntnisse zu komplexen Traumafolgen voraussetzen, nicht umgesetzt werden (Puschner et al. 2016; Heres & Hamann 2017). Das Risiko von normierungsbezogenen Behandlungsfehlern ist mutmaßlich bei stark direktiven Therapieverfahren und in Settings wie vollstationären Angeboten, in denen bereits die desindividualisierenden Rahmenbedingungen der totalen Institution die mögliche Flexibilität einschränken, höher als bei anderen Verfahren oder Settings (Sweeney & Taggart 2018; Dutcher 2018; Stern et al. 2017).

Personalmangel und/oder fehlende Aufmerksamkeit seitens der Fachkräfte gegenüber subtileren sexualisierten Übergriffen unter Patient:innen können zusätzlich dazu führen, dass in Kriseninterventionsräumen nicht legitimierbare Gewalt gegen Patient:innen ausgeübt wird (Bundespsychotherapeutenkammer 2021; Shields et al. 2018; Hughes et al. 2019). Angebote der psychischen Gesundheitsversorgung allgemein können zu Räumen sexualisierter Gewalt durch Mitpatient:innen und Mitarbeiter:innen werden (Hughes et al. 2019). Strauß et al. (2018) zitieren die Selbstauskunft von 10% der befragten psychotherapeutisch oder psychiatrisch tätigen männlichen Therapeuten aus einer US-amerikanischen Studie, die angaben, sexuelle Beziehungen zu Patient:innen zu haben oder in der Vergangenheit gehabt zu haben. Sexualisierte Gewalt im Rahmen von Psychotherapien ist die einzige Form des Machtmissbrauchs, bei dem in vorangegangenen Analysen und der Auswertung des Ethikvereins ein deutlicher (aber nicht absoluter) Überhang weiblicher, betroffener Patient:innen identifiziert werden konnte (Schleu 2018; Strauß et al. 2018).

Die Deutungsmacht über Behandlungssituationen in psychiatrischen und psychotherapeutischen Kontexten liegt in der Regel bei den Behandelnden und kann zum Einsatz gewalttätiger Normierungspraktiken missbraucht werden (Foucault 2013b). Als situativ zum Besten der Patient:innen deutbar sind beispielsweise Maßnahmen wie die Androhung von Zwang, die Zweckentfremdung von Therapiemethoden zu Sanktionsmaßnahmen oder die Nötigung zur Nutzung von Therapiemethoden, nachdem Patient:innen bereits darauf hingewiesen haben, dass diese für sie gewaltbesetzt ist (Stern et al. 2017). Für Patient:innen mit komplexen Traumafolgestörungen kann besonders letztere Form der Gewalt extrem schwierig zu verarbeiten sein (Dutcher 2018). Die beschriebenen Grenzüberschreitungen können zusätzlich zur Rechtfertigung weiteren Machtmissbrauchs genutzt werden, wenn Patient:innen nicht mit Anpassung reagieren (Goffman 1973). Andere Formen des Machtmissbrauchs können in Anlehnung an eine Erhebung des Ethikvereins (Schleu 2018) weitere Varianten von Empathieversagen, Verletzungen der Rahmenbedingungen, Verletzungen der Schweigepflicht, unprofessionelle Therapieabbrüche, ökonomischer Missbrauch sowie soziale und sexuelle Grenzverletzungen sein (ebd.).

Gewalt in der Versorgung von Patient:innen mit komplexen Traumafolgen kann als legitimierte Normierungspraxis der Versorgung z.B. im Rahmen von Zwangsmaßnahmen ebenso ausgeübt werden wie Normierungspraxis einzelner Behandler:innen oder Behandlungsteams, die ihre Deutungsmacht missbrauchen. Unzureichender Schutz kann illegitime Gewalt situativ mächtigerer Mitpatient:innen ermöglichen. Egal, ob die Gewalt offenkundig oder subtil ausgeübt wird: Patient:innen mit komplexen Traumafolgen sind Opfer, die aufgrund ihrer Rolle als psychisch kranke Patient:innen davon ausgehen können, dass ihren Einschätzungen weniger Gewicht beigemessen wird als denen der Behandelnden.

36.3 Die Gemeinsamkeit der Erfahrungen

Menschen, die schwere Gewalt erlebt haben, haben häufig erlebt, dass ihre Körper von Gewalttäter:innen als Objekt der Bedürfnisbefriedigung, Sanktion oder Missachtung verwendet worden sind. Sie haben erfahren, wie Gewalttäter:innen ihnen ihre Würde und Individualität nehmen oder ihnen zu deren Entwicklung gar nicht erst die Gelegenheit geben und, dass Gewalttäter:innen – permanent oder wiederkehrend – definieren, wer sie sind, und sie sich Erwartungen anzupassen haben. Nach den Erwartungen von Gewalttäter:innen müssen sich ehemalige Gewaltopfer häufig mit gesellschaftlichen Erwartungen dahingehend arrangieren, wie (ehemalige) Gewaltopfer sind oder sein sollten. Dazu kommt oftmals, dass sie als Gewaltopfer leicht als andersartig markiert werden können und die Deutungshoheit über die eigenen Erfahrungen leicht bei anderen Personen liegt.

In der Struktur der Gesundheitsversorgung wiederholen sich unter dem Vorzeichen der Hilfeleistung je nach Patient:in, finanziellen und gesundheitlichen Ressourcen, Zugehörigkeit zu weiteren marginalisierten Gruppen und erreichbarer Versorgungsstruktur eine Reihe dieser Erfahrungen: Anders oder besonders schwierig zu sein, gegebenenfalls noch innerhalb der Gruppe der Gewalterfahrenen; die Fremddefinition ihrer Schwierigkeiten einschließlich der impliziten Bewertung ihrer Gewalterfahrungen als Gewalt, banal oder phantastisch; äußere Ansprüche an ihre Fähigkeit, ihre Bedarfe an Strukturen anzupassen sowie die diagnostische Reduktion von Gewaltfolgen und gegebenenfalls ihrer selbst in der Patient:innenrolle auf psychische Symptome ... Die genannten Aspekte können eine Wiederholung der bisherigen Erfahrungen von Normierung, der Markierung als andersartig und dem Ausschluss bei fehlender Anpassungsfähigkeit bedeuten. Unzureichende Aufklärung und subtile oder offene erneute Erfahrungen von Gewalt oder anderem Machtmissbrauch im Rahmen der Versorgung können noch deutlicher soziale Situationen reproduzieren, in denen Patient:innen der Fremdbestimmung durch andere ausgesetzt sind.

Das Versorgungssystem für Menschen mit Gewalterfahrungen definiert durch seine Strukturen, seine Angebote und die Ausgestaltung der Angebote mit, wer diese Patient:innen sein können. Wie umfassend diese Definition für Patient:innen mit komplexen Traumafolgen zur Fremddefinition wird, hängt ebenso wie die Frage nach erneuten Gewalterfahrungen und adäquaten Reaktionen darauf maßgeblich von den Behandlungsangeboten und den einzelnen Behandler:innen ab. Wer schwere Gewalt erlebt hat, hat häufig Denkschemata der Täter:innen übernehmen müssen. Wenn sich frühere Erfahrungen ohne Einordnung und Reflektion in der Versorgung wiederholen, besteht das Risiko, dass Machtgefälle zwischen Behandler:innen und Patient:innen in neue Herrschaftsverhältnisse münden. Letztere machen für Gewalterfahrene eine Auseinandersetzung unmöglich, die in Selbstdefinitionen und soziale Praktiken mündet, die losgelöst von Versorgungsstrukturen und der Patient:innenrolle anwendbar sind.

36.4 Handlungsspielräume

Der Zugang zu Leistungen der Gesundheitsversorgung sollte allen Gewalterfahrenen mit der Chance offenstehen, tragfähige Denkschemata und Handlungsweisen zu entwickeln, die nicht an die ehemalige Opferschaft oder die Patient:innenrolle geknüpft sind. Wo Normierungspraktiken einem dieser Aspekte entgegenstehen, sind Veränderungen angebracht. Kritisch sind hier besonders die Normierungen, die aus der momentanen Versorgungsstruktur entstehen: Die Mangelverwaltung in der Versorgung mit Psychotherapieplätzen etwa ist seit Jahren bekannt (Sommer 2015). Innerhalb dieses Strukturdefizits bestehen nichtsdestotrotz Möglichkeiten, einer zusätzlichen Benachteiligung von Patient:innen mit komplexen Traumafolgen und unter ihnen den mehrfachmarginalisierten Gruppen vorzubeugen: Komplexen Traumafolgen und deren Behandlung können ebenso wie der Versorgung von Mitgliedern einer heterogenen Gesellschaft größere Gewichtung in Aus- und Weiterbildung eingeräumt werden. Normalitätskonstruktionen müssen über die Dimension der psychischen Erkrankung hinaus reflektiert werden, damit die Versorgung marginalisierter und mehrfachmarginalisierter Bevölkerungsgruppen keine exklusive Sonderkompetenz bleibt (Siller et al. 2020).

Im Spektrum der vorgestellten Normierungspraktiken, die Patient:innen mit Traumafolgen erleben können, sind Kunstfehler und klare Verstöße gegen Patient:innenrechte zu finden (Schigl & Gahleitner 2018; SGBV). In vielen dieser Fälle ist klar, dass die betreffenden Handlungen Korrekturbedarfe aufweisen und, wie diese Korrekturen vorgenommen werden können (Schigl & Gahleitner 2018). Unter anderem in Bezug auf den Schutz vor (sexualisierter) Gewalt in Institutionen sind Risiko- und Schutzfaktoren bekannt und Anleitungen zur Entwicklung von Schutzkonzepten verfügbar (Hoffmann et al. 2021). Schutzfaktoren wie Fachkompetenz in Bezug auf *Trauma Informed Care* und eine entsprechende Haltung auf der Leitungsebene von Organisationen sind eng mit Faktoren wie den Qualifikationsmöglichkeiten für Pflegefachkräfte und der personellen Ausstattung in Organisationen verbunden (McAllister et al. 2001; Sweeney & Taggart 2018; Shields et al. 2018). Diskurse um Personalmangel, die Situation der Gesundheits- und Krankenpflege und die Ökonomisierung des Gesundheitssektors stehen damit in direktem Bezug zur Versorgung von Menschen mit Gewalterfahrungen. Das Fachwissen zur Diagnostik und Behandlung von komplexen Traumafolgestörungen hat sich rapide weiterentwickelt (s. andere Beiträge in diesem Band). Parallel ist in der Fläche keine messbare Verbesserung der Versorgungssituation von Menschen mit schweren Gewalterfahrungen nachgewiesen oder spiegelt sich in informellen Situationsbeschreibungen Gewalterfahrener wider. Es ist anzunehmen, dass die erwähnten allgemeinen Strukturprobleme der Versorgung einem flächendeckend gelingenden Theorie-Praxis-Transfer entgegenstehen. Alte und neue Auseinandersetzungen um die Weiterentwicklung des Gesundheitssystems und um die menschenrechtsorientierte Versorgung psychiatrischer Patient:innen im Allgemeinen sind immer auch Auseinandersetzungen um die Versorgung von Menschen mit Gewalterfahrungen (Armbruster et al. 2015). Wer sich für letztere einsetzt, kann gegenüber ersteren keine neutrale Position einnehmen.

Neutrale Positionen sind ebenso auf der individuellen Behandlungsebene zweifelhaft, wenn Patient:innen von gewalttätigen Normierungspraktiken berichten. Wer nach

Gewalterfahrungen in der Versorgung wieder in eine Behandlung einsteigt, betritt einen Tatort: Das System, seine Sprache und seine Machtgefälle sind die gleichen (Rosenblatt 2013). Bei Berichten von Gewalterfahrungen in Behandlungssituationen sind Anerkennung und eine aktive Positionierung zu der Gewalt notwendig (Hughes et al. 2019). Berichte von Gewalterfahrungen machen die Zuhörer:innen zu Zeug:innen der Gewalt und des Überlebens der Gewalt (Emcke 2013). Mit dieser Zeugenschaft verantwortungsvoll umzugehen, kann Leben retten. Wer Menschen mit Gewalterfahrungen behandelt, muss sich dieser Verantwortung bewusst sein und die in der Versorgung und dem eigenen Behandlungsverfahren üblichen Normierungspraktiken reflektiert haben. Ist diese Reflexion möglich, können Behandelnde Transparenz gegenüber unumgänglichen Normierungspraktiken walten lassen und gemeinsam mit den Gewalterfahrenen die Freiräume schaffen, die zur Entwicklung tragfähiger Selbstdefinitionen notwendig sind.

36.5 Fazit

Wer Gewalt erlebt hat, steht vor der Herausforderung, neue Denkschemata und Beziehungsgestaltungen außerhalb des Herrschaftsverhältnisses zu finden, in dem die Gewalt stattgefunden hat. Wenn die Inanspruchnahme der Versorgung für Patient:innen anstelle der Unterstützung bei der Auseinandersetzung mit Gewalt(folgen) zu einer Wiederholung der sozialen Aspekte von Gewalterfahrungen wird, werden alte Herrschaftsverhältnisse durch neue ersetzt. Menschen mit Gewalterfahrungen sind allerdings ebenso wenig ausschließlich Patient:innen mit Traumafolgestörungen, wie sie ausschließlich Gewaltopfer sind. Behandelnde müssen sich der Normierungspraktiken innerhalb der bestehenden Versorgungsstruktur und ihrer Relevanz für Gewalterfahrene bewusst sein, um diese Personengruppe bei der Entwicklung eigener Selbstdefinitionen und sozialer Praktiken begleiten zu können. Freiräume lassen sich nur definieren, wenn auch ihre Rahmenbedingungen sichtbar sind.

Literatur

Armbruster, J., Dieterich, A., Hahn, D., Ratzke, K. (Hg.) (2015). 40 Jahre Psychiatrie-Enquete. Der Blick zurück nach vorn, Köln: Psychiatrie-Verlag.

BMAS – Bundesministerium für Arbeit und Soziales (Hg.) (2021). Dritter Teilhabebericht der Bundesregierung über die Lebenslagen von Menschen mit Beeinträchtigungen. Teilhabe – Beeinträchtigung – Behinderung. Abrufbar unter: https://www.bmas.de/DE/Service/Publikationen/a125-21-teilhabebericht.html, letzter Abruf: 19. 07. 2021.

Bourdieu, P. (2012). Die männliche Herrschaft. Frankfurt a. M.: Suhrkamp.

Bühn, R. (1999). Dokumentation: Frühstück mit Papi (Installation). Abrufbar unter: https://renatebuehn.de/fruehstueck-mit-papi-11.html, letzter Abruf 14. 04. 2024.

Bundespsychotherapeutenkammer (2018). Ein Jahr nach der Reform der Psychotherapie-richtlinie. Wartezeiten 2018.

Bundespsychotherapeutenkammer (2021). Standpunkt Psychiatrie. Mehr Zeit für Psychotherapie.

Cavalcanti-Ribeiro, P., Andrade-Nascimento, M., Morais-de-Jesus, M., de Medeiros, G. M., Daltro-Oliveira, R., Conceicao, J. O., Rocha, M. F., Miranda-Scippa, A., Koenen, K. C., Quarantini, L. C. (2012). Post-traumatic stress disorder as a comorbidity. Impact on disease outcomes. Expert Rev Neurother 12: 1023–1037.

Dutcher, T. (2018). DBT-PTSD zur Behandlung von Traumatisierung mit komplexer Dissoziation. Auf: Dutcher, T (2017–2021) DIS-SOS (Weblog).

Dutcher, T. (2019). DIS. Fehlannahmen und Missverständnisse. Auf: Dutcher, T (2017–2021) DIS-SOS (Weblog). Abrufbar unter: https://www.dis-sos.com

Edmondson, D., von Känel, R. (2017). Posttraumatic Stress Disorder and Cardiovascular Disease. Lancet Psychiatry 4: 320–329.

Emcke, C. (2013). Weil es sagbar ist. Über Zeugenschaft und Gerechtigkeit. Frankfurt a. M.: Fischer.

Foucault, M. (2013). Die Maschen der Macht. In: Foucault, M: Analytik der Macht. 5. Aufl. Frankfurt a. M.: Suhrkamp: 220–239.

Foucault, M. (2013b). Überwachen und Strafen. Die Geburt des Gefängnisses. 14. Aufl.. Frankfurt a. M.: Suhrkamp.

G-BA – Gemeinsamer Bundesausschuss (2021). Heilmittel-Richtlinie. Zweiter Teil. Zuordnung der Heilmittel zu Indikationen (nach § 92 Absatz 6 Satz 1 Nummer 2 SGB V).

G-BA – Gemeinsamer Bundesausschuss (2021b). Richtlinie über die berufsgruppenübergreifende, koordinierte und strukturierte Versorgung insbesondere für schwer psychisch kranke Versicherte mit komplexem psychiatrischen oder psychotherapeutischen Behandlungsbedarf; Fassung vom 02. 09. 2021.

Goffman, E. (1973). Asyle. Über die soziale Situation psychiatrischer Patienten und anderer Insassen. Frankfurt a. M.: Suhrkamp.

Goffman, E. (2005). Wir alle spielen Theater. Die Selbstdarstellung im Alltag. 3. Aufl. München: Piper.

Goffman, E. (2016). Stigma. Über Techniken der Bewältigung beschädigter Identität. 23. Aufl. Frankfurt a. M.: Suhrkamp.

Gray, M. (2009). Evidence-based Healthcare and Public Health. 3. Aufl.. Edinburgh u. a.: Elsevier.

Helmchen, H. (2017). Das Janusgesicht der Psychiatrie. Nutzen und Risiken psychiatrischen Handelns, Stuttgart: Kohlhammer.

Heres, S., Hamann, J. (2017). »Shared decision-making« in der Akutpsychiatrie. Widerspruch oder Herausforderung? Nervenarzt 88: 995–1002.

Hoffmann, U., Fegert, J. M., Jud, A., Clemens, V., Rassenhofer, M. (2021). Schutz vor Gewalt und Übergriffen in medizinischen Institutionen – Ursachen, Häufigkeiten und Implikationen für die Praxis, Prax Kinderpsychol Kinderpsychiat 70: 64–83.

Hori, H., Kim, Y. (2019). Inflammation and post-traumatic stress disorder. Psychiatry and Clinical Neurosciences 73: 143–153.

Hughes, E., Lucock, M., Brooker, C (2019). Sexual violence and mental health services: a call to action. Epidemiology and Psychiatric Sciences 28: 594–597.

Krakow, B., Ulibarri, V., Moore, B., McIver, N. (2015). Posttraumatic stress disorder and sleep-disordered breathing: a review of comorbidity research. Sleep Medicine Reviews 24: 37–45.

Lohr, J. B., Palmer, B. W., Eidt, C. A., Aailaboyina, S., Mausbach, B. T., Wolkowitz, O. M., Thorp, S. R., Jeste, D. V. (2015). Is Post-Traumatic Stress Disorder Associated with Premature Senescence? A Review of the Literature. Am J Geriatr Psychiatry 23: 709–725.

McAllister, M., Higson, D., McIntosh, W., O'Leary, S., Hargreaves, L., Murrell, L., Mullen, V., Lovell, F., Kearney, J., Sammon, D., Woelders, S., Adams, T., Davies-Cotter, D., Wilson, J., O'Brien, J. (2001). Dissociative identity disorder and the nurse – patient relationship in the acute care setting: An action research study. Australian and New Zealand Journal of Mental Health Nursing 10: 20–32.

Nick, S., Schröder, J., Briken, P., Richter-Appelt, H. (2018). Organisierte und rituelle Gewalt in Deutschland. Kontexte der Gewalterfahrungen, psychische Folgen und Versorgungssituation. Trauma & Gewalt 12: 244–261.

Puschner, B., Becker, T., Mayer, B., Jordan, H., Maj, M., Fiorillo, A., Égerházi, A., Ivánka, T., Munk-Jørgensen, P., Krogsgaard Bording, M., Rössler, W., Kawohl, W., Slade, M. (2016). Clinical decision making and outcome in the routine care of people with severe mental illness across Europe (CEDAR). Epidemiology and Psychiatric Sciences 25: 69–79.

Rosenblatt, H. C. (2013). von der Psychiatrie und der unbezahlbaren Hilfe. Auf: Rosenblatt, H. C. (2010–2021) Ein Blog von Vielen (Weblog). Abrufbar unter: https://einblogvonvielen.org.

Salter, M. (2013). Organised Sexual Abuse. Abingdon: Routledge.

Sanyal, M. M. (2016). Vergewaltigung. Aspekte eines Verbrechens. Hamburg: Nautilus.

Schigl, B., Gahleitner, S. (2018). Psychotherapeutische Fehler. Wie wir damit umgehen, macht den Unterschied. Trauma & Gewalt 12: 322–333.

Schleu, A. (2018). Empathieversagen und Grenzverletzungen in der Psychotherapie von komplex traumatisierten Patienten. Ergebnisse der Arbeit des Ethikvereins e. V. Trauma & Gewalt 12: 308–321.

SGBV – Fünftes Sozialgesetzbuch – Gesetzliche Krankenversicherung – (Artikel 1 des Gesetzes vom 20. Dezember 1988, BGBl. I S. 2477, 2482), das zuletzt durch Artikel 4 des Gesetzes vom 23. Juni 2021 (BGBl. I S. 1982) geändert worden ist.

Shields, M., Stewart, M., Delaney, K. (2018). Patient Safety In Inpatient Psychiatry: A Remaining Frontier For Health Policy. Health Affairs 37: 1853–1861.

Sierck, U. (2019). Macht und Gewalt. Tabuisierte Realitäten in der Behindertenhilfe. Weinheim/Basel: Beltz Juventa.

Siller, H., Tauber, G., Hochleitner, M. (2020). Does diversity go beyond sex and gender? Gender as social category of diversity training in health profession education – a scoping review, GMS Journal for Medical Education 37: o.S.

Sommer, J. (2015). Die psychotherapeutische Versorgungsrealität komplex traumatisierter Menschen in Deutschland. Ergebnisse einer Studie. Initiative Phoenix – Bundesnetzwerk für angemessene Psychotherapie e. V..

Stern, A., Wirth, H. E., Holler, K. (2017). Erfahrungen mit der dialiektisch-behavioralen Therapie (DBT) im deutschsprachigen Raum. Eine Online-Erhebung unter aktuellen und ehemaligen DBT-Patient_innen.

Sterzing, P. R., Ratliff, G. A., Gartner, R. E., McGeough, B. L., Johnson, K. C. (2017). Social Ecological Correlates of Polyvictimization among a National Sample of Transgender, Genderqueer, and Cisgender Sexual Minority Adolescents. Child Abuse & Neglect 67.

Strauß, B., Schwartze, D., Freyberger, H. (2018). Traumatische Nebenwirkungen in der Psychotherapie, Trauma & Gewalt 12: 284–294.

Sweeney, A., Taggart, D. (2018). (Mis)understanding trauma-informed approaches in mental health. Journal of Mental Health 27: 383–387.

TGEU – Transgender Europe (2021). Anti-trans hate crimes in Europe and Central Asia: TGEU's submission to OSCE's Office for Democratic Institutions and Human Rights (ODIHR).

Trachsel, M., Gaab, J., Biller-Andorno, N. (2018). Psychotherapieethik. Göttigen: Hogrefe.

UN – Vereinte Nationen (1948). 217 A (III). Allgemeine Erklärung der Menschenrechte. Resolution der Generalversammlung.

Wa Baile, M., Dankwa, S. O., Naguib, T., Purtschert, P., Schilliger, S. (2019). Racial Profiling. Struktureller Rassismus und antirassistischer Widerstand. Bielefeld: transcript.

Weller, K., Bathke, G. W., Kruber, A., Voß, H. J. (2021). PARTNER 5 Jugendsexualität. Primärbericht: Sexuelle Bildung, sexuelle Grenzverletzungen und sexualisierte Gewalt. Merseburg: Hochschule Merseburg.

WHO – World Health Organization (2021). Guidance on community mental health services. Promoting person-centred and rights-based approaches, Geneva: World Health Organization.

Zass, L., Hart, S., Hemmings, S., Malan-Müller, S. (2017). Neuroinflammatory genes associated with post-traumatic stress disorder: Implications for comorbidity. Psychiatric Genetics 27: 1–16.

Zielinski, D. (2009). Child maltreatment and adult socioeconomic well-being. Child Abuse & Neglect 33: 666–678.

GREGOR MENNICKEN

37 Das Schweigedilemma – Sexueller Missbrauch im Kontext der katholischen Kirche

37.1 Einleitung

Für die Arbeit mit traumatisierten Menschen ist Parteilichkeit unabdingbar. Machtmissbrauch und sexualisierte Gewalt werden durch strukturelle Bedingungen begünstigt. Zum Schutz Betroffener vor weiterer Gewalt bedarf es der Entwicklung einer Haltung, die für interdisziplinäre Vernetzung und für die Zuordnung der Verantwortung auf Seiten der Täter eintritt (Kaiser et al. 2018). Wie wir uns für etwas einsetzen, wird durch direkt oder indirekt vermittelte eigene Erfahrungen, Sozialisation, Ängste und Sorgen vermittelt. Weltbilder und Vorurteile der Gruppen, denen wir uns zugehörig fühlen, und schließlich das Selbstbild und Annahmen von unserer Rolle in der Welt bestimmen die Perspektive (Mausfeld 2018/19). Die katholische Kirche in Deutschland dient hier exemplarisch zur Darstellung des institutionellen Umgangs mit sexualisierter Gewalt. Durch systematische Vertuschung, Verschweigen und Tabuisieren werden Täter-Opfer-Dynamiken aufrechterhalten und eine Aufarbeitung verzögert. Ähnlich wie in Familien, in denen Inzesthandlungen aufgedeckt werden, sind Spaltungen der Gruppe und Ausgrenzungen zu erwarten. Viele Betroffene sind erst nach Jahrzehnten in der Lage, in Worte zu fassen, was ihnen als Kind geschehen ist. Durchschnittlich vergehen 35 Jahre bis zum Schweigebruch (Joulain 2018). Ambivalente Bindung an den Täter und dessen Macht führen in vielen Fällen dazu, dass erst nach seinem Tod eine Anzeige der Taten erfolgt. Betroffene werden zu Bitt- und Antragstellern. Sie müssen darauf hoffen, dass ihnen geglaubt wird. Ihre Erzählungen stören scheinbar selbstverständliche Gewohnheiten und verstören die Mitglieder der Gemeinschaft. Verantwortungsträger reagieren oft zuerst mit Zurückweisung und Angriffen. Erst viel später erhalten Betroffene von der Kirche sogenannte Anerkennungsleistungen für das erlittene Leid als freiwillige Zahlungen und unabhängig von einem Rechtsanspruch (Deutsche Bischofskonferenz 2020). Damit bleiben sie vom Wohlwollen der Institution, in der die Taten geschahen, abhängig (Mertes 2019).

37.2 Wozu schweigen?

Es gibt je nach Rolle unterschiedliche, scheinbar gute Gründe zu schweigen.

Ein **Täter** hat in der Regel kein Interesse, dass die Tat zur Sprache kommt. Oft fehlt ihm – oder ihr – das Empfinden, schuldig geworden zu sein.

Das **Opfer** findet kein offenes Ohr. Die erfahrene Grenzüberschreitung hat ihm – oder ihr – buchstäblich die Sprache verschlagen. Es steht zunächst unter Schock, der eine Abgrenzung gegenüber dem Täter, ein Nein-Sagen blockiert. Starke Schuld- und Schamgefühle verhindern, dass das Erlebte zur Sprache gebracht wird.

»Ich hätte aber auch, starr vor Schreck, wie ich war, gar nicht schreien können, selbst wenn ich gewollt hätte«, berichtet Bruno Ix, ein selbst von Missbrauch betroffener Priester (Ix 1999).

Ein Schweigebruch geht mit dem Risiko einher, als Nestbeschmutzer ausgestoßen und erneut beschämt zu werden. Gegenüber einem manipulativen Täter bestehen oft ambivalente Gefühle. Nicht selten befindet sich das Opfer in einer abhängigen Position vom Täter oder von der Täterorganisation.

Mitwisser schweigen vielleicht aus Angst, jemanden zu Unrecht zu beschuldigen, oder weil es nicht opportun oder unprofessionell erscheint. Es gibt Gesetze und Regeln, die Schweigen gebieten. Ruhestörungen sind unerwünscht. Außerdem gefährden sie auf beunruhigende Weise das eigene Weltbild. Mitwisser folgen oft der Maxime, dass nicht sein kann, was nicht sein darf. Die Gemeinschaft, die es gar nicht so genau wissen möchte, soll um des lieben Friedens willen nicht aufgeschreckt und verstört werden. Die Angst vor der drohenden Spaltung der haltgebenden Gruppe, die durch den offenbarten Abgrund der Gewalttat in Mitleidenschaft gezogen wird, ist nicht unberechtigt und ein Teil der Traumadynamik, der weit über die Institution hinausreicht und letztlich die grundsätzliche Frage nach dem Umgang mit sexualisierter Gewalt in der Gesellschaft betrifft. Die Institution selbst scheint in ihrer Existenz bedroht.

Die **Leitung** der Institution sorgt sich zuerst um den Ruf derselben. Der Erhalt der Ordnung hat Priorität. Sie tendiert dazu, dies zu verantwortungsvollem Handeln zu deklarieren. Angst und der Wunsch, Konflikte zu vermeiden, sind handlungsleitend, aber auch kurzfristige Erwägungen zum Machterhalt. Fehlende Expertise und Beratung, Verleugnung, unreflektierte Loyalität und das Unvermögen, eigene Standards in Frage zu stellen, begünstigen Machtmissbrauch und Schuldigwerden durch Unterlassung.

37.3 Sexualisierte Gewalt durch Kleriker

Der Zuwachs an päpstlicher Macht im zweiten christlichen Jahrtausend hatte eine fatale Konsequenz: Je höher das Papsttum in die Sphären des vermeintlich Vollkommenen aufstieg, desto stärker musste alles verdeckt und verleugnet werden, was nicht in dieses Bild passte. Und dieses Papstbild, das weltweit in der Kirche verbreitet wurde, hatte Auswirkungen sowohl auf das Bild des Diözesanbischofs als auch auf das des Gemeindepfarrers.

Bischof Geoffrey Robinson (Robinson 2010)

Die römisch-katholische Kirche unterscheidet zwischen geweihten Klerikern und Laien. Die Weihe ist ausschließlich Männern vorbehalten. Machtbefugnisse sind hierarchisch und undemokratisch organisiert. Die Vorstellung vom Priester als Stellvertreter Christi, der durch sein Amt fähig ist, im Bußsakrament von Schuld loszusprechen, kennt Sünde in Bezug auf Gott und Vergebung in Abhängigkeit vom Schuldbekenntnis gegenüber seinen kirchlichen Repräsentanten in der Ohrenbeichte. Diese unterliegt wiederum dem Anspruch der absoluten Verschwiegenheit, dem Beichtgeheimnis. Vergebung kommt in diesem Konstrukt von Gott, die Lossprechung (Absolution) vom Priester. Die Perspektive und Versöhnungsbereitschaft eines Opfers und dessen Willensäußerung spielen dabei keine Rolle. In logischer Konsequenz kannte auch das Kirchenrecht kein berechtigtes Interesse von Betroffenen sexualisierter Gewalt. Erst im Jahr 2021 gelangten Aspekte der Sühne gegenüber Opfern in den Gesetzestext. Im kirchenrechtlichen Verfahren bleiben Betroffene sexualisierter Gewalt jedoch rechtlos, selbst die Information über den Ausgang desselben ist für sie von dem Wohlwollen der Kirchenleitung abhängig und kann nicht beansprucht oder eingeklagt werden.

Faktisch ist damit das Kirchenrecht bis heute ein Element des systemischen Täterschutzes. Während ein Priester, der heiratet, sein Amt nicht mehr ausüben darf, konnte bisher ein Priester, der sexuelle Handlungen an einem Kind begeht, regelmäßig damit rechnen, seinen Klerikerstand und die damit verbundene Alimentation zu behalten, selbst wenn die Tat seinem Vorgesetzten bekannt wurde. Sogar für den Fall, dass darüber etwas in der Öffentlichkeit bekannt wurde, hatte dies oft lediglich eine Versetzung zur Folge, eventuell verbunden mit dem Verbot, öffentlich die Heilige Messe zu feiern (Zelebrationsverbot) oder der Anweisung, nicht mit Kindern und Jugendlichen zu arbeiten. Als Grund für eine Versetzung wurden Schutzbehauptungen erfunden, wenn man sich überhaupt die Mühe machte, eine Erklärung abzugeben. Die international agierende Kirche hat ausreichend großen Spielraum, um Täter weltweit zu verstecken. Es gibt zahlreiche Belege dafür, dass diese »geographische Lösung« nicht nur in Einzelfällen, sondern systematisch und jahrzehntelang praktiziert wurde (Boudot 2017). Dadurch, dass dem Schutz des beschuldigten Klerikers Priorität eingeräumt wurde, haben zahlreiche Personalverantwortliche, Bischöfe, Generalvikare und Ordensobere die Voraussetzungen für fortgesetzte Täterkarrieren geschaffen. Möglicherweise waren die Verantwortlichen in dem Glauben, es werde zu keiner Wiederholung der Taten kommen. Ein anderes Motiv war die Annahme, durch Geheimhaltung Schaden von der Institution abzuwenden. Dies hatte für die Diaspora-Kirche in der DDR eine andere Bedeutung als für die Volkskirche in Bayern oder dem Rheinland. Die Verantwortlichen handeln unter sich wandelnden gesellschaftlichen Bedingungen (z. B. Ächtung von Gewalt als Erziehungsmittel, Kinder- und Frauenrechte) und Moralvorstellungen (z. B. bzgl. Homosexualität, Keuschheit und Unzucht vs. Missbrauch, Sexualität außerhalb der Ehe) und sind oftmals mit der Thematik sexualisierter Gewalt überfordert. Unbekannt war sie ihnen jedoch nicht. Allerdings ist Wissen über Traumafolgestörungen und Täterstrategien wenig verbreitet. Mit der zunehmenden Verbreitung des Internets in den späten 1990er Jahren wurde es schwieriger, die Strategie der Versetzungen beizubehalten, weil die Nachverfolgung der Wechsel nun immer einfacher zu recherchieren war. Durch das vom Missbrauchsbeauftragten der Deutschen Bischofskonferenz, dem Trierer Bischof Stephan Ackermann, kritisch beäugte Engagement einzelner »Aktivisten«

(Zoch 2021) wie Johannes Heibl oder Matthias Katsch, wissenschaftliche Studien, Rechtsgutachten und Veröffentlichungen in den Medien wird langsam das Ausmaß des defizitären Umgangs mit Straftaten gegen die sexuelle Selbstbestimmung und der systematischen Vertuschung erahnbar.

Durch die seit 2010 in Deutschland bekannt gewordenen Missbrauchsfälle am Berliner Canisius- Kolleg (Fischer 2010, Katsch 2020), bei den Regensburger Domspatzen (Werner 2013, Probst 2017), im Internat des Benediktinerklosters Ettal (Obermayer & Stadler 2011) und zahlreichen weiteren Einrichtungen hat die katholische Kirche erheblich an Vertrauen und Glaubwürdigkeit eingebüßt (Müller 2010).

Hinweisen war nicht nachgegangen, Betroffenen nicht geglaubt und Täter immer wieder versetzt worden. Kirchenintern hatte man es jedoch schon jahrzehntelang mit klerikalen Sexualstraftätern zu tun (Rossetti & Müller 1996), so dass das Narrativ einer vor 2010 bestehenden Ahnungslosigkeit über das Ausmaß der Verbrechen, wie sie beispielsweise vom 2017 verstorbenen Kölner Kardinal Joachim Meisner noch 2015 öffentlich behauptet wurde (Florin 2020b), während er zur selben Zeit einen Aktenordner mit dem Titel »Brüder im Nebel« führte, in dem er »geheimhaltungsbedürftige Unterlagen aufbewahrte« (Gercke et al. 2021), nur eine Schutzbehauptung (Kirchenrechtler Thomas Schüller in Mayr 2020) sein kann. Die Öffentlichkeit wurde über den verantwortungslosen Umgang, das Vertuschen und das Leitungsversagen der kirchlichen Amtsinhaber getäuscht. Was die Kirchenleitung so lange verschwiegen hatte, konnte jetzt erst recht nicht gesagt werden, ohne einen moralischen Offenbarungseid zu leisten. Es ist die paranoide Angst vor einem Skandal, die den Ausschlag für das Totschweigen gibt (Doyle 2008, Wastl et al. 2020).

In der katholischen Kirche spielt männerbündischer Klerikalismus bei der systematischen Vertuschung von Grenzüberschreitungen und Straftaten eine wesentliche Rolle.

> »Es gibt diese autoritären Elemente, die wirklich für eine Nichtaugenhöhe, für eine Unterordnung sorgen und daran Schuld sind, dass man – hart ausgedrückt – im Zweifelsfall lieber über Leichen geht, als die Autorität zu gefährden.«
> *(Doris Reisinger in Wagner et al. 2019)*

Dem sexuellen Missbrauch gerade pubertierender oder post-pubertärer Jugendlicher geht oft eine langjährige spirituelle Manipulation durch den Priester voraus. Der Historiker Klaus Große Kracht entwirft die Hypothese eines »pastoralen Tätertyps« (Fittkau 2021), der sich in der Jugendarbeit engagiert und zunächst als seelischer Ratgeber unentbehrlich macht, bevor er das Machtgefälle ausnutzt und zum sexuellen Missbrauch übergeht. Diese Anbahnungsstrategie – die Kombination aus spirituellem mit sexuellem Missbrauch – bezeichnet Große Kracht als spezifisch für den kirchlichen Raum, weil nur dort der soziale Kontext dafür verfügbar sei.

Die dünkelhafte, wie aus der Zeit gefallen zu sein scheinende Vorstellung einer Ständegesellschaft – dem ausschließlich männlichen, durch Weihe gezeugten Klerikerstand gegenüber den ungeweihten Laien – wird noch durch den Anspruch priesterlicher Stellvertreterschaft Christi (repraesentatio Christi) gesteigert. Es mag heute auch für viele Katholiken befremdlich sein, doch in einigen Regionen Deutschlands, vor allem im ländlichen Raum und in der Diaspora, wird der Priester bis in die Gegenwart als Stellvertreter Gottes wahrgenommen und verehrt. Ihn in Frage zu stellen, wird dadurch quasi zum Tabu. Sein Wort ist Gebot. Wenn es aus dem Mund eines in seiner psychosexuellen Entwicklung unreifen, mit zölibatärer Enthaltsamkeit und Einsamkeit überforderten Mannes kommt, der überdies sein Verhältnis zu Macht nicht reflektiert hat, ist es nur noch ein kleiner Schritt zur Täterschaft (vgl. Fallbeispiel). Der mit dem Zweiten Vatikanischen Konzil begonnene Weg vom »Hochwürden« zum »Hirten« braucht weitere Schritte der Reformierung von Priesterausbildung und Priesterbild, um dieses Risiko zu verringern.

Sexualisierte Gewalt durch Kleriker begünstigende Faktoren im katholischen Kontext
▪ fehlendes Verantwortungsbewusstsein und Leitungsversagen
▪ Führung mittels Angst und Unterwerfung (Gehorsamsforderung)
▪ fehlende Kontrolle der Machthaber
▪ mangelnde Transparenz
▪ defizitäres Kirchenrecht
▪ Verschweigen und Vertuschen
▪ männerbündischer Klerikalismus
▪ Priesterbild und -ausbildung
▪ mangelhafte Auswahlkriterien der Kandidaten für das Priesteramt
▪ mit der Verpflichtung zu zölibatärem Leben verbundenes Risiko von Einsamkeit und Sucht
▪ faktisches Verschweigenmüssen eigener Homosexualität, Homophobie
▪ Ausschluss der Frauen aus Weiheämtern
▪ keine Gleichberechtigung
▪ rigide Sexualmoral
▪ Verteufelung von Sexualität und Weiblichkeit
▪ geistiger und spiritueller Missbrauch
▪ fehlende Supervision
▪ Annahme, dass die Institution Aufarbeitung selbst leisten könne
▪ Praxis der unzureichenden Anwendung selbstgegebener Normen
▪ verzögerte Umsetzung von Präventionsordnungen und Aufarbeitung

Tab. 37-1: Sexualisierte Gewalt durch Kleriker begünstigende Faktoren im katholischen Kontext

37.4 Kirchenrecht

Die Leitungsgewalt wird in der römisch-katholischen Kirche nach einem äußeren und inneren Bereich unterschieden. **Forum externum** und **Forum internum** stellen im kirchlichen Rechtsgebiet die beiden Wirkbereiche ein und derselben kirchlichen Hirten- und Leitungsgewalt dar. Deshalb unterscheidet das geltende Kirchenrecht die beiden Foren mehr oder weniger nach dem jeweiligen Öffentlichkeitsgrad: Im äußeren Bereich steht das Wohl der Kirche und ihres Lebens und Handelns bzw. das öffentliche Interesse im Vordergrund, im Forum internum hingegen das Wohl des Einzelnen (salus animarum). Wer nun eine Leitung im äußeren Bereich ausübt, kann sie ebenfalls im inneren Bereich einsetzen, während derjenige, der sie im inneren Bereich besitzt, sie allein in diesem Bereich ausüben darf. Bezüglich des Forum internum wird unterschieden zwischen dem Beichtgeheimnis und der außerhalb des Sakraments im inneren Bereich ausgeübten Leitungsgewalt (Schneider 2013). »Während im Forum internum sacramentale jede Beweisbarkeit ausgeschlossen ist [...] und etwaige Aufzeichnungen vernichtet werden müssen, ist im Forum internum ›extra actum sacramentalis confessionis‹ die Beweisbarkeit grundsätzlich möglich« (Pree 1999).

Der Schutz des Einzelnen durch die Verschwiegenheitsverpflichtung des Forum internum erschwert die Eignungsprüfung eines Kandidaten vor einer Priesterweihe. Auch die Aufarbeitung von Missbrauch durch einen Kleriker muss beinahe zwangsläufig und trotz permanenter gegenteiliger Behauptungen intransparent bleiben, solange die Kirchenleitung das Wissen geheim hält und exklusiv verwaltet. Einrichtungen wie das kirchliche Geheimarchiv oder das erst 2019 aufgehobene päpstliche Geheimnis bei der Verfolgung von Missbrauchsstraftaten im Kirchenrecht dienen vor allem dem Schutz klerikaler Täter und der Verschleierung ihrer Taten.

Wie sehr das Kirchenrecht eine klerikale – und das heißt in diesem Fall: eine täterfreundliche – Perspektive einnimmt, verdeutlicht im Codex Iuris Canonici (CIC) der Canon [c.] 982, der die Verleumdung des »unschuldigen Beichtvaters« beinhaltet.

> Wer bekennt, fälschlich einen unschuldigen Beichtvater bei der kirchlichen Autorität des Vergehens im Zusammenhang mit der Beichte geschehenen Verführung zu einer Sünde gegen das sechste Gebot des Dekalogs bezichtigt zu haben, darf erst absolviert werden, wenn er vorher in aller Form die Anzeige zurückgezogen hat und bereit ist, angerichteten Schaden wiedergutzumachen. (CIC, c. 982)

Der CIC kannte bislang keine sexualisierte Gewalt, weder gegen Kinder und Jugendliche noch gegen Erwachsene. Der einschlägige Gesetzestext, nachdem ein Kleriker schuldig werden kann, ist der Verstoß gegen das sechste Gebot.[9]

> Ein Kleriker, der sich auf andere Weise gegen das sechste Gebot des Dekalogs verfehlt hat, soll, wenn nämlich er die Straftat mit Gewalt, durch Drohungen, öffentlich oder an einem Minderjährigen unter sechzehn Jahren begangen hat, mit gerechten Strafen belegt werden, gegebenenfalls die Entlassung aus dem Klerikerstand nicht ausgenommen. (CIC, c. 1395 § 2)

9 Am 1. Juni 2021 wurde eine Reform des CIC vorgestellt, die erstmals Straftaten gegen Freiheit, Würde und Leben des Menschen aufführt. Darin finden sich jetzt Delikte des Missbrauchs Minderjähriger und der sogenannten Kinderpornographie (Markus Graulich in von Kempis 2021).

37.5 Strafrecht

Das deutsche Strafrecht ist – schon durch die Unschuldsvermutung – ein täterfreundliches Recht. Opfer gelten im Verfahren als Zeugen und sind zur wahrheitsgemäßen Aussage verpflichtet, Angeklagte jedoch nicht. Sie dürfen schweigen oder können lügen – die Tat muss ihnen nachgewiesen werden.

Außer durch die im §203 StGB formulierte Schweigepflicht bestehen für Betroffene und Mitwisser weitere, bis heute ungeklärte juristische Hürden, die mit dem Persönlichkeitsrecht verbunden sind. Die Unantastbarkeit der Würde des Menschen (Art. 1 GG) findet z. B. im 14. Abschnitt des StGB: Beleidigung Niederschlag, wo Straftaten gegen die Ehre formuliert werden (§185 Beleidigung, §186 üble Nachrede, §187 Verleumdung [wer wider besseres Wissen ... eine unwahre Tatsache behauptet oder verbreitet], §189 Verunglimpfung des Andenkens Verstorbener). Allein die einschüchternde Wirkung der Androhung einer Verleumdungsklage dürfte eines der effektivsten täterschützenden Schweigemittel sein.

37.6 Betroffenheit macht sprachlos

> Wer Betroffenen glaubt, wer ihre Geschichte publik macht, gilt als Feind der Kirche.
> *Christiane Florin (Florin 2020a)*

> dieses Unrechts machen und unsere Psyche als Tatort konservieren müssen, der jederzeit inspiziert werden kann.
> *Mithu M. Sanyal (Sanyal 2016)*

Die Erfahrung sexualisierter Gewalt innerhalb der Kirche ist auf gravierende Weise mit dem Verlust der Glaubensheimat und der Isolation in der Glaubensgemeinschaft verbunden. Wer eigene Betroffenheit durch Missbrauch öffentlich macht, riskiert, für daraus resultierende Spaltung, Unfrieden und sogar den Missbrauch selbst verantwortlich gemacht zu werden. Die eigene Persönlichkeit und psychische Gesundheit wird in Frage gestellt, und es besteht die Gefahr, auf die Opferrolle festgelegt zu werden.

> Das bedeutet nicht, dass man sich einfach zusammenreißen soll und dann ist das alles kein Problem, sondern dass der Preis für die Anerkennung, dass uns ein Unrecht angetan wurde, nicht sein kann, dass wir unser Leben danach zum Beweis

Die zentrale Frage Betroffener ist jedoch eine Glaubensfrage: Wird mir geglaubt (Mennicken 2019, Wagner et al. 2019)? Allein die unerwartete Erfahrung, immer wieder fremden Personen aufs Neue die eigene Opfergeschichte darlegen zu müssen, lässt daran Zweifel aufkommen (Born 2019, Haslinger 2020). Hinzu kommen fehlende Transparenz in der Kommunikation der Institution mit den Betroffenen und kaum zu durchschauende Verfahrensabläufe, in denen Kleriker unter sich verhandeln. Eine Möglichkeit zur Nebenklage wie im deutschen Strafrecht und damit Zugang zu den Akten gibt es nicht. In einer oft Jahrzehnte zurückliegenden intimen Situation steht Aussage gegen Aussage. Wem wird man mehr glauben? Dem angesehenen Kirchenmann oder dem unbekannten Opfer? Neben der Einschüchterung gehört die Täter-Opfer-Umkehr zu den regelmäßig angewendeten Täterstrategien, die auch von den Repräsentanten der Institution gebetsmühlenartig wiederholt wird: Mit der Verleugnung des Geschehenen wird die Kirche selbst zum verleumdeten Opfer. Das Schweigen des Täters ist weder Schuldeingeständnis noch Scham, sondern Taktik. Das in der Institution geübte Verschweigen und Versetzen beschämt jedoch die isolierten Opfer. Die sogenannte Anerkennungsleistung wird dann zum Schweigegeld, wenn mit seiner Zahlung die Verpflichtung der Betroffenen verbunden ist, nicht mehr über das Geschehene zu sprechen. Das ist nichts anderes als der systematisch angewandte kriminelle Versuch, mit einem sittenwidrigen Vertrag die Opfer erneut zum Schweigen zu bringen (Denef 2007). Anschließend dient die Unterstellung, es sei dem Opfer ohnehin nur um das Geld gegangen, praktischerweise zur Gewissensberuhigung (Hartmann 2011). Dass die Sorge um den Ruf des Hirten mehr Resonanz erzeugt als der Hilferuf des verletzten und verlorenen Lammes, ist nicht nur theologisch schwer zu ertragen.

Das folgende Fallbeispiel sollten alle Leserinnen und Leser überspringen, die vulnerabel, »triggerbar« sind. Es ist drastisch und stammt von einer Betroffenen selbst. Sie berichtet über eine Situation aus dem Jahr 2006.

FALLBEISPIEL

Im Rahmen der Ehevorbereitung hatte ich auch einen Termin zum Beichtgespräch mit dem Pfarrer meiner zukünftigen Heimatpfarrei. Dieses Gespräch fand im Büro des Pfarrers statt.

Nach der Lossprechung erklärte er mir, dass er meine Ehefähigkeit auch in physischer Hinsicht prüfen müsse. Ich sollte mich ausziehen, damit er zunächst eine optische Prüfung vornehmen kann. Er selbst zog seine Hose und Unterhose aus, nicht aber sein Hemd. Er fasste mich an die Brüste, zwischen die Beine, kniff mich und biss mich auch an verschiedenen Stellen! Auf dem Sofa vergewaltigte er mich dann und zwang mich, ihn auf verschiedene Weise (oral, vaginal und anal) zu befriedigen. Anschließend zog ich mich wieder an und fuhr nach Hause. Dort reinigte ich mich gründlich! Ich erzählte niemandem davon.

Ich stellte das Tun des Priesters nicht in Frage, weil ich in meinem Leben schon öfter von Priestern missbraucht worden war. Infolgedessen überfällt mich in der Gegenwart von Priestern eine Art Starre, die es mir unmöglich macht, klar zu denken und zu entscheiden. Ironischerweise wurde die Ehe fünf Jahre später annulliert, da ich als nicht ehefähig (in physischer und psychischer Hinsicht) befunden wurde. Ich konnte angeblich die ehelichen Pflichten nicht erfüllen. Erst seit kurzem ist mir bewusst, dass diese »Unfähigkeit« mit meinen Vorerfahrungen zu tun hat.

Schon sehr früh in meinem Leben lernte ich, dass die Kirche die Frau als Quelle der Sünde ansieht. Immer wieder wurde ich von einem Priester untersucht, um herauszufinden, wo genau diese Quelle sitzt. Dabei benutzte der Priester seinen Penis als Untersuchungsobjekt und zu meiner Reinigung, denn als Frau »habe ich das nötig«. Wenn ich Priester so reden höre, fühle ich mich immer wieder gebrandmarkt und entferne mich immer mehr von der Kirche als Gemeinschaft von Gläubigen. Es ist mir quasi nicht möglich, einen Gottesdienst zu erleben, da ständig Worte fallen, die mich triggern und mich in Missbrauchssituationen zurückversetzen.

Ich fühle mich bis heute nicht wohl als Frau, denn ich bin die Quelle der Sünde, verführe die Männer und bringe sie dazu, schlechte Dinge zu tun. Dies haben die

Priester geschafft, die ich in meiner Kindheit und Jugend erlebt habe.
Saskia Lang (in: Haslbeck B., Heyder R., Lehmgruber U., Sandherr-Klemp D. Erzählen als Widerstand, Münster: Aschendorff 2020, *S. 116 f.)*

Dieses Beispiel ist bedeutsam, weil die Rechtfertigung »Der Sex mit dem geweihten Priester reinigt vom sündhaften Sex« offenkundig eine lange Tradition hat. In dem pornografischen Klassiker »Josefine Mutzenbacher. Die Lebensgeschichte einer wienerischen Dirne, von ihr selbst erzählt« (ein Machwerk der Bagatellisierung bis Glorifizierung von Kindesmissbrauch und Kinderprostitution, in Wien erstmals 1904 ohne Autorennennung aufgetaucht und heute als Taschenbuch erhältlich), findet sich die ausführliche Szene von Josephine mit dem Kooperator, der ihr die Beichte abnimmt und sie zur Reinigung ihrer sexuellen Sünden wie der Todsünde Blutschande mit dem Bruder selbst missbraucht.

Es ist erstaunlich, dass der katholischen Kirche kirchenrechtlich ein Umgang mit sexuellem Missbrauch schwerfällt, denn zumindest hier handelt sich auch um einen massiven Missbrauch des Sakramentes der Vergebung der Sünden. Solche Argumentationen führen in die Nähe des Satanismus.

Für die katholische Kirche bedeutet der Verlust ihrer Glaubwürdigkeit von innen eine außerordentliche spirituelle Krise (Misstrauen in die Führung einer antidemokratisch und durch Ungleichheit legitimierten Hierarchie), von außen einen Bedeutungsverlust für den Wertediskurs in der Gesellschaft. Die Assoziation mit Missbrauch ist sozusagen zum Markenkern geworden.

37.7 Therapie begleitet Aufarbeitung

Die traumatherapeutische Arbeit mit Betroffenen, die sexualisierte Gewalt in einem katholischen Kontext erlebt haben, berührt im Kern existentielle Glaubensüberzeugungen. Die seit frühester Kindheit eingeübten Gebetspraktiken, Symbole, sensorisch stimulierenden Rituale (Glockenläuten, Gewänder, Kerzen, Weihrauch, Gesänge, Hände falten, Kreuzzeichen, knien, aufstehen und setzen, Verzehr der Hostie, Salbungen, Bezeichnen mit dem Aschekreuz, Besprengen mit Weihwasser etc.) und sakrale Orte sind Teil der Initiation des Missbrauchs geworden. Die Latenz zwischen Erfahrung und Offenbarung beträgt oft Jahrzehnte, in denen die Zugehörigkeit zur Kirche nicht in Frage gestellt und bereits an die eigenen Kinder weitergegeben wurde außer in den Fällen, in denen Kinderlosigkeit, gestörte Sexualität und Bindungsunfähigkeit schon per se als Traumafolgen den Lebenslauf beeinflussten. In der eigenen Familie wird der Missbrauch vielleicht verleugnet, dem Hilfe suchenden Kind wurde nicht geglaubt. Die rigide, weltfremde und wissenschaftliche Erkenntnisse leugnende Sexuallehre der katholischen Kirche erzeugt systematisch Schuldgefühle, die rituell durch den Empfang des Bußsakramentes vom Priester aufgelöst werden. Die Beichtsituation, an die bereits vorpubertäre Kinder herangeführt werden, fokussiert oftmals grenzüberschreitend und missbräuchlich das Sechste Gebot (Du sollst nicht Ehe brechen!) ausweitend auf alle sexuellen Handlungen und sogar die Gedanken daran. Die lüsterne Atmosphäre dunkler

Beichtstühle hat eine eigene Kategorie Witze hervorgebracht.

In der Therapie ist es hilfreich, mit den Betroffenen heilsame Wertvorstellungen ihres Glaubens zu validieren. Der Verlust des Vertrauens und Aufgehobenseins in der Gemeinschaft darf betrauert werden. Verloren sind zugleich über Generationen tradierte Formen der Zugehörigkeit. Die Entwicklung von Verständnis dafür, aus Loyalität so lange geschwiegen zu haben, bis beispielsweise die eigenen Eltern gestorben waren, berührt die Konfrontation mit Schuld- und Schamgefühlen. Vielleicht sollten die Eltern davor bewahrt werden, realisieren zu müssen, wie sehr ihr erwachsenes Kind in der katholischen Kirche, die ihnen heilig war, gelitten hat. Der umgekehrte Fall ist genauso real: Eltern verschweigen ihre Opfererfahrungen, um ihren Kindern den Zugang zur Kirche, der sie ambivalent verbunden blieben, nicht zu verstellen. Dieselbe Rücksichtnahme geschieht zwischen Geschwistern und Partnern. Die christliche Sozialisation fördert meist Vorstellungen von Selbstlosigkeit und vom Leiden als Hingabe für andere. Häufig endet die zentrale Aussage des Neuen Testaments beim ersten Halbsatz: Liebe deinen Nächsten wie dich selbst! Das Therapieziel ist die Selbstannahme.

Betroffene und bezeugende Dritte haben berechtigte Angst, dass sie ihren Arbeitsplatz bei einem kirchlichen Anstellungsträger verlieren könnten, wenn sie Missbrauchserfahrungen aufdecken. Um die eigene Geschichte in der Therapie aufarbeiten zu können, ist manchmal ein selbstgewählter Wechsel des Arbeitsplatzes erforderlich. Die Vernetzung Betroffener anzuregen, vergrößert die Wahrscheinlichkeit, in der Kirche mit ihren Anliegen wahrgenommen zu werden. Dadurch können Veränderungen bewirkt werden. Ermutigung zur Selbstbefähigung (Empowerment) darf als eine der wirksamsten Therapieinterventionen angesehen werden (Born 2019, Haslbeck et al. 2020, Kießling 2021).

HILFREICHE EINSTELLUNGEN

Bleibe misstrauisch.
Sei vertrauensvoll.
Kläre Dein Verhältnis zur Angst.
Habe eine Haltung. Lebe sie.
Sei bereit, Deine Gewissheiten in Frage zu stellen – und in Frage stellen zu lassen.
Vernetze Dich.
Anerkenne Verantwortung.
Sei sensibel für Machtmissbrauch.
Bemühe Dich um Klarheit.
Sei robust. Und neugierig.

37.8 Ausblick

Bei sexualisierter Gewalt in Verbindung mit spirituellem Missbrauch bestehen Überschneidungen mit Erfahrungen, wie sie im Kapitel zur organisierten Gewalt (→Kap. 20) dargestellt sind. Sämtliche kirchliche Feiertage, Heiligenfeste und Namenstage haben triggerndes Potential und können psychische und psychosomatische Krisen auslösen. Es sei hier auch darauf hingewiesen, dass Gewalt in der katholischen Kirche weitere Facetten hat. Das betrifft Formen spiritueller Gewalt z. B. gegenüber abhängigen Erwachsenen in Ordensgemeinschaften oder jedwede Gewaltform in Einrichtungen kirchlicher Trägerschaft (Kindergärten, Schulen, Internate, Krankenhäuser, Pflegeheime, Einrichtungen der Behindertenhilfe etc.). Auch Laien werden zu Tätern z. B. in der

Katechese und kirchlichen Jugendarbeit, in Kinder- und Kirchenchören, Begegnungsstätten und Tagungshäusern. Täterschaft in Verbindung mit dem Religionsunterricht weitet den Blick auf die Schulen. Dass auch alle anderen Religionsgemeinschaften mit Fragen sexualisierter Gewalt konfrontiert sind, erlaubt den Hinweis, dass die evangelischen Kirchen in Deutschland Ähnlichkeiten, aber auch spezifische Risiken aufweisen, zum Tatort zu werden. Institutionen tun sich schwer damit, Aufarbeitungsprozesse erfolgreich zu gestalten. Jenseits aller staatskirchenrechtlichen Begrenzungen ist Aufarbeitung eine gesamtgesellschaftliche Aufgabe. Die von vielen Akteuren immer vernehmbarer vorgetragene Forderung, dass der Bundestag eine Wahrheitskommission nach südafrikanischem Vorbild oder eine unabhängige Opferschutzkommission wie der Klasnic-Kommission in Österreich (Klasnic 2013, Klasnic & Hösele 2020) einrichten möge, könnte der katholischen Kirche helfen, aus der gegenwärtig grandios zu scheitern drohenden selbstverwalteten Aufarbeitungsfalle herauszukommen (Mertes 2021).

Literatur

Born, L. (2019). Missbrauch mit den Missbrauchten. Baden-Baden: Tectum.

Boudot, M. (2017). Church: Code of Silence, deutsch: Das Schweigen der Hirten – Missbrauch in der Kirche. TV-Dokumentation: Frankreich 2017, deutsche Erstausstrahlung: ZDFinfo am 16. 05. 2018.

Codex Iuris Canonici [CIC] (1984). Kevelaer: Butzon & Bercker, 8. Aufl. 2017.

Denef, N. (2007). Ich wurde sexuell missbraucht. Berlin: Starks-Sture.

Deutsche Bischofskonferenz (2020). Ordnung für das Verfahren zur Anerkennung des Leids (24. 11. 2020) https://www.dbk.de.

Doyle, T. (1962). The 1962 Vatican Instruction »Crimen sollicitationis,« promulgated on March 16, 1962.

Dreßing, H., Salzig, H. J., Delling, D., Hermann, D., Kruse, A., Schmitt, E., Bannenberg, B. (2018). Sexueller Missbrauch an Minderjährigen durch katholische Priester, Diakone und männliche Ordensangehörige im Bereich der Deutschen Bischofskonferenz.

Fischer, A. (2010). Bericht Missbrauch Jesuitenorden. 08. 07. 2010 https://www.jesuiten.org.

Fittkau, L. (2021). Gibt es einen pastoralen Tätertyp? 13. 06. 2021 https://www.deutschlandfunk.de.

Florin, C. (2020a). Das Schweigen der Laien. 16. 11. 2020(a). https://www.deutschlandfunk.de.

Florin, C. (2020b). Der Priester, der Kardinal und die Kinder. 15. 12. 2020(b) https://www.deutsch landfunk.de.

Gercke, B., Stirner, K., Reckmann, C., Nosthoff-Horstmann, M. (2021). Pflichtverletzungen von Diözesanverantwortlichen des Erzbistums Köln im Umgang mit Fällen sexuellen Missbrauchs von Minderjährigen und Schutzbefohlenen durch Kleriker oder sonstige pastorale Mitarbeitende des Erzbistums Köln im Zeitraum von 1975 bis 2018.

Hartmann, J. (2011). »Ich war der Antichrist«. Interview von Bobi, E. profil 19/11 09. 05. 2011, S. 28, 30.

Haslbeck, B., Heyder, R., Lehmgruber, U., Sandherr-Klemp, D. (2020). Erzählen als Widerstand, Münster: Aschendorff.

Haslinger, J. (2020). Mein Fall. Frankfurt: S. Fischer.

Heibl, J. (Hg.) (2014). Der Pfarrer und die Detektive. Berlin: Horlemann.

Hilpert, K., Leimgruber, S., Sautermeister, J., Werner, G. (Hg.) (2020). Sexueller Missbrauch von Kindern und Jugendlichen im Raum von Kirche. Freiburg: Herder.

Ix, B. (1999). Ein Priester bricht das Tabu des Schweigens. Oberursel: Publik-Forum.

Joulain, S. (2018). Combattre l'abus sexuel des enfants. Paris: Desclée de Brouwer, S. 49 f.

Katsch, M. (2020). Damit es aufhört. Berlin: Nicolai.

Kaiser, I., Bühnen, B. (2018). Opferberatungsstellen: Erstberatung für Betroffene von sexualisierter Gewalt (parteiliche Unterstützung unter Bezugnahme auf die Anforderungen von

Strafverfahren), in Gysi, J., Rüegger, P. (Hg.) Handbuch sexualisierte Gewalt. Bern: Hogrefe, 171–179.
Kießling, K. (2021). Geistlicher und sexueller Machtmissbrauch in der katholischen Kirche. Würzburg: Echter.
Klasnic, W. (Hg.) (2013). Missbrauch und Gewalt. Graz: Leykam.
Klasnic, W., Hösele, H. (Hg.) (2020). Verantwortung! Graz: Leykam.
Lang, S. (2020). Ich fühle mich bis heute nicht wohl als Frau, in: Haslbeck, B., Heyder, R., Lehmgruber, U., Sandherr-Klemp, D. Erzählen als Widerstand, Münster: Aschendorff, S. 116 f.
Lüdecke, N., Bier, G. (2012). Das römisch-katholische Kirchenrecht, Stuttgart: Kohlhammer.
Mausfeld, R. (2018/19). Warum schweigen die Lämmer? Frankfurt a. M.: Westend.
Mayr, G. (2020). Die Blockade der Bischöfe. 05. 05. 2020 https://www.deutschlandfunkkultur.de.
Mennicken, G. (2019). Glaubt endlich den Opfern. Sächsische Zeitung 26. 09. 2019.
Mertes, K. (2019). interviewt von Frank, J., Kölner Stadtanzeiger 30. 09. 2019.
Mertes, K. (2021). Den Kreislauf des Scheitern durchbrechen. Ostfildern: Patmos.
Müller, W. (2010). Verschwiegene Wunden. München: Kösel.
Mutzenbacher, J. (2004). Josefine Mutzenbacher. Die Lebensgeschichte einer wienerischen Dirne, von ihr selbst erzählt. Reinbek bei Hamburg: Rowohlt Taschenbuch Verlag. 20. Aufl.
Obermayer, B., Stadler, R. (2011). Bruder, was hast Du getan? Köln: Kiepenheuer & Witsch.
Pree, H. (1999). Die Ausübung der Leitungsvollmacht, in: J. Listl und H. Schmitz (Hg.), Handbuch des katholischen Kirchenrechts. Regensburg 2. Aufl., 156–175, hier 156.
Probst, A. J. (2017). Von der Kirche missbraucht. München: riva.
Robinson, G. (2010). Macht, Sexualität und die katholische Kirche. Oberursel: Publik-Forum, 116.
Rossetti, S., Müller, W. (Hg.) (1996). Sexueller Mißbrauch Minderjähriger in der Kirche. Mainz: Grünewald.
Sanyal, M. M. (2016). Vergewaltigung. Hamburg: Edition Nautilus, S. 85 f.
Schneider, M. (2013). Die Unterscheidung von »Forum externum« und »Forum internum« in der Priesterausbildung. Geist und Leben 86/4: 404–418.
von Kempis, S. (2021). Vatikan reformiert das kirchliche Strafgesetzbuch: https:// www.vaticannews.va.
Wagner, D., Schönborn, C. (2019). Schuld und Verantwortung. Freiburg i. Br.: Herder.
Wastl, U., Pusch, M., Gladstein, M. (2020). Sexueller Missbrauch Minderjähriger und erwachsener Schutzbefohlener durch Kleriker im Bereich des Bistums Aachen im Zeitraum 1965 bis 2019.
Werner, R. (2013). Über 50 Jahre Vertuschungsgeschichte. 11. 05. 2013 https://www.regensburg-digital.de/uber-50-jahre-vertuschungsgeschichte/11052013/ (zuletzt abgerufen am 20. 04. 2022).
Zoch, A. (2021). Die können das nicht. Süddeutsche Zeitung 17. 05. 2021.

MARIA MONICA FUHRMANN

38 Das Soziale Entschädigungsrecht

Der Beitrag stellt ausschließlich die persönliche Ansicht der Autorin dar.

38.1 Einführung

Menschen, die einen Gesundheitsschaden erlitten haben, für dessen Folgen die staatliche Gemeinschaft einsteht, sowie deren Hinterbliebene erhalten Leistungen der Sozialen Entschädigung. Ausgangspunkt der Sozialen Entschädigung war die Kriegsopferversorgung nach dem Gesetz über die Versorgung der Opfer des Krieges (Bundesversorgungsgesetz – BVG). Andere Gesetze, etwa das seit Mai 1976 geltende Opferentschädigungsgesetz (OEG), das die Entschädigung von Gewaltopfern regelt, verweisen hinsichtlich der Art und des Umfangs der Entschädigung auf das BVG, dem bisherigen »Leitgesetz« des Sozialen Entschädigungsrechts.

Diese Rechtslage wurde zunehmend kritisiert, insbesondere, weil das BVG auf die Bedürfnisse der Kriegsopfer zugeschnitten war, diese Gruppe aber stetig abnimmt, während die Zahl anderer Berechtigter mit anderen Bedürfnissen zunimmt. Auch berücksichtigt das aus dem Jahr 1950 stammende Gesetz nicht neueste wissenschaftliche Erkenntnisse, etwa im Bereich psychischer Gesundheitsschäden. Vor diesem Hintergrund wurde das Recht der Sozialen Entschädigung 2019 umfassend reformiert. Kernstück ist das Vierzehnte Buch Sozialgesetzbuch (SGB XIV), das einerseits einen umfassenden Bestandsschutz für bisherige Leistungsberechtigte beinhaltet, andererseits den Schwerpunkt auf die Bedarfe von Opfern von Gewalttaten, einschließlich Terroropfern, legt. Der wesentliche Teil der Regelungen tritt am 1. Januar 2024 in Kraft. Die folgenden Ausführungen zeigen insbesondere die Neuerungen durch das SGB XIV auf und konzentrieren sich auf Opfer von Gewalttaten.

38.2 Berechtigte

Das bisherige Recht enthält für verschiedene Opfergruppen gesonderte Gesetze, die einige Spezialregelungen für die jeweiligen Anspruchsberechtigten enthalten, die aber bezüglich der Entschädigung selbst im Wesentlichen auf das BVG verweisen. Das SGB XIV umfasst Opfer von Gewalttaten, Opfer der Kriegsauswirkungen der beiden Weltkriege, im Zivildienst Geschädigte sowie Impfgeschädigte. Angesichts der Altersstruktur der Kriegsopfer nimmt die Zahl dieser Berechtigtengruppe stetig ab. Die Zahl der Opfer von Gewalttaten gewinnt dagegen an Bedeutung und wird dies nach Inkrafttreten des SGB XIV weiter tun. Grund dafür ist nicht nur das Ziel des Gesetzgebers, die Bekanntheit der Entschädigungsmöglichkeiten zu erhöhen, sondern auch die Ausweitung des Berechtigtenkreises. So erfasst das bisherige Recht ausschließlich Opfer eines tätlichen Angriffs, also Opfer physischer Gewalt. Da jedoch auch rein psychische Einwirkungen zu schwerwiegenden gesundheitlichen Schäden führen können, ist der Gewaltbegriff des OEG aus wissenschaftlicher Sicht veraltet. Im neuen Recht werden nunmehr auch psychische Gewalttaten erfasst, allerdings muss es sich um ein schwerwiegendes Verhalten handeln. Dieses Kriterium ist nach der beispielhaften Aufzählung in §13 Abs.2 SGB XIV u.a. bei sexuellem Missbrauch, Menschenhandel, Nachstellung *(Stalking)* sowie der räuberischen Erpressung erfüllt. Bei den Tatbeständen, die einer Gewalttat gleichgestellt sind, ist nunmehr auch die erhebliche Vernachlässigung von Kindern ausdrücklich genannt. Ferner differenziert das Soziale Entschädigungsrecht nicht mehr nach der Staatsangehörigkeit der Opfer. Anders als das bisherige Recht erhalten alle Personen, die in Deutschland Opfer einer Gewalttat werden, Entschädigungsleistungen unabhängig davon, welche Leistungen ihr Herkunftsstaat gewährt, wenn deutsche Staatsangehörige auf ihrem Territorium Opfer einer Gewalttat werden. Das Gegenseitigkeitserfordernis ist rückwirkend zum 1. Juli 2018 entfallen.

In personeller Hinsicht nennt das SGB XIV als Berechtigte der Sozialen Entschädigung explizit neben den Geschädigten deren Angehörige, Hinterbliebene sowie Nahestehende. Letzteres sind Geschwister sowie Personen, die mit Geschädigten in einer eheähnlichen Lebensgemeinschaft stehen. Bei den einzelnen Tatbeständen können weitere Personen als Leistungsberechtigte aufgeführt sein. So sind bei den Gewalttaten als Leistungsberechtigte auch diejenigen aufgeführt, die durch das Miterleben der Tat oder das Auffinden des Opfers eine gesundheitliche Schädigung erlitten haben.

38.3 Leistungsvoraussetzungen

Leistungen der Sozialen Entschädigung werden grundsätzlich auf Antrag erbracht. Des Weiteren muss ein schädigendes Ereignis, also beispielsweise eine Gewalttat, vorliegen. Diese muss kausal zu einer gesundheitlichen Schädigung und diese wiederum zu (wirtschaftlichen und/oder gesundheitlichen) Schädigungsfolgen geführt haben. Dabei genügt zur Anerkennung einer Gesundheitsstörung als Schädigungsfolge die Wahrscheinlichkeit des ursächlichen Zusammenhangs. Diese ist gegeben, wenn nach dem aktuellen Stand der medizinischen Wissenschaft mehr für als gegen einen ursächlichen Zusammenhang spricht. Bei psychischen Gesundheitsstörungen wurde eine von der Rechtsprechung (BSG, Urteil vom 12. Juni 2003, B 9 VG 1/02 R) entwickelte Vermutungsregelung in das SGB XIV eingeführt. Hiernach wird die Wahrscheinlichkeit des ursächlichen Zusammenhangs – widerleglich – vermutet, wenn medizinische Tatsachen vorliegen, die nach den Erfahrungen der medizinischen Wissenschaft geeignet sind, einen Ursachenzusammenhang zwischen dem nach Art und Schwere geeigneten schädigenden Ereignis, der gesundheitlichen Schädigung und der Schädigungsfolge zu begründen. Schließlich darf kein Grund zum Ausschluss oder zur Versagung des Anspruchs vorliegen. So sind Betroffene, die das schädigende Ereignis in vorwerfbarer Weise verursacht haben, von den Entschädigungsleistungen ausgeschlossen.

38.4 Leistungen, insbesondere Schnelle Hilfen

Das Soziale Entschädigungsrecht bietet eine Vielzahl von Leistungen. Hierzu zählen insbesondere Leistungen der Heil- und Krankenbehandlung, Rentenleistungen und fürsorgerische Leistungen. Diese Leistungen gibt es sowohl im alten als auch – mit einigen Modifikationen – im neuen Recht. Hervorzuheben ist, dass die Geldleistungen erheblich erhöht wurden.

Das Neue Soziale Entschädigungsrecht legt ein besonderes Augenmerk darauf, die Gesundheit der Betroffenen zu erhalten bzw. schnell wiederherzustellen. Hierzu wurden sog. »Schnelle Hilfen« eingeführt, mit denen Verfahrens- und Versorgungshürden abgebaut werden, indem sie den Betroffenen zeitnah und unbürokratisch zur Verfügung gestellt werden. Dies wird über ein Erleichtertes Verfahren gewährleistet. Hierbei wird nicht en Detail geprüft, ob ein Leistungsanspruch tatsächlich besteht. Vielmehr genügt es, wenn die antragstellende Person nach dem von ihr dargelegten Sachverhalt anspruchsberechtigt sein kann, was lediglich summarisch geprüft wird. Dabei wird der Sachverhalt als wahr unterstellt, sofern seine Unrichtigkeit nicht offensichtlich ist. Stellt sich später heraus, dass im Einzelfall doch kein Anspruch bestanden hatte, sind die im Erleichterten Verfahren bereits erbrachten Leistungen nicht zurückzuerstatten. Damit wird sichergestellt, dass potentiell Berechtigte nicht durch Furcht vor Erstattungsansprüchen davon abgehalten werden, Leistungen der Schnellen Hilfen in Anspruch zu nehmen.

Diese Schnellen Hilfen bestehen aus dem Fallmanagement sowie den Leistungen der Traumaambulanz. Beim Fallmanagement werden Berechtigte im Entschädigungsverfahren durch eine Fallmanagerin oder einen Fallmanager begleitet. Damit haben sie eine Ansprechperson für eine Vielzahl unterschiedlicher Fragestellungen, etwa das Antrags- und Leistungsverfahren und die Ermittlung des möglichen Hilfebedarfs.

Neben den Leistungen der Traumaambulanz, auf die gesondert eingegangen wird, sind im Kapitel über Schnelle Hilfen auch die Kooperationsvereinbarungen aufgeführt. Das Gesetz sieht ausdrücklich vor, dass die Träger der Sozialen Entschädigung mit Hilfs- und Beratungsorganisationen Kooperationsvereinbarungen schließen können. Diese stellen keine Schnellen Hilfen im Sinne des SGB XIV dar. Allerdings kann vereinbart werden, dass die Leistungen der Kooperationspartner im selben frühen Stadium wie die Schnellen Hilfen einsetzen und hierüber im Erleichterten Verfahren entschieden wird.

38.5 Die Traumaambulanz

Gewalttaten können nicht nur die körperliche, sondern auch die psychische Gesundheit der Opfer beeinträchtigen. Um hier langfristige Gesundheitsstörungen oder deren Chronifizierung zu vermeiden, erhalten Betroffene rasche psychotherapeutische Unterstützung in der Traumaambulanz. Zwar gibt es bereits seit Jahren Traumaambulanzen für Opfer von Gewalttaten, doch erst im SGB XIV wurde Berechtigten ein eigener, einklagbarer Anspruch auf Leistungen der Traumaambulanz eingeräumt. Die entsprechenden Vorschriften sind bereits seit dem 1. Januar 2021 in Kraft. Es müssen hinreichend Traumaambulanzen im gesamten Bundesgebiet eingerichtet sein, damit Betroffene ihren Anspruch auch realisieren können.

Hintergrund für die Einführung dieses Anspruchs sind wissenschaftliche Erkenntnisse über den positiven Effekt einer Frühintervention in einer Traumaambulanz. Der Gesetzgeber zitiert in der Begründung des Gesetzesentwurfes eine vom Universitätsklinikum Ulm im Auftrag des Bundesministeriums für Arbeit und Soziales durchgeführte Studie »Verbesserter Zugang zu Traumaambulanzen durch aktiven Einbezug der Versorgungsbehörden sowie primärer Anlaufstellen und Evaluation der Effektivität von Sofortinterventionen« (TRAVESI). Hiernach führt die Frühintervention im Vergleich zur Behandlung im Rahmen der Regelversorgung zu einer hochsignifikanten und klinisch bedeutsamen Besserung der Traumabelastung und zu einer signifikanten Besserung der depressiven Symptomatik. Die Mehrzahl der in der Traumaambulanz behandelten Studienteilnehmer hatte danach keine weiterführende Behandlung in Anspruch genommen.

Um einen möglichst niedrigschwelligen Zugang zu den Traumaambulanzen zu gewährleisten, besteht für die ersten beiden Sitzungen in der Traumaambulanz keine Antragspflicht. Die Kosten werden unabhängig von einer späteren Antragsstellung übernommen. Damit wird auch Schwellenängsten der Betroffenen Rechnung getragen, die sich direkt an die Traumaambulanz wenden können, ohne vorher eine Behörde kontaktieren zu müssen. Über einen spätestens ab der dritten Sitzung zu stellenden Antrag wird im Erleichterten Verfahren entschieden.

Der Gesetzgeber ist davon ausgegangen, dass die psychotherapeutische Intervention in der Traumaambulanz frühzeitig einsetzen muss, um ihre volle Wirkung zu entfalten (»Frühintervention«). Daher können Berechtigte nur innerhalb von zwölf Monaten nach dem schädigenden Ereignis bzw. nach der Kenntniserlangung vom schädigenden Ereignis die Leistungen der Traumaambulanz in Anspruch nehmen. Personen, bei denen das schädigende Ereignis länger zurückliegt, können Leistungen der Traumaambulanz in Anspruch nehmen, wenn die Tat zu einer akuten psychischen Belastung geführt hat, etwa, wenn ein aktuelles Ereignis als »Trigger« wirkt und eine akute Krise auslöst. Sie können die Traumaambulanz innerhalb von zwölf Monaten nach Auftreten der Belastung aufsuchen.

In der Traumaambulanz können Berechtigte psychotherapeutische Intervention in bis zu 15, Kinder und Jugendliche in bis zu 18 Sitzungen erhalten. Der Gesetzgeber hat durch flankierende Regelungen Sorge dafür getragen, dass Berechtigte die Leistungen der Traumaambulanz tatsächlich in Anspruch nehmen können. Hierzu zählt die Übernahme erforderlicher Dolmetscher- oder Übersetzerkosten ebenso wie erforderlicher Fahrtkosten sowie Betreuungskosten für zu pflegende oder zu betreuende Familienangehörige der Berechtigten und notwendiger Begleitpersonen.

Besteht nach der Intervention in der Traumaambulanz weiterer psychotherapeutischer Behandlungsbedarf, werden Betroffene auf Angebote außerhalb der Traumaambulanz verwiesen. Damit der in der Traumaambulanz erzielte Fortschritt nicht gefährdet wird, ist dann eine möglichst nahtlose Weiterbehandlung erforderlich. Um dies zu erreichen, verpflichtet das neue Recht die Traumaambulanz, einen erforderlichen Weiterbehandlungsbedarf spätestens nach der fünften Sitzung der zuständigen Behörde mitzuteilen, damit diese entsprechende Vorkehrungen treffen kann.

Grundlage für die Erbringung der Leistungen der Traumaambulanz ist eine Vereinbarung zwischen den zuständigen Behörden und den Traumaambulanzen; nur eine Einrichtung, mit der eine entsprechende Vereinbarung abgeschlossen wurde, ist eine Traumaambulanz im Sinne des SGB XIV. Der Mindestinhalt dieser Vereinbarungen wird durch eine zum 1. Januar 2024 in Kraft tretende Verordnung festgelegt, die das Bundesministerium für Arbeit und Soziales mit Zustimmung des Bundesrates erlässt. Um bundeseinheitliche Qualitätskriterien zu etablieren, wird die Verordnung Vorgaben u. a. zur Qualifikation des Personals, das die Sitzungen durchführt, zur Erreichbarkeit der Traumaambulanz und zur Terminvergabe enthalten. Es gilt, einerseits einen hohen Qualitätsstandard zu statuieren, andererseits aber keine derart hohen Hürden aufzustellen, dass die Gewinnung geeigneter Ambulanzen gefährdet ist.

38.6 Ausblick

Terroranschläge, sexueller Missbrauch und andere Gewalttaten werden sich bedauerlicherweise auch in Zukunft nicht gänzlich verhindern lassen, sodass das Soziale Entschädigungsrecht weiterhin relevant bleiben wird.

Berechtigte können auf vielfältige Instrumente zurückgreifen, um die gesundheitlichen Schädigungen und deren wirtschaftlichen Folgen zu beseitigen. Mit dem SGB XIV hat der Gesetzgeber ein modernes Entschädigungsrecht geschaffen, das neue wissenschaftliche Ergebnisse berücksichtigt. Mit Spannung wird die nähere Ausgestaltung durch die noch zu erlassenden Verordnungen erwartet, insbesondere durch die Traumaambulanz-Verordnung. Spätestens ab dem 1. Januar 2024 muss sich das neue Recht in der Praxis bewähren. Dabei bleibt auch die Interpretation des neuen Rechts durch die Judikatur abzuwarten; angesichts zahlreicher neuer Vorschriften wird insbesondere in den ersten Jahren der Klärungsbedarf groß sein. Die bei der in § 158 SGB XIV vorgesehenen Umsetzungsbegleitung gewonnenen Erkenntnisse werden dem Gesetzgeber bedeutsame Hinweise für die Weiterentwicklung des Sozialen Entschädigungsrechts liefern.

Doch auch das beste Entschädigungssystem ist nicht von Nutzen, wenn es bei den Berechtigten nicht bekannt ist und diese die ihnen zustehenden Leistungen daher gar nicht in Anspruch nehmen. Deshalb ist es wichtig, dass Akteure und Institutionen, an die sich Opfer wenden, etwa Ärztinnen und Ärzte, Krankenhäuser und Polizei, das Soziale Entschädigungsrecht kennen und potentiell Berechtigte darauf hinweisen.

Literatur

Bundesministerium für Arbeit und Soziales (2019). Übersicht über das Sozialrecht, BW Bildung und Wissen.

Böwering-Möllenkamp, C. (2017). Neue Hilfeformen in der Gewaltopferentschädigung – eine Bewertung aus psychiatrischer Sicht, Sozialrecht aktuell, Sonderheft, S. 55–59.

Busse, S., Fuhrmann, M. M., Wältermann, F. (2021). Ein Überblick über das neue Soziale Entschädigungsrecht, Boorberg.

Dau, D. H. (2017). Der lange Weg vom RVG zum neuen sozialen Entschädigungsrecht, Sozialrecht aktuell, Sonderheft, S. 1–5.

Doering-Striening, G. (2017). Psychische Gewalt – tätlicher Angriff – neue Entschädigungstatbestände, Sozialrecht aktuell, Sonderheft, S. 31–42.

Fuhrmann, M. M. (2021). Schnelle Hilfe für Opfer von Gewalttaten – Traumaambulanzen im Neuen Sozialen Entschädigungsrecht, Publicus vom 26. Januar 2021, https://publicus.boorberg.de/schnelle-hilfe-fuer-opfer-von-gewalttaten/.

Heinz, D. (2020). Gewalttatenbegriff nach dem OEG im Wandel der Zeit – Opferentschädigung anlässlich von Terror und Infektion mit Krankheitserregern, Behindertenrecht, S. 119–124.

Löbner, A. (2015). Die aktuelle Reform des Sozialen Entschädigungsrechtes, Sozialrecht aktuell, S. 182–189.

Löbner, A. (2017). Warum brauchen wir ein neues Sozialen Entschädigungsrecht – das Leitgesetz des Bundesversorgungsgesetzes als Auslaufmodell?, Sozialrecht aktuell, Sonderheft, S. 13–15.

Nielsson, S. (2017). Die Zukunft des Sozialen Entschädigungsrechts?, Die Sozialgerichtsbarkeit, S. 378–388.

Rassenhofer, M. et al. (2015). Effektivität der Frühintervention in Traumaambulanzen, Psychotherapeut vom 11. Dezember 2015.

Schmachtenberg, R. (2017). Erster Arbeitsentwurf eines Gesetzes zur Regelung des Sozialen Entschädigungsrechts – Konzeption und Inhalt, Sozialrecht aktuell, Sonderheft, S. 18–23.

Sachverzeichnis

C

E

H

I

W